HANDBUCH DER MIKROSKOPISCHEN ANATOMIE DES MENSCHEN

BEGRÜNDET VON
WILHELM v. MÖLLENDORFF

FORTGEFÜHRT VON
WOLFGANG BARGMANN
KIEL

VIERTER BAND
NERVENSYSTEM

DRITTER TEIL
SENSIBLE GANGLIEN
ERGÄNZUNG ZU BAND IV/1

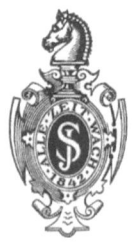

Springer-Verlag Berlin Heidelberg GmbH
1958

NERVENSYSTEM

DRITTER TEIL

SENSIBLE GANGLIEN

ERGÄNZUNG ZU BAND IV/1

VON

JOACHIM-HERMANN SCHARF

PROFESSOR DER ANATOMIE AM
ANATOMISCHEN INSTITUT DER UNIVERSITÄT JENA

MIT 298 ZUM TEIL FARBIGEN ABBILDUNGEN

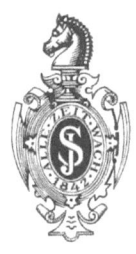

Springer-Verlag Berlin Heidelberg GmbH
1958

Alle Rechte, insbesondere das der Übersetzung in fremde Sprachen, vorbehalten

Ohne ausdrückliche Genehmigung des Verlages ist es auch nicht gestattet, dieses Buch oder Teile daraus auf photomechanischem Wege (Photokopie, Mikrokopie) zu vervielfältigen

© by Springer-Verlag Berlin Heidelberg 1958

Ursprünglich erschienen bei Springer-Verlag OHG. Berlin. Gottingen. Heidelberg 1958

Softcover reprint of the hardcover 1st edition 1958

ISBN 978-3-662-30620-8 ISBN 978-3-662-30619-2 (eBook)
DOI 10.1007/978-3-662-30619-2

Die Wiedergabe von Gebrauchsnamen, Handelsnamen, Warenbezeichnungen usw. in diesem Werk berechtigt auch ohne besondere Kennzeichnung nicht zu der Annahme, daß solche Namen im Sinn der Warenzeichen- und Markenschutz-Gesetzgebung als frei zu betrachten wären und daher von jedermann benutzt werden dürften

Inhaltsverzeichnis.

<table>
<tr><td></td><td>Seite</td></tr>
<tr><td>A. Einleitung: Begriffsbestimmung und Stoffbegrenzung</td><td>1</td></tr>
<tr><td>B. Bedeutung und Herkunft des Terminus „Ganglion"</td><td>2</td></tr>
<tr><td>C. Zur Geschichte der Entdeckung und Erforschung der sensiblen Ganglien.</td><td>4</td></tr>
<tr><td>   I. Die makroskopischen Entdeckungen</td><td>4</td></tr>
<tr><td>   II. Die Frühzeit der Neurohistologie (Von Fontana bis v. Kölliker)</td><td>7</td></tr>
<tr><td>   III. Die Erforschung der Bipolarität der sensiblen Ganglienzelle</td><td>9</td></tr>
<tr><td>   1. Die Entdeckung der bipolaren Perikarya</td><td>9</td></tr>
<tr><td>   2. Die Entdeckung der pseudounipolaren Axongabelung</td><td>13</td></tr>
<tr><td>   IV. Zur Entdeckungsgeschichte der Satelliten</td><td>14</td></tr>
<tr><td>   V. Nucleus, Nucleolus, Nucleololus</td><td>15</td></tr>
<tr><td>   VI. Zur Geschichte der Embryologie der sensiblen Ganglien</td><td>15</td></tr>
<tr><td>   VII. Die Anfänge der experimentellen und pathologischen Histologie der Spinalganglien</td><td>16</td></tr>
<tr><td>   VIII. Alte Hypothesen über die Ganglienfunktion</td><td>17</td></tr>
<tr><td>D. Zur Phylogenie und vergleichenden Anatomie der sensiblen Ganglien</td><td>18</td></tr>
<tr><td>   I. Die Verbreitung segmentaler sensibler Ganglien bei den Chordata</td><td>18</td></tr>
<tr><td>   II. Homologe Organe bei Polychaeten</td><td>19</td></tr>
<tr><td>   III. Theorien zur Phylogenese der sensiblen Neurone</td><td>20</td></tr>
<tr><td>   1. Ableitung von Sinnesganglienzellen der Evertebraten</td><td>20</td></tr>
<tr><td>   2. Die phylogenetische Bedeutung der Ganglien des I. Hirnnerven</td><td>23</td></tr>
<tr><td>   IV. Morphologisch ähnliche Neurone mit nicht- oder fraglich-sensibler Funktion</td><td>23</td></tr>
<tr><td>   1. Sympathicus</td><td>23</td></tr>
<tr><td>   2. Parasympathicus</td><td>24</td></tr>
<tr><td>   3. Evertebraten</td><td>25</td></tr>
<tr><td>   V. Das System der Dorsalzellen</td><td>26</td></tr>
<tr><td>   1. Dorsalzellen bei Branchiostoma und Anamniern</td><td>26</td></tr>
<tr><td>   2. Die zwei Generationen des peripheren sensiblen Nervensystems</td><td>28</td></tr>
<tr><td>   3. Der Nucleus radicis mesencephalicae nervi trigemini, Relikt der Dorsalzellen auch bei den Amnioten</td><td>30</td></tr>
<tr><td>   4. Fragliche Zellgruppen (Gaskellsche Kerne, v. Lenhossék-Ramón y Cajalsche Neurone)</td><td>38</td></tr>
<tr><td>E. Zur Ontogenese der sensiblen Ganglien</td><td>39</td></tr>
<tr><td>   I. Morphogenese der sensiblen Ganglien</td><td>39</td></tr>
<tr><td>   1. Die früheste Entwicklung</td><td>39</td></tr>
<tr><td>   a) Die Ganglienleiste</td><td>39</td></tr>
<tr><td>   b) Die Ektodermplakoden</td><td>44</td></tr>
<tr><td>   c) Die Entwicklung der coccygealen Spinalganglien aus dem Neuralrohr</td><td>56</td></tr>
<tr><td>   d) Fragliche transitorische Anlagen sensibler Ganglien des III. und IV. Hirnnerven</td><td>57</td></tr>
<tr><td>   e) Abstammung der Satelliten</td><td>57</td></tr>
<tr><td>   2. Das weitere Schicksal der Primäranlagen</td><td>60</td></tr>
<tr><td>   a) Die weitere Differenzierung der Spinalganglienleiste</td><td>60</td></tr>
<tr><td>   b) Die Weiterentwicklung der rostralen Kopfneuralleiste und der Trigeminusplakode zum Ganglion semilunare</td><td>63</td></tr>
</table>

c) Ausreifung im Gebiet der caudalen Kopfganglienleiste 65
  3. Zur Cytogenese und Pseudounipolarisation der sensiblen Neurone 73
    a) Teilungs-, Differenzierungs- und Wachstumsphase 73
    b) Die Pseudounipolarisation 78
    c) Zur Cytochemie der embryonalen Spinalganglienzellen 82
  4. Beziehungen der sensiblen zu den vegetativen Ganglien während der Ontogenese 91
    a) Sympathicus 91
    b) Parasympathicus 95
  5. Teratologische Beweise für die vom Zentralnervensystem unabhängige Ontogenese der sensiblen Ganglien 96
 II. Kausalgenese der sensiblen Ganglien 98
  1. Zur Entwicklungsphysiologie der Primäranlagen der sensiblen Ganglien . 98
  2. Zur Kausalität der bilateralen und segmentalen Anordnung der Spinalganglien 99
  3. Selbstdifferenzierungsfähigkeit und induzierte Differenzierung der sensiblen Neuroblasten 100
  4. Abhängigkeit der Gangliengröße und Neuronenzahl von der zu innervierenden Peripherie 105
  5. Das Verhalten der Spinalganglien bei Letalfaktoren 106
  6. Transplantation reifer Spinalganglien: Reversible Pseudomultipolarität . . 107
 III. Züchtung von Spinalganglien in vitro 110

F. Allgemeine und topographische Anatomie der sensiblen Ganglien 113
 I. Segmentale Ganglien 113
  1. Lage und Zahl der Spinalganglien 113
  2. Die feineren Beziehungen der Spinalganglien und -wurzeln zu den Meningen 117
 II. Ganglien der Hirnnerven 120
  1. Ganglion semilunare 120
  2. Ganglion geniculi 124
  3. Die Ganglien des N. statoacusticus 125
  4. Ganglion intracraniale und extracraniale 126
  5. Ganglien des N. vagus 126
  6. Ganglion nervi accessorii 130
  7. Ganglion nervi hypoglossi 131
  8. Sensible Zellen im III., IV. und VI. Hirnnerven 132
 III. Die Blutversorgung der sensiblen Ganglien 133

G. Mikroskopische Anatomie der sensiblen Ganglien 135
 I. Der innere Aufbau der sensiblen Ganglien 135
  1. Die Capsula fibrosa 135
  2. Spinalganglien der Cyclostomata 136
  3. Sensible Ganglien der Selachier 137
  4. Ganglien der höheren Fische 138
  5. Amphibien: Ganglien und Kalksäckchen 139
  6. Sensible Ganglien der Sauropsiden 143
  7. Spinal- und Hirnnervenganglien der Säuger 144
  8. Die Gefäßversorgung im Inneren der Ganglien 149
 II. Kritik des Bell-Magendieschen Gesetzes im Hinblick auf den Feinbau der Spinalganglien 150
  1. Efferente Fasern in den Radices posteriores (dorsales) 150
  2. Afferente Fasern in den Radices anteriores (ventrales) 155
  3. Das Zahlenverhältnis zwischen Hinterwurzelfasern und Spinalganglienzellen 159
  4. Zur Frage der bilateralen Symmetrie der sensiblen Ganglien („Rechts-Links-Problem") 164

	Seite
III. Verbindungen zwischen cerebrospinalen und vegetativen Segmenten	165
1. Die Rami communicantes	165
2. Die Leitungswege der Viscerosensibilität	167
IV. Rückschlüsse auf den Feinbau der sensiblen Ganglien an Hand der Degenerationsforschung	170
1. Der innere Feinbau der Spinalganglien im Lichte der Degenerationsexperimente (WALLERsche Degeneration)	170
2. Bemerkungen über intrazentrale Polytomie und Endigungsweise der Spinalganglienneurone	178
3. Transneurale Degeneration im afferenten Nervensystem	180
V. Zusammenfassende Darstellung der Neurone der sensiblen Ganglien	181
1. Die Neurontypen	181
a) Typ A: Pseudounipolare (bipolare) Elemente mit zwei langen Ausläufern	182
b) Typ B: Bumm-Dogielsches Neuron, synaptische Zelle mit einem langen gangliofugal-zentripetalen und einem kurzen Fortsatz	185
c) Typ C: Vejas-Nisslsches Neuron, II. Neuron des Spinalparasympathicus	185
d) Typ D: Dogielsche Relaiszelle	185
e) Typ E: Ehrlich-Ramón y Cajalsches Neuron, vegetatives und viscerosensibles gangliopetales Element	186
f) Typ F: v. Lenhossék-Ramón y Cajalsches „durchtretendes" efferentes Neuron mit Perikaryon im Rückenmark	187
g) Typ G: Babes-Kremnitzersches Neuron, I. Neuron des Spinalparasympathicus	187
h) Typ H: Friedländer-Krausesches Neuron, afferente „durchtretende" Fasern	187
2. Rückblick auf Bau und funktionelle Bedeutung der sensiblen Ganglien	188
3. Neuere Regenerationsexperimente im Hinblick auf die Ganglienfunktion	190
H. Zur Cytologie der sensiblen Ganglien	193
I. Prototypus sensitivus	193
1. Form, Größe und Färbbarkeit der sensiblen Ganglienzellen	193
a) Größenklassen und deren Verteilung	193
b) Besonderheiten der Retziusschen Zellen	197
c) Relative Neurongröße in Abhängigkeit von Körpergröße und Wachstum	198
d) Zwillingszellen	201
e) Das Initial-Glomerulum	202
f) Helle, dunkle und polygonale („multanguläre") Spinalganglienzellen	203
2. Der Zellkern der sensiblen Ganglienzelle	213
a) Zahl und Größe des Zellkerns	213
b) Die Kernmembran	215
c) Der Nucleolus	216
d) Quantitative Morphologie der Spinalganglienzelle (Kern-Plasma-Relation, Kern-Kernkörperchen-Relation, Verdopplungsgesetz)	229
3. Der Zellkörper der sensiblen Ganglienzelle	232
a) Das Grundcytoplasma	232
b) Die chromatische Substanz	235
c) Die Osmiophilen Körper (Golgi-Apparat)	251
d) Die Zentralkörperchen	259
e) Mitochondrien (Plastosomen)	262
f) Mikrosomen	266
g) Pigmente	267
h) Neurofibrillen	271
i) Kristalle	273
4. Die Grenzmembran der sensiblen Ganglienzelle	273
II. Markhaltige Ganglienzellen	280
III. Pericelluläre Strukturen	290
1. Satelliten	290
2. Paraganglien	300

		Seite

3. Zur Nomenklatur und Histologie der mesodermalen Scheiden des sensiblen Neurons 302
4. Trophospongien 305
5. Vascularisierte sensible Ganglienzellen 308

IV. Neuere Befunde zur Cytochemie sensibler Ganglien 311
V. Vitalfärbung 324
VI. Altersveränderungen 325
VII. Atypische Perikarya sensibler Ganglien 327
    1. Entdeckung und Vorkommen atypischer multipolarer Elemente 327
    2. Stoffwechseltheorie der Paraphytenbildung (LEVI) 336
    3. Das Kugelphänomen 340
    4. Faserkörbe und Knäuelbildungen 341
    5. Theorie der Kollateralregeneration (NAGEOTTE) 346
    6. Zur Trennung von Relaiszellen, multipolaren, multangulären und pseudomultipolaren Neuronen 350
VIII. Degenerative Veränderungen an sensiblen Ganglienzellen 352

J. Rückblick und Ausblick 359

Literatur 360
Namenverzeichnis 409
Sachverzeichnis 423

A. Einleitung[1].
Begriffsbestimmung und Stoffbegrenzung.

Unter dem Begriff „*Sensible Ganglien*" werden hier die *Spinalganglien* und die morphologisch gleichartig aufgebauten Ganglien des V., VII., IX., X. und XII. *Hirnnerven* zusammengefaßt. Der VIII. Hirnnerv ist seiner Funktion nach zwar sensorisch, also der Sinnesnerv eines höheren, spezifischen Sinnesorgans; da der Bau seiner Ganglien aber bei allen Wirbeltieren weitestgehend mit dem der übrigen sensiblen Ganglien übereinstimmt, sollen auch die beiden Ganglien dieses Nerven, das Ganglion spirale und das Ganglion vestibuli, hier abgehandelt werden. Auf den Feinbau des Gehör- und Gleichgewichtsorgans kann selbstverständlich im Rahmen dieses Beitrages nicht eingegangen werden. Sporadisch an anderen Stellen vorkommende Elemente, die sonst nur auf die vorstehend aufgezählten Ganglien beschränkt sind, werden erwähnt, auf ihre mögliche Bedeutung wird hingewiesen. Es sei in diesem Zusammenhang an sensible Ganglienzellen im III., IV., VI. und XI. Hirnnerven erinnert. Da enge vergleichend-anatomische und genetische Beziehungen zum System der Dorsalzellen bestehen, wird auch dieses auszugsweise abgehandelt, insbesondere der Nucleus mesencephalicus nervi trigemini des *Menschen*. Das System der „*Sensiblen Ganglien*" zeigt an vielen Stellen des Wirbeltierkörpers enge Beziehungen zu den Ganglien des vegetativen Nervensystems, ja die sensiblen Ganglien stehen zu einem Teil in dessen Diensten. Da aber das vegetative Nervensystem in diesem Handbuch von anderer Seite dargestellt wird, soll versucht werden, Überschneidungen nach Möglichkeit zu vermeiden. Trotzdem muß mehrfach auf Zusammenhänge, Übereinstimmungen oder spezielle Unterschiede hingewiesen werden.

Der Fasciculus opticus, noch heute oft als II. Hirnnerv bezeichnet, ist rein sensorisch und muß als Hirnbahn aufgefaßt werden; aus diesem Grunde wird das Opticussystem nicht erwähnt. Dagegen sind einige Arbeiten über den intrazentralen Verlauf der zentralen Ausläufer der sensiblen Ganglienzellen, insbesondere der Spinalganglienzellenausläufer, im Text verarbeitet worden.

Der I. Hirnnerv, also die Fila olfactoria, sowie die mit ihnen eng vergesellschafteten Nn. vomero-nasalis und terminalis, schließt sich in phylogenetischer Hinsicht so eng an die sensiblen Ganglien an, daß seine Sinnesnervenzellen und Ganglien berücksichtigt werden mußten, wenn auch nur übersichtsweise.

Nach dem Wunsche des Herausgebers, Prof. Dr. W. BARGMANN, sollte dieser Beitrag eine Ergänzung zu dem aus der Feder STÖHRs (1928) werden. Während mehrjähriger Beschäftigung mit der Materie kam Verfasser aber zu der Überzeugung, daß der Stöhrsche Handbuchartikel nur von STÖHR selbst ergänzt werden kann. STÖHR hatte jedoch von dieser Aufgabe Abstand genommen, da

---

[1] Bearbeitung und Manuskriptabschluß im Anatomischen Institut Mainz.

er den Gesamtüberblick über das vegetative Nervensystem verfaßt. Da die Behandlung der „Sensiblen Ganglien" durch STÖHR (1928) nur einen Teil der damaligen Gesamtdarstellung der peripheren Innervation bildet, mußten diese Organe gezwungenermaßen zu kurz kommen. Außerdem wird der Leser des Stöhrschen Beitrages die subjektive Note nicht übersehen können.

Da nun ein Ergänzungsartikel im engeren Sinne nicht mehr vertretbar war, wurde angestrebt, hiermit eine bisher fehlende monographische Darstellung der „Sensiblen Ganglien" unter möglichst vollständiger Berücksichtigung aller Forschungszweige der normalen Morphologie vorzulegen. Es wurde wohl zum ersten Male versucht, Phylogenese, Ontogenese und endgültige Struktur soweit möglich unter funktionellen Gesichtspunkten in einen Rahmen zu stellen. Daß dabei auch pathologische und klinische Probleme gestreift werden mußten, liegt in der Natur der Dinge begründet.

Dem Leser gegenüber muß sich der Verfasser noch in einer Hinsicht rechtfertigen, nämlich betreffs der Verarbeitung sehr zahlreicher älterer Arbeiten. Bei genauer Durchsicht der neueren Literatur zeigte sich immer wieder, wie viele neuere „Entdeckungen" eigentlich nur Bestätigungen der Arbeiten unserer Klassiker sein können. Die neueren Autoren sind sich dieser Tatsache meist nicht bewußt. Um der historischen Gerechtigkeit willen glaubte der Verfasser es nicht verantworten zu können, diese Tatsache zu verschweigen. Da die neueren Handbuchübersichten (DE CASTRO 1921/22, 1932; STÖHR 1928) die ältere und älteste Literatur nur sehr unvollständig berücksichtigt haben und auch die älteren Monographien (insbesondere RAMÓN Y CAJAL 1899, 1907, 1909—1911; DOGIEL 1908) nur ungenügende Auskunft geben, erwies es sich als notwendig, die älteste Literatur selbst zu suchen und zu verarbeiten. Möge dieser Beitrag in seiner historischen Ausführlichkeit gleichzeitig als ein kleiner Baustein zu der noch nicht geschriebenen Geschichte der Anatomie Verwendung finden können.

B. Bedeutung und Herkunft des Terminus „Ganglion".

Unter einem *Ganglion* versteht man eine makroskopisch mehr oder weniger deutlich wahrnehmbare Anschwellung im Verlaufe eines Nerven oder eines Nervengeflechtes, also einen Nervenknoten[1]. In der älteren deutschen Literatur (SCHAARSCHMIDT 1759, v. SOEMMERRING 1800, HEMPEL 1811) wird der Terminus Nervenknoten gewöhnlich häufiger gebraucht als „Ganglion". Da aber heute auch mikroskopisch kleine Organe vom Bau der makroskopisch sichtbaren Nervenknoten in großer Zahl bekannt sind, hat sich die Bezeichnung Ganglion allmählich durchgesetzt und „Nervenknoten" verdrängt. VOLKMANN (1947) definiert $\gamma\alpha\gamma\gamma\lambda\iota o\nu$ als knotenförmige Anschwellung an einem $\nu\varepsilon\tilde{\upsilon}\varrho o\nu$, womit ursprünglich Nerven, Sehnen und Gelenkbänder bezeichnet wurden. TRIEPEL und STIEVE (1946) geben an, daß Ganglion ursprünglich ein Überbein bezeichnet, dann aber auf Nervenknoten übertragen wurde.

Eine Überprüfung der älteren und ältesten Literatur ergab, daß „Ganglion" von HIPPOKRATES für Überbeine (HAASE 1772; BICHAT und BLANDIN 1830: tumeurs synoviales) gebraucht wurde. GALEN übertrug den Terminus auf die Anschwellungen der Grenzstränge. Leider ist die Anatomie des GALEN im

---

[1] In einem völlig anderen Sinne gebrauchte KLEBS (1865) den Ausdruck „Nervenknoten": Er meinte damit das, was später allgemein als postmortale Faservaricosität bezeichnet wird.

griechischen Original nicht erhalten, sondern nur als arabische Übersetzung des Mittelalters von Hunain ibn Ishâk überliefert (ed. Simon 1906). Der Vergleich des arabischen Textes (Dr. H. Müller, Mainz) mit dem deutschen zeigte, daß an den Stellen, an denen Simon „Ganglion" setzt, nur eine arabische Umschreibung des Terminus mit „derber Knoten" usw. zu finden ist, obwohl die Araber oft andere griechische Termini übernommen haben. So finden sich in Galens ebenfalls im Original verschollener Monographie „Über die medizinischen Namen", die Hubaiš ibn al Hassân ins Arabische übertrug (ed. Meyerhof und Schacht 1931), zahlreiche griechische Wörter; leider wird γαγγλίον = „Nervenknoten" nicht aufgeführt. An anderer Stelle setzte Galen (ed. Helmreich 1907—1909: 16. 5) in der Tat „γαγγλίον". Der betreffende Satz wird auf S. 4 im Original zitiert. Auch Bichat und Blandin (1830) schreiben Galen die Erstbeschreibung der „renflements nerveux" zu.

Es zeigt sich also, daß die griechische Bezeichnung für „Überbein" von den Sehnenscheiden durch Galen auf die Nervenknoten übertragen wurde, und Galen vergleicht beide Arten von Knoten auch ausdrücklich miteinander.

Was nun die Abstammung des Wortes Ganglion — im 18. Jahrhundert oft auch ganglium — betrifft, so ist diese völlig ungeklärt. Es wurden verschiedentlich etymologische Ableitungen vorgenommen, aber ob dies befriedigend gelungen ist, bleibt noch immer offen. Das so „typisch griechisch" klingende Wort Ganglion findet sich als τὸ γαγγλίον oder γάγγλιον und sogar γαγγαλίον (Hesychius, zit. nach Kraus 1844) in griechischen Originaltexten, ohne daß eine sichere Brücke zu einem ähnlichen Wort außerhalb der medizinischen Fachsprache gefunden werden konnte (Boisacq 1950). Prellwitz (1892, 1905) möchte eine Verwandtschaft mit γλαγγλίον „Knoten" aufzeigen. Meyer (1901—1902) versucht die Ableitung vom indogermanischen Radikal gel- „ballen, sich als Kugel formieren". Walde und Hofmann (1938) sowie Frisk (1955) führen als stammverwandt galla „Gallapfel", globus, glomus, gluo an, also alles Wörter, die „das Runde, Kugelige" bezeichnen. Im Altkirchenslavischen gibt es als Ausdruck für Drüse, Geschwulst das entsprechende Wort zъly. Hofmann (1949) führt als hypothetische Zwischenform noch γαλ-γλ-ιον an, Frisk (1955) hält ἄγλις „Knoblauchkopf" und γέλγις „Knoblauchkern" für stammverwandt. Nach Prellwitz (1892) gehört auch das althochdeutsche Wort klenken „anknüpfen, verknüpfen" hierher.

Neben dieser nicht eindeutigen, aber wohl naheliegenden indogermanischen Ausdeutung geht merkwürdigerweise auch die Ableitung aus einem semitischen Wortstamm auf. Kraus (1844) leitet das Wort γαγγλίον, dessen Ursprung auch er für dunkel hielt, „etwa" vom hebräischen גַּלְגַּל (galgal) ab, was neben „Rad" auch „Spreu" und „etwas (vom Winde) Zusammengewickeltes, Gewundenes" bedeutet. Als arabische Entsprechung gibt Kraus جل (ǧal), was nach A. Siggel (persönliche Mitteilung) fragwürdig ist. Nun ist גַּלְגַּל (galgal) aus גלל (gâlal) „rollen" durch Reduplikation entstanden, ein Wort, von dem sich im Assyrischen gullatu „Kugel, Knoten" (Gesenius 1921) ableitet. Bei den engen kulturellen Beziehungen, welche die alten Mittelmeervölker verbanden, ist die Diskussion dieser semitischen Wurzel durchaus nicht unsinnig, wenn auch die indogermanische Ableitung näher liegt (E. L. Rapp, persönliche Mitteilung). Hyrtl (1879) führt „Ganglion" in der Liste der anatomischen Namen semitischen Ursprungs nicht auf.

C. Zur Geschichte der Entdeckung und Erforschung der sensiblen Ganglien.

I. Die makroskopischen Entdeckungen[1].

postquàm in neruorum corpora coaluere, descendendo abscedunt à medulla, tentundque ad vertebrarum foramina neruorum transmissioni destinata. ad foraminum ingressum statim dura inducuntur membrana, quae ad validam funiculorum cum membranis copulationem, in ipsis vertebrarum foraminibus substantia glandulosa eaque dura et crassa, nodo non dissimili, ita sese immiscet atque implicat, vt amplius nulla substantia à se mutuò separiri queat: post nodum verò rursus extra vertebrarum cauitatem funiculi rursus discerpi atque diuelli possunt, eodem modo sese habent omnes spinalis medullae nerui, cerebri nullos tales, dum prorumpunt, consequuũtur nodos.

Mit diesen knappen Sätzen legte VOLCHER COITER (1572) in der seinerzeit eigentümlichen Schreibweise des Lateinischen im „Nürnberger Sammelband" der anatomischen Fachwelt eine der bedeutendsten Entdeckungen, vielleicht *die* bedeutendste Erkenntnis seines arbeits- und früchtereichen Forscherlebens vor: Die Entdeckung der Spinalganglien. VESAL erwähnte die Spinalganglien in seiner „Humani corporis fabrica" (1542) noch mit keinem Wort.

Wie HERRLINGER (1952), der Biograph COITERs, ausführt, war den Anatomen des Barock und Rokoko bekannt, daß COITER der Entdecker der Spinalganglien war (A. v. HALLER 1744, PORTAL 1770—1773); dieses Wissen ging später verloren. Aber wie die Lektüre der ersten festlandeuropäischen Ganglien-Monographie von HAASE (1772) zeigte, hielt dieser Autor bereits FALLOPPIO (1523 bis 1562) für den Entdecker der Ganglien; COITER wird von HAASE nicht erwähnt. Wie auch HERRLINGER (1952) betont, läßt die weitere Beschreibung der Ganglien, Rückenmarkswurzeln und ihrer Meningealscheiden nichts an Genauigkeit zu wünschen übrig. COITER vermißte ein Spinalganglion an den Hirnnerven (s. letzten Satz des obigen Zitats!).

Die Ganglien des Sympathicus sind viel länger bekannt als die der dorsalen Wurzeln; als ihr Entdecker hat GALEN zu gelten. In „de usu partium" 16.5 (ED. HELMREICH 1907—1909) gibt er eine genaue topographische Beschreibung der drei sympathischen Halsganglienpaare und betont, daß diese aus derselben Substanz aufgebaut seien wie der Nerv selbst. An dieser Stelle tritt auch der Terminus γαγγλίον für Nervenknoten erstmals auf (vgl. vorigen Abschnitt):

Κατ' αὐτὴν οὖν μόνην τὴν οὐσίαν ὁμοίαν οὖσαν τῷ καλουμένῳ γαγγλίῳ παχύνεσθαι συμβαίνει τοῖς νεύροις, ὥστ' ἐναργῶς ὁρᾶσθαι μεῖζον τῷ κύκλῳ τὸ μετ' αὐτὴν νεῦρον τοῦ πρὸ αὐτῆς.

Wenn HAASE (1772) als Entdecker der Ganglien FALLOPPIO nannte, so hat er für ein wichtiges Ganglienpaar recht: FALLOPPIO (Ed. 1588) entdeckte das Ganglion nodosum vagi. Aber gerade diesen Befund hielt HAASE für irrtümlich;

---

[1] Da verschiedene gute Zusammenstellungen über die Erforschungsgeschichte des Nervensystems vorliegen (POLAILLON 1866, STIEDA 1899, BETHE 1904, HEIDENHAIN 1911, STÖHR jr. 1928, SPATZ 1952), wird der Leser nach der Berechtigung einer Neubearbeitung fragen. Bei eigenem intensivem Quellenstudium zeigten sich nun erhebliche Abweichungen mancher Ansichten von den historischen Tatsachen, so daß dieser Abschnitt um der historischen Gerechtigkeit willen vertretbar sein dürfte. Die tiefgründigste Darstellung des Stoffes, aus der sich eine exzellente Quellenkenntnis erkennen läßt, ist zweifellos die POLAILLONS, leider aber nur mit für heutige Begriffe miserablen Literaturangaben.

er meinte, FALLOPPIOs „Corpus olivare" sei eigentlich eine Verwechslung mit den Grenzstrangganglien. Die Durchsicht des Originals (FALLOPPIO, Ed. 1588)

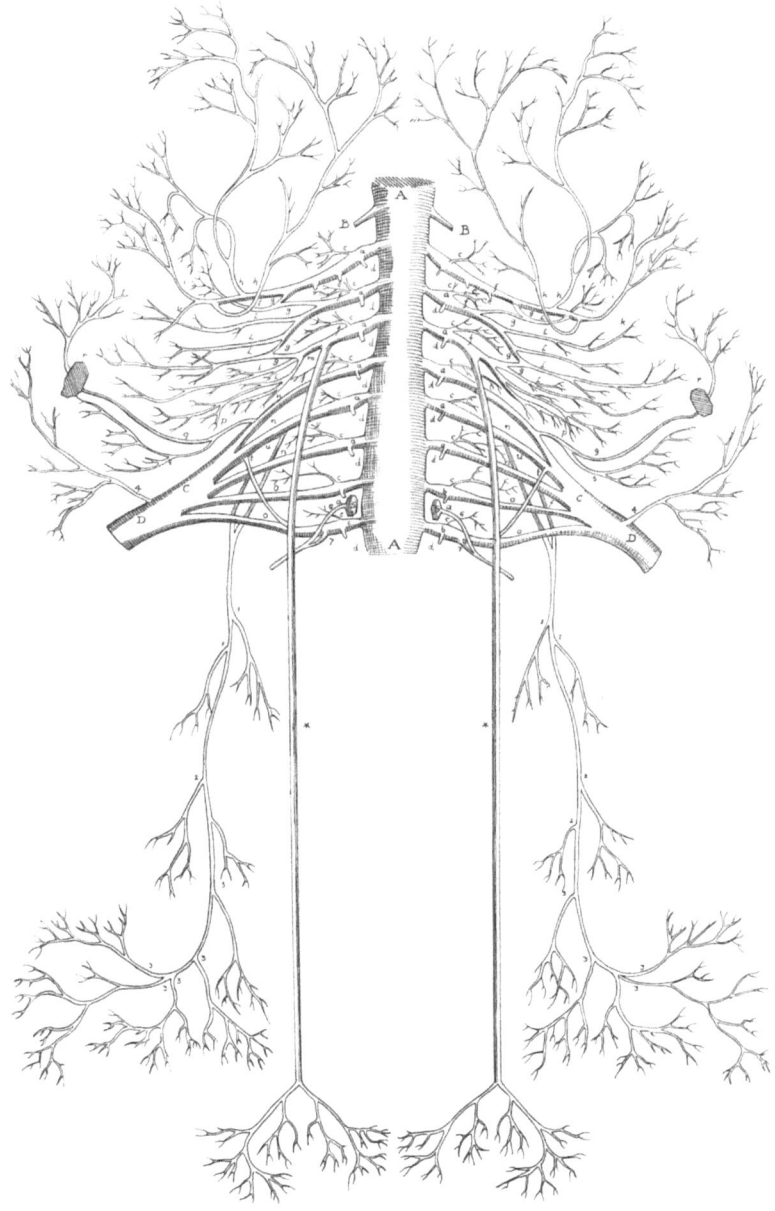

Abb. 1. Wahrscheinlich erste Abbildung der Spinalganglien aus VIEUSSENS (1690); Tabula XXIV. Originallegenden: Septem cervicalium, & dorsalium nervorum paria repraesentat. A. A. Pars medullae spinalis, quae intra septem colli, & duas superiores dorsi vertebras reconditur. a. a. a. a. & c. Plexus ganglioformes sex nervorum cervicalium inferiorum. bb. Plexus ganglioformes nervorum duorum dorsalium superiorum; d.d.d.d. & c. Ramuli abscissi, quos sex nervi cervicales inferiores, & bini dorsales superiores nervo intercostali largiuntur; 5. Plexus ganglioformis thoracicus nervi intercostalis; 6. Ramulus è praedicto plexu ganglioformi exertus, qui ramulo, 7. è secundo nervo dorsali prodeunti unitus, in nervum abit, cujus distributionem Tabulae XXVII. explicatio docet. In moderner Nomenklatur: a.a. usw. Ganglia spinalia cervicalia; b.b. Ganglia spinalia thoracica; d.d. usw. Rami communicantes; 5. Ganglia trunci sympathici.

zeigte aber eindeutig, wie richtige und genaue Angaben der Autor gemacht hatte. Manchmal sei das „Corpus olivare" bilateral einfach, manchmal nehme es beiderseitig Zwillingsform an. FALLOPPIOS „Corpus olivare" ist also mit dem Ganglion nodosum seu plexiforme identisch. HAASE (1772) bedauerte, daß von FALLOPPIOS Vorläufern in der Beschreibung von Ganglien, nämlich GALEN, SYLVIUS und

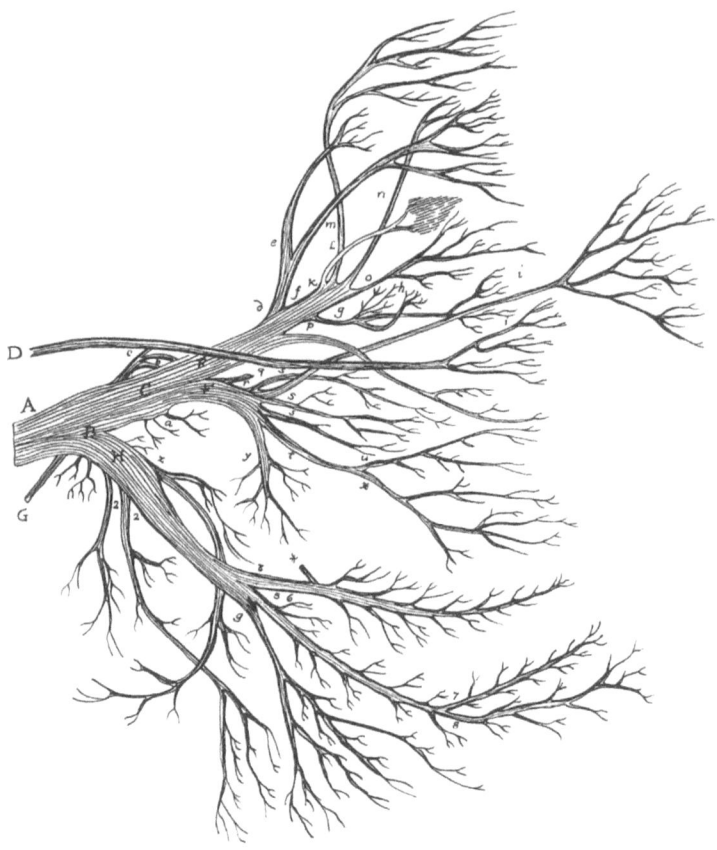

Abb. 2. Die wahrscheinlich erste Abbildung des Trigeminusganglion: Tabula XXII von VIEUSSENS (1690). Die Originallegenden: Nervorum quintae et sextae conjugationis ramos exhibet. *A* Nervus dexter quintae conjugationis; *B* Plexus ganglioformis; *C* Ramus major anterior; *D* Nervus dexter sextae conjugationis. (In moderner Nomenklatur *B* Ganglion semilunare Gasseri.)

VESAL, nichts erhalten sei. Für GALEN ist dies bestimmt ein Irrtum, wie oben gezeigt werden konnte.

In der Reihe der großen Entdecker nimmt VIEUSSENS (1690) eine hervorragende Stellung ein. Er vermißte Spinalganglien nur im 1., 28., 29. und 30. Segment, was teilweise heute noch Gültigkeit hat. Genaue Angaben über die Rr. communicantes besagen, daß der 1. und letzte Spinalnerv einen solchen Ramus nicht besitzen. COITERS (1572) Entdeckung des Ursprunges der Spinalnerven aus Radix ventralis et dorsalis wird bestätigt, FALLOPPIOS Befund über die Vagusganglien erweitert: VIEUSSENS kennt jederseits zwei Ganglien, von denen aber eines falsch, nämlich in Höhe des Ganglion cervicale caudale trunci sympathici, abgebildet wurde. Neben der vermutlich *ersten* Abbildung der Spinalganglien (HERRLINGER, persönliche Mitteilung, Abb. 1), findet sich bei VIEUSSENS bereits ein Holzschnitt, der das Ganglion semilunare trigemini zeigt (Abb. 2), das als „Plexus ganglioformis" beschrieben wird. Dieses Ganglion wird also „zweifach" zu Unrecht als Gassersches Ganglion bezeichnet, denn erstens datiert VIEUSSENS' Monographie aus dem Jahre 1690, während GASSER von 1723—1765 lebte; und zweitens ist GASSER auch nicht der Zweitentdecker, sondern dessen Schüler HIRSCH, der „sein" Ganglion 1765 mit dem Namen seines Lehrers belegte (HYRTL 1855, S. 669).

Neueren Datums sind die Entdeckungen der übrigen Hirnnerven-Ganglien: Das Ganglion geniculi wurde nach HYRTL (1855) offenbar von MORGANTI (1845) erstmals bearbeitet, die Ganglien des VIII. Hirnnerven, Ganglion spirale CORTI und Ganglion vestibuli SCARPAE, tragen die Autorennamen zu Recht. Die Entdecker der Glossopharyngeus-Ganglien sind bekannt: Das Ganglion intracraniale seu superius beschrieb EHRENRITTER (1790), das Ganglion extracraniale seu petrosum ANDERSCH (1797). HYRTL (1836) fand einseitige Ganglien am N. accessorius, weshalb er diesen Nerven für gemischt motorisch und sensibel hielt. Er betont, daß diese sporadischen Ganglien nichts mit dem Ganglion cervicale I. gemein haben, das gelegentlich an der Verbindungsstelle des N. XI. mit C_1 vorkommt und eigentlich das 1. Spinalganglion darstellt. Ausschließlich an den Hinterwurzeln („sensitiven Nerven") fand HYRTL (1836) die nach ihm benannten Ganglia accessoria et aberrantia, die er als „wandelbare Knoten" bezeichnete.

Das beim Menschen im allgemeinen nur in der Embryonalzeit vorhandene Occipitospinalganglion des XII. wird meist als Froriepsches Ganglion bezeichnet. Sein Entdecker beim Erwachsenen ist aber MAYER (1832, 1836), was auch HYRTL (1855) erwähnt. Auch POLAILLON (1866) stellte den sensiblen Spinal- und Hirnnerven-Ganglien das des XII. gleich. Das zuletzt entdeckte Wurzelganglion ist das des N. terminalis von LOCY (1905); vor ihm hat PINKUS (1894) bereits große Ganglienzellen im N. terminalis bei *Protopterus annectens* beobachtet.

Die Entdeckung der Ganglien ist ein Verdienst der abendländischen Anatomie. Weder in den indischen, noch in den ostasiatischen anatomischen Systemen scheinen sie je erwähnt worden zu sein. Die chinesische Anatomie konnte bis in die Neuzeit hinein Nerven und Sehnen nicht sicher unterscheiden (OSAWA 1896), was in der Antike freilich auch in Europa zunächst nicht anders gewesen ist.

II. Die Frühzeit der Neurohistologie. (Von FONTANA bis v. KÖLLIKER.)

Während bisher von der makroskopischen Kenntnis der sensiblen Ganglien die Rede war, soll nun noch über die Erforschungsgeschichte des Feinbaues dieser Organe berichtet werden.

Die Ära der Neurohistologie beginnt mit der Entdeckung der Nervenfaser durch FONTANA (Ed. 1787). Daß die Ehre der Entdeckung ihm gebührt, hat auch v. KÖLLIKER unmißverständlich ausgesprochen. Seine Abbildungen sind bei aller Primitivität völlig eindeutig. FONTANA beschrieb auch Myelinfiguren in Wort und Bild. Die wichtigen Entdeckungen wurden bereits 1816 von TREVIRANUS in vollem Umfange bestätigt. Somit war das eine Grundelement des Nervensystems bekannt: Die Nervenfaser.

Damit war der Bann gebrochen und als nächster berichtete EHRENBERG (1833): „Die Nervenknoten oder Ganglien sind verschieden in ihrer Struktur.... In den Ganglien der Rückenmarksnerven sahe ich bei Vögeln aber nur Röhren-Nerven und sehr große, fast kugelförmige (etwa $^1/_{48}$ Linie dicke), die eigentliche Anschwellung bildende, unregelmäßige Körper, die mehr einer Drüsensubstanz ähnlich sind, und die ich fast geneigt bin mit den Kalksäckchen der Frösche zu vergleichen, welche Krystalle führen, ..." Die sensible Nervenzelle war bekannt geworden! Daneben beschrieb EHRENBERG (1833) erstmals das Ausfließen der Achsenzylinder, ein Befund, der bis heute leider noch nicht völlig anerkannt wurde.

Der elsässische Physiologe LAUTH (1834) entdeckte die Spinalganglienzelle unabhängig noch einmal beim Menschen. Er beschrieb die Zellen als graue Substanz und hob den gleichartigen Bau der nervösen Membranen des Labyrinthes hervor. Auch PAPPENHEIM (1838) beschrieb „wahre Ganglienkugeln" im inneren Ohr. JOHANNES MÜLLER (1836/37) bestätigte EHRENBERG, ebenso VOLKMANN (1838) und SCHWANN (1838). SCHWANN vermutete erstmalig vage, daß die „Ganglienkugeln" EHRENBERGs Zellen seien. HYRTL (1836) fand in menschlichen Spinalganglien ebenfalls „Zellblasen".

Zu dieser Zeit waren also die Ganglienzellen und die Nervenfasern bekannt. Ihr Zusammenhang blieb zunächst noch verborgen. VALENTIN (1836) faßte daher zusammen: „Es giebt nur zwei differente, eigentümliche Urmassen des gesamten Nervensystems, nämlich die *Kugeln der Belegungsformation* und die *Primitivfasern*. Beide kommen auf gleiche Weise in dem zentralen, wie in dem peripherischen Nervensysteme vor. Beide gehen nirgends ineinander über, sondern befinden sich nur in dem gegenseitigen Verhältnisse der Juxtaposition." Seiner Auffassung nach sind zentrales und peripheres Nervensystem bei Vertebraten und Evertebraten prinzipiell gleich strukturiert. Es ist möglich, daß HINTZSCHE (1953), der Biograph VALENTINs, zu Recht vermutet, daß VALENTIN (1834) als erster die zentrale Nervenzelle gesehen habe; erkannt hat er sie aber nicht als solche. In der Arbeit von 1836 freilich ist die Beschreibung auch der zentralen Zellen eindeutig. VALENTIN, der nicht nur ein genialer, sondern auch ein genauer Beobachter war, hat mit seinem Irrtum der „Juxtaposition" lange hemmend gewirkt. Aber ein anderes großes Verdienst muß ihm zugestanden werden: Er ist der Entdecker der Bindegewebskapseln (Endoneuralscheiden) der peripheren Ganglienzellen. In der großen Studie von 1836 heißt es: „Sowohl die Kugeln der Belegungsformation, als die Primitivfasern, werden von eigenthümlichen, sie isolierenden Scheiden umgeben, welche alle Stufen der Dicke von einer fast gar nicht mehr wahrnehmbaren Zartheit bis zu einer ziemlich bedeutenden Stärke durchlaufen. Diese Hüllen sind aber immer zellgewebeartiger Natur." Eigenartigerweise verwendet VALENTIN kaum den Terminus „Ganglion", sondern führt an dessen Stelle „peripherische interstitielle Belegungsformation" ein. Die Scheiden hat er auch richtig abgebildet, jedoch die Satellitenkerne als Pigmentflecke gedeutet. Daß VALENTIN der Entdecker war, wird paradoxerweise von REMAK (1838) bestätigt, indem er behauptet, daß VALENTINs Zellscheide nicht existiere. Damit hat REMAK die Behauptung einiger Historiker im voraus widerlegt, die ihm die Entdeckung der Satelliten andichten wollten. In diese Zeit fällt auch Ritter v. PURKINJEs Erstbeschreibung der nach ihm benannten Kleinhirnzellen (1838) und der Achsenzylinder, von denen EHRENBERG (1833) noch eine recht zweifelhafte Vorstellung hatte.

Wenn viele Autoren v. KÖLLIKER (ab 1844) die bedeutende Erkenntnis des Zusammenhanges zwischen Nervenfaser und Ganglienzelle nachrühmen, so ist

dies historisch ungerechtfertigt. Abgesehen von der umstrittenen Darstellung
HANNOVERs (1840), die eine Entscheidung darüber nicht mehr erlaubt, ob Neuriten
oder Dendriten gemeint sind, hat REMAK (1838) erklärt: ,,Die Spinalganglien
sind centra, da aus jeder gekernten Kugel organische Nervenfasern entspringen."
Gleichartige Befunde v. KÖLLIKERs (1844) bei *Frosch, Katze* und *Meerschweinchen*
sind also unabhängige Zweitentdeckungen. Für den Ursprung der sympathischen
Fasern aus Ganglienzellen trat ebenfalls REMAK (1838) ein, und die Entdeckung
des Zusammenhanges von Zelle und Faser bei Evertebraten *(Hirudo medicinalis)*
durch v. HELMHOLTZ (1842) liegt auch vor der Veröffentlichung v. KÖLLIKERs
(1844). WILL (1844) bestätigte die v. Helmholtzschen Untersuchungen an
Würmern und *Mollusken*.

Es kann also gesagt werden, daß sich von 1838 (REMAK) bis 1844 (v. KÖL-
LIKER) in der Neurohistologie die Tatsache durchgesetzt hat, daß Nervenfasern und -zellen nicht isolierte Gebilde sind, sondern anatomisch zusammenhängen.

III. Die Erforschung der Bipolarität der sensiblen Ganglienzelle.
1. Die Entdeckung der bipolaren Perikarya.

Und doch stand für das periphere sensible Nervensystem noch eine grundlegende Entdeckung aus, die Bipolarität der sensiblen Nervenzelle. 1847 traten
vier Autoren mit ihren Veröffentlichungen vor die Fachwelt: BIDDER, ROBIN,
WAGNER und VOLKMANN. VOLKMANN wurde bisher übersehen! BIDDER (1847)
beschrieb *bipolare* Perikarya bei *Gadus lota, Esox lucius, Torpedo marmorata*
(Abb. 3), *unipolare* bei *Frosch, Hund* und *Kalb*. Er behauptete, daß bei den
unipolaren Elementen *zwei* Fasern im ,,Stiele" seien. Beide Fortsätze seien
peripherwärts gerichtet.

ROBIN (1847) beginnt seine Darstellung mit dem Hinweis, daß HANNOVER,
v. KÖLLIKER, HARLESS u. a. nachgewiesen haben, daß von *einem* Ganglienzellpol
ein Fortsatz abgehe. Er selbst zeige aber bei *Raja*, daß in den Radices dorsales
zwei Fasertypen vorkommen, ein dünner von minimal 3—6 μ Kaliber, und ein
dicker mit einem Maximaldurchmesser von 20—30 μ. Die dünnen Hinterwurzelfasern entsprängen von kleinen elliptischen Zellen mit 80—116 μ Länge mal
60—70 μ Breite, die dicken Fasern dagegen von runden Zellen mit 95—160 μ
Durchmesser. ROBINs wichtigster Befund sei mit seinen eigenen Worten wiedergegeben: «Le fait le plus important signalé dans cette note, c'est la connexion
et l'abouchement de deux tubes nerveux élémentaires large et à double contour
avec la cavité du globule. Cet abouchement a lieu aux deux pôles opposés et
aplatis de chaque globule.» Bei kleinen elliptischen Zellen entsprängen die
Fasern in Verlängerung der größeren Zellachse. Diese Verhältnisse seien prinzipiell bei allen Vertebraten gleich, jedoch schwierig darstellbar, am ehesten
noch bei *Vögeln*. Die Satellitenmembran beschrieb er ,,à la manière des epi-
thelium".

WAGNER (1847) untersuchte *Torpedo, Squalus* und *Raja*. Er fand die sensiblen
Ganglien aus bipolaren Elementen (Abb. 4) aufgebaut und betonte die Gleich-
artigkeit von Spinalganglien und Ganglien des V. und X. Hirnnerven. Irrtüm-
licherweise hielt er auch die Sympathicus-Neurone für bipolar. Auch er bringt
dicke Fasern mit großen Zellen, kleine Perikarya mit dünnen Fasern zusammen.
HARLESS (1846) hatte behauptet, die Nervenfaser entspränge dem Zellkern, was
WAGNER ablehnte: ,,Ich habe das *nie* gesehen!" Der Autor glaubte, daß alle

Ganglienzellen bipolar seien, unipolare (v. KÖLLIKER) hielt er für verstümmelt. Nach den Vorstellungen WAGNERs verläuft der eine Fortsatz nach zentral, der andere nach peripher. Auch beim *Frosch* seien gleiche Verhältnisse zu beobachten; wahrscheinlich reiche diese Gesetzmäßigkeit bis zum Menschen.

Hatten BIDDER und ROBIN unabhängig voneinander gearbeitet, so ist eindeutig festzustellen, daß WAGNER und VOLKMANN ihre Erfahrungen ausgetauscht

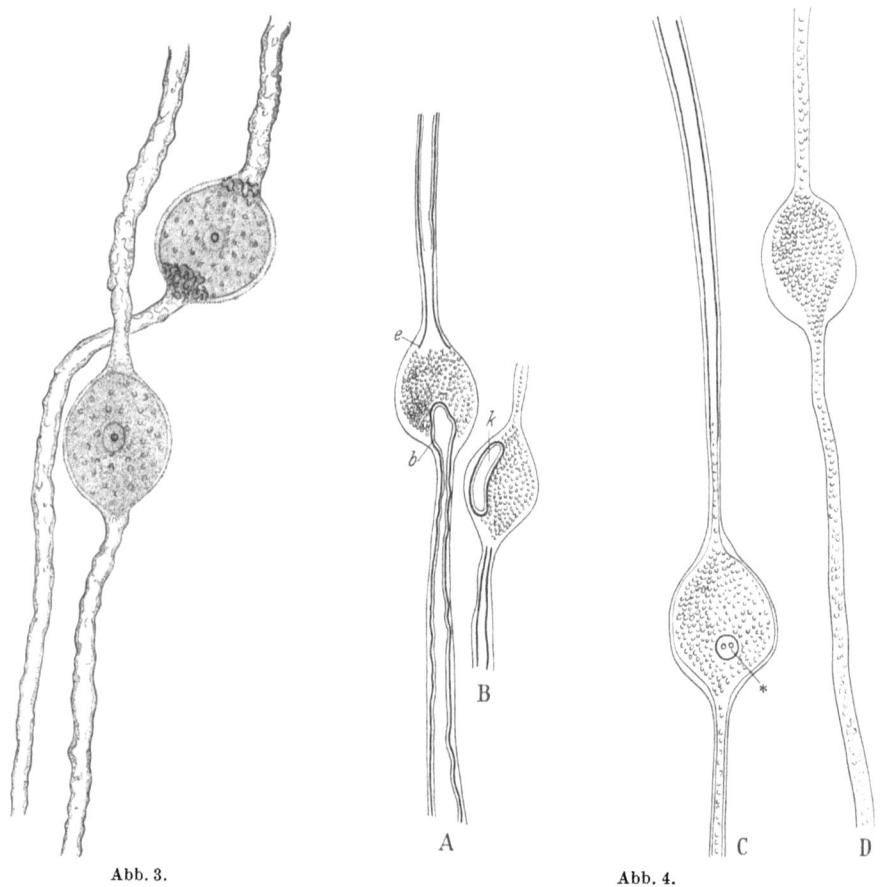

Abb. 3. Aus den Abbildungen von BIDDER (1847): „Zwei bipolare Nervenzellen aus dem Verbindungszweig zwischen der vorderen und hinteren Wurzel des Trigeminus vom *Hecht (Esox lucius)*". Die Perikarya zeigen deutlich die Fortsetzung der Markscheide auf die Zelloberfläche, was jedoch vom Autor nicht erkannt wurde. Die eine Zelle zeigt an beiden Polen Myelinfiguren, der Autor deutete dies als Eintreten „von geronnenem Nerveninhalt in die Erweiterungen".

Abb. 4A—D. Vier Einzelzellen aus WAGNER (1847). A Zelle aus dem Wurzelganglion des Trigeminus von *Raja*. Der Ursprung des Nervenmarks tief im körnigen Zellinhalt. Bei *b* begrenzt, bei *e* offen. B Ein Fortsatz mit Markscheide, der andere ohne. Im Zellinnern wurstförmiges Stück, das ganz das Ansehen von Nervenmark mit doppelten Konturen zeigt. C Spinalganglion von *Raja*. Der Kern hat zwei Kernkörperchen (*). Markscheide der Zelle als Fortsetzung der Fasermarkscheide eingezeichnet, aber nicht als solche erkannt. D Bipolare Ganglienzelle aus dem Seitennerven eines *Haies* nach Ätherbehandlung. Die Markscheide fehlt an Faser und Zelle.

haben, auch wenn sich ihre Meinungen nicht völlig decken. Freilich wußten sie vor der Veröffentlichung nichts von den Untersuchungen der beiden erstgenannten Forscher. VOLKMANN (1847) beschrieb auch bipolare Zellen, hielt es aber für unbewiesen, daß immer je ein zentraler und peripherer Fortsatz vorhanden seien. Seiner Meinung nach existieren auch Zellen mit nur *einem*, periphergerichteten Ausläufer. Von den bipolaren Zellen entspringen nach VOLKMANN nicht Fasern, sondern die „Kugel" (= Ganglienzelle) liegt im Innern der Fasern, eine Meinung, für die sich später LEYDIG (1851) und M. SCHULTZE (1859, 1871) einsetzten und die heute wieder aktuell ist.

WAGNER (1847) und BIDDER (1847) müssen gleichzeitig als Vorläufer LEYDIGs (1851) für die Entdeckung der markhaltigen Ganglienzellen gelten. Der entsprechende Satz bei BIDDER (1847) lautet: „..... Kugel ..... (entweder) ...... von dem flüssigen Nerveninhalt umgeben (!!Verf.) ..... oder stößt nur an den Polen der Erweiterung mit der Nervenflüssigkeit zusammen ......". „Flüssiger Nerveninhalt" und „Nervenflüssigkeit" sind BIDDERs Termini für Markscheide, deren Bedeutung ihm noch fremd war. WAGNER (1847) fand, daß er „das Mark mit der doppelten Kontur zuweilen bis in die Zelle hineinverfolgen" konnte (Abb. 4). Richtig in ihrer anatomischen Bedeutung hat dann LEYDIG (1851) die markhaltigen Zellen erkannt und beschrieben: „...... Die zarte, homogene Nervenfaserscheide bildete die Hülle der Ganglienkugel, die Markscheide setzte sich ebenfalls, wenn auch dünner, über dieselbe fort und verursachte ihre scharfe

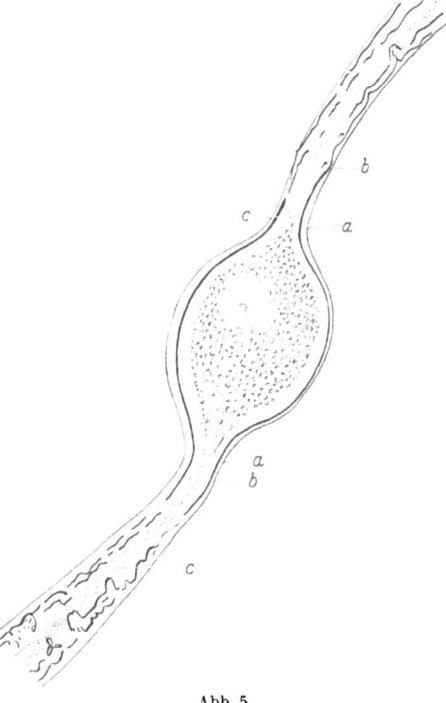

Abb. 5.

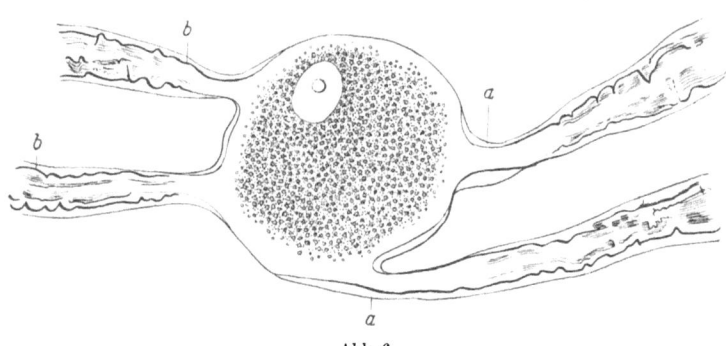

Abb. 6.

Abb. 5 u. 6. Abbildungen von LEYDIG (1851) mit der ersten bewußten Darstellung markhaltiger Ganglienzellen bei *Chimaera monstrosa*. Abb. 5: Nervenfaser aus dem Knoten des dreigeteilten Nerven nach Behandlung mit Chromsäure; *a* Äußere Hülle der Nervenfaser und der Ganglienkugel; *b* Markscheide, sich von der Fibrille auch auf die Ganglienkugel ausbreitend; *c* Achsenzylinder, steht in kontinuierlichem Zusammenhang mit der Körnermasse der Ganglienkugel. Abb. 6: Ganglienkugel (durch Verwachsen von zwei entstanden?) mit vier Fibrillen: *a* und *b* wie in Fig. 5.

Contur, und endlich der Axencylinder verband sich mit der eigentlich körnigen Masse der Ganglienkugel ......" (Abb. 5). Auch eine tetrapolare Zwillingszelle (Abb. 6) wurde als markhaltig befunden. VALENTIN (1862) untersuchte dann als erster die markhaltigen Zellen aus den Ganglia V. und X. von *Torpedo marmorata* im polarisierten Licht. Da er offenbar die älteren Arbeiten nicht gründlich genug kannte, beschrieb er das polarisationsoptische Verhalten völlig richtig, ja, er wußte schon, daß Alkohol die charakteristische Myelotropie aufhebt — hielt dies alles aber für das morphologische Äquivalent der Fäulnis!

Hatte WAGNER (1847) und nach ihm noch STANNIUS (1850) *alle* Ganglienzellen auf Grund seiner Entdeckung deduktiv für bipolar gehalten, so verfiel BIDDER (1847) auf einen anderen Trugschluß: Er glaubte an die reale Existenz „nackter Ganglienkörper" ohne Hülle und Fortsätze. Mit dieser Meinung stand der Autor durchaus nicht allein da, sondern v. KÖLLIKER (1849, 1850) bestätigte sie. v. KÖLLIKER ging sogar noch weiter, indem er die „nackten Ganglienkörper" direkt als apolare Ganglienzellen ansprach und den unipolaren (die er entdeckte), sowie den bipolaren der anderen Forscher als gleichberechtigt beiordnete. Die Zellen des Sympathicus und des Zentralnervensystems sind nach v. KÖLLIKER multipolar. Gegen BIDDER und WAGNER verteidigte er die Unipolarität der Spinal- und Hirnnerven-Ganglienzelle bei höheren Vertebraten *(Rana, Testudo graeca, Katze, Meerschweinchen)*. Bipolare Zellen seien bei höheren Tieren selten und nur typisch für die *Fische*. Die Existenz eines zentralen Fortsatzes sensibler Perikarya lehnte v. KÖLLIKER (1850) ab; auch bipolare Zellen gäben beide Fortsätze nach peripher. Dies erkläre auch, warum die periphere Wurzel der Spinalganglien dicker sei als die zentrale, die nur „durchlaufende" Fasern enthalte. HYRTL (1855) schloß sich dieser Auffassung an. Daß auch VOLKMANN (1847) ähnliche Gedanken äußerte, wurde schon erwähnt. Als später Einzelgänger hat RAWITZ (1882) noch diese alte Ansicht v. KÖLLIKERs verfochten. REMAK (1854) ließ die Hinterwurzelfasern aus den Hinterhornzellen entspringen.

Die Frage, ob bipolare oder unipolare Spinalganglienzellen den realen Tatsachen entsprächen, verursachte ein regelrechtes Tauziehen. AXMANN (1847) hatte v. KÖLLIKER (1844) bestätigt; auch er fand unipolare Zellen, deren Ausläufer entweder (durch vordere *oder* hintere Wurzel) ins Rückenmark oder aber nach peripher verlaufen sollten. SCHWALBE (1868) billigte nur den *Fischen* bipolare, den höheren Vertebraten aber unipolare Zellen zu, und gegen AXMANN (1847) vertrat er die Meinung, daß diese niemals den Fortsatz zentralwärts abgäben. STANNIUS (1850) hatte alle uni- und apolaren Zellen für verstümmelt erklärt, auch bei *Frosch, Huhn, Kaninchen* und *Schaf*. Resigniert sagte er aber, die Ganglienzellen der Cochlea, die CORTI entdeckte, seien bipolar bei allen untersuchten Species, ob die Zellen des Ganglion vestibuli dagegen a-, uni- oder bipolar seien, hätten PAPPENHEIM (der sie als erster sah) und CORTI nicht entscheiden können und er (STANNIUS) könne es auch nicht. 1849 hatte STANNIUS Zellen im N. VIII. noch nicht anerkannt. LAZORTHES (1955) schildert merkwürdigerweise in seiner sonst sehr genauen Monographie den Aufbau des Ganglion vestibuli SCARPAE aus unipolaren Zellen.

Markhaltige Ganglienzellen erkannte STANNIUS nicht an, jedoch sprach er sehr deutlich aus, daß er das Axoplasma der Ausläufer bipolarer Zellen als mit dem Neurocytoplasma der Perikarya identisch erachte. In einer vorausgegangenen Studie hatte STANNIUS (1849) die Identität von Spinalganglien und Ganglien des V., VII. und X. Hirnnerven festgestellt und — nach HYRTLs (1836) Befunden beim Menschen — die dislozierten extraganglionären Spinalganglienzellen innerhalb der hinteren Wurzeln bei *Fischen* beschrieben. 1851 betonte der Autor, daß beim *Kalb* die Zellen im Ganglion V. bipolar seien; seltener sei dies im menschlichen Spinalganglion der Fall. Zu den Vertretern der „bipolaren Partei" zählten noch REICHERT (1851), KÜTTNER (1854) und BEALE (1864). Der letztgenannte Autor hat neben sehr modern anmutenden Gedankengängen merkwürdigerweise die Meinung vertreten, daß die von ARNOLD (1865) im *Frosch*sympathicus entdeckten Spiralfortsätze auch in den Spinalganglien regelmäßig vorkämen, was aber bald von FROMMANN (1864), SCHRAMM (1864) und v. LENHOSSÉK (1886) als irrig widerlegt wurde. „Unipolaristen" waren außer den oben zitierten Autoren mit v. KÖLLIKER an der Spitze auch LIEBERKÜHN (1849) und v. BAERENSPRUNG (1863), der geniale Erstbeschreiber der pathologischen Histologie der Spinalganglien beim Zoster. v. BAERENSPRUNG (1863) hält die Spinalganglien für *wirklich* unipolar, die weder mit der vorderen noch hinteren Wurzel etwas zu tun haben, sie seien vielmehr „selbständige . . . . . . Centralorgane von kleinsten Dimensionen . . . . . ."

2. Die Entdeckung der pseudounipolaren Axongabelung.

Die oft mit größter Heftigkeit geführten Polemiken verebbten erst, als RANVIERS (1875) berühmte Arbeit über die T-förmige Teilung des Spinalganglienzellausläufers („tubes nerveux en T") bekannt geworden war, assistiert von KEY und RETZIUS (1876). Seither gilt RANVIER als der Entdecker der pseudounipolaren Ganglienzelle. Um der Wahrheit willen muß hier in aller Deutlichkeit gesagt werden, daß dies nicht der Fall ist. RANVIER hatte das Glück, einen einprägsamen Terminus („cellules en T") zu gebrauchen und nicht überhört zu werden. Aber die Päpste hatten die Predigten der Kapläne überhört: Bei besserer Literaturkenntnis wäre der Streit früher geschlichtet worden. So hatte REMAK (1854) bereits mitgeteilt, daß *Säuger* und Mensch bipolare Spinalganglienzellen besitzen, die oft *unipolar erscheinen*, wenn beide Ausläufer zusammen die Zelle verlassen. Öfters sei zwar ein einziger Fortsatz (v. KÖLLIKER) zu sehen, der sich aber wahrscheinlich nach kurzer Wegstrecke in zwei Fasern teile. Beim *Rinde* hat er solche Teilungen dunkelrandiger Fasern direkt beobachtet, wie auch STANNIUS (1851) beim *Kalbs-* und *Menschen*feten. WAGNER (1854) nannte die Spinalganglienzellen der höheren Wirbeltiere „anscheinend unipolare", die an einem Ende zwei Fortsätze von zuweilen gleicher Stärke entlassen. Ganz eindeutig hat schließlich SCHRAMM (1864) in seiner Doktordissertation die RANVIER zugesprochene Entdeckung gemacht: Es gibt bipolare Zellen und *unipolare, die ihren Fortsatz dichotomisch teilen!* Wer STANNIUS oder REMAK die Anerkennung des großen Wurfes versagen will, muß sie SCHRAMM zugestehen. Auch WALLER (1852) dürfte das „Ranviersche T" nicht unbekannt gewesen sein, wie man bei aufmerksamer Lektüre seiner Arbeiten erkennen kann.

SCHRAMM (1864), BEALE (1864) und COURVOISIER (1868) erklärten generell alle „apolaren" Elemente, die v. KÖLLIKER trotz STANNIUS (1850) noch immer postulierte, für Artefakte oder degeneriert (BEALE: „a matter that has lived"). SCHRAMM stützte sich auf mustergültige Untersuchungen an *Torpedo, Esox, Cyprinus, Rana, Eunectes scytale, Coluber natrix, Schildkröte, Taube, Gans, Igel, Maus, Ratte, Schwein, Schaf, Rind* und *Mensch*. SCHRAMM (1864) räumte auch mit der Irrlehre auf, die HARLESS (1846) behauptet hatte, und die andere [STILLING, LIEBERKÜHN, WAGENER (1857), FROMMANN (1864), ARNOLD (1865, 1867)] bestätigten: Der Achsenzylinder entspringt *nicht* aus dem Zellkern! FRAENTZEL (1867) und v. LENHOSSÉK (1886) pflichteten ihm darin bei, ebenso SCHWALBE (1868), der bereits die Neurofibrillen der Spinalganglienzelle beschrieb.

Die Möglichkeit eines Ursprunges beider Fortsätze gemeinsam von einem Zellpol, mithin die Übergangsform zwischen bi- und pseudounipolaren Elementen, hatten schon REMAK (1854) und WAGNER (1854) beschrieben. COURVOISIER (1868) schenkte diesen Formen besondere Beachtung und bezeichnete sie als „geminipole" zum Unterschied von den „oppositipolen". BIDDER (1869) griff den Terminus „geminipol" auf und erklärte gegen SCHWALBE (1868), daß die beiden Fortsätze sich bald in entgegengesetzte Richtungen wenden, einer nach zentral, der andere nach peripher, wie bei oppositipolen Elementen der *Fische*. WAGNER (1854) lehnte die Meinung v. KÖLLIKERS von der Zentren-Natur der sensiblen Ganglien ab, die v. BAERENSPRUNG (1863, Abb. 129) wiederum vertrat: Die Zellen seien nur in die sensiblen Fasern als Glieder des Leitungsweges eingeschaltet. Sie stünden mit dem Bellschen Gesetz (BELL 1811, 1830) in kausaler Beziehung.

Bisher war nur von den typischen und umgewandelten bipolaren Zellen die Rede. Daß aber bereits BOSSE (1859: Abb. 268) [entgegen REMAK (1854)] neben diesen in sensiblen Ganglien auch multipolare beschrieb und abbildete, ist völlig vergessen. Ein Hinweis befindet sich bei COURVOISIER (1868). Tripolare Zellen (selten!) fand STANNIUS (1849) erstmals im Ganglion V. von *Acanthias*. In dieser frühen Phase der Neurohistologie entdeckte OWSJANNIKOW (1854) bei *Petromyzon* die Dorsalzellen, später zu Unrecht meist Rohon-Beardsche Zellen genannt (ROHON 1878, 1882; BEARD 1889, 1892).

IV. Zur Entdeckungsgeschichte der Satelliten.

Neben den spezifischen Ganglienzellen sind in jedem Ganglion noch die Satelliten enthalten. Wie oben ausgeführt, hat diese VALENTIN (1834) erstmals abgebildet, wenn auch zunächst nicht richtig erkannt, richtig dagegen die Bindegewebskapsel. REMAK (1838) induzierte durch seinen Widerspruch eine Neuuntersuchung, die VALENTIN (1839) vorlegte. Bei *Kalb, Schaf, Pferd* und *Kaninchen* wiederholte der Autor nun völlig eindeutig seine Entdeckung: Jede Ganglienzelle besitzt eine Bindegewebsscheide *und* eine zellige Kapsel. In einer weiteren Studie (VALENTIN 1840) untersuchte er die Entwicklung der Hüllstrukturen und fand, daß die Scheiden in der Fetalzeit ausgebildet werden, lange bevor die Ganglienzelle ihre volle Größe erreicht. REMAK (1854) bestätigte seinerseits

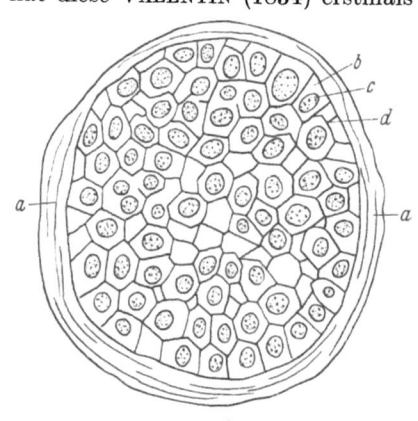

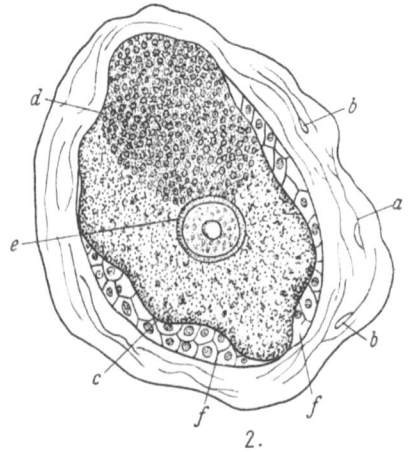
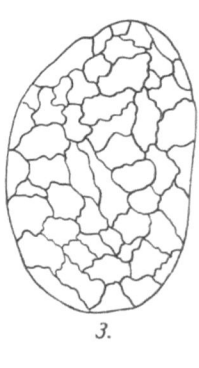

Abb. 7. Erste richtige Abbildung der Ganglienzell-Kapseln vom *Menschen* durch FRAENTZEL (1867). *1* Bei Darstellung mittels Kaliumbichromat-Chromsäure nach DEITERS; *a* Kapsel, *b* Epithelzelle, *c* Epithelzellenkern, *d* Kittsubstanz; *2 a* Kapsel, *b* Kapselkern, *c* Ganglienzelle, *d* Pigment, *e* Kern mit Nucleolus, *f* Kapsel, z. T. retrahiert (Spalt). *3* Zellgrenzen. Silberimprägnation ohne Fixierung.

die Richtigkeit der Darstellung und hielt die Satelliten für epithelartige Zellen. Beide Kapselschichten sollen in die Scheiden der Nervenfaser übergehen.

SCHRAMM (1864) ließ die Satelliten aus Spindelzellen entstehen und hielt sie für bindegewebig. Auch BIDDER (1847), ROBIN (1847) und WAGNER (1847) haben die Satelliten beschrieben. Die gründlichste Darstellung gab FRAENTZEL (1867); seine Abbildungen (Abb. 7) verdienen auch heute mehr als nur historisches Interesse. Dieser Autor ließ die Bindegewebsscheide der Zelle ins Neurilemm übergehen; die Satelliten sollen die Bindegewebsscheide oder -kapsel innen auskleiden. Er faßte sie als einschichtiges Epithel auf. Auch HANNOVER (1844) hatte „hexagonale Platten" beschrieben. Die „Epithelnatur" der Kapselzellen bestätigte ARNOLD (1867), während COURVOISIER (1868) die Satelliten merkwürdigerweise als irreal ablehnte.

ARNOLD (1865) hat übrigens als erster *richtig* festgestellt, daß die „Kapselzellen" die Fortsetzung der Schwannschen Scheide ausmachen.

V. Nucleus, Nucleolus, Nucleololus.

Während alle alten Histologen den Ganglienzellkern und dessen Nucleolus gesehen haben, ferner auch bekannt war, daß oft mehrere Nucleoli vorhanden sind (FROMMANN 1864, SCHWALBE 1868 u. a.), blieb die feinere Struktur des Nucleolus relativ lange verborgen. BARRY (1838) hatte im Nucleolus der Eizelle einen Einschlußkörper gesehen und als solides Körperchen beschrieben. In Nervenzellen wurde dieses Körperchen erstmals von MAUTHNER (1860) gesehen und mit dem Namen „Nucleololus" belegt sowie festgestellt, daß dieser sich bei einem Durchmesser von $0{,}7-1{,}3\,\mu$ stets mit Carmin rot färbt. MAUTHNER betonte ferner, daß sich die Zellkerne der Vagus- und Trigeminus-Ganglien mit Ausnahme des Nucleolus nicht anfärben lassen. SCHRÖN (1865) fand den Nucleololus zum zweiten Male, seither heißt er auch — freilich zu Unrecht — „Schrönsches Körperchen". Auch SCHRÖN faßte die fragliche Struktur als solide auf und schlug vor, das „Korn des Keimflecks" als integrierenden Bestandteil bei der Zelldefinition zu fordern. SCHWALBE (1868) bezeichnete die fraglichen „Körner" bei *Wirbeltieren* als dichtere Stellen in der kompakten Kernkörperchensubstanz, bei *Arion empiricorum* dagegen als „Vacuolen", wobei der Autor im letzteren Falle an eine mehr flüssige Konsistenz gedacht hat.

VI. Zur Geschichte der Embryologie der sensiblen Ganglien.

Wer sich als erster mit der Embryologie der sensiblen Ganglien beschäftigt hat, konnte im Rahmen dieser Untersuchung nicht sicher geklärt werden. Auf VALENTINs (1840) cytogenetische Beobachtungen wurde schon hingewiesen und bei REMAK (1851) findet sich der Hinweis, das „obere" Keimblatt bestünde aus zwei Teilen, dem „Achsenteil", der zum Medullarrohr werde, und dem „Hornblatt" als Anlage der Epidermis mit Haaren, Nägeln und Drüsen. Während das Auge aus dem Achsenteil stamme, seien das Ohr und die Organe des Tast- und Gefühlssinnes Derivate des „Hornblatts". Die Ganglien selbst ließ REMAK aber aus den Somiten entstehen. Dagegen vertrat HENSEN (1864) die Meinung, alle Ganglienzellen beim *Hühnchen* entstünden aus dem „Hornblatt". Er hielt die Verbindung der Ganglien mit dem Zentralorgan für sekundär!! Die Nerven der Ohrblase ließ HENSEN aus dem „Hornblatt" entstehen, was der modernen Auffassung völlig entspricht, die Schwannschen Zellen dagegen irrigerweise aus dem Mesoderm. Später (1876) wiederholte er, daß beim *Hühnchen* die Ganglien von der untersten Epidermisschicht stammen, das Ganglion cochleae aus dem Schneckenepithel. Während HENSEN (1864) also vor HIS (1868) die nichtzentrale

Entwicklung der Ganglien beim *Hühnchen* fand, hat er sich in bezug auf die *Säuger (Meerschweinchen, Kaninchen)* geirrt; für diese Tiere nahm er an, daß die Spinalganglien *primär* aus dem Mark abstammten und daß sie sich *nie* von diesem trennten. Für die *Säuger* ist also nach seiner Meinung die Gesamtanlage der sensiblen Peripherie ein Teil des Neuralrohrs.

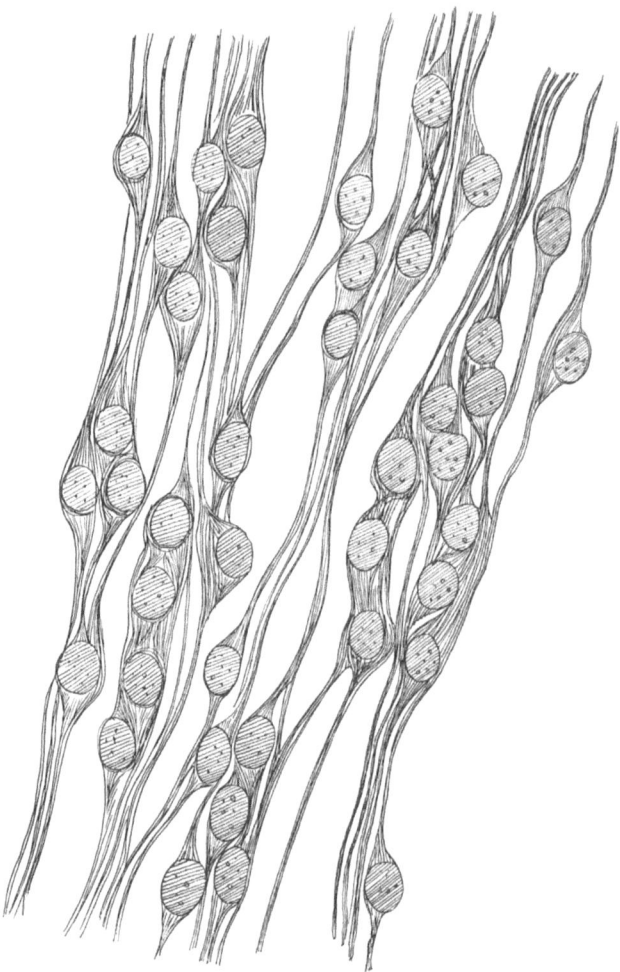

Abb. 8. Abbildung von HIS (1887). Bipolare Neuroblasten. Zellen und Fasergruppe aus einem Spinalganglion von Embryo *N* (*Mensch* 10,9 mm, etwa 4$^1/_2$ Wochen alt.) Bei 500facher Vergr. gezeichnet.

HIS (ab 1868) erhob schließlich HENSENs Auffassung der unabhängigen Entstehung des sensiblen Gangliensystems beim *Hühnchen* zu allgemeiner Gültigkeit (Abb. 25) und entdeckte den bipolaren Neuroblasten (Abb. 8).

VII. Die Anfänge der experimentellen und pathologischen Histologie der Spinalganglien.

Die systematische experimentelle Anatomie des sensiblen Ganglions beginnt mit WALLER (1852), dessen grundlegende Ergebnisse mit nur wenigen Erweiterungen bis heute Gültigkeit besitzen. Die Wallersche Degeneration wird später ausführlich behandelt; hier soll nur ergänzt werden, daß vor WALLER schon MAGENDIE den N. trigeminus durchschnitt und danach degenerative Veränderungen am äußeren Auge fand.

v. BAERENSPRUNG (1863), der im übrigen die Fiebermessung in die Klinik einführte, war der erste, der pathologisch-histologisch bewies, daß der Zoster eine „infektionsähnliche Erkrankung der Intervertebralganglien" ist [Vorläufer s. DÖRING (1955)]. Bei seinen Untersuchungen an einem 1$^1/_2$jährigen Jungen entdeckte er die (primäre!) Läppchengliederung des Spinalganglions; er sagte selbst, v. KÖLLIKER habe diese Tatsache übersehen (Abb. 129).

Über die Wurzelfaserverhältnisse liegen alte Untersuchungen von ROSENTHAL (1845) vor, auf die hier nicht weiter eingegangen werden soll, da die Problematik bis in die Jetztzeit herüberreicht.

In allen Lehrbüchern wird das Bell-Magendiesche Gesetz aufgeführt, welches besagt, daß die vorderen Wurzeln motorisch, die hinteren sensibel seien. Die motorische Qualität der Radix anterior geht auf BELL (1811, 1830, deutsch von ROMBERG 1832) zurück, während MAGENDIE (1822) die hintere als sensibel erkannte. MAGENDIE selbst glaubte nicht, daß die Sensibilität die einzige Hinterwurzelqualität sei. Das Bell-Magendiesche „Gesetz" in der lehrbuchmäßig starren Formulierung, die wiederholt angegriffen wurde, ist also strenggenommen das Produkt späterer Interpreten.

VIII. Alte Hypothesen über die Ganglienfunktion.

Zum Schluß noch einige Bemerkungen zu den Vorstellungen von der Funktion der Ganglien, wie sie die alten Anatomen hatten.

Die meisten Autoren begnügten sich mit der morphologischen Beschreibung, so SCHAARSCHMIDT (1759): „Diese Knoten werden Ganglia nervorum genennet. Sie entstehen, wenn einige filamenta nervea sich auf eine besondere Art in einander schlingen, mit membranösen, und wie einige wollen, mit muskulösen Fibern umgeben, und mit vielen kleinen Blutgefäßen versehen sind; daher sie roth aussehen. Sie unterscheiden sich von dem, was man plexus nervosus nennet, welche nichts anderes sind, als Vereinigungen vieler Nerven-Fasergen, die ebenfalls auf eine besondere Art in einander geschlungen sind, und keine Blutgefäße zwischen sich haben. Haben diese plexus keine ganglia zwischen sich, so werden sie plexus gangliformes genennet." HEMPEL (1811): „Die Ausbreitung der Nerven..., bald entstehen in ihrem Laufe Anschwellungen, ganglia, in welche Nervenfasern hineintreten, und andere wieder zum Vorschein kommen.... Sie werden gemeiniglich von einer Membran eingehüllt und unter derselben findet man graue und weiße Substanz."

Der Altmainzer Anatom v. SOEMMERRING (2. Aufl., 1800) gibt eine in 12 Punkte gegliederte ausgezeichnete Übersicht über die funktionellen Vorstellungen vom Altertum bis zu seiner Zeit. Gemäß antiker Vorstellung sollte ein Ganglion die Stärke der Nerven vermehren; nach anderer Auffassung entstehen sie durch Druck. Da nur die Hinterwurzel ein Ganglion besitzt und Ganglien an druckfreien Stellen liegen, hält SOEMMERRING diese Argumente für irrig. Nach MONROE wird der Nerv beim Durchgang durch den Knoten mit neuer Energie versehen. WILLIS nannte die Ganglien „diverticula Spirituum animalium", SOEMMERRING hält aber „thierische Geister" für nicht erwiesen. Auch VIEUSSENS brachte die Nervenknoten mit der Stärkung der ermatteten Geister in Zusammenhang. LANCISI wollte gar Muskelfasern in Ganglien nachgewiesen haben, weshalb er in ihnen die Funktion untergeordneter Herzchen zur Beförderung der Lebensgeister sah (die Ganglien von *Fischen* können tatsächlich Muskelfasern enthalten, NEMILOFF 1908, 1911, s. S. 139). Auch diese Meinungen akzeptierte SOEMMERRING nicht. GORTER glaubte, daß die reichlichen Blutgefäße der Ganglien zur Unterstützung der Nerven dienten, was SOEMMERRING ablehnte, da die langen Extremitätennerven nur sehr kleine Ganglien aufwiesen. Eine recht modern anmutende und für gewisse Ganglien der *Everterbraten* zutreffende Auffassung vertrat WINSLOW: Ganglien bestehen aus markiger und grauer Substanz, sie sind daher Cerebra secundaria subordinata seu parva. HAASE (1772) ,,widerlegte" diese Vorstellung; er hatte ein eigentümliches Mißgeschick, gegen alle Auffassungen zu polemisieren, die dem modernen Standpunkt nahekamen.

JONSTONE (1771) ging noch weiter; er hielt die Ganglien für Hirnmassen, welche die Nerven vom Hirne unabhängig machen und den Einfluß des Willens auf unwillkürliche Bewegungen unterbrechen, was aber SOEMMERRING für unzutreffend erachtete.

Nach ARNEMANN, HALLER und METZGER dienen die Ganglien zur Modifikation, Temperierung, Schwächung oder Verlangsamung der Stärke und Schnelligkeit der Empfindungen, weshalb der Ort des Schmerzes nicht genau unterschieden werden könne. ZINN meinte, sie seien ,,Sammelplätze um Zellstoff zu erhalten".

Eine grobmechanische Betrachtungsweise brachte MECKEL, ZINN und SCARPA auf den Gedanken, daß Ganglien nur zur Sammlung bzw. Verteilung von Nervenästen notwendig seien und v. SOEMMERRING fragte hierzu mit Recht: ,,Warum dann nicht ein einfaches Geflecht?" Das wirkliche Wissen seiner Zeit faßte der große Anatom zusammen: ,,Der wahre Nutzen der Nervenknoten bleibt daher noch dunkel."

Es war der Enkelgeneration vorbehalten, von BEALE (1864) zu hören, daß in jedem Falle eine Zelle mit Nervenfasern verbunden ist und jede Zelle nur die Fasern beeinflußt, die mit ihr verbunden sind.

Die Geschichte der Ganglienforschung begann im Jahre 1572 (COITER) und niemand vermag zu sagen, ob jemals die Weiterarbeit abgebrochen werden kann, weil wir ,,alles" wissen. Was jedoch nach den grundlegenden Entdeckungen, von denen dieser Abschnitt handelt, bearbeitet wurde, gehört, wenngleich es auch mittlerweile ,,Geschichte" ist, schon zur aktuellen Wissenschaft.

D. Zur Phylogenie und vergleichenden Anatomie der sensiblen Ganglien.

I. Die Verbreitung segmentaler sensibler Ganglien bei den Chordata.

Die Spinalganglien und die ihnen morphologisch sowie funktionell gleichwertigen sensiblen Hirnnervenganglien gehören zu den *vertebraten*spezifischen Organen; sie sind nicht Allgemeinbesitz der Chordaten. Daß den niederen Chordaten (Tunicata) segmentale Ganglien fehlen, ist wohl nie bezweifelt worden. Anders verhält es sich mit den Acrania.

Branchiostoma wurden Spinalganglien oder zumindest homologe Bildungen von verschiedenen Autoren zugeschrieben. So meinte SCHNEIDER (1879), daß Spinalganglien an der Austrittsstelle der sensiblen Nerven am Rückenmark lägen. Sein Schüler ROHDE (1887) schloß sich an, indem er Kernansammlungen an den nämlichen Stellen als sensible Ganglien ansprach. HATSCHEK (1892) verlegte die Ganglien dagegen weiter nach peripher in die Teilungsstellen der Nerven und in die Subcutis. Ähnlich sprach sich FUSARI (1889) aus, der typische Spinalganglien vermißte. DOGIEL (1903) fand ,,Spinalganglien" an der Stelle des

Durchtritts der Nerven durch die Myosepta, auf beide Äste verteilt je Segment 3—7 Zellen von 8—56 μ Durchmesser.

Eine andere Meinung vertraten dagegen RETZIUS (1891, 1898), HEYMANS und VAN DER STRICHT (1897/98), RAMÓN Y CAJAL (1911), BENNINGHOFF (1946) sowie CLARA (1953). Nach diesen Autoren sind die Spinalganglien bei *Branchiostoma* im Innern des Rückenmarks gelegen. Diese Autoren fassen die sog. Rohon-Beardschen Zellen (Dorsalzellen) unzulässigerweise als Spinalganglien-Äquivalente auf, worauf später näher eingegangen wird. ROHON (1882) selbst lehnte die Existenz von Spinalganglien ab.

Für das 1. und 2. Segment, die nach ARIËNS KAPPERS (1920) sowie ARIËNS KAPPERS, HUBER und CROSBY (1936) dem N. ophthalmicus und dem N. maxillomandibularis der Vertebraten homoilog sind, wurden von OWSJANNIKOW (1868), STIEDA (1873), LANGERHANS (1876) und DOGIEL (1903) Ganglien nachgewiesen, die den schon von DE QUATREFAGES (1845) beschriebenen Zellansammlungen entsprechen.

Nachuntersuchungen zur Klärung der gegensätzlichen Ansichten durch FRANZ (1927) ergaben das eindeutige Vorkommen der de Quatrefagesschen Zellen, die nach DOGIEL (1903) von Satelliten umgeben sind, nur für das 1. Nervenpaar; das entsprechende Ganglienpaar bezeichnete FRANZ (1927) daher als das einzige bei *Branchiostoma*. Mit JOHNSTON (1905) erklärte FRANZ (1927) die vereinzelt in anderen Segmenten wirklich gefundenen Ganglienzellen als Zufallsbefunde abnormerweise aus dem Rückenmark ausgewanderter Zellen. Mit dieser Ansicht stimmt überein, daß nur das 1. Segment von *Branchiostoma* sekundäre Sinneszellen führt (FRANZ 1927), während sonst im ganzen Körperbereich freie sensible Nervenendigungen gefunden wurden (RETZIUS 1892, FRANZ 1927). ROHON (1882) sagte wörtlich: „Vom Spinalganglion existiert nicht die mindeste Andeutung."

Branchiostoma als prominenter Vertreter der Acrania besitzt also nur ein Ophthalmicus-Ganglion, während sonstige Spinalganglien fehlen. Dagegen differenziert sich bei allen Vertebraten von den Cyclostomata an ein typisches segmental geordnetes sensibles Gangliensystem (*Myxinoidea*: LANGERHANS 1873; *Petromyzon*: FREUD 1877, 1879).

JOH. MÜLLER (1838) hatte ein Ganglion bei *Myxine* nur im 1. Segment anerkannt.

II. Homologe Organe bei Polychaeten.

Da unter den Chordaten nur die Vertebraten Spinalganglien aufweisen, könnte man annehmen, daß es sich bei diesen Organen um eine Neuerwerbung der Wirbeltiere handle. Viele Autoren vertreten auch diese Meinung. Nun konnten aber bereits SEMPER (1875), EISIG (1879, 1887), KLEINENBERG (1886, Abb. 9) und DOHRN (1891/93) morphologisch und vergleichend-embryologisch nachweisen, daß der Parapodialnerv der *Anneliden* dem Spinalnerven der Vertebraten homolog ist, das Parapodialganglion dem Spinalganglion. Diese Ganglien entstehen bei *Anneliden* (Abb. 9) und *Wirbeltieren* (Abb. 10) übereinstimmend aus Anlagen, die vom Zentralnervensystem weitgehend unabhängig sind. BEARD (1889) vertiefte diese Untersuchungen weiter und homologisierte die hintere Spinalnervenwurzel mit dem medianen, sensiblen Parapodialnerven, die Radix anterior der *Vertebraten* mit dem segmentalen Muskelnerv der *Anneliden*. ZAWARZIN (1924) und HANSTRÖM (1928) ziehen durchaus ähnliche Folgerungen. Die Untersuchungen sind so überzeugend, daß sie wert sind, der Vergessenheit entrissen zu werden.

Über die *Hemichordata (Enteropneusta)* ist zu wenig bekannt, um bindende Angaben machen zu können, jedoch scheinen bei ihnen keinerlei Segmentganglien zu existieren. Diese Gruppe bedarf dringender Bearbeitung.

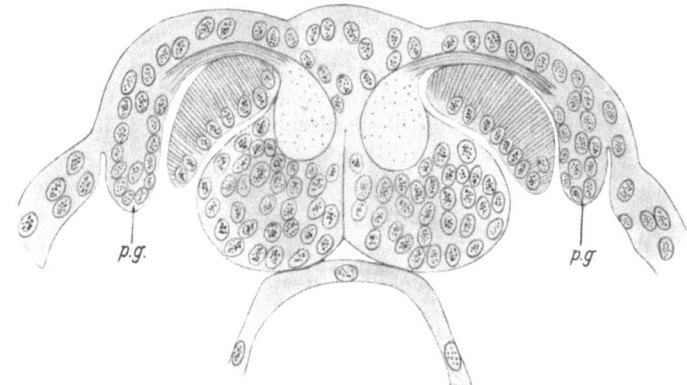

Abb. 9. Querschnitt durch eine Larve von *Lopadorhynchus* in Rückenlage gezeichnet. Die Zeichnung ist also um 180° gegenüber der natürlichen Lage gedreht, um die Anlagen der Parapodialganglien (*p.g.*) mit der Ganglienanlage der Wirbeltiere vergleichen zu können. (Aus KLEINENBERG 1886, gedreht von BEARD 1889.)

Das Grund-Gen zur Ausbildung segmentaler Ganglien ist demnach schon den *Polychaeten* eigen; bei den *Hemichordata* und *Chordata* zeigt es aber keine genügende somatische Manifestation, die dann „explosiv" bei den *Vertebraten* zu finden ist.

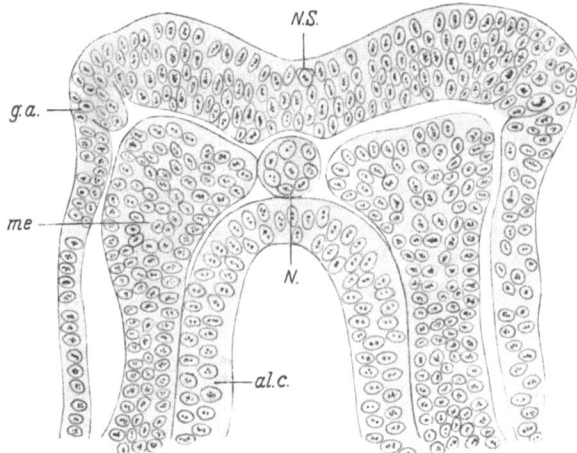

Abb. 10. Schnitt durch die Kopfregion eines jungen Embryo von *Torpedo ocellata*. Erste Anzeichen der Ganglienleistendifferenzierung (*g.a.*) am Rande der Neuralplatte (*NS*), die sich schon etwas rinnenförmig eingesenkt hat. *N* Chorda dorsalis; *me* Mesoderm; *al.c.* Urdarm. (Aus BEARD 1889.)

III. Theorien zur Phylogenese der sensiblen Neurone.
1. Ableitung von Sinnesganglienzellen der Evertebraten.

Wenn man sich Gedanken über die Phylogenie des peripheren sensiblen Neurons der Wirbeltiere macht, kann man eine Ableitung auf zwei Wegen versuchen: Einmal durch Vergleich der sensiblen Neurone bei möglichst vielen phylogenetisch verschiedenaltrigen Tierstämmen und zum zweiten durch Vergleich verschieden ausgestalteter Neurone innerhalb *einer* Klasse oder Species. Für die sensiblen Neurone führten beide Wege zum gleichen Ergebnis.

Den ersten Weg beschritt eine ganze Reihe von Forschern: RETZIUS (1892), RAMÓN Y CAJAL (1899, 1909—1911), ARIËNS KAPPERS (1920), DROOGLEEVER FORTUYN (1920) und HANSTRÖM (1928). Die Ergebnisse dieser Untersuchungen sind besser im Bilde als durch Worte wiederzugeben (Abb. 11, 12).

Die primitiven Sinnesganglienzellen (primäre Sinneszellen) sind bei allen niederen Tieren zu finden, die überhaupt ein Nervensystem besitzen. Sie leiten über zu den bipolaren Sinnesnervenzellen mit freien Nervenendigungen in der Haut von *Limax* [nicht vorhanden jedoch bei *Coelenteraten* und *Echinodermen* (HANSTRÖM 1928)], denen als Weiterentwicklung frei endigende, verzweigte

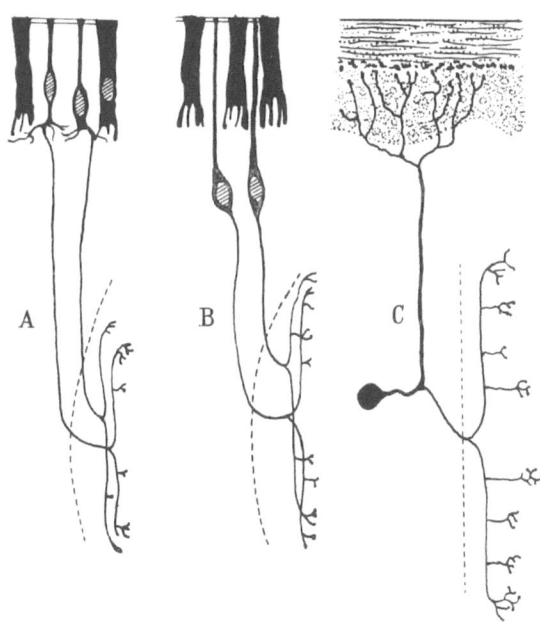

Abb. 11. Schematische Darstellung der phylogenetischen Stammreihe der sensiblen pseudounipolaren Ganglienzelle. *A* primitive sensible Neurone (Sinnesganglienzellen) vom *Regenwurm*; *B* bipolarisierte Sinnesganglienzellen von *Nereis (Oligochaete*; nicht ein Mollusk, wie RAMÓN Y CAJAL angibt); *C* typisches Spinalganglien-Neuron eines *Vertebraten*. Die Umlagerung des Neurons vom Status der Sinnesganglienzelle zum echten sensiblen Neuron (hier „*C*" mit freien Endigungen = Schmerzneuron) wird in der romanischen Literatur als „centralisation progressive" bezeichnet. (Nach RETZIUS 1892 verändert von RAMÓN Y CAJAL 1909—1911.)

Sinnesnervenzellen (Haut von *Helix*) folgen. Durch zunehmende Verlagerung des Perikaryon in Richtung auf das Zentralorgan können aus solchen Elementen die schmerzsensiblen Spinalganglienneurone der *Vertebraten* entstanden sein. Durch Zusammentreten solcher Neurone mit sekundären Sinneszellen ergaben sich die übrigen Neurone der Hautsinnesqualitäten, der Tiefensensibilität, des Geschmackssinns und der Stato-Akustik. Die sekundäre Sinneszelle bildet selbst keine Nervenfasern, sondern wird innerviert.

Die Ableitung erfolgt also von bipolaren Elementen. Ausnahmsweise können bei *Evertebraten* auch unipolare Sinnesganglienzellen gefunden werden, so in den Tentakeln bei *Actinien* und *Pulmonaten*, die nach HANSTRÖM (1928) einen Spezialfall darstellen. Möglicherweise sind sie aber phylogenetische Vorstufen der bipolaren primären Sinneszellen (Sinnesganglienzellen). Diese stellen also die häufigste Art von Receptoren bei *Evertebraten*. Bei *Wirbeltieren* kommen sie regelmäßig nur noch als Riechzellen und Photoreceptoren vor (KOLMER 1927, HANSTRÖM 1928, WATZKA 1955). Freilich werden auch — wenngleich selten —

bei *Wirbellosen* schon sekundäre Sinneszellen gefunden (WATZKA 1955). HANSTRÖM (1928) hatte dies noch völlig abgelehnt. RETZIUS (1892) fand bei *Branchiostoma* und allen höher organisierten Arten nur noch freie Nervenendigungen und sekundäre Sinneszellen in der Haut. Freie Nervenendigungen können nach RETZIUS intercelluläre Geflechte, nicht aber Netze bilden.

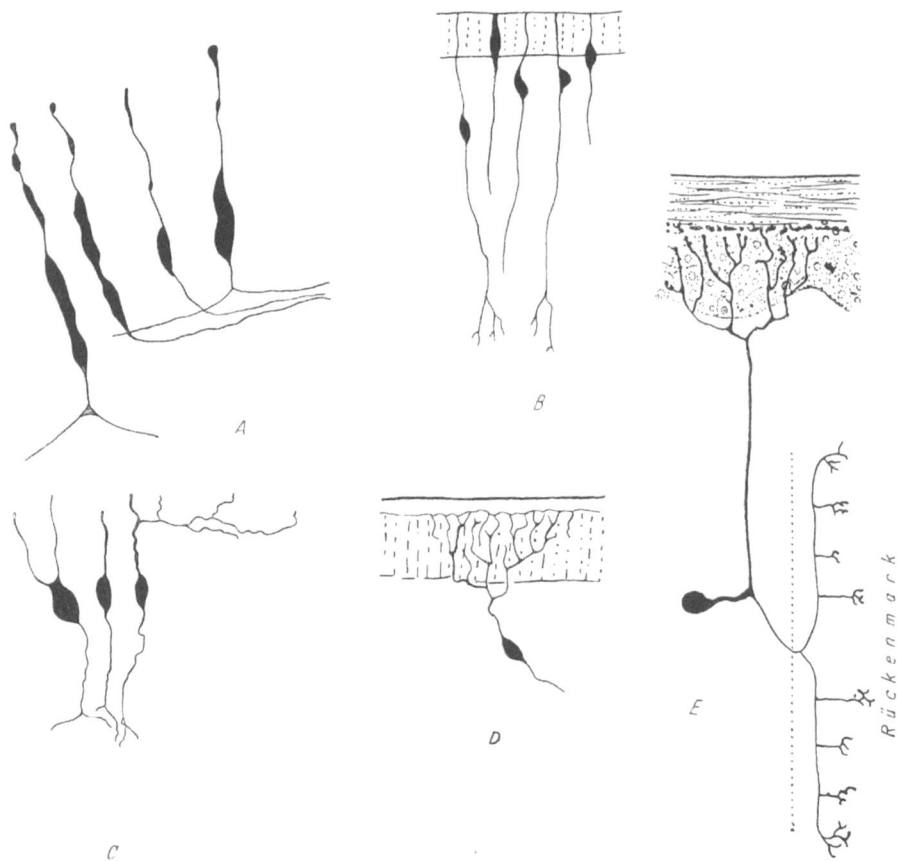

Abb. 12. Schema der Phylogenese der sensiblen Neurone der Wirbeltiere mit Berücksichtigung aller bekannt gewordenen Zwischenstufen. *A* primäre Sinneszellen aus den Tentakeln von *Cerianthus (Actinie)*. (Nach GROSELJ 1909 aus HANSTRÖM 1928.) *B* primäre Sinneszellen aus dem Epithel des Tentakels von *Helix pomatia* mit im Epithel oder subepithelial gelegenen Zellkernen (aus HANSTRÖM 1928); *C* Sinnesnervenzellen aus der Haut von *Limax*: Links mit zwei unverzweigten peripheren Ausläufern; primäre Sinneszelle mit freien epithelialen Nervenendigungen rechts (nach VERATTI 1900 aus HANSTRÖM 1928); *D* Zelle aus der Haut des Tentakels von *Helix pomatia* mit intraepithelialen und subcuticularen Verzweigungen (aus HANSTRÖM 1928); *E* sensibles Neuron eines *Vertebraten* (nach RETZIUS 1892 verändert aus RAMÓN Y CAJAL 1909). *A* bis *E* nach Golgi-Imprägnationen gezeichnet.

HANSTRÖM (1928) sah auch in den Krönchenzellen des *Saccus vasculosus* der *Fische* primäre Sinneszellen, was aber nach BARGMANN (1954), BARGMANN und KNOOP (1955/56) sowie DORN (1955) keineswegs bewiesen ist. Ferner rechnet HANSTRÖM (1928) die intraependymalen Sinneszellen des Rückenmarks zu den primären; die Untersuchungen von PESONEN (1940/41) scheinen dies zu bestätigen. Die Epithelien des *Subcommissuralorgans* schließen sich möglicherweise an (vgl. BARGMANN 1951, CLARA 1953), jedoch sprechen neuere Untersuchungen mehr für eine sekretorische Funktion dieser modifizierten Ependymzellen (BARGMANN 1951, BARGMANN und SCHIEBLER 1952, SCHALTENBRAND 1955).

2. Die phylogenetische Bedeutung der Ganglien des I. Hirnnerven.

Bezüglich der Photoreceptoren sei auf die Handbuchbeiträge von KOLMER und LAUBER (1936) sowie WATZKA (1955) verwiesen. Dagegen verdienen die *primären Chemoreceptoren* besonderes phylogenetisches Interesse. Während die am besten bekannten Riechzellen typische bipolare primäre Sinneszellen sind (DISSE 1897, KOLMER 1927a, WATZKA 1955), deren receptorischer Pol sehr kurz, deren zentraler Fortsatz (N. olfactorius) aber lang ist, leiten die systemverwandten Receptoren des JAKOBSONschen Organs mit mittellangem Receptorfortsatz und langen Nervenfasern (N. vomero-nasalis: KOLMER 1927; für *Alytes*: FAHRENHOLZ 1925) zu den Neuronen des Locyschen Ganglions (LOCY 1905) mit langem Receptorfortsatz und relativ kurzer Nervenfaser (N. terminalis) über. Die Perikarya des Ganglion terminale der *Selachier* (LOCY 1905) sind bipolar und entsprechen denen der Spinalganglien, so daß auch die Komplikation in der Reihe Riechschleimhaut—Jakobsonsches Organ—Ganglion terminale die phylogenetische Reihenfolge offenbart. Auch HERRICK (1908/09) und SHELDON (1909) kamen zu diesem Ergebnis. Als weitere Beweise mögen gelten, daß in den Riechzellen Tigroid nachgewiesen werden konnte und im Riechepithel öfters intraepitheliale Ganglienzellen auftreten, die morphologisch kleinen Spinalganglienzellen entsprechen, was sogar für den erwachsenen *Menschen* gilt (KOLMER 1927a).

Die Ähnlichkeit der Zellen im N. terminalis mit sensiblen Neuronen war schon PINKUS (1894) aufgefallen. Das Locysche Ganglion ist bei fast allen Vertebraten konstant; nur *Cyclostomata* und *Vögel* lassen es vermissen. Diesen Klassen fehlt der N. terminalis offenbar völlig. Bei höheren Formen zerstreut sich das Ganglion terminale oft, bleibt aber prinzipiell beim erwachsenen *Menschen* bestehen. Neben den Vorstufen der Spinalganglienzellen enthält das Ganglion I. auch multipolare Elemente des vegetativen Systems (KOLMER 1927; *Amia calva*: BONIN 1939; *Mensch*: PEARSON 1941). Möglicherweise ist das Ganglion olfactorium nervi trigemini des *Hühner*embryos (RUBASCHKIN 1903), das sich aus der Anlage des Ganglion semilunare ableiten soll, mit dem Ganglion terminale identisch. Auch das Rubaschkinsche Ganglion enthält bipolare und multipolare Elemente. Die Ontogenese des Riechorgans und des Locyschen Ganglions deckt sich mit der Entwicklung der sensiblen Kopfganglien, indem sie gemeinsam aus Ektodermplakoden entstehen (J. ARIËNS KAPPERS 1941); neuere Untersuchungen liegen unter anderem von ANDRES und KAUTZKY (1955) vor. Jungen menschlichen Embryonen fehlen trotz Reflextätigkeit des Nervensystems noch sekundäre Sinneszellen in der Haut, während freie sensible Nervenendigungen in der Subcutis frühzeitig nachweisbar waren (HOGG 1941).

Es kann zusammengefaßt werden: Vergleichend-morphologische Untersuchungen über die receptorischen Neurone von niederen *Evertebraten* bis zum *Menschen* lassen es als sicher erscheinen, daß die phylogenetischen Vorstufen der Spinalganglienzellen unter den Sinnesganglienzellen (primäre Sinneszellen) zu suchen sind. Zum gleichen Ergebnis führt die vergleichende Betrachtung der Receptoren von Riechschleimhaut und Jakobsonschem Organ mit den Neuronen des Ganglion terminale innerhalb des Wirbeltier-Unterstammes.

IV. Morphologisch ähnliche Neurone mit nicht- oder fraglich-sensibler Funktion.

1. Sympathicus.

Wie im vorigen Abschnitt ausgeführt wurde, ist die Grundform der sensiblen peripheren Ganglienzelle ein bipolares Element, dessen peripherer Fortsatz entweder selbst Receptor ist (Sinnesganglienzelle, Neurone mit freier Endigung im Epithel) oder mit den sekundären Sinneszellen in Verbindung tritt, und dessen zentraler Fortsatz Anschluß an das Zentralorgan findet. Wie sich im historischen Überblick zeigen ließ, ist seit REMAK (1854) wahrscheinlich und seit SCHRAMM (1864) sicher, daß die überwiegende Mehrheit der sensiblen Neurone in der Peripherie nicht bipolare, sondern pseudounipolare Gestalt aufweist. Übergangsformen waren den alten Autoren (vgl. S. 13) wohlbekannt. Auf den Umgestaltungsvorgang wird später eingegangen.

Bipolare und pseudounipolare Neurone kommen bei *Wirbeltieren* nicht nur im Spinalganglion vor, sondern auch im Sympathicus, worauf schon SCHWALBE (1868, *Kaninchen*), KOLLMANN und ARNSTEIN (1866) sowie BIDDER (1869) hingewiesen haben. Gleichartige Angaben finden sich häufig in der neueren Literatur (HUBER 1899, STÖHR jr. 1927, 1928, 1941, 1951/53; RANSON 1918, PINES und NAROWTSCHATOWA 1931; HINSEY, HARE und WOLF 1942; PAARMANN 1950). Regelrechte Zellennester aus uni- und bipolaren Neuroblasten fand DE CASTRO (1951) in den Grenzstrangganglien menschlicher Feten von 6—7 Monaten.

Während BIDDER (1869) in diesen Elementen das morphologische Substrat der Viscerosensibilität sah, hielt sie STÖHR (1927) für zurückgebliebene embryonale, also mangelhaft gereifte Formen. STÖHR (1927, 1928ff.) findet für diese Annahme eine wichtige Stütze in der Tatsache, daß die Sympathicus-Zellen z. B. des *Frosches* zeitlebens unipolar bleiben, seltener bipolar sind und multipolare durchaus nicht gewöhnlich vorkommen; eine Tatsache, die schon ARNOLD (1865) bekannt war. Die uni- bzw. bipolare Gestalt sagt also nichts über die Funktion aus. Erfahrungsgemäß kann aber für die meisten Neurone mittlerweile entschieden werden, ob sie afferent oder efferent leiten. Während also für den *Säuger*sympathicus hier nicht entschieden werden kann, ob die dort gefundenen uni- und bipolaren Elemente sensibel oder vegetativ-efferente Qualitäten repräsentieren, ist vom Parasympathicus Näheres bekannt.

2. Parasympathicus.

Da die hier interessierenden Fragen die Spinalganglien nur am Rande betreffen, sei auf literarische Vollständigkeit verzichtet. ÓNODI (1887, 1901) setzte sich mit der älteren Literatur auseinander, insbesondere mit KRAUS, SCHWALBE und VAN WIJHE. Nach ÓNODI (1887, 1901) ist das Ganglion ciliare aus drei Anteilen zusammengefügt; einer gehört als archaisches Spinalganglion (SCHWALBES Ganglion oculomotorii) zum N. oculomotorius, und zwei sind sensible und viscerale Anteile des N. trigeminus, insbesondere dessen Astes N. ophthalmicus profundus (van Wijhe-Ónodisches Ganglion). SCHWALBES spinalganglien-äquivalenter Anteil ist nur bei niederen Arten vorhanden, denen der Sympathicusteil noch fehlt. Persistenz von Einzelzellen soll aber gelegentlich bei höheren *Vertebraten* beobachtet werden. CARPENTER (1905/07, 1911) untersuchte gründlich das Ganglion ciliare bei *Huhn, Taube* und *Ente*. Er fand unipolare Neurone, die von dicken Nervenfasern des N. oculomotorius im proximalen Teil des Ganglions durch kelchartige Synapsen umfaßt werden, im distalen Teil aber mit dünnen Trigeminusfasern in Beziehung stehen. CARPENTER faßte seine Beobachtungen dahin zusammen, daß diese Neurone völlig anders strukturiert seien als die sympathischen, aber auch nicht mit sensiblen verwechselt werden dürften. Sie seien vielmehr motorische Elemente mit spezieller Struktur. BUMM (1903) fand im Ganglion ciliare der *Katze* bipolare („spinale") Ganglienzellen. Auch v. LENHOSSÉK (1910: *Huhn, Mensch*; 1911: *Huhn, Ente, Truthahn, Taube*) fand morphologische

Ähnlichkeit der Ciliarganglienzellen mit sensiblen Neuronen, hielt sie jedoch für motorisch (ebenso SALA 1911). Die Zellen sind etwas kleiner als die der Spinalganglien, besitzen aber wie diese Satelliten sowie Initialschlingen des Neuriten und neigen zur Fensterbildung. Bei *Lacerta* fand v. LENHOSSÉK (1912) neben solchen Elementen (angeblich meist ohne Satelliten) auch typische Zellen mit T-förmiger Fortsatzteilung, die er als vorverlagerte Trigeminuselemente auffaßte. PINES (1927) unterschied beim *Menschen* neben multipolaren Perikarya auch echte unipolare, bipolare und selten kleine pseudounipolare, außerdem Formen, die z. T. als Pseudomultipolare, zum anderen Teil als Relaiszellen gelten können; im ganzen 8 verschiedene Typen. Ähnliche Verhältnisse herrschen nach PINES und NAROWTSCHATOWA (1934) im Ganglion oticum bei *Pferd* und *Rhesus*. Nach LAUBER (1936) sind erhebliche Artunterschiede zwischen Tieren und Menschen zu finden; dagegen stimmt nach PALUMBI (1939) der Bau der parasympathischen Kopfganglien von *Rind* und *Mensch* überein. Auch dieser Forscher fand morphologische Ähnlichkeit mit Spinalganglienzellen, ohne aber für sensible Funktion zu plädieren. TERZUOLO (1951: *Ente, Truthahn*) vertiefte diese Befunde und fand Paraphytenbildung im Alter, also wiederum eine Parallele zu den Spinalganglien. STÖHR (1928) betonte die spezifische Natur der parasympathischen Ganglien. Er bestätigte, daß bei *Sauropsiden* vorwiegend unipolare, beim *Menschen* entgegen PINES (1927) vorwiegend multipolare Elemente vorherrschen. KURUS (1956) bestätigt im wesentlichen PINES' (1927) Befunde, er schließt sich auch dessen Einteilung der Zelltypen in „Kategorien" an. KURUS (1956) fand im Ganglion ciliare des *Menschen* häufig uni- und bipolare Perikarya, die meist zu je 4—5 in Gruppen lagen. Pseudounipolare Elemente mit zellnaher T-Teilung des Fortsatzes wurden ebenfalls beobachtet. Der Autor faßt diese 3 Zelltypen als „sensible Funktionsgruppe" zusammen.

Zusammenfassend stellen wir fest, daß ein (vielleicht nur geringer) Teil der pseudouni- und bipolaren Neurone der parasympathischen Kopfganglien sensibel sein *kann*, der überwiegende Anteil der unipolaren Elemente aber sicher motorisch ist. Die parasympathischen Ganglien lehren also, daß bei *Vertebraten* unipolare Elemente mit sicher motorischer Funktion nicht selten sind, was verbietet, unipolare Elemente an anderen Stellen von vornherein als sensibel zu deklarieren.

3. Evertebraten.

Es ist hier nicht der Ort, um die kaum noch zu übersehende Literatur über die Neurone der *Evertebraten* ausführlich zu referieren. Es sei hierzu auf die Zusammenfassung von HANSTRÖM (1928) und die Darstellung von SCHARF (1953) verwiesen. Schon den ältesten Untersuchern war aufgefallen, daß die Perikarya gewöhnlich einen einzigen Ausläufer entsenden. Bipolare Neurone kommen sicher bei *Lamellibranchiaten* vor (RAWITZ 1887, SCHARF 1953: Abb. 226). Bei *Hirudineen* entsprechen die bipolaren sog. Leydigschen Zellen in Wirklichkeit Riesengliazellen (SCHARF 1953).

Hatten einige ältere Autoren an eine primäre Unipolarität der Neurone geglaubt (ARIËNS KAPPERS 1920 u. a.), so war schon v. APÁTHY (1897) einer der Verfechter der Anschauung von der sekundären unipolaren Spezialisation dieser Elemente. Seit ZAWARZIN (1925) und HANSTRÖM (1928) hat sich diese Meinung durchgesetzt. Neuere Untersucher (ITO 1936, SCHARF 1953) konnten v. APÁTHY und ZAWARZIN (1925) bestätigen. Die motorischen Neurone der *Wirbellosen* sind ursprünglich multipolar. Bei einigen Gruppen bleibt dieser Verzweigungstyp zeitlebens erhalten, bei anderen werden die Verzweigungen zu einem gemeinsamen Ursprungsfortsatz, dem „Stielfortsatz" zusammengefaßt. Der Zellausläufer teilt sich multipolar, weshalb SCHARF (1953) die unipolaren Motoneurone der *Invertebraten* als „pseudounipolar in einem anderen Sinne" mit den sensiblen peripheren Elementen der *Vertebraten* verglich. Die cytologischen Übereinstimmungen sind oft verblüffend; nur das Schicksal des Zellausläufers, die Qualität und die oft erhebliche Größe heben sich scharf ab (Abb. 13). Wenn man berücksichtigt, daß sich sowohl der periphere Fortsatz der Spinalganglienzelle im Innervationsgebiet als auch der zentrale im Rückenmark bzw. Hirnstamm durch Kollateralabgabe polytom aufsplittern, werden die morphologischen Differenzen noch geringer.

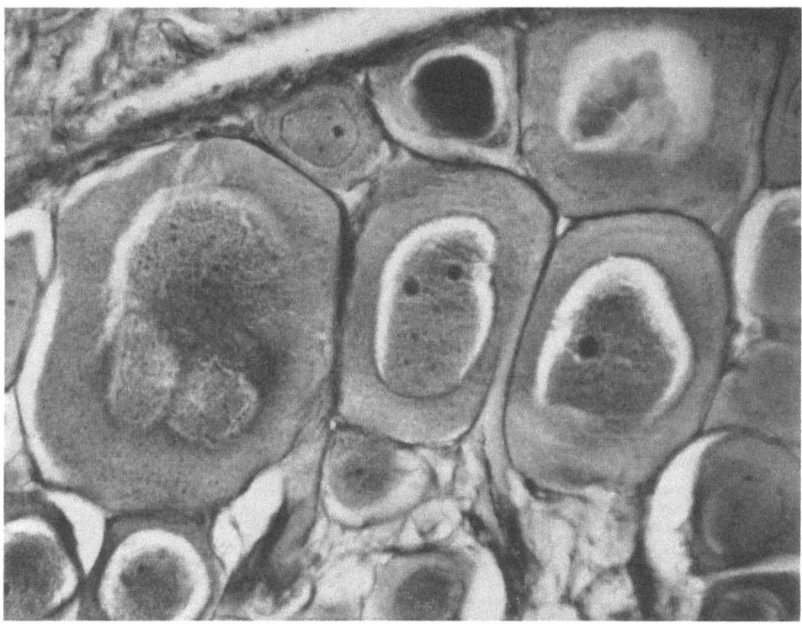

Abb. 13. *Helix pomatia*. Gruppe unipolarer Ganglienzellen aus dem Cerebralganglion (Postcerebrum). Zellen und Fortsätze weisen eine deutlich osmiophile Hülle auf, durch welche die Zellen scharf begrenzt erscheinen. OsO_4 in 2%iger wäßriger Lösung, Zedernholzöl-Paraffin-Methode, Schnittdicke 20 μ, 265:1. (Aus SCHARF 1953.)

Da der periphere Fortsatz des sensiblen Wirbeltierneurons cellulipetal leitet, wurde er durch VAN GEHUCHTEN (1892) und ARIËNS KAPPERS (1920) als protoplasmatischer Fortsatz oder Dendrit aufgefaßt, der cellulifugale (zentrale) Fortsatz als eigentlicher Neurit („prolongement cylindraxil").

Die Übereinstimmung der Struktur der *Evertebraten*neurone mit den parasympathisch-efferenten und den cerebrospinal-sensiblen der *Wirbeltiere* ist eine der seltsamsten Erscheinungen innerhalb der vergleichenden Neurohistologie und zeigt, wie unmöglich es ist, nur aus der Gestalt eines Neurons auf die Funktion schließen zu wollen. RAMÓN Y CAJAL (1935) versuchte diese Strukturparallelität auf Gründe einer besseren Sauerstoffversorgung des aus der Axonachse abgewichenen Perikaryons zurückzuführen, was aber vielleicht mehr teleologisch als kausal gedacht ist.

V. Das System der Dorsalzellen.
1. Dorsalzellen bei Branchiostoma und Anamniern.

Neben den schon besprochenen Sinnesganglienzellen und den drei unterschiedlichen Receptortypen der drei Anteile des I. Hirnnerven (Fila olfactoria,

N. vomero-nasalis, N. terminalis), deren Bedeutung für die Phylogenese auf der Hand liegt, existiert bei den *Acrania* und *Vertebrata* noch ein archaischer Neuronentyp, der oft — zu Unrecht! — als Homologon der Spinalganglienzelle angesprochen wurde. Es sind dies die von OWSJANNIKOW (1854) bei adulten *Petromyzonten* entdeckten „Dorsalzellen" oder „dorsalen Riesenzellen" des Rückenmarks. Weitere Beschreibungen lieferten STILLING (1859), REISSNER (1860) und KUTSCHIN (1866). FREUD (1877), der später der Begründer der modernen Psychoanalyse wurde, war der erste Untersucher, der mit Sicherheit die Fortsätze solcher Zellen bei *Petromyzon* in die Hinterwurzel verfolgen konnte. Es ist dies die erste Beschreibung von *wirklich* zentral entspringenden Fasern der Radix dorsalis überhaupt.

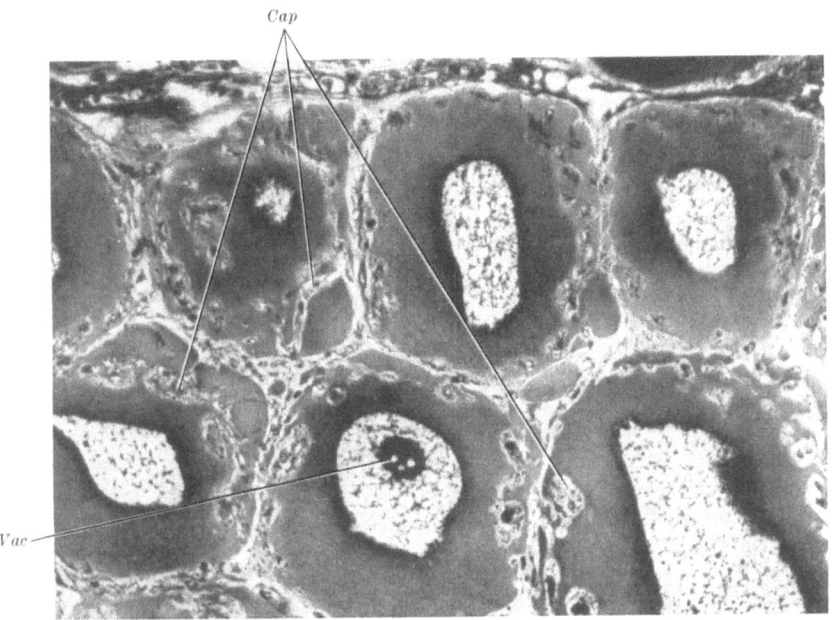

Abb. 14. Supramedulläre Ganglienzellen (Dorsalzellen) des Fisches *Tetrodon lagocephalus* (Teleostei) aus Französisch-Kongo. Die Zellen sind hochgradig vascularisiert (*Cap* eingedrungene Capillaren) und weisen extrem große Kerne auf (vgl. mit Abb. 13 [Lungenschnecke] und Abb. 119—121 [Dipnoi]). Der Nucleolus zeigt bei *Vac* typische Kernvacuolen. Bouin fix., 100:1. (Aus SCHARRER 1937.)

ROHON (z. B. 1885: *Forelle*) und BEARD (1889: *Selachier, Salmo, Triton, Rana*) reihen sich mit ihren Beschreibungen viel später ein, weshalb der heute so häufig gebrauchte Name Rohon-Beardsche Zellen zu Unrecht besteht. Eingeführt zu haben scheint ihn v. KÖLLIKER (1893). Synonyme sind: Reissnersche Zellen, Freudsche Zellen und Burckhardtsche Zellen (BURCKHARDT 1889). FREUD (1877) erkannte zweifellos die Bedeutung dieser Elemente, während BURCKHARDTs „Randzellen" bei *Protopterus* gar nicht der Definition entsprechen. Die wirklichen Dorsalzellen dieser Species fand STUDNIČKA (1896), der von „Hinterzellen" sprach. Bei *Lophius* (Abb. 251) scheint sie FRITSCH (1886) als erster beobachtet zu haben. Vor BEARD (1889) existiert schon eine Beschreibung von BALFOUR (1878) über *Selachier*, ferner vgl. DAHLGREN (1897: *Pleuronectiden*), SARGENT (1899: *Ctenolabrus*) und TAGLIANI (1899: *Solea*).

Die beste systematische Untersuchung lieferte zweifellos STUDNIČKA (1896: *Branchiostoma, Petromyzon, Selachier, Ganoidei, Dipnoi, Teleostei,* [Abb. 14] *Urodelen, Anuren*).

BEARD (1896) hatte bei *Scyllium*-Embryonen von 32 mm den Beginn einer ontogenetischen Involution gefunden, bei 100 mm-Embryonen waren alle Dorsalzellen abgebaut. Er hatte daher sein Schlagwort von den „transient ganglion cells" geprägt, was aber nur für manche Arten gilt. Strenggenommen trifft es nur für das *Rückenmark* mancher Gruppen *(Selachier, Ganoiden, Anuren)* zu. Schon FREUD (1877) wies die lebenslange Persistenz für *Cyclostomen* nach, STUDNIČKA (1896) ferner für *Branchiostoma, Dipnoi, Lophius* und *Urodelen*. KOLSTER (1900) bestätigte dies für *Perca* und *Cottus scorpio*. EDINGER (1906) behauptete, der Zusammenhang der Dorsalzellen mit Spinalnerven lasse sich bei *Branchiostoma* nicht nachweisen, was jedoch nicht zutrifft. So konnten ONO (1933) und FRANZ (1927) bei einer Nachuntersuchung *(Branchiostoma)* die älteren Autoren, insbesondere STUDNIČKA, bestätigen und fanden, daß die Dorsalzellen der rechten gegen die der linken Rückenmarkshälfte um $1/2$ Myotombreite nach caudal versetzt sind, was genau dem Verhalten der Myotome und Rückenmarkswurzeln entspricht. Die Dorsalzellen sind bipolar; in jedem Segment sind sie *kontra*lateral zum Wurzelaustritt vermehrt. Ein Fortsatz der bipolaren Elemente zieht in die Peripherie, jedoch nicht im gleichen Segment. Er verläuft vielmehr erst eine gewisse Strecke longitudinal im Rückenmark. Der zweite Ausläufer verbleibt intrazentral. Eine moderne Darstellung des Dorsalzellensystems mit ausführlichen Angaben über Funktion und synaptische Verschaltung gab WHITING (1955).

2. Die zwei Generationen des peripheren sensiblen Nervensystems.

Bei *Branchiostoma* fehlen Spinalganglien; sie werden durch die Dorsalzellen vertreten. Es lag nahe, diese Elemente mit den Spinalganglien zu homologisieren und zu deduzieren, daß die Spinalganglien ursprünglich im Rückenmark lägen, von wo sie im Laufe der Phylogenie auswanderten, während *Branchiostoma* den archaischen Status beibehält (BENNINGHOFF 1946, CLARA 1953). Zweifel an dieser Auffassung läßt schon der Befund BEARDs (1896) aufkommen, der bei *Raja batis*-Embryonen von 5 mm die ersten (ontogenetisch frühesten) Dorsalzellen in der Pronephrosregion gleichzeitig mit dem Auftreten der Ganglienleiste fand. Zwar können nach BEARD (1896), JOHNSTON (1905) und FRANZ (1927) einzelne Dorsalzellen bei *Branchiostoma* abnormerweise auswandern; in der Regel verbleiben sie zentral. Die auswandernden Zellen müssen auch gar nicht sensibel sein. Es kann sich auch um visceromotorische Elemente handeln, da mit Ausnahme der I. und aller postanalen Wurzeln, die rein sensibel fungieren, alle anderen Rumpfsegmente durch die Hinterwurzel auch visceromotorisch versorgt werden (FRANZ 1927). Eigentümlicherweise verlaufen die Propriozeptoren durch die Vorderwurzel (BOEKE 1908).

Vor BENNINGHOFF (1946) und CLARA (1953) traten für die Homologisierbarkeit der Dorsalzellen bei *Branchiostoma* mit den Spinalganglien RETZIUS (1891, 1898), HEYMANS und VAN DER STRICHT (1898) sowie RAMÓN Y CAJAL (1911) ein, dagegen wandten sich H. JOSEPH (1904) und EDINGER (1906), allerdings auf Grund falscher Voraussetzungen. Wirklich unhaltbar ist die Vorstellung einer Homologie der Dorsalzellen eigentlich schon seit den Untersuchungen STUDNIČKAs (1896). Die Tatsache, daß bei der Überzahl der *Anamnier* Dorsalzellen neben den Spinalganglien bestehen, dürfte ein hinreichender Beweis sein. Bei den Formen *(Selachier, Ganoiden, Anuren)*, welche nur embryonal Dorsalzellen besitzen, ist dieses System der „transient ganglion cells" als eine erste Generation des sensiblen peripheren Apparates aufzufassen, dem als zweite die bleibende Generation der Spinalganglien folgt. Es liegt hier ein Analogon

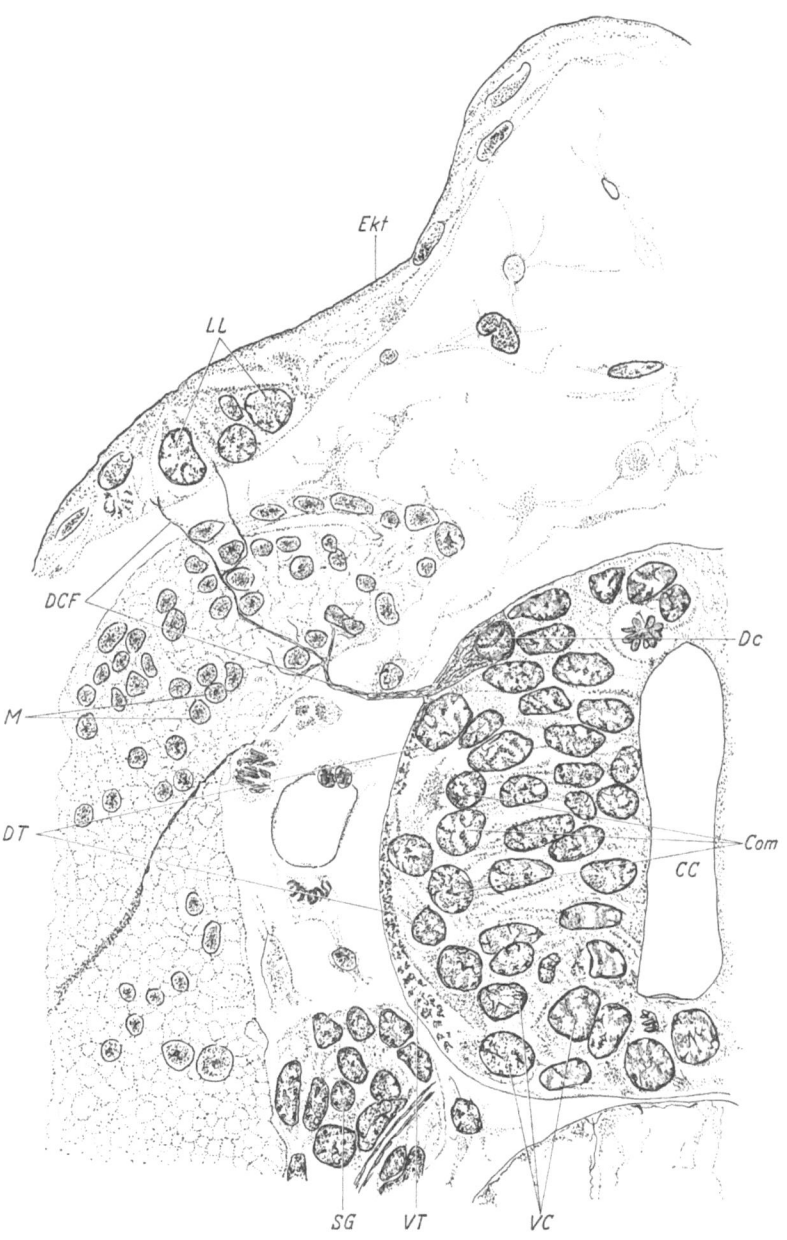

Abb. 15. Querschnitt durch einen jungen Keimling von *Amblystoma* (frühestes Schwimmstadium) mit beiden Generationen des sensiblen Nervensystems: *DC* Dorsalzelle mit Ausläufern *DCF*, die sowohl sensibel für das Hautorgan (*Ekt* Ektoderm, *LL* Seitenlinienorgan-Anlage), als auch für die Muskulatur (propriozeptiv; *M* Myotom) fungieren. Während dieses transitorische primitive sensible Nervensystem noch funktioniert, zeigt sich bereits die Anlage des Spinalganglions (*SG*); *DT* Tractus dorsolateralis; *VT* Tractus ventralis; *VC* motorische Ventralzellen des primitiven motorischen Systems; *Com* Commissurenzellen; *CC* Zentralkanal. Die Verzweigung des Hinterzellfortsatzes (sog. ROHON-BEARDsche Zelle) ist nach mehreren Schnitten kombiniert. Etwa 470:1. (Etwas verändert nach COGHILL 1914.)

zur Generationenfolge Pronephros — Mesonephros — Metanephros vor. Beide Generationen des sensiblen Nervensystems sind während der Embryonalperiode gleichzeitig nachweisbar, das Dorsalzellensystem als funktionierendes, das Spinalgangliensystem als Anlage (COGHILL 1914, s. Abb. 15). COGHILL (1914) konnte auf Grund histologischer und physiologischer Untersuchungen an *Amblystoma*-Larven feststellen, daß die Dorsalzellen den afferenten Schenkel eines primitiven Reflexbogens repräsentieren (auch HELD 1909, HEIDENHAIN 1911). Diese Autoren bestätigten damit die alte morphologische Beschreibung von FREUD (1879) sowie die Experimente von WINTREBERT (1904) und HOOKER (1911), die (ebenfalls bei Larven) Ausfall der Sensibilität der caudal von einem Schnitt durch den zentralen Hinterzellstrang gelegenen Rumpfpartien fanden. Die peripheren Fortsätze bilden keine Netze und sind frei von Scheidenzellen (HARRISON 1938). BEARD (1889) hielt zunächst, wie auch STUDNIČKA (1895) und TAGLIANI (1895), die Hinterzellen für motorisch. Später berichtigte sich BEARD (1892, 1896), indem er das Hinterzellsystem als Vorstufe der sensiblen Ganglien auffaßt. Die Sonderstellung der Dorsalzellen wird noch dadurch unterstrichen, daß ein und dasselbe Neuron gleichzeitig extero- und propriozeptiv fungiert (COGHILL 1914), während den jungen Larven eine Viscerosensibilität noch generell fehlt. COGHILL (1914) hielt es für möglich, daß der rostrale Teil der zentralen Hinterzellenbahn später in die Radix descendens nervi V. einbezogen wird. COGHILL konnte noch nachweisen, daß die mit den ersten Schwimmbewegungen der Larve gekoppelten Reflexe ausschließlich durch diesen archaischen Reflexbogen vermittelt werden, da die Spinalganglienanlagen in diesem Zeitpunkt noch keine Fortsätze ausgebildet haben. HARRISON (1924) fand bei *Triton*keimen von 8—10 mm die Hinterwurzeln aus Fortsätzen der Hinterzellen *und* Spinalganglioblasten zusammengesetzt; beide Faserarten waren in diesem Stadium noch scheidenfrei.

3. Der Nucleus radicis mesencephalicae nervi trigemini, Relikt der Dorsalzellen auch bei den Amnioten.

Hatte man zunächst angenommen, daß Dorsalzellen nur den *Anamniern* zukämen (HELD 1909, HEIDENHAIN 1911), so muß diese Anschauung gründlich revidiert werden. ROHON (1878) beschrieb die Zellen des ,,Dachkernes der SYLVIschen Wasserleitung" der *Selachier* als ,,scheinbar bipolar, in Wirklichkeit aber multipolar". Die ,,scheinbar bipolare" Verzweigung ist nicht scheinbar, sondern entspricht den Tatsachen, wie JOHNSTON (1909) in einer großen Arbeit für alle *niederen Vertebraten* nachwies. ROHON (1878) hätte beinahe die Dorsalzellen des Mittelhirns der *Selachier* richtig beschrieben, den Nucleus mesencephalicus nervi trigemini! So blieb es JOHNSTON (1909) vorbehalten, für alle von ihm untersuchten *Anamnier* die Beziehung zu finden, daß die Zellen dieses Kernes bipolar sind und ihren zentralen Fortsatz zum Tectum opticum geben, während der periphere mit dem N. trigeminus das Gehirn verläßt. Bei höheren Tieren bis zum *Menschen* sind die Zellen des Nucleus mesencephalicus seu accessorius nervi V. unipolar; die Verbindung zum Tectum opticum wird nun durch eine Axonkollaterale garantiert. JOHNSTON (1909) fand, daß der fragliche Kern bei allen niederen *Vertebraten* streng dorso-medial lokalisiert ist. Der Autor homologisierte den Nucleus mesencephalicus V. mit den Dorsalzellen *oder* den Spinalganglien. Da er eine eindeutige embryonale Ableitung nicht nachweisen konnte, stellte er die ,,geniale Hypothese" (TELLO 1923) auf, daß diese Zellen die Derivate der Mittelhirnganglienleiste seien, die beim Schluß des Neuralrohrs mit in die Anlage des Mittelhirns eingeschlossen würden. Um es vorwegzunehmen: diese Hypothese konnte später von TELLO (1923) nicht bestätigt werden. Dies schmälert aber keineswegs die Bedeutung der Johnstonschen Arbeit, in der also zum ersten Male ausdrücklich auf die Existenz und Persistenz von Dorsalzellen bei niederen *und* höheren Wirbeltieren hingewiesen worden war.

JOHNSTON (1909) konnte allerdings auf einer Fülle anderer Arbeiten aufbauen. SARGENT (1899) hatte bei *Ctenolabrus coeruleus* im rostralen Rückenmarksdrittel

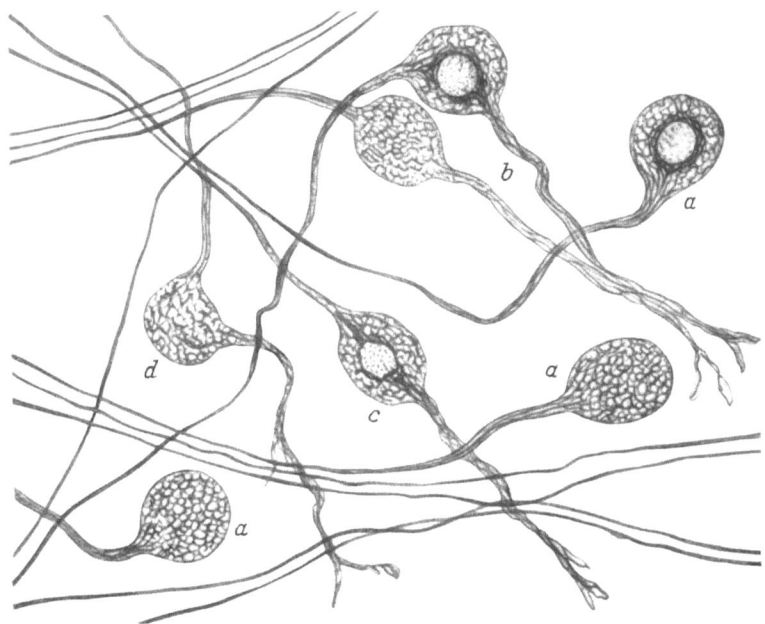

Abb. 16. Horizontalschnitt durch die Commissura posterior (sog. Valvula cerebelli) einer frisch geschlüpften *Taube* mit uni- und bipolaren Zellen des Nucleus accessorius n.V. Silberreduktionspräparat. (Aus Pedro RAMÓN 1904.)

Riesenzellen gesehen, deren Fortsätze aufstiegen, um schließlich mit der Portio motorica V. in die Peripherie zu treten. Auch die Untersuchungen DAHLGRENs (1897) über *Pleuronectiden* gehören hier hin und TAGLIANI (1899) hatte bei *Solea impar* festgestellt, daß derartige Riesenzellen ihre Ausläufer in die dorsalen Hirn- und Rückenmarkswurzeln entsenden. TAGLIANI glaubte noch an eine motorische Funktion.

Auch für *Amnioten* ist JOHNSTON (1909) keineswegs der Entdecker des Nucleus mesencephalicus V. Schon DEITERS und MEYNERT kannten diesen Kern und seine unipolaren Neurone, fest von dessen sensibler Funktion überzeugt. Angaben über den Trigeminus-Mittelhirnkern finden sich ferner bei DUVAL (1870), v. GUDDEN (1892), GOLGI (1893: rechnete diesen Kern zum N. trochlearis!), v. KÖLLIKER (1893), LUGARO (1894), VAN GEHUCHTEN (1895) und TERTERJANZ (1899). BREGMAN (1892), RAMÓN Y CAJAL (1895), KLJATSCHKIN (1897) und KURE (1899) fanden mit der Degenerationsmethode, daß die Fortsätze des akzessorischen Trigeminuskerns nicht mit denen des motorischen Kernes kreuzen.

P. RAMÓN (1904) wies den Kern bei der jungen *Taube* nach, wo die Zellen teils uni-, teils bi- oder auch tripolar sind (Abb. 16), sein Bruder Santiago RAMÓN Y CAJAL (1899, 1911) faßte die vorliegenden Ergebnisse in einem Schema zusammen (Abb. 17). Er betonte mit GOLGI, WEIGERT und NISSL die morphologische Identität mit Spinalganglien; nur Kapselzellen und Initialglomerula seien nie zu finden. Wieweit die morphologische Ähnlichkeit geht, mögen die Abb. 16, 17, 18, 19 demonstrieren. Auch die Altersveränderungen, wie Pigmenteinlagerung und Vacuolenbildung, laufen identisch mit denen in Spinal- und Hirnnervenganglien ab, wie eigene Untersuchungen zeigen (Abb. 20—22). Bei *Säugern* sind bipolare Zelltypen selten. Nach

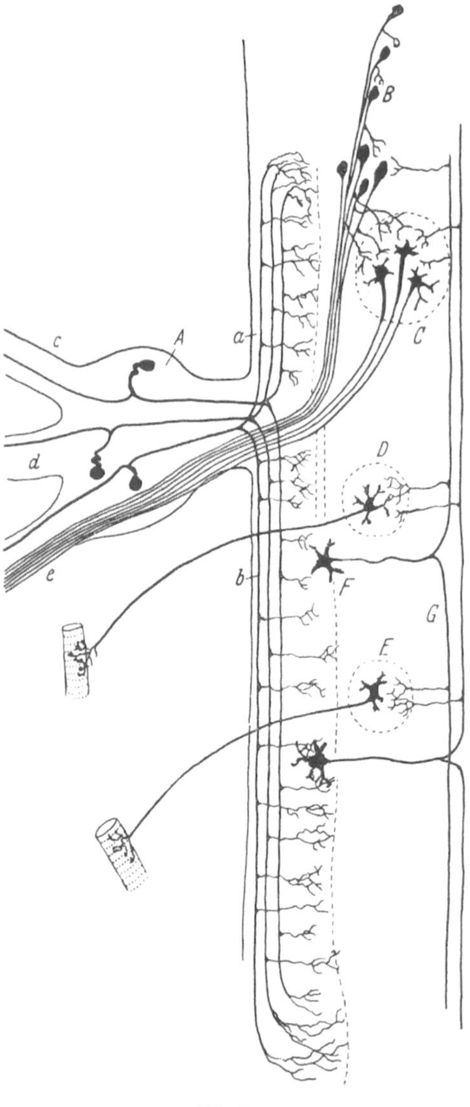

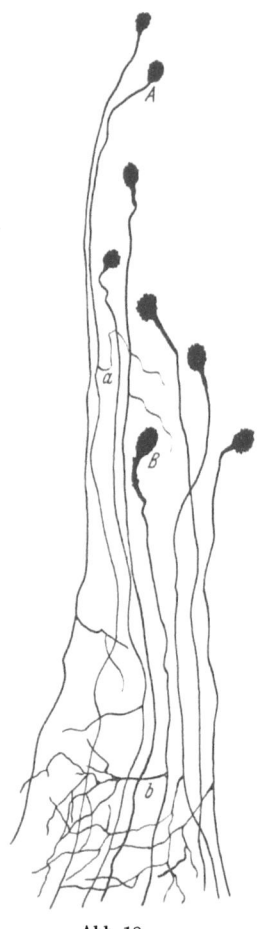

Abb. 17.   Abb. 18.

Abb. 17. Großes Schema vom N. trigeminus: die Verbindungen des Ganglion semilunare mit den Endkernen, intrazentrale Trigeminusverbindungen. *A* Ganglion semilunare; *B* Nucleus mesencephalicus seu accessorius nervi trigemini; *C* Nucleus masticatorius; *D* Nucleus originis n. facialis; *E* Nucleus originis n. hypoglossi; *F* Zellen der Substantia gelatinosa = *II.* sensibles Trigeminus-Neuron; *G* zentrale Trigeminusbahn; *a* Pars ascendens radicis sensibilis n.V.; *b* Pars descendens radicis sensibilis n.V.; *c* N.ophthalmicus; *d* N. maxillaris; *e* N. mandibularis. Die propriozeptiven Fasern des N. masticatorius endigen im Nucleus mesencephalicus, von wo mittels Axonkollateralen der proprioceptive Reflexbogen zum Nucleus motorius *nV.* geschlossen wird. Die Zellen des Nucleus accessorius V. sind pseudounipolar, da sich der Fortsatz teilt. Sie sind der Rest des Dorsalzellensystems auch beim Menschen. (Aus RAMÓN Y CAJAL 1909—1911.)

Abb. 18. Dorsalzellen der *Maus* aus dem Nucleus mesencephalicus *n.V.*, die Elemente sind unipolar, geben aber kräftige Kollateralen ab. *A, B* birnenförmige unipolare Zellen; *a* Kollateralen innerhalb des Kernes; *b* Kollateralen zum Nucleus masticatorius. Golgi-Präparat. (Aus RAMÓN Y CAJAL 1909—1911.)

Rossi (1913) bilden die Perikarya des Kerns sogar Paraphyten wie die Spinalganglienzellen aus. Ramón y Cajal diskutierte zwar die Möglichkeit einer sensiblen Funktion, entschied sich aber für motorische.

Ebenfalls für motorisch wurde der Nucleus mesencephalicus seu accessorius V. von van Gehuchten, Poniatowsky (1892), Bickel (1902) und Wallenberg (1904) gehalten. Nach Lazorthes (1955) hat Winckler eine gänzlich abweichende Einstellung vertreten. Dieser Autor hielt den akzessorischen Trigeminuskern für vegetativ. Die Arbeit von Johnston (1909) hat ihre Wirkung nicht verfehlt. Seither gilt der fragliche Kern als sensibel und in einer reichen Literatur wurden Beweis um Beweis hierfür erbracht [vgl. auch Ariëns Kappers (1920), ferner Kuhlenbeck (1927)].

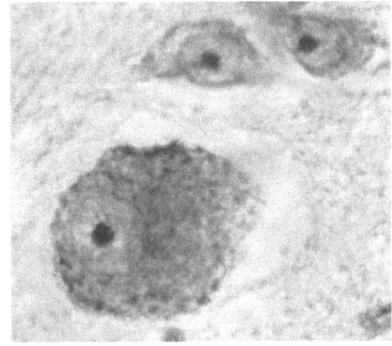

Abb. 19. Zelle vom kleinen Typ aus dem Ncl. mesencephalicus n.V. eines 56jährigen *Mannes*. Diffuse Verteilung der Nissl-Schollen, deutliche Kernmembran. Die beiden sehr kleinen Zellen entsprechen dem Typ Kohnstamm und dürften dem Ncl. intratrigeminalis angehören. Alkohol fix., Nissl-Bild, 935:1.

May und Horsley (1910) fanden Chromatolysen in den unipolaren Perikarya *nur* nach Durchschneidung des N. mandibularis, weshalb auch Willems (1911) für propriozeptive Kontrollfunktion der Kaumuskeln plädierte, Kosaka (1912) dagegen für Haut- *und* Muskelsensibilität.

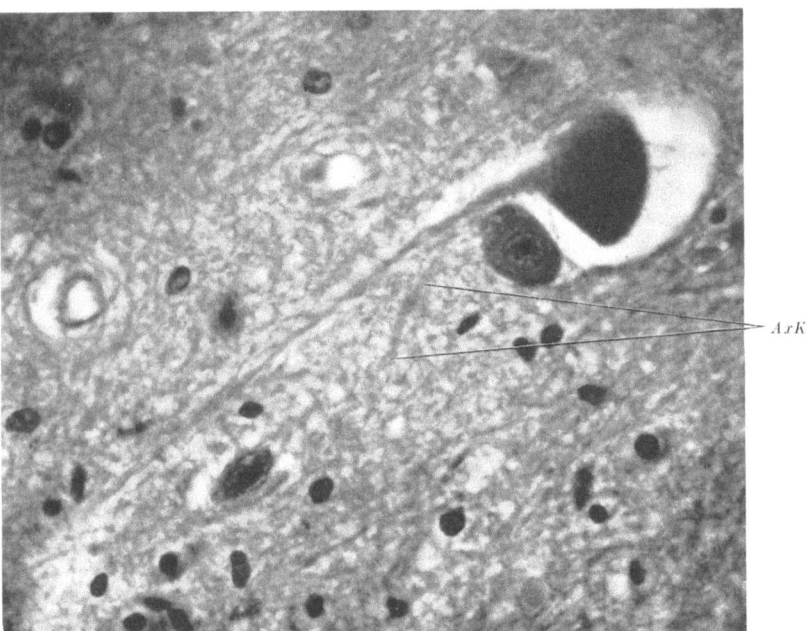

Abb. 20. Zellen aus dem Ncl. mesencephalicus n.V. eines 56jährigen *Mannes*. Die eine Zelle mit weit verfolgbarem Fortsatz und angeschnittener Axonkollaterale (*AxK*) (pseudounipolar!) gehört dem großen, die andere dem kleinen Typ an. Formolfix., Hämatoxylin-Eosin, 570:1.

Auch nach den Degenerationsexperimenten Torviks (1956) empfängt der Mittelhirnkern des N. trigeminus ausschließlich Fasern aus dem N. mandibularis. Streeter (1912), Allen (1919), Spatz (1935), Gottschick (1952, 1955) und

HERRICK (zit. nach LAZORTHES 1955) traten für die sensible, vorwiegend propriozeptive Funktion ein, ferner KOLLROS und McMURRAY (1955, 1956). Die letzten beiden Autoren untersuchten den Kern bei *Rana pipiens* vor, während und nach der Metamorphose. Während bei der älteren Kaulquappe etwa 400 Zellen gefunden wurden, betrug die Zahl während der Metamorphose etwa 640, um dann wieder auf 400 abzusinken. Die Autoren glauben an einen Einfluß des

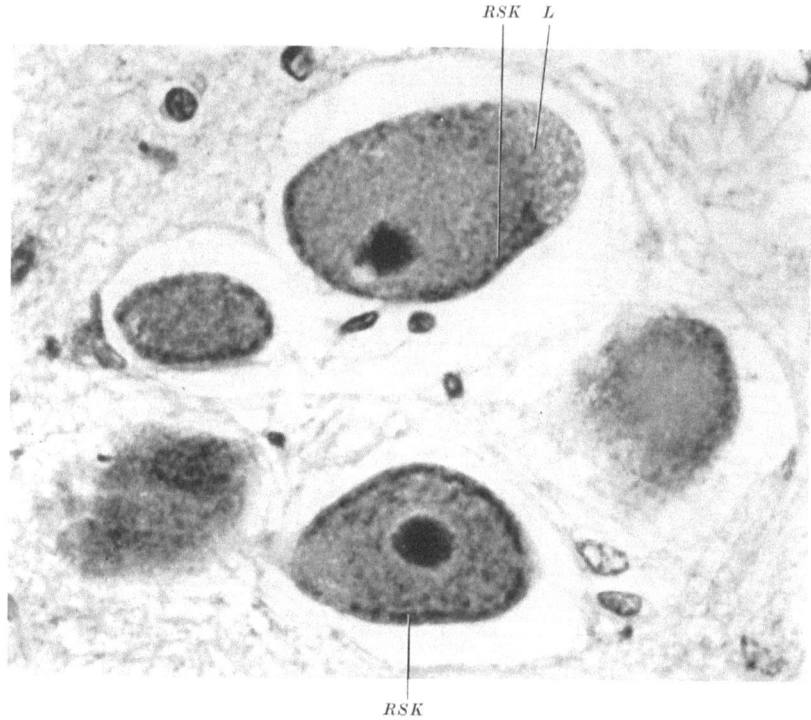

Abb. 21. Zellgruppe aus dem Nucleus mesencephalicus nervi trigemini einer 68jährigen *Frau*. Die Zellen zeigen Randschollenkranz (*RSK*) der Nissl-Substanz, besonders deutlich die Zellen vom großen Typ oben und unten im Bild. Die obere Zelle weist polar gelagertes Pigment (Lipofuscin = *L*) auf. Kernpyknosen! Alkohol fix., Nissl-Färbung, 780:1.

Schilddrüsenhormons auf die Teilungsrate der Neuroblasten. Im Stadium der Metamorphose sind auch die Zelldurchmesser größer als vor- und nachher.

Eine vorzügliche Studie mit der Nissl-Methode lieferte CLARK (1926). Die meisten Zellen wurden als unipolar identifiziert (nur caudal wenige Multipolare!); sie entsprechen morphologisch dem Typ A der Hunde-Spinalganglienzelle (s. S. 238ff. und Abb. 188). T-förmige Teilung des Neuriten fanden beim *Menschen* HENSCHEN und KLINGLER (1950/51), was auch mit den Befunden THELANDERS (1924) bei der *Katze* übereinstimmt. Der kürzere der beiden Fortsätze soll nach THELANDER (1924) entweder zum Nucleus masticatorius seu motorius nervi trigemini oder zum Nucleus olivae ziehen, der längere Hauptfortsatz dagegen in die Radix minor seu motorica, von wo an er sich dem N. mandibularis als dessen proprioceptiver Teil anschließt. WEINBERG (1928) gab die umfassendste neuere vergleichende Darstellung des mesencephalen Trigeminuskernes für alle Wirbeltierklassen und ein vorzügliches Literaturverzeichnis. Der Autor fand zwei Typen der unipolaren Zelle, wovon der kleinere weiter rostral als der größere gehäuft ist. SCHNEIDER (1928: *Hund*) unterschied drei Größenklassen, wovon der größere Typ bevorzugt ventral, der mittlere und kleine dorsal lokalisiert war.

WEINBERG und SCHNEIDER hielten die propriozeptive Funktion für den V. Hirnnerven für absolut sicher erwiesen, für die Augenmuskeln (vgl. GOLGI) für fast sicher.

BEATTIE (1931) fand nach Durchschneidung des N. oculomotorius Degenerationen im Nucleus V. beim *Hunde*, TARKHAN (1934) konnte bei der *Katze* die sensiblen Nervenfasern des III., IV. und VI. Hirnnerven direkt bis zu den Zellen des Nucleus mesencephalicus nervi V. verfolgen.

Den direkten physiologischen Nachweis der propriozeptiven Funktion erbrachten CORBIN und HARRISON (1940), die nach passiver Dehnung der Kau-

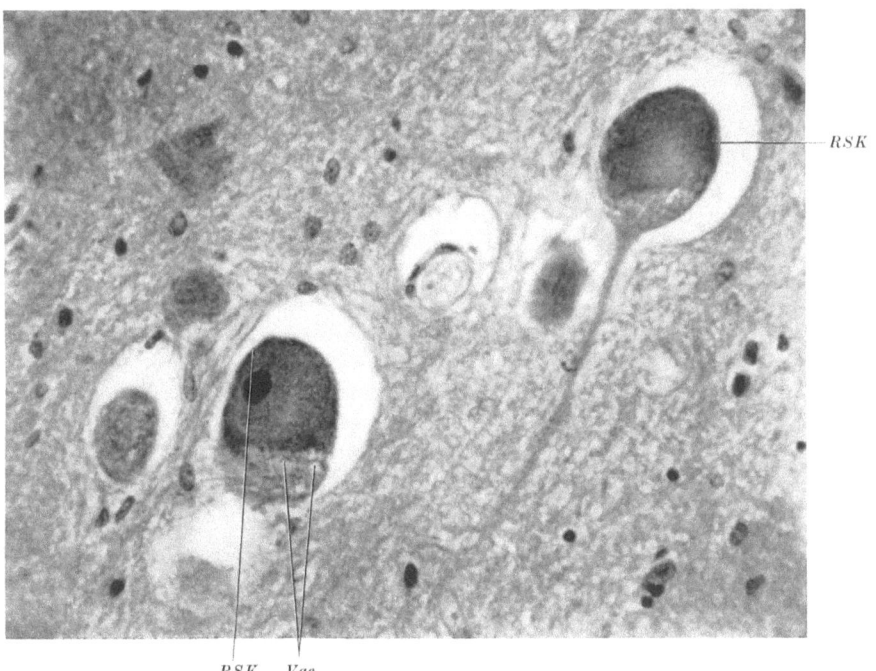

Abb. 22. Zellgruppe mit Degenerationsmerkmalen aus dem Ncl. mesencephalicus n.V. einer 68jährigen *Fran*. Am Achsenzylinderpol der beiden großen Zellen Pigment und Vacuolen (*Vac*). Randschollenkranz (*RSK*) der Nissl-Schollen, die Zelle mit sichtbarem Fortsatz zeigt partielle Tigrolyse. Formol fix., Hämatoxylin-Eosin, 420:1.

muskeln Aktionsströme vom Nucleus V. ableiten konnten. Dies war aber auch der Fall, wenn sie Zähne und Gaumenschleimhaut sensibel reizten, weshalb sie das Funktionsspektrum auf die niedere Sensibilität ausdehnen möchten (vgl. auch GOTTSCHICK 1955), was an sich bei Elementen des Dorsalzellensystems zu erwarten ist. Nach GOTTSCHICK (1952, 1955) steht wahrscheinlich auch der N. abducens mit dem fraglichen Kern in Konnex. Nach CAGLIERIS (1955) sollen keine Hauptfortsätze der Dorsalzellen des Trigeminus mit den motorischen Augennerven in die Peripherie ziehen, sondern Nebenfortsätze stehen mit den motorischen Ursprungskernen III., IV. und VI. in Verbindung, genauso wie mit dem Nucleus masticatorius. Über die Verbindungen des Nucleus mesencephalicus V. bei der *Maus* berichtete neuerlich ÅSTRÖM (1953).

Im Nucleus mesencephalicus wurden mehrfach besonders caudal multipolare Elemente beschrieben (CLARK 1926 u. a.). Vor allem embryonal wurden solche Neurone gefunden (RAMÓN Y CAJAL 1899, BICKEL 1902, TELLO 1923), nach RAMÓN Y CAJAL (1899, 1911) und TELLO (1923) sollen sie unter Einziehung der Fortsätze unipolar werden. Das trifft aber nicht für alle zu. Mit Sicherheit finden sich multipolare Zellen bei erwachsenen *Säugern* einschließlich des

Menschen. Diese Neurone dürfen nicht dem sensiblen Kern zugeschlagen werden, sondern entsprechen den beiden Kohnstammschen Kernen (Nucleus intratrigeminalis und Nucleus paratrigeminalis), je nach ihrer Lage zu den

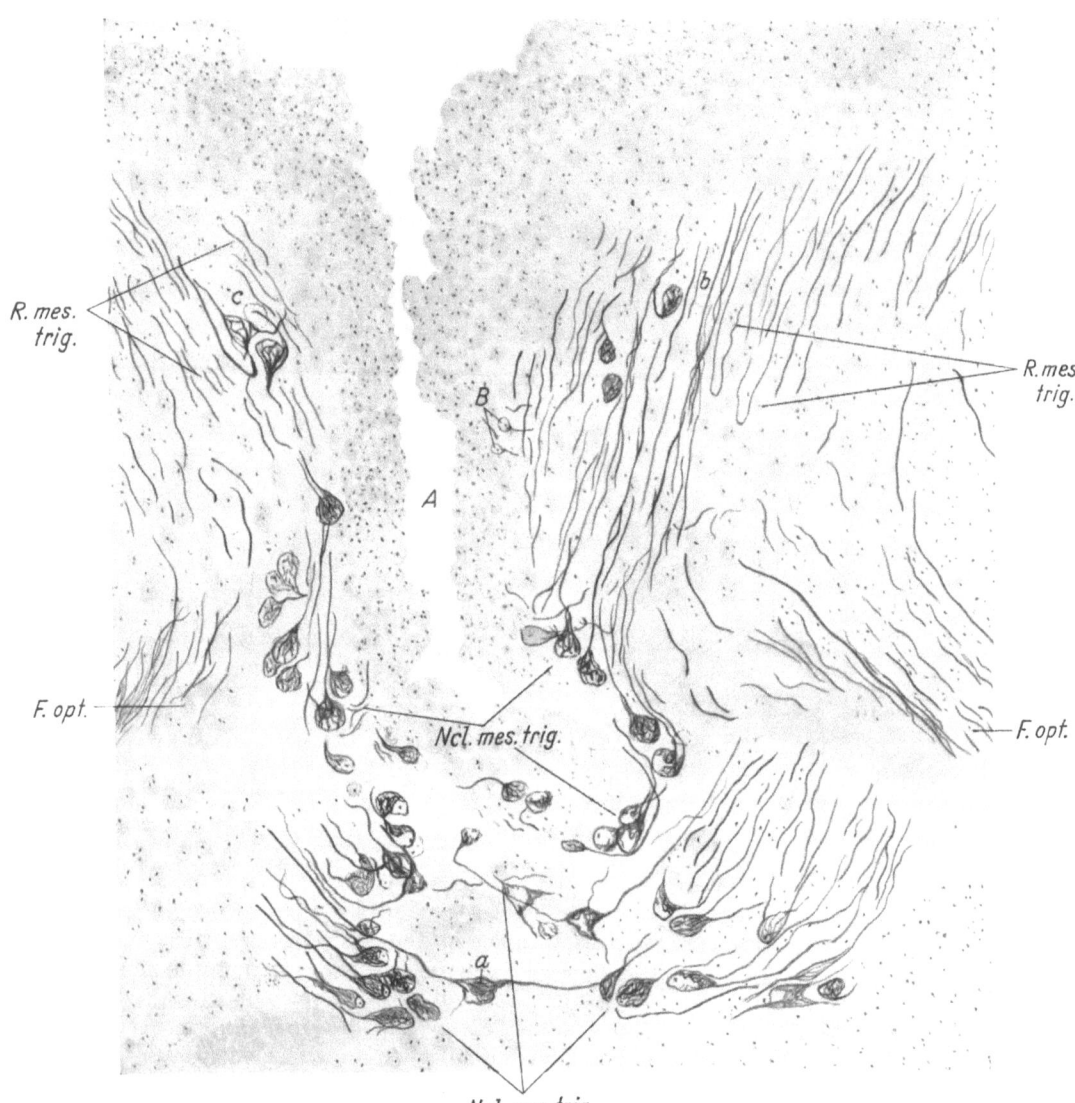

Abb. 23. Entwicklung des Nucleus mesencephalicus nervi trigemini beim *Hühnchen*. 7. Bruttag. Horizontalschnitt durch die Vorderwand des Tectum opticum. *A* aquaeductus mesencephali; *B* ependymäre Neuroblasten, *Ncl.mes.trig.* Nucleus mesencephalicus nervi trigemini; *F.opt.* Fasern aus dem Fasciculus opticus; *a* bipolarer Neuroblast; *b* Neuriten aus dem Nucleus mesencephalicus nervi trigemini; *c* Neuroblasten, die etwas weiter von der Neuroblastenanhäufung entfernt liegen; *R.mes.trig.* Radix mesencephalica nervi trigemini. Pyridin-Silber nach RAMÓN Y CAJAL. (Aus TELLO 1923.)

sensiblen Zellen (KOHNSTAMM 1903: *Mensch, Hund, Kaninchen*; BRUSA 1955: *Katze*). Diese Multipolaren gehören funktionell zu einem Relaiszellensystem, das Kollateralen von den unipolaren empfängt und die Erregung auf die motorischen Kerne III, IV, V und VI, sowie zum Thalamus vermittelt (CAGLIERIS

1955), während umgekehrt BRUSA (1955) die Ausläufer des Nucleus intratrigeminalis zu den Zellen des sensiblen Kerns und des Tectum mesencephali ziehen sah. Welche Ansicht die richtige ist, bleibt der Zukunft überlassen. Auf jeden Fall liegt hier ein urtümliches Relaissystem vor, analog dem Relaiszellensystem von DOGIEL (1896, 1897, 1898) in den Spinalganglien.

Für die Sonderstellung des Nucleus V. spricht seine eigenartige *Entwicklung*. Die Annahme JOHNSTONS (1905, 1909) und MEYERS (vgl. STREETER 1911), wonach dieser Kern durch Einbeziehung von Neuralleistenmaterial ins Mittelhirn entstehen sollte, konnte TELLO (1923) nicht bestätigen. TELLO fand beim *Hühnchen*, daß der Kern am 5. Bruttage noch unauffindbar ist, während er plötzlich am

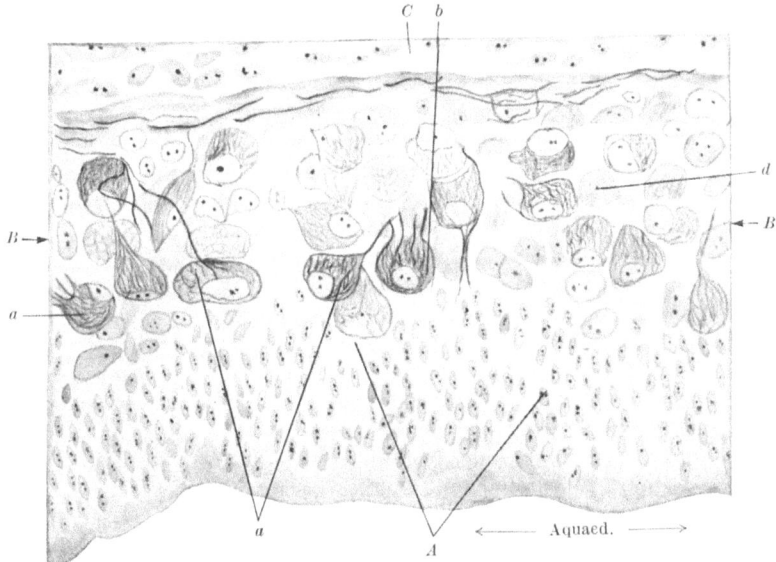

Abb. 24. Sagittalschnitt durch das Dach des Aquaeductus mesencephali (Aquaed.) eines *Hühnerkeims* am 8. Bebrütungstage. *A* Ependym; *B* Nucleus mesencephalicus nervi quinti; *C* Bindegewebe des Sulcus sagittalis inter colliculos rostrales; *a* unipolare; *b* multipolare Neuroblasten (multipolare als spätere Zellen des Kohnstammschen Kerns?); *d* helle Zellen (indifferentes Stadium). Pyridin-Silber-Methode nach RAMÓN Y CAJAL. (Aus TELLO 1923.)

6. Tage (also sehr spät!) auftritt und bis zum 8. Tage Mächtigkeit erreicht. TELLO bestätigt die streng mediane Lage, wo die Zellen aber direkt aus primitiven Neuroepithelzellen (Ependym) entstehen (Abb. 23, 24). Die Lage in der Flügelplatte betonen CLARK (1926) und SPATZ (1935), was ebenfalls für afferente Leitungsrichtung spricht. Gegen die Homologisierbarkeit mit den Spinalganglien läßt sich die direkte Entwicklung aus dem Neuroepithel des geschlossenen Mittelhirnbläschens (TELLO 1923) ebenso ins Feld führen, wie die von VEIT (1919) und RAVEN (1931) u. a. beschriebene frühe Anlage einer mesencephalen Ganglienleiste, die nicht ins Neuralrohr einbezogen wird, sondern sich bereits von der offenen Neuralrinne abspaltet. Das Derivat dieses Neuralleistenabschnittes ist vorwiegend Mesenchym (KASTSCHENKO 1887, 1888; GORONOWITSCH 1892, 1893; VEIT 1919; J. ARIËNS KAPPERS 1941; HÖRSTADIUS 1950). Eine Mitbeteiligung am Aufbau des Ganglion semilunare ist gesichert (STARCK 1955), vielleicht auch am inkonstanten sensiblen Anteil der Nn. oculomotorius und trochlearis (SCHWALBE, ÓNODI 1887, 1901; MARTIN 1890, 1891), der bei höheren Tieren schon als frühe Ganglienanlage vor der Faserbildung völlig involviert wird (*Katze*: MARTIN 1890). Die transitorische Existenz von Oculomotorius- und Trochlearis-Ganglienanlagen

ist sogar ein direkter Beweis gegen die Homologie des Nucleus mesencephalicus V. mit Spinalganglien. Vielmehr existieren beide Generationen des peripheren sensiblen Systems auch bei *Säugern* im Bereich des Mittelhirns während der Embryonalperiode. Das phylogenetisch ältere Dorsalzellensystem persistiert als Nucleus mesencephalicus nervi trigemini.

4. Fragliche Zellgruppen (Gaskellsche Kerne, v. Lenhossék-Ramón y Cajalsche Neurone).

Eine andere Gruppe von Zellen entdeckte GASKELL (1886a, b) beim *Alligator*. Der Kern liegt streng segmental gegliedert, oberflächlich anterolateral im Rückenmark. Der Ähnlichkeit mit Spinalganglienzellen wegen wollte GASKELL diese Neurone als Teil der Spinalganglien auffassen. Spätere Untersucher, wie BERLINER (1902), v. KÖLLIKER (1902) und LACHI (1902) wiesen die Gaskellschen Zellen bzw. Gaskellschen Kerne auch bei anderen *Sauropsiden* nach. Weshalb die Zellgruppen durch v. KÖLLIKER als Hofmannsche Kerne bezeichnet wurden, ist unerklärlich, da er selbst GASKELL als Entdecker nominierte. STERZ (1905) beschrieb die Kerne ebenfalls bei *Vögeln* und *Reptilien*, SHIMADA (1912) bei *Schlangen*, TERNI (1926) bei *Gongylus* und beim *Huhn*. Die Burckhardtschen Kerne von *Protopterus* (vgl. S. 27) wurden durch v. KÖLLIKER den Gaskellschen Kernen zugeschlagen. Außer den rätselhaften Burckhardtschen Zellen handelt es sich stets um Befunde bei *Sauropsiden*, für welche Doppelklasse sie in der Literatur meist als spezifisch erachtet werden. Dem steht aber ihre Auffindung durch DRÄSEKE (1903) bei *Chiropteren* gegenüber, der die Neurone mit dem Vorderhorn korreliert fand. Vielleicht handelt es sich um eine Spezialbildung der flugfähigen Formen; ihre wirkliche Natur scheint ungeklärt zu sein.

Ebenfalls nicht zum Dorsalzellensystem gehören die efferenten v. Lenhossék-Ramón y Cajalschen Neurone (beide 1890!) der *Vögel*, deren Neuriten durch die Hinterwurzel peripherwärts ziehen. Auf sie wird später eingegangen.

Umstritten sind ferner die sensiblen Nervenfasern der Pia mater, die nach ARONSON (1890) direkt, also extraradikulär, aus der weißen Substanz austreten um in der Pia mit Endknöpfen und Endorganen ähnlich den Meissnerschen Tastkörperchen zu endigen. ARONSON dachte an Spannungsreceptoren. STÖHR jr. (1922) sprach sich gegen die Existenz dieser Nervenfasern aus, da er sie nicht nachweisen konnte, wogegen SCHALTENBRAND (1955) offenbar von ihrer Realität überzeugt ist. Möglicherweise handelt es sich auch bei diesen Endigungen um Teile des archaischen Nervensystems, was eine Untersuchung wert wäre. Immerhin kommen bei *Perca fluviatilis* Ganglienzellen, z. T. ohne Dendriten, in den Meningen vor (KOLSTER 1898).

Eine Zusammenfassung der Forschungsresultate ergibt, daß bei *Acrania* und *Vertebrata* zwei Generationen eines peripheren sensiblen Nervensystems entwickelt werden, das phylogenetisch ältere System der Dorsalzellen und das phylogenetisch jüngere der Spinalganglien. Die Dorsalzellen entstehen aus zentralen Neuroblasten, die Spinalganglienzellen des Rumpfes aus der Neuralleiste bzw. die Neurone der Hirnnervenganglien aus Neuralleiste und Ektodermplakoden. Bei *Acraniern* manifestiert sich das ältere System; nur im I. (und II. ?) Segment wird überhaupt ein Spinalganglion entwickelt, das dem Ganglion ophthalmicum homolog ist. Alle anderen Segmente behalten zeitlebens Dorsalzellen, die den Spinalganglien nur analog sind. Bei *Anamniern* können die Dorsalzellen nach Ausreifung der Spinalganglien involviert werden (transitorisches Nervensystem); bei einigen Gruppen bleiben sie neben den Spinalganglien erhalten. Bei allen *Wirbeltieren*, einschließlich des *Menschen*, bleiben Dorsalzellen im Mittelhirn bestehen; sie bilden den Nucleus mesencephalicus nervi trigemini. Die Ganglienleiste geht in diesem Hirnabschnitt in Mesenchym auf, obwohl sich bei einigen Arten vorübergehende frühembryonale Ganglienanlagen nachweisen ließen.

E. Zur Ontogenese der sensiblen Ganglien.
I. Morphogenese der sensiblen Ganglien.
1. Die früheste Entwicklung.
a) Die Ganglienleiste.

Auf die Anfänge der embryologischen Forschung am peripheren sensiblen Nervensystem wurde auf S. 15 bereits eingegangen. Hatte REMAK eine Ge-

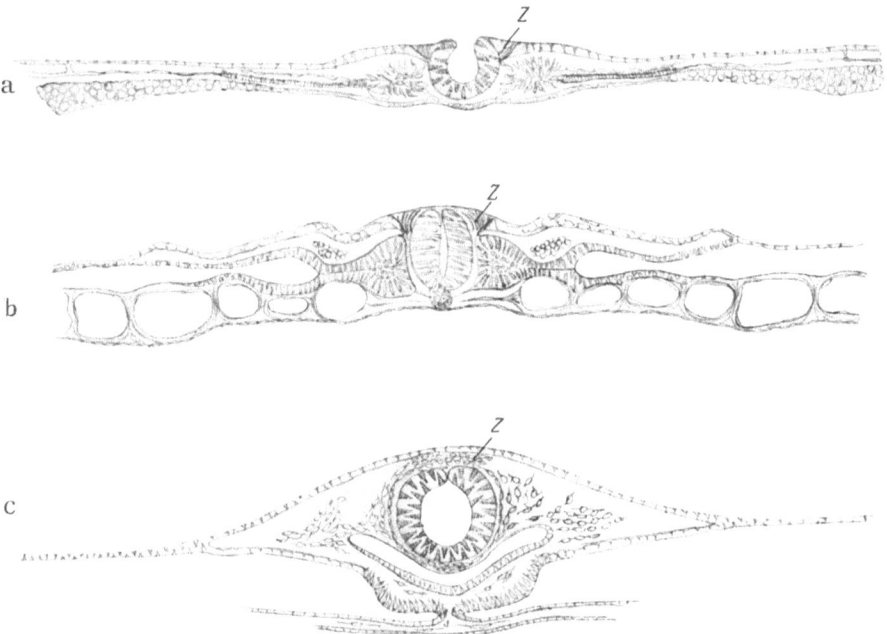

Abb. 25a—c. Historische Abbildungen von HIS über den „Zwischenstrang" (Z), heute als Ganglienleiste bezeichnet, bei *Hühner*keimscheiben. Wiedergegeben sind drei Einzelfiguren aus den zahlreichen Abbildungen des Autors. a Obere Cervicalregion, 38 Std bebrütet. Frühestes Stadium der Leistenanlage (vgl. mit Mikrophotogrammen Abb. 30 u. 32!); b späteres Stadium, Bebrütungsdauer nicht genau bekannt, mittlere Halsregion. Das Neuralrohr ist fast geschlossen; c Spätstadium, Occipitalregion bei 38 Std Bebrütungsdauer. Neuralrohr geschlossen, der „Zwischenstrang" (Z Neurallleiste) hat sich abgesetzt und ist unpaarig. (Aus HIS 1868.)

meinde, darunter BIDDER und v. KUPFFER, hinter sich versammelt, die fest vom mesodermalen Ursprung der Spinalganglien aus Somitenmaterial überzeugt war, so ließen doch bald die Untersuchungen von HENSEN Zweifel an dieser Hypothese laut werden. Gründlichen Wandel in der Lehrmeinung schufen aber erst die Veröffentlichungen HIS' (1868: *Hühnchen*: Abb. 25), der als der Entdecker der Ganglienleiste gelten muß (BALFOUR 1881, HARRISON 1938). Während sich HIS' Auffassung von der Ektodermabstammung sehr rasch durchsetzte, einmal weil sie gut in die Zeitströmung paßte („Spezifität der Keimblätter"), zum anderen, weil HENSEN ihr schon den Boden bereitet hatte, wurde die von HIS postulierte Unabhängigkeit vom Zentralnervensystem scharf attackiert. BALFOUR (1876, 1877: Abb. 26, noch 1881), MARSHALL (1877ff.), HENSEN (1876: *Säugetiere*),

SCHENK (1877: *Bufo, Torpedo*), SAGEMEHL (1882), v. KÖLLIKER sowie BEDOT (1884: *Triton*) beschrieben — z. T. völlig unabhängig voneinander — zwar ebenfalls die Ganglienleiste, faßten diese aber als einen Teil der Anlage des Zentralnervensystems auf („zellige Auswüchse des Rückenmarks": BALFOUR 1881). Diese Streitfrage geht noch tiefer. HIS (1868) hatte richtig erkannt, daß der „Ganglienstrang" oder „Zwischenstrang" schon vor Schluß des Neuralrohrs sichtbar ist und glaubte, beide Anlagen seien durch eine „Zwischenrinne" anatomisch gegeneinander abgesetzt (Abb. 25). Dagegen lehnte BALFOUR (1876, 1877: *Pristiurus, Scyllium, Torpedo*) eine Abgrenzung zwischen Neuralrinne und den „rudiments of posterior roots" ab, wie auch MARSHALL (1878), von dem der Terminus „neural ridge" geprägt wurde. Wie HARRISON (1938) bemerkte, hat MARSHALL (1878: *Hühnchen*) nicht eingesehen, wie sehr er sich HIS genähert hatte. Denn nun vertrat auch MARSHALL die Ansicht, daß die „neural ridge" vor Neuralrohrschluß nachweisbar sei und weder aus dem Neuralrohr noch dem Ektoderm abstamme, sondern eine getrennte Bildung am einspringenden Winkel zwischen diesen beiden Anlagen darstellt (Abb. 27). HIS unterlag aber einem

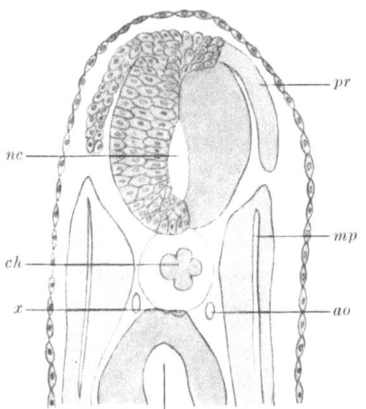

Abb. 26. Erstbeschreibung und Abbildung der Ganglienleiste bei *Pristiurus* (Ausschnitt-Zeichnung). *pr* rudiment of posterior root (= Ganglienleiste); *mp* muscle-plate (Myotom); *ao* Aorta dorsalis; *al* Urdarm; *ch* chorda dorsalis; *x* Subchordalorgan (Hypochorda, vgl. v. HAYEK 1931); *nc* Zentralkanal. (Aus BALFOUR 1877, Ausschnitt!)

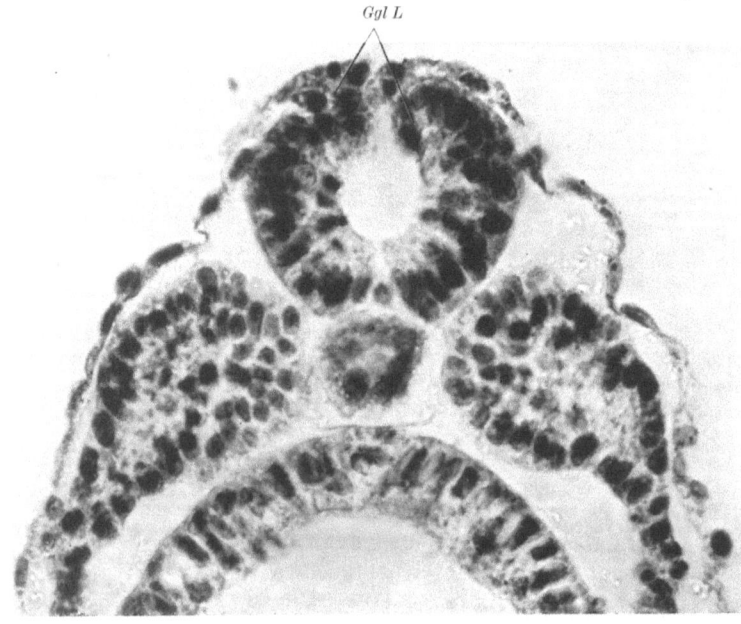

Abb. 27. Querschnitt durch einen Keimling von *Scyllium canicula* mit noch nicht völlig geschlossenem Neuralrohr. Im Winkel zwischen Ektoderm und Neuroepithel eine mitosenreiche Zellproliferation als Kennzeichen der Abgrenzung der Ganglienleiste (*GglL*). Formolfix., Alauncarmin. 420:1.

schwerwiegenden Fehler, als er annahm, die Ganglienanlage stünde mit der Haut in Zusammenhang, und zwar noch eine Weile nach Schluß des Neuralrohrs. Die dorsale Wurzel sollte dann vom Ektoderm aus im Spalt zwischen Somiten und Neuralrohr den Anschluß an das Zentralorgan sekundär gewinnen, was wiederum z. T. zutrifft. Die Unabhängigkeit der Neuralleiste vom Zentralnervensystem verfochten auch GOETTE (1875), SEMPER (1875) und VAN WIJHE (1882).

MARSHALL (1878) fand, daß die Neuralleiste zuerst im Gebiet des Mesencephalon (Abb. 28) auftritt, und in kontinuierlichem Zusammenhang entlang der ganzen Hirn-Rückenmarks-Anlage (Abb. 29) steht. Rechte und linke Neuralleiste sind unabhängig voneinander, eine zeitweilige Vereinigung dorsal von der Raphe des Neuralrohrs ist sekundärer Natur. Sensible Hirnnerven und dorsale Spinalnervenwurzeln nehmen von der Leiste ihren Ursprung. MARSHALL hat offenbar auch als erster die Anlage des Locyschen Ganglions beobachtet, ordnete sie jedoch dem N. olfactorius zu. Auch dem III. Hirnnerven, dem er Segmentwert beimaß, billigte MARSHALL eine dorsale Ganglienanlage zu.

Wie aus der Darstellung hervorgeht, war also den Entdeckern der Ganglienleiste (= Neuralleiste, neural crest) im Prinzip das Wesentliche bekannt, wobei MARSHALL am tiefsten in die Materie eindrang.

Die Gegensätze, so tief sie den damaligen Forschern erscheinen mochten, waren eigentlich nur scheinbare. Im Kopfbereich (Abb. 30) ist nämlich in der Tat ein „Zwischenstrang" vorhanden, der durch eine „Zwischenrinne" von der Neuralrinne abgesetzt wird (VEIT 1919: Abb. 31; HARRISON 1938), während im Rumpf (Abb. 32) unter zunächst prinzipiell gleichen Verhältnissen bei den meisten Arten der Schluß des Neuralrohrs so schnell abläuft, daß ein isolierter „Zwischenstrang" nicht sichtbar wird (HARRISON 1938). Die Neuralleiste ist dann „rein morphologisch betrachtet" ein Produkt des Neuralrohrs (THEILER 1949).

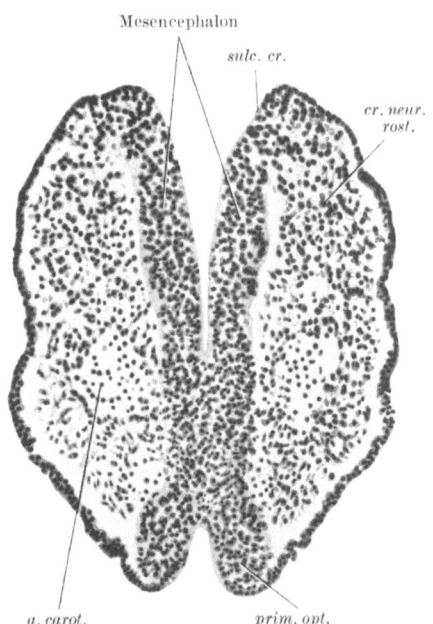

Abb. 28. Schnitt durch das Mesencephalon eines *menschlichen* Embryo von 10 Somiten. *a. carot.* A. carotis interna; *prim. op.* primordium opticum; *cr.neur.rost.* crista neuralis rostralis; *sulc.cr.* Sulcus cristae. 100:1. (Aus CORNER 1929.)

In diesen Jahren trat GOETTE (1872) nochmals für die mesodermale Genese (Spinalganglien aus Somiten, Sympathicusganglien aus Mesenchym) ein. Im übrigen hatte die neue Lehre von der Ektodermgenese so sehr an Boden gewonnen, daß die Einschränkungen überhört wurden. GORONOWITSCH (1892, 1893), PLATT (1894) und KASTSCHENKO (1899) fanden bei *Vogel-* und *Amphibien*embryonen, daß aus der Ganglienleiste auch Mesenchym (Abb. 30, 31) gebildet wird, ebenso GOETTE (1914) bei *Petromyzon, Torpedo, Siredon* und *Amia*. Die Wissenschaft war aber sosehr von der Spezifität der Keimblätter überzeugt, daß diese Forscher sich nicht durchsetzen konnten. Freilich machte es GORONOWITSCH (1893) seinen Kritikern auch nicht leicht, da er meinte, daß die Kopfganglienanlagen aus Mesenchym entstünden. STONE (ab 1922), LANDACRE (1921ff.), VEIT (ab 1919: *Mensch*), HOLMDAHL (1928: *Vögel* und *Säuger*), MANGOLD (1955/56) u. a. (weitere Literatur bei HARRISON 1938, HÖRSTADIUS 1950, STARCK 1937, 1955) konnten dann an besserem Material und teilweise mit experimentellen Methoden

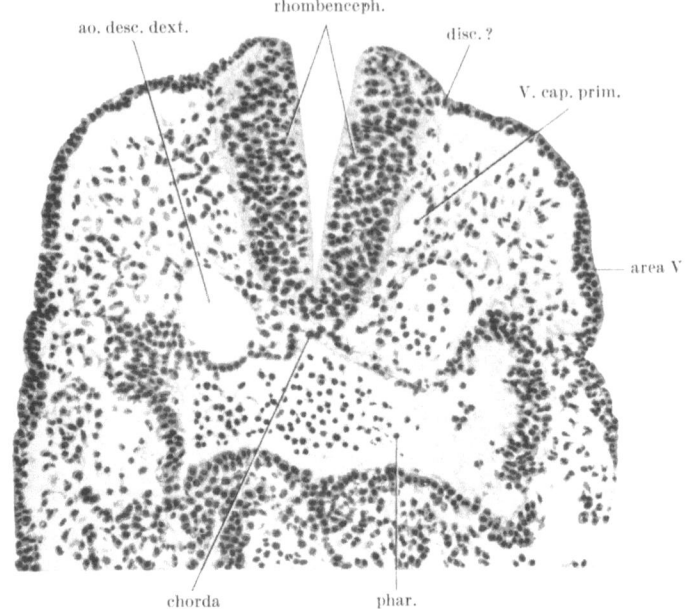

Abb. 29. Schnitt durch das Rautenhirn eines *menschlichen* Embryos von 10 Somiten in Höhe der Trigeminus-Ganglien-Anlage. *ao.desc.dext.* Aorta descendens dextra; *chorda* chorda dorsalis; *rhombenceph.* Rhombencephalon, regio trigemini; *disc.?* fraglicher Discus trigemini (Trigeminusplacode); *v.cap.prim.* vena capitis primitiva; *area V* Ektodermzone des Innervationsgebietes des N. trigeminus; *phar.* Pharynx. 150:1. (Aus CORNER 1929.)

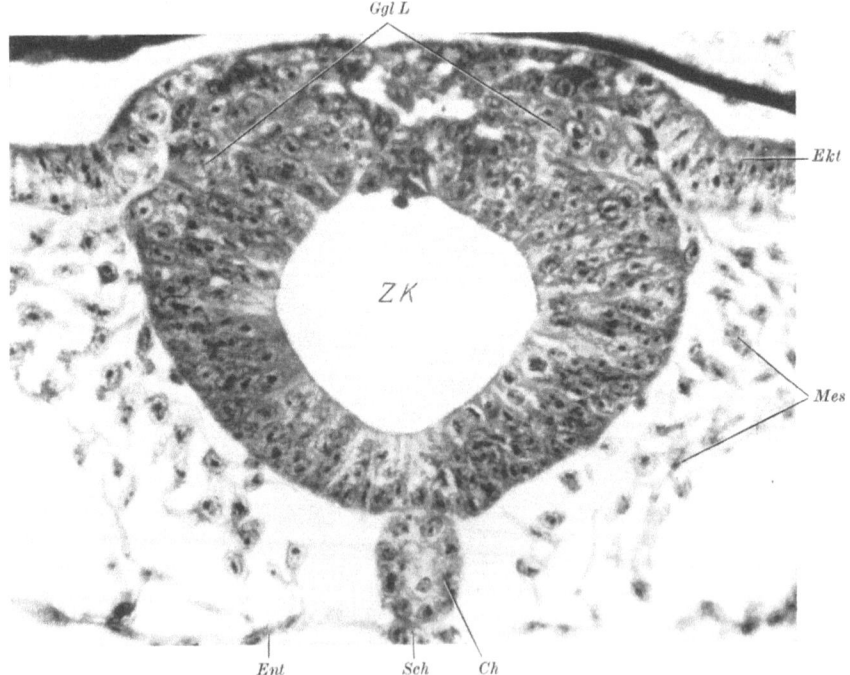

Abb. 30. Querschnitt durch einen *Hühner*embryo nach 48 Std Bebrütung in Höhe der Mittelhirnregion. Die Ganglienleiste bildet sich noch vor Schluß des Neuralrohres. (Stadium etwas weiter fortgeschritten als HOLMDAHL 1928, Abb. 5, 9, 15.) Neuralleiste paarig! Von der Neuralleiste wandern schon zu diesem Zeitpunkt Zellen aus, die sich als Mesektoderm den Mesenchymzellen beimischen. *GglL* Ganglienleiste; *Ekt* Ektoderm; *Mes* Mesenchym; *Ch* Chorda dorsalis; *Sch* Subchordalorgan (Hypochorda); *Ent* Entoderm. Hämatoxylin-Eosin, 420:1.

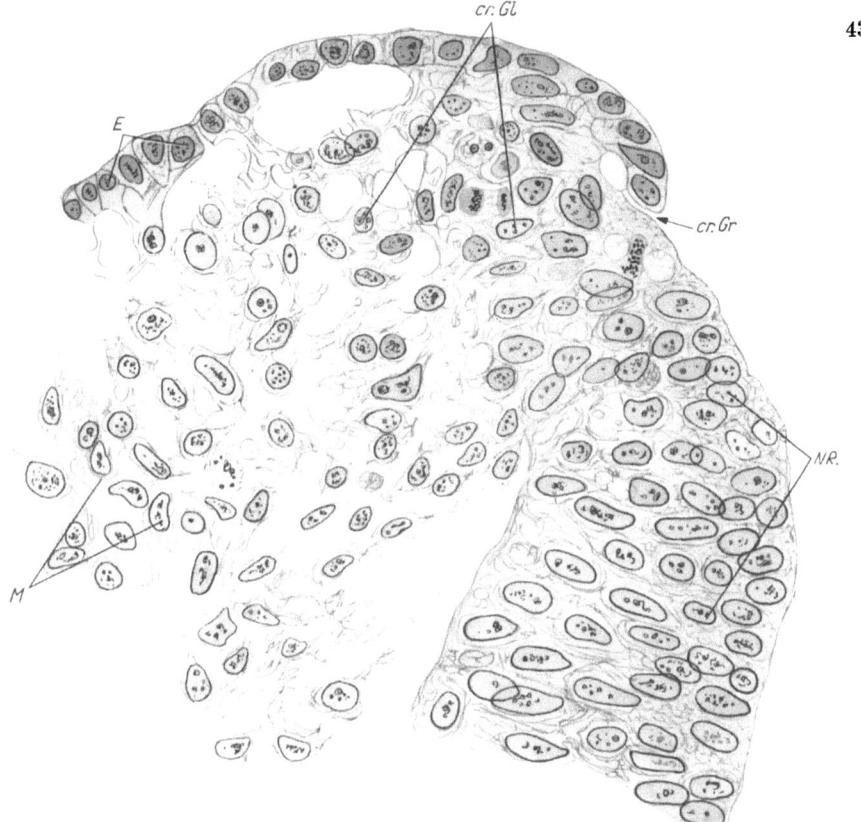

Abb. 31. Linke kraniale Kopfganglienleiste (*cr. Gl.*) bei einem menschlichen Embryo von 8 Somitenpaaren. Querschnitt durch den caudalen Teil des Vorderhirns. Beachte die deutlich ausgebildete kraniale Kopfganglienleistenrinne (*cr. Gr.*), die der „Zwischenrinne" von His entspricht. *E* Epidermis; *M* Kopfmesoderm; *NR* Neuralrinne (linke Hälfte der Vorderhirnanlage); etwa 1200:1. (Aus VEIT 1918.)

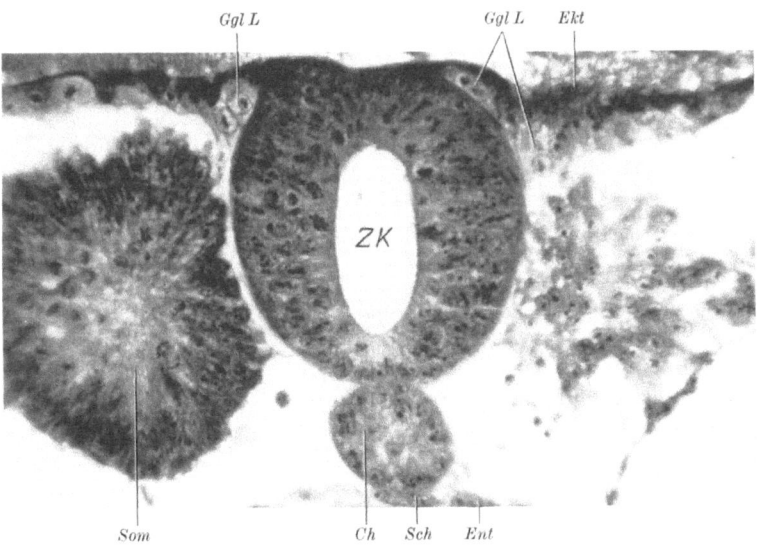

Abb. 32. Querschnitt durch die dorsale Region des gleichen *Hühner*keimlings wie Abb. 30 (48 Std bebrütet), jedoch in Höhe eines Thorax-Segmentes. Im Rumpfgebiet entsteht die Neuralleiste nach Schluß des Neuralrohrs, obwohl auch hier die Zellen schon vorher abgrenzbar sind. Das Neuralrohr hat sich noch nicht definitiv vom Ektoderm gelöst. Neuralleistenzellen formieren sich im Winkel zwischen Epidermis und Neuralrohr zur Ganglienleiste. *GglL* Ganglienleiste; *Ekt* Ektoderm; *Som* Somit; *Ch* Chorda dorsalis; *Sch* Subchordalorgan (Hypochorda); *Ent* Entoderm. Hämatoxylin-Eosin, 420:1.

den unumstößlichen Beweis für die Bildung des *Mesektoderms* (auch Ektomesenchym genannt) aus der Ganglienleiste erbringen; auch Pigmentzellen, Visceralknorpel, ja Odontoblasten gehören zu ihren Derivaten. Hierzu sei auf die Zusammenfassungen (HÖRSTADIUS 1950, STARCK 1955) hingewiesen. Bei der engen Beziehung der sensiblen Ganglien zu den Leptomeningen dürfte es von Interesse sein, daß auch deren Abstammung von Neuralleistenmaterial behauptet wurde (HARVEY und BURR 1925, 1926), dagegen trat FLEXNER (1929) auf (hierzu s. SCHALTENBRAND 1955, STARCK 1955). Aus dem Kulturversuch schlossen NICHOLAS und RUDNICK (1932) auf die Beteiligung der Ganglienleiste am Aufbau der Meningen (s. S. 112).

In einer Serie von vielbeachteten Studien stellte RAVEN (ab 1931) beim *Axolotl* und *Frosch* fest, daß die alten Autoren (HIS, v. LENHOSSÉK 1891, BEARD) entgegen anderen Meinungen Recht behalten: Die Ganglienleiste ist eine selbständige „primäre Organanlage" direkt aus den Keimblättern; von Anfang an muß sie vom Ektoderm und der Neuralrinne unterschieden werden. Das gilt für die ganze Länge des Keimes, nur ist dies am Mesencephalon (Abb. 30) besonders deutlich, weil hier die Abtrennung der Neuralleiste viel frühzeitiger erfolgt als am Rhombencephalon und Rückenmark (Abb. 32). Die Ganglienleiste ist also kein Produkt des Neuralrohrs.

NEWTH (1951) geht weiter als alle anderen Interpreten, indem er der Ganglienleiste (Untersuchungen an *Lampetra*) die Rolle eines „Vierten Keimblattes" zubilligt, das unabhängig entsteht und auch als Mutterboden zahlreicher nicht nervöser Strukturen dient.

Die Unabhängigkeit der Neuralleiste wird vor allem noch dadurch unterstrichen, daß es HARRISON, VOGT (1929) u. a. gelang, das präsumptive Neuralleistenmaterial bei Amphibien als schmalen Streifen zwischen präsumptive Epidermis und präsumptive Medullaranlage zurückzuprojizieren (vgl. STARCK 1955). Eine Induktion der Neuralleiste ohne Neuralrohr gelang ebenfalls (HARRISON 1938). (Weitere Hinweise s. S. 98 und 99.)

b) Die Ektodermplakoden.

Neben der erwähnten einseitigen Ausrichtung der älteren Embryologie verfiel man nach der Entdeckung der Ganglienleiste noch auf einen anderen schweren Irrtum: Man setzte nun einfach die dorsalen Spinalnervenwurzeln mit den sensiblen Hirnnerven gleich. Die naturphilosophischen Grundlagen dieser Einstellung ergaben sich aus der alten Oken-Goetheschen *Wirbeltheorie des Schädels*, die zwar schon durch CUVIER bekämpft und durch HUXLEY als irrtümlich widerlegt worden war, aber nun im neuen Gewande als *Segmenttheorie des Kopfes* von GEGENBAUR (1871, 1888) die Meinungen befangen hielt (zum Kopfproblem s. GAUPP 1898, VEIT 1947, STARCK 1955). Vertreter dieser Richtung waren HOFFMANN (1883, 1884, 1886), VAN WIJHE (1883, 1886), KOLTZOFF (1899) u. a. Selbstverständlich ist die Rhombomerie des Stammhirnes eine unbestrittene Realität (unter anderem RABL 1885, CHIARUGI 1890, NEAL 1896, BERTACCHINI 1897, HILL 1900, BRADLEY 1904, MEEK 1907, 1910; ELZE 1907, ADELMANN 1925, NILSSON 1926; JAECKEL 1927, POLITZER 1928, ROSE 1935, KUHLENBECK 1935/36, VEIT 1947, BERGQVIST und KÄLLÉN 1953, HUGOSSON 1955, BOYD 1955 und STARCK 1955). Aber Branchomerie ist nicht identisch mit Kopfmetamerie (FRORIEP, VEIT, STARCK u. a., im Hinblick auf die klinische Neurologie auch KAUTZKY 1953). So mußten denn auch FRORIEP (1885) und BEARD (1889) manchen Angriff über sich ergehen lassen, als sie mitteilten, daß Spinalganglien und sensible

Hirnnervenganglien nicht schlechterdings identisch sind, da sie sich auf verschiedene Weise entwickeln.

SOLGER (1880) und BEARD (1884, 1885) hatten sich mit dem Seitenlinienorgan der *Fische* beschäftigt, ohne zunächst tiefere Erkenntnisse zu schöpfen, während gleichzeitig FRORIEP (1885) bei intensiven vergleichend-embryologischen Studien an *Selachiern* fand, daß die Entwicklung des Seitenliniensystems eng mit der Ontogenese der sensiblen Ganglien des VII., IX. und X. Hirnnerven verknüpft ist. Insbesondere war ihm aufgefallen, daß gewisse Verdickungen des Kiemenspaltenektoderms, die Kiemenspaltensinnesorgane, Zellmaterial für den Aufbau

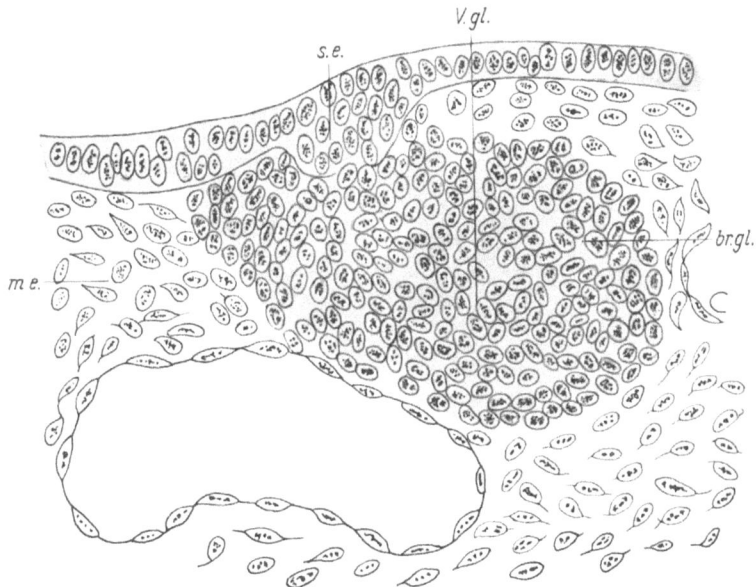

Abb. 33. Längsschnitt durch einen *Hühner*embryo am 3. Bebrütungstage in Höhe der Area trigemini des Ektoderms. Das Kiemensinnesorgan gibt Zellmaterial an die Trigeminus-Ganglien-Anlage ab. *br.gl.* Branchial- oder Lateral-Ganglion; *V.gl.* Trigeminusganglion; *s.e.* Neuroepithel; *me* Mesoderm. (Aus BEARD 1889.)

der genannten Hirnnervenganglien bereitstellen. BEARD (1889) erkannte FRORIEPS Priorität an, konnte aber selbst dessen Untersuchungen wesentlich vertiefen. Er kam zu einem bemerkenswerten Ergebnis: Während die Spinalganglien als reine Produkte der Rumpfganglienleiste entstehen, setzen sich die Hirnnerven V, VII, IX und X aus drei Komponenten zusammen: Es entsteht aus dem entsprechenden Ganglienleistenabschnitt das Neuralganglion dieser Nerven (heute meist als Wurzelganglion bezeichnet), während die Ektodermplakoden (Kiemensinnesorgane, Abb. 33) eine zweite Komponente beisteuern, die bei allen *Wirbeltieren* die Ganglia lateralia bzw. diesen homologe Anteile an den sensiblen Ganglien repräsentieren. Hinzu kommt als efferente vegetative Komponente das Auswachsen von Neuriten aus den seitenhornhomologen Anteilen des Hirnstammgraues. Dagegen homologisierte BEARD die Hirnnerven III, IV und VI mit Rückenmarksvorderwurzeln. Die Untersuchungen beziehen sich auf *Elasmobranchier*- und *Hühner*keime. BEARD betonte, daß sich die Spinalganglien auch beim *Hühnchen* völlig unabhängig vom Neuralrohr entwickeln und daß insbesondere Zellen aus der Rückenmarksanlage nicht ins Ganglion auswandern. Für *Eidechsen* hatte dies BÉRANECK (1884) ebenfalls festgestellt; seine Untersuchungen am *Hühnchen* (1888) brachten das gleiche Ergebnis. Erste

Spuren der Ganglienleiste treten nach 22—26 Bebrütungsstunden beim *Hühnchen* auf, also im Stadium von 2—10 Somiten. Dies stimmt mit neueren Nachuntersuchungen völlig überein (Abb. 30, 32).

Aus dem Winkel zwischen Neuralanlage und Epidermis schwärmen die primären Anlagezellen der Neuralleiste aus (Abb. 34) und lagern sich zur eigentlichen Leiste zusammen, die nach der Ablösung der Neuralanlage von der Epidermis zwischen diesen beiden Strukturen liegt. Es kommt zur zeitweiligen Verschmelzung der rechten mit der linken Ganglienleiste, die aber bald wieder

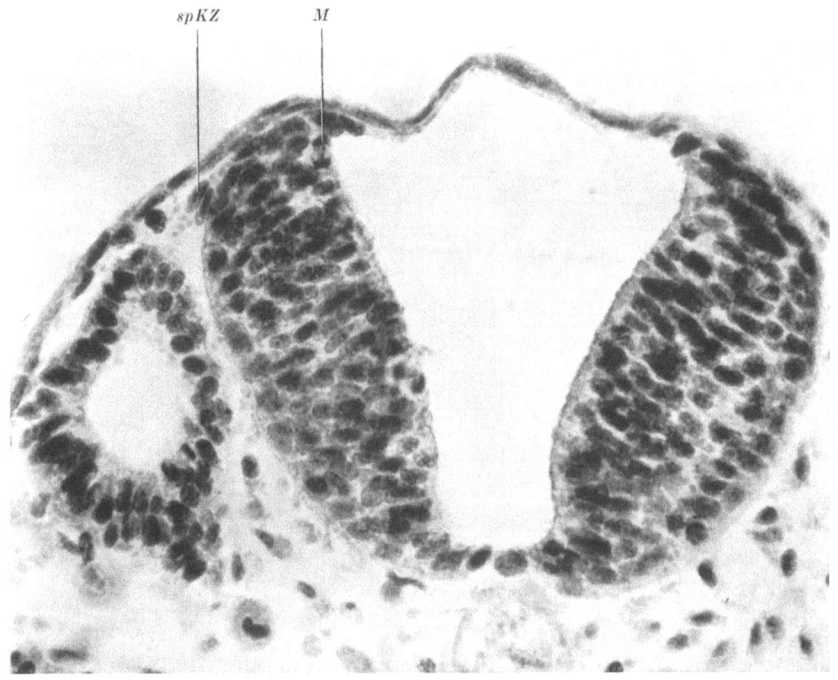

Abb. 34. Keimling von *Triton taeniatus* mit Mitosen im aufgelockerten Winkel zwischen Ektoderm und Neuroepithel. Eine eigentliche Ganglienleiste besteht noch nicht, trotzdem schon erste auswandernde periphere Proneuroblasten („Keimzellen") von Spindelform *(SpKZ)*. *M* Mitose in der prospektiven Ganglienleiste. Formol. Alauncarmin. 265:1.

gelöst wird. Ein Überwechseln von Zellen der einen zur anderen Seite wird von einigen Autoren angenommen und kann nicht ausgeschlossen werden. Die bilateralen Zellmassierungen schieben sich schließlich zwischen Neuralrohr und Myotome, indem sie ventrolateralwärts wandern. Beim *Menschenkeimling* ist dies im Stadium von 2—3 mm schon fast abgeschlossen (v. LENHOSSÉK 1891, 1895; STREETER 1911: Abb. 35).

Einige Autoren (so BEARD 1889, EISIG 1879, 1887) leiten die Ganglienleiste ausschließlich von den Basalschichten des Ektoderms ab, was aber nicht zutrifft. JULIN (1887) ließ bei *Cyclostomen* das Lateralissystem aus dem nicht zum Aufbau der Ganglien verbrauchten Rest der Ganglienleiste entstehen, was BEARD (1899) ablehnte. Seiner Meinung nach wird alles Ganglienleistenmaterial für die Ganglienanlagen aufgebraucht, wofür sich auch ÓNODI (1884), HIS (1888) und SAGEMEHL (1882) verwandten. ÓNODI (1884, 1886) glaubte aber noch, daß die Ganglienleiste der *Selachier* eine Bildung aus Ektoderm und Neuralrohrdach sei und die Hinterwurzeln aus dem Neuralrohr auswüchsen, für die *Sauropsiden (Lacerta, Gallus)* macht er sich HIS' „Zwischenstrang" zu eigen.

In der Folge erschien nun eine Fülle von Veröffentlichungen, die alle bestätigten, daß die Hirnnervenganglien aus Ganglienleiste + Ektodermverdickungen

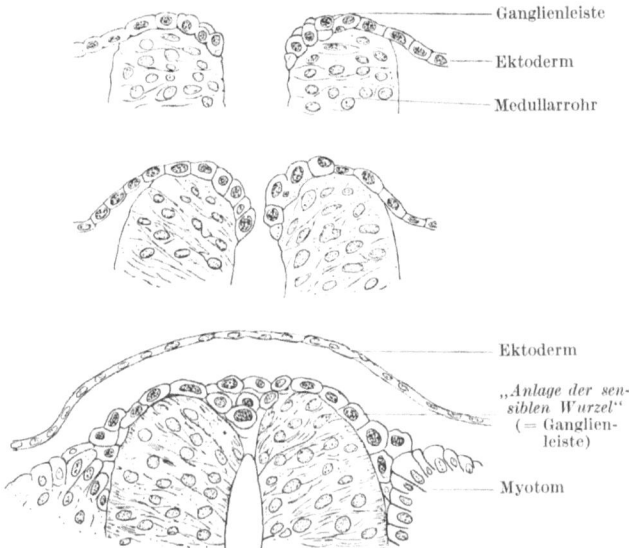

Abb. 35. Querschnitte durch die Dorsalregion *menschlicher* Embryonen. Drei Stadien der Ausbildung der Ganglienleiste und der Spinalganglienanlagen. Halbschematisch. (Nach v. LENHOSSÉK aus STREETER 1911.)

entstehen. GOLOWINE (1890: *Hühnchen*) bestätigte die Voruntersucher. Auch dieser Autor hielt die Plakoden der *Amnioten* für phylogenetische Homologa der Seitenlinienorgane und faßte alle Plakoden unter dem Terminus „sensibles Ekto-

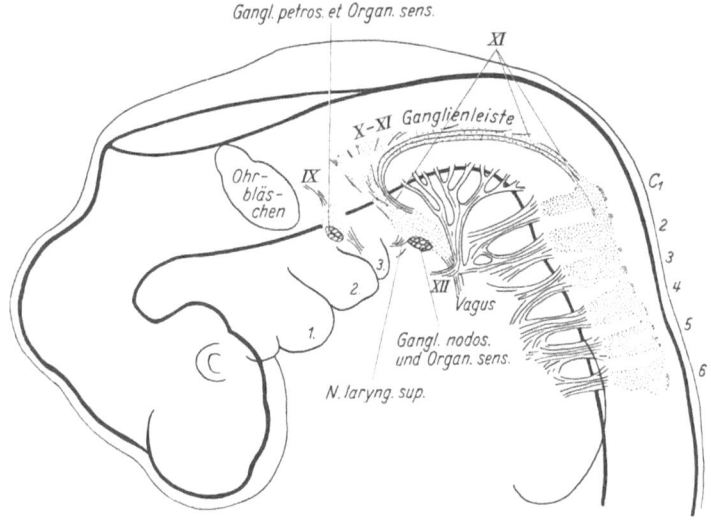

Abb. 36. Rekonstruktion der Nerven in der Occipitalregion eines 7 mm langen menschlichen Embryos unter Berücksichtigung der sensorischen Plakoden am Ganglion petrosum (extracraniale n. IX) und Ganglion nodosum. 16,5:1. (Nach MALL aus STREETER 1911.)

derm" zusammen, der später von anderen Autoren benutzt wurde. NORRIS (1892) kam bei *Ambystoma (punctatum, jeffersonianum)* zum gleichen Ergebnis. Der Autor betonte, daß in frühen Stadien die Ganglien des VII. und VIII. Hirnnerven einen nicht trennbaren Komplex bilden. BARBIERI (1908) fand die Plakodenabhängigkeit bei *Teleosteern*, WILSON (1889/91) bei *Serranus atrarius* sowie WILSON und MATTOCKS (1897) bei *Salmo*, ferner MARTIN (1890, 1891) bei der *Katze*, AGAR (1906) bei *Lepidosiren*, *Protopterus*, ELZE (1908) sowie MALL (vgl. STREETER 1911, Abb. 36) beim **menschlichen** Embryo von 7 mm, BRACHET (1908, 1914) und MOODIE (1908, 1915) für *Amphibien*, sowie PETER (1904) für *Lacerta* und v. KUPFFER (1891) allgemein für *Vertebraten*.

JOHNSON und SHELDON (1886) fanden bei *Triton*larven, daß die aus der Ganglienleiste aussprossenden sensiblen Hirnnerven sekundär mit den Ektodermverdickungen verwachsen, an der Vereinigungsstelle entstünde dann ein Ganglion. Weiter ventral soll sich dieser Vorgang nochmals wiederholen. Diese zweite Verwachsungsstelle erst sei mit den Kiemensinnesorganen identisch. Die Erkenntnis zweier ungleichwertiger Plakodenreihen brachte die Forschung ein gutes Stück vorwärts, obgleich sie nicht sofort die volle verdiente Beachtung fand.

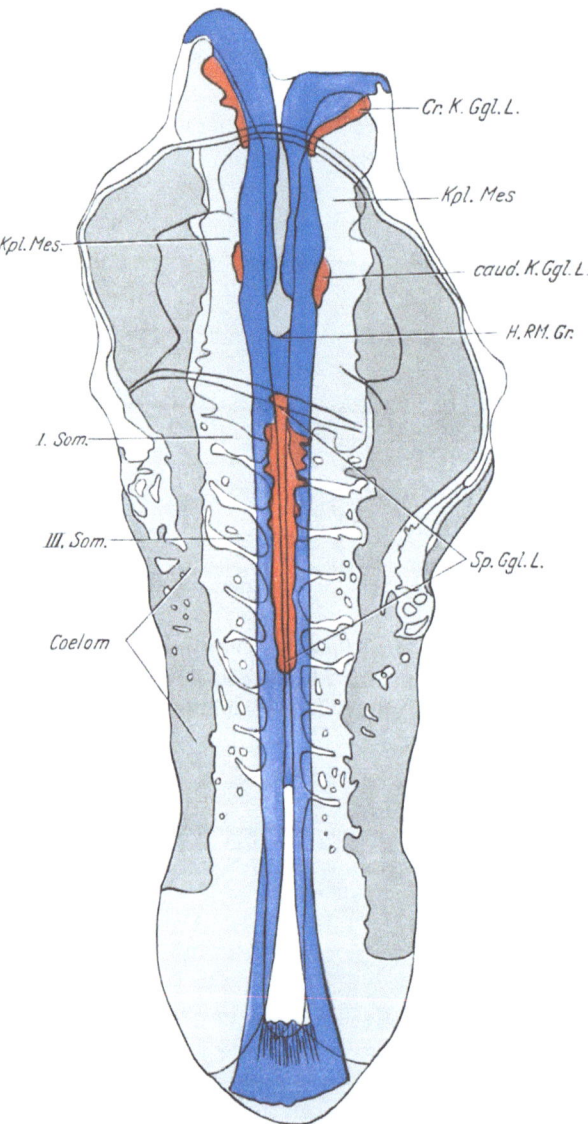

Abb. 37. Graphische Rekonstruktion eines menschlichen Embryos von 4 Wochen, Projektion auf eine Horizontalebene. Rot: Neuralleisten; *cr. K. Ggl. L* kraniale Kopfganglienleiste; *caud. K. Ggl. L* caudale Kopfneuralleiste; *Sp. Ggl. L* Spinalganglienleiste; Blau: Anlage des Zentralnervensystems; *H. RM. Gr* Hirn Rückenmarksgrenze; Hellgrau: Mesoderm; *Kpl. Mes* Kopfplatte des Mesoderms; I. Som. usw.: I. Somit usw.; Dunkelgrau: Cölom einschließlich Myoepikard; etwa 75:1. (Kombiniert aus 2 Abbildungen von VEIT und ESCH 1922.)

STREETER (1904, 1905) betonte, daß die Hirnnervenganglien im Gegensatz zu den Spinalganglien keine definierte Segmentzugehörigkeit wiedergeben, da nur ein gewisser Anteil als Wurzelganglion aufgefaßt werden kann und nur die Stammganglien (insbesondere das Ganglion petrosum (= extracraniale IX) und Ganglion nodosum (= plexiforme) vagi segmental (besser branchiomer!) angeordnet seien, für menschliche Keimlinge erkannte STREETER (1904) Plakoden an. Der gleiche Autor (1911) gab dann die große, berühmt gewordene Zusammenfassung über die neuroembryologische Kenntnis seiner Zeit. STREETER betont, das Ganglion intracraniale (= superius) IX habe als Wurzelganglion zu gelten und entspräche mehreren gleichen Anlagen des Vagus, die schließlich im Ganglion jugulare zusammengefaßt werden. Die Wurzelganglien entstehen aus der Ganglienleiste, die nach STREETER ein Derivat des Neuralrohrs ist. Ob die Zellen der Octavus-Ganglien vom Zentralorgan oder dem Ohrbläschen selbst abstammen, ließ der Autor offen.

NEUMAYER (1913) leitete die Kopfganglienleiste der *Schildkröten* und *Krokodile* vom Neuralrohr *und* Ektoderm ab — die Leiste bildet Nerven und Mesenchym —, die Rumpfganglienleiste dagegen vom Neuralrohr; sie soll ausschließlich nervöse Strukturen bilden.

Eine weitere Bestätigung der Plakodenbeteiligung am Aufbau der Kopfganglien ist LANDACRE (ab 1910) für *Ameiurus, Lepidosteus, Ambystoma* und *Ratte*, sowie LANDACRE und MCLELLAN (1912: *Rana pipiens*), und ferner LANDACRE und CONGER (1913: *Lepidosteus*) zu verdanken. LANDACREs umfassenden Untersuchungen verdanken wir im wesentlichen den modernen Stand der Kenntnisse. Als ein ganz wesentlicher Befund verdient hervorgehoben zu werden, daß LANDACRE (1924) bei *Ambystoma* feststellte, daß die Seitenlinien in zwei Generationen angelegt werden. Bevor die eigentlichen Laterallinien-Plakoden sichtbar werden, erscheinen transitorische „Primitiv-Linien". Es sind dies abgesetzte Verdickungen des Ektoderms, die nicht im Zusammenhang miteinander stehen. Die rostralste „Primitivlinie" findet sich in der prospektiven Supraorbitalregion, die zweite in der späteren Suborbitalgegend, und am Rumpf sind drei Liniensysteme vorhanden. Bevor die eigentlichen Seitenlinien manifest werden, bilden sich die Primitivlinien zurück; nur in der Ohrregion persistiert die I. Generation bis zum Auftreten der definitiven Plakoden. Beide Generationen sind zeitlich und morphologisch verschieden.

VEIT (1919) konnte als erster bei einem *menschlichen* Keimling von 8 Somiten (= 2,3 mm) die von anderen (BALFOUR, VAN WIJHE, BEARD u. a.) bei *niederen Tieren* gefundene und für den *Menschen* deduzierte rostrale Kopfganglienleiste nachweisen (Abb. 37). Dieser kraniale Teil liegt im Grenzgebiet zwischen Pros- und Mesencephalon und sproßt nach lateral und ventral vor. Sie ist bei 8 Somiten völlig getrennt von der caudalen Kopfganglienleiste in der Mittel-Hinterhirn-Grenzzone. Eine Spinalganglienleiste fehlte dem jungen Keimling noch vollständig. Eine primäre Verbindung zwischen beiden Teilen im Mittelhirngebiet hält VEIT für möglich, jedoch fand er im untersuchten Stadium zwischen den beiden Leistenabschnitten im Winkel zwischen Ektoderm und Neuralrinne nur noch dunkle Zellen, die sich erfahrungsgemäß (vgl. *Hühnchen*) nicht mehr an der Ganglienleistenbildung beteiligen. Die kraniale Leiste — ihre Existenz bestreitet SANTOS GUTIÉRREZ (1956: *Maus*) — befand sich in lebhafter Umlagerung zum Mesenchym, während die caudale nach VEIT nervöse Strukturen liefert. Bei *Lepidosteus osseus* fand VEIT (1924) prinzipiell das gleiche; entgegen FRORIEP (der einen primären Unterschied angenommen hatte) stellte VEIT fest, daß Kopf- und Rumpfleiste sich erst bei der Weiterdifferenzierung unterscheiden.

TELLO (1923) bestätigte beim *Hühnchen* den engen Kontakt von Ganglienleiste und Plakoden. Seiner Meinung nach sind die Kopfganglien primäre Derivate der Ganglienleiste, während die Plakoden „zusätzliche Zellen" beitragen (s. Abb. 38—40).

ADELMANN (1925) untersuchte wiederum *Ratten*embryonen. Er glaubte, die Neuralleiste sei beim gleichen Embryo sowohl vom Dach des Neuralrohrs als auch von dem Winkel zwischen Neuralrohr und Ektoderm abzuleiten. Die

Acusticus-Ganglien leitet ADELMANN von der Neuralleiste ab. Die Ganglien der anderen Hirnnerven haben zwar Plakodenkontakt, ohne aber Plakodenmaterial

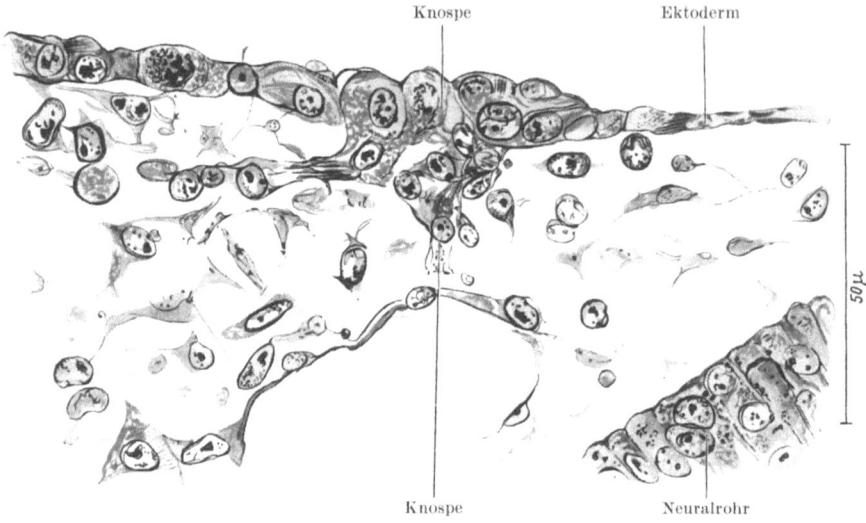

Abb. 38. *Hühner*keim nach 43 Brutstunden. Schnitt in Höhe des rostralen Teils des Rhombencephalon, das rechts unten z. T. sichtbar ist. Ektodermknospe, die kranial vom rostralen Ende der Trigeminus-Ganglienleiste liegt. (Aus VAN CAMPENHOUT 1937.)

mit Sicherheit aufzunehmen. Der Autor hält daher die Plakodentheorie für nicht bewiesen, wie früher schon WEIGNER (1901: *Ziesel, Schwein, Mensch*). ADELMANN (1925) findet aber, daß Hirn- und Spinalganglienleiste zunächst eine Einheit

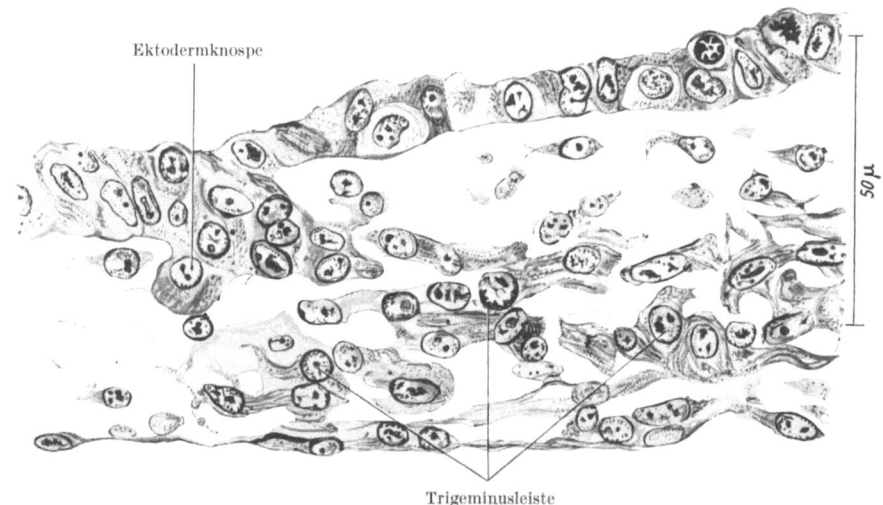

Abb. 39. *Hühner*embryo nach 46 Std Brutdauer. Placodenförmige Ektodermknospe, die sich in Richtung auf mesenchymartig aussehenden Streifen der Trigeminusganglienleiste entwickelt. (Aus VAN CAMPENHOUT 1937.)

bilden, die sich erst sekundär verliert. Die Kopfganglienleiste zerfällt dabei in drei Proliferationszonen (auch THEILER 1949), eine rostrale für das Ganglion semilunare, eine mittlere für Ganglion geniculi und octavum, sowie eine caudale für die Vagusgruppe (IX, X), was CORNER (1929) beim *Menschenkeim* von

10 Somiten bestätigte. Die Ableitung des Ophthalmicus-Ganglions läßt ADELMANN offen, da der rostralste Teil der kranialen Plakode zu Mesenchym zerfalle, hält aber eine sekundäre Rekondensation dieser Zellen zur Ganglienanlage für nicht ausgeschlossen. Zu ähnlichen Ergebnissen kam POLITZER (1928, 1930) an *menschlichen* Keimlingen von 7 bzw. 18 Somiten, entgegen GIGLIO-TOS (1902). POLITZER hält für möglich, daß später „Ergänzungsplatten" noch auftreten, da KEIBEL und ELZE (1908) bei älteren Embryonen solche fanden. Dagegen bestätigte

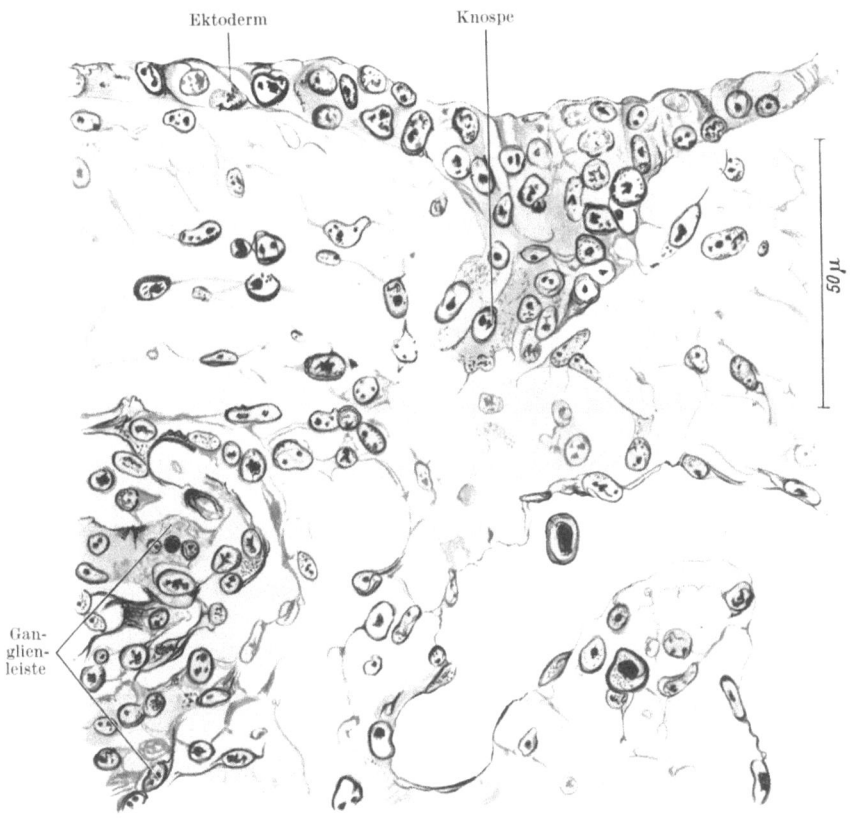

Abb. 40. *Hühner*embryo nach 59stündiger Bebrütung. Massive Ektodermknospung in Richtung auf die Ganglienleiste des Trigeminus-Gebietes. (Aus VAN CAMPENHOUT 1937.)

KOLMER (1928) für *menschliche* Embryonen von 10,5 und 12 mm SSL die von GIGLIO-TOS (1902) und CHIARUGI (1889, 1897) beobachteten Plakoden der Vagusgruppe. Im Bereich der Spinalganglienleiste sah KOLMER (1928) aberrante Spinalganglienzellen im perineuralen Mesenchym, von denen er glaubte, sie würden später wieder in die Ganglienkapsel oder die proximale Hinterwurzelpartie einbezogen (vgl. RAMÓN Y CAYAL 1906, VADILLO 1924).

Frühe Stadien beim *Schwein* beschrieben HEUSER und STREETER (1929), bei verschiedenen *Säugern* unter Plakodenberücksichtigung CELESTINO DA COSTA (1923) und VÖLKER (1922) beim *Ziesel*.

KNOUFF (1927, 1935) gab eine sehr eingehende Beschreibung der Plakoden von *Rana pipiens*. Dabei wird scharf zwischen Laterallinien- und Suprabranchial-Plakoden unterschieden. Während die Seitenlinien-Primordia als Ausgangspunkt der Ohranlage und ihrer Ganglien dienen, gehen die epibranchialen Plakoden in die visceralen Ganglienanteile ein. Der Autor hält die Plakoden für streng determiniert, was mit den Experimenten von STONE (1922ff.) übereinstimmt, der bei *Ambystoma* Plakoden vertauschte. Der Austausch gleichwertiger Plakoden führte zu normaler Ganglienentwicklung, während die Vertauschung von Plakoden gegen anderes Ektoderm nur Haut entstehen ließ bzw. die Plakode am Implantationsort ein heterotopes Ganglion. Die Determination der Plakoden ist also definitiv irreversibel.

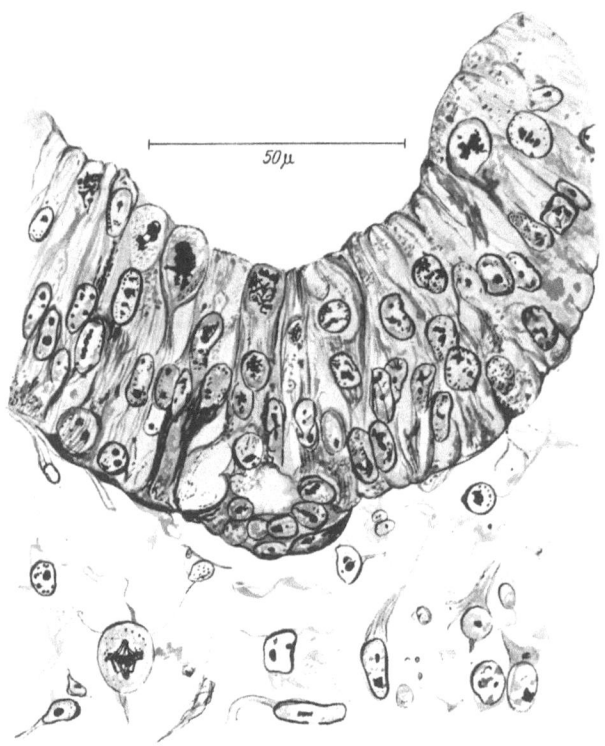

Abb. 41. *Hühner*embryo nach 43 Brutstunden. Hörbläschengrund: Delamination von Epithelzellen von der unteren Epithelschicht. Rechts ist die Verbindung zum Epithel noch nicht gelöst. Die auswachsenden Zellen sind prospektive Neuroblasten. (Aus VAN CAMPENHOUT 1937.)

NIESSING (1932) bestätigte die Plakodenentstehung der Kopfganglien im Zusammenhang mit der Neuralleiste bei *Triton alpestris*. Die Epibranchialplakoden bilden allein die viscerosensiblen Neurone, dagegen sind die somatosensiblen von prä- und postlabyrinthären Plakoden + Ganglienleiste abzuleiten. Die Plakoden selbst, einschließlich des Labyrinthbläschens, leiten sich nach NIESSING nur von der Basalschicht des Ektoderms ab. Die betreffenden Zellen nennt NIESSING mit VEIT „intraepitheliale Neuroblasten" (s. auch SOBOTTA 1935, *Amphibien*).

Obwohl die Plakodentheorie nun gut gesichert erscheinen muß, finden sich doch immer noch Stimmen, die für die direkte Entstehung aller sensiblen Ganglien aus der Neuralleiste eintreten, so CELESTINO DA COSTA (1931: *Meerschweinchen*). Auch die Unabhängigkeit der Neuralleiste wird noch keineswegs von allen anerkannt. So wird sie von HOLMDAHL (1928: *Vögel, Säuger*) und SZEPSENWOL (1933: *Hühnchen*) als gemeinsames Derivat von Epidermis und Neuralrohr aufgefaßt, von SOBOTTA (1935: *Selachier, Amphibien*) sogar ausschließlich als Produkt des Neuralrohrs. In letzter Zeit leitet THEILER (1949) die Rumpfganglien-

leiste vom Neuralrohr ab, erkennt aber Plakoden im Kopfgebiet voll an. HOLM-
DAHL (1928) glaubte auch wieder an eine Rekondensation der ins Mesenchym
ausgeschwärmten Neuralleistenzellen zu Ganglienanlagen (vgl. ADELMANN 1925).

Neue Gedanken phylogenetischer Art brachte EVANS (1935) in die Diskussion.
Die Untersuchungen beziehen sich im wesentlichen auf den *Gecko*. Vergleiche
mit *Ameiurus* und *Lepidosteus* zeigen, daß diesen spezialisierten *Fischen* die
Trigeminus-Plakoden fehlen, was EVANS (1935) als sicheres Zeichen für ihr

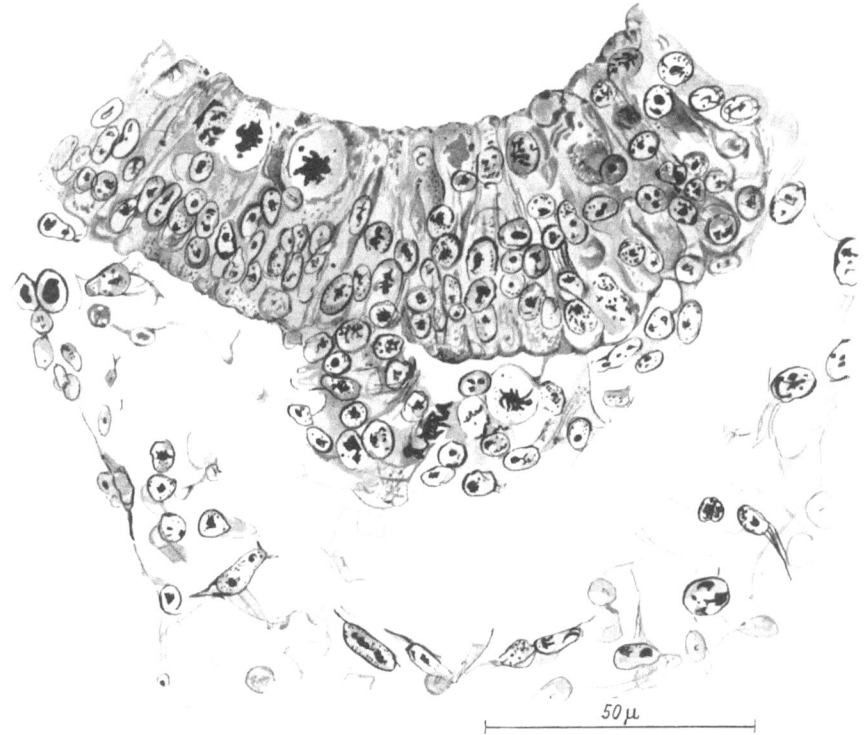

Abb. 42. Tiefer Teil des Hörbläschens eines *Hühner*embryos nach 59stündiger Bebrütung. Das Epithel bildet basal kräftige Knospen, die das Material für die Ganglien liefern. (Aus VAN CAMPENHOUT 1937.)

spätes Ausscheren aus der Deszendenzreihe der höheren *Vertebraten*, nach Auftreten der Ahnen der *Amphibien* und *Amnioten*, auffaßt.

In einer Reihe von Arbeiten hat VAN CAMPENHOUT (1935, 1936, 1937) wesentlich zur Anerkennung der Plakodenbeteiligung bei der Ganglienentwicklung beigetragen. Bei *Huhn* und *Schwein* stellte der Autor fest, daß die Anteile der einzelnen Ganglien von Ganglienleiste und Plakoden sehr unterschiedlich sind, was besonders am Trigeminus (Abb. 38—40) deutlich wird. Es sollen aber auch Hirnstammneuroblasten als parasympathische Schaltzellen einbezogen werden. Besonders verdienstvoll sind VAN CAMPENHOUTS Untersuchungen über die Entwicklung der Labyrinthganglien, deren Abstammung vom basalen Zellager des Hörbläschens damit als absolut gesichert gelten darf (Abb. 41 und 42). Bei *menschlichen* Keimen von 26—30 Somitenpaaren findet die Zellauswanderung vom rostralen Ohrbläschenpol aus statt; später kondensieren sich diese Elemente zur Anlage des Ganglion acusticum (POLITZER 1956). Nach den Befunden des gleichen Autors soll sich das Ganglion geniculi dagegen vorwiegend aus Ganglienleistenzellen formieren. Die Zusammenlagerung zum Acustico-Facialis-Komplex ist eine sekundäre Erscheinung der beiden Ganglienanlagen, was auch FISK (1954) für *Lampetra* feststellte. Nach SANTOS GUTIÉRREZ (1956: *Maus*) erfolgt die Zusammenlagerung sogar nur scheinbar.

Eine Mitbeteiligung des Entoderms der 2. und 3. Schlundtasche am Aufbau der Ganglien der Vagusgruppe machte DE WINIWARTER (1939) für *Maus, Meerschweinchen, Katze* und *Schwein* geltend. JONES (1942) bestätigte dies für das *Hühnchen* (Abb. 43). Nach JONES soll Entfernung der Kopfganglienleiste bei *Hühner*keimen nach 42 Brutstunden die Entwicklung des Ganglion jugulare

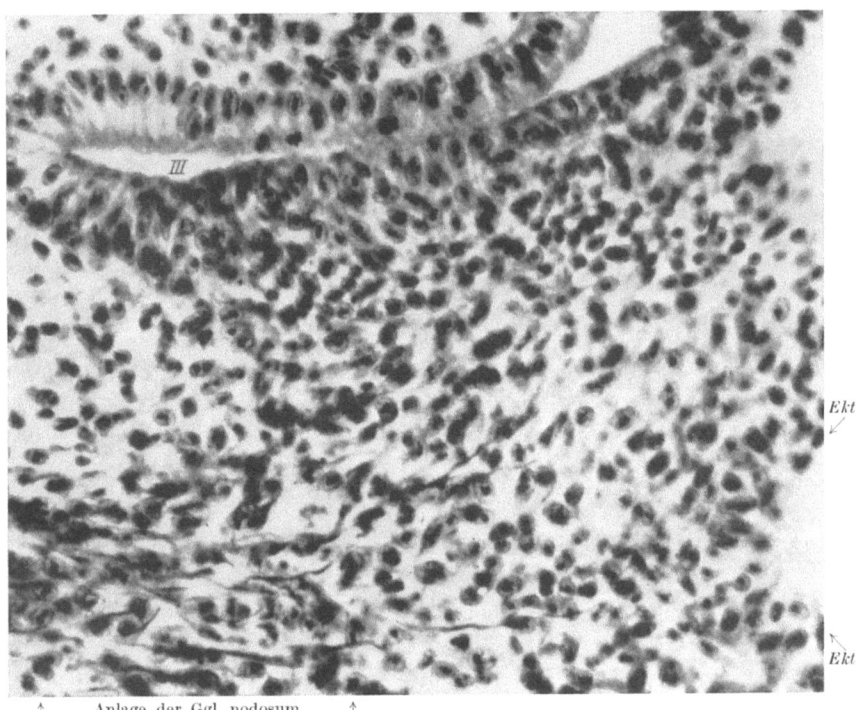

Abb. 43. Sagittalschnitt durch die Region der III. Schlundtasche *(III.)* eines 71 Std bebrüteten *Hühner*embryos. Ektoderm rechts *(Ekt)*. Unten links die Anlage des Ganglion nodosum, in welcher sich schon deutlich imprägnierbare Nervenfasern zeigen. Bemerkenswert ist das Fehlen einer Basalmembran des Epithels der III. Schlundtasche, so daß keine scharfe Trennung zwischen Schlundtasche und Ganglienanlage einerseits und Ektoderm und Ganglienanlage andererseits besteht. Vom Schlundtaschenentoderm schwärmen Zellen aus, die sich an der Bereitstellung von Neuroblasten beteiligen sollen. Silberimprägnation. 440:1. (Aus JONES 1942.)

aufheben, während Exstirpation der 3. Kiementasche die Entwicklung des Ganglion nodosum verhinderte (außerdem fehlte der Thymus!). Nach JONES soll das Entoderm der 1. Kiementasche Material für das Ganglion geniculi beisteuern, die 2. sich am Aufbau des Ganglion petrosum (= extracraniale) beteiligen.

Die meisten neueren Autoren, so BRANDT (1949, HÖRSTADIUS (1950), ZIETZSCHMANN und KRÖLLING (1950), STARCK (1955) und BOYD (1955) erkennen die Plakodenbeteiligung vollständig an. J. ARIËNS KAPPERS (1941) gab eine recht scharfe Definition des Plakodenbegriffs. Der Autor scheidet Plakoden aus, die nicht am Aufbau nervöser Strukturen beteiligt sind, so die Linsenanlage, und trennt auch Riechplakode, Hypophysenplakode und Trigeminusplakode als Spezialfälle ab. Die dorsolateralen Plakoden liefern Sinnesorgane (Labyrinth und Seitenliniensystem) und Ganglienzellen, die epibranchialen Plakoden liefern dagegen die Geschmackssinnesneurone der Hirnnerven VII, IX und X sowie Stützgewebe. Zur Frage der relativen Anteile der Plakoden und der Kopfganglienleiste an den einzelnen Ganglien sei Abb. 44 wiedergegeben.

Wesentliche Beiträge zum Plakodenproblem lieferten in neuester Zeit YNTEMA (1937, 1943, 1944), YNTEMA und HAMMOND (1945, 1947, 1954, 1955) sowie HAMMOND und YNTEMA (1947). Die Autoren arbeiteten einesteils mit Farbmarkierungen, vorwiegend aber führten sie Exstirpationsversuche durch. Wurde die Vagus-Ganglienleiste bei *Hühner*keimen von 6—9 Somiten entfernt, so fehlten die intramuralen Ganglien von Herz, Lunge, Oesophagus, Magen und Darm. Nach Ausschaltung der gesamten postotischen Kopfganglienleiste und der Halsganglienleiste konnten Ganglion superius (= intracraniale) und jugulare sowie die dem Halsabschnitt korrespondierenden Spinalganglien nicht gebildet werden. Außerdem fehlten die rostralen Grenzstrangganglien, die Schwannschen Zellen der betroffenen Nerven und die postotischen Visceralknorpel. Exstirpation der caudalen Thorax- und Lumbalganglienleiste führte zum Fehlen der entsprechenden Spinal- und Grenzstrangganglien, der Schwannschen Scheiden und der chromaffinen Paraganglien. Entsprechende Versuche bei *Ambystoma* erbrachten das Ergebnis, daß die Laterallinien-Ganglien des IX. und X. Hirnnerven aus den

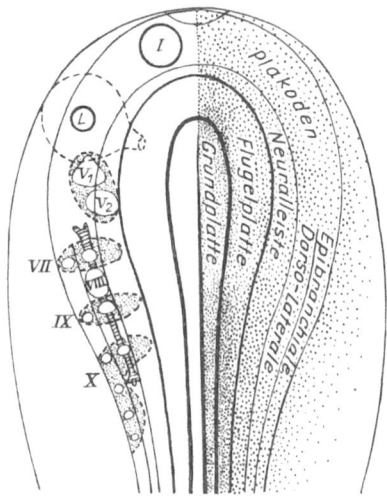

Abb. 44. Schema der neurogenen Ektodermareale in einer jungen *Amphibien*neurula. *I* Riechplacode; *L* Linse; V_1 Ophthalmicus-Anteil des Trigeminus-Ganglions (zusammengesetzt aus einem größeren placodalen Beitrag und einem kleineren Neuralleistenbeitrag; V_2 Maxillo-Mandibularis-Anteil des Trigeminus-Ganglions (umgekehrte Massenverhältnisse wie bei V_1). Die Ganglien der Hirnnerven *VII, IX, X* sind sowohl aus dem Neuralleistenareal als auch aus den beiden Placoden-Arealen zusammengesetzt. *VIII* Labyrinthbläschen mit dem dazugehörigen Ganglion, beide stammen aus dem dorsolateralen Placodenanteil. Schraffiert: Primordia der Seitenlinien. Am rostralen Ende die Hypophysenplacode.
(Aus J. ARIËNS KAPPERS 1941.)

Tabelle 1.

	Funktion	VII.	VIII.	IX.	X.
Wurzelganglien aus Ganglienleiste	Allgemeine somatische und viscerale Sensibilität	kleiner Anteil		Ggl. superius (intracraniale)	Ggl. jugulare
Stammganglien aus epibranchialen Plakoden	Allgemeine und spezifische viscerale Sensibilität	Ggl. geniculi		Ggl. petrosum (extracraniale)	Ggl. nodosum (plexiforme)
Sensorische Ganglien aus Lateralis-Plakoden	Spezielle Somatosensorik	Ggl. lineae lateralis	Ggl. spirale et vestibuli	Ggl. lineae lateralis	Ggl. lineae lateralis

Vgl. auch Tabelle S. 382 bei STARCK (1955), sowie ältere Auffassung bei MÖLLGAARD (1911).

dorsolateralen, die Visceralganglien beider Nerven aber aus 2. (N. glossopharyngeus) sowie 3., 4. und 5. (N. vagus) epibranchialer Plakode abstammen. Das Wurzelganglion des Vagus (Ganglion jugulare) leitet sich dagegen von der postbranchialen Neuralleiste ab (neben 4. und 5. Somiten gelegen), die Scheidenzellen beider Nerven von Plakoden und Ganglienleiste. Für Nn. facialis und statoacusticus ließ sich zeigen, daß eine primitive Wurzel zunächst aus der Ganglienleiste entsteht. Hinzu kommen das Lateralganglion des VII. aus der präotischen Plakode, das viscerale Ganglion hyomandibulare aus der entsprechenden Epibranchialplakode, die Neurone des Octavus vom Ohrbläschen. Die definitiven Neurone stammen also ebenfalls direkt (VII.) oder indirekt (VIII.) vom Plakodenektoderm ab. Die Satelliten der Ganglienzellen sollen rein plakodalen Ursprungs sein, die Schwannschen Zellen dagegen aus Neuralleiste und Plakoden gemeinsam geliefert werden. Als allgemeines Schema kann nach YNTEMA (1944) Tabelle 1 gelten.

Eine Mitbeteiligung der Ganglienleiste am Aufbau des definitiven Ganglion geniculi (Wurzel- + Stamm-Ganglion) fand auch STARCK (1937) bei *Amblystoma*.

c) Die Entwicklung der coccygealen Spinalganglien aus dem Neuralrohr.

War bisher nur vom Kopf und Rumpf im allgemeinen die Rede, so sind noch einige Bemerkungen zum caudalsten Rumpfabschnitte notwendig. Schon bei FRAISSE (1885) findet sich der Hinweis, daß bei *Amphibien* aus dem caudalen Rückenmarksabschnitt sogar postlarval Zellen emigrieren, die den caudalen Spinalganglien einverleibt werden. DUESBERG (1924) bestätigte dies für regenerierende Urodelenschwänze. Aber auch beim *Menschen* nehmen die Spinal-

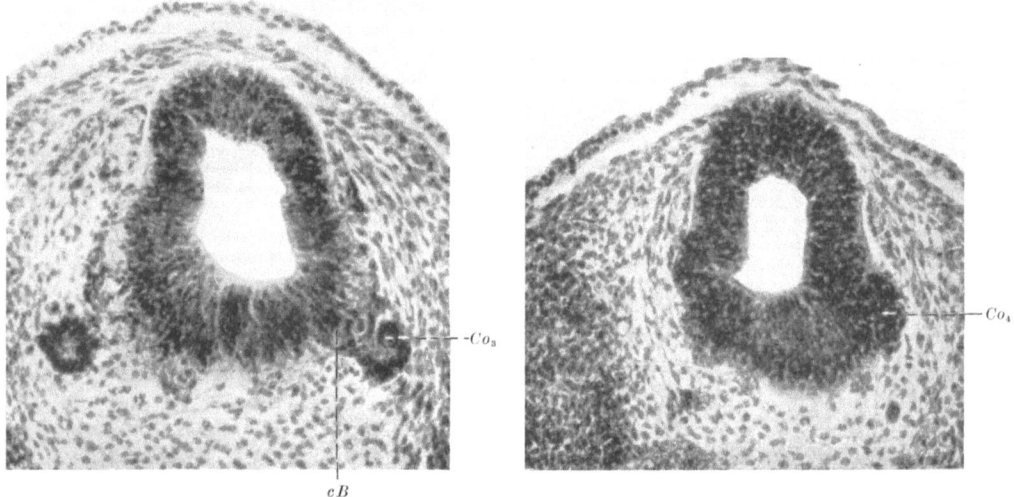

Abb. 45 und 46. Anlagen der rudimentären Spinalganglien Co$_3$ und Co$_4$ von *menschlichen* Embryonen. Die caudalsten Spinalganglien entwickeln sich nicht aus der Neuralleiste, sondern sprossen direkt aus dem Neuralrohr aus. Gelegentlich bildet sich auch das Ganglion Co$_2$ auf diese eigentümliche Weise. Die Anlagen bleiben durch celluläre Brücken mit dem *ventralen* Teil des Neuralrohrs lange Zeit verbunden. (Homo 15 mm SSL). Co$_3$ Anlage des 3. Coccygealganglions; Co$_4$ Anlage des 4. Co-Ganglions; cB celluläre Brücke zwischen Ganglienanlage und Neuralrohr. 150:1. (Aus HOLMDAHL 1928.)

ganglien Co$_3$ und Co$_4$ eine Sonderstellung nicht nur insofern ein, als sie embryonal rudimentär bleiben, sondern auch ihre Entwicklung weicht völlig von den übrigen Segmenten ab. HOLMDAHL (1918, 1928) fand bei *menschlichen* Embryonen von 15—19 mm SSL, daß die Anlagen dieser beiden Ganglien aus der ventrolateralen (!!) Wand des geschlossenen Neuralrohrs aussprossen (Abb. 45, 46). Dieser Befund steht nicht isoliert da, sondern wurde von ORTS LLORCA (1934) bestätigt und erweitert. Während die Spinalganglien der Segmente 1.—25. beim *Menschen* eindeutig von der Ganglienleiste gebildet werden, kann dies für die folgenden schon deshalb nicht der Fall sein, weil die Leiste beim 25. Somiten endigt. Die Ganglien 26.—33. entstehen aus Zellhaufen, die sich cytomorphologisch nicht wesentlich von den zentralen Neuroblasten unterscheiden. Die Ganglien 26.—30. sind dabei *primär* (!) durch eine dorsale Zellbrücke mit dem Rückenmark verbunden, die den Auswanderungsweg der Spinalganglioblasten aus dem dorsalen Neuralrohranteil markiert. Das 31. Ganglion ($= Co_1$) weist oft eine zusätzliche ventrale Brücke auf, d. h. es können auch ventrale Neuralrohrzellen einbezogen werden. Die Segmente 32. und 33. [also Co_2 und Co_3 (Abb. 45)] besitzen fast nur ventrale Primärbrücken zum Rückenmark, da fast alle Spinalganglioblasten der ventralen Neuralrohrhälfte entstammen. Die Ganglien 34. und 35. [Co_4 (Abb. 46) und Co_5] sind beim *Menschen* nur als ventrolaterale Ausbuchtungen des Neuralrohrs angedeutet. Während Co_1 konstant erhalten bleibt, bilden sich die übrigen Coccygeal-Spinalganglien beim *Menschen* meist vollständig zurück (so auch KEIBEL und ELZE 1908). Auch bei anderen *Säugern* werden caudale Ganglienanlagen wieder abgebaut (v. SCHUMACHER 1912).

d) Fragliche transitorische Anlagen sensibler Ganglien des III. und IV. Hirnnerven.

Für *Ammocoetes* und *Acanthias* sowie die *Katze* liegen noch einige Bemerkungen vor, die das Mittelhirn betreffen. PLATT (1891) beschrieb bei *Acanthias* einen sehr feinen Nerven, den sie als N. thalamicus bezeichnete. TRETJAKOFF (1909) fand bei *Ammocoetes* ebenfalls einen nur mikroskopisch sichtbaren Nerven, der dorsolateral an der Zwischenhirn-Mittelhirn-Grenze entsprang. Der Autor glaubte, das Plattsche Gebilde vor sich zu haben; da aber eine Beziehung zum Thalamus nachweislich nicht bestand, nannte er den Nerven N. mesencephalicus. Der Nerv zog ins Ganglion trigemini I. ein, wo seine Zellen lagen. Bei der Metamorphose soll dieser Nerv verschwinden. TRETJAKOFF glaubte, daß es sich um einen archaischen sensiblen Anteil des N. trochlearis handle. MARTIN (1890, 1891) fand bei *Katzen*embryonen von 2,5—3,2 mm SSL erste Anzeichen für das Auftreten einer Wurzelganglienanlage des N. oculomotorius, die bei 4—5,5 mm langen Keimlingen als regelrechte Anlage imponierte, bei 8 mm aber wieder völlig reduziert war. Noch flüchtiger verhielt sich ein gleichartiges Gebilde des N. trochlearis. Faserbildung wurde an beiden Ganglien nicht beobachtet. Bipolare Neuroblasten des III. Hirnnerven, die in das spätere Ganglion ciliare einbezogen werden, wurden beim *Hühnchen* und bei *Torpedo* beschrieben (CARPENTER, FRORIEP, vgl. STREETER 1911).

e) Abstammung der Satelliten.

Hatten die älteren Autoren sich für eine mesodermale Abstammung der Satellitenzellen und der Schwannschen Zellen eingesetzt, so scheint erstmals BALFOUR (1877) deutlich ausgesprochen zu haben, daß er die Entwicklung aus der *ektodermalen* Ganglienanlage für sicher halte. BEARD (1889, 1892), DOHRN (1891), E. MÜLLER (1891), ROHDE (1893), O. SCHULTZE (1897), FRORIEP (1904), BRAUS (1905), BARFURTH (1905), STREETER (1905, Abb. 47—49), NAGEOTTE (1905) und CARPENTER (1906), sowie vor allem NANSEN (1887) setzten sich für die ektodermale Genese der Scheidenzellen bei den bilateral-symmetrischen Tieren ein, obwohl einige der Autoren, so vor allem DOHRN (1891), im einzelnen recht merkwürdige Vorstellungen hegten.

Diese Ansichten wurden aber keineswegs von allen Autoren anerkannt. So verglich RANVIER (1880) die Schwannsche Zelle mit der Fettzelle, da sie „das Myelin wie jene den Fetttropfen enthalte"; v. LENHOSSÉK (1897) bezeichnete die Satelliten als mesodermales Epithel. Die Untersuchungen KOHNs (1905, 1907) überzeugten schließlich die meisten Forscher davon, daß 1. Schwannsche Zellen

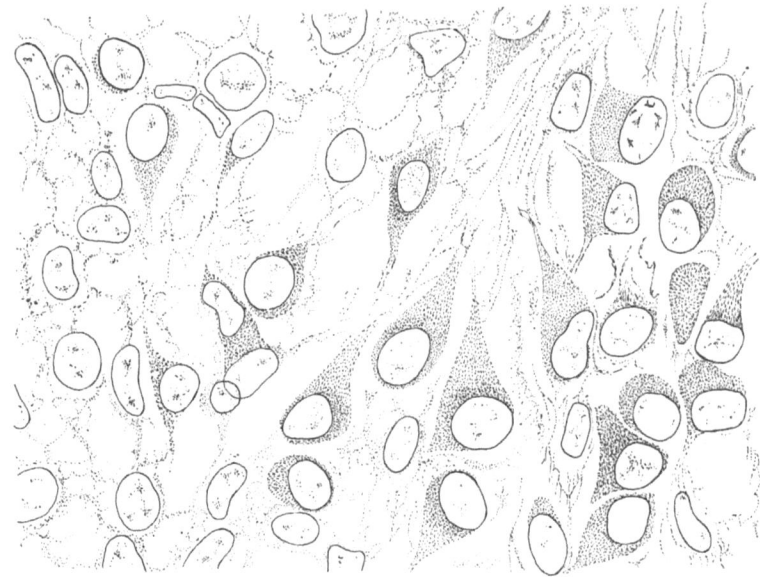

Abb. 47. Halbschematische Darstellung eines Schnittes durch ein Spinalganglion vom etwa 6 Wochen alten menschlichen Embryo (18 mm SSL). Links sind die Zellen meist in einem indifferenten Stadium, und Ganglienzellen sowie Stützzellen sind noch wenig unterschiedlich; rechts heben sich die Ganglienzellen infolge einer deutlichen Granulierung schon scharf ab. (Aus STREETER 1911.)

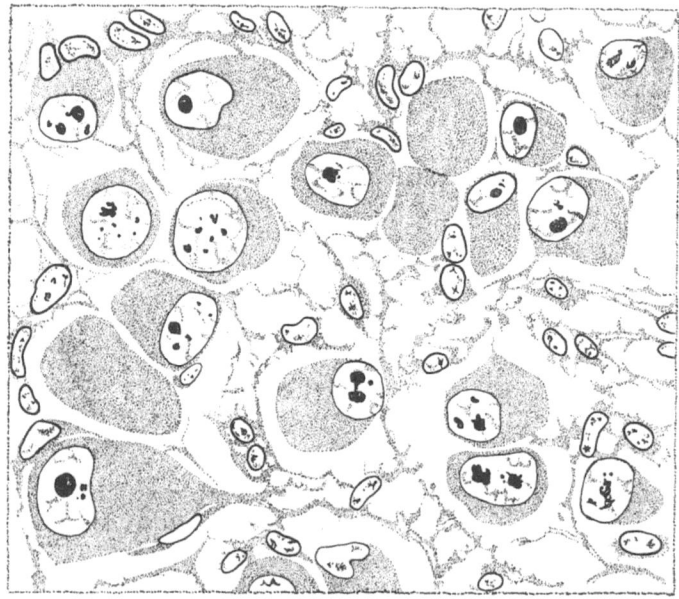

Abb. 48. Halbschematische Darstellung eines Schnittes durch ein cervicales Spinalganglion eines etwa drei Monate alten *menschlichen* Fetus von 8,5 cm *(SSL)* Länge. Man sieht große Ganglienzellen mit exzentrisch gelegenen Kernen. In ihrer Umgebung liegen die stark verzweigten Stützzellen, von denen die einen Kapselzellen (Satelliten), die anderen Scheidenzellen der Nervenfasern werden. (Aus STREETER 1911.)

und Satelliten genetisch identische Elemente sind und 2. eindeutig von der Ganglienleiste abstammen. Endgültig klärte dies schließlich HARRISON (ab 1904) durch das Ausschaltungsexperiment. Exstirpation der Ganglienleiste hatte das Fehlen der Spinalganglien einschließlich aller sensiblen Spinalnerven zur Folge und die motorischen Vorderwurzelnerven blieben ohne Schwannsche Scheiden. In späteren Untersuchungen (HARRISON 1906, 1910, 1924) konnte dann gesichert werden, daß die zunächst scheidenlosen motorischen Nerven zu einem späteren Zeitpunkt — bei *Salmo* und *Rana* nach Aufbrauchung des Dotters — spärlich Schwannsche Zellen erhalten, die aus dem Neuralrohr auswandern, nachdem die motorischen Nerven längst ihre Erfolgsorgane erreicht haben. HARRISON bestätigte damit gleichzeitig experimentell einen von ihm selbst schon 1901 für *Elasmobranchier* erhobenen Befund. Auch bei neugeborenen *Hunden* und *Katzen* hatte SCLAVUNOS (1899) in der weißen Substanz des Rückenmarks noch ,,Keimzellen'' gefunden, die sich offenbar auf dem Wege vom Ependym zur Hinterwurzel und zum Spinalganglion befanden. SCLAVUNOS hielt diese Zellen für Scheidenzellen, konnte aber nicht ausschließen, daß sich auch Neuroblasten unter ihnen befinden. CARPENTER und MAIN (1907) beobachteten beim 11 mm langen *Schweineembryo* Zellauswanderung aus dem Neuralrohr in die Vorderwurzelanlage,

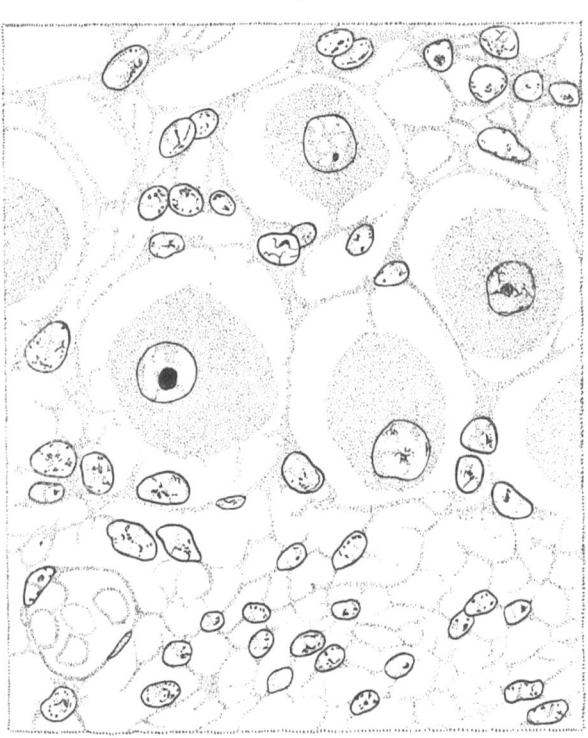

Abb. 49. Schnitt durch das 6. cervicale Spinalganglion eines etwa 4 Monate alten, 16,5 cm langen *menschlichen* Fetus (halbschematisch). Die verzweigten Stützzellen sind hier rund um die Ganglienzellen zu deutlichen Kapseln angeordnet und bilden im unteren Teil der Figur ein charakteristisches Gerüstwerk für die Nervenfasern. Die Ganglienzellen haben ihre Entwicklung nahezu vollendet; die Kerne ziehen sich in das Zentrum der Zellen zurück, und in der Peripherie der Perikarya erscheint die basophile Substanz, die späteren Nissl-Schollen. (Aus STREETER 1911.)

die sie für Sympathicoblasten *oder* ,,Vorderwurzelzellen'' von SCHÄFER (1881) und v. KÖLLIKER (1894) hielten (s. S. 116).

YNTEMA (1937) leitet die Satelliten der Kopfganglien vorwiegend aus Plakoden, die SCHWANNschen Zellen der Hirnnerven dagegen aus Neuralleiste und Plakoden ab. Die Neuroblasten sind früher typisch (,,Primogenitur'' KOHN) als die Hüllzellen (Abb. 47; ,,Secundogenitur'' KOHN), was auch STREETER (1911) u. a. fanden. Nach v. LENHOSSÉK (1906) sollen bei *Vögeln* (*Hühnchen* am 6. Bruttag) von Anfang an alle Nerven Schwannsche Scheiden besitzen, freilich anfänglich nur wenige, während es bei *Säugern* ein völlig ,,lemnoblasten''-freies Stadium gibt.

Die Hauptmasse der peripheren ektodermalen Hüllzellen stammt also von der peripheren, ein geringerer Teil von der zentralen Anlage des Nervensystems ab.

Die Darstellung der Literatur zeigt, wie widerspruchsvoll die Ergebnisse der Autoren bis in die neueste Zeit sind. Wenn man trotzdem versuchen will, die Ergebnisse von etwa 100 Jahren Forschungsarbeit auf einen gültigen Nenner zu bringen, dann scheint sich folgendes abzuzeichnen:

a) Die *Neuralleiste* entsteht weder aus der Anlage des Neuralrohrs noch der Anlage der Epidermis. Sie ist ein drittes, von beiden vorgenannten Anteilen unabhängiges Derivat des frühen Ektoderms und von Anfang an individualisiert. Die isolierte Stellung der Ganglienleiste kann aber im Gebiet des Rumpfes verdeckt werden, wobei Klassen- und Artunterschiede bestehen. Am deutlichsten ist die Neuralleiste bei fast allen Vertebraten im Mittelhirngebiet lange vor Schluß des Neuralrohrs nachweisbar.

b) Die Frühentwicklung lehrt, daß die *Wurzelganglienanteile der sensiblen Hirnnervenganglien* mit den *Spinalganglien* homologisiert werden können. Beide sind Derivate der Ganglienleiste.

c) Von den Spinalganglien müssen jedoch scharf die *Stammganglienanteile* der sensiblen Hirnnervenganglien unterschieden werden, da sie aus den epibranchialen Plakoden abstammen. Ein Homologon im Rumpfgebiet findet sich nicht.

d) Abweichend von den Kopf- und Spinalganglien entwickeln sich die *Coccygealganglien*. Sie sind Produkte der ventralen Neuralrohrhälfte, das kranialste Coccygealganglion (Co_1) ein solches der dorsalen Neuralrohrhälfte. Auch die *Sacralganglien* scheinen abzuweichen, da die Neuralleiste nur bis zum 25. Segment nach caudal reicht.

e) Die *Kopfganglienleiste* wird nicht vollständig zur Ganglienbildung aufgebraucht. Wie die Rumpfganglienleiste liefert sie auch Scheidenzellen, vegetative Neurone und Paraganglien, darüber hinaus aber auch nichtnervöse Strukturen (Mesektoderm, Visceralknorpel, Pigmentzellen).

2. Das weitere Schicksal der Primäranlagen.

a) Die weitere Differenzierung der Spinalganglienleiste.

Während nun bei fast allen Wirbeltieren und sowohl den Hirn- als auch den Spinalnerven die motorischen Anteile den sensiblen in ihrer Entwicklung vorauseilen (STREETER 1905), vollzieht sich die Weiterentwicklung der Ganglienleiste schrittweise. Bei *menschlichen* Embryonen von 4 mm SSL (Abb. 50) ist die Neuralleiste zunächst ein abgeflachtes Zellband, das sich entlang dem lateralen Rande des Neuralrohrs vom Hörbläschen bis zur Schwanzspitze zieht (STREETER 1911). Von der rostralen Ganglienleiste ist erst später wieder die Rede. Die ventrale Seite der Rückenmarksganglienleiste ist segmental gezahnt; der dorsale Rand läßt zunächst jegliche Segmentgliederung

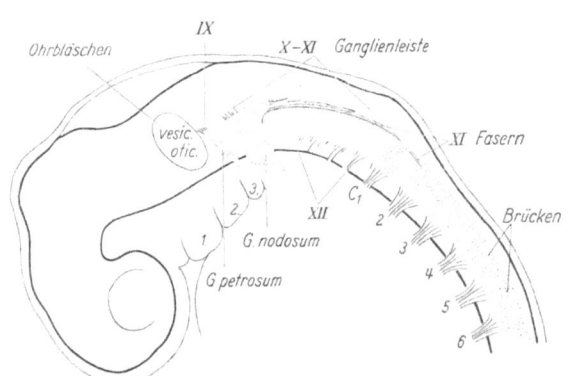

Abb. 50. Rekonstruktion eines Teiles des peripheren Nervensystems beim Embryo von 4 mm *SSL*. (Halbschematisch). *Ot.v.* Ohrbläschen; *1—3* Kiemenbogen; C_1 usw. Cervicalnerven. (Aus STREETER 1911.) 22:1.

vermissen, da zwischen den prospektiven Ganglien noch Zellbrücken bestehen. Gegen Ende der 4. Embryonalwoche (6,9 mm SSL: STREETER) wachsen aus dem dorsalen Rande der Leiste Fortsätze aus, die sich dem Neuralrohr (Abb. 51) anlegen. Der Prozeß schreitet von cervical nach lumbal fort. Diese primitiven

Wurzelfäserchen dringen in den Randschleier der Rückenmarksanlage ein und bilden vor allem die Fasermassen des Fasciculus dorsalis. COGHILL (1924) fand bei *Ambystoma*, daß mit dem Einwachsen der Hinterwurzelfasern ins Neuralrohr eine verstärkte Differenzierung zentraler Neuroblasten einsetzt, offenbar durch die einwachsenden Fasern kausal ausgelöst. Mit der Ausbildung der Radices posteriores (vollständig beim *Menschen*embryo von 8,6 mm: DORELLO 1897/98) verschwinden die zelligen „Konnektive" des dorsalen Leistenrandes.

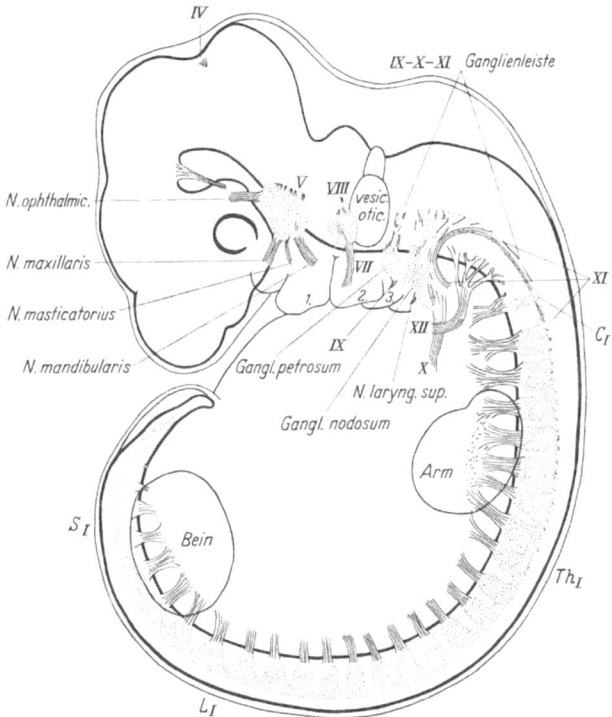

Abb. 51. Rekonstruktion der peripheren Nerven und Ganglien beim *Menschen*embryo von 6,9 mm Länge. *Arm, Bein* Extremitätenknospen; *römische Ziffern* Hirnnerven; *1—3* Kiemenbogen; C_1 usw. Spinalsegmente. 16,7:1. (Aus STREETER 1911.)

Die Segmentation ist also primär nur ventral vorhanden, die vollständige Segmentation ist eine sekundäre Erscheinung.

Multiple und *aberrante Spinalganglien* (HYRTL 1836) entstehen nach ÓNODI (1885, 1901: *Mensch* und *Kaninchen*) auf verschiedene Weise. Während die Multiplizität eine Folge sekundären Einwachsens von Bindegewebe in die primär einheitliche Anlage mit schließlicher Auseinanderdrängung ist, sollen die aberranten Ganglien durch verspätet vom schon geschlossenen Neuralrohr ausgeschwärmten Neuralleistenzellen zusammengesetzt werden. Solche aberrante Ganglien konnte ÓNODI bei *menschlichen* Embryonen von 43 mm SSL caudal gehäuft finden. THEILER (1948) beschrieb aberrante Ganglien schon bei *menschlichen* Embryonen von 6 mm SSL; sie sollen nach Erhebungen des Autors auf das Lumbosacralgebiet beschränkt sein. Ihre Häufigkeit soll wie beim Erwachsenen 20% betragen. THEILER erklärt diese Lokalisation damit, daß die Lumbosacralganglien eine so breite Verschiebungsfront nach peripher bilden, daß die einzelnen Teile nicht miteinander Schritt halten können.

Vom ventralen Rand aus wachsen Fasern auf die Fila radicularia ventralia zu, um sich mit diesen zum eigentlichen Spinalnerven zu vereinigen. Bei

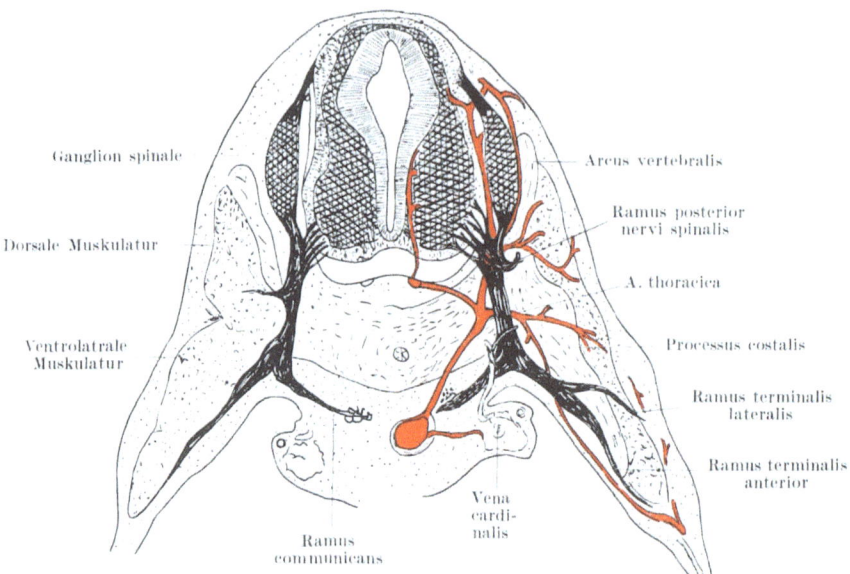

Abb. 52. Schematischer Querschnitt durch ein Thoraxsegment eines *menschlichen* Embryos von 9 mm *SSL*. 25:1. (Nach BARDEEN und LEWIS aus STREETER 1911.)

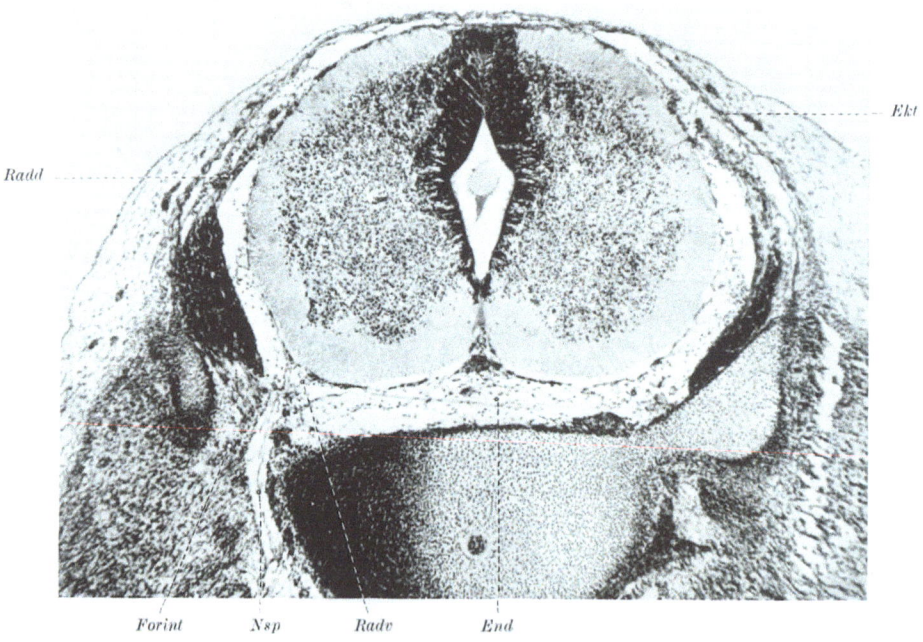

Abb. 53. Querschnitt durch ein kraniales Lumbalsegment vom 15 mm langen *menschlichen* Embryo. Dichte Ektomeninx *(Ekt)* und lockere Endomeninx *(End)* sind unterscheidbar. Die Fila radicularia radicis dorsalis *(Radd)* sind so gestellt, daß sie von dorsomedial nach ventrolateral ziehen und bilden einen stumpfen Winkel mit der Anlage des Spinalganglions, dessen Achse von dorsolateral nach ventromedial zeigt. Das Ganglion liegt daher parallel zur ventrolateralen Fläche des Rückenmarks und steht fast genau um 90° gegenüber dem des Erwachsenen mit seinem vorderen, peripheren Pol nach medial gedreht. Am peripheren Pol vereinigen sich die peripheren Neuroblastenfortsätze der sensiblen Neuren mit den Fila radicularia radicis ventralis *(Radv)* zum Spinalnerven *(Nsp)*. Das Spinalganglion selbst hat noch keine direkte topographische Beziehung zum Foramen intervertebrale (Forint). Formolfix., Hämatoxylin-Cochenille, 56:1.

menschlichen Keimlingen von 9—10 mm SSL (Abb. 52) sind alle Spinalganglienanlagen vollständig abgegrenzt, die Vereinigung der Wurzeln zu Spinalnerven ist in der Regel abgeschlossen (Abb. 53). CLARA (1949) setzt diesen Zeitpunkt etwas später an (20 mm SSL). Nach ÓNODI (1886) können dabei auch Vorderwurzelfasern in die Spinalganglienanlage einwachsen, andererseits entsteht ein geringerer Teil der Hinterwurzelfasern durch zentral-peripheres Auswachsen; hierbei handelt es sich also nicht um Spinalganglienausläufer. Synchron mit der Wurzelvermischung bildet sich als Zweig des jungen Spinalnerven der gemischte Ramus dorsalis aus (Abb. 54 und 56).

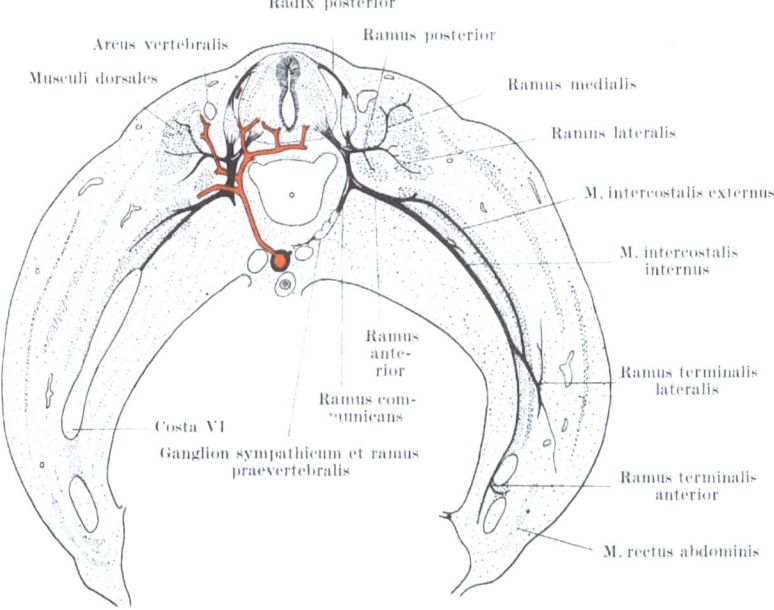

Abb. 54. Schematischer Querschnitt durch ein Thoraxsegment eines *Menschen*-Embryos von 17 mm mit schon typischem Spinalnerven in der für den Thorax charakteristischen Anordnung als N. intercostalis. 15:1. (Aus STREETER 1911.)

Die Ganglienanlagen werden durch die dorsalgerichtete Massenzunahme der Rückenmarksanlage fast dorsoventral ausgerichtet (Abb. 53), was schon bei 6,3 mm SSL deutlich ist (BLECHSCHMIDT 1955), später (37 mm SSL) aber wieder einer sekundären Lateralstellung der Spinalganglienachse weicht (Abb. 55, 56). Bei *Wirbeltieren* verläuft die hier beim *Menschen* geschilderte Ausbildung der Spinalganglien völlig gleichartig, weshalb nicht näher darauf eingegangen werden soll. Entsprechende Untersuchungen siehe RAMÓN Y CAJAL (1911) und BRON (1933) bei *Vögeln*, GEMELLI (1913) für verschiedene Säuger *(Fledermaus, Maus, Meerschweinchen, Kaninchen, Schwein, Schaf, Rind)*, sowie ZIETZSCHMANN und KRÖLLING (1955). Bei einigen Arten scheinen die Lumbalwurzeln schneller zu reifen als die cervicalen (GEMELLI 1913).

b) Die Weiterentwicklung der rostralen Kopfneuralleiste und der Trigeminusplakode zum Ganglion semilunare.

Etwas weniger einfach und schematisch verläuft die Weiterdifferenzierung im rostralen Bereich. Die besonders voluminöse Kopfganglienleiste gliedert sich schließlich in zwei Hauptanteile, wie schon im vorigen Abschnitt geschildert wurde: Rostrale und caudale Kopfganglienleiste. Während der ventrale Abschnitt der rostralen Kopfneuralleiste ausschließlich nicht-nervöse Derivate hervorbringt (präorbital: rostrales Mesektoderm; retroorbital: mandibulares Mesektoderm, vgl. STARCK (1955), kann der dorsale Teil als Trigeminus-Leiste oder mesencephale Ganglienleiste bezeichnet werden. Dieser Neuralleistenabschnitt

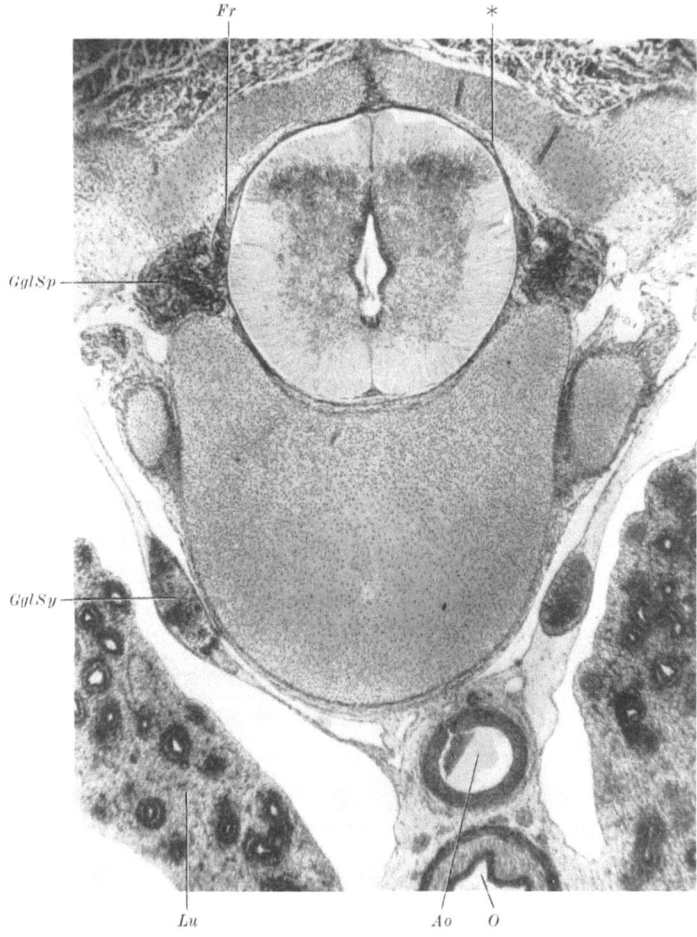

Abb. 55. Horizontalschnitt durch den Thorax eines *menschlichen* Fetus von 50 mm SSL. Das Spinalganglion *(GglSp)* liegt noch eng dem Rückenmark an, die Fila radicularia *(Fr)* ziehen fast sagittal. Der Abstand zwischen Rückenmarksoberfläche und Foramen intervertebrale ist gering. Da das Rückenmark den Wirbelkanal fast vollständig ausfüllt, sind Ekto- und Endomeninx eng aneinandergelegt, jedoch ist die Zweiblättrigkeit bei * deutlich erkennbar. *GglSy* Ganglion trunci sympathici; *Lu* Lungenanlage; *Ao* Aorta descendens; *O* Oesophagus. Formolfix., Cochenille. 32:1.

liefert in Beziehung mit der Trigeminusplakode (STONE 1922ff., J. ARIËNS KAPPERS 1941) die Gesamtanlage des Ganglion semilunare. Eine Ophthalmicus-Plakode ist mit Ausnahme der *Säuger*[1] für alle Vertebratenklassen sicher nachgewiesen, so von ORTMANN (1943) beim *Enten*embryo. Ursprünglich finden sich auch beim *Menschen* zwei Anlagen-Teile: Ganglion ophthalmicum und Ganglion maxillomandibulare (DAVIS und HAVEN 1933), die ARIËNS KAPPERS, HUBER und CROSBY (1936) mit dem ersten und zweiten Dorsalnerven von *Branchiostoma* gleichsetzten, was aber nach modernen Anschauungen über das Kopfproblem zweifelhaften Wert hat. Beide Anlagen erscheinen ab 4. Schwangerschaftswoche äußerlich verschmolzen, bleiben jedoch histologisch unterscheidbar, da die

---

[1] Während des Druckes ist BATTEN (1957; Lit.!) der Ophthalmicus-Plakoden-Nachweis bei Schafsembryonen eindeutig geglückt.

Weiterdifferenzierung im Ganglion ophthalmicum schneller vorangeht. Auch sind beide Anlagen noch durch ein schmales Mesenchymlager getrennt (FRAZIER und WHITEHEAD 1925). Die Wurzelfasern sind zunächst streng parallelisiert und getrennt nach V_1 und V_{2+3} angeordnet. Während der Entwicklung wird dann die laterale Fläche infolge der Komplizierung der Schädelbasis und des Gehirns nach oben gedreht, wodurch die primäre Anordnung z. T. verdeckt wird. Bei 17,8 mm SSL ist das Ganglion semilunare schon völlig typisch (THYNG 1914/15: Abb. 57). Eine neuere Arbeit über die Entwicklung beim *Menschen* vom 2. Monat

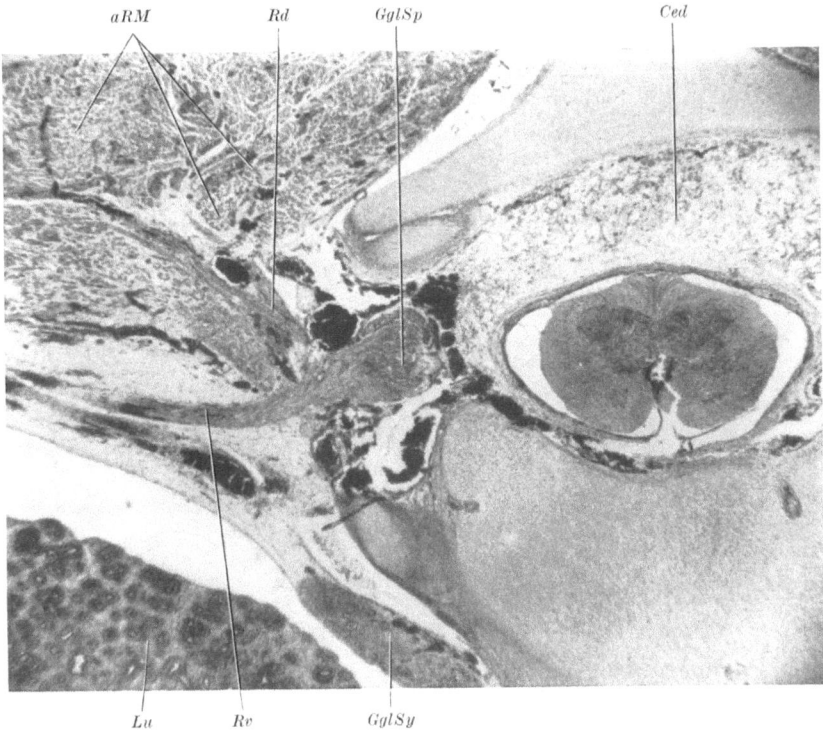

Abb. 56. *Menschlicher* Fetus von 70 mm SSL: Thoraxquerschnitt. Neben der Weiterdifferenzierung der Meningen hat sich inzwischen das noch durch Mesenchym ausgefüllte Cavum extradurale (*Ced*) gebildet, das Rückenmark ist größenmäßig gegenüber der rasch wachsenden Wirbelanlage zurückgeblieben. Dadurch kommt es zur transversalen Einstellung der Fila radicularia, die außerdem nach caudolateral geneigt sind (im Bild nicht enthalten). Die Spinalganglien (*GglSp*) entfernen sich hierbei zunehmend von der Oberfläche des Zentralorgans und nehmen topographische Verhältnisse des Erwachsenen an. *GglSy* Grenzstrangganglion; *Lu* Lungenanlage; *Rd* Ramus dorsalis des Spinalnerven; *Rv* Ramus ventralis nervi spinalis (N. intercostalis); *aRM* autochthone Rückenmuskulatur. Formol fix., Cochenille, 20:1.

an liegt von SMIRNOVA (1955) vor. Eigene Untersuchungen zeigen bei 50 mm SSL noch durchaus eine klare Gliederung in drei Hauptzonen, die den drei definierten Ästen zugeordnet sind (Abb. 58). TRACY (1924: *Kröten*embryonen) und HUMPHREY (1952: *menschlicher* Embryo von $7^1/_2$ Wochen) konnten zeigen, daß der Trigeminus der erste funktionsfähige sensible Wirbeltiernerv ist. Zum gleichen Ergebnis kamen FITZGERALD und WINDLE (1942), HOOKER (1951) und ANGULO Y GONZALES (1951). Bereits *menschliche* Keimlinge von 20 mm SSL beantworten Reizung des Trigeminusgebietes mit einer kontralateralen Halsflexion.

c) Ausreifung im Gebiet der caudalen Kopfganglienleiste.

Die caudale Kopfganglienleiste gliedert sich in drei dorsal zusammenhängende Teile: Facialis-, Glossopharyngicus- und Vagus-Leiste. Hierauf wurde schon eingegangen, ebenso auf die Plakoden dieser Region.

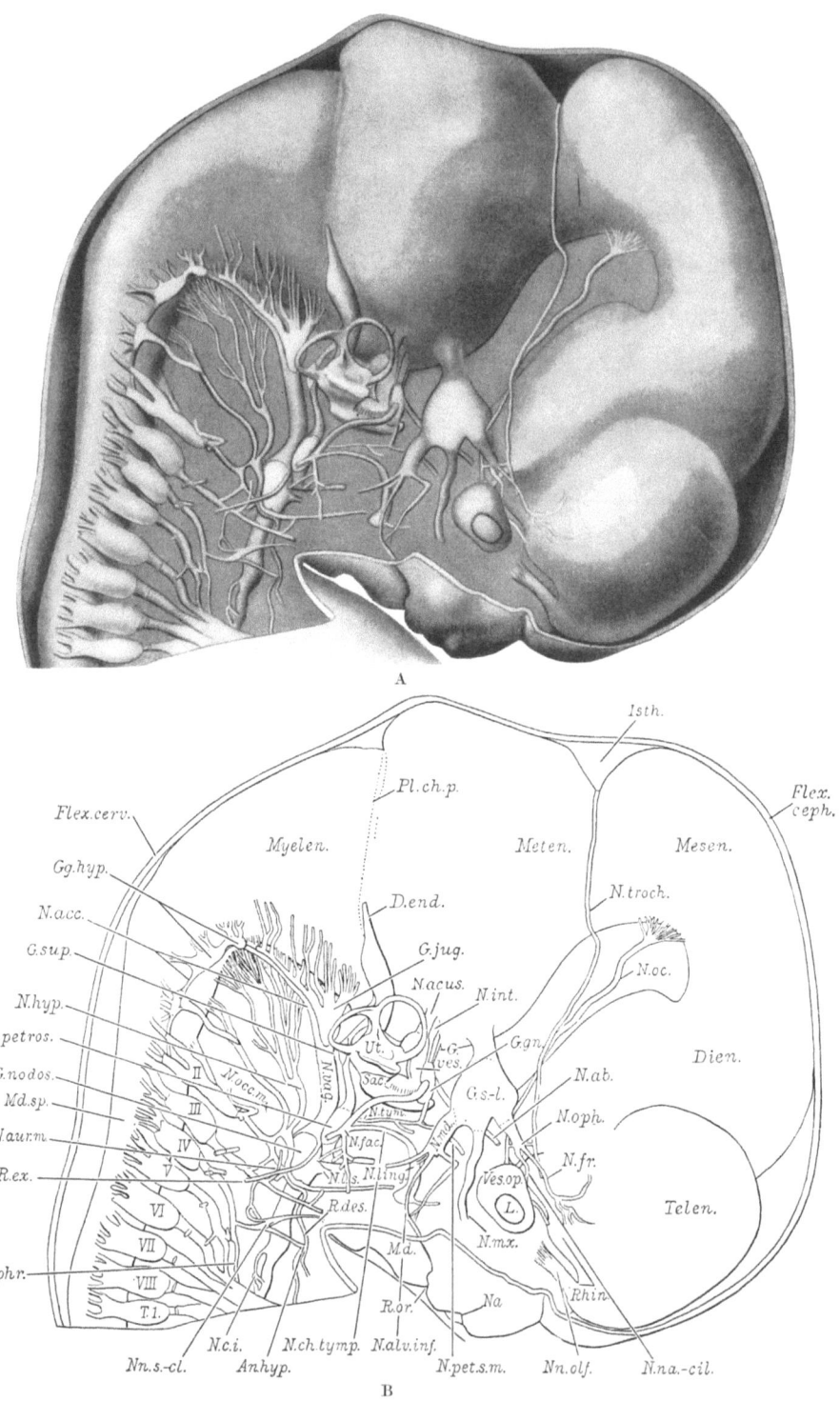

Abb. 57 A u. B. Rekonstruktion der rechten Seite des Hirns eines *menschlichen* Embryos von 17,8 mm SSL mit Halsmark, den rechten Hirn- und Cervical-Nerven, sowie dem Augenbläschen. Original 12:1. Abb. A zeigt die Originalrekonstruktion, Erläuterungen hierzu siehe Strichpause (Abb. B). *Flex.cerv.* Flexura cervicalis; *Gg.hyp.* Ganglion nervi hypoglossi; *N.acc.* N. accessorius; *G.sup.* Ganglion superius seu intracraniale nervi glossopharyn-

α) **Der Acustico-Facialis-Komplex.** Während nun die Ganglienanlage des VII. Hirnnerven (Tabelle 1, S. 55) sowohl von der Ganglienleiste als auch von den Plakoden Material aufgenommen hat (vgl. auch GROTH 1939), ist die Anlage des VIII. Hirnnerven-Ganglions ein reines Derivat des Ohrbläschenepithels (Abb. 41 und 42) und damit der Ohrplakode. Die Zusammenfassung der beiden Anlagen zum Acustico-Facialis-Komplex ist nur temporär. Bereits am Ende der dritten Embryonalwoche liegt beim *Menschen* (STREETER 1906) die Anlage des Ganglion statoacusticum wieder isoliert vor, gliedert sich aber in sich in einen oberen

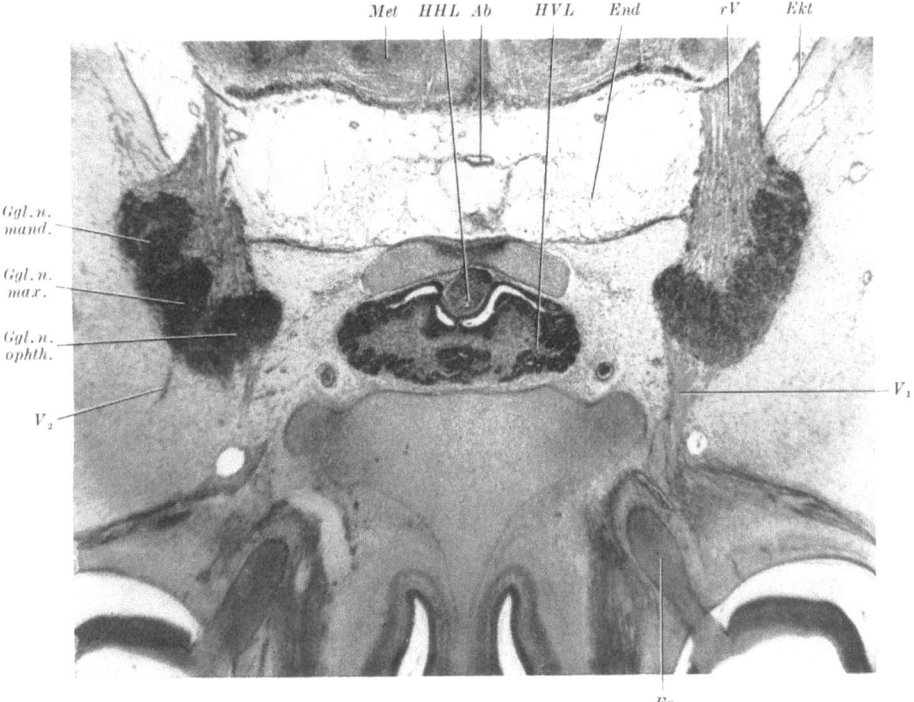

Abb. 58. Horizontalschnitt durch die Schädelbasis mit den Anlagen der Ganglia semilunaria, der Radix nervi trigemini (Pars triangularis) und dem Nervus ophthalmicus. Die Zellen des Ggl. semilunare bilden drei Hauptgruppen, die beim Embryo noch den drei Ästen des Trigeminus entsprechen. Auf der rechten Seite (im Bilde links) ist der N. maxillaris angeschnitten. *Ggl.n.ophth.* Zellgruppe des Nervus ophthalmicus; *Ggl.n.max.* Zellgruppe des N. maxillaris; *Ggl.n.mand.* Zellgruppe des N. mandibularis; *Met* Metencephalon; *rV* Radix nervi trigemini; V_1 N. ophthalmicus; V_2 N. maxillaris; *Fo* Fasciculus opticus; *HVL* Hypophysenvorderlappen; *HHL* Hypophysenhinterlappen; *Ab* A. basialis; *Ekt* Ektomeninx; *End* Endomeninx. Menschlicher Fetus von 50 mm SSL, Formolfix., Cochenille. 20:1.

(Anlage der Ganglien des Utriculus und des oberen sowie lateralen Bogenganges) und einen unteren Anteil (Ganglion spirale und Anlage der Ganglien für Sacculus und hinteren Bogengang), wie STREETER (1906) bei *Menschen*embryonen von 4—7 mm SSL ermittelte. Die Cochlear-Ganglien-Anlage trennt sich später

gici; *N.hyp.* N. XII; *G.petros.* Ganglion petrosum seu extracraniale nervi glossopharyngici; *G.nodos.* Ganglion nodosum vagi; *Md.sp.* Medulla spinalis; *N.aur.m.* N. auricularis magnus; *R.ex.* Ramus externus nervi accessorii; *N.phr.* N. phrenicus; *Myelen.* Myelencephalon; *Pl.ch.p.* Plica chorioidea posterior; *Isth.* Isthmus; *Meten.* Metencephalon; *Mesen.* Mesencephalon; *Dien.* Diencephalon; *Telen.* Telencephalon; *N.troch.* N. trochlearis; *N.oc.* N. oculomotorius; *Rhin.* Rhinencephalon; *Nn.olf.* Fila olfactoria; *N.fr.* N. frontalis; *N.oph.* N. ophthalmicus; *N.ab.* N. abducens; *G.s.-l.* Ganglion semilunare; *Na.* Naris; *Ves.op.* Augenbläschen; *L.* Linse; *N.mx.* N. maxillaris; *N.md.* N. mandibularis; *Nn.s.-cl.* Truncus nervorum supraclavicularium; *N.c.i.* N. cardiacus inferior; *An.hyp.* Ansa N. hypoglossi; *N.ch.tymp.* Chorda tympani; *N.alv.inf.* N. alveolaris mandibulae; *M.d.* Mandibular-Anlage; *D.end.* Ductus endolymphaticus; *N.occ.m.* N. occipitalis major; *R.des.* Ramus descendens nervi XII.; *N.l.s.* N. laryngicus cranialis; *N.ling.* N. lingualis; *N.fac.* facialis; *N.tym.* N. tympanicus; *Sac.* Sacculus; *Ut.* Utriculus; *G.ves.* Ganglion vestibulare; *N.acus.* N. statoacusticus; *N.int.* N. intermedius; *G.jug.* Ganglion jugulare vagi; *R.or.* Rima oris; *N.vag.* N. vagus; *I.* bis *VIII.* Spinalganglien des Halses; *T.1.* Ganglion spinale thoracale primum; *N.pet.s.m.* N. petrosus superficialis major; *G.gn.* Ganglion geniculi; *N.na.cil.* N. nasociliaris; *Flex.ceph.* Flexura cephalica. (Aus THYNG 1914/15.)

(9 mm SSL) ab (Abb. 59, 60), nach THYNG (1914/15) ist diese Spaltung bei 17,8 mm SSL abgeschlossen (ältere Untersuchungen s. auch SALA 1891). Die

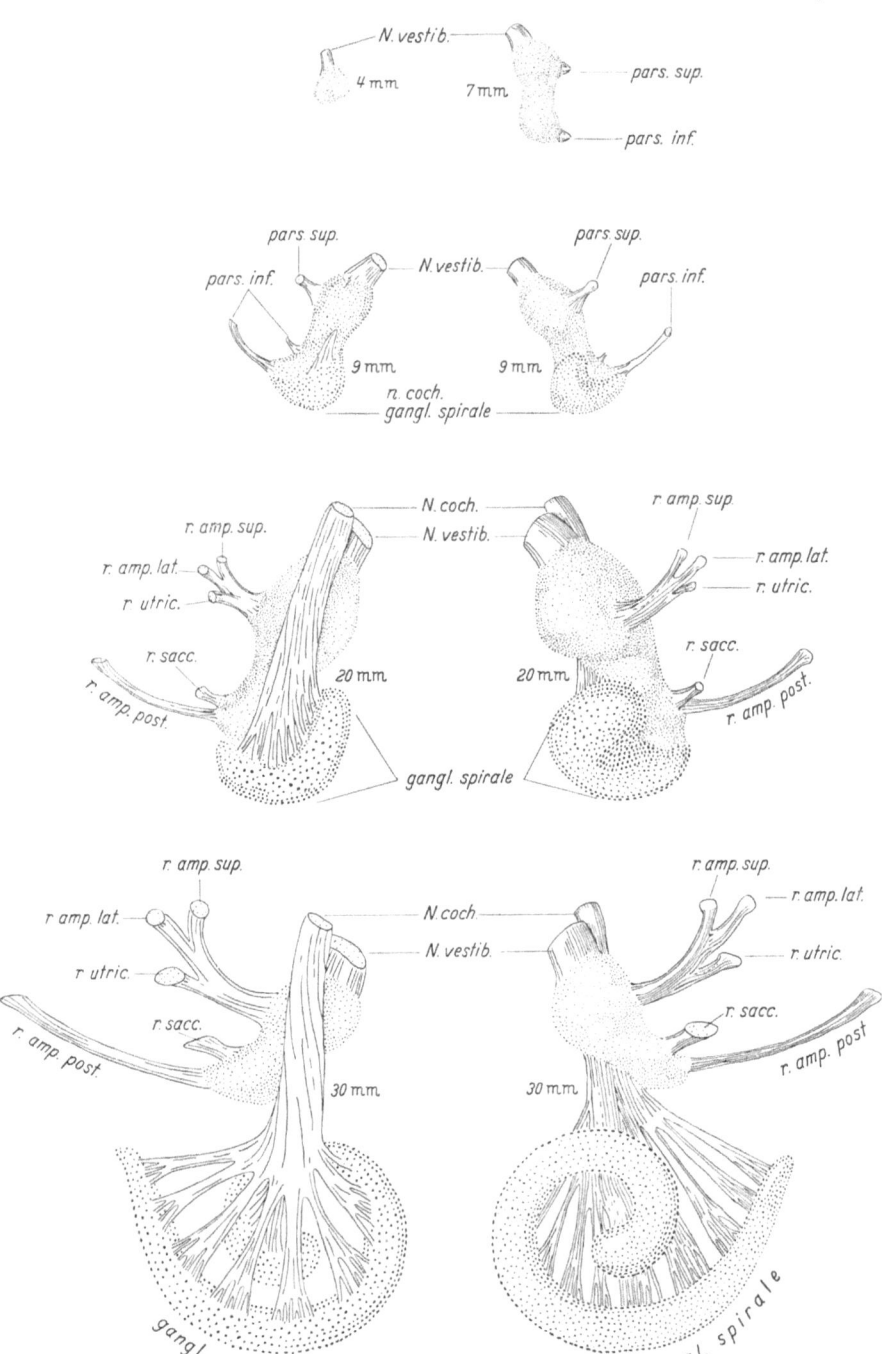

Abb. 59. Die Entwicklung der rechten Ganglia statoacustica und der Äste des VIII. Hirnnerven beim *Menschen*. Anteile des N. vestibularis *fein* punktiert, N. cochlearis *grob* punktiert. Für die Stadien 9 mm, 20 mm und 30 mm ist jeweils die Ansicht von lateral (rechts) und medial (links) gegeben). (Aus STREETER 1911.)

Ausreifung im Gebiet der caudalen Kopfganglienleiste. 69

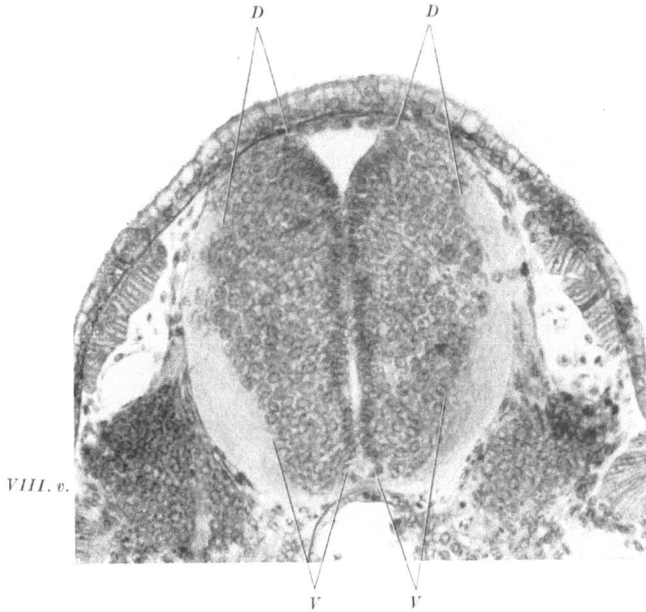

Abb. 60. Transversalschnitt durch die Medulla oblongata auf der Höhe des Ganglion vestibuli bei *Lampetra* im 4,5 mm-Stadium. Der Schnitt zeigt Columna ventralis (*V*) und Columna dorsalis (*D*). *VIII.v.* Ganglion vestibuli, in diesem Stadium schon mit Verbindung zur Medulla oblongata, d. h. die zentralen Neuroblastenausläufer sind ins Neuralrohr eingewachsen. Bouin-Fix., Hämatoxylin-Eosin, 175:1. (Aus HUGOSSON 1955.)

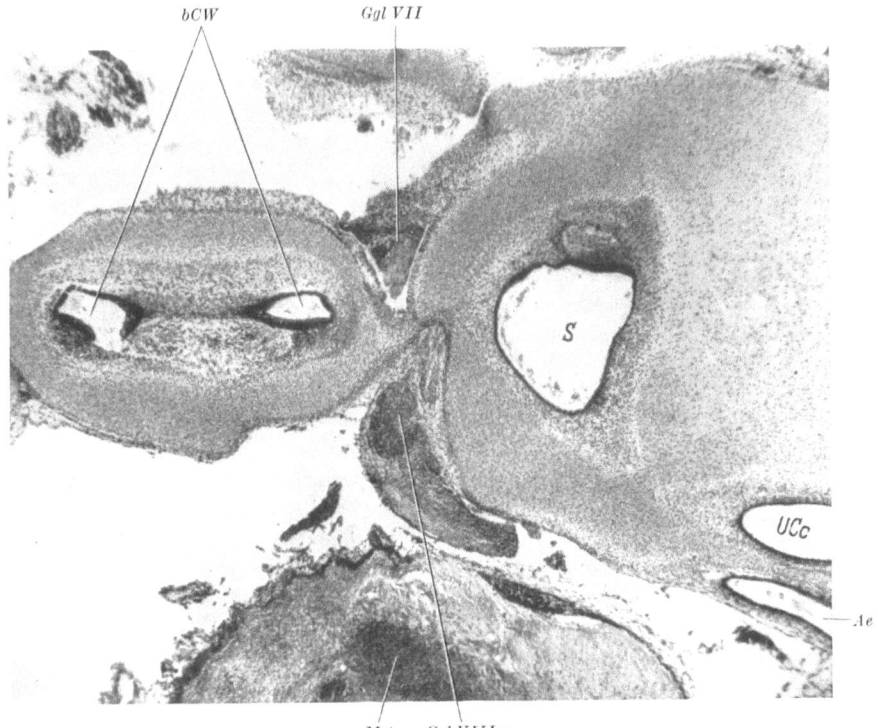

Abb. 61. Horizontalschnitt in Höhe des Porus acusticus internus eines *menschlichen* Feten von 67 mm SSL. *Met* Metencephalon; *bCW* basale Windung der Cochlea; *S* Sacculus; *Ae* Aquaeductus endolymphaceus; *UCc* Utriculus und Crus commune canalium semicircularium posterioris et superioris; *GglVII* Ganglion geniculi; *Ggl.VIIIv* Ganglion vestibuli. Formolfix., Cochenille. 32:1.

Trennung in obere und untere Anlage kann ausbleiben, dann persistiert beim Erwachsenen eine ganglienzellhaltige Verbindung.

Die Funktion der Labyrinthganglien tritt spät ein, *Katzen*feten bis 100 mm zeigen den Körperaufrichtungsreflex und erst ab 100—115 mm (45. Trächtigkeitstag) den vestibulären Stellreflex (WINDLE und FISH 1932). Bei Embryonen von *Mensch* und *Säugern* fand BÖTNER (1955) Anastomosen zwischen Ganglion vestibuli und geniculi, die vermutlich auf unvollständiger Trennung des Acustico-Facialis-Komplexes beruhen. In diesen Anastomosen sah BÖTNER Ganglienzellen vom

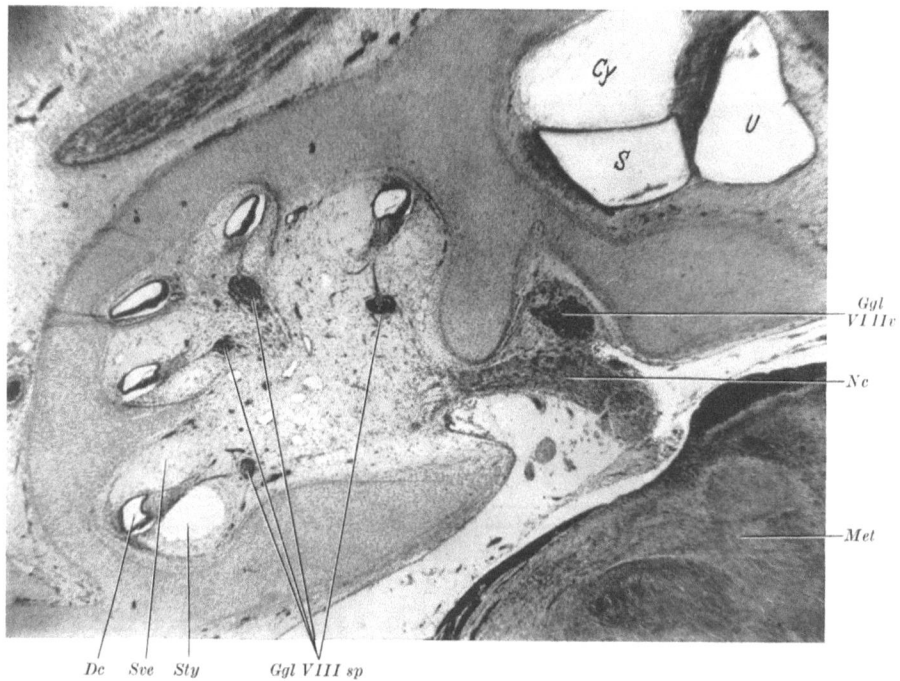

Abb. 62. Horizontalschnitt in Höhe des Porus acusticus internus eines *menschlichen* Fetus von 70 mm SSL. Beginn der Differenzierung des Spatium perilymphaticum (*Ci* Cisterna; *Sty* Scala tympani; *Sve* Scala vestibuli). Nervus cochlearis (*Nc*) und N. vestibularis sind völlig getrennt (*Ggl.VIIIv* Ganglion vestibuli). Modioluswärts vom Ductus cochlearis (*Dc*) liegen die Zellballen des Ganglion spirale (*GglVIIIsp*). *Met* Metencephalon; *S* Sacculus; *U* Utriculus. Formolfix., Cochenille. 20:1.

Typ des Ganglion geniculi, die er zum N. intermedius schlägt. Über die Verhältnisse bei 67 und 70 mm SSL unterrichten Abb. 61 und 62.

β) **Die Ganglien am IX., X. und XI. Hirnnerven.** Glossopharyngicus- und Vagusleiste einschließlich der dazugehörigen Plakoden wurden auf S. 48 schon mehrfach erwähnt. Obwohl sie getrennten Neuralleistenabschnitten entsprechen, sollen sie hier wegen der engen Beziehungen zueinander und zum N. accessorius gemeinsam abgehandelt werden. Eine ältere vergleichende Darstellung gab MÖLLGAARD (1911). Während am Ganglion geniculi älterer Embryonen Wurzel- und Stammganglienanteil nicht mehr zu unterscheiden sind, bleiben diese beiden Anlagen sowohl im N. glossopharyngeus als auch im N. vagus gewöhnlich getrennt. Während der IX. von Anfang an nur *ein* Wurzelganglion, das Ganglion intracraniale seu superius besitzt, entwickeln die Wurzelbündel des X. mehrere kleine Wurzelganglien, deren orales am größten ist (STREETER 1911: Abb. 63). Dagegen ist das Ganglion intracraniale bei 7 mm SSL (ELZE 1907) und auch 17,8 mm SSL

(THYNG 1914/15) noch sehr klein. Die zahlreichen caudalen kleinen Wurzelganglien des Vagus werden größtenteils zurückgebildet (STREETER 1911); das letzte kann aber als Wurzelganglion des N. accessorius persistieren (HYRTL 1836, HOLL 1878, KAZZANDER 1892, STADERINI und PIERACCINI 1897/98, WEIGNER 1901, ARIËNS KAPPERS 1920; ARIËNS KAPPERS, HUBER und CROSBY 1936, DU BOIS

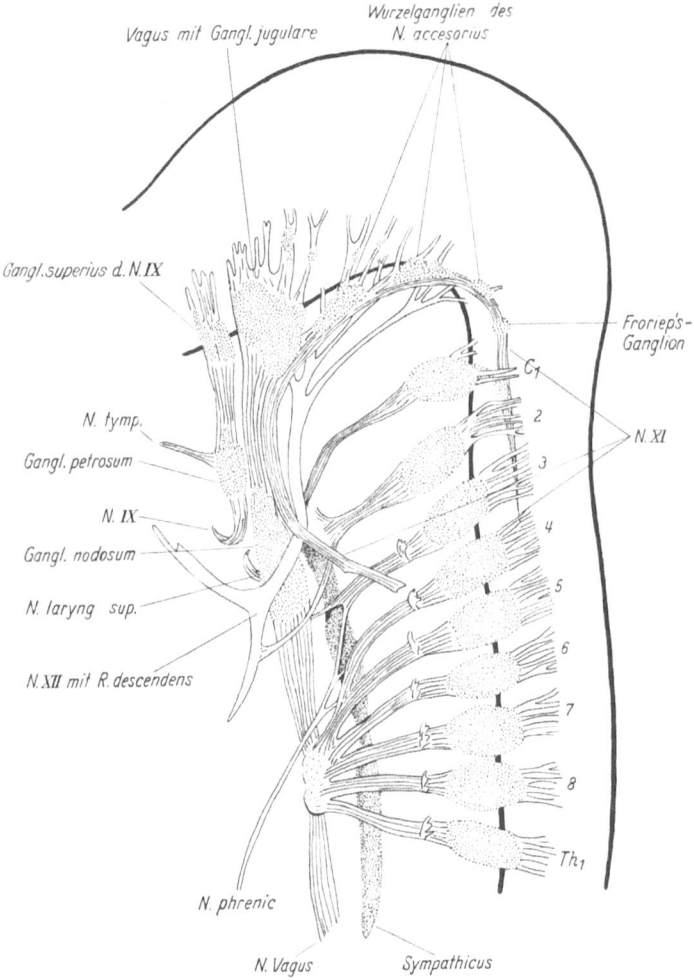

Abb. 63. Rekonstruktion der peripheren Nerven der linken Kopf- und Halsseite eines *menschlichen* Embryos von 14 mm SSL, schematisiert. 16,7:1. (Ganglien sind punktiert dargestellt!) (Aus STREETER 1911.)

und FOLEY 1936, STREETER 1905, 1911: Abb. 63; ADDENS 1933, WINDLE 1931, WINDLE und DE LOZIER 1932, sowie PEARSON 1938). ELZE (1907) hat dies Ganglion ebenfalls beobachtet, hielt es aber für das rudimentäre Ganglion C_1. THYNG (1914/15) lehnte ein Accessorius-Ganglion ab, am XI. liegende Zellen ordnete er dem Ganglion jugulare zu. LUBOSCH (1901) leugnete ein *echtes* Wurzelganglion am XI. Der Autor meinte, es handle sich vielmehr um das Ganglion hypoglossi, da XI. und XII. in solchen Fällen zusammentreten, wo der Hypoglossus ein Ganglion behält, während sich normalerweise X. und XI. zusammenlegen.

Die Stammganglienanlagen des IX. und X., deren früheste Entwicklung auf S. 48 besprochen wurde, sind ursprünglich nicht mit den Wurzelganglien verbunden (STREETER 1905, 1911). Dagegen nahm v. LENHOSSÉK (1906) an, daß beide Ganglien des IX. Hirnnerven aus einer gemeinsamen Anlage sekundär getrennt würden. Es spricht aber alles dafür, daß ursprünglich getrennte Anlagen von Wurzel- und Stammganglien die auch definitiv getrennten Ganglien hervorbringen und die gelegentlich beim Erwachsenen beobachtete Verschmelzung der beiden Ganglien des IX. oder X. sekundär erworben wurde.

Zwischen den Nervenstämmchen und der schon weit differenzierten Anlage des Ganglion nodosum wurden beim *menschlichen* Fetus von 21 cm SSL die

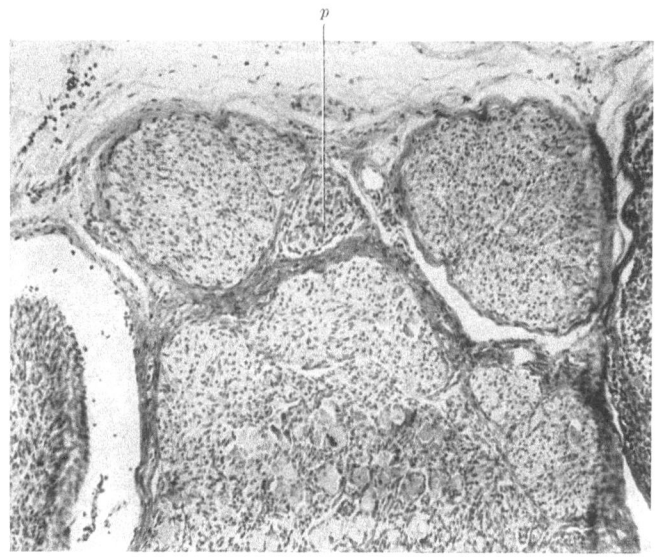

Abb. 64. Anlage (*p*) eines Paraganglion dicht am Ganglion nodosum (im Bild unten) bei einem 21 cm langen *menschlichen* Fetus. Kaliumbichromat-Alaun-Cochenille, 100:1. (Aus WATZKA und SCHARF 1951.)

Anlagen des *Paraganglion nodosum* (Abb. 64) gefunden (WATZKA und SCHARF 1951). Da beim Erwachsenen die Vagus-Paraganglien in mehrere Knötchen zerfallen, dürften diese auch aus mehreren Anlagen hervorgehen, die von den Hüllzellen der parasympathischen Nervenstämmchen abstammen. Die Anlage erfolgt annähernd synchron mit dem Paraganglion caroticum (s. WATZKA 1943).

THYNG (1914/15) fand, daß das Ganglion petrosum (= extracraniale) bei 17,8 mm SSL Faserverbindungen zum Ganglion nodosum vagi und Ganglion cervicale superius trunci sympathici ausbildet [ferner s. FAGNART (1950: 29 mm SSL)]. Auch Verbindungen des vermutlich dem XI. angehörenden Ganglions mit C_1 sind in Abb. 57 von THYNG enthalten (vgl. HYRTL 1836: Erwachsener).

γ) **Die Wurzelganglien der Spinooccipitalregion.** Einer besonderen Besprechung bedürfen noch die Ganglienanlagen des XII. Hirnnerven und des 1. Cervicalnervenpaares. Daß C_1 meist nur als motorisches Nervenpaar persistiert, war den älteren Anatomen (vgl. HYRTL 1836, 1855) wohlbekannt. Trotzdem besitzt dieses Nervenpaar eine definierte Ganglienanlage, wie FRORIEP (1882, 1885), FRORIEP und BECK (1895), WEIGNER (1901), STREETER (1911), THYNG (1914/15), CASASCO (1953) u. a. feststellten (Abb. 63). Die Anlage kann persistieren, völlig untergehen oder aber auch dem XI. Hirnnerven einverleibt werden (vgl. HYRTL 1836). Die Ganglienanlagen können zum isolierten Spinalganglion reifen oder mit C_2

zusammentreten, im letzteren Falle täuscht dann das Ganglion C_1 scheinbare Segmentzugehörigkeit zu C_2 vor.

Für den Hypoglossus hatte MAYER (1836) beim erwachsenen *Menschen* sowie *Rind, Schwein* und *Hund* ein Wurzelganglion beschrieben. FRORIEP (1882) waren diese Befunde bekannt, er akzeptierte sie durchaus. Da FRORIEP die Anlagen zunächst nur bei *Säugern*, nicht aber beim *Menschen*, nachweisen konnte, hielt er MAYERs Beschreibung beim erwachsenen *Menschen* für einen Irrtum. Später konnte dann FRORIEP (1885) selbst die fragliche Ganglienanlage auch bei *menschlichen* Keimen finden (s. Abb. 63). Der Hypoglossus besteht aus 3—4 ehemaligen Occipital-Segmenten, von denen aber auch beim Embryo nur noch das caudalste (letztes Occipital-Segment) ein gut ausgebildetes Ganglion aufweist, während das vorletzte schon eine teilweise rudimentäre, das drittletzte eine völlig rudimentäre Hinterwurzel zeigt. Manchmal bildet auch das letzte Occipital-Segment seine Ganglienanlage vor der Faserbildung zurück. ELZE (1907) konnte das sog. Froriepsche Ganglion bei einem *menschlichen* Keimling von 7 mm SSL nachweisen, BUDDE (1919/20) beim Kind, wo das Ganglion sogar extradural lag (ferner AREY 1923).

Über *Säugetiere* liegen Untersuchungen vor von PRENTISS (1910: *Schwein*), CLARK (1926: *Hund*) und LANGWORTHY (1923: Laboratoriumstiere). Ferner sei auf die älteren Studien von FRORIEP (1882: *Schaf, Rind*), FRORIEP und BECK (1895: *Säugerordnungen*), STREETER (1911), RAWITZ (1908) und SAGUCHI (1908) hingewiesen, sowie auf die neueren Angaben von CASASCO (1953) und STARCK (1955).

Die Ganglienanlagen des N. hypoglossus leiten sich von der Rumpfganglienleiste ab, wenn sie zerfallen, wird das Zellmaterial resorbiert (STREETER 1911: ,,Wachstumsversuch").

Ergebnis:

a) Das *Ganglion semilunare* entsteht durch Verschmelzung zweier Anlagen, des *Ganglion ophthalmicum* und des *Ganglion maxillomandibulare*, die noch längere Zeit unterscheidbar bleiben, obwohl sie äußerlich einheitlich zu sein scheinen.

b) Der sekundäre *Acustico-Facialis-Komplex* trennt sich frühzeitig in die Anlagen des *Ganglion geniculi* und *statoacusticum*. Das letztere gliedert sich in zwei Anlagen, die nicht mit den definierten Ganglia vestibuli und spirale identisch sind.

c) Beim N. *glossopharyngicus* und *vagus* bleiben Wurzel- und Stammganglien gewöhnlich getrennt.

d) Das inkonstante *Ganglion nervi accessorii* ist ein Wurzelganglion.

e) Bei *Säugern* oft konstant, beim *Menschen* meist nur embryonal, besitzt auch der N. *hypoglossus* ein Ganglion, das sich als caudalstes Occipitalganglion von der Rumpfganglienleiste ableitet.

f) Die Anlage des *1. Spinal-Cervical-Ganglions* wird oft zurückgebildet.

g) Die *Spinalganglien* (außer den sacralen und coccygealen) sind das Ergebnis einer sekundären Segmentation der Spinalganglienleiste.

3. Zur Cytogenese und Pseudounipolarisation der sensiblen Neurone.
a) Teilungs-, Differenzierungs- und Wachstumsphase.

Schon die Zellen der frühesten Ganglienleistenanlage unterscheiden sich von denen der Epidermis und der Neuralrohranlage durch ihre besondere Größe, ihre rundliche Form und ihr aufgehelltes Cytoplasma (HIS 1890, vgl. Abb. 25, 30). Während des Ausschwärmens dieser Zellen unter Zusammenlegung zur Neuralleiste verdichtet sich das Cytoplasma, die Zellen werden spindelig (Abb. 34) und sind dunkler färbbar (VEIT 1919). Diejenigen Zellen, die von der Kopfganglienleiste auswandern, um im Mesenchym aufzugehen (Mesektodermzellen), hellen sich wieder auf und sind nach Form, Größe und Lage bald nicht mehr von mesodermalen Mesenchymzellen unterscheidbar (VEIT 1919, STARCK 1955; ältere Autoren s. S. 41), nur bei *Amphibien*keimen sind die dotterfreien Zellen des Mesektoderms bis zur Aufbrauchung der Dotterschollen der mesodermalen Mesenchymzellen von letzteren abgrenzbar (vgl. STARCK 1955).

Die Zellen der Spinalganglienleiste weisen rundliche bis ovale Kerne mit zahlreichen Chromatingranula auf und vermehren sich durch Mitose (Teilungs- oder

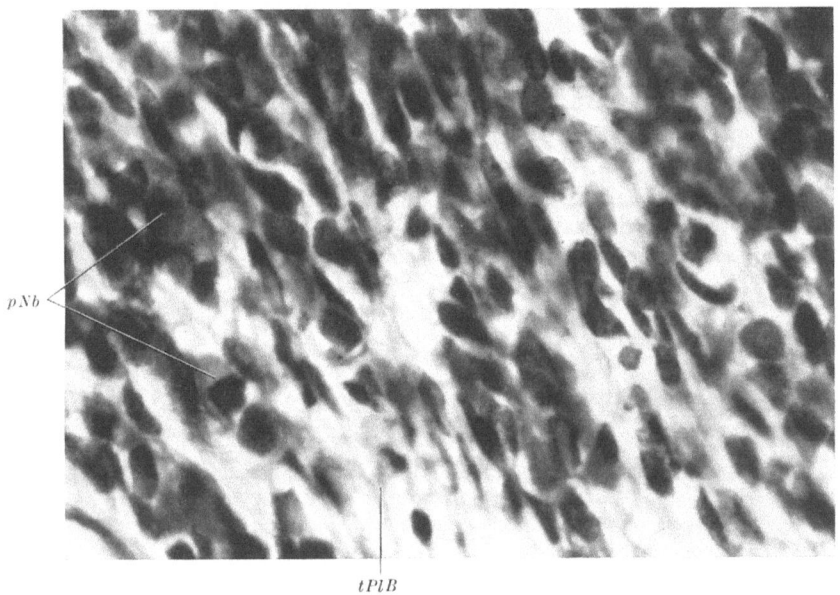

Abb. 65. Spindelförmige Neuroblasten aus einem oberen Lumbal-Spinalganglion vom 15 mm *menschlichen* Embryo im Stadium der Fortsatzbildung. Die Kerne sind meist außerordentlich chromatinreich, das Plasma ist im Perikaryon gewöhnlich sehr spärlich. Einige protoplasmareiche Neuroblasten (*pNb*). Zwischen den zarten Zellausläufern finden sich transitorische Plasmabrücken (*tPlB*). Formolfix., Hämatoxylin-Cochenille. Fluorit-Ölimm. $^1/_{16}$. 1000:1.

Vermehrungsphase, „indifferente Keimzelle HIS"; vgl. TELLO 1922). Die Zelleiber sind meist schlecht begrenzt; möglicherweise bilden sie vorübergehend ein echtes Syncytium. Gegen Ende der 4. Schwangerschaftswoche haben zahlreiche Zellen spindelförmige Gestalt angenommen („apolarer, primitiver Neuroblast mit fibrillogener Zone" von HELD 1897; vgl. TELLO 1922), und einige von ihnen sind zu regelrechten Neuroblasten geworden, die zunächst nur einen, den zentralen, Fortsatz nach dorsal zum Neuralrohr entsenden (frühe Differenzierungsphase). Zwischen fortsatzlosen, spindelförmigen Proneuroblasten liegen aber sogar gegen Ende der 6. Woche (18 mm: Abb. 47) auch noch indifferente Neuralleistenzellen, die sich schroff von längst bipolaren Neuroblasten unterscheiden. Solche bipolare Neuroblasten (HIS 1879, 1882: Abb. 8; HILL 1886) sind schon bei 7 mm großen Embryonen reichlich sichtbar. Sie sind völlig abgegrenzt und lassen sich durch Zupfen isolieren (STREETER 1911). Der periphere Fortsatz wird stets *nach* dem zentralen ausgebildet [Phase der akuten Differenzierung: bis zu diesem Stadium läuft die Entwicklung zentraler und peripherer Neuroblasten oberflächlich gesehen gleichartig ab (TELLO 1922)]. Jeder Fortsatz wächst mit einer Wachstumsendkeule vor (S. MAYER 1907).

Bei 15 mm SSL sind die spindeligen Zellen außerordentlich cytoplasmaarm. Zwischen schon gebildeten Ausläufern können sekundäre Cytoplasmabrücken

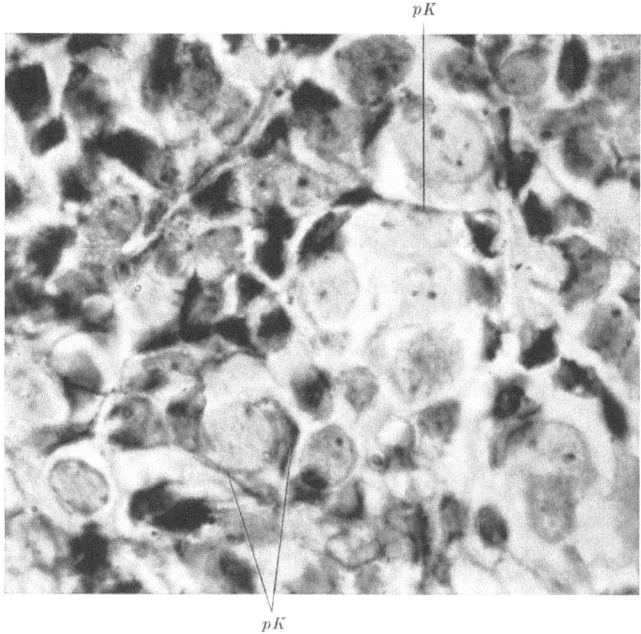

Abb. 66. Neuroblasten aus einem oberen Lumbalganglion vom 34 mm-Embryo *(Mensch)*. Es besteht ein sehr großer Unterschied zwischen den hellen, chromatinarmen Neuroblastenkernen, die oft zwei Nucleoli besitzen, und den chromatinreichen, undurchsichtigen Kernen noch indifferenter Zellen, die hauptsächlich zu Satelliten umgebildet werden. An einzelnen Neuronen setzt die Kapselbildung (pK) bereits ein; es sind die gleichen Perikarya, die schon Plasmavermehrung zeigen. Formolfix., Hämatoxylin-Cochenille. 935:1.

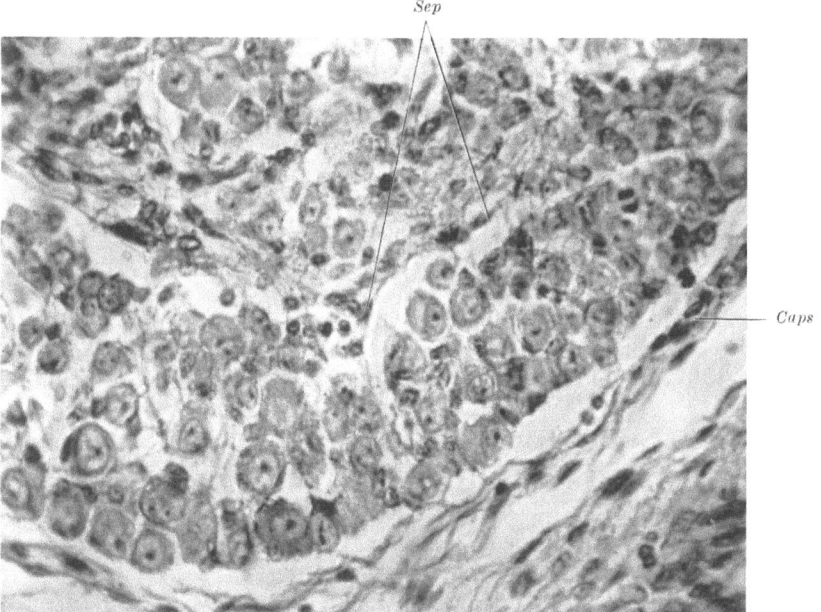

Abb. 67. Ausschnitt aus dem 6. Cervical-Spinalganglion eines *menschlichen* Fetus von 70 mm SSL. Während in der peripheren, subkapsulären Zone die Ganglienzellen schon relativ groß und weit differenziert sind, bleiben sie im Zentrum (obere Bildhälfte) in der Entwicklung etwas zurück. Dieses Verhalten gilt auch für die caudalen Körpersegmente. Die subcapsulären Zellgruppen zeigen deutliche Läppcheneinteilung mit interlobulären Bindegewebssepten (Sep). *Caps* Bindegewebskapsel des Ganglions. Formolfix., Cochenille. 420:1.

(HELD) auftreten (Abb. 65), die von HIS (1887) irrtümlich als nur scheinbare, nicht wirkliche Anastomosen abgelehnt worden waren. HIS wollte damit der

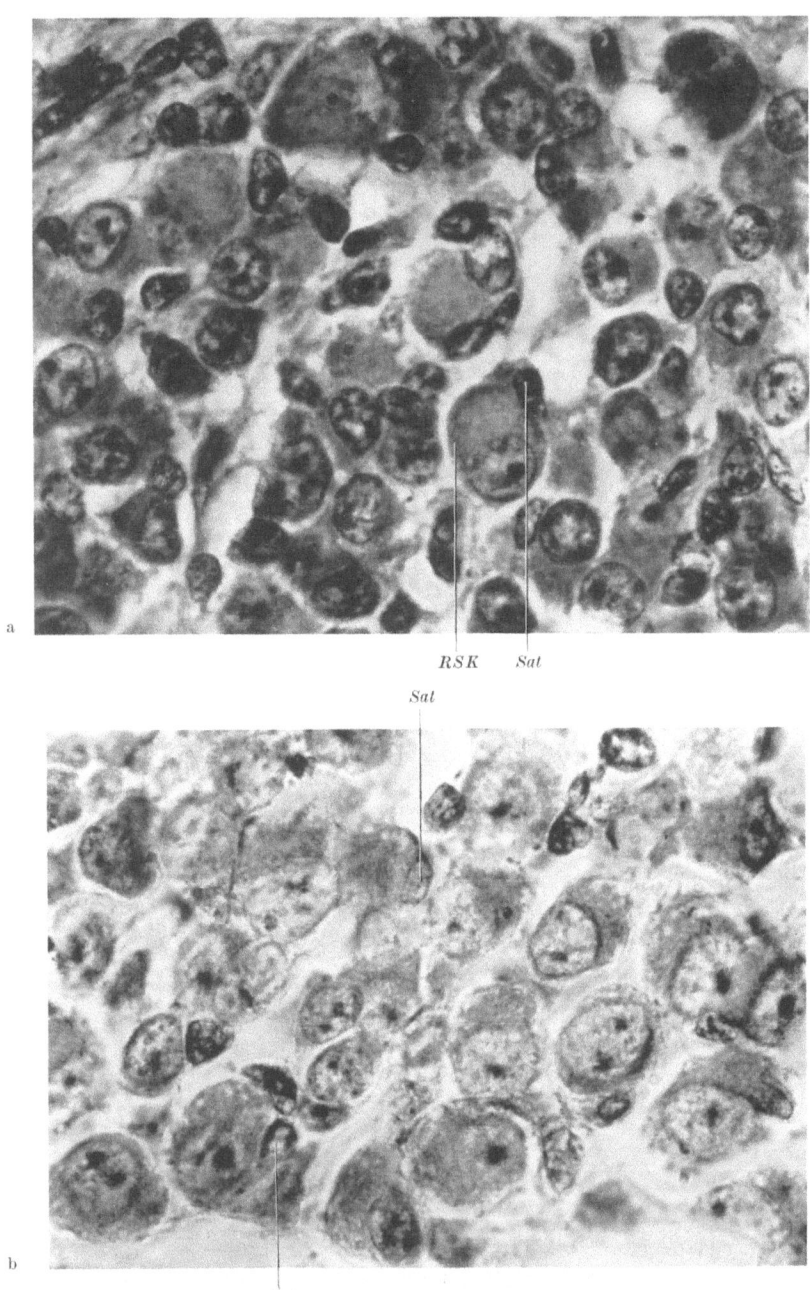

Abb. 68a—c. Drei Bilder von fetalen Spinalganglienzellen (*Mensch*, 70 mm). a Oberes Lumbalganglion: Die deutlich strukturierten Kerne der Neurocyten liegen exzentrisch im ovalen Zellkörper, der schollig-granuläres Tigroid enthält, z. T. mit Randschollenkranz (*RSK*). Die Zellen weichen auseinander und besitzen einen bis drei Satelliten (*Sat*). b Caudales Sacral-Ganglion, subcapsuläre Randzone. Die Ganglienzellen weisen deutlich primitivere Merkmale auf, da die Differenzierung mit craniocaudalem Gefälle abläuft. Mäßig ausgeprägtes Kerngerüst, oft zwei Nucleoli. Im ganzen sind die Zellen aber doch groß und beginnen sich mit Satelliten zu umgeben (*Sat*).

alten Gerlachschen Neurencytiumtheorie (vgl. BAUER 1953, SPATZ 1952) entgegentreten, die er für unbewiesen hielt. Zwar irrte sich HIS, aber seine Ablehnung hat letztlich durch die Erkenntnis eine späte Rechtfertigung erhalten, daß diese Brücken transitorischen Charakter aufweisen (HUZELLA 1938).

Spongioblasten als Stammzellen der Satelliten lassen sich in diesem Stadium nur schwer und in umschriebenen Bezirken der Ganglienanlage wirklich sicher von den Neuroblasten unterscheiden (Abb. 47); deutlicher wird dies bei 34 mm SSL (Abb. 66). Es zeigt sich also, daß die Ganglienzellen früher und meist auch schneller reifen als die Hüllzellen, aber auch die Neuroblasten reifen von Zelle zu Zelle verschieden schnell. Im allgemeinen liegen die reiferen Elemente an der Oberfläche unter der Ganglienkapsel, die unreiferen im Zentrum (DORELLO

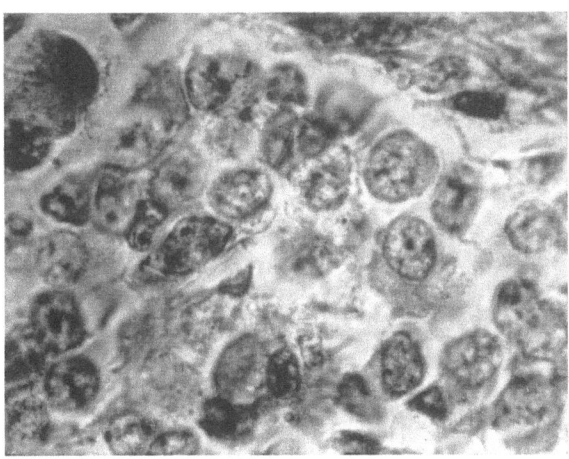

Abb. 68 c. Gleiches Ganglion wie b. Zentralzone. Die Perikarya sind weitaus kleiner als im Randgebiet und besitzen noch keine Hilfszellen. a—c: Formolfix., Cochenille. 935:1.

1897/98: *menschlicher* Embryo von 8,6 mm). Diese Beziehung gilt noch für Feten von 70 mm SSL (Abb. 67), wo im Randgebiet der Ganglien zum ersten Male eine Gliederung der einzelnen Zellgruppen in „Läppchen" deutlich wird, wie sie v. BAERENSPRUNG (1863) beim Kleinkind (Abb. 127, 129) entdeckte; sie verliert sich später wieder.

Da die Differenzierung mit einem cervical-caudalwärtigen Gefälle abläuft, sind die regionalen Unterschiede im Ausbildungsgrad erheblich, wie Abb. 67 im Vergleich mit Abb. 68a und b zeigt. Bei 80 mm SSL können im allgemeinen Spongioblasten und Perikarya scharf unterschieden werden (Abb. 75), bei 4 Monate alten Feten ist die Satellitenkapselbildung an den meisten Neuronen beendet (Wachstumsphase).

Die bipolare Form der peripheren sensiblen Neuroblasten hat HIS (1887) bei menschlichen Keimlingen von 6,9—11 mm SSL eindeutig nachgewiesen (Abb. 8) und sie ist seitdem nicht mehr bezweifelt worden. HIS ist auch zu verdanken, als erster den Zeitpunkt der Umbildung der bipolaren Neuroblasten in pseudounipolare richtig festgelegt zu haben. Bereits bei 10,9 mm SSL deformieren sich einige Neuroblasten in der Weise, daß der Kern mit der Hauptplasmamasse des Perikaryon aus der Achse der beiden Fortsätze nach seitwärts abrückt („Späte Differenzierungsphase"). Damit ist bereits der erste Schritt zur Pseudounipolarisation getan, die dann bei 18,5—24 mm langen Embryonen schnell abläuft, jedoch bei einigen Neuronen noch bis in die Säuglingszeit andauert, ja, einzelne Elemente bleiben zeitlebens auch in den Hirnnerven- und

Spinalganglien bipolar. Der Statoacusticus beteiligt sich an der Pseudounipolarisation nicht. Lediglich einzelne Elemente im Randgebiete des Ganglion vestibulare und spirale nähern sich der geminipolaren Zwischenstufe (v. LENHOSSÉK 1894: Maus, AZOULAY 1894: Mensch). HIS (1887) erkannte völlig richtig, daß die eigentümlichen Formen der Spinalganglienzellen, die FREUD (1879) bei *Petromyzon* (Abb. 117) gefunden hatte, in der pseudounipolaren Umbildung stehen gebliebene Elemente repräsentieren. Er folgerte, die sensiblen Neurone aller *Vertebraten* seien prinzipiell bipolar, was WAGNER (1847) bereits entschieden vertreten hatte.

Die Entwicklung der Hirnnervenganglien eilt den Spinalganglien meist voraus, wie ANGULO Y GONZALES (1951) neuerlich wieder durch Vergleiche des Ganglion semilunare mit den Spinalganglien der *Ratte* feststellen konnte. Bei *Ratten*embryonen von 2—6 mm SSL haben sich die bipolaren Neuroblasten bereits mit ihren Achsen auf die späteren Nervenabgänge des N. V. ausgerichtet und bei 8,3 mm sind die peripheren Ausläufer im Schnauzenepithel nachweisbar. Die Fortsätze der Spinalnerven erreichen dagegen die Haut erst bei 13 mm SSL. Die Haarfollikel werden von Trigeminus-Fasern bei 12,5 mm innerviert, während dies für die Spinalnerven erst bei 23,5 mm nachgewiesen wurde.

Einzelne Neuroblasten sind bei *Kaulquappen* multipolar (DISSE 1893), ebenso beim *Hühnchen* (v. LENHOSSÉK 1894), der *Taube* (LEVI 1905) und der *Katze* (RAMÓN Y CAJAL 1911) sowie auch beim *Menschen* (STREETER 1911). Die Bedeutung dieser Elemente, wie auch der seltenen tripolaren Neuroblasten (LEVI 1905: *Taube*) ist bis heute nicht recht klar, worauf später (s. S. 327 ff.) eingegangen wird. LEVI glaubte seinerzeit, daß der dritte Fortsatz wieder eingezogen oder zu einer Kollaterale werde. Viele — auch bipolare — Neuroblasten gehen in allen Ganglienanlagen und in allen Stadien zugrunde, keineswegs nur in den Rudimenten XII., C_1 und Co_{2-4}. Eine exzentrische Lage des Kernes ist kein Zeichen für eine degenerative Schädigung (wie es bei adulten sensiblen Neuronen der Fall ist), sondern ein Zeichen der Unreife: Im 2. Embryonalmonat liegen fast alle Zellkerne exzentrisch. Auch ein Durchmesser des Perikaryons unter 26 μ (WARRINGTON und GRIFFITH 1904) spricht für Unreife.

b) Die Pseudounipolarisation.

Einige Bemerkungen zum Mechanismus der Pseudounipolarisation dürften noch notwendig sein. Seit HIS (1887) den endgültigen Nachweis der Pseudounipolarisation erbrachte, weiß man, daß die von COURVOISIER (1868, s. S. 13) als „geminipole" bezeichneten Zwischenformen nicht nur phylogenetisch, sondern auch ontogenetisch von den bipolaren Neuroblasten zu den pseudounipolaren Neurocyten überleiten. RAWITZ (1882) war einer der wenigen Forscher, die den Übergang der bipolaren Elemente in die pseudounipolare Form leugneten, weil sie glaubten, die pseudounipolare Spinalganglienzelle sei eine Neuerwerbung der tetrapoden Vertebraten.

Der Ablauf des ontogenetischen Überganges wird aber verschieden gedeutet. Eine kleine Gruppe von Autoren (z. B. FLEMMING 1895 und STÖHR jr. 1928) nimmt an, daß sich beide Fortsätze des bipolaren Neuroblasten allmählich einander nähern und schließlich zu einem einzigen Fortsatz, dem Stiel des „T", vereinigt werden. Auch v. LENHOSSÉK (1893) hatte zuerst diese Ansicht vertreten, sich jedoch später (1894) davon abgewandt und sich HIS angeschlossen. Vertreter dieser überholten Anschauung sind einige Lehrbuchautoren, so SZYMONOWICZ und KRAUSE (1930) sowie BENNINGHOFF (1946).

Eine andere, weitaus größere Gruppe von Forschern dagegen (HIS 1887, RAMÓN Y CAJAL 1893, v. LENHOSSÉK 1894, HEIDENHAIN 1911, E. MÜLLER 1891,

RETZIUS 1880, VAN GEHUCHTEN 1892) hat von jeher den Vorgang anders aufgefaßt. Der Cytoplasmaleib mit dem Kern rückt aus der Achsenrichtung der

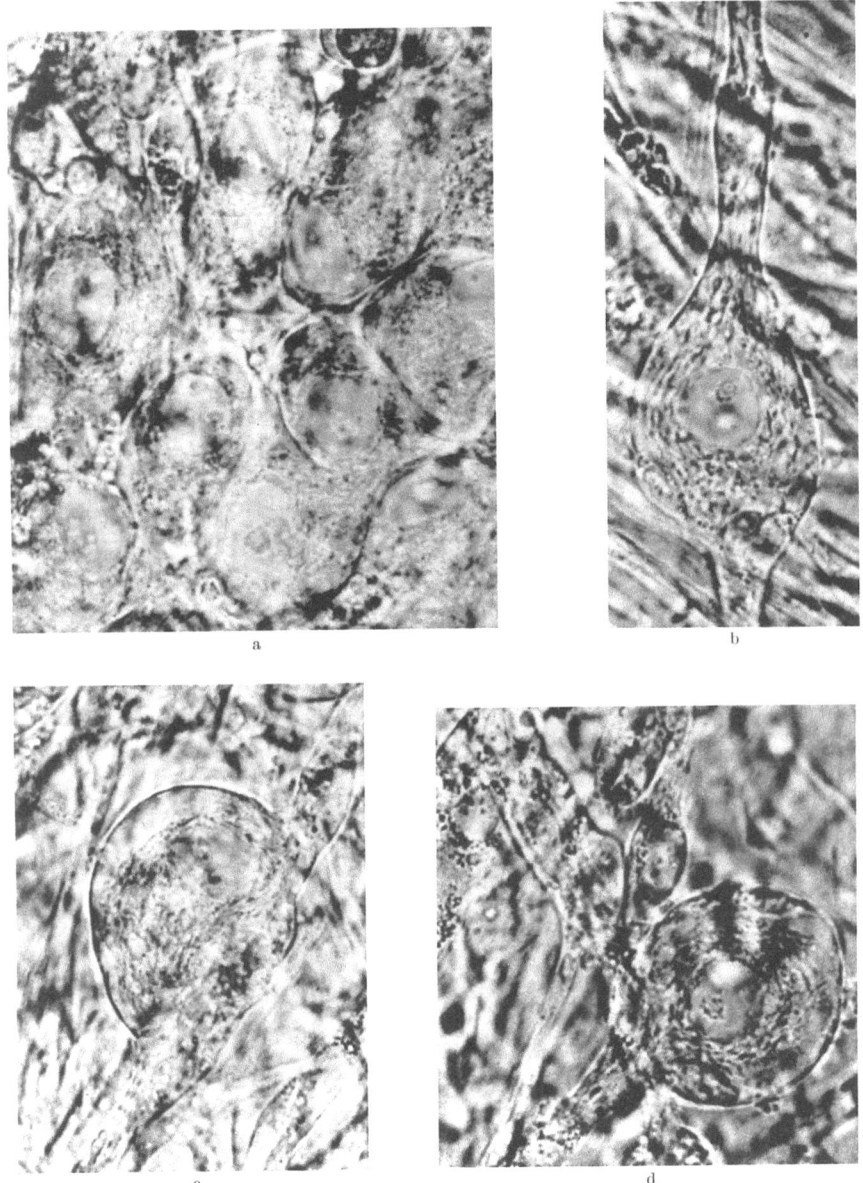

Abb. 69a—h. Pseudounipolarisation der bipolaren Spinalganglienzelle vom *Hühnchen* in der Deckglaskultur. a Gruppe von Spinalganglienzellen mit großen blasigen Kernen, in denen meist 1—2 Nucleoli sichtbar sind. Die hellen Mitochondrien heben sich deutlich von den im Photogramm schwarz erscheinenden Neutralrotgranula ab. Unfixiert, vitale Neutralrotspeicherung. 5. Kulturtag. 1000:1. b Grundform der Spinalganglienzelle vom Hühnchen ist der bipolare (opposito-bipolar-dineuritische) Neuroblast. Neutralrotgranula (schwarz) und Mitochondrien (hellere Granula und Stäbchen) setzen sich auch in die Achsenhügel fort. Unfixiert. 6. Kulturtag. 1000:1. c Bipolarer Neuroblast mit Seitwärtsverlagerung des Perikaryons aus der Polachse. 1. Phase der Unipolarisation. Beachte das mitochondrienfreie Ektoplasma. 6. Kulturtag, unfixiert 1000:1. d Fortgeschrittene Phase der Unipolarisation: Die Fortsätze sind durch Seitwärtsschiebung des Perikaryons nahe „aneinandergerückt" (scheinbar!). Der Fortsatz nach oben links besitzt eine Kollaterale (vgl. Abb. 117, *Ammocoetes!*). Satellitenkerne an der Zelle und Schwannsche Zellen an den Fortsätzen sichtbar. 6. Kulturtag. 1000:1.
(a—d aus MURNAGHAN 1941.)

Fortsätze nach der Seite ab, wodurch zunächst eine geminipole Aufzweigung entsteht. Durch Ausziehung des Cytoplasmas des Perikaryon und dessen weiteres Abrücken von seinen beiden Fortsätzen entsteht ein langer Cytoplasmahals, der schließlich soweit verdünnt wird, daß er den Durchmesser einer Nervenfaser erhält. Das Crus commune ist also ein Teil des Zellkörpers. Die Fibrillenbündel

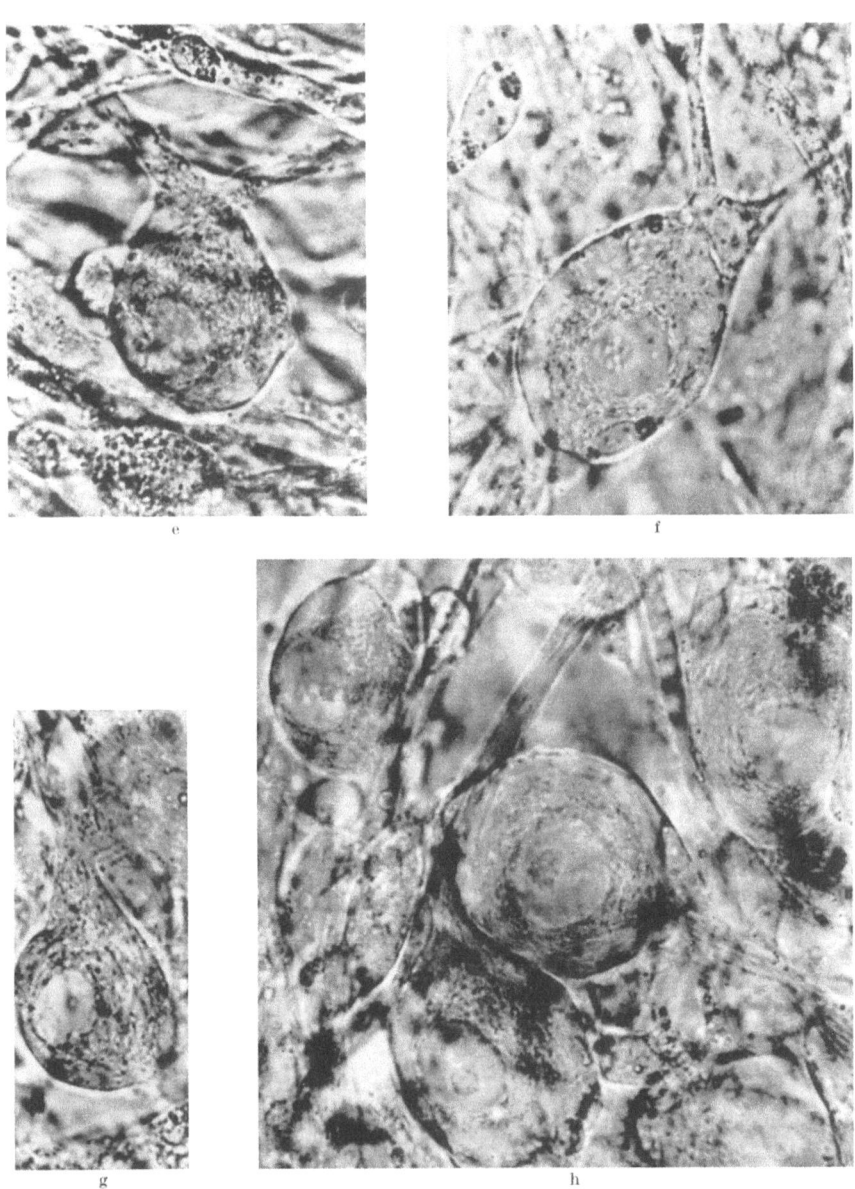

Abb. 69 e—h. e Zwischenphase der Unipolarisation: Geminipolarer Neuroblast mit fast vollständiger relativer Näherung der Fortsätze. Man sieht deutlich die Ausziehung des Plasmahalses zu einem einzigen Polkegel. 6. Kulturtag. 1000:1. f Vollständige Geminipolarisation ist erreicht. Der Polkegel wird weiter elongiert. 6. Kulturtag. 1000:1. g Der Plasmahals ist so weit ausgezogen, daß die Zelle als pseudounipolare Ganglienzelle gelten kann. 6. Kulturtag. 1000:1. h Am 6. Kulturtag erreichen einige Neuroblasten völlige Pseudounipolarität mit Verlängerung des Fortsatzes zum „T". Dunkle Neutralrotgranula. In den Fortsätzen täuschen zu Reihen aneinander gelagerte Mitochondrien Neurofibrillen vor. Vitale Neutralrotspeicherung. Unfixiert. 1000:1.
(e—h aus MURNAGHAN 1941.)

beider Fortsätze bleiben im Stielfortsatz getrennt sichtbar (RAMÓN Y CAJAL 1904). Die meisten Lehrbuchverfasser vertreten diese Meinung; trotzdem geht die Spaltung in die zwei Meinungen noch durch die neueren Lehrbücher.

Neuere Arbeiten zugunsten der letzteren Anschauung sind die von MÜNZER (1931) und TRUEX (1939). MURNAGHAN (1941) hält den Streit für unentschieden. Dieser Autor konnte aber in der Gewebekultur an *Hühner*neuroblasten die Mikrophotogramme aufnehmen, die in Abb. 69a—h wiedergegeben sind. MURNAGHAN meint, diese Aufnahmen seien zwar kein absoluter Beweis für die Elongation des Perikaryon, da die Bilder nicht von ein und derselben Zelle stammen, aber sie sprächen wohl sehr dafür. Diese selbstkritische Skepsis des Autors dürfte jedoch fehl am Platze sein, denn die Befunde stimmen so gut mit denen der älteren Autoren überein, daß sie als deren letzter und bisher bester experimenteller Beweis gelten müssen.

Obwohl letzte Beweise fehlen, scheinen die bipolaren Neuroblasten zunächst eine dünne Markscheide auszubilden, die bei der Pseudounipolarisation auf dem Crus commune zurückbleibt (MÜNZER 1931). Für diese Anschauung spricht, daß die definitiv bipolaren Neurone vollständig, also auch am Perikaryon, von Mark eingehüllt werden, während die pseudounipolaren „markfrei" sind. In neuerer Zeit konnten aber auch an den kleineren Spinalganglienzellen dünnen Markscheiden äquivalente Membranen nachgewiesen werden (SCHARF 1951), so daß diese Frage vermutlich doch komplizierter ist.

Zur Ausreifung des Neurons gehört auch die Ausbildung der Markscheide an den Fortsätzen, die bei der *Katze* (ähnlich *Opossum, Kaninchen, Meerschweinchen, Hund*) bis zum 9. Tag post partum an den Vorderwurzelfasern schneller abläuft als an den sensiblen Neuronen; vom 14. Tag an herrscht Gleichgewicht zwischen Radix ventralis und dorsalis. Während sich früher zwei grundlegende Anschauungen diametral gegenüberstanden, von denen die eine die Markscheide als ausschließliches Produkt des Axons, die andere als ausschließliches Produkt der Scheidenzellen auffaßte, scheint sich heute eine Kompromißlösung als richtig zu erweisen. Markscheiden im Sinne der Lichtmikroskopie können nicht alle Neurone ausdifferenzieren, wohl aber submikroskopisch gleichartig gebaute dünne Membranen. Die Fähigkeit, die eine oder andere Membranart zu liefern, ist im Axon begründet, bedarf aber der Mithilfe der stoffwechselaktiven Scheidenzellen. Auf diese Fragen kann hier nicht näher eingegangen werden; es sei auf die Arbeiten von SCHARF (1951a, 1952, 1956) hingewiesen, sowie auf die Zusammenfassungen von STARCK (1955), ferner STOECKENIUS und ZEIGER (1956). Ältere Arbeiten von Wichtigkeit sind die von KISS und v. MIHÁLIK (1930), SOKOLANSKI (1930), ROGALSKI (1933), SCHIMERT (1935) und GUTNER (1937). Eine ausführliche Darstellung gibt LEHMANN im Kapitel „Die Nervenfaser" in diesem Handbuch.

Die weitere Reifung des jugendlichen Neurons drückt sich vor allem in *Größenwachstum* aus, das eindeutig durch exogene Faktoren beeinflußt werden kann. LURIA (1935) fand bei *Ratten*, daß z. B. Unterernährung eine Hypoplasie der Spinalganglien bedingt. Der Einfluß ist aber kein direkter, sondern scheint, wie der Autor hervorhebt, von der bei Unterernährung kleiner bleibenden Körperoberfläche abzuhängen. Die im ganzen retardierten, unterernährten Tiere zeigen selbstverständlich auch hypoplastische Viscera. Aber, während sich z. B. Leber- und Nieren-*Zellen* zu normaler Größe entwickeln, bleibt der Durchmesser der Spinalganglien-*Zellen* hinter denen normaler Tiere zurück. Auch die Größenvariabilität der sensiblen Perikarya bleibt geringer als bei den Kontrollen. LURIA (1935) spricht deshalb von einem neuronspezifischen Wachstumsstillstand.

c) Zur Cytochemie der embryonalen Spinalganglienzellen.

Ohne hier die Frage nach der vitalen Strukturierung des GOLGI-*Apparates* diskutieren zu wollen (hierzu s. HIRSCH 1939, 1955), sollen einige Bemer-

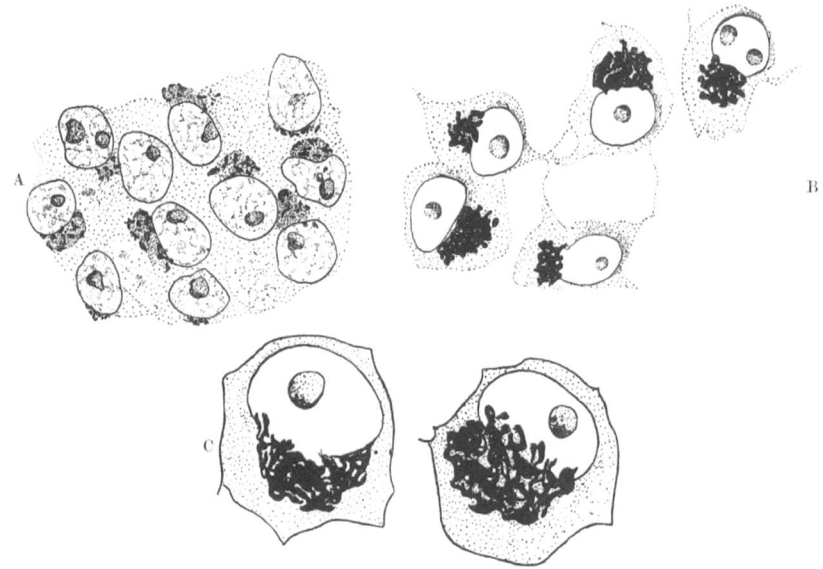

Abb. 70A—C. A Zellgruppe aus einem cervicalen Spinalganglion vom *Hühnchen*. 4. Bruttag. Kompakter Golgi-Apparat. Mann-Kopsch-Methode und Neutralrot. 1800:1. B Gleiches Ganglion, jedoch nach DA FANO behandelt. C *Hühnchen*, 7. Bruttag, Spinalganglion. Größenzunahme des Golgi-Apparates, der sich um die halbe Kernperipherie ausbreitet. DA FANO, 1800:1. (Aus SUBBA RAU und LUDFORD 1925.)

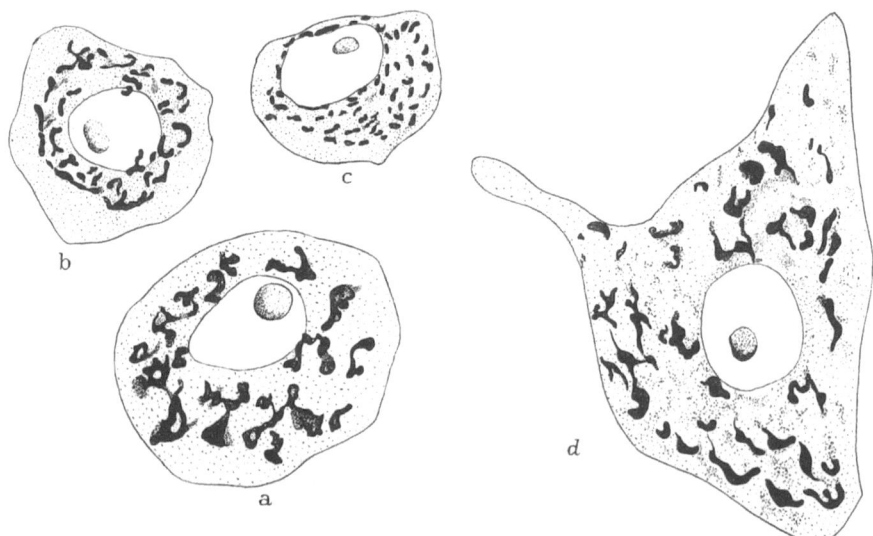

Abb. 71a—d. a—c: Geschlüpftes *Hühnchen* Varianten des Golgi-Apparates, der nunmehr peripherisiert ist. DA FANO, 1800:1. d Spinalganglienzelle vom erwachsenen *Huhn*, totale Ausbreitung des Golgi-Apparates im Plasma. DA FANO, 1800:1. (Aus SUBBA RAU und LUDFORD 1925.)

kungen zu dessen Auftreten in embryonalen Spinalganglienzellen folgen. SUBBA RAU und LUDFORD (1925), sowie ALEXENKO (1930) kamen zu übereinstimmenden

Ergebnissen. SUBBA RAU und LUDFORD (1925) fanden bei *Hühner*embryonen am 4. Bruttag bei Anwendung der Methoden von MANN-KOPSCH (OsO_4), DA FANO [$Co(NO_3)_2$] und HILL [$Th(NO_3)_4$] Haufen von Granula und Stäbchen, die rund um die Centrosphäre und nur an einem Kernpol gelagert sind (Abb. 70a, b). Diese Anordnung der osmiophilen Substanzen wird von den Autoren, sowie von ALEXENKO und HIRSCH als „polare" bezeichnet. Die Größe der osmiophilen

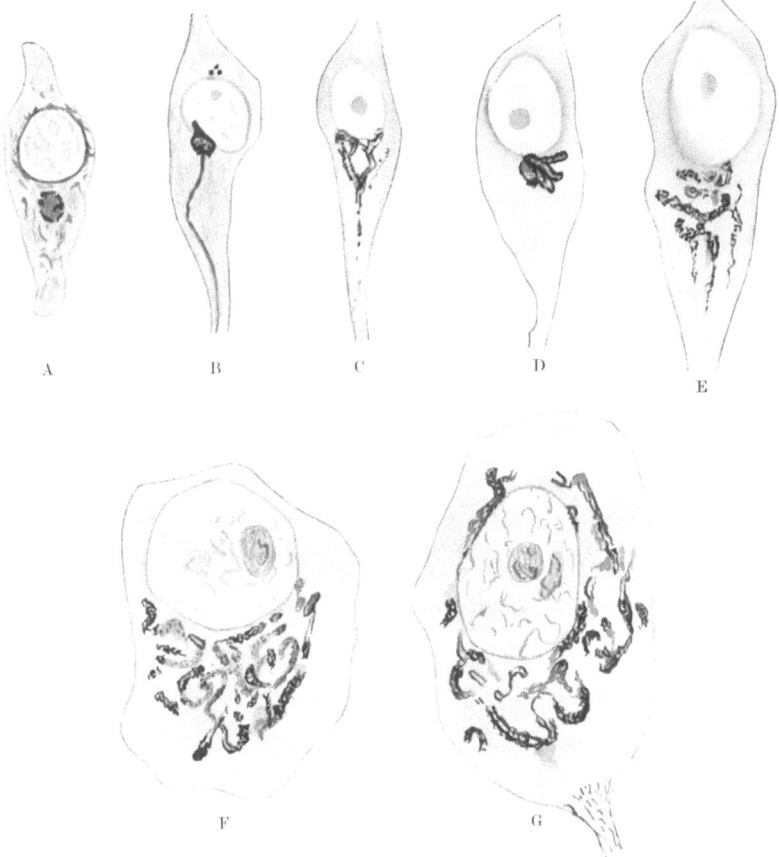

Abb. 72. Entwicklung der Golgi-Systeme während der Embryonalentwicklung beim *Hühnchen*. *A* Neuroblast in der Phase des Beginns der Fortsatzbildung mit kompaktem, polarem Golgi-Apparat. *B* Sphärischer Golgi-Apparat mit osmiophilem „Faden" in den proximalen Fortsatz hinein. *C* Zerfall des „Fadens" und der anderen Auswüchse, dadurch Auflockerung des Golgi-Apparates. *D* Auflockerung des polaren Golgi-Apparates. *E* Der Neuroblast hat an Größe zugenommen, das Golgi-System bildet ein Netz. *F* Die Zelle nimmt allmählich rundliche Form an, währenddessen bildet sich der Golgi-Apparat um. Er breitet sich nun schon um den halben Umfang der Kernmembran aus. *G* Am Ende der Pseudounipolarisation hat sich der Golgi-Apparat in die ganze Zirkumferenz des Kernes ausgebreitet. (Aus ALEXENKO 1930.)

Körperchen nimmt ständig zu und diese breiten sich am 7. Bruttag um den halben Kernumfang aus, gehen also von der „polaren" in die „zirkuläre" oder „circumnucleäre" Anordnung über (Abb. 70c). Die Golgi-Körper erscheinen in dieser frühen Ausbildungsphase kompakt. Bis zum 14. Bruttag ist die circumnucleäre Anordnung vollständig erreicht und die Golgi-Substanz breitet sich im Cytoplasma in netzähnlicher Form aus (Abb. 71). Die chromaffinen Paraganglien, die ebenfalls aus primitiven Ganglienleistenzellen abgeleitet sind, bleiben im Hinblick auf den Golgi-Apparat zeitlebens auf dem Status primitiver Neuroblasten stehen,

d. h. die „polare" Anordnung wird lebenslänglich fixiert. Die im Cytoplasma verstreute Form des Golgi-Apparates wird von SUBBA RAU und LUDFORD als die eigentlich stoffwechselaktive aufgefaßt; sie entspricht bei frisch geschlüpften *Küken* prinzipiell dem Status erwachsener *Hühner* (Abb. 71d).

ALEXENKO (1930) baute die Befunde der älteren Autoren wesentlich aus. Er wies als Zentrum des embryonalen Golgi-Apparates das Diplosom nach, darüber hinaus die Identität der osmiophilen Körper mit Neutralrotgranula. Das sphäroide Golgi-Zentrum nimmt bei der Teilung der Ganglienleistenzellen elliptische Form an und stellt sich in der Prophase mit seiner längeren Achse parallel zur Achse der späteren Teilungsfigur der Chromosomen ein. Unter Zerfall in feine Bröckel wandert die osmiophile Substanz sodann an die Pole der Teilungsspindel. In der Metaphase verteilen sich die Bröckel gleichmäßig im Cytoplasma um die Spindel. Die Anordnung bleibt auch in der Anaphase bestehen, um schließlich in der Telophase wieder in eine Rekondensation der Partikel um das Diplosom überzugehen (Abb. 72). In den Tochterzellen ist sehr bald wieder die „polare" Stellung zum Kern erreicht. Nach mehreren Mitosegenerationen unterbleiben weitere Teilungen. Die indifferenten Zellen werden zu typischen Neuroblasten, indem an demjenigen Zellpol, der den Golgi-Apparat beherbergt, der erste Fortsatz gebildet wird. Dies ist stets der rückenmarksnahe, also der zentrale Pol. Zeitweilig ragt der Golgi-Apparat mit einem fadenförmigen Fortsatz in den Zellausläufer; die Bedeutung dieser Erscheinung ist unbekannt. Wenn beide Zellausläufer schon weit ausgewachsen sind, bilden sich am Golgi-System Protuberanzen aus, so daß eine faltige, polygonale Gestalt resultiert. Im älteren Neuroblasten wird dann die netzartige Struktur aufgefunden; die ausgereifte Ganglienzelle weist völlig circumnucleäre Anordnung des Golgi-Netzes auf. Im Supravitalpräparat sind Neutralrot-Vacuolen über das ganze Endoplasma verteilt (Abb. 73a). Das Diplosom soll nach ALEXENKO (1930) degenerieren (s. aber S. 259ff.!). Mitochondrien finden sich nach COWDRY (1913/14) in allen Stadien, auch schon vor der Formierung des 1. Ursegments.

Nissl-Substanz wurde von TIMOFEEW (1898) beim *Hühnchen* und der *Taube* am 4.—6. Bebrütungstag, von MÜHLMANN und POPOWA (1929) bei *menschlichen* Embryonen von 6—7 cm SSL nachgewiesen (ferner *Rind, Kaninchen, Katze, Meerschweinchen*). Diese Autoren fanden die basophilen Cytoplasmaeinschlüsse Feulgen-positiv, was für ihre Nucleotidnatur beweisend ist. *Neurofibrillen* lassen sich früher nachweisen als Nissl-Granula, früheste schon in apolaren primitiven Neuroblasten (s. S. 74). GERINI (1908) und COWDRY (1913/14) beschrieben Neurofibrillen beim *Hühnchen* im 15 Somiten-Stadium (5,8 mm = 40 Brutstunden).

Pepsin löste aus der Nissl-Substanz nur eine Komponente heraus, die andere (methylenblaufärbbare) blieb unangegriffen. MÜHLMANN und POPOWA vertraten die Meinung, daß die Nachweisbarkeit des Tigroids nicht so sehr vom Alter des Keimlings als von der individuellen Größe der Einzelnervenzelle abhängt. Eigene Untersuchungen zeigten bei 54 mm SSL (Abb. 74) im noch spärlichen Cytoplasma deutlich basophile Zonen. Bei 78 mm SSL (Abb. 75) sind Nissl-Granula sichtbar. Bei der *Katze* fand PRETO PARVIS (1954) im 20 mm-Stadium (Abb. 76) die Kerne exzentrisch gelegen, das kernnahe Cytoplasma war basophil wie auch die Kernmembran, die dort eingedellt war, wo die ersten Ribonucleinsäuren (RNS) im Cytoplasma auftreten. Bei 75 mm SSL (Abb. 77a) maßen die Perikarya der *Katzen*feten im Mittel 10—18 μ im Durchmesser. Größere Elemente hatten kugelige Kerne, die arm an Desoxyribonucleinsäure (DNS) waren. Nur der Nucleolus und das periphere Cytoplasma zeigten Basophilie, die peripheren Plasmaschollen reagierten Feulgen-positiv. In der Entwicklung retardierte, kleinere Elemente wiesen dagegen reichlich DNS-haltige Kerne auf. Das Cytoplasma war noch frei von solchen Substanzen, der Nucleolus deutlich Feulgen-

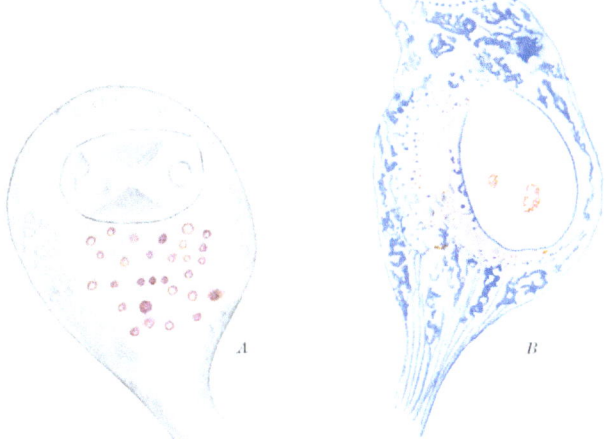

Abb. 73. *A* Neuroblast in der Phase der allmählichen Differenzierung vom *Hühnchen*, vitale Neutralrotfärbung. Granula von wechselnder Größe. Orig. 800:1. *B* Ebenfalls junger Neuroblast. Früheste Nissl-Schollen, sowie Nissl-freie Sphäre. *Hühnchen*. Carnoy-Fix., Nissl-Färbung. (Aus ALEXENKO 1930.)

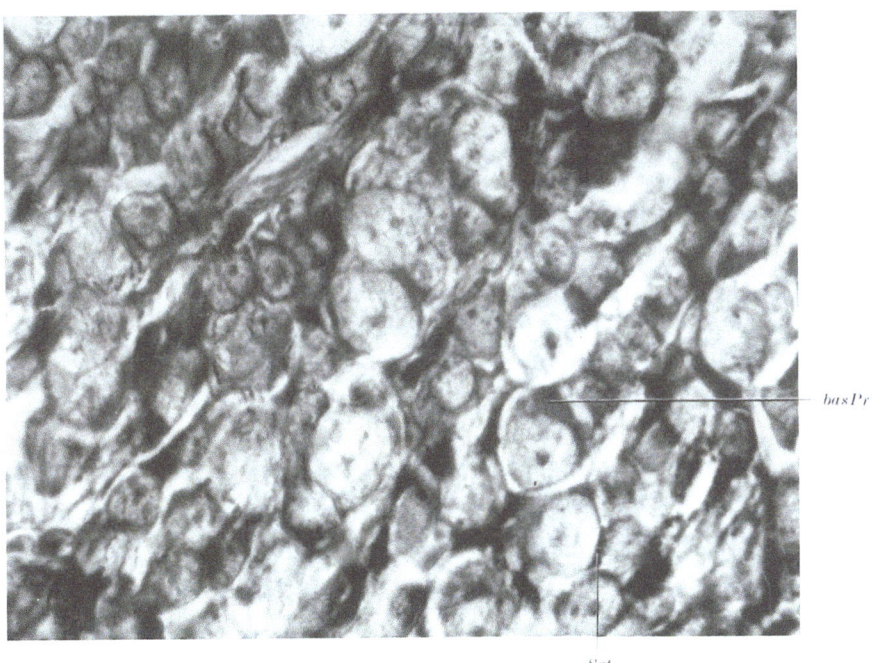

Abb. 74. Primitive sensible Neurone im oberen Lumbal-Ganglion eines *menschlichen* Feten vom 54 mm Größe. Die blasig aufgetriebenen Kerne enthalten außer dem Nucleolus kaum basophile Substanzen, dagegen beginnt das noch spärliche Cytoplasma Basophilie (*basPr*) anzunehmen. Noch große Differenz im Ausbildungsgrade der einzelnen Perikarya, die zu mehreren Ballen bilden. Einige neurogene Nebenzellen haben sich schon zu Satellitenkapseln formiert (*Sat*). Formolfix., Hämatoxylin-Cochenille. 935:1.

positiv. Zwischen 85 und 95 mm SSL (Abb. 77b und 78) begannen die kleineren Zellen peripher RNS zu speichern; die größeren zeigten schon disseminierte

Nissl-Schollen. Kurz nach der Geburt finden sich typische Nissl-Schollen sowohl in großen als kleinen Zellen; in den großen ist das Tigroid im ganzen

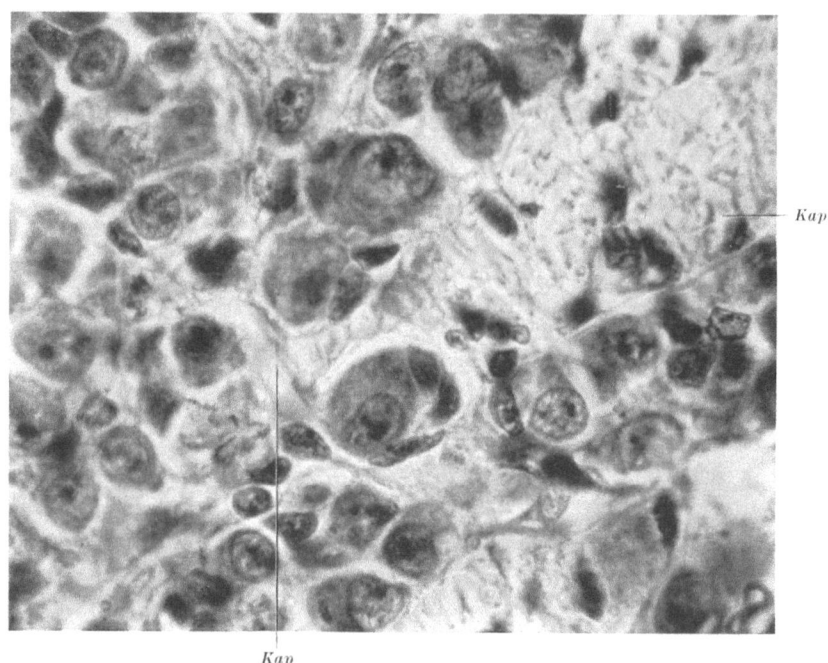

Abb. 75. Spinalganglienzellen aus einem oberen Lumbalsegment vom 78 mm großen *Menschen*feten. Es bestehen zwar noch beträchtliche Größenunterschiede, aber die Zellballen sind meist auseinandergewichen, so daß die Perikarya isoliert liegen und sich mit Satelliten umgeben können. Die Kerne sind gegenüber dem 54 mm-Stadium deutlich strukturiert, im Cytoplasma sind schon Nissl-Granula zu erkennen. Die Kerne der Satelliten lassen nun ebenfalls Chromatinstrukturen erkennen. Deutliche Mesenchymvermehrung im Interstitium und Capillarisation (*Kap*). Die größten Ganglienzellen oft mit irregulären Konturen, da sie wachsen. Formolfix., Cochenille. 935:1.

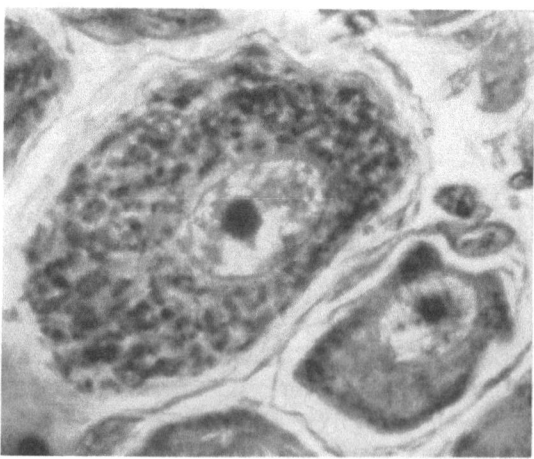

Abb. 76. Spinalganglion vom 20 Tage alten *Kätzchen*. Links im Bilde große „frühreife" Zelle, die in ihrem Tigroidverteilungsbild schon völlig adult wirkt; rechts kleine „retardierte" Spinalganglienzelle mit primitiven Merkmalen (unvollständiger Randschollenkranz, deutlich exzentrischer Kern). Helly-Fix., Färbung nach UNNA-PAPPENHEIM, 1700:1. (Aus PRETO PARVIS 1953/54.)

Cytoplasma, in den kleineren nur im peripheren Endoplasma verteilt (vgl. auch DEITCH und MURRAY 1956, sowie DEITCH und MOSES 1957). Nach PRETO PARVIS

Zur Cytochemie der embryonalen Spinalganglienzellen. 87

(1955) verhalten sich die Neuroblasten des Ncl. mesencephalicus nervi V. wie *große* Spinalganglienzellen, d. h. sie durchlaufen eine frühzeitige chemische Differenzierung. PRETO PARVIS (1954) unterscheidet nach diesen Befunden auch nach dem Nucleotidgehalt:

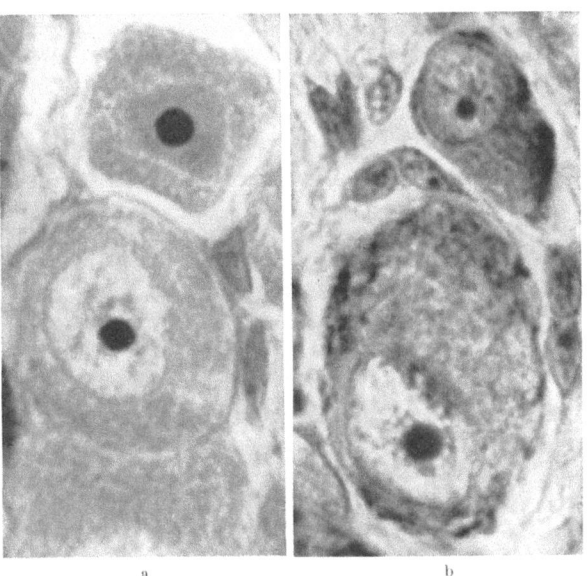

Abb. 77 a. u. b. Spinalganglienzellen vom großen Typ („frühreif") *unten*; vom kleinen „retardierten" Typ im Bilde *oben*. a *Katzen*fetus 7,5 cm SSL; b *Katzen*fetus 9,5 cm SSL. a und b: Helly-Fix., Toluidinblau. a: 2000:1; b: 1700:1. (Aus PRETO PARVIS 1953/54.)

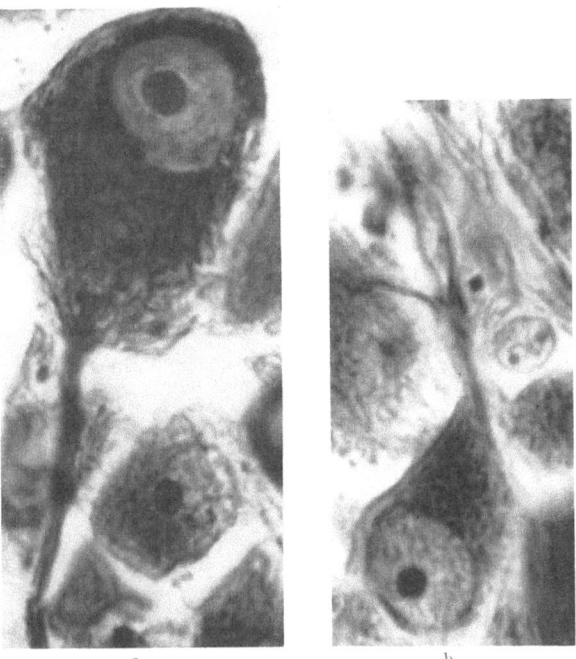

Abb. 78 a. u. b. Höher differenzierte Spinalganglienzellen vom 9,5 cm langen *Katzen*fetus. a Großes „frühreifes" Perikaryon (braunschwarz imprägniert); b kleines „retardiertes" Neuron (braungelb imprägniert). Silberimprägnation nach RAMÓN Y CAJAL. 1800:1. (Aus PRETO PARVIS 1953/54.)

a) *Vermehrungsphase.* Kerne der indifferenten Zellen noch ohne Nucleolus, aber mit diffusem Reichtum an DNS bei geringem Cytoplasmavolumen.

b) *Phase der beginnenden Differenzierung.* Die Kerne sind typisch basophil, der Nucleolus Feulgen-positiv.

c) *Phase des Wachstums* und der *intensiven Differenzierung.* Zunahme des Kernvolumens, Vergrößerung des Nucleolus. Absinken der DNS- und Anstieg der RNS-Konzentration. Gleichzeitig vergrößert sich das Chromozentrum und die ersten versilberbaren Neurofibrillen (Abb. 79) können dargestellt werden. Typische Zeichen der Kernsekretion sind nachweisbar.

d) *Phase* der typischen *Tigroidbildung* im Cytoplasma.

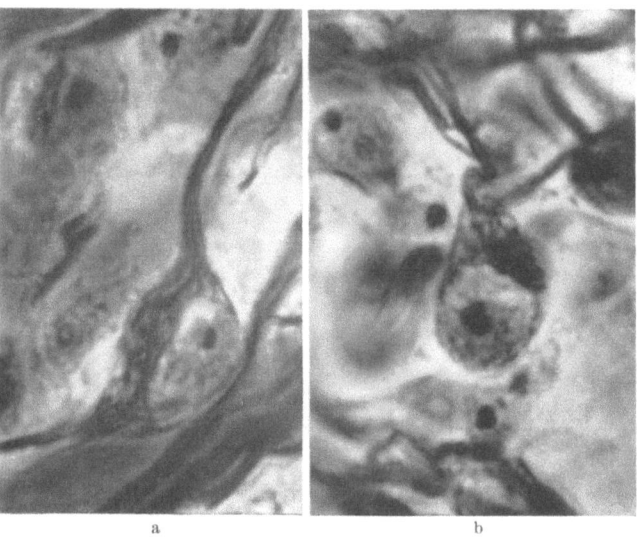

a b

Abb. 79. Zwei Zellen aus einem Spinalganglion vom *Katzen*embryo (2 cm SSL). In den Zellen sind bereits Neurofibrillen sichtbar, die Zellkerne liegen noch deutlich exzentrisch. Silberimprägnation nach RAMÓN Y CAJAL, 2000:1. (Aus PRETO PARVIS 1953/54.)

BAMMER (1955) untersuchte die UV-Absorption an Kulturen isolierter Spinalganglienzellen von 12—15 Tage bebrüteten *Hühner*embryonen. Die Zelldurchmesser schwankten zwischen 22,7 und 26,5 μ, die Zellen absorbierten gleichmäßig ohne Kern-Plasma-Unterschiede bei 265 mμ (Abb. 80a). Sechs Stunden nach Explantation boten alle Zellen ein ausgeprägtes Absorptionsmaximum bei 265 mμ mit beiderseitigem steilen Abfall nach kürzeren und längeren Wellen. 72 Std nach Explantation zeigen die Zellen, welche inzwischen einen Fortsatz ausgesandt haben, eine Veränderung der Absorptionskurve: 2 Maxima bei 275 mμ (bzw. 280 mμ) *und* 265 mμ (Abb. 80b). Nur die Zellen ohne Fortsätze absorbieren ausschließlich bei 280 mμ (Abb. 80c). Es zeigte sich, daß der Kurventyp mit Maximum nur bei 280 mμ typisch für solche Zellen war, die bis zum Verlust der Regenerationsfähigkeit geschädigt waren; sie hatten dann auch ihre UV-Sensibilität eingebüßt, die sich bei vitalen *und* regenerationsfähigen Zellen bei 265 mμ unter der Beobachtung binnen 2 min in Absorptionsschwankungen äußert (Abb. 81).

BAMMER (1955) korrelierte das Hauptmaximum bei 265 mμ mit der hohen Pentosenucleinsäure-Konzentration, die in geschädigten Zellen rasch absinkt. Das zweite Maximum bei 280 mμ dürfte durch tyrosin- und tryptophanhaltige Proteine bedingt sein.

In einer weiteren Studie hat BAMMER (1956) sich näher mit der UV-Strahlenschädigung der Spinalganglioblasten in vitro auseinandergesetzt. Er konnte zeigen, daß monochromatisches UV der Wellenlängen 313, 280, 265 oder 248 mµ qualitativ unterschiedliche Wirkung entfaltet. Die deutlichste Regenerationshemmung machte sich bei 248 mµ bemerkbar. Unter der Gesamtzahl der intakten

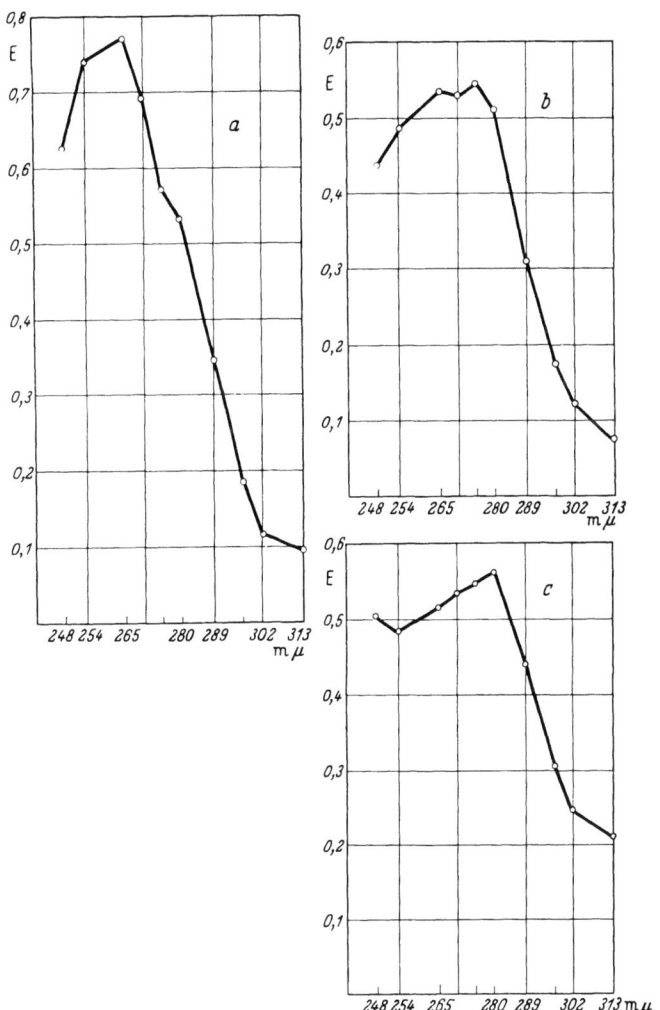

Abb. 80. Absorptionskurven von Spinalganglienzellen vom *Hühner*embryo in vitro. Ordinate: Extinktion; Abszisse: Wellenlänge in mµ. Die Absorption wurde im Cytoplasma in einem Feld von etwa 5 µ Seitenlänge in der Mitte der Zelle gemessen. a Hohes Absorptionsmaximum bei 280 mµ = Typ I; b Zwei Maxima, bei 265 mµ und 275—280 mµ = Typ II; c Ein Maximum bei 280 mµ = Typ III. (Einzelheiten im Text.) (Aus BAMMER 1955.)

Zellen der bestrahlten Kultur fanden sich nur 34% (im Mittel) regenerierende Zellen. Für die Strahlenschädigung kommen 3 Möglichkeiten in Betracht:

a) Membranschädigung (Lipoide!), so daß absorbierendes Material vermehrt aus der Zelle diffundieren kann.

b) Freisetzung von Sauerstoff; die frei werdenden OH-Radikale bauen Nucleinsäuren ab.

c) Fermentschädigung, insbesondere Chymotrypsin und Ribonuclease, wodurch sekundär eine Nucleinsäure- und Cytoprotein-Synthese-Hemmung resultiert. Die Energie für die intracelluläre Eiweißsynthese stammt bekanntlich zum Hauptteil aus proteolytischen Prozessen.

Bei *Katzen*embryonen ist vom 19. Tag der Trächtigkeit an (7—8 mm SSL) der *Sexualdimorphismus* der Kerne festzustellen (GRAHAM 1954). Jedenfalls wird das akzessorische Kernkörperchen weiblicher Keimlinge als Geschlechts-Chromatin gedeutet, da es bei männlichen Feten fehlt (s. hierzu weiter S. 225ff.).

Das Nervensystem ist allgemein arm an *Kohlenhydrat*reserven (KLENK 1952). Trotzdem gelang es GRAUMANN (1952/53), den Zeitpunkt des frühesten Auftretens

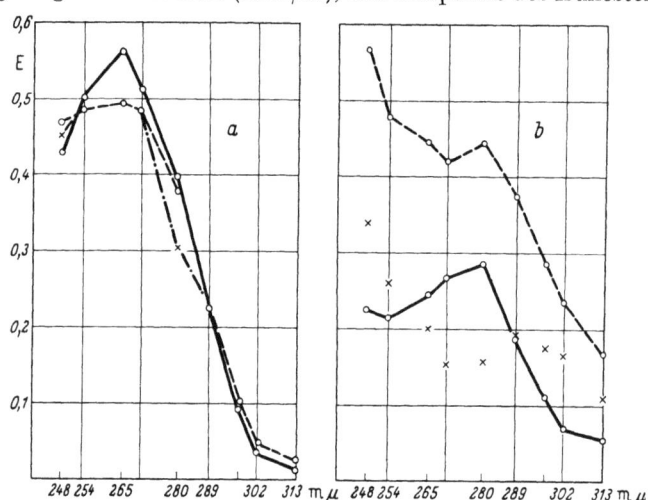

Abb. 81. Strahlenwirkung der Linie 265 mµ auf die UV-Absorption in Spinalganglienzellen vom *Hühner*embryo in vitro. *a* Embryo von 15 Tagen; Zelle 6 Std nach dem Auspflanzen, Zelldurchmesser 22,5 µ. Die ausgezogene Linie verbindet die Meßwerte vor der Bestrahlung, die gestrichelte Linie verbindet die Meßwerte nach einer Bestrahlung mit 265 mµ von 20 min Dauer. Die —·—·— Linie zeigt die Änderung der Meßwerte nach weiteren 14 Std Dunkelaufenthalt an. Der Abfall des Absorptionsmaximums (265 mµ) geht in Dunkelheit bei unveränderter Versuchsanordnung nicht weiter. *b* Embryo von 14 Tagen; Zelle 21 Std nach der Explantation, Zelldurchmesser 22,5 µ. Die ausgezogene Linie verbindet die Meßwerte vor der Bestrahlung. Die Linie ------ zeigt die Meßwerte nach insgesamt 165minütiger Bestrahlungsdauer. Die Kreuze kennzeichnen die Differenz der Meßwerte vor und nach der Bestrahlung. (Weitere Einzelheiten im Text.) (Aus BAMMER 1955.)

von perjodsäure-leukofuchsin-positiven Substanzen bei *Mäuse*embryonen zu bestimmen, der auf den 16. Tag der Trächtigkeit fällt (13,5 mm SSL).

ROSSI, PESCETTO und REALE (1951, 1953) untersuchten bei menschlichen Embryonen die Entwicklung der *Phosphatase*aktivität. Alkalische Phosphatase ist bei 23 mm SSL in Spinalganglienzellen hochkonzentriert im Cytoplasma nachweisbar, etwas weniger im Karyoplasma und der Kernmembran. Die Zellausläufer enthalten nur wenig alkalische Phosphatase, die Kerne der Schwannschen Zellen dagegen reagieren schwach positiv. Die alkalische Phosphatase soll während der Embryonalentwicklung vermindert werden; dagegen nimmt die saure Phosphatase ständig zu. Letztere ist schon bei 9 mm SSL sehr reichlich in den Neuroblastenkernen vorhanden. Aber auch in Cytoplasma und Fortsätzen ist das Enzym zu finden, bei 36 mm SSL ist eine deutliche Vermehrung zu bemerken. Die jungen Neurone heben sich durch ihre hohe Phosphataseaktivität scharf von den fermentarmen Mesenchymzellen ab.

Mit morphologischen, cytotopochemischen und histophysikalischen Methoden läßt sich zeigen, daß junge indifferente Neuralleistenzellen eine erhebliche Vermehrungsfähigkeit durch *Mitosen* aufweisen. Mit dem Auswachsen der Fortsätze erlischt die Teilungsfähigkeit, die Vermehrungsphase geht in die Differenzierungs- und Wachstumsphase über. Während sich die Basophilie der Kerne der Neuroblasten und jungen sensiblen Neurone mit fortschreitender Reife vermindert, treten im Cytoplasma die ersten Nucleotide auf, die bei menschlichen Feten von 70—80 mm als typische Tigroidschollen wahrnehmbar sind. Die Bildung der basophilen Cytoplasma-Substanzen erfolgt vorwiegend, vielleicht sogar ausschließlich, durch Kernsekretion. Osmiophile Golgi-Substanzen liegen zunächst polar zum Kern und dem zentralen Pol des Neuroblasten benachbart, später sind sie disseminiert und circumnucleär nachweisbar. Die Pseudounipolarisation beginnt durch Seitwärtsverschiebung des Perikaryon aus der Achse der beiden oppositopolen Zellausläufer und anschließende Elongation des Zellkörpers zum Crus commune, das somit ein Teil des Perikaryons ist.

4. Beziehungen der sensiblen zu den vegetativen Ganglien während der Ontogenese.

a) Sympathicus.

Seit REMAK (1851), BIDDER, v. KUPFFER u. a. gab es immer eine Anzahl prominenter Forscher, die für einen Ursprung des vegetativen Nervensystems aus Mesoderm eintraten. GOETTE (1872) glaubte beweisen zu können, daß die Grenzstrangganglien aus lokalem Mesenchym, die Spinalganglien aber aus Somiten entstünden. Mit dieser älteren Literatur setzte sich ÓNODI (1886) ausführlich auseinander. Als neuere Anhänger dieser Hypothese nennen ANDRES und KAUTZKY (1955) vor allem PATTERSON (1890), FUSARI (1893), GINABREDI (1928) und ALCALA (1934).

TELLO (1949, schon 1925) möchte die Sympathicoblasten aus dem Aortenendothel ableiten, jedoch unter Beteiligung von Mesektoderm der Rumpfganglienleiste, das morphologisch nicht vom Somitenmesenchym unterscheidbar ist (vgl. STARCK 1955).

Eine dritte Auffassung vertraten FRORIEP (1907), KUNTZ (ab 1910, 1952) und v. MIHÁLIK (1940), wonach die Sympathicoblasten aus dem Neuralrohr direkt auswandern sollen.

Die meisten Anhänger hat von jeher die Theorie einer Sympathicus-Genese aus der *Neuralleiste* gehabt (HIS 1897, ÓNODI 1886, KOHN 1905, 1907, CARPENTER und MAIN 1907, STREETER 1911, HARRISON 1924, 1938, TERNI 1931, VAN CAMPENHOUT 1931, RAVEN 1936, 1938, YNTEMA und HAMMOND 1945, 1947, 1954, 1955, HAMMOND und YNTEMA 1949, ANDRES und KAUTZKY 1955). Nach der Meinung dieser Autoren wandern die Sympathicoblasten sehr frühzeitig aus dem ventralen Teil der Ganglienleiste aus (Abb. 82). Etwas weiter wird die Theorie allerdings von CARPENTER und MAIN (1907), sowie HARRISON (1924, 1938) und RAVEN (1936, 1938) gefaßt; diese Autoren leiten die Grenzstrangganglien von Neuralleistenzellen *und* auswandernden ventralen Neuralrohrzellen ab, wozu auch schon HIS und BALFOUR neigten.

Wenn auch hierüber noch keineswegs das letzte Wort gesprochen sein dürfte, hat die letzte Anschauung doch die höchste Wahrscheinlichkeit für sich und für sie sprechen auch die meisten entwicklungsphysiologischen Experimente (vgl. auch STARCK 1955). Versuche mit *Bombinator-Triton*-Chimären sprechen allerdings wiederum mehr für eine vorwiegende, wenn nicht sogar reine Neuralleistenabstammung der Grenzstrangneurone (EYMANN 1957).

Die primäre genetische Verwandtschaft beider Zellarten wurde wiederholt zur Erklärung des Vorkommens sympathischer Elemente in sensiblen Ganglien herangezogen, die von DOGIEL (1898), STREETER (1911), STÖHR (1927), HINSEY,

HARE und WOLF (1942), sowie HERMANN (1951) ziemlich übereinstimmend von in der Ganglienleiste liegen gebliebenen Sympathicoblasten abgeleitet wurden (Abb. 82).

Der größte Teil der Neurone des peripheren Sympathicus hat also offenbar die gleiche Stammzelle zum Ausgang wie die sensiblen. Die enge genetische

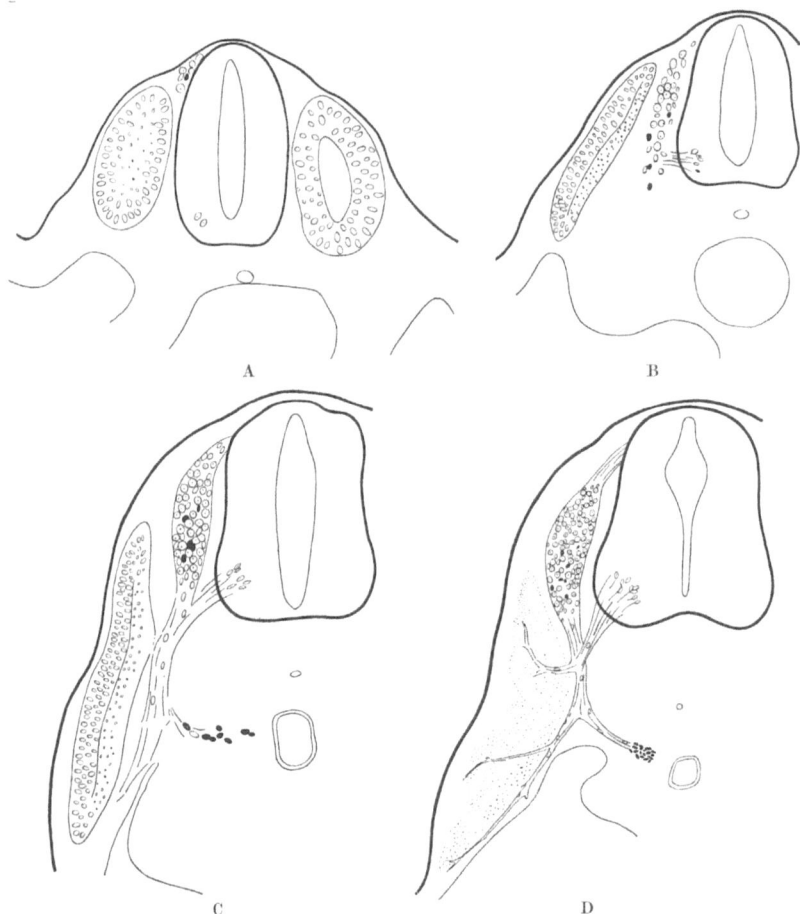

Abb. 82. Schemata zur Darstellung des Ursprungs und der Wanderwege der vegetativen (sympathischen) Ganglienzellen und ihre Beziehungen zu anderen Derivaten der Neuralleiste. Sympathicoblasten *schwarz*; Spinalganglioblasten Kreise mit Punkt ⊙; Lemnoblasten nur Kreise ○. (Nach Präparaten von MALL und GAGE aus STREETER 1911.)

Verwandtschaft rechtfertigt aber nicht, hier die weitere Entwicklung des Grenzstranges abzuhandeln; hier interessiert vielmehr die spätere enge, definitive Beziehung zwischen Spinalganglion und Sympathicus.

Wie CELESTINO DA COSTA, TELLO (1949) u. a. feststellten, ist die primäre Grenzstranganlage zunächst unsegmentiert (Abb. 83, 84, 85, 86). Die Gliederung in segmentale Ganglien tritt erst ein, wenn die Rr. communicantes albi, d. h. die präganglionären *Fasern*, aus den Spinalnerven in die Grenzstranganlage einwachsen (Abb. 87, 88), bei der *Maus* zwischen 10 und 11 mm SSL. Wie die sensiblen, erwerben also auch die Ganglien des Truncus sympathicus ihre Segmentgliederung sekundär. Und wie die Verbindungen der meisten Spinalganglien zum Rückenmark sekundär entstehen (Ausnahme: Co-Segmente, s. S. 56), gewinnt der Grenzstrang erst sekundären Anschluß an die Spinalnerven. Jeder Spinalnerv empfängt dabei Vorderhornneuroblastenfortsätze und gibt zentripetale Spinalganglioblastenfortsätze zum Neuralrohr und Seitenhornneuroblastenausläufer zum Sympathicus ab. Nach HIS (1893) sind die Rr. communicantes vor dem Auftreten der Grenzstrangneuroblasten ausgebildet.

Wie aus den Untersuchungen von MARINESCO und MINEA (1908: Mensch), VAN DEN BROEK (1908: *Wirbeltiere*), DE CASTRO (1923), HIRT (1921: *Reptilien*

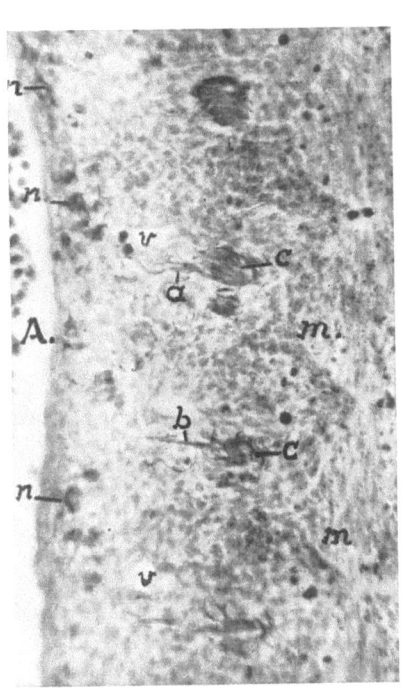 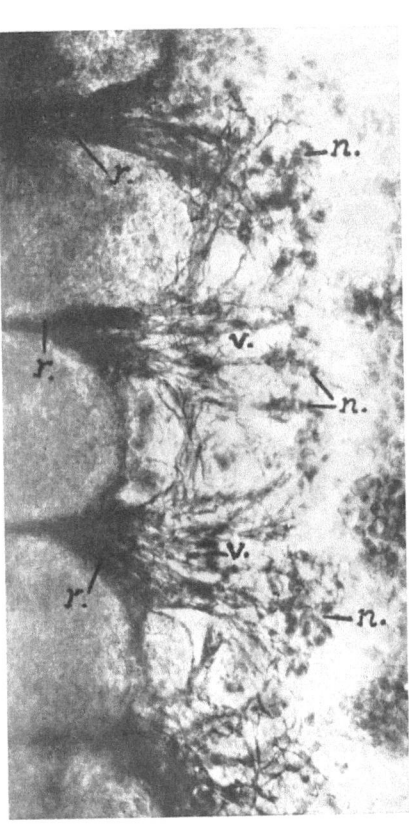

Abb. 83. Paramediansagittalschnitt durch die unteren Lumbalsegmente eines *Mäuse*embryos von 3 mm SSL, mit den Enden der auswachsenden Spinalnerven (*c*); einzelnen frühen, weit vorgewachsenen Spinalnervenfasern (*a, b*), die in Richtung auf die juxtaaortalen Sympathicoblasten (*n*) wachsen. *A* Aorta; *V* segmentale Venen. Bielschowsky-Methode, 240:1. (Aus TELLO 1949.)

Abb. 84. *Mäuse*embryo von 4 mm SSL: Paramediansagittalschnitt mit Neuroblasten der Grenzstranganlage (*n*), auf welche die visceralen Fasern (*v*) der Spinalnervenwurzelanlagen (*r*) auswachsen. Halsregion! Im Vergleich mit Abb. 83 weiter fortgeschrittenes Stadium. Ag-Imprägnation nach BIELSCHOWSKY, 240:1. (Aus TELLO 1949.)

und *Säuger*), GRUSS (1932: *Hund* und *Mensch*) und CHACON (1954/55: *Mensch*) hervorgeht, ist die Anlage des Grenzstranges komplizierter, als gewöhnlich angenommen wird. Auch beim erwachsenen *Menschen* finden sich, besonders im Lumbalbereich, akzessorische Ganglien etwa auf halbem Wege zwischen Spinal- und Sympathicusganglien. Diese kleinen Gebilde enthalten multipolare Zellen und können durch Längsfaserbündel einen weiteren Miniaturgrenzstrang imitieren. Durch die Untersuchungen von ÓNODI (1886), ROSSI (1931) und GRUSS (1932) ist etwas Licht in die Entwicklung dieses Zustandsbildes gekommen. Der „Sekundäre Grenzstrang" liegt näher am Spinalganglion als der definitive „Primäre Grenzstrang", der z. T. Zellen empfängt, die aus dem sekundären weiterwandern. Reste des phylogenetisch und ontogenetisch jüngeren sekundären Systems können beim Erwachsenen persistieren. Der „Sekundäre" Grenzstrang verdankt allem Anschein nach seine Entstehung einem zweiten, späteren Schub von Sympathicoblasten vom Spinalnerven zum Truncus sympathicus, der nur z. T. das eigentliche Marschziel erreicht.

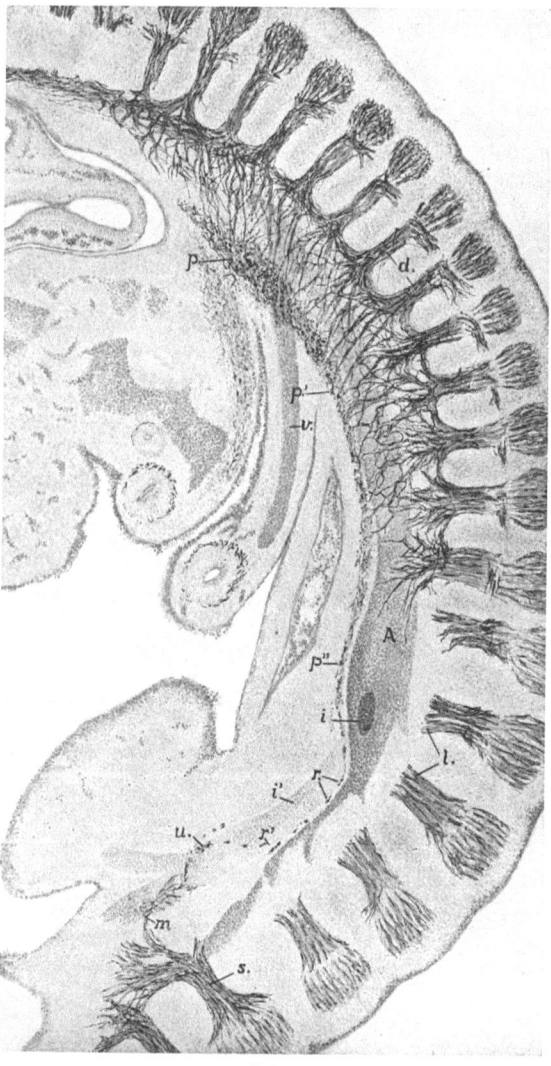

Abb. 85.

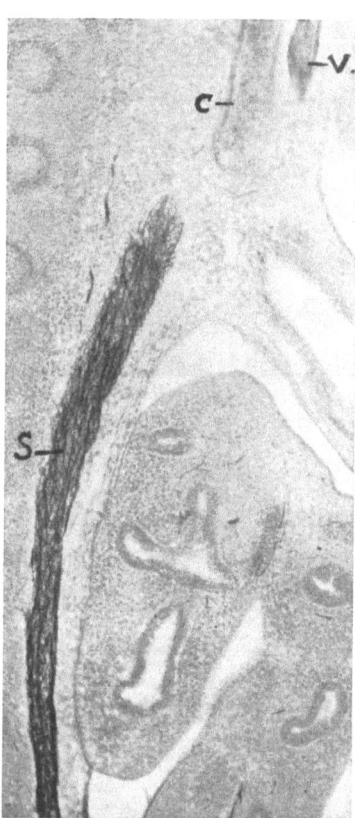

Abb. 86.

Abb. 85. Schema eines *Mäuse*embryos von 5 mm SSL nach Rekonstruktion einer Schnittserie (Bielschowsky-Methode). Die Ebene des Schemas liegt paramediansagittal. Während im Bereich der thorakalen Spinalnervenwurzeln (d) die Verbindung zwischen den präganglionären Wurzelfasern und den präaortalen Sympathicoblasten (p) bereits erreicht und im Bereich der urogenitalen Parasympathicoblasten (u) schon relativ weit fortgeschritten ist (s = N. sacralis), sind die lumbalen Fasern (l) erst im Vorwachsen begriffen. Sichtbar ist die Anlage des Plexus cervicalis. p, p', p'' präaortale Sympathicoblasten; $r, r,'$ junge Anlagen der Urogenitalganglien; A Aorta; i Abgang der A. ilica primitiva; v A. vitellina. (Aus TELLO 1949.)

Abb. 86. Thorakale Grenzstranganlage eines *Mäuse*embryos von 10 mm SSL ohne jegliche segmentale Gliederung. Paramedian-sagittaler Längsschnitt. S Truncus sympathicus; c A. carotis communis; v N. vagus. Ag-Imprägnation nach RAMÓN Y CAJAL. 100:1. (Aus TELLO 1949.)

Die alte Frage nach präganglionären Sympathicus-Fasern aus den Halssegmenten versuchte WRETE (1934) beim *Menschen* embryologisch zu lösen. Nach den Ergebnissen des Autors existieren echte präganglionäre Fasern nur in C_8, in den anderen Segmenten des Halsbereiches sind sie fragwürdig und können durch die Muskeläste zu den prävertebralen Muskeln vorgetäuscht werden.

Die Verschmelzung des Spinal- mit dem Grenzstrang-Ganglion bilateral in jedem Segment bei *Sauropsiden* ist entwicklungsgeschichtlich gesehen eine Sekundärerscheinung (ÓNODI 1886), ursprünglich sind auch in diesen Klassen die Anlagen getrennt.

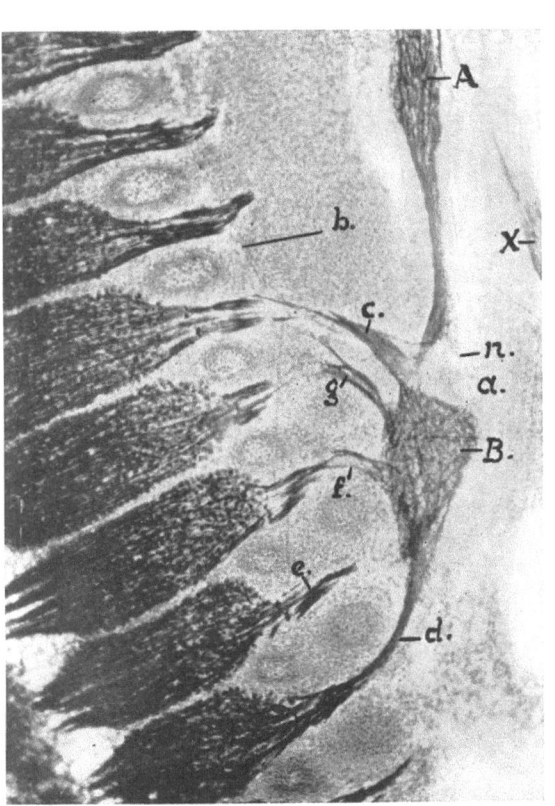
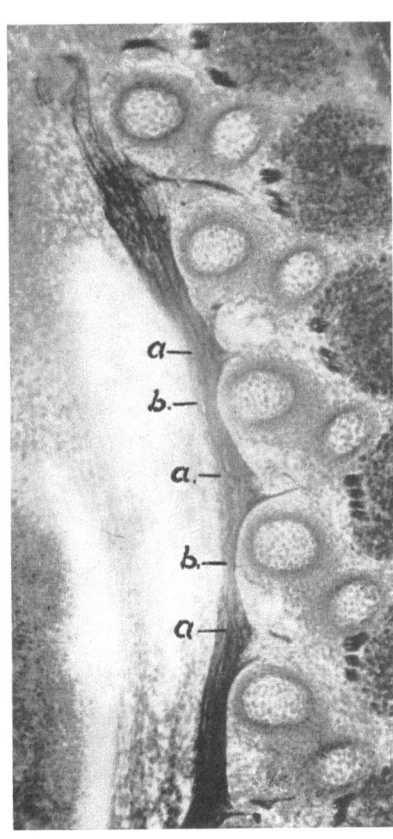

Abb. 87. Abb. 88.

Abb. 87. Paramediansagittalschnitt eines *Mäuse*embryos von 10 mm SSL mit Anlage des Ganglion stellare (B), mit den Rr. communicantes (d, e, f, g) und dem N. vertebralis (c). A Ganglion cervicale superius; X N. vagus; a Ursprungsstelle der A. vertebralis, die bei „b" als tangentialer Wandanschnitt schwach sichtbar ist. n vorderer Ast der Ansa subclavia (VIEUSSENS). Ag-Imprägnation nach RAMÓN Y CAJAL. 100:1. (Aus TELLO 1949.)

Abb. 88. Thorakale Grenzstranganlage eines *Mäuse*embryos von 11 mm SSL (vgl. mit Abb. 86!) nach dem Einwachsen erster Spinalnervenfasern (Rr. communicantes albi) deutlich segmentiert. Die Segmentation des Grenzstranges wird also sekundär erworben und wird causal durch die sekundäre Segmentation der Ganglienleistenderivate ausgelöst. a Grenzstrangganglien; b interganglionäre Konnektive des Truncus sympathicus. Ag-Imprägnation nach RAMÓN Y CAJAL. 120:1. (Aus TELLO 1949.)

b) Parasympathicus.

Auch die Entwicklung der vegetativen Neurone des Parasympathicus ist noch nicht endgültig geklärt. Während einige Autoren (vor allem STREETER 1911) nur an eine Ableitung von den Anlagen der sensiblen Ganglien dachten, traten frühzeitig Stimmen für eine kombinierte Entwicklung besonders der Kopfganglien ein (ÓNODI 1887, 1901, s. S. 24). KUNTZ (ab 1910, 1952) vertritt im wesentlichen die gleiche Meinung. Danach setzen sich die parasympathischen Kopfganglien aus Material von Neuralleiste, Plakoden und Neuralrohr zusammen. Hier sollen nur die wahrscheinlichen Beziehungen zu den sensiblen Ganglienanlagen erwähnt werden. So erhält das Ganglion ciliare offenbar Material vom Ganglion ophthalmicum (V_1), das Ganglion pterygopalatinum vom Ganglion maxillomandibulare (besonders V_2) und geniculi, das Ganglion oticum von V_3 und die Ganglia submandibulare et sublinguale vom Ganglion geniculi. Nach ANDRES und KAUTZKY (1955) ist das Auswandern nicht nachweisbar, es kann nur erschlossen werden. Die Autoren fanden die Anlagen stets schon an der Stelle, wo die definitiven Ganglien zeitlebens liegen; sie entwickeln sich aus indifferenten, mesektodermähnlichen Elementen, die vermutlich sehr frühzeitig aus der Ganglienleiste ins Mesenchym ausgeschwärmt waren.

Frühzeitiges Verschieben größerer Neuroblastenmassen ergibt sich auch aus der Studie von YNTEMA und HAMMOND (1954). So stammen die intramuralen Ganglien der Viscera fast des ganzen Thorax und Abdomens aus der Vagus-Ganglienleiste! Aber auch in umgekehrter, also caudokranialer Richtung wandern Neuroblasten, so aus der ventralen Cervicalregion in die Anlage des Ganglion jugulare (YNTEMA 1943).

DE WINIWARTER (1939) und JONES (1942) machen eine Mitbeteiligung des Entoderms der Kiemenspalten vor allem für die parasympathischen Anteile der Vagusgruppe geltend. YNTEMA (1943) fand bei *Amblystoma* durch das Ausschaltungsexperiment sicher die Mitbeteiligung der Ektodermplakoden neben der Ganglienleiste. Da es sich hier nur um ein Randproblem handelt, sei auf ANDRES und KAUTZKY (1955), sowie STARCK (1955) verwiesen.

5. Teratologische Beweise für die vom Zentralnervensystem unabhängige Ontogenese der sensiblen Ganglien.

Die Theorie der unabhängigen Entwicklung des peripheren sensiblen Nervensystems wurde schon vor langer Zeit aus der teratologischen Forschung bewiesen. MANZ (1870) hatte bei Fällen von totaler Amyelie erstmals intakte Spinalganglien gefunden, ohne die Bedeutung dieser Entdeckung voll zu erkennen. Erst v. MONAKOW (1892) zog den entscheidenden Schluß für die Neuralleistentheorie, als er den Befund MANZs aus eigener Anschauung bestätigen konnte. v. LEONOWA (1894) fand darüber hinausgehend auch bei Anencephalie normale Ganglia semilunaria und Vagus-Ganglien; auch der Grenzstrang war normal entwickelt. Die Hinterwurzeln der Spinalnerven des Thorakolumbalbereichs waren in kranialer Richtung, die cervicalen in caudaler vergeblich ausgewachsen. Die Spinalganglienzellen wiesen Nissl-Schollen auf und waren mit Satelliten, die Nervenfasern mit Markscheiden und Schwannschen Zellen umgeben. Die sekundären Sinneszellen der Haut und der Zunge zeigten normale Ausbildung. Lediglich das Ganglion spirale war auf dem frühen Neuroblastenstadium stehengeblieben. PETRÉN und PETRÉN (1898) bestätigten diese Befunde.

VEJAS (1883) beschrieb bei einem *Kalb* einseitige Wurzelaplasie des Ganglion semilunare. Die Ganglienzellen zeigten „normale" Verhältnisse, waren aber kleiner als auf der gesunden Seite. Die distalen Nervenfasern hatten Markscheiden ausgebildet, zeigten jedoch nur schwache Osmiophilie und dünnes Faserkaliber. Auch VEJAS folgerte Unabhängigkeit der Genese sensibler Ganglien vom Zentralnervensystem.

Beweise der vom ZNS unabhängigen Ontogenese der sensiblen Ganglien.

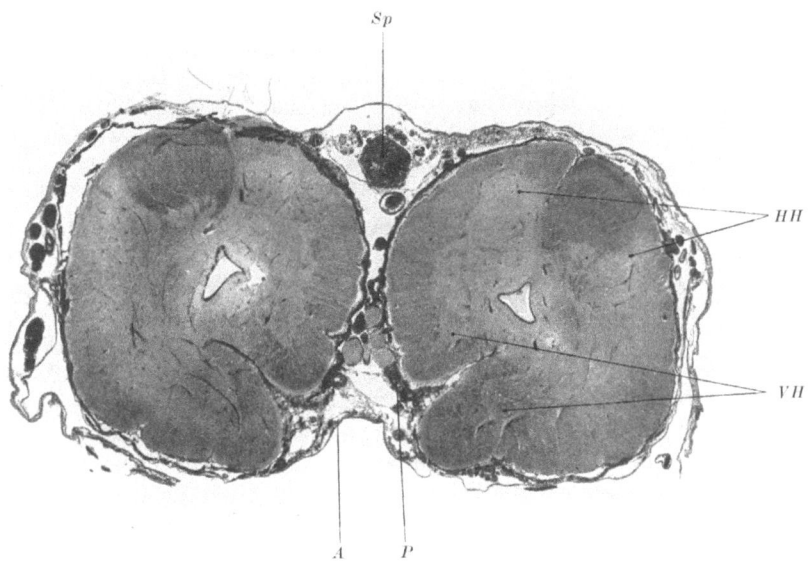

Abb. 89. *Menschliche* Mißbildung mit Verdoppelung der Rückenmarksanlage. Beide thorakalen Rückenmarksquerschnitte sind vollständig getrennt und haben ungefähr gleichen Umfang. Das segmentale Spinalganglion ist unpaarig und liegt dorsal in der Mitte zwischen beiden Medullae. *Sp* Spinalganglion; *HH* Hinterhorn; *VH* Vorderhorn; *P* Pia mater; *A* Arachnoidea. Färbung nach VAN GIESON, 11:1. (Aus GAGEL 1936.)

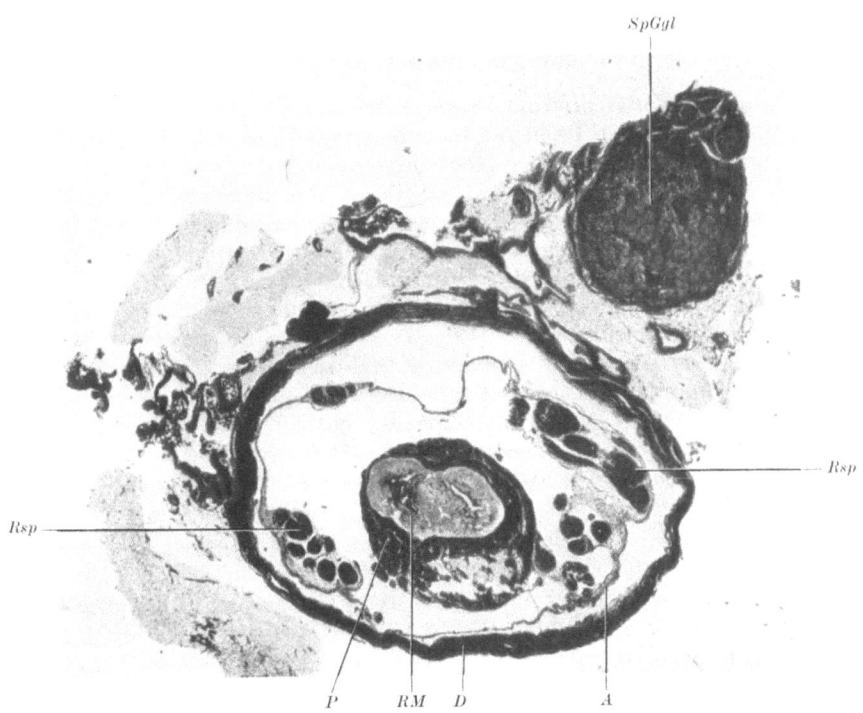

Abb. 90. *Menschliche* Mißbildung: Myelocele. Das auffallend dünne Rückenmark enthält zwei weite, unregelmäßige Spalträume, die von Zylinderepithel ausgekleidet sind. Pia mater (*P*) stark verdickt. Zwischen Pia und Dura mater (*D*) zahlreiche quergetroffene Spinalnervenwurzeln (*Rsp*) und die dünne Arachnoidea (*A*). Das *Spinalganglion* (*SpGgl*) zeigt größeren Querschnitt als das Rückenmark (*RM*). Färbung nach VAN GIESON; 9:1. (Aus GAGEL 1936.)

Handbuch der mikr. Anatomie, Bd. IV/3.

Nach ERNST (1909/12) kann auch die primäre, unsegmentierte Anordnung der Ganglienleiste fixiert werden. Die Spinalganglien sind dann nicht oder unvollständig segmental gegliedert. „Rein motorische" Hirnnerven (III., VI., XII.) können bei Anencephalie vorhanden sein, dagegen fehlen bei Amyelie die Vorderwurzeln. Wahrscheinlich kann hieraus abgeleitet werden, daß diese Nerven eine nicht unbedeutende sensible Komponente aufweisen (s. S. 131—133). Weiteres Material trugen STAEMMLER (1924) und DE VRIES (1927) bei.

Bei Rhachischisis existiert ein vollständiges peripheres, also auch motorisches Nervensystem. PETRÉN und PETRÉN (1898), STAEMMLER (1924), SHDANOW (1930) und HOLMDAHL (1949/51) fassen dies mit Recht als Beweis dafür auf, daß bei dieser Mißbildung zunächst ein normales Zentralnervensystem angelegt war, das aber später, und zwar nach Auswachsen der motorischen Nerven, stellenweise völlig zurückgebildet wurde. Die Spinalganglien liegen oft noch intradural nahe der Area medullovasculosa (GAGEL 1936).

Bei Doppelbildung des Rückenmarks fand GAGEL (1936) unpaare, größtenteils degenerierte Spinalganglien zwischen beiden Markanlagen (Abb. 89). Bei Myelocele können die Spinalganglien einen größeren Querschnitt als das Rückenmark aufweisen (Abb. 90). Zur Topographie der Spinalganglien bei Rückenmarksmißbildungen sei auf WRETE (1955) verwiesen.

Wünschenswert aus allgemein-biologischem Interesse wären Untersuchungen über die Ausbildung der Sacral- und Coccygeal-Ganglien bei Amyelie.

II. Kausalgenese der sensiblen Ganglien.

1. Zur Entwicklungsphysiologie der Primäranlagen der sensiblen Ganglien.

Wie schon auf S. 44 erwähnt wurde, kann man die präsumptive Neuralleiste bei *Amphibien* nach VOGT (1929) und HARRISON (vgl. STARCK 1955) auf die Blastula zurückprojizieren, wo sich das Neuralleistenmaterial zwischen präsumptiver Epidermis und Neuralanlage findet. Damit ist aber nur eine Aussage über die prospektive Bedeutung dieser Zellen gemacht, nicht dagegen über ihre prospektive Potenz. Die Determination erfolgt nämlich erst im Gastrulastadium durch die Induktionswirkung des Urdarmdaches (KÜHN 1955).

Nach KÜHN (1955) bildet Ektoderm der präsumptiven Hirnregion im Explantat nur atypisches Epithel. Erst bei Isolierung im mittleren bis kleinen Dotterpfropfstadium zeigt ein gewisser Prozentsatz Differenzierungstendenzen. Es bildet sich dann im Explantat eine Epithelblase, die kompakte primitive Nervenzellen, Mesenchym und Pigmentzellen enthält. Die Hirnanlage verhält sich also auf dieser frühen Stufe wie eine Neuralleiste. In späteren Stadien der Gastrulation ist eine klare Determination in Zentralnervensystem und Neuralleiste erfolgt.

Es lag daher nahe anzunehmen, daß die Dauer der Induktoreinwirkung die wichtigste Rolle spielt, jedoch zeigte sich, daß neben dem Zeitfaktor auch quantitative Unterschiede der Induktorleistung topographisch unterschiedlicher Urdarmdachbezirke wirksam sind (KÜHN 1955). Der Unterlagerungs-(Einsteck-)Versuch bei *Triton* und *Ambystoma* (RAVEN und KLOOS 1943/45, WOERDEMAN und RAVEN 1946, NIEUWKOOP 1950, KÜHN 1955) zeigte folgendes: Wurde medianes Urdarmdach unterlagert, so wurden Neuralrohr *und* Neuralleiste induziert, *laterales* Urdarmdach lieferte *nur* Neuralleisten als Indukte. Beide Primäranlagen des Nervensystems werden also offenbar vom gleichen Induktorstoff induziert, der aber im Urdarmdach mit mediolateralem Gefälle enthalten ist. Die höhere Konzentration im Medianstreifen des Urdarmdachs induziert auch Neuralrohr, während für die Induktion der Ganglienleiste schon die geringere Konzentration der Lateralstreifen genügt. Das Ektoderm reagiert mithin auf verschieden hohe Konzentrationen desselben Induktorstoffes unterschiedlich.

Auch die Induktion einer Ganglienleiste ohne Zentralnervensystem ist also möglich, was HARRISON (1938) betonte (vgl. hierzu das *Natur*experiment Amyelie, s. S. 96). Jedoch kann ein nur sensibel innerviertes Tier auch *sekundär* dadurch erzeugt werden, daß nach Differenzierung der Ganglienleiste das Neuralrohr exstirpiert wird (HARRISON 1924), was mit dem Naturexperiment bei der Rhachischisis teilweise übereinstimmt (vgl. S. 98).

Die prospektiven Potenzen der Zellen der Neuralleiste, die nach KÜHN (1955) eine „wunderliche Anlage" ist, sind mannigfaltig, da sich neben nervösen auch nichtnervöse Elemente differenzieren können, wie schon S. 41, 44 und 49 ausgeführt wurde. Über den Zeitpunkt der irreversiblen Determination der Einzelzelle scheint vorläufig noch nichts bekannt zu sein; vielleicht ist die Frage danach bei jungen Keimen überhaupt verfehlt. Für die Ganglienleiste als Ganzes gilt nämlich folgendes: Präsumptive Kopfneuralleiste der jungen bis mittleren Gastrula entwickelt sich in jedem Keimblatt ortsgemäß, d. h. sie zeigt noch keine spezifische Differenzierungstendenz. Die Leiste der älteren Gastrula dagegen ist in ihrer Differenzierung wesentlich eingeschränkt; sie liefert nur noch nervöse und mesektodermale Derivate (HARRISON 1938), aber nicht mehr typisch mesodermale oder gar entodermale, verhält sich also herkunftsgemäß.

Die Kompetenz der Ganglienleiste der Neurula schließt auch die Fähigkeit zur Kiemenknorpelbildung ein (KÜHN 1955). Für die Realisation der verschiedenen Potenzen scheinen vor allem topographische Faktoren wichtig zu sein. Kopfganglienleiste der *Triton*-Neurula kann in die Region der Rumpfganglienleiste transplantiert (oder auch in der Bauchgegend) keinen Knorpel bilden. Sie verhält sich also im Rumpf anders als im Kopfbereich. Bei Unterlagerung mit Kiemendarmentoderm, das sich im Rumpf herkunftsgemäß zu Kiemendarm differenziert, entsteht aus dem Kopfganglienleistentransplantat auch im Rumpfgebiet Kiemenknorpel. KÜHN (1955) macht daher einen „kranialen Faktor" für Aktivierung der Knorpelbildungskompetenz geltend.

Die Exstirpation der Rumpfneuralleiste läßt ein Tier ohne ein peripheres sensibles Rumpfnervensystem und motorische Nerven ohne Schwannsche Zellen (HARRISON 1904, 1906, 1924) entstehen. Entfernung der Kopfganglienleiste hat nicht einen so durchschlagenden Erfolg, weil auch von den Plakoden große Anteile geliefert werden (neuere Arbeiten: YNTEMA 1937, 1943, 1944, YNTEMA und HAMMOND 1945, 1947, 1954, 1955, HAMMOND und YNTEMA 1947). Die Plakoden selbst sind nach STONE (1922ff.) irreversibel determiniert, d. h. sie liefern überall Ganglien und wenig Mesektoderm (vgl. v. KUPFFER, LANDACRE, VEIT, BOYD 1955 u. a.); alle diese Autoren fanden an Schnittpräparaten Mesektodermbildung aus Plakoden.

2. Zur Kausalität der bilateralen und segmentalen Anordnung der Spinalganglien.

Die Bilateralität des Systems der sensiblen Ganglien ist an die normale Lage der Somiten (bilateral vom Neuralrohr) gebunden. Werden die Somiten dem Neuralrohr ventral unterlagert, so entwickelt sich das Neuralrohr unter Verdickung der Bodenplatte (= „Basalmasse"). Als Folge für die sensiblen Ganglien resultiert, daß diese unpaar bleiben und median vor dem Rückenmark liegen.

Die Anwesenheit der Chorda scheint weniger bedeutungsvoll zu sein (LEHMANN 1945), denn eine Basalmasse mit den geschilderten Konsequenzen für die Spinalganglien entwickelt sich auch dann, wenn die Chorda vorhanden, aber durch Zwischenlagerung von Somitenmaterial nicht direkt dem Neuralrohr benachbart ist.

Während also die Paarigkeit der Spinalganglien von der normalen *Lage* der Somiten abhängt, hat die sekundäre Segmentation der Ganglienleiste und damit die segmentale Spinalganglienanordnung normale *Größe und Zahl* der Somiten zur Voraussetzung (LEHMANN 1927, 1945, DETWILER 1945ff., CHEN 1955, KÜHN 1955). Werden bei *Amphibien*keimen Somiten oder Präsomiten-Mesoderm entfernt, so unterbleibt die Segmentation graduell. Bei Fehlen weniger Somiten ist die Segmentanordnung gestört (DETWILER 1932); wenn viele Urwirbel entfernt wurden, unterbleibt sie im Operationsgebiet gänzlich (LEHMANN 1927, 1945).

Bei ausgedehnter Somitenreduktion ist außerdem die Differenzierung der Ganglienanlagen stark gehemmt. Die Ganglien in den Somitendefektzonen sind nicht nur unsegmentiert, sondern darüber hinaus auch kleiner als normal. Wird dagegen die Zahl der Somiten experimentell-operativ vermehrt, so bilden sich entsprechend der Somitenüberzahl auch mehr Ganglien aus, als im Normalkeim (DETWILER 1932).

Sehr aufschlußreich ist besonders ein von DETWILER (1932) ausgeführter Implantationsversuch. Wurde bei *Ambystoma*keimen vor oder nach Somitenbildung ein axialer Mesodermstrang mit Neuralrohr lateral von den Somiten des Wirts implantiert, dann bilden sich irreguläre, akzessorische Spinalganglien zwischen Wirtssomiten und Spenderneuralrohr aus. Diese Ganglienanlagen entwickeln sich ortsgemäß, d. h. sie bilden dorsale Wurzeln aus. Damit ist ein weiterer Beweis dafür erbracht, daß die Somiten durch induktiv-formative Wirkung (LEHMANN 1945) auf die somitenaffinen Neuralleistenzellen einwirken. Außerdem zieht DETWILER (1932) mit Recht den Schluß, daß sich mediale und laterale Somitenfläche in ihrer attraktiven Wirkung gleich verhalten, d. h. die Wirkung der Somiten auf die Ganglien ist nicht polarisiert. Man wird daher nicht fehlgehen, wenn man annimmt, daß die normale Lagerung medial von den Somiten durch den Neurotropismus der Spinalganglioblasten (RAMÓN Y CAJAL 1910) garantiert wird.

Die Implantation eines Neuralrohrs Seit' zu Seit' zum Wirtsneuralrohr bedingt Lagerung der Ganglien zwischen beiden Neuralanlagen (DETWILER 1932). Die Ganglien zeigen Segmentationsstörung und bleiben klein, bilden aber hintere Wurzeln aus. Die Parallelität zu der Mißbildung mit Rückenmarksverdoppelung (GAGEL 1936, vgl. S. 98) dürfte deutlich sein. Über die neuen Untersuchungen von CHEN (1955) wird weiter unten berichtet (s. S. 101).

3. Selbstdifferenzierungsfähigkeit und induzierte Differenzierung der sensiblen Neuroblasten.

Neben der Segmentation der Neuralleiste hat die Anwesenheit der Somiten eine deutliche Wirkung auf die Spinalganglioblastendifferenzierung. Ausgedehntes Somitendefizit wirkt deutlicher als das Fehlen einzelner Ursegmente. Nach DETWILER (1932) ist die Differenzierung der Ganglien besonders mangelhaft, wenn Mesoderm schon vor der Segmentation exstirpiert wird, während die Excision der definitiven Somiten weniger hemmend wirkt. Danach muß mit DETWILER gefolgert werden, daß den Neuroblasten eine begrenzte Selbstdifferenzierungsfähigkeit innewohnt, die um so mehr ausgeprägt ist, je länger diese unter dem Einfluß der Somiten standen. Auch HARRISON (1910), DANTSCHAKOFF (1924) und HOADLEY (1925) fanden differenzierte Ganglienzellen unter veränderten Bedingungen. Die Zahl der Neurone wird durch die Größe des Innervationsgebietes bestimmt.

In letzter Zeit hat CHEN (1955) durch experimentelle Erzeugung von Chimären weiter zur Klärung der kausalen Bedingungen der Segmentation des Systems der sensiblen Rumpfganglien beigetragen. Einem *Triton*-Wirt wurde im Gastrulastadium im dorsolateralen Urmundbereich präsumptives Somitenmaterial aus der lateralen Urmundzone einer jungen *Bombinator*gastrula eingepflanzt. Auf der operierten Seite richtete sich die Segmentierung der Spinalganglien nach den

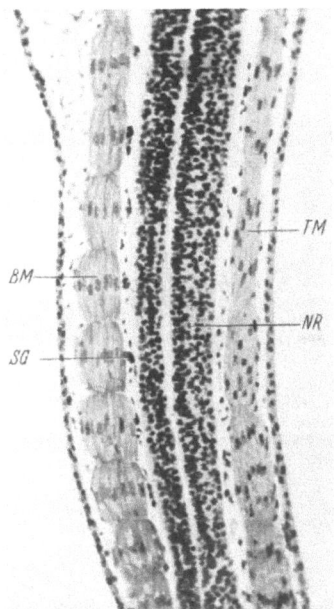
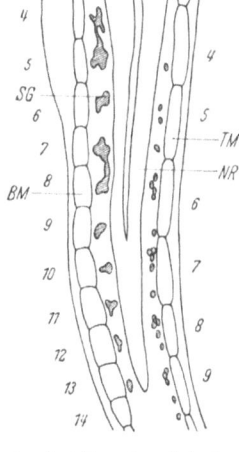

Abb. 91. Frontalschnitt durch eine *Bombinator-Triton*-Chimäre. Die *Bombinator*myotome (*BM*) zeigen ordnungsspezifische Merkmale: kürzere Segmente und regelmäßige Kernanordnung. Die Spinalganglien (*SG*) des *Triton*wirtes (links) im Bild richten sich nach der Segmentierung der *Bombinator*myotome. *TM Triton*myotome; *NR* Neuralrohr. Zenker-Fix., Hämatoxylin-Eosin, 67:1. (Aus CHEN 1955.)

Abb. 92. Rekonstruktion der Spinalganglien (*SG*) beider Seiten einer *Triton-Bombinator*-Chimäre. Linke Seite *Bombinator*myotome (*BM*, 4.—14. Segment), rechte Seite *Triton*myotome (*TM*, 4.—9. Segment). Die Bildung der Spinalganglien auf der operierten Seite ist durch die Einpflanzung des *Bombinator*materials beschleunigt. *NR* Neuralrohr. 40:1. (Aus CHEN 1955.)

wirtsfremden Spendermyotomen (Abb. 91, 92). Die Ganglien waren nach Größe, Kernstruktur und Färbbarkeit wirtseigen. Da bei *Bombinator* Myotom- und Spinalgangliendifferenzierung schneller ablaufen als bei *Triton*, waren auch die Ganglien der Operationsseite der Chimären in Größe und Differenziertheit denen der Kontrollseite voraus (Abb. 91, 92). Damit ist die Abhängigkeit der Differenzierungsgeschwindigkeit vom Myotomentwicklungsgrad direkt nachgewiesen. Die Ganglienleiste als Reaktionssystem kann an sich schon viel früher mit Differenzierung antworten, als dies normalerweise der Fall ist. Die frühzeitige Antwort muß jedoch im Normalkeim ausbleiben, solange die Myotome noch fehlen. Die Segmentation kann freilich in diesen Versuchen insofern gestört sein, als manchmal auf *zwei* kraniocaudal benachbarte Myotome nur *ein* größeres Ganglion entfällt (Abb. 93, 94). Am 13. Tage post operationem begannen die Implantate zu degenerieren: Die Spendermyotome zerfallen (Abb. 95), dagegen

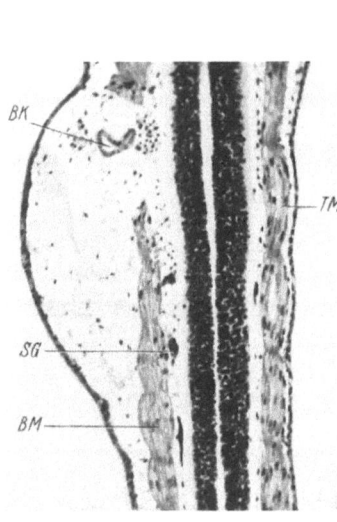 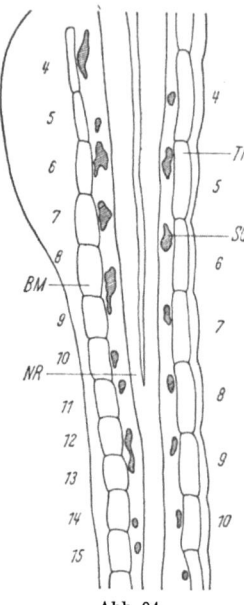

Abb. 93. Abb. 94.

Abb. 93. *Triton*larve (H-Stadium 38). Frontalschnitt. Linke Seite *Bombinator*myotome (*BM*), rechte Seite *Triton*myotome (*TM*). *SG* Spinalganglion; *BK* Kanälchen, die aus dem *Bombinator*implantat entstanden sind. Zenker-Fix., Hämatoxylin-Eosin, 50:1. (Aus CHEN 1955.)

Abb. 94. Rekonstruktion der Spinalganglien einer *Triton*larve (H-Stadium 38). Auf der operierten Seite (links im Bild) sind die Ganglien zwischen dem 8. und 9. sowie zwischen dem 12. und 13. Segment verschmolzen, d. h. die sekundäre Segmentation ist unterblieben. *BM Bombinator*myotome (4.—15. Segment); *TM Triton*myotome (4.—10. Segment); *SG* Spinalganglien; *NR* Neuralrohr. 40:1. (Aus CHEN 1955.)

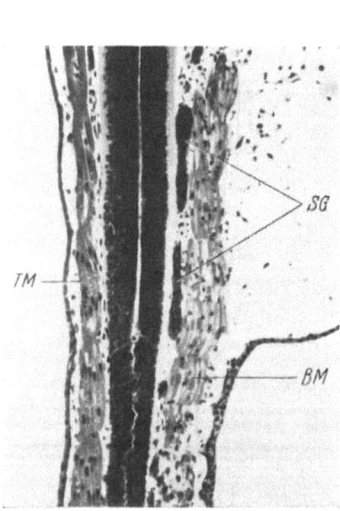 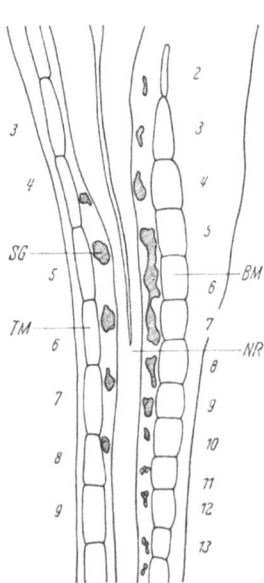

Abb. 95. Frontalschnitt durch den vorderen Rumpfbereich einer Chimäre. Die *Bombinator*muskulatur (*BM*) befindet sich bereits im degenerierten Zustande. In der Nähe des 2.—4. Segmentes sind die Spinalganglien (*SG*) massiv ausgebildet. *TM Triton*myotome. Zenker-Fix., Hämatoxylin-Eosin, 47:1. (Aus CHEN 1955.)

Abb. 96. Rekonstruktion der Spinalganglien einer *Amphibien*-Chimäre. Rechte Seite zeigt die *Bombinator*myotome (*BM*, 2.—13. Segment). Im Bereich der Segmente 5—7 sind die Ganglien massiv ausgebildet und weisen nur undeutliche Segmentierung auf. *TM Triton*myotome (3.—9. Segment); *NR* Neuralrohr. 40:1. (Aus CHEN 1955.)

bleiben die Spinalganglien in der vom Spender-Segmentationstyp geprägten Anordnung erhalten. Von 25 operierten Fällen lagen nur bei 8 Keimen unklare bzw. unregelmäßige Verhältnisse vor. Mehr als $^2/_3$ zeigten die typische Anordnung, wie sie aus den Abb. 91—96 hervorgeht. Umgekehrte Versuchsanordnung (*Triton*implantat auf *Bombinator*wirt) dagegen erbrachte keine befriedigenden Ergebnisse, da sich das Implantat an atypischen Stellen des Wirtes entwickelte.

Wurde aber auf *Triton*gastrulae ein Stück Neuralplatte mit anhängender Neuralleiste und Somitenmesoderm eines *Bombinator*spenders überpflanzt, dann bildete sich ein chimärisches Neuralrohr, das im Operationsgebiet an *Bombinator*myotome angrenzte. Die Spinalganglien bestanden aus *Bombinator*zellen und waren spender-typisch segmentiert. Wurde präsumptives Chordamaterial einer frühen *Bombinator*gastrula orthotop in das dorsomediane Urmundgebiet einer *Triton*gastrula implantiert, so bildeten sich Spendermyotome aus, die wiederum Spinalganglien in spendertypischer Segmentanordnung und Größe induzierten.

CHEN (1955) folgert (wie früher schon SPEMANN und MANGOLD u. a.), daß die neuralinduzierende Wirkung des Chordamesoderms nicht artspezifisch ist und das Entstehungsprinzip der Spinalganglien über die Ordnungsgrenze hinaus beibehalten wird. THEILER (1949/51) excidierte bei *Triton*-Neurulae Teile der Chorda, was zu Defekten des Achsenskelets führte. Im Operationsbereich waren die Spinalganglien entweder zahlenmäßig vermindert, wofür THEILER Anlageverschmelzung verantwortlich macht, oder aber (häufiger!) es fanden sich unregelmäßig verkleinerte Ganglien. Anlageverschmelzung kann nicht vorliegen, da die Segmentation normalerweise sekundär erworben wird, wohl aber Segmentationsverhinderung.

ROTH (1950) erzielte chimärische Spinalganglien durch Austauschtransplantation von Neuralrohr mit Ganglienleiste zwischen *Triton*- und *Bombinator*-Neurulae; ferner sei auf die während des Druckes dieser Abhandlung erschienene Arbeit von EYMANN (1957) sowie die Studie von EYMANN und ROTH (1954) verwiesen.

Eine Beschleunigung der Spinalgangliendifferenzierung gelang LEVI-MONTALCINI und HAMBURGER (1951) auch bei *Hühner*keimen durch Implantation von *Mäuse*tumor. Die benachbarten Spinalganglien waren frühreif und hypertrophisch. Offenbar kann allgemein artfremdes Implantatmaterial beschleunigend auf die Anlagen der sensiblen Ganglien wirken.

War bisher von der Ganglienleiste und ihren Derivaten als Indukt die Rede, so soll der Vollständigkeit halber erwähnt werden, daß DALCQ (1933) einige Befunde bei *Discoglossus* beibringen konnte, nach denen die Neuralleiste möglicherweise als sekundärer Organisator bei der Entwicklung des Hörbläschens fungiert.

Wie DETWILER (1932) den Spinalganglioblasten die Fähigkeit zur Selbstdifferenzierung zumindest in begrenztem Umfange einräumt, sprachen sich auch DANCHAKOFF und AGASSIZ (1924), sowie HARRISON (1910) und HOADLEY (1925) dafür aus. DANTSCHAKOFF bezeichnet die Zellen als determiniert, weshalb aus der primären Organanlage definitive Neuroblasten auch in vitro gezüchtet werden können. Die experimentelle Beweisführung ist überzeugend. DANCHAKOFF und AGASSIZ (1924) verpflanzten *Hühner*neuralrohr auf *Hühner*allantois, also in eine einigermaßen ungewöhnliche Umgebung. Die Verfasser fanden nun erstaunlicherweise, daß sich der Entwicklungsablauf „fast normal" vollzieht. Es bilden sich Spinalganglien und Knoten des Sympathicus, freilich in atypischer Anordnung (Abb. 97). Die Neuralanlage induziert im fremden Milieu sogar die Ausbildung einer Knorpelkapsel, also eines „Wirbelkanals", die an den typischen Stellen des Wurzeldurchtritts „foramina intervertebralia" ausspart. Die Ganglien bilden Wurzeln aus, die nach zentral ein- und nach peripher ins Allantois-Mesoderm

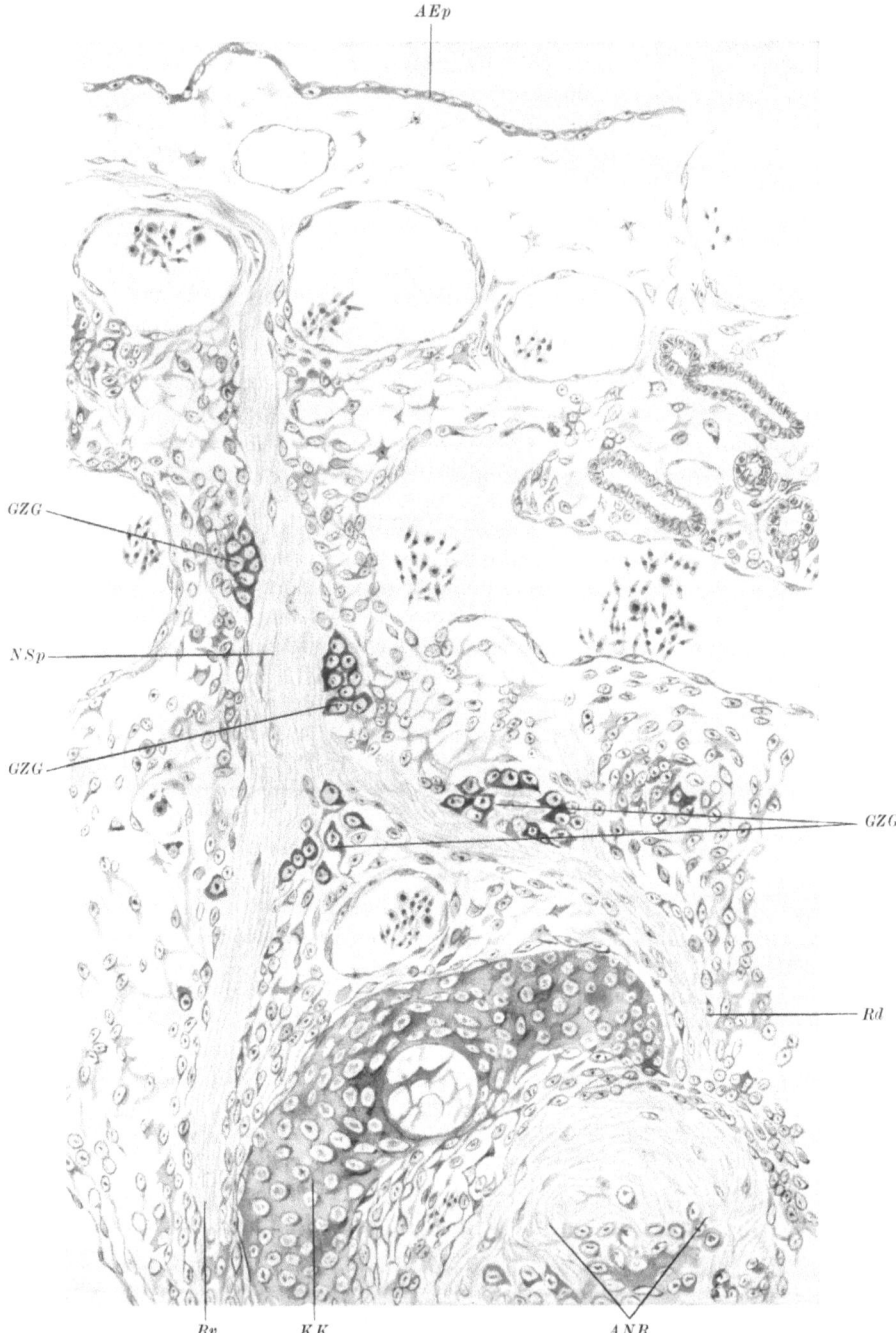

Abb. 97. Transplantierte Neuralanlage vom *Hühner*keim, die im Stadium des Kopffortsatzes auf eine Hühnerallantois überpflanzt wurde. Die Neuralplatte hat sich zu einem karikaturenhaften Neuralrohr (*ANR*) geschlossen und vordere (*Rv*) und hintere (*Rd*) Spinalnervenwurzel in das keimfremde (Wirts-)Allantoismesenchym auswachsen lassen. Um die Anlage des Rückenmarks (*ANR*) hat sich eine Knorpelkapsel (*KK*) gebildet, die an den Wurzeldurchtrittsstellen perforiert ist (,,Foramen intervertebrale"). Bei *NSp* haben sich die Wurzeln zum Spinalnerven vereinigt und rudimentäre Spinalganglien (*GZG* = Ganglienzellgruppen) gebildet. *AEp* Allantoisepithel. Die ausgewachsenen Nervenfasern penetrieren ins Allantoismesoderm. Rekonstruktion aus einer Serie von 7 Mikrophotogrammen. (Aus DANCHAKOFF und AGASSIZ 1924.)

auswachsen. Bemerkenswert ist, daß hier die ,,Spinalganglien" nicht über eine Neuralleiste entstehen, sondern aus dem Neuralrohr amöboid auswandern. DANTSCHAKOFF glaubt, daß die Neuralleistenzellen ,,primär" in die Neuralanlage eingeschlossen worden seien, was dahingestellt bleibt. Auffällig ist aber in diesem Versuch die Parallelität zur Normogenese der Coccygealganglien (s. S. 56). Das Experiment funktioniert nicht, wenn die Neuralanlage im Stadium des Primitivstreifens explantiert wird; im Stadium des Kopffortsatzes sind alle Neuralderivate (auch Glia, Ependym) vorhanden, jedoch mikroskopisch-anatomisch ungeordnet. Excision im Somitenstadium zeitigt den ,,fast normalen" Verlauf, fast wie im Embryo. Die Fähigkeit zur Selbstdifferenzierung ist wohl damit genügend bewiesen; das Produkt ist freilich mehr Karikatur als Organ. Die auf S. 99 gestellte Frage nach dem Zeitpunkt der irreversiblen Determination der Einzelzelle kann leider auch hieraus nicht befriedigend beantwortet werden, er liegt aber sicherlich nach der Kopffortsatzbildung. Wieweit Milieufaktoren bestimmen, ob sich eine Zelle zur neuralen oder mesektodermalen Stammreihe ,,entschließt", ist noch nicht zu übersehen, auch wenn die Knorpelinduktion durch Kiemendarmtransplantate für Milieueinfluß spricht (KÜHNs ,,kranialer Faktor" s. S. 99). Die Diskrepanz zwischen den Stadien, über die eindeutige Experimente vorliegen, ist noch zu groß. Nach DANTSCHAKOFF sind die Neuralzellen im Stadium der Neuralplatte prädeterminiert, nach KÜHN (1955) ist Induktion aber offenbar noch im Stadium des Kiemendarms möglich.

4. Abhängigkeit der Gangliengröße und Neuronenzahl von der zu innervierenden Peripherie.

Die Abhängigkeit der Größe der sensiblen Ganglien von der Größe des Innervationsfeldes erhellt sich aus folgenden Versuchen. Wird durch Exstirpation einer Extremitätenknospe die ,,Peripherie" verkleinert, so resultiert eine halbseitig verkleinerte Neuralanlage. Wird dagegen das Ausbreitungsgebiet vergrößert, so hypertrophiert eine Anlagehälfte (SHOREY 1909, DÜRKEN 1912, DETWILER 1920, 1924: *Urodelen*, DETWILER und CARPENTER 1929, HAMBURGER 1934, 1939, 1955, BAUMANN und LANDAUER 1943, BUEKER 1945, BARRON 1946). Der Erfolg sind kleine bzw. große Spinalganglien, das Zentralnervensystem verhält sich gleichartig. NICHOLAS und BARRON (1935) fanden bei *Ambystoma*, daß die Ganglien nicht nur hypoplastisch bleiben, sondern auch die zentralen Fortsätze der peripher-sensiblen Neurone sind aplastisch. Es werden keine Reflexbögen zum kontralateralen Vorderhorn ausgebildet. Beim Normaltier ruft elektrische Reizung der Hinterwurzel einen folgerichtigeren Bewegungsablauf hervor als Vorderwurzelreizung: Es kontrahieren sich die Muskulatur der ipsilateralen Extremität und die kontralateralen autochthonen Rückenmuskeln, bei den operierten Tieren mit fehlender Extremität dagegen kontrahiert sich nur die ipsilaterale autochthone Muskulatur. Der sensible Schenkel des Reflexbogens verhält sich im Plexus brachialis also nach Verlust der Extremität durch Gliedknospenexcision wie in einem Rumpfsegment.

Wird die Extremitätenknospe nach rostral oder caudal versetzt und zur Einheilung gebracht (HAMBURGER 1955), dann bildet sich der sensible Schenkel des betroffenen Rumpfsegmentes im entgegengesetzten Sinne um und zeigt hyperplastische Ganglien von der Größe der Extremitätenplexus mit mehr Zellen als sonst. In den Ganglienanlagen differenzieren sich die großen Zellen, die HAMBURGER (1955) für vermutlich exterozeptiv hält, früher als die kleinen. Wurde die Extremitätenknospe im frühen Neuroblastenstadium entfernt, so wuchsen die Neuriten der großen Neuroblasten normal aus und erreichten nach

2—3 Tagen die Gliednarbe, um dort ein Amputationsneurom zu bilden. Schließlich degenerieren sie und sind meist schon am 7. Tag post operationem resorbiert. Die kleineren Neuroblasten entsenden ihre Ausläufer später, sie atrophieren wohl, aber gehen nicht zugrunde.

Wie MOTTET (1952) fand (vgl. STREETER 1911 und S. 57, 73, 149, 325), ist die Zahl der Neuroblasten stets größer als die definitive Neuronenzahl, abgesehen davon, daß sich ursprünglich Neuro- und Spongioblasten kaum unterscheiden lassen (s. S. 77). Entfernte MOTTET bei 60—70 Std bebrüteten Hühnerkeimen die Somatopleura, so degenerierten keine Zellen der Ganglienanlage in sichtbarer Zahl, dies war aber der Fall, wenn der Eingriff später (5. Bruttag) erfolgte.

Eine Degeneration hat danach zur Voraussetzung, daß die excidierte „Peripherie" schon mit auswachsenden Neuriten in Konnex getreten war. Der Autor konzidiert, daß der erste Anreiz zur Differenzierung vom Mesenchym ausgeht, glaubte aber, daß schon differenzierte Neurone indifferente Proneuroblasten zur Differenzierung anregen können. Mit BARRON (1943, 1948) glaubt MOTTET, daß die Regulierung der Neuronenzahl durch „Antwort" der Proneuroblasten auf die Einwirkung der Peripherie und schon differenzierter Neurone zustande kommt. Nach HAMBURGER und KEEFE (1944) kann die Hypothese ausgeschlossen werden, nach welcher Dauer und Häufigkeit der Teilungsrate der schon prädeterminierten Neuralepithelzellen von der Peripherie gesteuert werden. Denkbar wäre noch, daß die Neuroblasten prädeterminiert sind und zugrunde gehen, wenn sie ihr Erfolgsorgan nicht erreichen. Für die großen Zellen (s. oben, HAMBURGER 1952) könnte dies zutreffen. Eine befriedigende Hypothese, die alle Befunde (deren Richtigkeit selbstverständlich vorausgesetzt wird, aber durch Nachuntersucher kontrolliert werden *muß*!) auf einen Nenner bringt, existiert zur Zeit noch nicht.

Wie LEVI-MONTALCINI und HAMBURGER, HAMBURGER und KEEFE (1944), CAVANAUGH (1951), BUEKER (1948, 1952), BUEKER und HILDERMAN (1953), sowie HAMBURGER (1955) ermittelten, können auch Tumoren als „Peripherie" im Sinne der Entwicklungsphysiologie fungieren. Implantierte *Mäuse*tumoren heilen auf der Somatopleura von *Hühner*keimen oder in der Extremitätenexcisionswunde ein. Sie werden innerviert. Vergrößern sie in einem Rumpfsegment die „Peripherie", so resultieren vergrößerte Ganglien. Es eignet sich nicht jeder Tumor. BUEKER erzielte die eindeutigsten Ergebnisse mit *Mäuse*sarkomen 180, 37 und I. HAMBURGER (1955) hatte den gleichen Erfolg bei Tumorimplantation in die Eihäute; auch in der Gewebekultur wird die Spinalganglioblastendifferenzierung durch „aktive Tumoren" beschleunigt. HAMBURGER macht deshalb ein diffusibles „tumor agent" geltend, das im Tumorhomogenat in der Mikrosomenfraktion enthalten sein soll und bei 75° C inaktiviert wird.

5. Das Verhalten der Spinalganglien bei Letalfaktoren.

Die Genetik brachte mit der Erforschung der Letalfaktoren einige interessante Tatsachen ans Licht. CHESLEY (1935) fand bei *Mäuse*stämmen mit der Mutation „Tailless", daß den letalen Homozygoten T/T primär die Bildungsfähigkeit der Chorda dorsalis abgeht. Sekundär ergibt sich ein unregelmäßiges Neuralrohr, die Somiten sind unregelmäßig gestaltet (vgl. auch THEILER 1952/53) und die segmentalen Spinalganglien fehlen. Bei Heterozygoten T/+ verläuft die Entwicklung mit T/T bis zum 9. Tage der Gravidität gleichermaßen normal, dann zerfällt die Chordaanlage in mehrere Komplexe, um bei T/T bis zum 11. Tage vollständig resorbiert zu werden. Während T/T, wie schon erwähnt, nicht lebensfähig ist (Letalfaktor „Tailless"; es erfolgt intrauterine Resorption des Fetus), betrifft die Mißbildung bei T/+ nur den Schwanz (Stummelschwänzigkeit).

Seit CHESLEY (1935) wird für die Entwicklung ein „Induktordefekt", eben der Untergang der Chorda, verantwortlich gemacht (auch TÖNDURY 1956). Dagegen ist nach HADORN (1955) die primäre Induktionsleistung vollwertig und die katastrophale Mißbildung ist die Folge des Fehlens der sekundär gestaltenden Einflüsse, weil unterlagerndes und umgebendes Chordamesoderm abnorm sind. Diese Anschauung verträgt sich offenbar auch besser mit den Erkenntnissen der Entwicklungsphysiologie, die oben referiert wurden.

Eine andere Mutation „Splotch" bei der *Maus* (AUERBACH 1954, GLUECKSOHN-WAELSCH 1955) verhindert homozygot (Sp/Sp) den Schluß der Neuralfalten. Es fehlen in der Brachialregion die Spinalganglien, z.T. auch der Sympathicus. TÖNDURY (1956) berichtet noch über einen Fall ovarieller Röntgenschädigung. Die Mutter litt an einem Fibromyxom der Bauchdecken, das 1952 mit insgesamt 8000 r bestrahlt wurde. Die letzten Menses lagen am 27. 10. 54, Interruptio erfolgte am 15. 12. 54. Der etwa 35 Tage alte Embryo zeigte in den Anlagen der Spinalganglien nur frühe Metaphasen; statt späterer Mitosestadien fanden sich Kernpyknosen und Zelluntergang. Der Röntgenschaden hatte im Ei eine Genschädigung erzeugt, die zu Mitosestop der Neuroblasten führte.

6. Transplantation reifer Spinalganglien: Reversible Pseudomultipolarität.

Die Verhaltensweise der Spinalganglienzelle in vitro wird im nächsten Abschnitt behandelt, hier sollen noch einige Bemerkungen über Transplantation vorausgehen. NAGEOTTE (1907: *Kaninchen*, Abb. 98), MARINESCO und MINEA

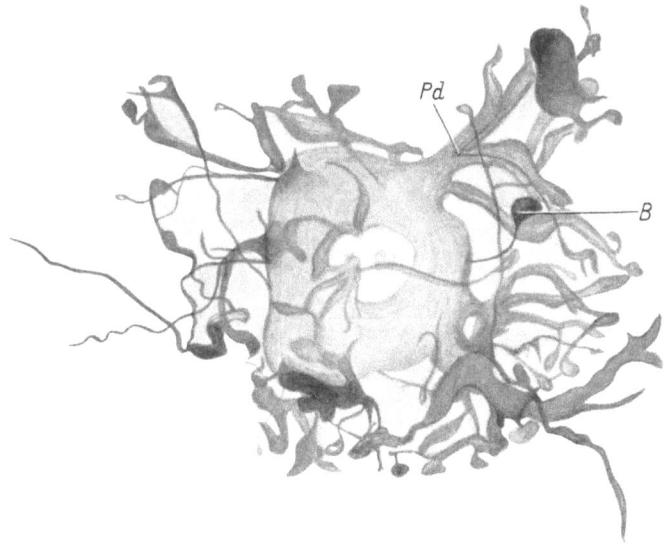

Abb. 98. „Cellule monstrueuse" vom *Kaninchen*. Aus einem auf ein denerviertes *Kaninchen*ohr transplantierten Spinalganglion am 9. Tag post op. Monströse Fortsätze aus dem Perikaryon bilden vielfach verästelte Büschel. Ein unverzweigter Fortsatz endigt mit einer „Bola". *Pd* Pseudodendrit; *B* Bola. Ag-Imprägnation nach RAMÓN Y CAJAL. 800:1. (Aus NAGEOTTE 1907.)

(1907/08), S. MAYER (1907), ROSSI (1908: *Hund*), RAMÓN Y CAJAL (1910: *Katze, Hund*), MICHAILOW (1911), AGOSTI (1911), RANSON (1914b: *Ratte*), TIDD (1932) und LE GROS CLARK (1943: *Kaninchen*) transplantierten Spinalganglien unter verschiedensten Bedingungen, so NAGEOTTE ins Ohr, ROSSI in den N. ischiadicus,

RANSON, TIDD und LE GROS CLARK ins Gehirn. Die Befunde der verschiedenen Autoren sind völlig einheitlich: Ein Teil der Zellen degeneriert und wird neuronophagiert, aber der Rest zeigt eine außerordentlich hohe Regenerationsfähigkeit. Die Zellen sind meist atypisch. Es sind dieselben Formen, wie sie auf S. 327 ff. ausführlich bei der Besprechung des Problems der Pseudomultipolaren behandelt werden. Es finden sich groteskeste Typen, wie NAGEOTTEs ,,cellules monstrueuses" (Abb. 98) mit zahlreichen Pseudodendriten. In den N. ischiadicus eingebrachte Ganglien (ROSSI 1908) reagieren nach dem Schema der ,,Kollateralregeneration" NAGEOTTEs (1906: s. S. 346 und Abb. 287), doch nach einem Monat waren sie in den Versuchen von RANSON (1914) und TIDD (1932) wieder normal pseudounipolar. Im Rattengehirn degeneriert das Zentrum des Implantats (RANSON 1914), die Außenlage der Zellen zeigt transitorische Tigrolyse mit Plasmaschwellung und exzentrischer Lage des Kerns. Die kleine Zellvariante (s. S. 183, 197) degeneriert vollständig. Dagegen werden die großen Elemente innerhalb von 2—3 Tagen zu Multipolaren (,,Pseudomultipolaren" mit Pseudodendriten), nach 13 bis 18 Tagen sind sie jedoch wieder normal (Abb. 99—102). Nach 2 Monaten sind

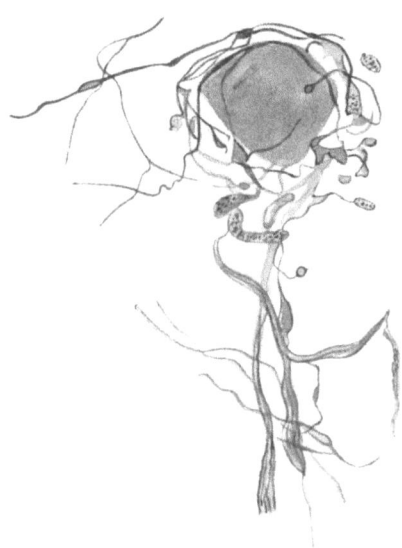

Abb. 99. Spinalganglienzelle einer *Ratte* am 2. Tage nach der Transplantation. Pyridin-Silber, 544:1. (Aus RANSON 1914.)

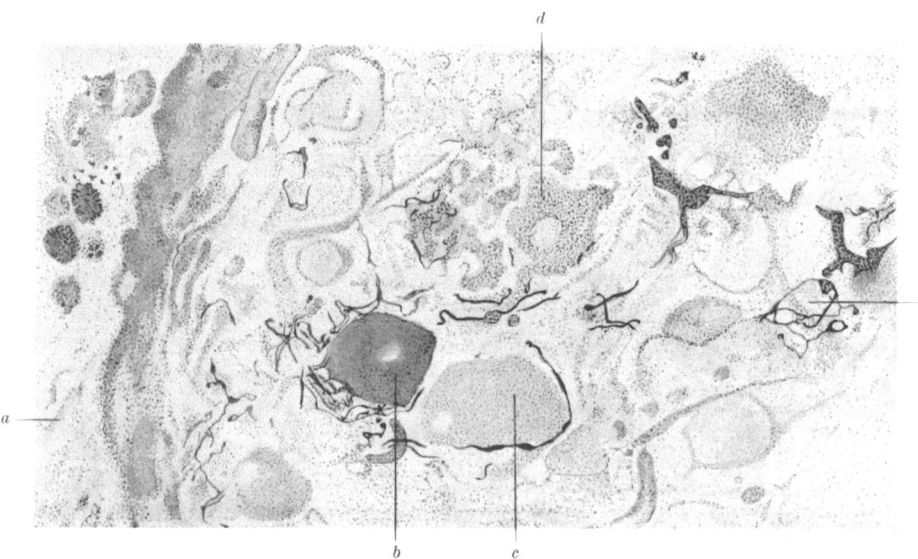

Abb. 100. Transplantiertes *Ratten*spinalganglion am 3. Tage nach der Operation. *a* Coagula rund um das Ganglion; *b* überlebende Zelle mit umgebenden neugebildeten Fasern; *c* und *d* letal geschädigte Zellen in Auflösung; *e* ein neugebildeter Faserplexus. Pyridin-Silber, 544:1. (Aus RANSON 1914.)

Kerne und Nucleoli frei von degenerativen Merkmalen, die Satelliten wuchern nicht. Die Fortsätze wachsen in die Umgebung des Wirtsgehirnes aus. LE GROS

CLARK (1943) brachte bei *Kaninchen* als sicheren Befund hinzu, daß zwar Spinalganglienausläufer in die Infiltrationszone um das Implantat wachsen und diese penetrieren, aber keine Wirtsfasern in das Implantat eindringen. Residualknoten degenerierter Zellen werden von Regeneraten „innerviert", was schon NAGEOTTE (1907) gesehen hatte, aber nur von Spender zu Spender. Der Wirt verhält sich völlig passiv.

Durchtrennte dorsale Spinalnervenwurzeln können im allgemeinen nach Naht nicht regenerieren, da die zentralen Spinalganglienausläufer postnatal die Gliabarriere nicht zu durchbrechen vermögen. Nach WINDLE, CLEMENTE und CHAMBERS (1952) wird die Gliaschranke bei der *Katze* aber unter Einwirkung von Pyromen, einem bakteriellen Polysaccharid, überwunden. Pyromen soll über die Nebennierenrinde wirken und die Glia „aufweichen".

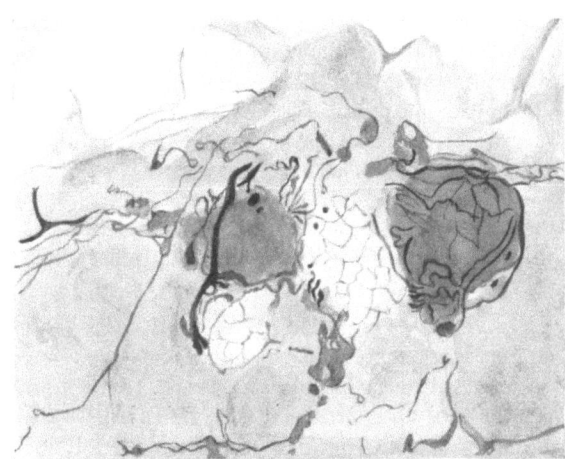

Abb. 101. *Ratten*spinalganglion 4 Tage nach Transplantation. Die Zellen sind von neugebildeten Faserkörben umgeben. Pyridin-Silber, 544:1. (Aus RANSON 1914.)

Das wichtigste Ergebnis der Transplantationsexperimente ist die sichere Beweisführung für die Reversibilität des Umbildungsvorganges: pseudounipolare Zelle ⇌ pseudomultipolare Zelle. Außerdem wissen wir seither, wie hoch die Überlebensdauer und Regenerabilität besonders der großen Spinalganglienzelle ist.

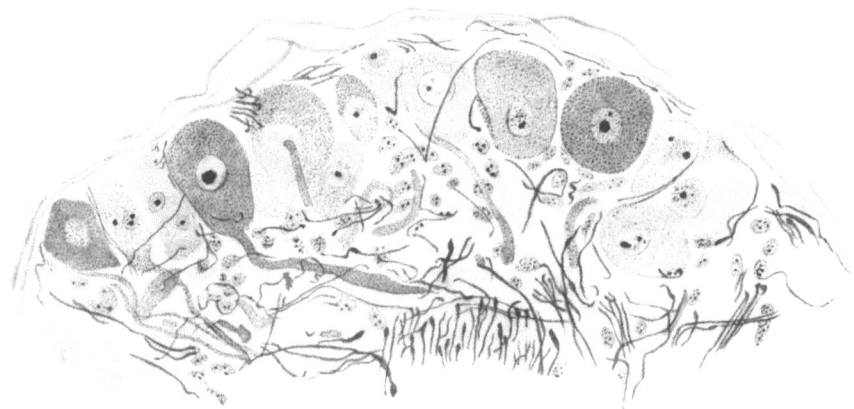

Abb. 102. Querschnitt durch das Transplantat eines *Ratten*spinalganglions am 17. Tage nach dem Eingriff. Die Faserneubildung regenerierender Zellen hat erstaunliche Fortschritte gemacht. Pyridin-Silber, 352:1. (Aus RANSON 1914.)

Ergebnisse: Die Neuralleiste wird durch den gleichen Induktorstoff des Urdarmdaches induziert, der auch für die Ausbildung der Neuralplatte verantwortlich ist, jedoch bedarf es zur Induktion der Neuralplatte einer höheren Konzentration, wie sie nur im Medianstreifen des Urdarmdaches enthalten ist. Nach lateral sinkt die Konzentration des Induktorstoffes ab.

Die Bilateralität der Spinalganglien ist kausal durch normale bilaterale Lage der Somiten zum Neuralrohr bedingt, die Segmentation der Ganglien durch normale Größe und Zahl der Ursegmente.

Den peripheren sensiblen Neuroblasten wohnt eine gewisse Fähigkeit zur Selbstdifferenzierung inne, doch scheint das Schicksal der Neuralleistenzellen von Umgebungsfaktoren erheblich beeinflußt zu werden. Größe der Spinalganglien und Neuronenzahl werden von der Größe des jeweiligen Innervationsfeldes bestimmt. Ist die Ausdehnung der „Peripherie" experimentell vermindert, so resultieren hypoplastische Ganglien; wurde die Innervationszone experimentell vergrößert, so hyperplasieren die Spinalganglien. Der Mechanismus der Kontrolle der Neuronenzahl ist noch ungeklärt.

Werden reife Spinalganglien transplantiert, so geht ein großer Neuronenanteil zugrunde. Der Rest nimmt durch Pseudodendritenbildung multipolare Gestalt an, um schließlich wieder pseudounipolar zu werden.

III. Züchtung von Spinalganglien in vitro.

Seit langem werden Spinalganglien[1] im Gewebekulturversuch gezüchtet. Die älteren Autoren (RAMÓN Y CAJAL 1910, LEGENDRE und MINOT 1910, 1911, MARINESCO und MINEA 1912, 1913, 1914) explantierten fast ausschließlich Ganglien in höherem Differenzierungsgrad oder von reifen Tieren. In Liquor oder Plasma bilden die Zellen in vitro wieder Fortsätze aus; ein Teil geht freilich infolge irreversibler Schädigung zugrunde. Die vitalen Zellen reagieren meist in der gleichen Weise, wie dies für transplantierte Ganglien auf S. 107 beschrieben wurde, d. h. sie nehmen multipolare Gestalt an. Die Fortsätze sind bis auf den Neuriten nur Pseudodendriten, oft mit „Bolas" versehen. Solche pseudodendritische Ausläufer wachsen vom Perikaryon, das oft in gelappte Form übergeht, und vom Neuriten aus (RAMÓN Y CAJAL 1910: *Katzenzellen*). MARINESCO und MINEA (1914) konnten ebenfalls *Katzen*spinalganglienzellen in *Kaninchen*serum züchten, jedoch waren die Ergebnisse schlechter, als wenn *Kaninchen*- bzw. *Katzenzellen* in artspezifischem Serum kultiviert wurden.

Diese älteren Kulturversuche konnten immerhin in Verbindung mit den Ergebnissen der Transplantation und histopathologischen Befunden mit absoluter Sicherheit den Beweis erbringen, daß jede vitale Spinalganglienzelle des pseudounipolaren Typs unter veränderten Milieubedingungen die Fähigkeit besitzt, multipolare Gestalt anzunehmen. Aus diesem Grunde verdienen die älteren Arbeiten auch heute noch großes Interesse.

Neue Aspekte eröffneten sich, als LEVI (1917, 1934), MOSSA (1929), ESAKI (1929) und MINEA (1930) unreifes Material explantierten. Die Autoren arbeiteten mit Spinalganglien von *Hühner*embryonen. In Kulturen, die von jungen Embryonen (3.—5. Bebrütungstag) stammten, fand LEVI (1934) aktive Auswanderung der Neuroblasten in das Kulturmedium. Aber auch ziemlich reife Spinalganglienzellen von älteren Keimlingen sind noch zur aktiven Migration fähig. Die Zellen bilden Pseudopodien (auch MURNAGHAN 1941) aus, die wellenförmige Bewegungen ausführen, welche erst neuerlich wieder LEWIS (1950) mikrokinematographisch festhalten konnte. In Folge der Auswanderung lockert sich das Mutterstück zunehmend auf und schließlich breitet sich der ganze Ansatz zweidimensional aus. Bei Material von 5—7 Tage bebrüteten *Hühnerkeimen* (LEVI) scheint dies am deutlichsten ausgeprägt zu sein. Meist behalten die Elemente ihre bi- oder pseudounipolare Form bei (Abb. 103).

LEVI (1917) und MOSSA (1929) sahen eigenartige bandförmige Fasern aus den kultivierten Zellen hervorwachsen, die sich verzweigten und schon in vivo

---
[1] Zellen aus dem Nucleus mesencephalicus n. V. vom *Kätzchen* siehe HILD (1957).

eine feine Streifung zeigten. Es handelt sich nicht um Dendriten, was LEVI ausdrücklich hervorhebt. Diese Fortsätze bilden Anastomosen mit Nachbarfasern, so daß Plexus entstehen. Hierin unterscheiden sich die Fortsätze der Spinalganglioblasten scharf von den völlig isoliert wachsenden Fasern aus zentralen Neuroblasten. Es handelt sich hierbei um die schon von HIS (1887) in Schnittpräparaten beobachteten Plasmabrücken, deren syncytium-bildenden Charakter HIS leugnete (vgl. S. 76). Wie schon oben (S. 75) ausgeführt wurde, ist die syncytiale Anordnung sekundärer Natur, d. h. primär sind die Fortsätze isoliert. Daß dieses Syncytium nur transitorisch existiert, konnte ebenfalls am Explantat bewiesen werden. HUZELLA (1938: *Huhn, Ratte*) zeigte im Mikrokinematogramm, daß sich diese Querverbindungen genau so selbständig wieder lösen, wie sie entstanden sind, und wirklich echte, bleibende Verschmelzungen konnten nicht nachgewiesen werden. Eine andersartige Ausdeutung (wie neuerlich BAUER 1953: „Beweis der primären Kontinuität") dieser transitorischen Syncytialstruktur durch Anhänger der Reticulumtheorie des Nervensystems entbehrt jeder realen Grundlage. Ein zeitlicher Zusammenhang mit der Besetzung der Fortsätze durch Schwannsche Zellen scheint nachgewiesen zu sein: Die noch scheidenfreien neuroplasmatischen Ausläufer können Querverbindungen untereinander eingehen, solange die später auswandernden Lemnoblasten noch fehlen. Definitiv umscheidete Fortsätze sind wieder isoliert (vgl. LEVI 1934). Daß die alte Kettentheorie der Nervenfaserbildung damit

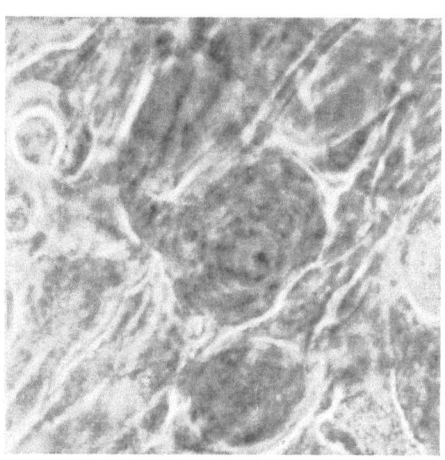

Abb. 103. Spinalganglienzellkultur vom *Hühner*embryo. Das Material stammt vom 10 Tage bebrüteten Keim, 2. Tag nach der Explantation. Im Phasenkontrast zeigen die lebenden Zellen Nucleolus und Kernmembran, sowie granuläre Plasmastruktur. Die Zelle in Bildmitte ist ein großes Neuron, das schon unipolarisiert und weit differenziert erscheint. Phasenkontrastaufnahme, etwa 800:1. (Aus H. MEYER 1954.)

gleichzeitig den Todesstoß erhielt, braucht nur am Rande vermerkt zu werden.

Im weiteren Verlauf des Kulturversuches können die bipolaren Neuroblasten zu pseudounipolaren Neuronen reifen (LEVI 1934). So konnte MURNAGHAN (1941) den Vorgang der Pseudounipolarisation an Gewebekulturen in Serienaufnahmen festhalten, worauf S. 79/80 (Abb. 69a—h) schon ausführlich eingegangen wurde.

MURNAGHAN (1941) beobachtete, daß in den auswachsenden Fortsätzen aller 15—75 sec longitudinal gerichtete Expansionswellen ablaufen, dagegen können andere „aktive" Pseudopodien phagocytieren. Eine Wanderung der Perikarya selbst konnte dieser Autor nicht bestätigen. Sehr junge Neuroblasten hatten ein homogenes Plasma, das mit dem Auswachsen der Fortsätze Granula ausbildet, die sich bald in fast die ganze Zelle ausbreiten. Oft nehmen diese mit Janusgrün färbbaren Granula längliche Gestalt an; ihre Identität mit Mitochondrien ist ohne jeden Zweifel (Abb. 211); sie finden sich auch im Conus und setzen sich ins Axon hinein fort. Daneben beschreibt MURNAGHAN größere, in ungefärbtem Zustand dunklere Granula, die Neutralrot speichern können. Es handelt sich hierbei um Golgi-Körper (vgl. ALEXENKO 1930, s. S. 84 u. Abb. 73). Granulafrei, völlig transparent und homogen bleibt das Ektoplasma.

Werden die Kulturen über den 10. Tag hinaus weitergezüchtet, so ändert sich bis zum 16. Tage das Bild erheblich. Die Neurone werden nun atypisch, indem vom Perikaryon und den Fortsätzen zahlreiche akzessorische Nebenfasern auswachsen (LEVI 1934). Manche Elemente zeigen Lappung. Die alten Kulturen gleichen also solchen, wie sie die älteren Autoren aus adulten Ganglien erhielten, d. h. reife sensible Neurone gehen in die pseudomultipolare Reizform über. In jungen Ansätzen sind multipolare Elemente nur spärlich enthalten (LEVI 1934). Auch die häufige Zweikernigkeit der Spinalganglienzellen von älteren *Hühner-* und *Enten*keimlingen (10.—14. Tag) in vitro, die nicht zur vollständigen Zellteilung führt (H. MEYER 1952), ist eine abnorme Zellreaktion.

Daß sich die kultivierten Perikarya mit Satelliten umgeben, konnten LEVI und MEYER (1936/37) sowie MURNAGHAN (1941) beobachten. Tigroid wird nach LEVI und MEYER (1936/37) erst im bipolaren Neuroblastenstadium sichtbar; später bildet sich ein sog. Randschollenkranz (s. S. 238) aus. Die Nissl-Schollen sollen sich von der Zellperipherie nach dem Kern zu ausbreiten, ein Befund, der allen anderen Beobachtungen entgegensteht. Entweder handelt es sich um eine Fehlbeobachtung oder aber der Stoffwechsel der Nervenzellen ist in vitro völlig abnorm. WEISS und WANG (1936) sowie LEVI und MEYER (1936/37) konnten an Spinalganglioblasten von 10—14 Tage bebrüteten *Hühner*keimlingen am 3. und 4. Kulturtag Neurofibrillen beobachten, ein in der Weltliteratur pro et contra Neurofibrillen vielbeachteter Befund. MURNAGHAN (1941) rät zur Skepsis, da er Fibrillen nur in solchen Zellen beobachten konnte, die schon geschädigt waren: Sie färbten sich mit Neutralrot diffus an. Trotzdem lehnt MURNAGHAN die Existenz fibrillärer Plasmastrukturen nicht in Bausch und Bogen ab. Vielleicht kann für Nachuntersucher bedeutsam sein, daß LEVI und MEYER (1936/37) nur spärlich Mitochondrien fanden; [siehe ferner DEITCH und MURRAY (1956)].

NICHOLAS und RUDNICK (1932) beobachteten in Spinalganglienexplantaten von 5—12 Tage alten *Ratten*embryonen, die auf Chorio-Allantois vom *Hühnchen* kultiviert wurden, die Wanderung der Ganglienzellen durchs Mesenchym. Die Ganglienleistenzellen sollen sich in zwei Portionen trennen, eine Ganglien- und eine Meningealanlage. Beide Autoren bestätigen, daß in vitro eine Tendenz zur Überproliferation der Nervenzellen besteht.

Nach H. MEYER (1952) sind in allen Spinalganglienkulturen vom *Hühnchen* (10—14 Bebrütungstage) reichlich kollagene Fasern in allen Zonen und an allen Tagen enthalten, also schon vom 1. Tage nach Explantation an. H. MEYER (1942, 1949) infizierte *Hühner*spinalganglienzellen in vitro mit verschiedenen *Protozoen*, so mit *Schizotrypanum* Cruzi und *Toxoplasma*. Bis zum 3. Tag nach der Infektion waren die Zellen äußerlich nicht wesentlich verändert; danach zeigten sich in Silberpräparaten nach RAMÓN Y CAJAL die Fibrillen destruiert und die Nervenfasern nur noch schwach imprägnierbar. Schließlich platzten die Perikarya und die Parasiten wurden in Freiheit gesetzt.

Nach den Erfahrungen der Gewebezüchter kann mit LUMSDEN, ORR und ROBBINS (1951) gesagt werden, daß das Differenzierungsvermögen im Neuroblasten liegt und nicht durch das Nährmedium bedingt wird. Wieweit hier aber Schlüsse auf das Normalverhalten zulässig sind, ist eine weitere Frage. Im Embryo spielen offenbar topographische Faktoren eine große Rolle (vgl. S. 99).

Während UV-Einwirkung, insbesondere bei $\lambda = 248$ mμ, die Regenerationsfähigkeit der Spinalganglioblasten im Explantat — gemessen an der UV-Absorption und am Vermögen zur Fortsatzbildung — deutlich hemmt oder gar aufhebt (BAMMER 1956, s. S. 89), bewirkt ein Zusatz von Succinodinitril zum Nährmedium genau das Gegenteil. Soweit bekannt, wird durch die auch therapeutisch wichtigen Substanzen Succino- und Malonodinitril die Synthese von Proteinen und Ribonucleinsäure gefördert. HINTZSCHE (1953) konnte feststellen, daß

Explantatzellen aus Spinalganglien vom 17 tägigen *Hühner*keim bei Zugabe von Succinodinitril 1:200000 bis 1:800000 bereits nach 24 Std gegenüber den unbehandelten Kontrollen eine Zunahme der Regeneration um 20—40% erkennen lassen. Als Maßstab wurde die Ausbildung eines Neuriten begutachtet. Höhere Succinodinitrilkonzentrationen wirken toxisch und hemmen die Regeneration.

Niemals wurden in vitro wirkliche Entdifferenzierungen beobachtet (LEVI 1934). Trotzdem liegt zwischen Normogenese und Kulturversuch ein breiter Graben. Im Normalkeim läuft die Entwicklung bis zur Reife progredient normal ab, in vitro beginnt die Differenzierung zunächst „typisch embryonal", um dann aber eigene Wege zu gehen, die ihre Parallelen in gewissen Erscheinungen der Histopathologie finden (Multipolarisation). LEVI (1934) glaubt, daß dieser gestörte Differenzierungsablauf durch das Fehlen normaler wechselseitiger Beziehungen bedingt sei. Es scheint also auf das Fehlen der „Peripherie" hinauszukommen (vgl. S. 105). Ferner sind nach LEVI die abnormen Raumverhältnisse für die Störungen verantwortlich: Der Embryo wächst dreidimensional, das Explantat aber nur in zwei Dimensionen. Die Selbstdifferenzierungsfähigkeit ist auch nach LEVI (1934) ein hervorstechendes Merkmal des Neuroblasten, aber nicht im völlig veränderten Milieu der Kulturschale. Die „physiologischsten" Bedingungen herrschen in vitro im Mutterstück; dort bleiben auch die Zellen am längsten normal, das Mutterstück also relativ organähnlich (LEVI 1934). In vitro wiederholt das Spinalgangliengewebe nicht seinen Bau im Organismus!

Weitere typische Abweichungen von der Normogenese hat noch LEVI (1934) beschrieben: Undifferenzierte Neuroblasten können in vitro vom Mutterstück längs differenzierter Nervenfasern auswandern, in der Normogenese verhalten sich ausschließlich Lemnoblasten so. Ausgewanderte Zellen können ihre Pseudopodien einziehen und sich mitotisch teilen, was in vivo nur die Neuralleistenzellen vermögen. Die Differenzierung erfolgt in vitro bei Temperaturen zwischen 26 und 46° C, also in einem Intervall, das mit der Lebensfähigkeit eines Warmblüterembryos nicht zu vereinbaren ist.

F. Allgemeine und topographische Anatomie der sensiblen Ganglien.

I. Segmentale Ganglien.

1. Lage und Zahl der Spinalganglien.

Die Zahl der Spinalnerven beträgt beim *Menschen* gewöhnlich 31 Paare. Das kranialste Paar, in den Lehrbüchern seit langem als C_1 bezeichnet, entspricht dem caudalsten Spinooccipitalsegment, das als einziges unter diesen extrakranial verbleibt, während die kranialeren zum N. hypoglossus zusammengefaßt werden (vgl. S. 72). Das Spinalganglion C_1 fehlt bisweilen mitsamt der dorsalen Wurzel (v. KÖLLIKER 1850, HYRTL 1836), es kann gelegentlich durch Hinterwurzel samt Ganglion des N. accessorius substituiert werden (HYRTL 1836, 1855) oder mit dem N. XII in Verbindung treten (DÖRING 1955). Auch vielen *Affen*arten fehlt C_1 (SHERRINGTON 1898, HOWELL und STRAUS jr. 1933), nach CORBIN, LHAMON und PETIT (1937) ist es bei *Rhesus* in 20% vorhanden; wenn es fehlt (80%), übernimmt C_2 das Innervationsgebiet.

Wenn das erste Cervicalganglion vorhanden ist, liegt es im Sulcus arteriae vertebralis atlantis und ist gewöhnlich viel kleiner als die übrigen Cervicalganglien. Die Spinalganglien C_2 bis etwa L_3 befinden sich im Foramen intervertebrale oft in Fettgewebe und Venengeflechte eingebettet, L_3 bis L_5 zu einem Stück noch im

Canalis vertebralis, während die Sacralganglien vollständig im Wirbelkanal bzw. Canalis sacralis untergebracht sind. Die Radices dorsales setzen sich aus mehreren in kraniocaudaler Richtung angeordneten Fila radicularia zusammen; sie sind dicker als die Radices ventrales. Der Ursprung der Fila radicularia ist nicht segmental gegliedert, vielmehr entspringen sie in kontinuierlicher Reihenfolge aus dem Sulcus lateralis posterior medullae spinalis. Segmentale Gliederung tritt erst sekundär dadurch ein, daß sich jeweils kraniocaudale Nachbarbündel zu stufenweise dicker werdenden Bündeln vereinigen. Zwischen Vorder- und Hinterwurzel liegt das Ligamentum denticulatum, dessen Zacken jeweils zwischen zwei Segmenten nach lateral zur Dura ziehen (KEY und RETZIUS 1875, neuere Untersuchungen von LAZORTHES, POULHÈS und GAUBERT 1952, sowie KUNERT 1956). Jede Spinalwurzel setzt sich so aus 10—20 variablen Fila radicularia zusammen. Oft finden sich Anomalien, indem einzelne Fila in Nachbarsegmente einstrahlen (HENLE, SIEMERLING 1887).

Im obersten Cervicalbereich liegen die Wurzeln exakt horizontal, dagegen schon im unteren schräg nach caudal gerichtet, weil das Foramen intervertebrale hier bereits um etwa eine Wirbelkörperhöhe caudaler als der Ursprung der zugehörigen Fila radicularia liegt. In den Thoracalsegmenten ist das Foramen intervertebrale sogar um zwei Wirbelkörperhöhen gegenüber dem Wurzelursprung nach caudal versetzt, so daß hier die Wurzeln schon erheblich schräger abfallen. Dieser Zustand entwickelt sich beim *Menschen* gegen Ende des zweiten Embryonalmonats (HOLMDAHL 1929/30). Ursprünglich, also während der beiden ersten Monate, liegt jedes Ganglion (bzw. jede Ganglienanlage) exakt in Höhe des zugehörigen Rückenmarkssegmentes und in Höhe des Sklerotoms. Dies gilt auch für die caudalsten Spinalganglien. Ab Ende des zweiten Intrauterin-Monats wachsen die Wirbelanlagen im caudalen Rumpfbereich wesentlich schneller als kranial, so daß die Ganglien von L_3 an bis Co zunehmend aus dem Foramen intervertebrale in den Wirbelkanal zurückgleiten (Abb. 104). Auf diese Weise entsteht die Cauda equina. Das Spinalganglion S_1 hat oft noch Beziehungen zum Foramen intervertebrale, während die weiter caudalen samt und sonders kranialer liegen als der Spinalnerv austritt. Die lumbosacralen Ganglien bis S_4, die extradural gelagert sind (Abb. 104), finden sich stets *tiefer* als S_5 und Co_1. S_5 liegt nur selten extradural, meist dagegen in individuell variabler Höhe (und oft asymmetrisch) innerhalb des Durasacks (HOLMDAHL 1929/30). Ergänzend zu der oben angeführten, üblichen Auffassung, die in den meisten Lehrbüchern und Atlanten vertreten wird, nach welcher die thorakalen Wurzeln generell caudal gerichtet verlaufen, sei noch auf eine Eigentümlichkeit der oberen Th-Segmente hingewiesen. Die „Wurzeln" biegen beim Erwachsenen nach dem Verlassen des Duralsackes fast rechtwinklig zu ihrer intraduralen Verlaufsrichtung ab, so daß sie leicht nach kranial weisend das Foramen intervertebrale durchziehen. Im Atlas von TOLDT-HOCHSTETTER (18. Aufl., 1940, Bd. III, Fig. 1241 und 1242) ist dieses Verhalten korrekt wiedergegeben, KUNERT (1956) konnte es präparatorisch und röntgenologisch an einem größeren Material wiederum zeigen. Die von KUNERT (1956) bemängelten Abbildungen der meisten Atlanten geben die vom späteren Status abweichende Situation beim *Neugeborenen* wieder. Die Umbildung dürfte in die Phase beschleunigten Längenwachstums während der Pubertät fallen, worüber aber noch Untersuchungen erforderlich sind.

Eine ältere korrekte, freilich sehr knappe Beschreibung der Verhältnisse beim *Erwachsenen* gab bereits BALDWIN (1908). Der Autor fand in vielen Fällen, daß die Th-„Wurzeln" *nicht* geradlinig vom Ursprung auf das Foramen intervertebrale ziehen, sondern von einem Niveau unterhalb des segmentalen Foramens, indem sie abrupt umbiegen, um etliche Millimeter aufwärts zu steigen, bevor sie den Wirbelkanal verlassen (hierzu siehe auch TONI und TREVISI 1957).

Auf die Befunde BALDWINS (1908) wie auch KUNERTs (1956) scheint indes gleichermaßen der Einwand zuzutreffen, daß die Autoren nicht scharf genug zwischen „Nervenwurzel" im engeren Sinne, also dem intraduralen unvereinigten Abschnitt, und der extraduralen Verlaufsstrecke unterscheiden, die schon als N. spinalis bezeichnet werden muß (vgl. v. LANZ 1957).

Schon v. KÖLLIKER (1850) war bekannt, daß die Ganglien S_5 und Co beim *Menschen* oft fehlen, Co häufiger als S_5. Von den coccygealen Spinalganglien kommt Co_1 beim *Menschen* noch am häufigsten vor (sog. Schlemmsches Ganglion), jedoch liegt es meist sehr weit kranial, hoch oben am Conus terminalis und stets

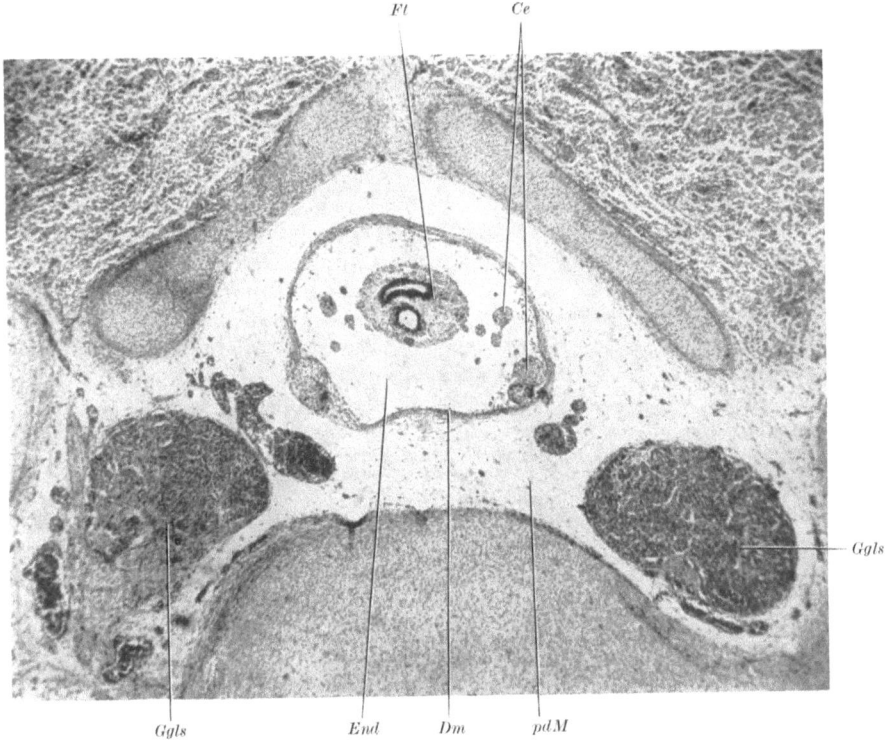

Abb. 104. Horizontalschnitt durch die Anlage des Os sacrum in Höhe eines caudalen Sacral-Spinalganglions beim *menschlichen* ♀ Fetus von 70 mm. *Ft* Filum terminale mit verdoppeltem Zentralkanal (vgl. IKEDA 1930); *Ce* Wurzelbündel der intraduralen Cauda equina; *Dm* Dura mater; *pdM* peridurales Mesenchym; *Ggls* sacrale Spinalganglien extradural gelegen; *End* Endomeninx (gemeinsame Anlage von Pia mater und Arachnoidea). Formolfix., Cochenille. 32:1.

intradural. Die Rudimente von Co_2 und Co_3 können im Filum terminale liegen (Raubersches Ganglion [RAUBER 1877]). Bei *langschwänzigen Säugern* widersprechen sich die Autoren (HOLMDAHL 1929/30, für den *Hund* s. NAGLIERI 1919/20). Nach HOLMDAHL finden sich auch bei diesen Tieren Co_{1-5} extradural, S_4 soll gewöhnlich als letztes intervertebral, S_5 bis Co_5 dagegen im Wirbelkanal liegen.

Die *katarrhinen Primaten (Neuweltaffen)* weichen erheblich vom *Menschen* ab, da sie zusätzliche sacrale und 12 Co-Ganglien zur Innervation des Greifschwanzes („Fünfte Extremität") besitzen (CHANG und RUCH 1947, FULTON 1952). Aber auch andere *Säuger* weisen mehr Spinalganglien auf als der *Mensch*, so der *Hund* 7 im Lumbalbereich (GÄRTNER 1889). Bei einigen *Carnivoren*, insbesondere der *Hauskatze (Felis domestica)* und dem *Hund* liegt das zweite Cervicalganglion extravertebral (WALLER 1852), weshalb es ohne Setzung eines Knochendefektes zugänglich ist, was wiederholt experimentell ausgenutzt wurde (BUMM 1903,

Joseph 1887 u. a.). Die speziellen Verhältnisse bei *Tümmler* und *Delphin* siehe Cunningham (1887). Abweichungen ergeben sich allgemein in anderen Wirbeltierklassen; die Zahl der Spinalganglienpaare entspricht meist exakt der Segmentzahl. Bei *Petromyzon* (u. a. *Cyclostomen*) alternieren Hinter- und Vorderwurzeln um ein halbes Segment (Freud 1879, Ransom und Thompson 1886); dorsaler und ventraler Wurzelanteil bleiben zeitlebens in vielen Segmenten getrennt (Cords 1929, Lubosch 1932), so daß gemischte Spinalnerven nur im IV. und XIV. Segment vorkommen. Nach Rohon (1878) und Lubosch (1932) sind auch die Spinalnerven der *Selachier* nur unvollständig gemischt, während die *höheren Fische* regelrechte Mischungsverhältnisse wie die übrigen Klassen zeigen. Völlig getrennt bleiben dagegen die Wurzeln bei *Branchiostoma* (Langerhans 1875). Der Schwanz der *Urodelen* und *Reptilien* besitzt echten Segmentaufbau mit Spinalganglien, während bei *Säugern* (Ausnahme: *Neuweltaffen*, s. oben!) der Schwanz durch Kollateralen innerviert wird (v. Schumacher 1912).

Außer den normalen segmentalen Spinalganglien, die makroskopisch braungelbe Färbung zeigen, können *Ganglia aberrantia* vorhanden sein (Hyrtl 1836, 1855). Diese befinden sich oft in unmittelbarer Nähe des Hauptganglions innerhalb der Radix dorsalis (Vadillo 1924). Ónodi (1901) fand ein akzessorisches Ganglion beim *Meerschweinchen*embryo auch in der Radix ventralis, ebenso bei *Scyllium* (Embryo von 25 mm); bei einem *Forellen*embryo von 30 mm zog die Vorderwurzel durch das Spinalganglion hindurch. Ähnliche Befunde finden sich bei Ónodi (1886: *Fische, Vögel, Säuger*). Carpenter und Main (1907) beobachteten beim *Schweine*embryo von 11 mm SSL aus dem Neuralrohr in die Vorderwurzel wandernde Zellen, von denen sie glaubten, daß es sich entweder um Sympathicoblasten oder embryonale „Vorderwurzelzellen" von Schäfer (1891) und v. Kölliker (1894) handele (vgl. S. 59).

Die aberranten Ganglien kommen meist im Bereich von C_1—C_4 vor, seltener anderswo (Hyrtl 1836, Giacomini, Davida; Rattone 1884, Siemerling 1887, Lugaro 1934, Döring 1955). Anomalien findet man auch häufiger zwischen L_3 und S_2, wo die Spinalganglien oft geteilt sind (Davida, Rattone 1884, Döring 1955).

Rattone (1884) sah bei genauem Suchen auch in anderen Segmenten beim *Menschen* Ganglia accessoria und aberrantia von mikroskopischer Größe, die im Cervicalbereich bis zu 34, im Thoraxgebiet bis 12, in Lumbalnerven 6—65 und sacral 26—81 Zellen enthielten. Diese Zellgruppen liegen häufig in der Nähe des Hauptganglion. Nach Theiler (1948) sind die akzessorischen Ganglien auf das Lumbosacralgebiet beschränkt, wo ihre Häufigkeit etwa 20% beträgt.

Außer Ónodis Befunden an Embryonen konnten verschiedene Untersucher auch bei erwachsenen Tieren und Menschen Spinalganglien innerhalb der vorderen Wurzeln nachweisen, so Freud (1878: *Petromyzon*), Siemerling (1887: *Mensch* Th_{12}, S_5), Hoche (1891: *Mensch* in 5 von 6 untersuchten Fällen im Lumbalbereich), Schäfer (1881: *Katze*, fand jedoch *keine* bei *Mensch, Hund, Kaninchen, Maus*), Tanzi (1893: L-Segmente der *Katze*), v. Kölliker (1894: *Katze*), Sherrington (1894), Zachariades (1896), Bühler (1898: *Kröte*), Piolti (1930), Lugaro (1900—1903), Windle (1931: *Mensch*, vor allem 6. Fetalmonat, ferner *Hund* und *Katze*), Takeda, Döring (1955). Die Zellen entsprechen voll dem pseudounipolaren Typ (Hoche 1891, Tanzi 1893), unter ihnen fanden sich auch multipolare Elemente, die v. Kölliker (1894) dem Sympathicus zuschlug. Die pseudounipolaren Formen besitzen typische Satellitenkapseln und oft Pigment (Hoche, Rattone). Auch unter den aberranten Zellen der Hinterwurzeln finden sich einzelne tri- bis multipolare Elemente (Rattone 1884). Die pseudounipolaren sind oft kolossal mit Durchmessern bis zu 300 μ, gelegentlich mit zwei

Kernen. Manche könnten nach RATTONE (1884) relaisartig untereinander verschaltet sein. Ihre Zahl hängt nicht vom Alter ab (TANZI 1893).

In den letzten Jahren gewinnt die minutiöse topographische Anatomie der einzelnen dorsalen Wurzelsegmente zunehmend an Bedeutung. Der Grund hierfür ist die Erkenntnis der Chirurgen und Neurologen, daß manche früher unerklärbare Neuralgien heute als radiculäre Schmerzen einzuordnen sind, die durch Druck sog. „Nucleus pulposus-Hernien" auf die Radix dorsalis hervorgerufen werden. Das nur seltene Vorkommen dieses Krankheitsbildes in L_{1-3} wird damit erklärt, daß in diesen Segmenten die Spinalnervenwurzeln genau in der Mitte zwischen 2 Disci intervertebrales liegen, so daß die Radices von solchen Hernien nicht betroffen werden. Häufig auftretende Beschwerden in den Segmenten L_4 bis S_1 resultieren aus der engen Nachbarschaft zwischen Bandscheibe und Wurzeln in diesem Gebiet (z. B. Discus L_4 zu Radix L_5; Discus L_5 zu Radix S_1: BARBOSA 1956). Nach KUNERT (1956) kommen die Bandscheiben im Th-Bereich nicht für Wurzelkompressionen in Frage, da der Abstand 10—12 mm beträgt. Im Th-Wurzelgebiet müßten radiculären Schmerzzuständen demnach andere Ursachen (z. B. Subluxation oder Arthrose der Wirbelgelenke) zugrunde liegen.

2. Die feineren Beziehungen der Spinalganglien und -wurzeln zu den Meningen.

Während bisher nur Angaben über die prinzipielle intra- oder extradurale Lage der Ganglien verschiedener Segmente gemacht wurden, müssen nun noch einige genauere Bemerkungen über die topischen Beziehungen der mittleren, also im Foramen intervertebrale situierten Ganglien zu den Meningen folgen.

Beim Durchtritt der Hinterwurzel durch die Pia ist schon äußerlich eine Einschnürung des Wurzelbündels sichtbar, der mikroskopisch eine Verdünnung der Markscheide jeder einzelnen Wurzelfaser entspricht; an vielen Fasern fehlt die Markscheide völlig [Redlich-Obersteinersche Stelle (= Zone)]. Ein Teil der Neurohistopathologen nimmt seit REDLICH (1892), OBERSTEINER und REDLICH (1894), sowie OBERSTEINER (1895) an, daß hier ein Locus minoris resistentiae vorliegt, an dem die Tabes ansetzt. Nach OBERSTEINER (1895) findet sich an dieser Stelle primär eine syphilitische, infiltrative Entzündung der Pia mater, die in Hyperplasie des leptomeningealen Bindegewebes übergeht. Durch die auf engstem Raum ablaufende raumverengende Schwellung werden die Wurzelfasern passiv abgequetscht. Als Folge resultiert die Degeneration der vom Spinalganglion abgetrennten Hinterstrangfasern. Nach dieser Anschauung wäre die tabische Hinterstrangerkrankung nichts anderes als eine sekundäre Degeneration im Sinne der heute gebräuchlichen Formulierung des Wallerschen Degenerationsgesetzes. Die Veränderungen am Spinalganglion und am peripheren Nerven müßten danach als retrograde Degeneration interpretiert werden. Der Redlich-Obersteinerschen Zone entspricht völlig die Lage der Grenze zwischen Glia und Schwannscher Scheide an der Einzelfaser (HOCHE 1891). Bei Lumbalnerven liegt sie deutlich außerhalb des Rückenmarks. Diese Grenze befindet sich bei allen untersuchten Säugerordnungen *(Primaten, Ungulaten, Carnivora, Insectivora, Rodentia, Edentata, Marsupialia)* an völlig der gleichen Stelle (BAUER 1908). Normalerweise kommen hier schon verklumpte Markscheidengebiete und auch Marchi-Schollen vor (RICHTER 1935). Diese anatomisch gut fundierte Theorie der Tabes-Genese hat indes auch ihre Gegner gefunden (NAGEOTTE 1902 u. a.), insbesondere, weil sie die Tabes des Fasciculus opticus nicht befriedigend erklärt. Über andere Auffassungen, die *hier* nicht interessieren, sei auf DÖRING (1955) und BRIERLEY (1955) verwiesen.

An der Redlich-Obersteinerschen Stelle endet die Pia mater makroskopisch, sie setzt sich also nicht auf die Oberfläche der Fila radicularia fort, wohl aber in mikroskopischen Dimensionen als Endoneuralscheide auf die einzelnen Nervenfasern. Auf dem Wege durch das Cavum subarachnoidale seu leptomeningicum werden die Wurzelbündelchen vielmehr *unvollständig* von Bindegewebsbündeln der Arachnoidea eingehüllt (Tunica arachnoidalis imperfecta), allseitig geschlossene Bindegewebsscheiden fehlen also (RICHTER 1935). Weiter distal (s. Abb. 105) verwachsen Dura mater und Arachnoidea miteinander. Hier treten die Wurzelbündel zu dickeren Sekundärbündeln zusammen. Eine völlige Verschmelzung zum einheitlichen Wurzelbündel erfolgt jedoch erst hart proximal vom Spinalganglion, während die Radix anterior in diesem Abschnitt schon ein einheitlicher solider Stamm ist. Der nach distal folgende Wurzelabschnitt

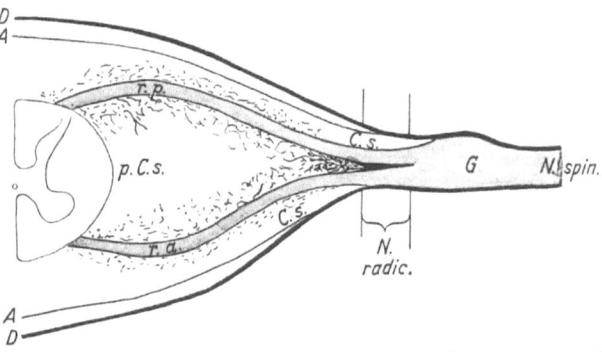

Abb. 105. Schematische Darstellung der Topographie des Wurzelnerven und seiner topographischen Verhältnisse zum Subarachnoidalraum. Zu beachten ist der frühe Abschluß des subarachnoidalen Raumes auf der Seite der motorischen Wurzel (*ra*), im Gegensatz zur dorsalen (*rp*); *D* Dura mater; *A* Arachnoidea; *p* Pia mater; *C. s.* Subarachnoidalraum; Strichelung = Subarachnoidalgewebe; *G* Spinalganglion. Das Gebiet des Wurzelnerven ist durch zwei Grenzlinien bezeichnet. (Nach dem alten Schema von NAGEOTTE nochmals verändert aus RICHTER 1935.)

wird nach NAGEOTTE (1902) allgemein als N. radicularis (= nerf radiculaire) oder auch N. conjugationis (= nerf de conjugaison SICARD et CESTAN, vgl. LAZORTHES 1955) bezeichnet (INGVAR 1926/27, RICHTER 1935, VEITH 1949, DÖRING 1955, SCHALTENBRAND 1955). Definitionsgemäß handelt es sich um denjenigen Abschnitt, der zwischen dem Austritt aus dem eigentlichen Duralsack bis zum Spinalganglion in einer völlig geschlossenen gemeinsamen Scheide vordere und hintere Wurzel zusammenfaßt, ohne daß die Wurzeln zunächst verschmelzen. Das proximale Viertel des Spinalganglions wird im allgemeinen dem N. radicularis zugerechnet (s. Abb. 105). Er endet an der Verschmelzungsstelle der beiden Wurzeln und heißt von hier an N. spinalis. Die Meningealscheide des N. radicularis setzt sich proximal aus einer akzessorischen äußeren Bindegewebshülle (Tunica arachnoidalis externa), weiter distal aus der Dura und der mit ihr verwachsenen Arachnoidea (Tunica nervi radicularis communis) zusammen; sie geht kontinuierlich in die Capsula fibrosa des Spinalganglions über und setzt sich in das Epineurium des N. spinalis fort. Nach lateral (= distal) verdickt sich die Bindegewebshülle kontinuierlich. Die Tunicae arachnoidales der Fila radicularia enden nicht etwa am Übergang in den N. radicularis, sondern setzen sich als perifasciculäre Scheiden in diesen hinein fort; sie gehen in das Perineurium des N. spinalis über.

So ist es kaum verwunderlich, wenn Zinnoberpartikel (QUINCKE 1872) oder Tusche (IWANOW 1927, IWANOW und ROMODANOWSKY 1928, BRIERLEY und FIELD 1948, FIELD und BRIERLEY 1948, BRIERLEY 1950, 1955), direkt proximal vom Spinalganglion appliziert, sich nicht nur im Liquorraum, sondern auch in die tiefen Lymphknoten des gesamten Rumpfes ausbreiten. Auch in die Cisternen eingebrachte Tusche erreicht umgekehrt die proximalen Abschnitte der Spinalganglien und dringt unter Umständen in diese ein (BRIERLEY 1950, 1955).

Während NAGEOTTE (1902) für vordere und hintere Wurzel gleiche Verhältnisse annahm, zeigte RICHTER (1935), daß sich das Cavum leptomeningicum am N. radicularis dorsal zwischen Epineurium und Tunica nervi radicularis communis gegen das Spinalganglion nach lateral als Richterscher perifasciculärer

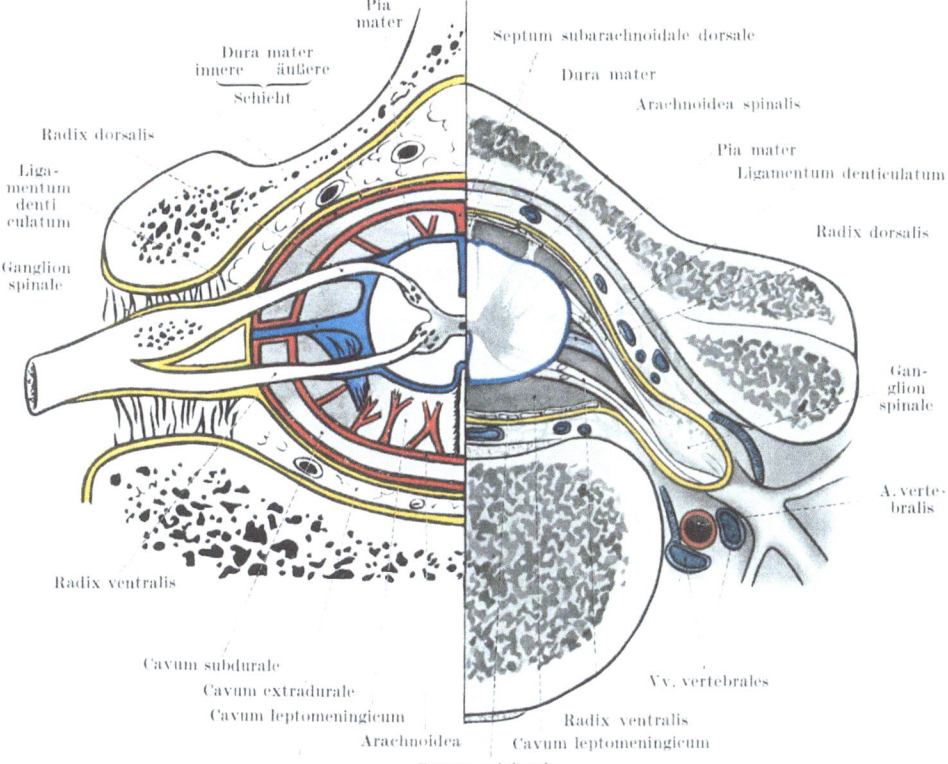

Abb. 106. Links: Schema der Wurzel- und Meningealverhältnisse beim *Menschen* nach CORNING (1946). Nach dieser Übersicht existiert kein Wurzelnerv, da Radix anterior und Posterior getrennt die Dura mater durchziehen. Eigentlich gilt dies nur für Th_2 bis Th_{11}. Rechts: Querschnitt durch den 4. Halswirbel vom Menschen nach RAUBER-KOPSCH (1943). Normalfall mit Ausbildung eines Wurzelnerven, vgl. Abb. 105. In beiden Abbildungsteilen Dura mater = gelb, Pia mater = blau. Arachnoidea und „inneres Durablatt" links = rot, Arachnoidea rechts farblos! Etwa 3:1.

Raum vorschiebt. An der Radix ventralis endigt der perivasculäre Raum schon in der Mitte zwischen Wurzel und N. radicularis blind. Auf diese Weise sind vordere und hintere Wurzel gegeneinander isoliert. Die Radix anterior ist also vollständiger umscheidet als die hintere. Die Anhänger der Redlich-Obersteinerschen Theorie der Tabes-Entstehung messen diesen unterschiedlichen Verhältnissen hohe Bedeutung für die Pathogenese bei (vgl. RICHTER 1935, DÖRING 1955). SPITZER (1926) fand als Variation gelegentliches Übergreifen des perifasciculären Raums auf die Vorderwurzel.

Der proximale Abschnitt der Tunica n. radicularis communis ist von zahlreichen Lymphspalten und -gefäßen durchsetzt, die mit dem perifasciculären Raum kommunizieren (RICHTER 1935). Nach distal nehmen die Lymphspalten zahlen- und lumenmäßig ab.

Die hier gegebene Beschreibung entspricht dem „Normalverhalten", jedoch ist die segmentale und individuelle Variabilität groß. Anders sind auch die sich oft völlig widersprechenden Angaben in der Lehrbuchliteratur nicht verständlich. Man vgl. z. B. Abb. 105 (RICHTER 1935) und die einschlägigen Abbildungen bei RAUBER-KOPSCH (1955) sowie LAZORTHES (1955) mit CORNING (1946) und SPALTEHOLZ-SPANNER (1954). Während RICHTER, LAZORTHES und RAUBER-KOPSCH (Abb. 106 rechts) die hier wiedergegebene Meinung vertreten, sprechen sich CORNING und SPALTEHOLZ-SPANNER (Abb. 106 links) für getrennte Durascheiden beider Wurzeln aus. Ein N. radicularis könnte nach dieser zweiten Auffassung nicht existieren, was sicherlich auch immer in einigen Segmenten der Fall ist. Nach v. LANZ (1929) gilt dies vor allem für die Segmente Th_2 bis Th_{11}, wo Radix dorsalis und ventralis getrennte Durascheiden aufweisen. Die Spinalganglien dieses Rumpfabschnittes liegen ausschließlich in der dorsalen Scheide, die freilich schon fest mit dem Ganglion als Capsula fibrosa verwachsen ist. Wichtig ist die Übereinstimmung der Autoren darin, daß die Spinalganglien, von den Ausnahmen der caudalsten abgesehen, extradural liegen. Daher ist neben der Foersterschen intraduralen Hinterwurzelresektion auch die extradurale Ganglienresektion (Gulekesche Operation) zur radikalen Schmerzausschaltung möglich.

Abgesehen von den für die Tabes gegebenen Hinweisen spielt sich im distalen Abschnitt des N. radicularis eine eigentümliche Entzündung ab, die bei vielen chronischen Infekten, akuten Infektionskrankheiten, Tumoren, chronischer Tonsillitis, Lues und anderen Zuständen gefunden wurde. Als morphologische Veränderungen wurden herdförmige Mesenchymwucherung, Gefäßveränderungen und -neubildungen beobachtet. Parallelen finden sich zu den tabischen Veränderungen, nicht aber zur interstitiellen Neuritis. Klinisch treten häufig Neuralgien auf. Markscheidenzerfall wurde nur bei Landryscher Paralyse beschrieben. Die Veränderungen betreffen nie die Wurzeln selbst, sondern nur den N. radicularis, können sich aber von hier nach distal über das Spinalganglion hinaus verbreiten. Dieses eigentümliche und vordem nicht beachtete Zustandsbild wurde von VEITH (1949) eingehend bearbeitet und als „Interstitielle Radiculitis" bezeichnet (s. hierzu auch SCHALTENBRAND 1955).

II. Ganglien der Hirnnerven.
1. Ganglion semilunare.

Zeigen schon die Spinalganglien segmentweise erhebliche Unterschiede, so weichen die sensiblen Hirnnervenganglien in einigen Punkten grundlegend ab. Das Schema von Radix anterior et posterior kann nicht angewandt werden, wie aus dem ontogenetischen Teil dieser Darstellung ersichtlich ist. Frühembryonal liegen die sensiblen Hirnnervenganglien extrakranial, welche Lage strenggenommen von allen Cerebralganglien mit Ausnahme des Ganglion semilunare zeitlebens beibehalten bleibt. Für das Ganglion semilunare (n. trigemini), das mit $20 \times 5 \times 3$ mm das größte menschliche Ganglion ist, haben bereits MECKEL (1748), HYRTL (1855) und HENLE (1871) besondere Verhältnisse geltend gemacht. KRAUSE (1892) betonte als erster die extradurale Lage des Cavum Meckeli: LOCKHART (1927) faßte dieses als eine Duraausstülpung auf, die sich nach HOCHSTETTER (1939) während der Entwicklung von der hinteren Schädelgrube aus unter die Dura der mittleren Schädelgrube vorstülpt. Nach GARZIN (1935) und FERNER (1940) ist die Radix n. trigemini von Arachnoidea überzogen, was dem Verhalten der Spinalnerven entspricht. Auch die abrupte Glia-Schwann-Grenze entspricht dem Verhalten der Rückenmarkswurzeln.

Nach SCHWADRON und MOFFETT (1950) sollen beim Kind von 6 Monaten nur das Ganglion V. und der N. mandibularis im Cavum Meckeli liegen, N. ophthalmicus und maxillaris dagegen im Sinus cavernosus. Eine eingehende Untersuchung der Verhältnisse beim Erwachsenen lieferte FERNER (1940, 1949/50). Danach befinden sich Radix und Ganglion n. V. in einem abgeplatteten Durasack, der mit Öffnung zur hinteren Schädelgrube unter der Dura mater der mittleren Schädelgrube untergebracht ist. Das obere Blatt des Sackes ist mit der Duraauskleidung der Fossa cranii media verwachsen, das untere Blatt mit dem Periost der Impressio trigemini und dem Bindegewebe über der A. carotis interna. Insoweit besteht die alte Auffassung von KRAUSE zu Recht, wie überhaupt die

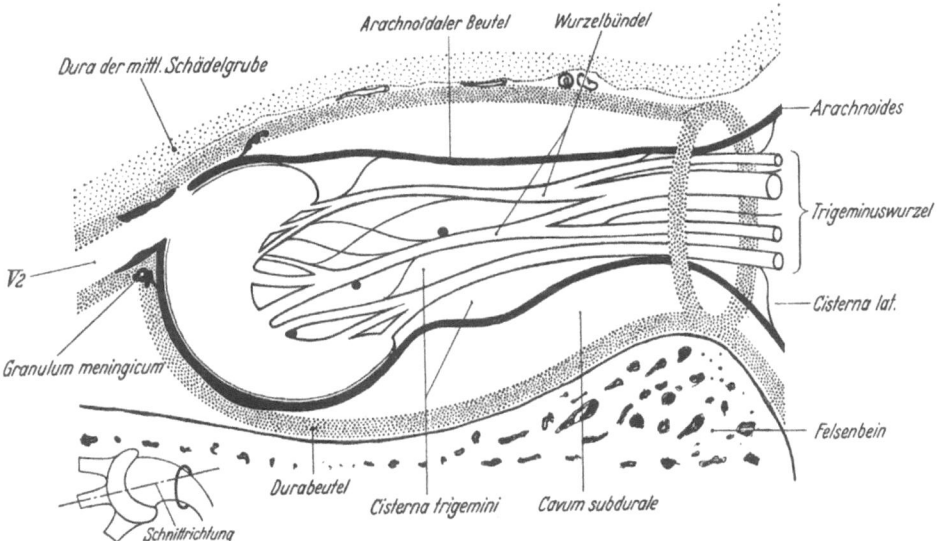

Abb. 107. Schematische Darstellung des Verhaltens der Hirnhäute an der Radix nervi trigemini und am Ganglion semilunare des *Menschen*. Die Hilfsskizze unten links gibt die Lage des Schnittes an. Einzelheiten im Text. (Aus FERNER 1948.)

Chirurgen die extradurale Lage des Ganglion betonen, da sie operative Eingriffe erleichtert (Abb. 107). Zu prinzipiell gleichem Ergebnis kamen LAZORTHES und BIMES (1947) sowie LAZORTHES (1955), wie Abb. 108 zeigt. Die Durascheide setzt sich in das Epineurium der drei Trigeminusäste fort. Durch den Schlitz, der das Cavum Meckeli mit der Fossa cranii posterior verbindet, stülpt sich um das Ganglion ein mit der Dura nicht verwachsener Beutel der Arachnoidea (FERNER 1940, 1949/50, Abb. 107), dessen Binnenraum mit dem Cavum leptomeningicum (Cisterna basalis) der hinteren Schädelgrube frei kommuniziert. Zwischen der Wand dieses Arachnoidalsackes und den Fila radicularia n. trigemini bleibt beim *Menschen* ein relativ weiter, von Liquor cerebrospinalis erfüllter Raum frei, der als Cisterna trigemini (FERNER, Abb. 109) bezeichnet wurde. Bei Alkoholinjektionen in zu großer Menge oder unter zu hohem Druck wird nicht nur das Ganglion getroffen, sondern Alkohol gelangt ebenso in die Cisterna trigemini, was in geringem Maße erwünscht sein kann, um eine vollständige Blockade der als Pars triangularis zusammengefaßten Fila radicularia zu erreichen. Im Überschuß kann aber durchaus Alkohol in das Cavum leptomeningicum der Hirnbasis übertreten und dort unerwünschte Folgen zeitigen. Mit der extraduralen Lage des Ganglion semilunare sollte man also nach diesen Befunden etwas kritischer verfahren. BENNINGHOFF (1946) folgerte richtig: „Das Ganglion semilunare ist strenggenommen das einzige Ganglion, das innerhalb des Schädels gelegen ist." Prinzipiell stimmen FERNER (1940) und LAZORTHES (1955) überein, jedoch reicht nach LAZORTHES die liquorerfüllte Pars posterior (Zisterne) weniger

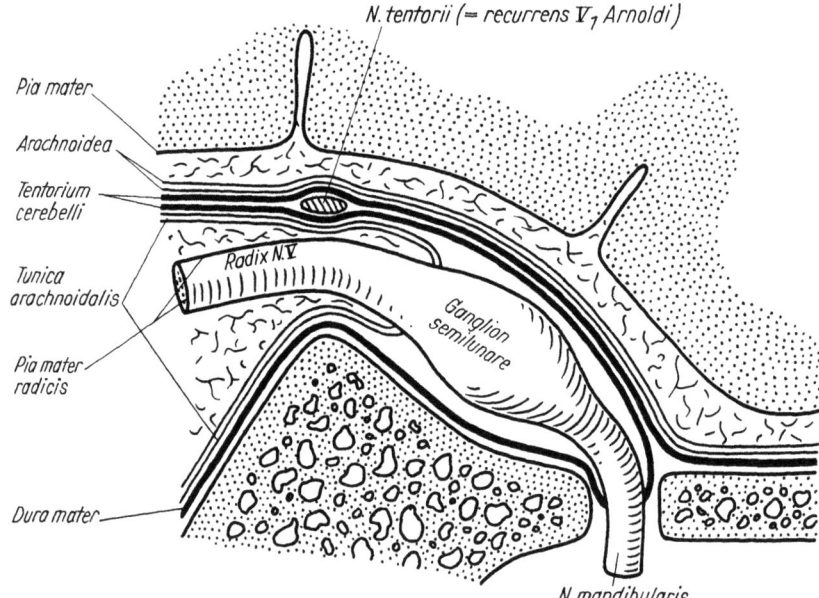

Abb. 108. Schema der Lage des Ganglion semilunare trigemini im Cavum Meckeli nach der Auffassung von LAZORTHES und BIMES (1947). Das Cavum Meckeli ist danach ein Divertikel der Dura mater fossae cranii posterioris unter das Tentorium cerebelli und die Dura mater fossae cranii mediae. Das Divertikel soll durch das embryonale Größenwachstum des Ganglion zustande kommen. (Aus LAZORTHES 1955.)

weit nach ventral (Abb. 108) als dem Schema von FERNER (Abb. 107) zu entnehmen ist. Im übrigen sei auch auf die Darstellungen von VEITH und PIETSCH (1954), sowie DÖRING (1955) und SCHALTENBRAND (1955) verwiesen. Im Bereich der Pars triangularis, die besonders enge Beziehungen zu den Meningen unterhält, finden sich bei älteren Menschen und Pferden fast regelmäßig zahlreiche *Psammom*körner, worauf auch SCHALTENBRAND (1955) hinweist (Abb. 110).

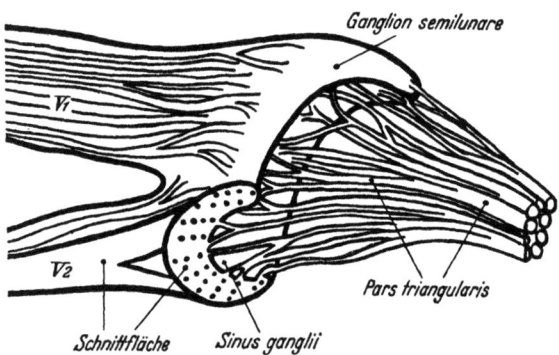

Abb. 109. Plastisches Schema eines halbierten Ganglion semilunare des *Menschen*. Eintritt der Äste ins Ganglion und Ursprung der Wurzelbündel des sensiblen Nervenanteils aus dem Sinus ganglii. Einzelheiten im Text. (Aus FERNER 1948.)

Nach LAZORTHES (1955) ist das Ganglion selbst mit seiner Bindegewebshülle am Boden des Cavum Meckeli stellenweise leicht fixiert. Die Radix motorica schließt sich gewöhnlich dem Ganglion an, kann aber gelegentlich schon proximal davon die Dicke des unteren Durablattes penetrieren.

Wie bei den Spinalganglien finden sich im Bereich des Trigeminus-Ganglions aberrante kleine Knötchen; meist sind dies Zellhaufen im Wurzelstamm und dem proximalen Abschnitt der drei Hauptäste des Nerven (S. MAYER 1907, PETERS

1935). Am N. ophthalmicus finden sich nach FERNER (1940) basal zwei konstante vegetative Ganglien, die als Ganglia sinus cavernosi bezeichnet wurden (vgl. auch GELLÉRT 1934, sowie ANDRES und KAUTZKY 1955). Ein akzessorisches sensibles Ganglion scheint nach FLEISCHER (1940) konstant basal von der Portio maior in Nähe der Portio minor vorzukommen. FLEISCHER möchte es mit der Propriozeptivität für die Kaumuskulatur in Zusammenhang bringen, da die Fasern in den N. masticatorius einstrahlen. Ob diese Deutung im Hinblick auf die als völlig andersartig bekannte Innervation der Muskelsensibilität der Trigeminusmuskulatur zutrifft, sei der Klärung durch Nachuntersucher überlassen

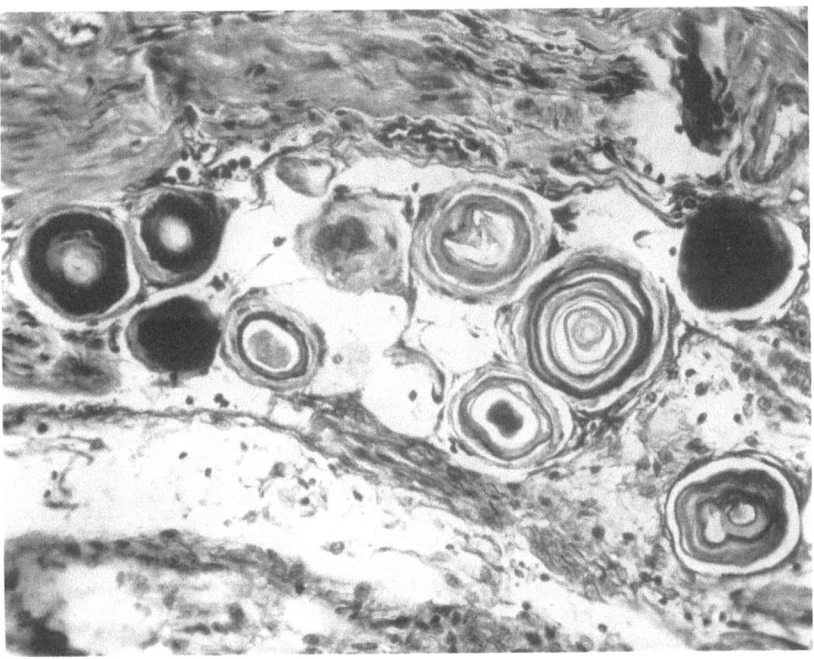

Abb. 110. Psammomkörner aus dem Plexus radicularis (Pars triangularis) des Ggl. semilunare eines 63jährigen justifizierten Mannes. Bei älteren *Menschen* und *Pferden* häufiger Befund. Susafix., Azan, 230:1.

und hierzu auf den Nucleus mesencephalicus n. V. (s. S. 33ff.) verwiesen. Bei *Meerschweinchen, Kaninchen, Katze, Hund, Rind, Schwein* und *Mensch* wurden von KURE (1899), TOZER und SHERRINGTON (1910), TAKEDA (1924, 1925), ALLEN (1924, 1925), CARMICHAEL und WOOLLARD (1933), sowie PETERS (1935) sensible Einzelzellen und aberrante Ganglien (bis zu 1770 Zellen umfassend) in der motorischen Trigeminuswurzel gefunden. PETERS hält die propriozeptive Funktion dieser Elemente für unbewiesen, Exterosensibilität für möglich. Die Anwesenheit dieser Zellen kann immerhin die Schmerzrezidive nach Exstirpation des Ganglion V. erklären, bei welcher stets der motorische Stamm erhalten bleibt, um eine Kaumuskellähmung zu vermeiden. Früher nahm man zur Erklärung dieser Schmerzrezidive Sympathicus-Kausalgie an (HELSON und FRAZIER 1932), was außerdem zutreffen dürfte (Pseudotrigeminusneuralgie, vgl. FOERSTER 1927, s. S. 158, 168). Bei *Fischen* und *Reptilien* sind die embryonal auch beim Menschen separaten Ganglia ophthalmicum et maxillo-mandibulare zeitlebens getrennt, nach FRAZIER (1925) soll dieser Status beim *Menschen* erhalten bleiben können. NOUHUYS (1932) und FERNER (1940) konnten dies nur für Ausnahmefälle bestätigen, Verf. schließt sich diesen beiden Autoren für den Menschen und die von ihm untersuchten Säuger an.

Branchiostoma besitzt als einziges peripheres sensibles Ganglion einen konstanten zellhaltigen Knoten im I. Nervenpaar, während für das II. Paar widersprechende Befunde vorliegen. Das Ganglion I. wird meist mit dem Ganglion ophthalmicum der Vertebraten homologisiert (Einzelheiten s. S. 19, 64). Bei *Cyclostomen* liegt das Trigeminusganglion, wie auch alle anderen Hirnnervenganglien, vollständig extrakranial, also auch nicht in einem Nervenkanal der Schädelkapsel (CORDS 1929). Im Gegensatz zu den Spinalnerven vermischen sich motorische und sensible Wurzelfasern innig bei allen Cerebralnerven. Besondere Verhältnisse liegen beim Ganglion n. facialis vor (s. unten). Eine größere Übersicht gab ADDENS (1933).

Bei *Selachiern* treten Ganglion maxillomandibulare mit Ganglion VII. und VIII. zur „Trigeminusgruppe" (GEGENBAUR 1871, ROHON 1878) zusammen, während das Ganglion ophthalmicum isoliert bleibt. RETZIUS (1880) fand bei *Acanthias* ein konstantes Nebenganglion des N. ophthalmicus, von dem aus die Portio minor n. ophthalmici ihren Ursprung nimmt, worauf später noch eingegangen wird (s. S. 138). Eine größere Hirnnervenübersicht stellte ROHON (1878) zusammen, ferner siehe auch FRORIEP, VEIT (1947) u. a. Für *Esox* als häufig untersuchten *Teleostier* siehe PANSCHIN (1910) und MÜNZER (1932).

Beim *Frosch* sind Ganglion V. und VII. zum Ganglion prooticum verschmolzen, aber zeitlebens wegen der Größenunterschiede ihrer Perikarya histologisch auseinanderzuhalten (BAU 1924). Die größeren Zellen sollen dem Trigeminus angehören.

Während die Haut- und Schleimhaut-Innervationsfelder der Äste des N. trigeminus seit langem gut bekannt sind, herrscht über die sensible Versorgung der Meningen noch keine volle Klarheit. Hierzu sei auf die Untersuchungen KAUTZKYs (1951) verwiesen.

2. Ganglion geniculi.

Das meist dreieckige Ganglion geniculi liegt ursprünglich wie alle sensiblen Ganglien extrakranial, wird aber in der Entwicklung frühzeitig in das Felsenbein einbezogen. Selbst bei *Petromyzon* findet es sich als einziges im Knorpel, und zwar in der Ohrkapsel. Es bildet mit dem Ganglion octavum einen definitiven Acustico-Facialis-Komplex, obwohl beide Ganglien aus verschiedenen Quellen stammen (JOHNSTON 1902, 1905: dort weitere Einzelheiten, CORDS 1929, FISK 1954).

Zur Schädelhöhle hat das Ganglion auch beim erwachsenen *Menschen* keine direkte Lagebeziehung. Das winzige Knötchen liegt beim *Menschen* und anderen *Säugern* stets am Genu nervi facialis dem Hauptstamme des Nerven auf; da es eigentlich das Ganglion nervi intermedii ist, kann es leicht vom Facialis abpräpariert werden (s. auch WEIGNER 1905). Bei der *Maus* findet man das Ganglion etwas proximal vom Genu, jedoch ebenfalls im Canalis n. facialis (v. LENHOSSÉK 1894). Meist wird angegeben, daß sich die periphere Wurzel dem Hauptstamme des Facialis zugeselle, um hauptsächlich zur Chorda tympani zu ziehen (vgl. SAPOLINI 1884, PENZO 1893 und DÖRING 1955). Bereits v. LENHOSSÉK (1894) konnte aber für die *Maus* sichern, daß sensible Fasern auch zum N. petrosus superficialis maior treten, der also von gemischt vegetativer und sensibler Qualität ist, was KURÉ und SANO (1936) bestätigten. Ein Teil dieser Fasern gelangt zum N. trigeminus über den R. recurrens n. maxillaris (v. LENHOSSÉK 1894). Den älteren Autoren (v. SOEMMERRING, CLOQUET 1832, BIDDER, NUHN, ARNOLD, LONGET, VALENTIN) bis FRÜHWALD (1877) war dies unbekannt. Neuere

Untersucher, wie FOLEY (1947) vertreten sogar die Meinung, daß bei *Katze* und *Hund* der sensible Anteil im N. petrosus superficialis maior mit einem Drittel Anteil dem vegetativen und motorischen gegenübersteht. Aberrante Zellgruppen kommen auch im Facialis vor (CARMICHAEL und WOOLLARD 1933). Nach PEARSON (1947) bleibt beim *Menschen* oft ein Teil des Ganglion geniculi im Meatus acusticus internus liegen, der als Nebenganglion des Facialis gelten muß. Die Ursache hierfür ist die unvollständige Trennung des Acustico-Facialis-Komplexes in der Embryonalentwicklung (s. S. 67). Inwieweit dieser Nebenknoten dem embryonalen Wurzelganglion (s. S. 55, 56) des N. facialis entspricht, müßte geklärt werden. Die Zellen sind nach PEARSON (1947) leicht nach Form und Größe vom Ganglion vestibuli unterscheidbar.

Wie klinische Untersuchungen von HUNT (1915, vgl. auch RHINEHART 1918) zeigten, ist die allgemeine Sensibilität des Facialis rudimentär und nur noch auf Innenohr, Mittelohr, Tuba auditiva, Cellulae mastoideae und ein winziges Hautfeld vor allem an Ohrmuschel und Wange beschränkt. Helix und Scapha, sowie ein großer Teil des Lobulus auris werden nicht mehr vom Facialis innerviert, wie auch Gaumen und Zunge nur wenige sensible Facialisfasern erhalten; dagegen ist der spezielle sensible Anteil (Geschmacksfasern) gut entwickelt. Diese Innervationsareale wurden bei Lähmungen und Zoster identifiziert; mittels elektrischer Reizung können die Felder auch beim Gesunden nachgewiesen werden. Immerhin reicht ihre Existenz aus, um trigeminusneuralgieähnliche Schmerzzustände auszulösen. Eine Beteiligung des N. intermedius an der sensiblen Versorgung der Meningen im „Präotischen Kiemennervengebiet" ist nach KAUTZKY (1951) nicht unwahrscheinlich.

Die Scheidenverhältnisse wurden von SUNDERLAND und COSSAR (1953) untersucht. Innerhalb des Meatus acusticus internus sind die epineuralen Faserzüge sehr fein und umgeben den Facialisstamm, der durch perineurale Faserung in Bündel unterteilt ist. Der N. VII. füllt 12—19% des Meatus aus. Bis zum Ganglion bleibt das Perineurium dünn, distal wird es erheblich verdickt. Innerhalb des Facialis-Kanals bildet der Nerv ein einheitliches Bündel, um sich erst beim Abgange des R. musculi stapedii wieder in Bündelchen zu gliedern. Merkwürdigerweise zählt HERZOG (1955) das Ganglion geniculi „teils" dem Parasympathicus zu, eine Auffassung, die auf HIS (1887) zurückgeht, der den Knoten zum Sympathicus zählte, inzwischen aber längst als überholt zu gelten hat. Im Felsenbein soll zwischen Canalis semicircularis posterior und Fossa jugularis bei *Mensch* und *Schaf* ein Ganglion stapedium liegen, das Fasern vom VII. und X. erhält. Es soll sich vorwiegend aus multipolaren, zu einem Teil aber auch aus bipolaren Zellen aufbauen (GRAY 1913).

3. Die Ganglien des N. statoacusticus.

Betreffs der allgemeinen Verhältnisse der Ganglien des N. statoacusticus sei auf die Handbuchdarstellung von KOLMER (1927) verwiesen. Als *aberrante Ganglien* fanden GALAMBOS und DAVIS (1948) Zellhaufen zwischen Meatus acusticus internus und Hirnstamm, bisweilen 45 Zellen in einem Komplex. Die Autoren halten diese Elemente für vorverlagerte Teile des Nucleus cochlearis, also für sekundäre Neurone. Zur mikroskopischen Anatomie erschienen nach KOLMERs monographischer Darstellung die Studien von WOLFF (1936: *Mensch*), MÜNZER (1932: *Mensch* und *Wirbeltiere*), SCHARF (1951, 1952: *Mensch* und *Wirbeltiere*) und ANDRZEJEWSKI (1955), auf die hier nicht näher eingegangen werden soll. Für das heute bei Experimenten beliebte *Opossum* siehe die Übersicht von STOKES (1911/12). Beim *Menschen* und anderen *Säugern* erhält das Ganglion vestibuli Fasern aus dem N. intermedius. Sie winden sich zwischen Zellen und Fasern hindurch; ihre Bedeutung ist nicht bekannt. Auch RAMÓN Y CAJAL (1911) konnte nicht entscheiden, ob diesen Fasern sensible oder vegetative Funktion zukommt.

Unklar sind noch immer die Zusammenhänge zwischen Acusticus-Scheiden, Innenohr und Meningealräumen. Die klassischen Injektionsexperimente von KEY und RETZIUS (1875) konnten keine befriedigende Klärung bringen und über die von KOLMER niedergelegten Tatsachen scheint inzwischen niemand hinausgekommen zu sein (vgl. auch SCHALTENBRAND 1955). Vergleichende Untersuchungen über die Verästelung des N. statoacusticus bei verschiedenen *Säugern* stellte VOIT (1907) an.

4. Ganglion intracraniale und extracraniale.

Der N. glossopharyngicus bildet zwei Ganglien (Entwicklung s. S. 70ff.), das Ganglion intracraniale (= superius, EHRENRITTER) und das Ganglion extracraniale (= petrosum, ANDERSCH). Das obere der beiden Knötchen, das stets das kleinere von beiden ist, kann bisweilen fehlen; auch kommt Verschmelzung beider Ganglien vor. Während das Ganglion intracraniale in der vorderen Abteilung des Foramen jugulare untergebracht ist, liegt das untere in der Fossula petrosa außerhalb des knöchernen Schädels. Der Name Ganglion intracraniale ist strenggenommen unkorrekt, da das Knötchen zwar noch von Arachnoidea und Dura eingescheidet, aber nicht wie das Ganglion semilunare in einer eigenen Zisterne gefunden wird. Vom Ganglion petrosum ziehen Fasern zum Vagus, Facialis und Ganglion cervicale superius (trunci sympathici); außerdem wird hier der N. tympanicus abgegeben.

Im N. glossopharyngicus wurden mehrfach *aberrante Ganglien* angetroffen, so von S. MAYER (1907) im Stamm und von KOLMER (1927) im *Plexus tympanicus*. ANDRZEJEWSKI (1954) konnte allerdings die Angaben von KOLMER in bezug auf sensible Elemente nicht bestätigen. Er fand stets nur multipolare. (*Selachier* s. ROHON 1878, MÖLLGAARD 1911, VEIT 1947, letzterer auch andere *Vertebraten*; *Sauropsiden* s. LUBOSCH 1932.) Auch beim *Hund* kann das Ganglion superius fehlen oder mit dem Ganglion petrosum verschmelzen (CLARK 1926). Wahrscheinlich innerviert der N. IX. das subtentorielle Meninxgebiet zusammen mit dem N. vagus sensibel (KAUTZKY 1951).

5. Ganglien des N. vagus.

Daß die kranialen Ganglien des N. vagus, Ganglion jugulare und nodosum, typisch sensible Knoten sind, wird in der Anatomie seit 50 Jahren nicht mehr bezweifelt. Trotzdem betont H. MÜLLER (1939) in seiner vielbeachteten Studie, das Ganglion nodosum sei vegetativ und er sehe keine Veranlassung, von dieser „allgemeinen Auffassung" abzuweichen. Verantwortlich für solche Vorstellungen sind sicherlich die Darstellungen einiger Handbuchautoren, wie STÖHR jr. (1928, ferner 1943/44) und HERZOG (1955), die den spinalganglienähnlichen Bau dieser Ganglien in einem Atemzug mit der parasympathischen Funktion eines *Teiles* des Vagus nennen, dabei sicherlich das Richtige meinen, aber infolge der unscharfen Formulierung zu Mißverständnissen herausfordern. Vielleicht wirkt auch der alte Irrtum GASKELLs (1886, 1888) nach, der eine sympathische Funktion des Ganglion nodosum angenommen hatte (s. hierzu vor allem DU BOIS und FOLEY 1937, FOLEY und DU BOIS 1937). Nach RANSON, FOLEY und ALPERT (1933) ziehen die parasympathisch-efferenten Fasern bei der *Katze* meist vom Vagus-Hauptstamm gesondert als Nebenbündel am Ganglion nodosum vorbei. Jedenfalls beträgt der efferente Anteil am Gesamtvagus der *Katze* nur 20%

(DU BOIS und FOLEY 1937). Am durchschnittenen *Kaninchen*vagus ruft Reizung proximal des Ganglion nodosum keinen visceromotorischen Effekt hervor (EVANS und MURRAY 1954). Dagegen darf sensible Innervation der subtentoriellen Meningen durch den Vagus als gesichert gelten (KAUTZKY 1951).

Die Wurzelbündel des N. X. bilden nach ihrer Vereinigung im Cavum leptomeningicum innerhalb des Foramen jugulare — stets getrennt vom N. glossopharyngicus — eine etwa 0,5 cm lange Anschwellung, das Ganglion jugulare. Äußerlich kann das Ganglion vom Stamm oft nicht unterschieden werden; stets fällt es mit seiner Hauptmasse auf den bogenförmigen Abschnitt des Nerven, den dieser beim Durchtritt durch die vordere Abteilung des Foramen jugulare beschreibt. Untersuchungen von DU BOIS (1929) am *Opossum* sprechen dafür, daß im Ganglion jugulare dieser Species vorwiegend die propriozeptiven Neurone für Larynx und Pharynx lokalisiert sind. In Höhe der Processus costotransversarii der beiden obersten Halswirbel bildet der Vagus sein zweites, ungleich größeres Ganglion nodosum seu plexiforme (in der romanischen Literatur öfters auch Plexus ganglioformis Meckeli oder Plexus nodosus), das stets dem Ganglion cervicale superius trunci sympathici benachbart ist. Das Ganglion nodosum kann beim *Menschen* eine Länge von 3 cm erreichen. Oft verschmelzen Ganglion nodosum und cervicale superius miteinander (L. R. MÜLLER 1909, CHASE und RANSON 1914, STERNSCHEIN 1922, FICK 1925, STÖHR jr. 1927, 1928, 1949/50, FUNAOKA und SHINOZAKI 1928, SIWE 1931, LEVI 1932/33, HERMANN 1951: nur in 2% der Fälle!; KHALIL und MALEK 1952: *Uromastix*, DÖRING 1955 u. a.),

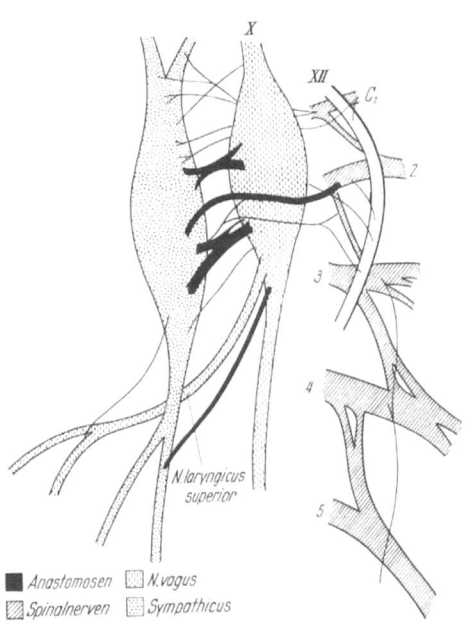

Abb. 111. Verbindungen zwischen Ganglion cervicale superius (trunci sympathici), Ganglion nodosum vagi und den oberen Halsnerven. Darstellung von dorsal gesehen. Tiefschwarz = Anastomosen; durchgehend schraffiert = Spinalnerven (Cervicalsegmente); fein gestrichelt = Vagusanteile; gepunktet = Sympathicusanteile. (Aus SIWE 1931.)

Anastomosen finden sich stets (Abb. 111). Diese sind bei *Menschen* und *Säugern* meist asymmetrisch, d. h. rechts meist besser ausgebildet als links (IWAMA 1925, 1928, FUNAOKA und SHINOZAKI 1928), in allen Fällen kompliziert (vgl. Abb. 112) und sehr variabel (FICK 1928, dort Literatur bis HUBER 1744). Zellaustausch mit dem Sympathicus kann in den etwa 14% Fällen völliger Verschmelzung (FICK 1925) in beiden Richtungen — entgegen der Auffassung von BILLINGSLEY und RANSON (1918) — häufig beobachtet werden (HIS 1893, DOGIEL 1898, L. R. MÜLLER 1911, VAN DEN BROEK 1908, FICK 1925, STÖHR jr. 1927, 1928, KISS 1931, 1932, LEVI 1932/33, GREVING 1935, HINSEY, HARE und WOLF jr. 1942: *Katze*, HERMANN 1951, 1952, DÖRING 1955, ferner s. S. 143, 165, 186, 350 und Abb. 113, 131, 288). Die Anastomosen der rechten Seite enthalten mehr markhaltige Fasern als links (IWAMA 1925, 1928: *Katze*). Auch Anastomosen zu den Spinalnerven C_1 und C_2 kommen vor (SIWE 1931). Nach MINKER (1956) sollen bei der *Katze* zwar Anastomosen, jedoch keine Verschmelzungen zwischen *Ganglion nodosum vagi* und *Ganglion cervicale supremum (trunci sympathici)* vorhanden sein.

Zellen des Ganglion nodosum vagi können außer in die benachbarten Anteile des Ganglion cervicale superius auch in die Anastomosenzweige und in den Vagusstamm selbst versprengt werden. DOLGO-SABUROFF (1936) fand bei der *Katze* noch kleine akzessorische sensible Ganglien im Thorax, nicht aber im Abdomen. In Abweichung vom *Menschen* finden sich bei *Rind* und *Pferd* loco typico meist nur wenige Zellen. Das Ganglion nodosum fehlt aber keineswegs, sondern liegt tiefer in Höhe C_8 bis Th_1 (CHRIST 1930). Bei der *Ziege* ist das Ganglion nodosum äußerlich unscheinbar. Es wurde daher von FISCHER (1904) und MARSCHALL (1910) irrtümlich für fehlend gehalten, wogegen CHRIST (1930) auch bei dieser Tierart das Ganglion regelmäßig finden konnte. *Rind, Ziege* und *Schaf* besitzen auch konstant ein Ganglion jugulare, dessen Bau an die Verhältnisse beim *Menschen* anschließt. *Schaf, Schwein* und *Carnivoren* zeigen für beide Ganglien Übereinstimmung mit *Primaten* und dem *Menschen* (CHRIST 1930). HOLZMANN und DOGIEL (1910) fanden ein konstantes Ganglion nodosum in typischer Lage auch bei *Hund, Kaninchen* und *Schwein*; bei *Rind* und *Pferd* verteilten sich die Zellen vom caudalen Pol des Ganglion jugulare bis zum Abgange des N. laryngicus cranialis. Bei *Mensch, Hund, Kaninchen* und *Schwein* fanden beide Autoren ein aberrantes, kleines Ganglion häufig am Abgange des

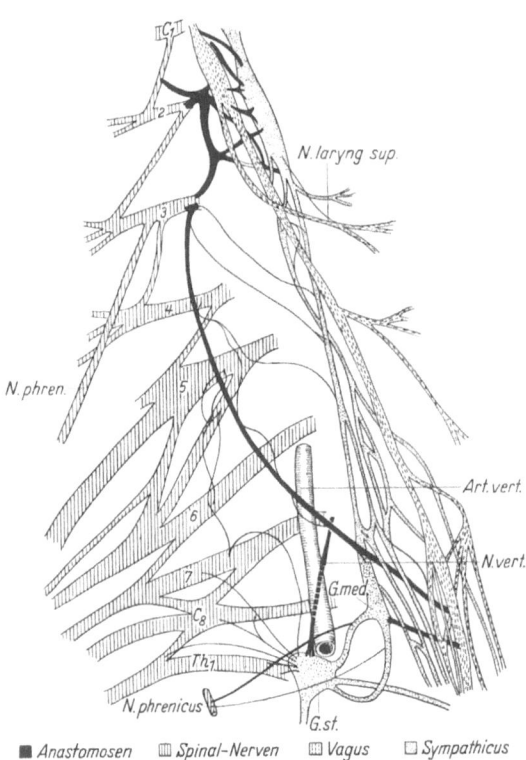

Abb. 112. Verbindungen des rechten Truncus sympathicus cervicalis vom *Menschen* mit dem kranialen Vagusteil und den cervicalen Spinalsegmenten von ventral gesehen. Schraffur, Strichelung usw. wie Abb. 111. (Aus SIWE 1931.)

N. laryngicus cranialis, ebenso BOTAR, AFRA, MÓRITZ, SCHIFFMANN und SCHOLTZ (1949, 1950), wie früher schon NICOLAS (1894).

Ein kleines, spinalganglienähnliches Knötchen kommt nach ELZE (1923) an der Aufzweigungsstelle des N. laryngicus superior vor, das 20—30 Zellen enthält. STÖHR jr. (1928) bestätigt diesen Befund. NONIDEZ (1931) fand dieses Ganglion n. laryngici auch beim *Hund*, wo es multipolare Zellen enthält, ebenso wie ein kleines Ganglion n. recurrentis am Eintritt dieses Nerven in den Larynx. Auch LEMERE (1932) behauptet den Gehalt an multipolaren Zellen; nach den Abbildungen dieses Autors zu schließen, kommen aber beide Zelltypen vor.

Die Verschmelzung des Ganglion nodosum mit dem Ganglion sympathicum cervicale superius berechtigt nicht die Gedankenkonstruktion einer „anatomischen Einheit" beider Systeme, zu der STÖHR jr. (1943/44) und andere Forscher auf dem Gebiete des vegetativen Nervensystems neigen. Der N. vagosympathicus ist eine Eigentümlichkeit, die nur *niederen Vertebraten* zukommt, wie schon VAN DEN BROEK (1908) und FICK (1925) deutlich genug festgestellt haben. Nach RANSON und v. MIHÁLIK (1932) bleibt der Faseraustausch bei *Säugern* in engen Grenzen *(Hund, Katze, Mensch)*.

Wenn die Autoren der vegetativen Neurologie von parasympathischen Vagusganglien sprechen, sollten sie sich darüber im klaren sein, daß diese *nicht* mit dem Gangliensystem Jugulare-Nodosum identisch sind. So hat L. R. MÜLLER seit 1911 die Meinung vertreten, daß die multipolaren Vaguszellen in erster Linie im Ganglion cardiacum Wrisbergi lokalisiert sind. Ein geringer Teil findet sich abnormerweise freilich im Ganglion nodosum, jedoch keineswegs konstant (Abb. 113, 131, 288). KISS (1931, 1932) und GREVING (1935) rechnen diese Elemente mit Recht zum Sympathicus, nicht zum Parasympathicus, da sie nachweislich aus dem Ganglion cervicale superius oder dessen Anlage stammen (Verzweigungstyp, Zellgröße, Verschmelzung beider Ganglien). MINKER (1956) vermißte multipolare, sympathische Elemente im Ganglion nodosum bei der *Katze*. Auch der Plexus pulmonalis vagi geht enge Verbindungen mit dem Ganglion thoracale IV. trunci sympathici ein (GREVING 1935). DOLGO-SABUROFF (1936, 1937, 1938), dessen Arbeiten häufig zitiert, aber offenbar selten gelesen wurden, hat die Ganglien des parasympathischen Vagusanteils genauestens erforscht. Bei der *Katze* liegen diese samt und sonders caudal von den

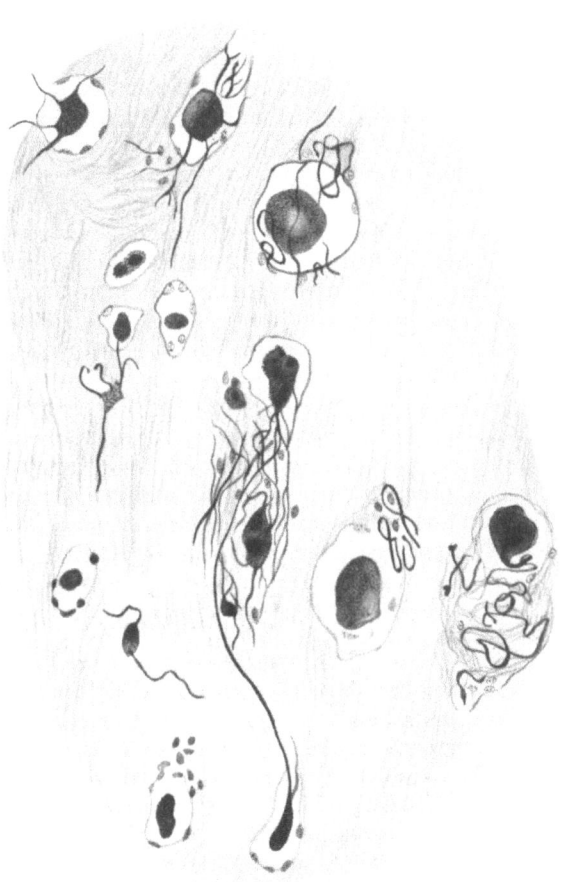

Abb. 113. Zellen aus der Verwachsungsstelle zwischen Ganglion nodosum vagi und Ganglion cervicale superius. Die unipolaren Zellen gehören zum Ganglion nodosum, die multipolaren sind sympathisch („versprengte" Sympathicus-Neurone). Mensch. Silberimprägnation nach BIELSCHOWSKY, 250:1. (Aus STÖHR jr. 1927.)

sensiblen Vagusganglien, sowohl im Thorax als im Abdomen! Die Zellen entsprechen weder dem pseudounipolaren Typ der kranialen Vagusganglien, noch dem multipolaren des Grenzstranges, sondern am ehesten dem multipolaren des Plexus myentericus. DOLGO-SABUROFF (1936) hat gute Gründe, sie als II. Neurone des Parasympathicus aufzufassen. Am reichlichsten kommen Ganglien dieses Typs im Brustvagus und seinen Ästen vor; die größte Zellzusammenballung ist das Ganglion trunci vagi. BOTAR, AFRA, MÓRITZ, SCHIFFMANN und SCHOLTZ (1949, 1950) haben diese Befunde bestätigt und auf *Hund* und *Mensch* ausgedehnt. Caudal vom Lungenhilus fanden diese Autoren allerdings keine Zellen mehr. Beim *Menschen* kommen immerhin 1700 Zellen in solchen Ganglien vor! Wenn

HERZOG (1951) die kranialen Vagusganglien (jugulare et nodosum) für parasympathisch hält, ist dies ein großer Irrtum, was NORDKEMPER (1920/21) schon recht glaubhaft nachgewiesen hat (NORDKEMPERs Polemik gegen L. R. MÜLLER beruht allerdings auf einem Mißverständnis, wovon man sich jetzt bei längerem zeitlichem Abstand leicht überzeugen kann!).

Bei *Vögeln* konnten außer Ganglion jugulare und nodosum (die oft verschmelzen: KINKEL 1932 beim *Huhn*) noch ein drittes vor: Das Ganglion thoracicum Couvreuri. Der Entdecker (COUVREUR 1923, ferner COUVREUR und DUCULTHY 1923) hielt dieses 3. Ganglienpaar zunächst für vegetativ, was falsch ist, wie KINKEL (1932) zeigen konnte. Auch das Ganglion thoracicum der *Vögel* ist sensibel; es ist dem Spinalganglion eines Fisches mit seinen bipolaren Zellen sehr ähnlich (KINKEL).

Da die Vagus-Ganglien zu den wichtigsten überhaupt gehören, soll hier noch einmal zusammengefaßt werden, was bisher zu wenig beachtet wurde: Rein sensibel sind Ganglion jugulare et nodosum sowie das Ganglion thoracicum der *Vögel*. Rein vegetativ, und zwar parasympathisch, sind die im Stamme und den Ästen des N. vagus thoracicus enthaltenen Ganglien, deren größtes das Ganglion trunci vagi DOLGO-SABUROFFs ist. Das Ganglion cardiacum ist allgemein bekannt. Im Vagusstamm können dislozierte sensible Zellen der kranialen Ganglien bis in den Thorax hinein *sporadisch* angetroffen werden, im Ganglion nodosum und Vagus-Zweigen auch sympathische *Einzel*zellen, aber doch nur immer wenige (KISS 1931, 1932). Eine Einstufung der Ganglia jugulare et nodosum unter die vegetativen Ganglien, nur weil sie vorwiegend viscerosensibel fungieren, ist ein Unding; dann müßten auch die anderen Hirnnervenganglien und alle Spinalnervenknoten zum vegetativen System geschlagen werden. Aber dann verliert der Terminus „Systema nervosum vegetativum" seinen Sinn!

6. Ganglion nervi accessorii.

Ein N. accessorius, der dem des *Menschen* vergleichbar wäre, ist nur den *Sauropsiden* und *Säugern* eigen. Nur *Hexanchus* hat schon einen N. accessorius (ROHON 1878), der bei C_3 und C_4 austritt, nicht mit spinalen Vorder- oder Hinterwurzeln identisch ist und zum Vagus zieht. Beim *Menschen* reichen die Fila radicularia bis C_5, ja sogar bis C_7 hinab. Die im Normalfalle aus der lateralen Wand des Rückenmarks, dorsal vom Ligamentum denticulatum, austretenden Wurzeln sind strenggenommen weder vorderen, noch hinteren Spinalnervenwurzeln vergleichbar. Eine Ableitung vom Vagussystem ist ebenfalls unbefriedigend. Auf MÖLLGAARDs (1911) Untersuchungen wurde schon an einigen Stellen hingewiesen. Da sich nach ELZE (1940) „die Natur nicht nach den Lehrbüchern richtet", wird seit HYRTL (1836, 1855) immer wieder über sensible Ganglien am N. accessorius berichtet (s. auch S. 71).

Mikroskopische Untersuchungen über die kleinen Spinalganglien ähnlichen Gebilde lieferten KAZZANDER (1892) und WEIGNER (1901). Daß N. XI. mit C_1 zusammentreten kann, war schon HYRTL (1836) bekannt; spätere Bestätigungen gaben KAZZANDER (1892) und WEIGNER (1901). Neben regelrechten Spinalganglien kommen im Verlaufe des Accessorius verstreute pseudounipolare Einzelzellen vor (WEIGNER 1901: *Mensch*, FAHMY 1927: *Mensch*, VAN DER SPRENKEL [zit. nach ARIËNS KAPPERS 1920]: *Igel*embryo; WINDLE 1931: *Katze, Affe*, sowie LARUELLE und REUMONT 1949). Nach DARKSCHEWITSCH (1885) hat der N. XI. beim erwachsenen *Menschen* Anschluß an den Fasciculus cuneatus. Beim *Menschen* kommen nach WAIBEL (1952, 1954) bis zu 2700 Zellen von 10—80 μ Durchmesser vor; der Autor hält sie für Propriozeptoren.

WINDLE (1931 b) fand Degeneration der Zellen im Accessorius und im Ganglion C_1 nach Durchschneidung des XI. Hirnnerven. WINDLE und DE LOZIER (1932) reizten den proximalen Stumpf bei der *Katze* elektrisch; da die Autoren nur Spasmen der Muskulatur ohne Schmerzreaktionen beobachteten, halten sie die propriozeptive Funktion dieser Ganglien und Einzelzellen für M. sternocleidomastoideus und M. trapezius für erwiesen. Dafür spricht, daß die Zellen vorwiegend denen vom großen Typ angehören (s. S. 182ff.), die seit WARRINGTON und GRIFFITH (1904) von vielen Autoren für das neuronale Substrat der propriozeptiven Leitung angesehen werden, außerdem die Tatsache der Zusammensetzung des N. accessorius vorwiegend aus dicken bis mittelkalibrigen markhaltigen Nervenfasern (GASKELL 1889, BARRAT 1899, MOLHANT 1910, CHASE und RANSON 1914, KOCH 1916), wogegen dünne „marklose" RANSONsche Schmerzfasern (vgl. RANSON 1914) vollständig fehlen. Wenn ein Ganglion XI. fehlt, was der häufigste Fall ist, kann der sensible Anteil durch Anastomosen von C_{2-4} ersetzt werden (TANAKA 1932, CHRISTENSEN 1933).

7. Ganglion nervi hypoglossi.

Im Abschnitt über Entwicklungsgeschichte wurde schon ausführlich auf das Ganglion hypoglossi hingewiesen. Wenn es persistiert, was beim *Menschen* relativ selten, bei manchen *Säugern* regelmäßig der Fall ist, verhält es sich wie ein Spinalganglion, d. h. es kann extradural liegen (Fall BUDDE 1919/20, ferner siehe S. 73). Der oft gebrauchte Name „FRORIEPsches Ganglion" ist ungerechtfertigt, da der fragliche Nervenknoten schon MAYER (1836), VOLKMANN (1847: *Rind*), HYRTL (1855) und POLAILLON (1866) bekannt war, also lange vor FRORIEP (1882). POLAILLON stellte das Hypoglossusganglion anatomisch und histologisch den Spinalganglien und den Hirnnervenganglien V., VII., IX. und X. gleich, wie später auch LANGWORTHY (1923). Bei *Rhesus* fehlt das Ganglion XII. meist; das Innervationsfeld wird dann von C_2 versorgt (CORBIN, LHAMON und PETIT 1937).

Die Bedeutung des XII. Hirnnerven für das Kopfproblem stellten in neuerer Zeit besonders VEIT (1947) und STARCK (1955) heraus. Den N. occipitalis (Spinooccipitalnerven) der *Amphibien* im Vergleich zu anderen Vertebraten bearbeitete NISHI (1919). LUBOSCH (1932) gab eine Neu-Interpretation der Theorie vom N. collector (GEGENBAUR).

RAWITZ (1908) und SAGUCHI (1908) beschrieben dorsale Wurzeln, rostral von der Grenze zwischen Medulla oblongata und Halsmark, also in Höhe der Pyramidenkreuzung, die sie als abnorm hohe Wurzel von C_1 auffaßten *(Mensch, Vespertilio murinus)*. Um was es sich wirklich gehandelt hat, könnte nur im Vergleich mit neuen Fällen ähnlicher Art geklärt werden.

Ältere Untersuchungen über die Propriozeptivität der Zungenmuskulatur gaben LANGWORTHY (1923/24: *Katze, Schwein, Ratte, Opossum*; 1924: *Hund*, 600—1000 Zellen im Ganglion hypoglossi), sowie HINSEY und CORBIN (1934: *Katze*). BOEKE (1927) fand beim *Igel* Degeneration der Receptoren in der Zungenmuskulatur nach XII.-Durchschneidung.

TARKHAN (1936) untersuchte die Sensibilität des N. hypoglossus beim *Kaninchen*. Nach Durchtrennung des Stammes degenerierten motorische und sensible Nervenendigungen in der Zunge, weshalb der Autor auf gemischte Funktion schloß. Wurden dagegen die vorderen Äste der oberen Halsnerven durchschnitten, dann traten im XII. Hirnnerven weder intra- noch extralingual irgendwelche Degenerationen auf. Die Propriozeptoren können also nicht den Cervicalsegmenten angehören. Da beim *Kaninchen* meist das Ganglion hypoglossi nachweisbar ist, entweder als äußerlich sichtbarer Knoten oder in Form von *pseudounipolaren* Zellen im Stamm, brachte TARKHAN (1936) dieses Ganglion mit den sensiblen Muskelendigungen der Zunge zusammen. Nach BARRON (1936) sollen die Zungen-Propriozeptoren im N. lingualis verlaufen und BOYD (1941) behauptete, daß weder beim *Kaninchen*embryo, noch im Neugeborenen- oder Erwachsenenstadium eine sensible (dorsale) Wurzel mit Ganglion nachweisbar sei. Offenbar ist dies ein Irrtum, denn sonst wäre das *Kaninchen* zumindest in seiner Ontogenese der Spinooccipitalsegmente ein völliger Außenseiter unter den Säugern. BOYD (1941) behauptet weiterhin, daß der Hypoglossus innerhalb der Zunge nur an vereinzelten atypischen Endorganen endige, keineswegs aber an typischen Muskelspindeln. Wenn experimentell Sensibilität nachweisbar sei, so könne sie nur durch obere Cervicalsegmente vermittelt werden. BOYD (1941) und TARKHAN (1936) stehen sich also diametral gegenüber, obwohl beide *Kaninchen* untersuchten. TARKHAN und ABOU-EL-NAGA (1947) vertreten jetzt die Meinung, daß die sensiblen Fasern extrakranial im N. XII., intrakranial aber durch den N. vagus ziehen; die Perikarya sollen im Ganglion nodosum liegen. In einer bisher letzten Studie bestätigen TARKHAN und ABD EL-MALEK (1950) bei *Ratte* und *Kaninchen* sensible Einzelzellen, manchmal auch ein größeres Wurzelganglion im N. hypoglossus. GOTTSCHICK (1952) billigt dem N. hypoglossus Propriozeptivität zu. Geklärt ist das Problem aber keineswegs. Auch die in der Zunge wiederholt beschriebenen Ganglien bei *Mensch, Ratte, Meerschweinchen* u. a. innerhalb und unterhalb der Papillae circumvallatae, beim *Kaninchen* an den Papillae foliatae und bei der *Katze* unterhalb der Papillae fungiformes, sind noch ungeklärt (GAIRNS und GARVEN 1952). Die Drüsen- und Gefäßganglien sind selbstverständlich schon lange als vegetativ bekannt. Nach ERNYEI (1936/37) sollen bei *Mensch, Rind, Pferd* und *Schwein* die hellen Ganglienzellen der Vorderzunge sensibel, die dunklen des hinteren Zungenabschnitts dagegen vegetative Funktion aufweisen. SUZUKI und OOKUBO (1943) halten auf Grund cytologischer Untersuchungen die Papilla foliata-Ganglien des *Kaninchens* für vegetativ, ohne jedoch Silberpräparate zum Vergleich untersucht zu haben (ältere Literatur bei KOLMER 1927, STÖHR jr. 1928, SUZUKI und OOKUBO 1943). Zusammen mit C_1, C_2 und C_3 scheint der N. hypoglossus an der sensiblen Innervation der Hirnhäute im Bereich des Foramen occipitale magnum beteiligt zu sein (KAUTZKY 1951).

Völlig abwegig ist die von HERZOG (1955) deduzierte Zugehörigkeit des Ganglion oticum zum N. hypoglossus.

8. Sensible Zellen im III., IV. und VI. Hirnnerven.

Ehe dieses Teilgebiet abgeschlossen werden kann, müssen noch die sensiblen Zellgruppen in den Augenmuskelnerven erwähnt werden. Eine propriozeptive Eigenleitung des N. oculomotorius, trochlearis und abducens wird heute kaum noch bezweifelt (ELZE 1940, GOTTSCHICK 1955). Die sensiblen Endorgane der Augenmuskeln (Golgische Spindeln, Terminaisons en grappe, epilemmale Nervenschlingen und modifizierte Vater-Pacinische Körperchen [sog. Golgi-Mazzonische Endorgane]) waren bereits von DOGIEL (1906a, b) bei *Mensch, Affe, Rind, Pferd, Hund* und *Katze* beschrieben worden. Neuuntersuchungen gaben CORBIN und HARRISON (1940), besonders gründlich aber KIRSCHE (1951). Jedoch ist der Leitungsweg keineswegs aufgeklärt. Ältere Anschauungen, wonach die Muskelsensibilität der Orbita generell vom N. trigeminus vertreten wird, haben nicht befriedigt und sind heute verlassen (ELZE 1940). Neuere Vorstellungen über propriozeptive Innervation der äußeren Augenmuskeln über das Dorsalzellensystem des V. Hirnnerven (Nucleus mesencephalicus n. trigemini) s. S. 35, 36, sowie TARKHAN (1934) und GOTTSCHICK (1952, 1955). v. LENHOSSÉK (1912) rechnete die pseudounipolaren Zellen im Ganglion ciliare der *Eidechsen* zum Trigeminus (s. ferner S. 25). Im Verlaufe des Stammes und der Zweige der Kopfnerven III., IV. und VI. wurden wiederholt sensible Neurone durch die direkte Beobachtung pseudounipolarer Perikarya nachgewiesen. ÓNODI (1887) faßte diese Elemente beim *Menschen* als Reste einer phylogenetisch vorhandenen dorsalen Oculomotorius-Wurzel auf (s. S. 24 und 57). THOMSEN (1887) beobachtete beim *Menschen* normale und degenerierte Nervenzellen im III. und VI., nicht aber im IV. Hirnnerven. TOZER (1912) meinte resigniert, daß die Zuordnung derartiger Elemente schwierig sei, NICHOLSON (1924) hielt sie für propriozeptorisch. CLARK (1926) fand beim *Hund* sensible Elemente im N. III., vermißte sie aber im N. IV. und VI., wogegen TOZER und SHERRINGTON (1910) solche in allen drei fraglichen Nerven nachwiesen. NICHOLSON (1924) und TARKHAN (1934, 1936) fanden sie bei der *Katze*. Aberrante sensible Zellen im N. masticatorius beobachtete ALLEN (1924/25).

Das System der sensiblen Ganglien ist nach diesen Untersuchungen offenbar nicht auf die klassischen „sensiblen" oder gemischten Nerven beschränkt, sondern auch solche Stellen des Körpers beherbergen sensible Perikarya, an denen sie früher nicht vermutet oder noch heute von vielen Lehrbuchautoren ignoriert werden. Sogar die „rein motorischen" Hirnnerven III., IV., VI., XI. und XII. verfügen über eigene propriozeptive Leitungsbahnen, was SHERRINGTON (1894/95) bereits deutlich ausgesprochen hat. Ihre nähere Untersuchung wäre lohnend und erwünscht.

III. Die Blutversorgung der sensiblen Ganglien.

Die Gefäßversorgung der sensiblen Ganglien wurde eingehend von BARTHOLDY (1897) untersucht, der auch die ältere Literatur aufführt. Allgemein stellte BARTHOLDY fest, daß die segmentalen Ganglien aus den segmentalen Arterien versorgt werden, so die thorakalen Spinalganglien aus den Aa. intercostales, die oberen vier Lumbalganglien aus den Aa. lumbales. Die segmentalen Gefäße entlassen Rr. medullae spinalis, deren einer als A. nervomedullaris neben Teilen des Rückenmarksquerschnittes auch die Wurzeln ernährt, und der oft — jedoch variabel — Hinterwurzel und Spinalganglion durch einen besonderen Ast, die A. radicularis posterior, versorgt.

L_5 wird aus dem R. lumbalis ex arteria iliolumbali durchblutet, die Sacralganglien aus den Aa. sacrales laterales. Für die Cervicalsegmente ist die A. vertebralis zuständig, deren Rr. dorsales Ganglienäste abgeben. C_7 und C_8 haben Zuflüsse aus der A. cervicalis profunda und A. thyreoidea caudalis. Unterschiedliche Verhältnisse gelten für die Kopfnervenganglien. Das Ganglion semilunare erhält reichere Gefäßzufuhren als der sonstige N. trigeminus; die Äste entstammen den Aa. sinus cavernosi anterior et posterior, vor allem der hinteren, und dringen von medial in das Ganglion ein. Beteiligt sind ferner die A. ophthalmica, sowie die Aa. meningicae parvae und der R. petrosus aus der A. meningica media. Für das Ganglion geniculi konnte BARTHOLDY besondere Äste nicht nachweisen. Die Octavus-Ganglien erhalten ihr Blut aus der A. labyrinthi (= auditiva interna). Beide Ganglien des IX. Hirnnerven sind an das Stromgebiet der A. pharyngica ascendens angeschlossen, deren Rr. pharyngici die Ganglienzweige entlassen. Hinzu treten Äste aus A. facialis und A. meningica posterior. Die letztere Arterie versorgt zugleich beide Vagusganglien. Die meisten zuführenden Ganglien-Arterien weisen ein Kaliber von etwa 0,5 mm Durchmesser auf.

Fast gleichzeitig kam TONKOFF (1898) zu ganz ähnlichen Ergebnissen. Der Autor betont vor allem die große Variabilität von Individuum zu Individuum. Für die Cervical-Ganglien gibt er eine wesentlich mehr ins einzelne gehende Beschreibung als alle älteren Autoren. Die Befunde werden am besten durch folgende Tabelle wiedergegeben.

Tabelle 2

Spinal-ganglien	Arterien
C_1	A. vertebralis (R. gangliaris ascendens et descendens)
C_2	R. spinalis arteriae vertebralis
C_3	Ramulus medius e ramo spinali arteriae vertebralis (evtl. direkt aus A. vertebralis)
C_4	Aus Anastomose zwischen A. cervicalis ascendens und Ramulus posterior rami spinalis arteriae vertebralis
C_5	A. cervicalis ascendens, A. transversa colli, A. vertebralis, Äste der A. thyreoidea caudalis
C_6	A. subclavia (direkt), A. transversa colli, Truncus costocervicalis, A. thyreoidea caudalis, A. cervicalis profunda, Truncus thyreocervicalis, A. cervicalis ascendens
C_7	A. subclavia (direkt), A. transversa colli, Truncus costocervicalis, A. cervicalis profunda
C_8	Nur Truncus costocervicalis

KONASCHKO (1927) fand die gemeinsame Versorgung der Ganglien des VII. und VIII. Hirnnerven aus der A. labyrinthi, die eine komplizierte Aufzweigung

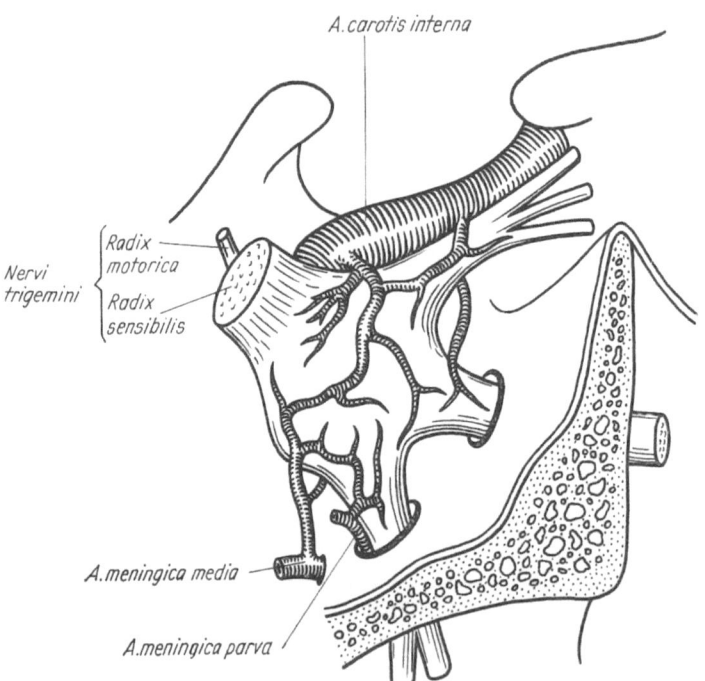

Abb. 114. Gefäßversorgung des Ganglion semilunare beim *Menschen*. (Nach LIBERSA aus LAZORTHES 1955.)

besitzt. Die Typen dieser Aufzweigungen können auf zwei Grundformen, den binarteriellen (75%) und den monarteriellen (25%) Typ reduziert werden.

GRIGOROWSKY (1928) kam zu etwas abweichenden Befunden für das Ganglion semilunare, das seiner Meinung nach Blut aus zwei direkten Ästen der A. carotis interna, außerdem aus der A. meningica parva und aus einem durch das Foramen ovale tretenden Ast der A. meningica media empfängt (s. Abb. 114). Für die Ganglien und Wurzeln der Hirnnerven IX., X., XI. und XII. kommen gemeinsam A. cerebelli posterior inferior, A. basialis, A. vertebralis und A. spinalis anterior auf; nur das Ganglion nodosum erhält 3 bis 4 separate Äste zusammen mit dem Ganglion cervicale superius (trunci sympathici) aus der A. pharyngica ascendens.

SUNDERLAND und COSSAR (1953) untersuchten sehr gründlich den N. facialis samt Ganglion geniculi (s. Abb. 115). Danach wird der Nerv überlappend versorgt, und zwar distal vom Ganglion einschließlich desselben aus A. petrosa, proximal vom Ganglion aus Aa. basilaris, cerebellaris inferior und labyrinthi

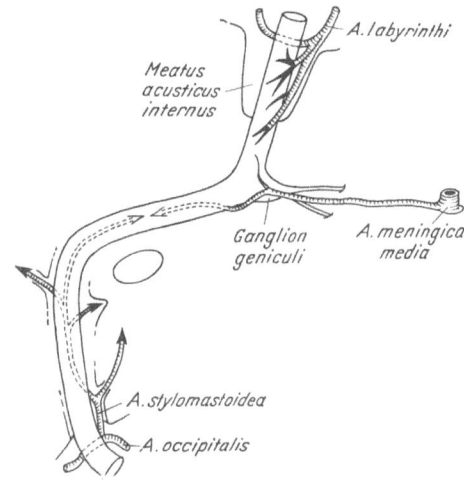

Abb. 115. Die drei Blutzuflußwege des N. facialis auf der Wegstrecke durch das Felsenbein unter Berücksichtigung des Ganglion geniculi. (Nach GUERRIER aus LAZORTHES 1955.)

(= auditiva interna). Die Untersuchungen von BERGMANN und ALEXANDER (1941) brachten nur insofern Neues, als sie sichern konnten, daß die Arterien sowohl an den Polen, als auch direkt durch die Kapsel in die Spinalganglien eindringen. Die von LAZORTHES (1955) vertretene Meinung wird durch die Abbildungen 114 und 115 hinlänglich wiedergegeben.

G. Mikroskopische Anatomie der sensiblen Ganglien.
I. Der innere Aufbau der sensiblen Ganglien.
1. Die Capsula fibrosa.

Jedes sensible Ganglion ist von einer bindegewebigen Kapsel umhüllt, die als Epineurium aufgefaßt werden muß. Wie am peripheren Nerven (SCHAFFER 1933), verlaufen die kollagenen Faserbündel vorwiegend in der Längsrichtung. Diese Capsula fibrosa ist die Fortsetzung der Tunica nervi radicularis communis, in der sich Dura und Arachnoidea durch Faseraustausch innig vereinigt und durchflochten haben. Bei *Menschen* und *Säugetieren* ist die Ganglienkapsel sehr dick; am derbsten ist sie ausgebildet am Ganglion semilunare und jugulare, wo sich die starke basale Dura des Schädels an ihrem Aufbau beteiligt. Die Faserlamellen enthalten reichlich perjodsäure-leukofuchsin-positive Substanzen (s. Abb. 257). In den anderen Wirbeltierklassen ist die Capsula fibrosa sehr zart, am dünnsten bei *Fischen* (BÜHLER 1898), was selbstverständlich mit dem primitiven Entwicklungsstadium der Meningen dieser Klasse (s. SCHALTENBRAND 1955) zusammenhängt.

Bindegewebe setzt sich ins Innere des Ganglions hinein fort (vgl. LAIDLAW 1930). Strenggenommen handelt es sich dabei vorwiegend um die Tunicae arachnoidales der Fila radicularia, so daß die inneren Bindegewebssepten dem Perineurium vergleichbar sind. Im Ganglion semilunare finden sich sehr dicke Bindegewebszüge, die schon vor deren Austritt die drei Hauptäste markieren.

2. Spinalganglien der Cyclostomata.

Sehr übersichtlich gegliedert sind die Spinalganglien der *Cyclostomen* (Abb. 116), wie FREUD (1879) in einer heute noch lesenswerten Studie fest-

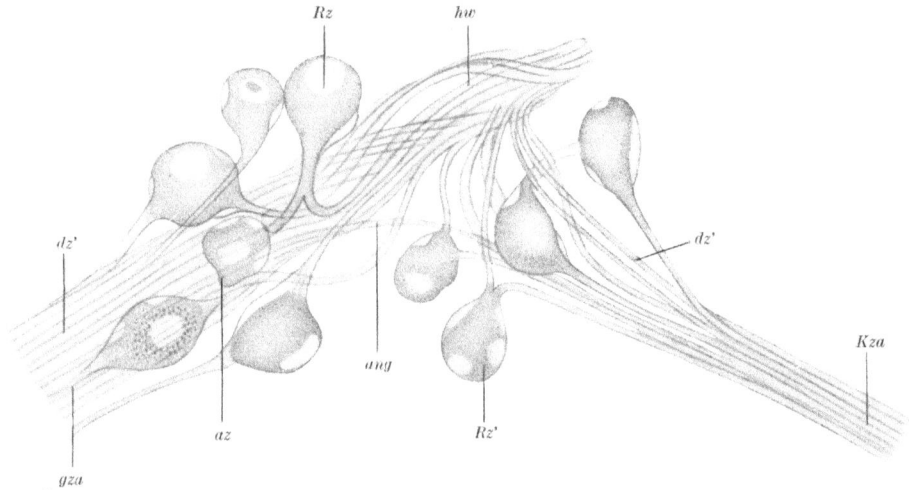

Abb. 116. Spinalganglion von *Ammocoetes*. *az* Fortsatz der scheinbar nur apolaren Zelle; *Rz* sog. Ranviersche Zellen; *hw* Hinterwurzel; *gza* Großzellenast; *dz'* nur durchziehende Faser; *Kza* Kleinzellenast; *ang* angelehnte Faser vom ventralen zum dorsalen Ast. Vergoldetes Totalpräparat. (Aus FREUD 1879.)

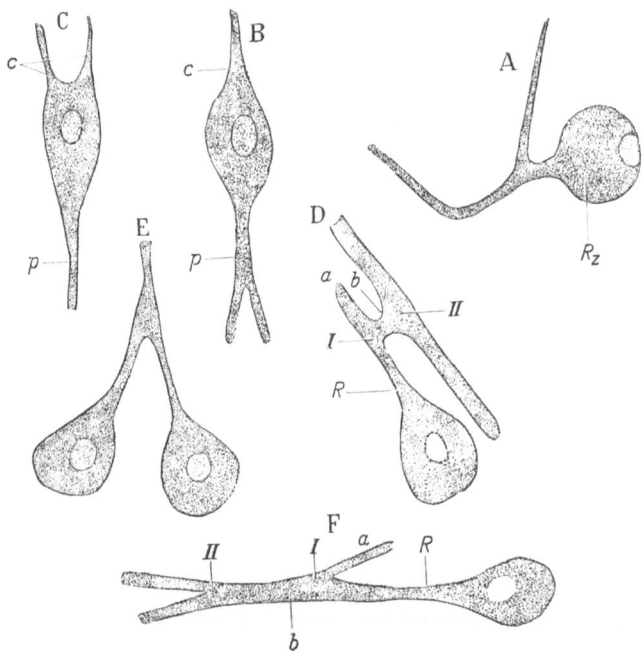

Abb. 117A—F. Einzelzellen aus einem caudalen Spinalganglion von *Ammocoetes*. A sog. Ranviersche Zelle; B bipolare Zelle mit Teilung des peripheren Fortsatzes; C Tripolare Zelle, zwei der Fortsätze sind zentralgerichtet; D sog. Ranviersche Zelle mit nochmaliger Teilung des einen Fortsatzes; E zwei anscheinend unipolare Zellen mit vereinigtem Fortsatz; F sog. Ranviersche Zelle mit nochmaliger Teilung des Ausläufers. Vergoldetes Präparat. (Aus FREUD 1879.)

stellte. Die Hinterwurzel ist dünner als jede der beiden peripheren Fortsetzungen, die Groß- und Kleinzellenast genannt werden. Dies ist die Folge der auch für die höheren Wirbeltiere gültigen Regel, daß die zentralen Ausläufer der Spinalganglienzellen geringeres Kaliber aufweisen als die peripheren. Bei *Cyclostomen* konnte auch sicher nachgewiesen werden, daß Fasern das Ganglion durchlaufen, deren Zellen nicht im Ganglion liegen, sondern im Rückenmark als Neuriten von Dorsalzellen entspringen (FREUD 1879, vgl. S. 27). Ein Spinalganglion vom *Petromyzon* enthält meist nur 8—23 Zellen; einzelne liegen bisweilen in der Vorderwurzel. Dorsalzellen können vereinzelt im Bereich der Hinterwurzel beobachtet werden, was dazu verleitet hat, die Spinalganglien vom Dorsalzellsystem abzuleiten (s. S. 19, 27). Weitere Untersuchungen über die sensiblen Ganglien der *Hemicranioten* lieferten STIEDA (1873), RANSOM und THOMPSON (1886), LANGERHANS (1873), DEAN (1899); ferner s. S. 116. Die Zellen sind zu einem Teil pseudounipolar (FREUD 1879, VAN GEHUCHTEN 1892; s. Abb. 117 A), andere sind oppositobipolar, oft mit Gabelung eines Fortsatzes (Abb. 117 B), seltener tripolar (Abb. 117 C). Bemerkenswert sind Elemente mit primärer T- oder Y-förmiger Teilung des Stielfortsatzes (Crus commune), dem nach kurzer Verlaufstrecke — oft sogar unmittelbar am T-Stück — eine zweite Gabelung folgt. Es resultieren H- oder X-förmige Teilungstypen (Abb. 117 D, F). Diese Elemente sind aber keineswegs Paradestücke aus dem reichhaltigen Kuriositätenkabinett der Natur, sondern zeigen den wahren Grundtyp der Spinal-

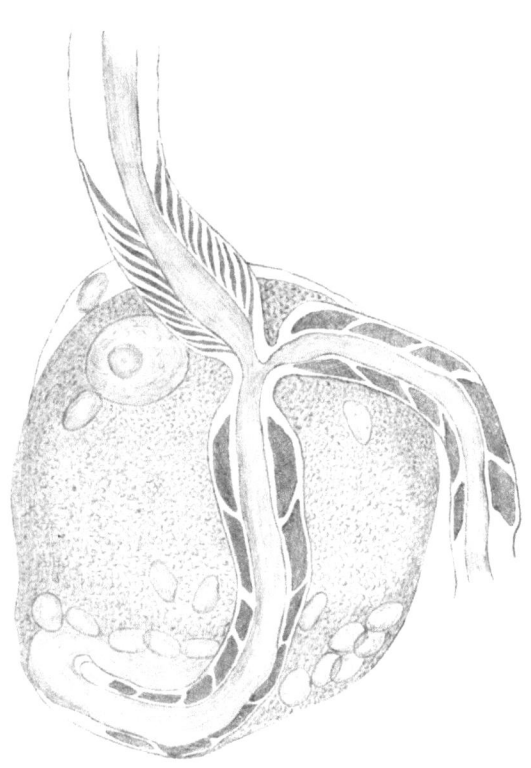

Abb. 118. Auffallend große unipolare Ganglienzelle von *Acanthias vulgaris* aus dem Ganglion portionis minoris nervi ophthalmici, deren einziger Ausläufer nach mehreren Windungen eine Markscheide bekommt und sich in zwei Nervenfasern teilt. Markscheide zeigt verschiedene Arten von Zerfall, teils Lantermansche Einkerbungen in die gewöhnlichen Tuben, teils in sehr dünne blattförmige Tuben, teils in körnige Massen. OsO$_4$-Carmin, Ölimmersion 12, Okul. 3 Hartnack. (Aus RETZIUS 1880.)

ganglienzelle der Wirbeltiere. Auch die Ausläufer der menschlichen pseudounipolaren Neurone teilen sich nochmals, nur in größerer Entfernung vom Perikaryon. Der zentrale Fortsatz gabelt sich innerhalb des Rückenmarks, der periphere spätestens in der Subcutis. Der übliche Name ,,pseudounipolares Neuron" trifft diese Verhältnisse nur sehr oberflächlich, da er nur die *erste* Gabelung an einem Ranvierschen Schnürring in unmittelbarer Zellnähe berücksichtigt. So sind die Spinalganglienzellen der *Cyclostomata* besonders aufschlußreiche Grundtypen, was nicht übersehen werden sollte. In die cellulären Mißbildungen muß dagegen das Zwillingsneuron (Abb. 117 E) eingeordnet werden, das sich als pseudounipolarisierter Typ an die tetrapolaren Zwillinge (LEYDIG 1851, s. Abb. 6) anschließt.

3. Sensible Ganglien der Selachier.

Die *Selachier* besitzen sensible Ganglien, die ziemlich schematisch gebaut sind. Über diese Organe wurde schon im historischen Teil (s. S. 9ff.) berichtet.

138   Mikroskopische Anatomie der sensiblen Ganglien.

Die Zellen sind fast ausschließlich bipolar (BIDDER 1847, ROBIN 1847, VOLKMANN 1847, WAGNER 1847: Abb. 4; LEYDIG 1851). Eine bemerkenswerte Tatsache wurde von RETZIUS (1880) festgestellt: Im Gegensatz zu allen anderen sensiblen Ganglien weisen die *Elasmobranchier (Acanthias)* ein völlig pseudounipolarisiertes Ganglion portionis minoris nervi ophthalmici auf (Abb. 118). Dies ist wieder ein Hinweis darauf, daß der I. Trigeminusast durch die ganze Reihe der Acrania und Vertebrata eine Sonderstellung einnimmt. Dieses Nebenganglion scheint

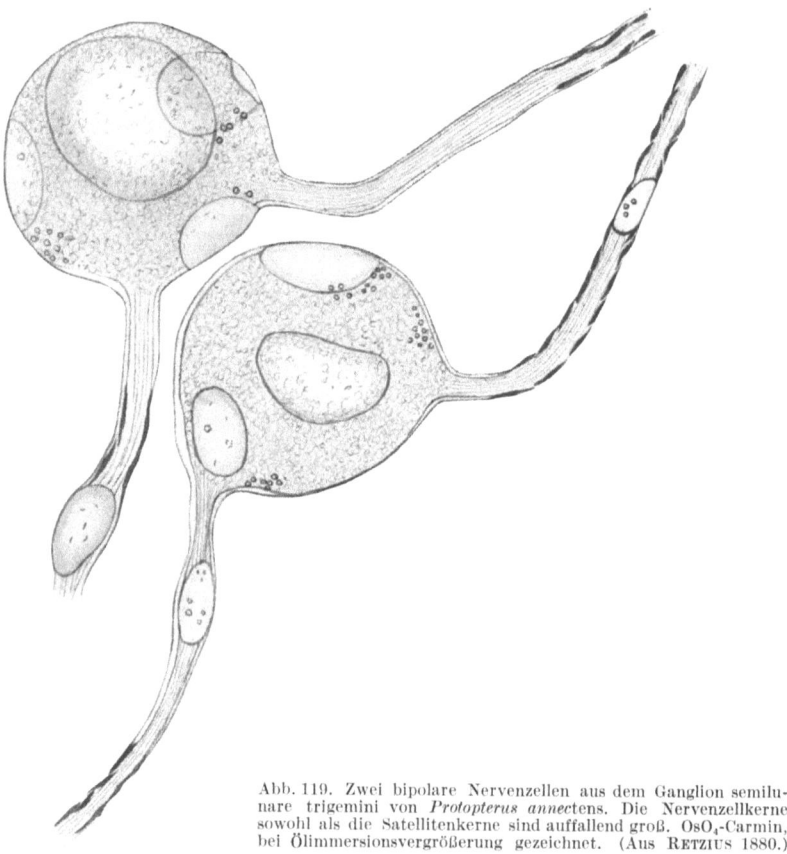

Abb. 119. Zwei bipolare Nervenzellen aus dem Ganglion semilunare trigemini von *Protopterus annectens*. Die Nervenzellkerne sowohl als die Satellitenkerne sind auffallend groß. OsO_4-Carmin, bei Ölimmersionsvergrößerung gezeichnet. (Aus RETZIUS 1880.)

allen Wirbeltierklassen eigen zu sein. Der historischen Vollständigkeit halber sei erwähnt, daß RAWITZ (1882) den bipolaren Ganglien der *Selachier* den Wert echter Spinalganglien absprechen wollte; sie seien nur eine Ergänzung der Hinterhornzellen.

4. Ganglien der höheren Fische.

Wie die *Elasmobranchier*, differenzieren auch die höheren *Fische* fast ausschließlich bipolare Perikarya, die jedoch nicht immer streng oppositopolar bleiben, sondern häufig Achsenabweichungen in Richtung auf geminipole Formen zeigen. Abseits stehen die *Dipnoi*, deren Spinalganglien riesige Zellkerne aufweisen (RETZIUS 1880, LEVI 1908: *Protopterus*; Abb. 119, 120, 121, 156), so daß die Elemente an die Hinterhirnneurone der *Lungenschnecken* erinnern (Abb. 119, 120 im Vergleich zu Abb. 13). Nucleoli sind in diesen Riesenkernen nicht immer sicher zu erkennen, die Kerne selbst im ganzen außergewöhnlich chromatinreich. Definierte Nissl-Schollen scheinen dem nur sehr schwach basophilen Neurocytoplasma zu fehlen (Abb. 121; ferner siehe S. 207 und 237). Bei allen *Fischen* wurden Nervenfasern beobachtet, die durch die Spinalganglien ziehen, ohne in Kontakt zu den Zellen zu treten. Der Bau der Hirnnervenganglien weicht nicht von dem der Spinalganglien ab (RETZIUS 1880, VAN GEHUCHTEN 1892, MÜNZER 1932, SCHARF 1951a, b). Die Zellanordnung ist regellos (BÜHLER 1898: *Leuciscus*). Einzelne Elemente verzweigen sich multipolar (STANNIUS 1849, LEYDIG 1851); sie sind weniger verästelt als die Zellen des Deitersschen Typs (FREUD 1879) und nehmen eine Sonderstellung ein. Auch den bipolaren *Knochenfisch*-Ganglien wollte RAWITZ (1882) ihre Gangliennatur absprechen. NEMILOFF (1908) bestätigte multipolare Elemente bei einer Reihe höherer *Fische*; in manchen Ganglien fand er offenbar normal gebaute *Skeletmuskelfasern*.

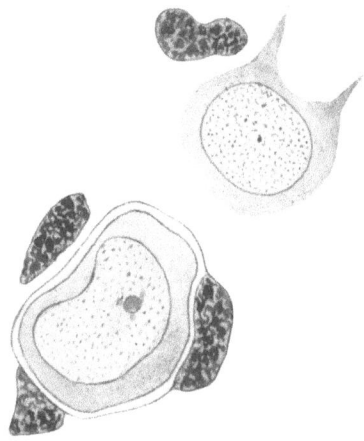

Abb. 120. Zwei Spinalganglienzellen von *Protopterus annectens*. Die dicht strukturierten Kerne nehmen fast die ganze Größe des Perikaryons ein. Um die Ganglienzellen herum dicke Satellitenkerne. 630:1. (Aus LEVI 1908.)

5. Amphibien: Ganglien und Kalksäckchen.

Die *Amphibien* sind häufig bearbeitet worden, besonders gründlich von SCHWALBE (1868), BÜHLER (1898), RETZIUS (1880), V. LENHOSSÉK (1886) und HODGE (1889). Hier gilt nun die Regel, daß die Spinalganglien der Extremitätenplexus größer sind als die übrigen, was auch für die Zellgröße gilt (v. LENHOSSÉK 1886).

Übereinstimmend zeigen *Rana esculenta* und *temporaria* (Abb. 122), *Bufo vulgaris* und *Triton cristatus* (vermutlich die übrigen Species auch) eine mantelartige Häufung der Zellkörper in der Peripherie des Ganglions. Die

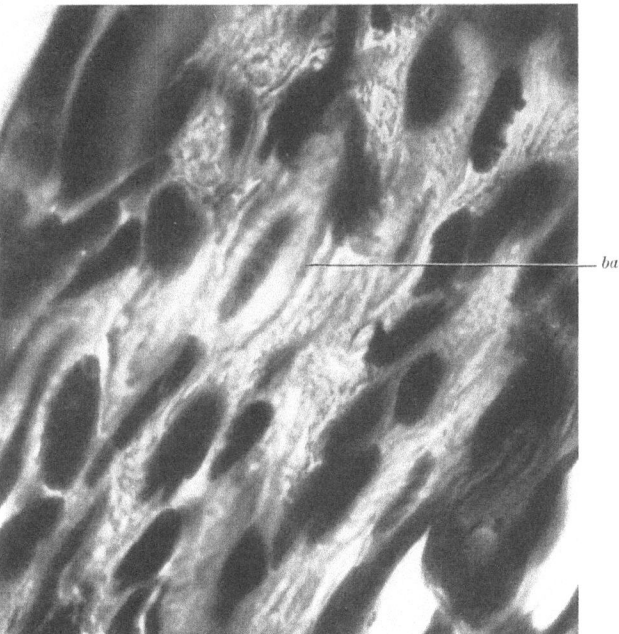

Abb. 121. Spindelförmige Spinalganglienzellen von *Protopterus annectens* (35 cm langes Exemplar). Die spindeligen, chromatinreichen Kerne und die nur spärliche, randständige Einlagerung basophiler Substanzen (*basS*) verleihen den Perikarya größte Ähnlichkeit mit jungen Säuger-Spinalganglioblasten. Susa fix., Hämatoxylin-Eosin. 935:1.

meisten Zellen lagern sich dorsal (SCHWALBE 1868, v. LENHOSSÉK 1886, BÜHLER 1898). Einzelzellen liegen bisweilen außerhalb der Kapsel oder zwischen den Kapsellamellen (v. LENHOSSÉK 1886). Im Inneren des Ganglions sind nur wenige

Zellen zu finden. Manche Perikarya zeigen Übereinstimmung mit Warmblütlern. Degenerationsmerkmale, ohne daß die Gründe hierfür zu erkennen sind (BÜHLER 1898). Vereinzelte Neurone weisen multipolare Gestalt auf (DISSE 1893, HUBER 1896), oft mit Bolas versehen (HUBER 1896, WARFWINGE 1906). Die Zellen besitzen je eine ektodermale und mesodermale Kapsel. Nach BIRGE (1882) sind

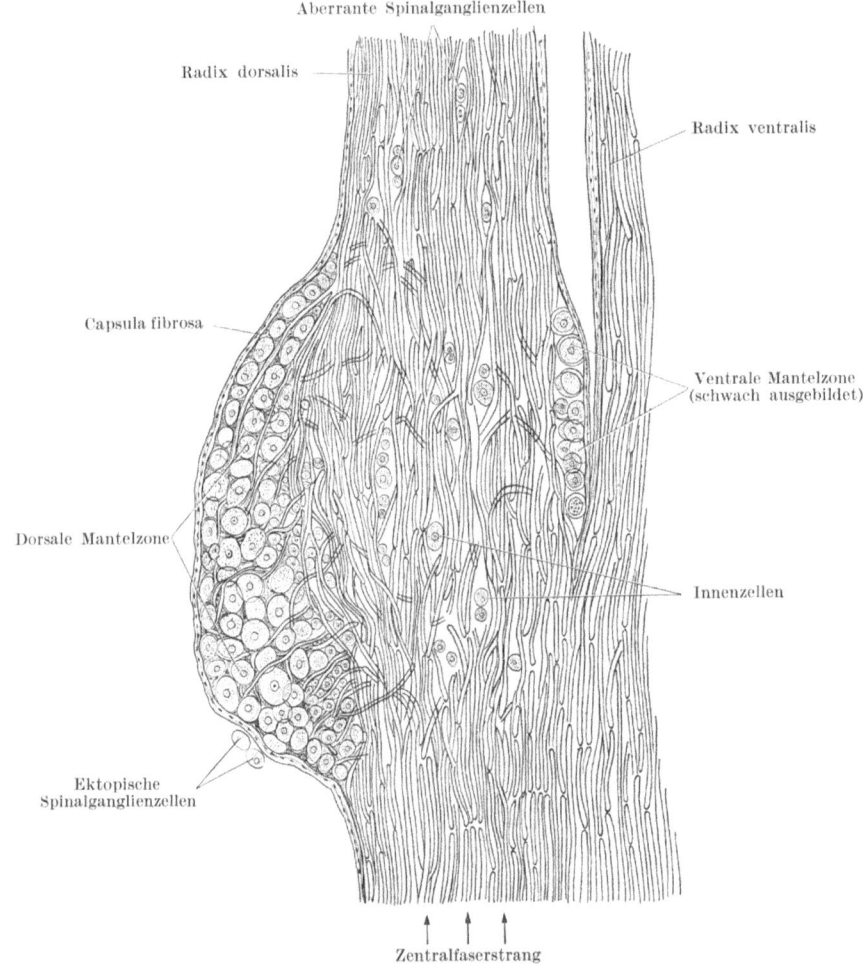

Abb. 122. Übersichtsbild eines Spinalganglions vom *Frosch* (9. Segment). Die Zellen sind bevorzugt in der Mantelzone lokalisiert, während die Zentralfasermasse fast zellfrei ist. Beachte die dünne Capsula fibrosa und die aberranten Ganglienzellen. Kaliumbichromat-OsO_4-Glycerin. (Aus v. LENHOSSÉK 1886.)

Faserzahl in der Hinterwurzel und im peripheren Stumpf des Ganglions gleich. Dagegen enthält die Hinterwurzel nach BÜHLER (1898) 25,5% (im 9. Segment) weniger Fasern als aus dem Ganglion austreten. Die Gesamtfaserzahl beträgt nur $1/5$—$1/6$ der Zellzahl (ebenso *Rana pipiens:* DONALDSON 1908); nach HODGE (1889) ist die Zellzahl nur 2—3mal größer als die Summe der Fasern. Da die Normalform der Zellen die pseudounipolare ist (SCHRAMM 1864, RETZIUS 1880, v. LENHOSSÉK 1886), bleibt der Zellüberschuß rätselhaft. Selten wurden Zwillinge vom Typ der Abb. 117 E sowie H-förmige Axonteilung (wie in Abb. 117 D) gefunden (HODGE 1889). Spiralfasern kommen im Spinalganglion (im Gegensatz zum Sympathicus) nicht vor (v. LENHOSSÉK 1886).

Als Anhangsgebilde der Spinalganglien liegt bei den *Fröschen* jeweils kranial und caudal von jeder Hinterwurzel das *Kalksäckchen*. Eigentlich handelt es sich um eine Drüse, die jeweils aus 3—4 Reihen von Kanälchen aufgebaut wird. Dem

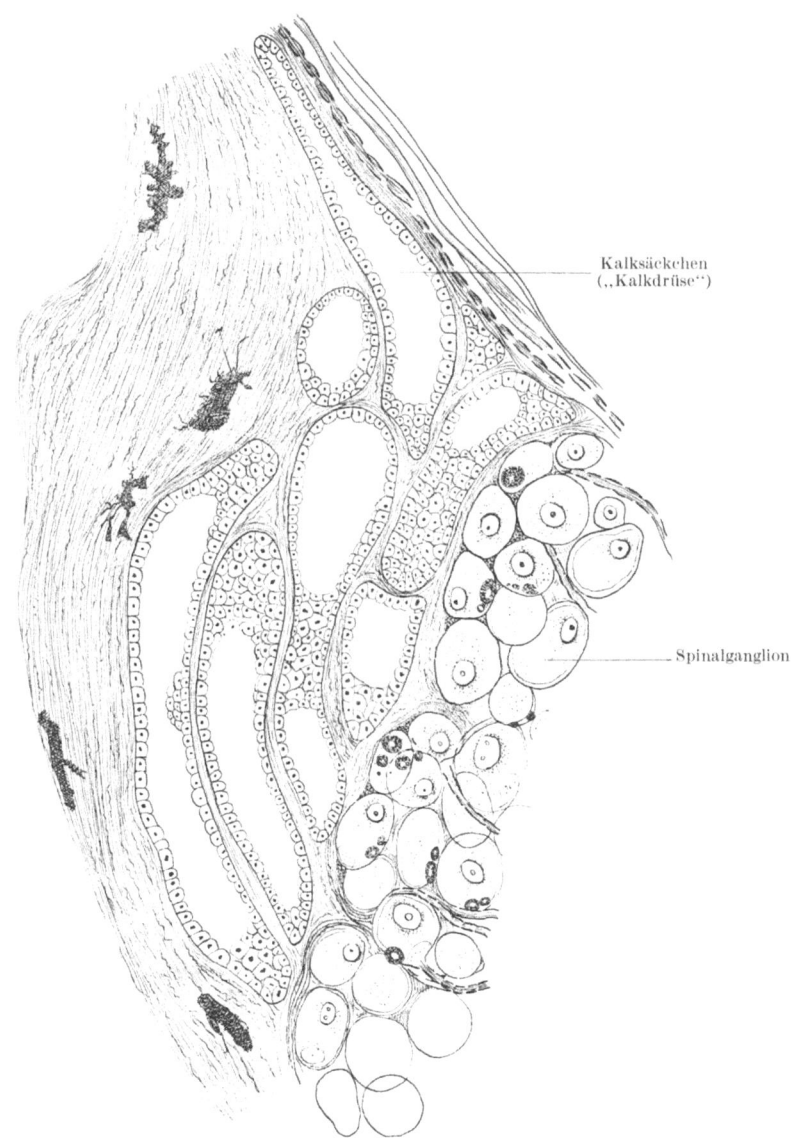

Abb. 123. Übersichtsbild des 2. *Frosch*spinalganglions mit anliegendem „Kalksäckchen". Das Kalksäckchen ist eine typische Drüse, die von Zylinderepithel ausgekleidet wird. Kaliumbichromat-OsO$_4$-Glycerin. (Aus v. LENHOSSÉK 1886.)

Verzweigungstyp nach ist die Drüse zusammengesetzt tubulös; die Auskleidung besteht aus einem kubischen Epithel von etwa 15 μ Höhe. Diese Drüsentubuli umfassen kappenartig auch den proximalen Abschnitt des Ganglions. Sie liegen innerhalb der von meningealem Bindegewebe zusammengesetzten Kapsel des Spinalnervenknotens (v. LENHOSSÉK 1886, s. Abb. 123). Früher war die Bedeutung dieser Gebilde völlig rätselhaft, obwohl sie schon CASPAR BARTHOLINUS jr.

kannte, wie G. BLASIUS (1681) berichtet. Gründliche anatomische Untersuchung durch COGGI (1890) ergaben, daß v. LENHOSSÉK (1886) im Irrtum war, wenn er diesen Drüsen Ausführungsgänge absprach. Es handelt sich vielmehr um eine unpaare, dorsomediale Verlängerung einer Aussackung der *Ductus endolymphatici*, die sich durch den ganzen Wirbelkanal peridural bis zum Os coccygicum ausdehnt. GAUPP (1904), HERTER (1922) und VAN KAMPEN (1927) bestätigten dies. Als segmentale Divertikel dieses unpaaren Hauptganges zweigen sich die „Kalksäckchen" ab. HERTER (1922) glaubte, daß diese Organe während der Callusbildung nicht entleert werden und sprach ihnen daher eine wesentliche Bedeutung für den Ca^{++}-Stoffwechsel ab. Spätere Untersucher konnten aber das Gegenteil beweisen. SCHNITZER (1930) erfand eine elegante Methode zum

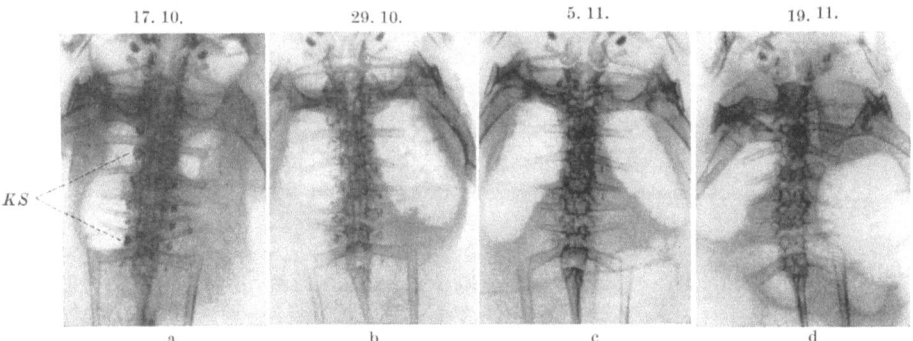

Abb. 124. Kalksäckchen (*KS*) bei *Rana esculenta* in Röntgenbildern. Die Tiere wurden in CO_2-Wasser gehalten, was die Entleerung der segmentalen Kalksäckchen zur Folge hatte. Über den Einzelabbildungen die Tage, an denen die Tiere geröntgt wurden. a Versuchsbeginn mit gefüllten Säckchen; d nach 33 Tagen mit entleerten Kalkdepots. (Aus SULZE 1942/43.)

Nachweis funktioneller Veränderungen durch Total-Röntgen-Photographie des ganzen Frosches, mit deren Hilfe er die Entleerung der $CaCO_3$-Massen nach Thymektomie nachwies. Hatte GAUPP (1904) schon darauf hingewiesen, daß dem Kalkdrüsenepithel die Ca^{++}-Ausscheidungsfähigkeit des Muttergewebes (Labyrinthepithel scheidet die Otolithen aus!) erhalten bleibt, so konnten die Experimente von KRAUSE (1935), KIRCHBERG (1940) und SULZE (1942/43) weitere Klarheit schaffen. Wie auch SCHNITZER (1930), röntgen diese Autoren die Versuchstiere. Es war schon länger bekannt, daß Frösche Ca^{++}- und Sr^{++}-Salze in geringerer Menge ausscheiden als aufnehmen, mit anderen Worten, speichern. Wurden *Fröschen* mit leeren oder nur mäßig gefüllten Kalksäckchen feste Ca^{++}- oder Sr^{++}-Salze verfüttert, oder die Tiere in $CaCl_2$- oder $SrCl_2$-Wasser gesetzt, so erfolgte rasche Füllung. Es konnte nachgewiesen werden, daß die Salze mit einem beliebigen Anion resorbiert, stets aber als Carbonat gespeichert werden. *Frösche* mit vollen Kalksäckchen in H_2CO_3-Wasser gebracht, entleeren rasch die Depots (Abb. 124). KIRCHBERG (1940) und SULZE (1942/43) folgern daher, daß es sich um Regulationsorgane für Ca^{++} und CO_3^{--} in Analogie zu den Kalkdrüsen des *Regenwurms* handelt. Ca^{++}-Überschüsse im Blut, wie sie nach dem Verschlucken ganzer Mollusken auftreten, können rasch ausgeglichen werden. Überdies kann die zur Auflösung der Schalen verbrauchte Magen-HCl wieder freigesetzt werden. Die Ausscheidung des Ca^{++} als Carbonat ist also gleichzeitig ein Schutz gegen Cl^--Verarmung. Bei der *Kaulquappe* dienen die Kalkdepots der Bereitstellung der Ca^{++} für die Ossifikation. Die Elimination von CO_3^{--} aus dem Blut in die Depots macht unphysiologische Überschüsse dieses atmungsregulatorischen Ions unwirksam.

6. Sensible Ganglien der Sauropsiden.

So übersichtlich und regelmäßig die Spinalganglien der *Amphibien* gebaut sind, so wirr und regellos sind die Verhältnisse bei den *Sauropsiden* (BÜHLER 1898: *Columba, Corvus*; TIMOFEEW 1898: *Gallus, Columba*; RETZIUS 1880: *Trionyx subplatus, Vipera rhinozeros, Gallus*; MÜNZER 1931: *Gallus, Lacerta*; SCHARF 1951, 1952: *Lacerta, Gallus, Passer*). Zellen und Fasern sind regellos angeordnet; der Bau ähnelt hierin oberflächlich dem der *Säuger*ganglien. Intraganglionäres Bindegewebe ist relativ spärlich vorhanden (BÜHLER 1898, TIMOFEEW 1898). Eine Komplikation tritt darin auf, daß Spinalganglien- und Sympathicusganglien-Anlage sekundär miteinander wieder verwachsen, so daß beide Ganglien nur

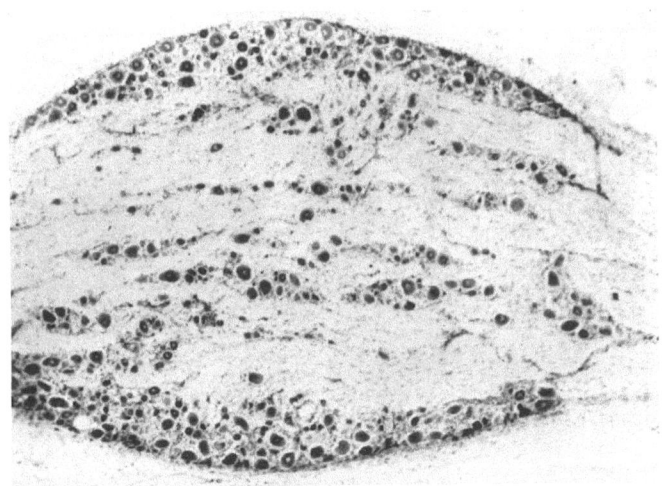

Abb. 125. Spinalganglion eines *Hundes*. Die Hauptmasse der Zellen ist mantelartig um den Zentralfaserstrang herum gelagert, nur wenige Zellreihen liegen zentral im Ganglion. Auf dem Längsschnitt sind es allein die Zellen der Mantelzone, die dem Ganglion die spindelförmig aufgetriebene Form verleihen. Nissl-Färbung, 32:1.

nach der Zellform unterschieden werden können (ÓNODI 1886: *Vögel*; GASKELL 1886: *Schildkröten*; KISS und v. MIHÁLIK 1929: *Taube*; KOLOSSOW und SABUSSOW 1929: *Emys, Anser, Columba*). Die Verschmelzung der beiden funktionell verschiedenwertigen Ganglien geht sehr häufig — bei manchen Species stets — mit einer Vermischung der beiden grundverschiedenen Zelltypen einher, besonders entlang der Nahtstellen. Es liegen also Verhältnisse vor, die denen im Verschmelzungsbereich von Ganglion nodosum vagi und Ganglion cervicale superius trunci sympathici der Säuger analog sind. In sehr zahlreichen Fällen ist die Vermischung so innig, daß KOLOSSOW und SABUSSOW (1929) „von einem einzigen Knoten gemischten Charakters" sprechen. Diese Befunde sind augenblicklich äußerst aktuell: DICULESCU, BORDA, PAȘTEA und OPRESCU (1957) haben in histochemischen Untersuchungen die „Kissschen Polygonalzellen" (multangulären Elemente, s. S. 203ff.) als echte Multipolare deklariert. Dies sei „insbesondere bei den Spinalganglien der Vögel" eindeutig zu beweisen. Aus den Abbildungen der Autoren ist hingegen eindeutig zu ersehen, daß echte Sympathicuszellen der Vögel mit multangulären sensiblen Neuronen der Säuger zusammengeworfen und verwechselt wurden. Das Endergebnis der rumänischen Autoren, nach welchem die bearbeiteten Zellen wahrscheinlich Repräsentanten der Visceromotorik sind, mag für die Vögel zutreffen. Versprengte Sympathicus-*Einzel*zellen gibt es — freilich selten — auch bei Säugern. Eine Gleichsetzung mit multangulären Spinalganglienneuronen aber ist völlig unhaltbar.

Übersichtliche Verhältnisse herrschen im Hauptganglion des N. vestibularis der *Eidechsen* (MÜNZER 1931, SCHARF 1951), in welchem alle Zellen dem spindelförmig-bipolaren Typ angehören und fast parallel stehen. Sehr kompliziert gebaut und weit auseinandergezogen sind dagegen die übrigen Anteile der Octavus-Ganglien (SCHARF 1951), die in Nähe des Sinnesepithels liegen, worauf hier nicht näher eingegangen werden kann. Die Verhältnisse beim *Sperling* sind ähnlich (SCHARF 1951). Die Octavus-Ganglien bestehen wie bei den *Säugern* fast ausschließlich aus bipolaren, die übrigen sensiblen Ganglien

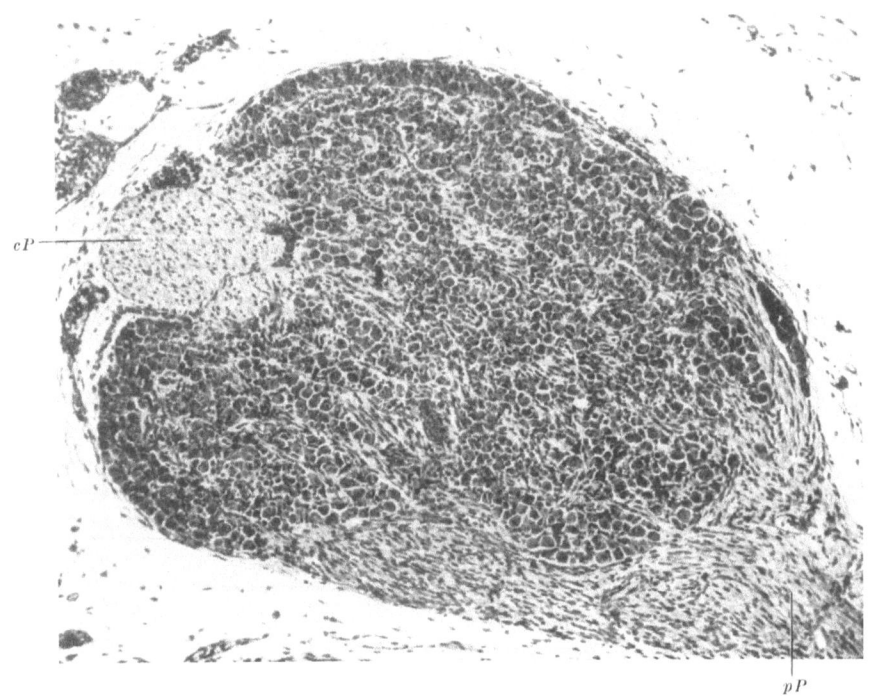

Abb. 126. Übersichtsbild eines lumbalen Spinalganglions vom 78 mm großen *menschlichen* Feten. *pP* peripherer, *cP* zentraler Pol des Ganglions. Die Zellen sind noch wenig durch Nervenfasern auseinandergedrängt und zeigen angedeutete Läppchenanordnung. Formol, Cochenille. 92:1.

vornehmlich aus pseudounipolaren Zellen (LEYDIG 1857, RETZIUS 1880). Geminipole Formen sind seltener als bei *Fischen* und *Amphibien*, häufiger aber als bei *Säugern* zu finden. Charakteristisch sind bei *Vögeln* die zahlreichen Zwillingszellen, d. h. Perikarya, die zu Paaren von einer gemeinsamen Satellitenkapsel umhüllt werden. ÓNODI (1901) beschrieb zentral im Ganglion eines 5 Tage bebrüteten Hühnchens einen epithelausgekleideten Hohlraum, der dem Zentralkanal des Rückenmarks ähnelte. Bei *Hühnern* können in den Spinalganglien *Lymphknötchen* gefunden werden (TIMOFEEW 1898). Die Abhängigkeit der Zellzahl und Gangliengröße, auch der einzelnen Zelle, vom Segment ist vor allem bei *Schildkröten* evident, deren Schwanzsegmente im Vergleich zu denen des Rumpfes als hypoplastisch gelten müssen (TERNI 1914/15).

7. Spinal- und Hirnnervenganglien der Säuger.

Die sensiblen Ganglien der *Säuger* sind grundsätzlich uniform strukturiert, jedoch lassen sich die Arten in zwei Gruppen unterteilen. In der einen Gruppe, deren Hauptvertreter die *Carnivoren* sind, findet sich eine Konzentration der Zellen in der subcapsulären Mantelzone, ähnlich wie bei den *Amphibien*. Bei den *Caniden* (Abb. 125) ist dieser Zustand sehr deutlich ausgebildet; im Inneren des Ganglions befinden sich nur wenige Zellen (v. KÖLLIKER 1850: *Haushund*). Dagegen zeigen die *Feliden* geringe Reduktion dieser Mantelzone zugunsten von Zellgruppen, die hauptsächlich im Inneren des Knotens lokalisiert sind (BÜHLER 1898). Die *Nager* (besonders *Kaninchen:* BÜHLER 1898) leiten zum anderen Extrem über; bei ihnen ist die Mantelzone spärlich ausgebildet und die Mehrheit der Perikarya in Strängen innerhalb des Zentralfaserstranges gelagert. Beim

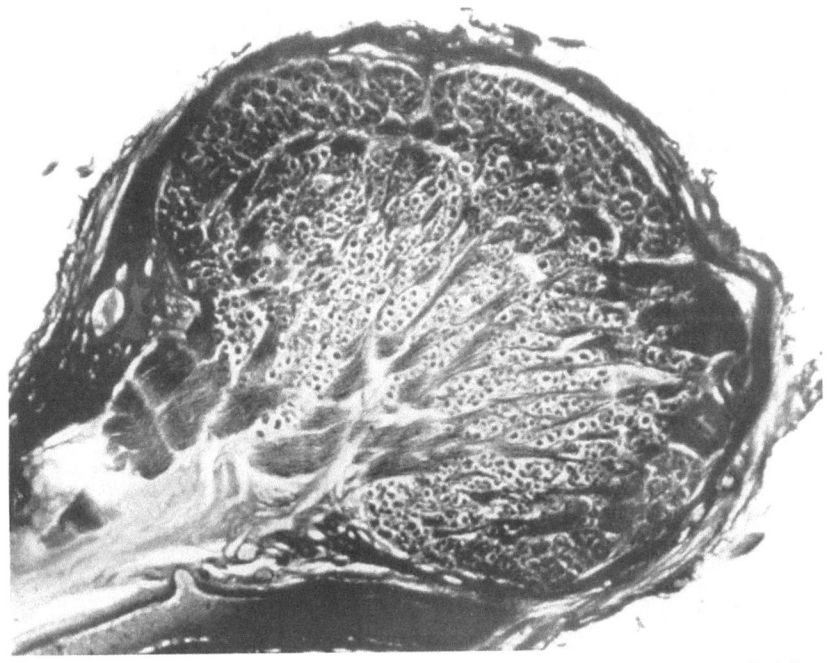

Abb. 127. Übersichtsbild eines thorakalen Spinalganglions vom menschlichen Neonatus. Die Zerteilung der Zellmassen durch die Nervenfaserbündel in Läppchen ist deutlich. Silberimprägnation nach RAMÓN Y CAJAL. 32:1.

Menschen ist kaum noch eine geschlossene Mantelzone nachweisbar, sondern Zellen und Fasern sind innig vermischt. Trotzdem ist ein menschliches Spinalganglion dem eines *Vogels* sehr unähnlich. Während bei den meisten *Vögeln* und *Säugern* die Spinalganglien makroskopisch kugelähnliche Gestalt zeigen, sind die menschlichen ausgesprochen in die Länge gezogen, d. h. der Längsdurchmesser ist größer als der quere (Abb. 128). Eigentliche „Knotenform" kann also beim *Menschen* kaum gefunden werden. Während der Intrauterinperiode ähneln die menschlichen Ganglien noch mehr einer Kugel (Abb. 126); auch beim Neugeborenen ist das noch der Fall (Abb. 127), in reifem Zustand dagegen nicht mehr (Abb. 128). Das Längenwachstum des Ganglions bedingt auch den Verlust der Läppchengliederung. Diese wurde durch v. BAERENSPRUNG (1863: Abb. 129) erstmals beim Kind beschrieben. Bestätigungen gaben ARNDT (1875), SCHWALBE (1868: *Kalb*), RAWITZ (1882), BÜHLER (1898) u. a. Beim Erwachsenen ist indes eine wirkliche Läppchengliederung nicht mehr vorhanden; man kann nur noch von Zellnestern sprechen (vgl. Abb. 128, 130).

Beim *Menschen* hat auch die Zunahme des endoganglionären Bindegewebes (Perineurium) ihren Höchststand erreicht. Die Anordnung in Zellballen (-nestern,

-gruppen) ist im Ganglion jugulare (Abb. 130) besonders deutlich ausgebildet. Hier erinnern diese Zellgruppen noch an die ursprünglichen „Läppchen". Im Ganglion nodosum dagegen ist die Gliederung in Zellreihen (Abb. 131) evident

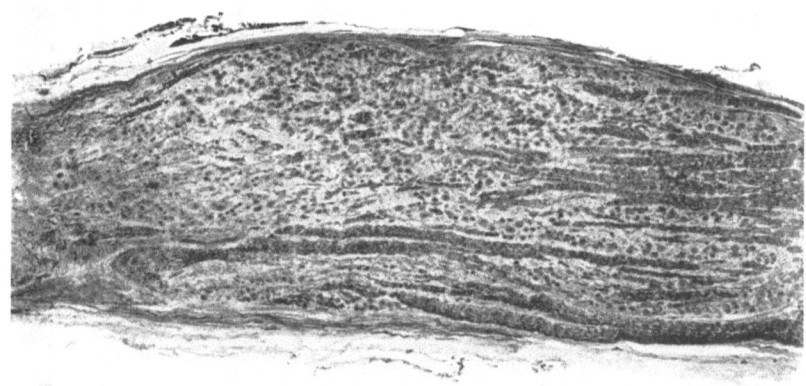

Abb. 128. Übersichtsbild eines thorakalen Spinalganglions vom *Erwachsenen*. 37jähriger Justifizierter. Die Läppchengliederung ist durch Längenwachstum wieder fast völlig verwischt. Susafix., Azan. 10:1.

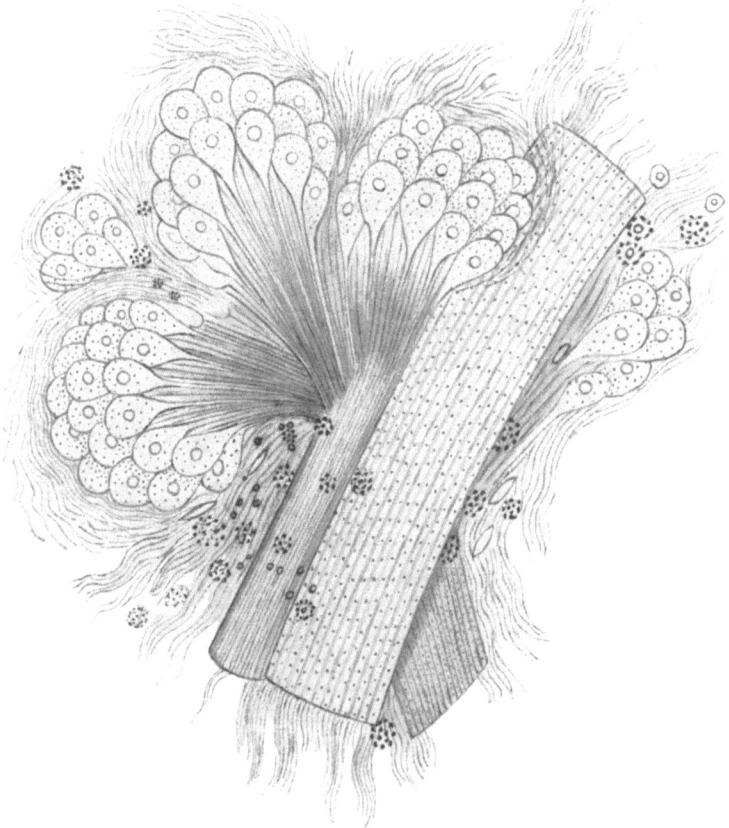

Abb. 129. Erstbeschreibung der Läppchen aus dem Spinalganglion eines mittleren Thorakalnerven durch v. BAERENSPRUNG (1863), den Erforscher der pathologischen Histologie des Zoster. *Mensch*, ♂ von 1½ Jahren. Die Zellen „hängen kurzgestielt wie Beeren an einer Traube". Die „Ganglienfasern" ... „vereinigen sich nach dem Austritt aus dem Läppchen zu einem Bündel".

(HOLZMANN und DOGIEL 1910, HERZOG 1955); RÜDINGER (1870) sprach beim *Menschen* vom ,,Plexus nodosus mit eingestreuten Ganglienzellen".

Abweichend gebaut ist das Ganglion semilunare, das nicht nur das größte unter allen, sondern auch das bindegewebsreichste ist (STÖHR jr. 1928). Eine alte Streitfrage über das Problem dieses Ganglions ist bis heute nicht sicher entschieden: Können bestimmte Zellgruppen im Inneren des Ganglions den drei Ästen des Nerven zugeordnet werden? FERNER (1940) fand, daß die Zellen beim *Menschen* meist reihenweise angeordnet sind, jedoch kommen beim gleichen

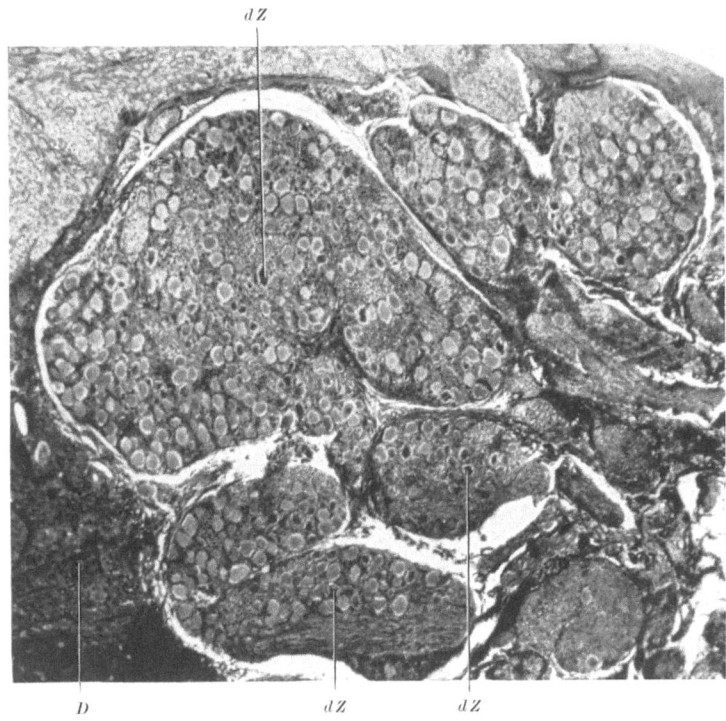

Abb. 130. Ganglion jugulare vom *Menschen* (♂, 42 Jahre). Übersichtsbild. Die Zellen sind in typischer Weise in Ballen zusammengefaßt; eingestreut einige dunkle (im Original azanrote) Zellen (*dZ*). *D* basaler Dura-Faserfilz. Kaliumbichromatfix., Azanfärbung, 32:1.

Individuum auch regellose Zellhaufen vor. Dem Gebiet des N. maxillaris entspricht gewöhnlich eine Reihe. Dagegen sind die Perikarya im Gebiet des N. ophthalmicus und N. mandibularis in 2—3 Reihen geordnet. Die halbmondförmige Gestalt bezieht sich nicht nur auf die makroskopische Form (halbmondförmig erscheint das Ganglion auf sagittalen und horizontalen Schnitten, Abb. 109), sondern auch auf die bogenförmigen Zellreihen. Die proximale Seite des Ganglions ist ähnlich dem Nierenhilus nach distal eingezogen (Sinus ganglii, Abb. 109). In diese halbmondförmige Grube führen die Fila radicularia (Pars triangularis) ein. Der Sinus ganglii kommuniziert weit offen mit der Cisterna trigemini (s. S. 121). Beim Keimling (FRAZIER und WHITEHEAD 1925) sind die Zellreihen bevorzugt radiär gestellt, so daß alle Nervenfasern auf dem kürzesten Wege durch das Ganglion treten. Dieser Zustand kann in einigen Fällen auch beim Erwachsenen erhalten bleiben (FERNER 1940). Diese Angaben sind leicht überprüfbar und müssen anerkannt werden.

Anders ist es mit der Anordnung topographisch oder funktionell korrespondierender Anteile. Beim jungen Feten (Abb. 58) ist die Wurzelfaserung parallel geordnet und tritt zu den drei Hauptmassierungen der Nervenzellen, die ihrerseits die drei Äste entlassen. Es sind demnach die Ganglien nach topographischen Gesichtspunkten im Inneren regulär gegliedert, was der Anschauung von ALLEN (1924) sowie FRAZIER und WHITEHEAD (1925) entspricht. In diesem Stadium ist aber noch keine wesentliche Auflockerung des Stammes in einzelne Fila radicularia erfolgt. Während der Reifung wird die laterale Fläche nach oben

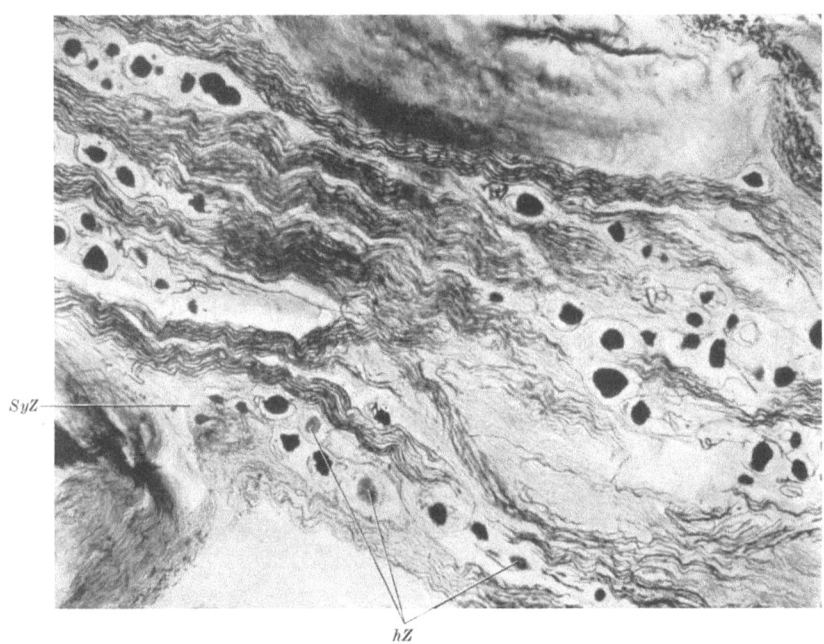

Abb. 131. Übersicht über die Zelltypen eines Ganglion nodosum nervi vagi vom 2jährigen *Mädchen*. Die meisten Zellen sind in Reihen angeordnete stark argentaffine pseudounipolare, einzelne dagegen schwach imprägnierbare „helle" (*hZ*). Bei *SyZ* drei typische Sympathicus-Ganglienzellen, die wesentlich kleiner als die Spinalganglienzellen bleiben und sich multipolar verzweigen. Sie dürfen nicht mit pseudomultipolaren und anderen atypischen Spinalganglienzellen verwechselt werden! (Präparat von H. HERMANN, Erlangen.) Silberimprägnation nach BIELSCHOWSKY-GROS, 92:1.

gedreht, was mit einer Komplizierung der Wurzeltopographie verbunden ist, da das gesamte Wurzelbündel verdrillt wird. Im Inneren des Ganglions laufen erhebliche Zellverschiebungen ab, so daß ein Gewirr von Fasern und Zellen entsteht. VAN NOUHUYS (1932) hat dies erkannt und lehnt jeden Versuch einer subtotalen Resektion ab, da keine Kontrolle darüber möglich ist, welcher Teil wirklich entfernt wurde und sich häufig Rezidive der Neuralgie einstellen. FERNER (1940, 1949/50) denkt daran, daß diese „Neuordnung" innerhalb des Ganglions nach funktionellen Prinzipien erfolge, wofür auch die Angaben von SCHLESINGER (1899) und DANDY (1938) sprechen, wonach Schmerzfasern getrennt von den Temperatur- und Tastsinnesfasern nur im occipitalen Ganglionanteil verlaufen. Wirkliche Sicherheit über diese Probleme ist keineswegs erreicht. So hält LAZORTHES (1955) eine regelhafte Gliederung für unwahrscheinlich, läßt aber eine topographische Regelmäßigkeit vorläufig als möglich offen. Allerdings meint der Autor, daß zutreffendenfalls oben die Zellen des N. mandibularis, unten die des N. ophthalmicus liegen müßten, dazwischen die

Perikarya des N. maxillaris. Beim *Kaninchen* scheinen die Verhältnisse einfacher zu sein, wie IRI (1924) mit der Neurotomie(-Degenerations-)Methode feststellte. Danach sollen die Anteile der drei Hauptäste bis zu den Endkernen klar gegliedert bleiben. Freilich soll auch schon bei dieser Species ein dreidimensionales Fasermuster bestehen (Anordnung in dorsoventraler *und* rostrocaudaler Richtung).

In den sensiblen Ganglien aller *Säuger* finden sich in einem meist geringen Prozentsatz degenerierende Zellen, wofür bis heute noch eine sichere Begründung unbekannt ist. Neben den Fasern, die aus den Zellen des Ganglions entspringen, ziehen Hinterwurzelfasern teilweise unbekannter Herkunft durch das Ganglion, die v. KÖLLIKER (1850), VAN GEHUCHTEN (1892) u. a. von jeher als „durchtretende Fasern" bezeichnen. Einige Autoren, so KOPCZYŃSKI (1906), lehnen jedoch die Existenz durchtretender Fasern ab (Näheres s. S. 150ff.). E. MEYER (1906) fand in allen menschlichen sensiblen Ganglien *Gewebslymphocyten*, im Ganglion V. auch *Plasmazellen*. Diese liegen einzeln oder in kleinen Gruppen zu sechst oder acht. Zwischen den Nervenfasern wurden auch *Mastzellen* beobachtet (E. MEYER 1906), auch in den Vagusganglien (HERZOG 1955). ATHIAS (1905, 1906) sah *Leukocyten* sogar in die Perikarya penetrieren, was er für normal zu halten schien. MENCL (1906) erblickte dagegen hierin ein pathologisches Geschehen, gegen das sich die Ganglienzelle wehre, da die Rundzellen Zerstörungen anrichten.

Die Größe der Perikarya unterliegt Segmentunterschieden (HATAI 1902, DE CASTRO 1932) auch beim Menschen. Die C- und L-Ganglien enthalten die größten Zellen; kleinere bauen bevorzugt die Th-Ganglien auf. Ähnliche Verhältnisse herrschen im Ganglion V. und jugulare. Noch kleinere Zellen finden sich im Ganglion nodosum und geniculi. Außer in den Spinalganglien(s. oben!) wurden multipolare Elemente auch im Ganglion semilunare gesehen (KUNTZ 1914, TAKEDA 1924), die sich zwischen dem Ursprungsgebiete des N. ophthalmicus und maxillaris befanden und möglicherweise zum System Ganglion ciliare-Ganglion sphenopalatinum gezählt werden müssen (KUNTZ 1914, CLARK 1926).

8. Die Gefäßversorgung im Inneren der Ganglien.

Die Gefäße der Ganglien verzweigen sich so, daß sich *Capillarschlingen* um jede Zelle winden (ADAMKIEWICZ 1886, 1890, BÜHLER 1898, BERGMANN und ALEXANDER 1941, SCHWEHR 1954, BRIERLEY 1955). Die Versorgung ist in der Mantelzone (peripheres, subcapsuläres Gebiet) des Ganglions besser als im Inneren (SCHWEHR 1954). Nach BERGMANN und ALEXANDER (1941) sind in die Capillaren perlschnurartige Erweiterungen eingeschaltet, die beim Neugeborenen 2—3fachen Capillardurchmesser erreichen, zwischen dem 3. und 10. Lebensjahr zahlreicher werden und dann 5faches Capillarkaliber zeigen. Im 4. Lebensjahrzehnt bilden sich diese Spezialgefäße zu 40—100 μ weiten Sinusoiden aus. Sie sind auf die graue Substanz (Zellager) beschränkt und kommen nicht in den reinen Nervenfaserstämmen vor. Angeblich sollen auch die Hohlräume degenerierter Zellen durchblutet und als Sinusoide der Strombahn angeschlossen werden. Die Capillarlänge in mm/mm^3 Gewebe betrug nach Messungen von DUNNING und WOLFF (1937) im Ganglion V. der *Katze* 547 mm/mm^3, was unter den Werten für Cortex (683—882 mm/mm^3) und sympathische Ganglien (788 mm/mm^3) liegt. Beachtet man aber die Weite der Gefäße, dann sind infolge der reichen Sinusoidbildung die sensiblen Ganglien nicht schlechter gestellt als die Hirnrinde (BRIERLEY 1955). Selbst wenn die Sinusoide nur 1% der Gesamtcapillarlänge ausmachen, ergibt sich Gleichheit der Vascularisation von Cortex cerebri und Zellschichten der Ganglien. Voss (1951) beobachtete in einer Arterie von 55 μ Durchmesser in der Nähe der Kapsel eines Spinalganglions vom *Menschen* eine sog. „gestielte Spindel". Solche Gebilde sind auch in den Kapselgefäßen anderer Organe beschrieben worden und dienen möglicherweise zur Regulation des Blutstromes.

Als Kuriosum soll noch erwähnt werden, daß ADAMKIEWICZ (1886, 1900) glaubte, die Gefäße setzen sich durch eine „Zentralvene" in die Kerne der Ganglienzellen hinein fort. Der Binnenraum des Kernes sollte also direkt an die Strombahn angeschlossen sein.

II. Kritik des Bell-Magendieschen Gesetzes im Hinblick auf den Feinbau der Spinalganglien.
1. Efferente Fasern in den Radices posteriores (dorsales).

GALEN hatte bereits vermutet, daß sensible und motorische Nerven getrennt ins Zentralorgan ein- bzw. austreten, doch blieb eine genauere Erkenntnis der wahren Beziehungen der Forschung des 19. Jahrhunderts vorbehalten (GOTTSCHICK 1955). BELL (1811, 1830) wies die motorische Funktion der Vorderwurzeln dadurch nach, daß er nach deren Durchschneidung Muskellähmungen fand. MAGENDIE (1822) bewies die sensible Leitung durch die Radices dorsales ebenfalls mit dem Rhizotomie-Experiment. STEINACH (1898) und FULTON (1952) bemerken mit Recht, daß keiner der beiden Autoren die *ausschließlich* motorische bzw. sensible Qualität der Wurzeln behauptet habe. Das sog. Bell-Magendiesche Gesetz der Lehrbuchliteratur ist also in seiner apodiktischen Formulierung das Ergebnis späterer Interpreten. Einige Autoren (FULTON 1952, REIN 1947, v. BRÜCKE 1927, SPIEGEL 1928 u. a.) halten das „Gesetz" nicht für absolut gültig, andere verteidigen es dagegen auch in der überspitzten Fassung (GOTTSCHICK 1952, 1953).

Als Gesamtzahl der sensiblen Neurone aller 30 Segmente einer Körperhälfte werden bei der *Katze* 535000 angegeben (HOLMES und DAVENPORT 1940, GOTTSCHICK 1955). CLARA (1953) schätzt für den *Menschen* mindestens 500000. Als für alle Wirbeltiere gültige Beziehung gab AGDUHR (1934) an, daß die relative Zahl „Hinterwurzelfasern:Vorderwurzelfasern" in der Wirbeltierreihe mit zunehmender Organisationshöhe ansteigt. Alle Segmente, die sich an der Zusammensetzung der Extremitätennerven beteiligen, enthalten mehr Fasern in den Radices dorsales als die reinen Rumpfsegmente. Nach AGDUHR (1934) steigt ferner die Zahl der Hinterwurzelfasern proportional dem Körpervolumen, nicht aber proportional zur Körperoberfläche, so daß große Tiere je Hautflächeneinheit weniger sensible Neurone besitzen als kleinere Arten. Gegenüber Nichtprimaten nimmt der *Mensch* eine Sonderstellung insofern ein, als er etwa 50% zuviel sensible Neurone gemessen am Körpervolumen ausbildet, während er in der relativen Zahl der Vorderwurzelfasern unter den Werten der Vergleichstiere *(Maus, Ratte, Hund)* blieb (AGDUHR 1934). Die Zunahme der sensiblen Neurone ist für den Arm deutlicher als für das Bein und soll mit der aufrechten Haltung zusammenhängen. Hierfür spricht entschieden, daß beim *Menschen* die Propriozeptoren überwiegen (AGDUHR 1934).

Im Zusammenhang mit den sensiblen Ganglien interessieren hier vornehmlich die Qualitäten der sensiblen Wurzeln. Die weit überwiegende Lokalisation der sensiblen Fasern als zentrale Ausläufer der Spinalganglien wird heute von allen Forschern den dorsalen Wurzeln zugebilligt; Arbeiten wie die von BARBIERI (1909) mit ihren sinnlosen Angriffen gegen diese Realität besitzen nur noch als Kuriosa historisches Interesse. Es wird also im folgenden zu untersuchen sein, welche *Ausnahmen* von dieser sicher fundierten Regel nachgewiesen wurden.

WALLER (1852) war aufgefallen, daß im proximalen Hinterwurzelstumpf C_2 der *Katze* nach Rhizotomie etwa 3% der Fasern intakt blieben, alle anderen dagegen degenerierten (s. hierzu weiter S. 171). STRICKER (1876) erzeugte beim *Hund* durch Reizung der distalen Stümpfe der Radices posteriores L_4 und L_5 Vasodilatation an den Hinterextremitäten und gleichzeitige Hauttemperaturerhöhung im segmentalen Feld (Dermatom). STRICKER betonte, daß die beteiligten Nervenfasern unmöglich über die Grenzstränge verlaufen könnten und glaubte, durch sein Experiment die bei Affektionen der Spinalganglien beobachteten Hyperämien und Entzündungen in den befallenen Segmenten erklären zu können. HILBERT (1878) mahnte zur Skepsis, da die von ihm bei *Menschen* und *Säugern* nachgewiesenen Anastomosen zwischen vorderen und hinteren Wurzeln (Nervi spinales meningei) möglicherweise efferente Hinterwurzelfasern vortäuschten. GÄRTNER (1889) bestätigte dagegen STRICKER vollauf, dieser Autor schränkte aber die Hinterwurzelfasern mit efferenter Leitungsrichtung beim *Hund* auf L_6 und L_7 ein (17 positive Ergebnisse in 19 Versuchen!).

STEINACH (1893) sowie STEINACH und WIENER (1895) registrierten Darmkontraktionen beim *Frosch* nach Reizung der Radices dorsales. Sie verlegten daher die präganglionären darmmotorischen Neurone in die Hinterwurzeln. HORTON-SMITH (1897) lehnte diese Auffassung auf Grund eigener Untersuchungen scharf ab. STEINACH (1898) kam dagegen bei neuerlicher Nachprüfung wiederum zu seinem alten Ergebnis. WERZILOFF (1896) fand Hauttemperatursenkung nach Rhizotomie im betroffenen Dermatom. ROUX (1900) fand bei der *Katze* mittels Rhizotomie efferente Hinterwurzelfasern; seine Zahlenangaben halten KISS und ZÁDORY (1941) jedoch für übertrieben.

BAYLISS (1901, 1902, 1908, 1924) bestätigte die Befunde STRICKERs (1876), interpretierte sie jedoch völlig anders. Nach der BAYLISSschen Vorstellung handelt es sich bei den vasodilatatorischen Fasern nicht um wirkliche efferente Neurone, sondern um viscerosensible, deren Perikarya im Spinalganglion untergebracht seien. Ein solcher Neurit soll sich in der Peripherie dichotomisch teilen (was nachgewiesen werden konnte, s. S. 186). Der eine Fortsatz der Gabelung fungiere rein sensibel, der andere aber vasodilatatorisch. Die Reizung der zu einem solchen Neuron gehörigen Hinterwurzelfaser soll nun „antidrom" die Gefäßerweiterung bewirken. So verlockend diese Hypothese sein mag, widerspricht sie doch allen Erfahrungen über die Polarität der Leitungsrichtung im Neuron. Für diese Hypothese des „Axonreflexes" würde nur sprechen, daß dem sensiblen Dermatom auch in etwa das vegetative Dermatom entspricht, was auch für den *Frosch* gilt (LANGLEY 1891), aber viel einfacher aus bekannten ontogenetischen Gegebenheiten erklärbar ist. DALE (1901) behauptet, daß alle positiven Befunde widerlegbar seien. Insbesondere degenerierten alle Hinterwurzelfasern bei der *Kröte* nach Wurzeldurchschneidung, was genau das Gegenteil der Befunde von WALLER (1852) und JOSEPH (1887) darstellt, die beide mit *Katzen* experimentierten.

LANGLEY und ORBELY (1910) bestätigten HORTON-SMITHs und DALEs Auffassungen; sie bezogen Stellung gegen STEINACH. Später (LANGLEY 1922, LANGLEY und UYENO 1922) werden jedoch dorsale Efferenzen gefunden, insbesondere Vasodilatation und Schweißhemmung, aber als antidrome Effekte gedeutet *(Ratte, Katze)*. Im umgekehrten Sinne hatte SHERRINGTON seine Meinung geändert: Zuerst (1894/95) erkannte er dorsal-efferente Fasern an, später (1897) lehnte er sie ab. Als „anatomische Rarität" bezeichnete WANA (1898) die Existenz einiger weniger skeletmuskelmotorischer Fasern in den dorsalen Wurzeln des *Frosches*, die bei Reizung zur Zuckung einzelner Muskelfaserbündel, nie ganzer Muskeln, führten.

Alle Befunde älterer Autoren (FREUD 1877, 1879, RETZIUS 1880, RAMÓN Y CAJAL u. a., s. S. 27, 137, 149, 156, 161, 173, 187 ff.) über die sog. ,,durchtretenden Fasern" der Spinalganglien, deren Existenz die Befunde von WALLER (1852) und JOSEPH auch experimentell nachzuweisen schienen, erhielten plötzlich ein sicheres Fundament, als v. LENHOSSÉK (1890) und RAMÓN Y CAJAL (1890, 1893) fast gleichzeitig beim *Hühnchen* (4.—5. Bruttag) die Ursprungszellen dieser Fasern auffanden. Die Perikarya lagen im dorsolateralen Vorderhornanteil, von wo aus die Neuriten zur Hinterwurzel zogen (vgl. S. 187). Die Richtigkeit des auf jahrzehntelange Erfahrung gegründeten Gesetzes von der polarisierten Leitungsrichtung vorausgesetzt, waren nun also tatsächlich Neurone gesehen worden, die zwei damals sicher erscheinende Prinzipien der Neurologie erschüttern konnten:

a) Durch die Hinterwurzel ziehen efferente Fasern (wenn auch wenige!) entgegen dem Bell-Magendieschen Gesetz, und

b) nicht alle Hinterwurzelfasern sind Derivate der Ganglienleisten-Neuroblasten in Abweichung vom Hisschen Prinzip.

Wenig später hat VAN WIJHE (1893) bei *Branchiostoma* ebenfalls dorsalefferente Neurone nachgewiesen; direkt vergleichbar sind diese aber nicht mit den v. Lenhossék-Ramón y Cajalschen der Wirbeltiere, da die Acrania keine gemischten Spinalnerven besitzen, sondern getrennte Radix dorsalis und ventralis. Endlich konnte GOLUB (1934) beim *Hühner*keim zahlreiche derartige Fasern im Rückenmark nachweisen; die Perikarya fand er jedoch meist nicht. Beim *Hund* suchte GABRI (1896) die v. Lenhossék-Ramón y Cajalschen Neurone vergeblich.

RAMÓN Y CAJAL (1893) stellte diese efferenten Neurone als kollateralenfrei und verzweigungslos den afferenten Hinterwurzelelementen mit reicher Kollateralen- und Verzweigungsabgabe diametral gegenüber. Die Endverzweigungen eines Teiles der efferenten Neuriten verlegte der spanische Meister zeitweilig (1911) als Faserkörbe an die Spinalganglienzellen; später rückte er von dieser Auffassung wieder ab.

Bis in die neuere Zeit ist die Kontroverse nicht beigelegt worden. ELZE (1923) überprüfte die Angaben von JOSEPH (1887); bei *Bufo, Bombinator*, sowie *Rana temporaria* und *esculenta* fanden sich im proximalen Hinterwurzelstumpf auch intakte, im distalen nur degenerierte Fasern. Bis zur 7. Woche post op. kann sich die Zahl der intakten Fasern noch vermindern. Von der 9. Woche an nehmen sie zahlenmäßig wieder zu, da die geschädigten intrazentralen Neurone regenerieren. ELZE folgert daher, daß diese nicht degenerierten Fasern von zentralen Zellen abstammen. ELZE schließt sich jedoch nicht den älteren Ausdeutungen bedingungslos an, da die Lage des Perikaryons noch nichts über die Leitungsrichtung des Neurons auszusagen vermöge. TOWER (1931) möchte die degenerationsresistent erscheinenden Hinterwurzelstumpf-Fasern als in Wirklichkeit regenerierende Neuriten von Vorderwurzelzellen auffassen, die in die Hinterwurzel einwachsen.

HINSEY (1934: sehr gute Literaturübersicht!) fand dagegen bei der *Katze* keine Fasern im zentralen Stumpf, welche die Degeneration nach Rhizotomie überdauerten. Der Autor lehnt daher jegliche Hinterwurzelefferenz ab, während DOGIEL (1895) und später KAHR und SHEEHAN (1933) sowie GUTTMAN (1931) zentrifugale Fasern in den Radices dorsales mindestens des Lumbodorsalbereichs anerkannten. BISHOP, HEINBECKER und O'LEARY (1933) verlegten die Zellkörper der fraglichen Elemente ins Spinalganglion *(Katze, Kaninchen)*.

FOERSTER (1925, 1928) konnte das STRICKERsche Experiment intra operationem an allen Segmenten von C_1 bis S_5 beim *Menschen* in vielen Fällen reproduzieren. GAGEL (1930, 1951/53) fand in 8 Fällen bei später verstorbenen Rhizotomierten regenerierte Fasern im Hinterwurzelstumpf. Auch GAGEL konnte beim *Menschen* Vasodilatation durch Hinterwurzelreizung erzeugen; von selbst stellt sich diese bei schnellwachsenden Hinterwurzel-Neurofibromen als Folge des mechanischen Druckreizes ein. Langsam wachsende Tumoren verursachen diesen Effekt dagegen nicht. Hauttemperaturkontrolle zeigt bei frisch rhizotomierten Patienten Absinken der segmentalen Hauttemperatur; werden mehrere benachbarte Segmente ausgeschaltet, so tritt postoperative Hyperhydrosis im betroffenen Hautgebiet als Ausdruck des Ausfalls der Schweißdrüsenhemmung auf. Beim Zoster sind die Hauterscheinungen auf den Segmentbereich des infizierten Ganglions beschränkt. Zosterähnliche Bilder sollen nach GAGEL auch dann auftreten, wenn bei Tabikern ein Trauma eines der Ganglien trifft. GAGEL zieht überdies die trophischen Störungen bei Tabes als Beweis für efferente Hinterwurzelfasern heran.

GAGEL (1930) hoffte mittels des Degenerationsversuchs die alte Streitfrage klären zu können. Bei *Rhesus* konnte er in der Tat auch 7 Tage nach Rhizotomie mittelgroße Zellen der Zona intermedia geschädigt finden, die er daher für die Wurzelelemente der fraglichen Fasern hielt. Da aber auch im Hinterhorn und der CLARKEschen Säule Degenerationszeichen auftraten, schränkte GAGEL die Beweiskraft seines Experimentes selbst ein und hielt transneurale Degeneration für nicht ausschließbar. Bei *Hunden* fand OKELBERRY (1935) im proximalen Hinterwurzelstumpf nichtdegenerierte Fasern, die zwischen dem 20. und 27. Tag post op. ihre volle Osmiophilie behalten hatten; der Autor glaubt mit diesem Befund ein schwerwiegendes Argument gegen die negative Einstellung von NEVIN (1930: *Hund*), RANSON (1929: *Katze*) und TOWER (1931: *Katze*) zu besitzen.

Aber auch der umgekehrte Versuch, die Kontrolle des peripheren Nerven dicht am Ganglion, konnte bis heute noch keine befriedigende Klärung erbringen. KURKOWSKY (1936) fand an dieser Stelle auf Querschnitten bei rhizotomierten *Fröschen* 1—10 degenerierte Fasern (Marchi-Stadium), die er zunächst dafür als Beweis ansah, daß ihre Perikarya jenseits des Ganglions im Rückenmark lokalisiert sind. Bei den Kontrolltieren fand der Autor aber völlig gleiche Verhältnisse ohne Operation (offenbar Spontandegenerationen), so daß auch KURKOWSKY seine Befunde selbst anzweifelt.

Für den objektiven Beobachter müßte nach Kenntnis der bisher referierten Literatur eine positive Skepsis der richtige Standpunkt sein. Da tritt die Schule des japanischen Forschers KURÉ (1931) auf den Plan (ferner: KURÉ, NITTA, TSUJI, SHIRAISHI und SUENAGA 1928; KURÉ, SAÉGUSA, KAWAGUZI und SHIRAISHI 1929; KURÉ und SAKURASAWA 1929; KURÉ, SAÉGUSA, KAWAGUZI und YAMAGATA 1931; KURÉ, MURAKAMI und OKINAKA 1935; KURÉ und SANO 1936; KURÉ und KUSUNOKI 1938). Hatten die bisherigen Untersucher stets von wenigen dorsalefferenten Neuronen gesprochen, so sollte es sich nach der Schule KURÉs um hohe Prozentzahlen [bis 40%; nach MATSUI (1925), sowie KISS und ZÁDORY (1941) aber in Wirklichkeit nur um „einige" Prozente] handeln. KURÉ gab diesem dorsalefferenten Fasersystem die Bezeichnung „Spinalparasympathicus". Die Schule KURÉs arbeitete fast ausschließlich mit *Hunden*, die den verschiedensten Operationen unterworfen wurden (Neurotomie, Rhizotomie, Sympathektomie, kombinierte Operationen). Die japanischen Forscher stellten immer wieder fest, daß die feinsten markhaltigen Fasern der dorsalen Wurzeln, von anderen Autoren (z. B. DAHLSTRÖM und SWENSSON 1938/39) als marklos bezeichnet, efferenter Natur seien. Die „wirklich" marklosen — in neuerer Auffassung „nichtsegmentierten" Nervenfasern nach STOECKENIUS und ZEIGER 1956, also Fasern, denen eine mit den *herkömmlichen* Methoden nachweisbare Lipoidhülle fehlt (SCHARF 1952, 1956) — Nervenfasern der hinteren Wurzeln sollten dagegen ihre Ursprungszellen „irgendwo" im peripheren Sympathicus haben, also afferenter Natur sein

(SAWATARI 1938: *Katze*). KIMATA (1938) bestätigte die Befunde der Schule KURÉs für das *Pferd*. KOLOSSOW und POLYKARPOWA (1935) konnten die fraglichen efferenten Faserzüge beim *Hund* mittels der Degenerationsmethode bis zur Muscularis des Magens und des Darmes verfolgen. KURÉ hält die vasodilatatorische und schweißdrüsenhemmende Funktion der Hinterwurzeln für sicher bewiesen, trophische Funktion für Skeletmuskeln, Haut, Gelenke und Knochen für wahrscheinlich. Auch in Hirnnerven, die vorher als rein sensibel galten (KURÉ und SAKURASAWA 1929: N. maxillaris für Tränendrüse; KURÉ und SANO 1936: Ganglion geniculi beim *Hund* für Chorda tympani) sollen parasympathische Anteile enthalten sein. Die Schaltstelle (Synapse) werde gewöhnlich im sensiblen Ganglion liegen und dort durch die kleinsten Perikarya repräsentiert. Es sei bemerkt, daß die dünnsten — nach KURÉ also parasympathischen Hinterwurzelfasern — früher allgemein als Schmerzfasern (RANSON 1912) oder viscerosensible Fasern (LANGLEY 1922) aufgefaßt wurden. Der zentrale Ursprung dieser Leitungswege wurde von KURÉ (1931) in die Zellen zwischen Substantia gelatinosa und Vorderhorn verlegt. Die Segmente von S_2 an nach caudal klammerte KURÉ aus dem System des Spinalparasympathicus aus.

Den Ergebnissen KURÉs und gleichlautenden Befunden früherer Untersucher schließen sich heute zahlreiche Forscher an (GREVING 1935, ALTENBURGER 1935, KARPLUS 1937, REIN 1947, FULTON 1952), andere behalten ihre Skepsis bei (SCHILF 1937, HENSEL 1952, GOTTSCHICK 1952, 1955). Einzelne Autoren verteidigen auch nach Bekanntwerden der referierten Befunde die alte banale Antidromie-Hypothese, so KIBJAKOW (1931). Gegen diese hatte SPIEGEL (1928) gewichtige Einwände erhoben: Im elektrophysiologischen Experiment kann eine Nervenfaser fraglos antidrom leiten. Vielleicht könnte auch die antidrome Erregung in situ das Zentralorgan erreichen, aber die erfahrungsgemäß polarisierte Synapse lasse eine antidrome Weiterleitung unter physiologischen Bedingungen nicht zu. Antidrome Leitung könne keineswegs aus direkter Stumpfreizung bewiesen werden, bei welcher ein Nerv nicht wie ein Nerv, sondern nur als gewöhnlicher Leiter fungiere. SPIEGEL (1928) erkannte daher effektorische Dorsalwurzelfasern an.

HOUSSAY, LEWIS, ORÍAS, BRAUN-MENÉNDEZ, HUG, FOGLIA und LELOIR (1951) vertraten die Auffassung, daß die Hinterwurzeleferenz *scheinbar* vorhanden sei, in Wirklichkeit aber auf einem Pseudoreflex (Axon-Reflex) beruhe, der noch nach Neurotomie auslösbar bleibe. HOUSSAY und Mitarbeiter halten aber eine echte zentrifugale Hinterwurzelleitung, vielleicht mit Umschaltung im Spinalganglion, nicht für ausgeschlossen. Einer der besten Kenner des vegetativen Nervensystems, L. R. MÜLLER (1950), der schon seit 1909 Bedenken gegen das alte GASKELL-LANGLEYsche Schema des vegetativen Nervensystems geltend macht, hat sich für die dorsal-efferente Leitung ausgesprochen.

Da die Befunde KURÉs (1931) und seiner Schule für übertrieben gehalten werden könnten und in der Tat auch gehalten wurden (KISS und ZÁDORY 1941), sei noch auf einige Arbeiten anderer Forscher eingegangen. TOENNIES (1938, 1939) gelang die Ableitung von Aktionspotentialen am proximalen Stumpf des „rein sensiblen" N. saphenus. Die Potentiale zeigten alle Charakteristika von Vorderwurzelentladungen, wie räumliche Summation und Erlöschen bei Asphyxie. Es bestanden ipsi-kontra-laterale Latenzunterschiede von etwa $2\,\sigma$. Ein völlig neues Motiv trat mit den Arbeiten von YOUNG und ZUCKERMAN (1937) sowie BARRON und MATTHEWS (1935, s. Abb. 132) auf. Aus Reizungs- und Degenerationsexperimenten bei der *Katze* schließen die Autoren, daß ein Teil der zentrifugalen Fasern Kollateralen von Spinalganglienneuronen anderer Segmente sind. Sie erreichen nicht wieder den Ausgangsort ihres Neurons, also etwa ein Hautsinnesorgan.

DE REGT (1949: *Pferd*) und HJIANG (1950/51: *Mensch*) kommen auf Grund statistischer Faseranalysen und der Bestimmung der Differenz [(Zahl der Hinterwurzelfasern + Zahl der Vorderwurzelfasern) — Zahl der Fasern des Spinalnerven] zu einem peripheren Faserüberschuß von etwa 1300 Fasern, die sie als spinalparasympathische mit Umschaltung im Spinalganglion erklären. Im Spinalganglion sollen danach echte unipolare, nur peripherwärts Fortsätze entlassende Zellen, enthalten sein.

Nach Kenntnis der vorliegenden Literatur kann trotz einiger widersprechender Stimmen kein Zweifel mehr an der Tatsache gehegt werden, daß durch die Hinterwurzeln neben dem überwiegenden Anteil afferenter, sensibler Fasern auch eine nicht zu vernachlässigende Zahl efferenter zieht, die dem vegetativen Nervensystem angehören. Das Bell-Magendiesche Gesetz hat demnach für die Radices dorsales der Spinalnerven nur mit Einschränkungen Gültigkeit. Nachweise wurden durch elektrophysiologische Experimente, histologische Untersuchungen und klinische Beobachtungen erbracht. Selbst wenn die Zahlen der Schule KURÉS zu hoch gegriffen wurden, was sich auch aus den Untersuchungen von BARNES und DAVENPORT (1937) zu ergeben scheint, bleiben noch genügend andere Beweise in vollem Umfange gültig; freilich ist das Problem der dorsalen Efferenz keineswegs völlig geklärt. Für das System der sensiblen Ganglien ergibt sich die Konsequenz eines weitaus komplizierteren Aufbaues, als er von verschiedenen Autoren heute anerkannt wird.

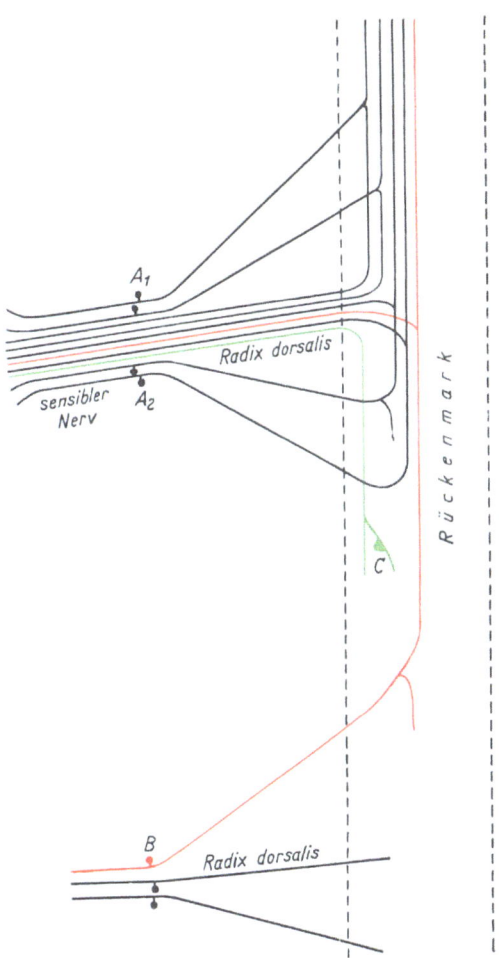

Abb. 132. Schema der zentrifugalen Hinterwurzelfasern der *Katze*. A_1 Spinalganglienzelle mit durch die Hinterwurzel eintretendem, zentralem Ausläufer, der im Rückenmark eine zentrifugale (rekurrente) Kollaterale abgibt, die in der gleichen Hinterwurzel das Rückenmark wieder verläßt. (A_2 wie A_1.) *B* (rotes Neuron) Spinalganglienzelle, deren rekurrente Kollaterale das Rückenmark durch ein fremdes Segment wieder verläßt. *C* (grünes Neuron) echtes efferentes Hinterwurzelneuron, Perikaryon im Rückenmark, v. Lenhossék-Ramón y Cajalsches Neuron (Typ F in Abb. 142). Nach Meinung der Autoren sollen die rekurrenten (pseudo-efferenten) Fasern in manchen Segmenten 40—50% betragen, was sicherlich viel zu hoch angegeben ist. (Aus BARRON und MATTHEWS 1935.)

2. Afferente Fasern in den Radices anteriores (ventrales).

Unterzieht man die Vorderwurzelliteratur einer gründlichen Durchsicht, so gibt es eine Reihe bemerkenswerter Befunde, die einmal die absolute Gültigkeit des Bell-Magendieschen Gesetzes fragwürdig erscheinen lassen, und zum zweiten für die Kenntnis der Spinalganglien erhebliche Konsequenzen nach sich ziehen. Bereits MAGENDIE selbst war bekannt, daß Reizung der durchtrennten Vorderwurzel beim *Hund* Schmerzreaktionen auslösen kann. KRONENBERG (1839) beschrieb Experimente, die er mit *Hunden* und *Kaninchen* angestellt hatte. Vorderwurzelreizung erzeugte Schmerzen, die weniger heftige Reaktionen auslösten, wenn die Hinterwurzel durchtrennt wurde und offenbar gänzlich erloschen, wenn der Vereinigungswinkel zwischen Vorder- und Hinterwurzel *ein*geschnitten worden war. Das Experiment hat KRONENBERG nach eigenen Angaben von MAGENDIE in Paris gelernt. CL. BERNARD (1858) reizte den distalen Stumpf der vorderen Wurzel; solange die Radix posterior intakt war, traten bei *Säugern* (nicht *Fischen* und *Vögeln*) Schmerzen auf. Diese Schmerzleitung durch Fasern der „motorischen" Wurzeln wird seit weit über 100 Jahren als „Recurrente Sensibilität (sensibilité recurrente)" bezeichnet. ARLOING und TRIPIER (1876) durchschnitten bei *Nagern, Carnivoren* und *Einhufern* den N. trigeminus und den N. accessorius. Im peripheren Stumpf fanden die beiden Forscher nichtdegenerierte Fasern, die sie zur Erklärung der „sensibilité recurrente" heranzogen (vgl. JOSEPH 1887, ferner S. 186ff.). Nach Vorstellung der beiden französischen Autoren sollen die resistenten Fasern über die Peripherie zum Zentralorgan ziehen; Angaben über den Sitz der Perikarya fehlen. Einer der älteren Forscher, AXMANN (1853), behauptete, gesehen zu haben, daß Fasern aus dem Spinalganglion nicht nur durch die Radix posterior, sondern auch durch die vordere Spinalnervenwurzel ins Rückenmark eintraten. Außerdem fand auch er die schon mehrfach erwähnten „durchtretenden Fasern", also solche, die im Ganglion keinen Anschluß an eine Zelle erkennen ließen.

Zunächst erklärte v. KÖLLIKER (1850) apodiktisch, die Vorderwurzeln stünden in keinerlei Zusammenhang mit den Spinalganglien. Später (1894) gehörte er aber zu den Autoren (aufgeführt auf S. 116!), die in der Vorderwurzel Spinalganglienzellen nachwiesen. SCHÄFER (1881) hatte ebenfalls derartige Befunde zu verzeichnen, glaubte aber, daß diese Zellen nicht mit der „recurrent sensation" in Beziehung zu bringen seien, da zwar alle Tiere das Phänomen zeigten, nicht aber Vorderwurzelzellen besäßen. So sollen nach BOEKE (1908) die Propriozeptoren auch bei *Branchiostoma* durch die Vorderwurzel ziehen, was wegen der abweichenden Konstruktion des Spinalnervensystems der Acrania leider nur von begrenztem vergleichend-anatomischem Wert ist. HILBERT (1878) hielt es für möglich, daß die Vorderwurzelsensibilität nicht wirklich die Radices anteriores ins Rückenmark durchläuft, sondern die Nn. spinales meningei und von diesen zu den Hinterwurzeln.

Bei *Katze* und *Affen* wurden von SHERRINGTON (1894) Fibrae recurrentes als morphologisches Substrat der Schiff-Bernhardschen „recurrenten Sensibilität" nachgewiesen, die (vgl. AXMANN 1853!) Anschluß an die Spinalganglien besitzen. DUNN (1914) zeigte beim *Frosch* das gleiche, wie sich auch BUMM (1903) für solche Elemente bei der *Katze* aussprach. Die Zellen liegen nach SHERRINGTON in der vorderen Wurzel und im distalen Teil des Spinalganglions. Die Zahl der rekurrenten, sensiblen Vorderwurzelfasern fand der Autor mit 5—40 je Segment; meist bilden sie ein geschlossenes Bündel. BRAEUNIG (1903) fand degenerierende Fasern in der Radix ventralis nach Rhizotomia posterior; er hielt diese Leitungswege für efferent!

JONES (1911) und FRAZIER (1913) beobachteten bei neurochirurgischen Eingriffen die „sensibilité recurrente ou en retour" auch beim *Menschen*. W. LEHMANN (1921, 1924) berichtet, daß in der Neurochirurgie zur Schmerzausschaltung durchgeführte Rhizotomia posterior bis zu 75% Versager bringt, auch wenn man die Segmentüberlagerung nach SHERRINGTON berücksichtigt, d. h. wenn die kraniale und caudale Nachbarwurzel ebenfalls reseziert wurden. Nach dem Gesetz von

SHERRINGTON überlagern sich die sensiblen Nerven dreier Nachbarsegmente jeweils, was auch für einen Großteil der Propriozeptoren gilt (AGDUHR 1934). Völlige Schmerzfreiheit wurde nach LEHMANN (1921, 1924) in manchen Fällen nicht einmal dann erreicht, wenn mehr als drei Wurzeln durchschnitten waren. Eine ältere Hypothese versuchte die Restsensibilität, die sich als unbestimmte, oft vom Patienten in die Tiefe verlegte Druckempfindlichkeit äußert, als psychogen zu interpretieren. Diese Restempfindlichkeit kann sich aber bei Druck von außen zum Schmerz steigern lassen, obwohl der Patient theoretisch gar nichts fühlen dürfte. Bei schweren Krisen (Tabes, Tumoren) wurde daher die Durchschneidung der Vorderwurzeln um den Preis der Lähmung gewagt, was in den meisten Fällen völlige Anaesthesie verschaffte. Aber selbst bei totaler Entfernung des Plexus brachialis bleibt manchmal ein variables Gebiet am Oberarm (Streck- und Beugeseite) sensibel, das von den ventralen Randwurzeln Th_2 und C_4 versorgt wird. Der Rest an Sensibilität, der selbst noch nach deren Durchtrennung verbleibt (außer an den Extremitäten auch im Bauch beobachtet), wird durch die Gefäßplexus über den Grenzstrang geleitet und kann so die ausgeschalteten Segmente überbrücken. Nach LEHMANNs Tierexperimenten *(Hunde)* zu schließen, verlaufen die Fasern vom Grenzstrang durch die Vorderwurzeln zum Rückenmark. SHAW (1924) erhob gleiche Befunde, wie auch WARTENBERG (1928).

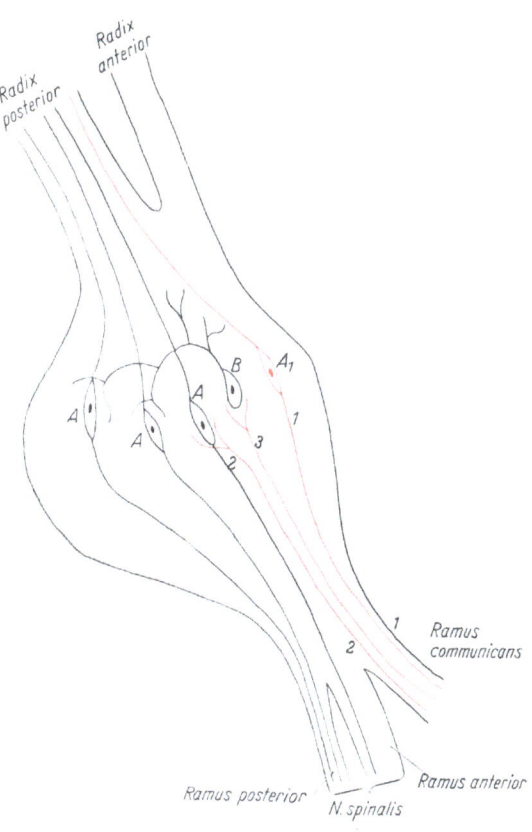

Abb. 133. Schema der viscerosensiblen Leitung beim *Menschen* nach klinischen Befunden. A_1 „klassisches" viscerosensibles Neuron, dessen Perikaryon im Spinalganglion liegt und dessen Fortsätze von peripher (*1*) durch den Ramus communicans nach zentral durch die Radix dorsalis verlaufen. *2, 3* Fasern aus den Viscera, die im Spinalganglion endigen; *2* endigt an einer somatosensiblen Zelle (*A*) mittels Synapse; *3* an einer Relaiszelle (*B*), die den Impuls auf mehrere „normale" Neurone vom Typ *A* verteilt. Die Perikarya sind ihrer Funktion (*nicht* Morphologie) entsprechend bipolar symbolisiert. (Verändert aus FOERSTER, ALTENBURGER und KROLL 1929.)

FOERSTER (ab 1927) war einer der bedeutendsten Verfechter dieser Lehre. Den Beweis für die Richtigkeit erbrachte er durch eine große Zahl totaler klinischer Desafferentierungen nach kombinierter Rhizotomia anterior et posterior. Nach FOERSTER (1927ff.) werden von der vorderen Wurzel vor allem die Pia und die Organe der sog. Tiefensensibilität versorgt; er nennt diese Wege „sensible akzessorische Hilfsbahn". Bei Versagern führte meist die intrazentrale Traktotomie (Vorderseitenstrang-Durchtrennung) zur erhofften Schmerzfreiheit (vgl. auch MÜLLER 1950, sowie FOERSTER, ALTENBURGER und KROLL 1929; Abb. 133). Nach FOERSTER (1927) sollen die nutritiven Zentren der vorderwurzelsensiblen Fasern größtenteils im Spinalganglion liegen (Abb. 134).

Nach GAGEL (1954) kann die Restsensibilität der durchschnittenen Vorderwurzel *beim Menschen* nach längerem Zeitintervall direkt durch faradische Reizung des Stumpfes nachgewiesen werden; der Patient fühlt dann Ameisenlaufen und Kribbeln. Im distalen Stumpf der vorderen Wurzel fand GAGEL (1954) noch Jahre nach der Operation nichtdegenerierte Nervenfasern, die er mit den auch von ihm (*Mensch:* Sacralsegmente) gefundenen sensiblen Zellen der Radix anterior in Verbindung bringt. Den bisher am meisten aufregenden

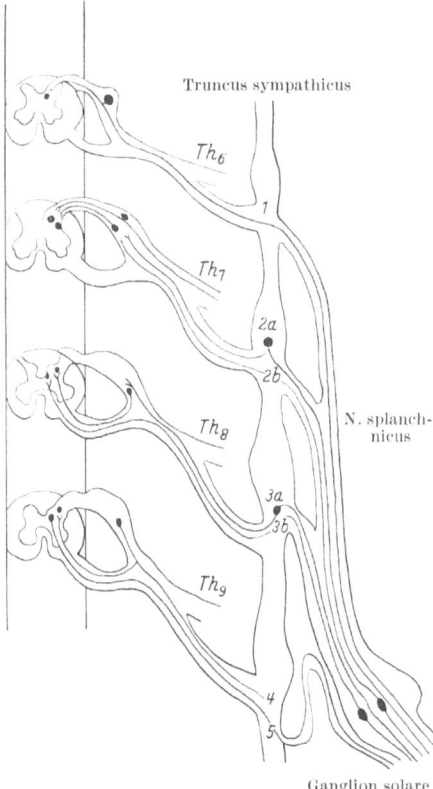

Abb. 134. Synthese der Ergebnisse der morphologischen und klinischen Neurologie durch FOERSTER (1927). Zusammenhang zwischen Grenzstrang- und Spinalganglien bezüglich der viscerosensiblen Leitung. 1. LANGLEY und v. KOELLIKER: Markhaltige Splanchnicusfasern verlaufen durch Grenzstrang ohne Umschaltung ins Spinalganglion; dort pseudounipolare Zelle, deren zentraler Fortsatz ins Hinterhorn einzieht. 2. Marklose Splanchnicusfasern. Perikaryon entweder a) im Grenzstrang oder b) im prävertebralen Geflechtsganglion, zentraler Fortsatz durch Ramus communicans *albus* zum Spinalganglion. Dort Endigung mit korbartiger Synapse an Spinalganglienzelle, deren zentraler Fortsatz durch Hinterwurzel ins Hinterhorn einstrahlt. Die erregte Spinalganglienzelle kann entweder a) eine normale pseudounipolare Zelle sein, deren peripherer Fortsatz von der Haut kommt, oder aber auch b) eine *wirklich* unipolare Zelle mit *nur einem* zentralgerichteten Fortsatz. 3. Marklose Splanchnicusfasern mit trophischem Zentrum im Grenzstrang, *Umschaltung erfolgt* a) im Spinalganglion: Zentraler Fortsatz durch *vordere* Wurzel ins Hinterhorn. b) Nirgends, sondern selbes Neuron ohne Umschaltung in Vorderwurzel und weiter ins Hinterhorn. 4. Markhaltige Splanchnicusfasern ohne Unterbrechung bis zum Spinalganglion, wo ihr Perikaryon liegt. Der zentrale Fortsatz dieser pseudounipolaren Zelle zieht durch die Radix anterior ins Hinterhorn. 5. SHAW: Gilt besonders für die Propriozeptoren der Kaumuskulatur im N. trigeminus. Trophisches Zentrum des Neurons liegt intrazentral im Rückenmark bzw. Locus coeruleus und Tectum mesencephali (für die Radix mesencephalica n. V.) KIDD, WILLEMS, ALLEN: Fasern ziehen durch die vordere Wurzel bzw. mit motorischen Bündeln ins Zentralorgan. Verändert aus FOERSTER (1927).

Befund hat GAGEL (1954) aber zweifellos bei einem nach totaler Rückenmarksdurchtrennung völlig Querschnittsgelähmten erhoben: Tibiaperiost-Sensibilität war erhalten, Lokalisation am Ober- bzw. Unterschenkel möglich. Des Patienten Rückenmark war wirklich total durchtrennt und degeneriert, wie post mortem histologisch festgestellt wurde. Es muß sich also um Restsensibilität gehandelt haben, die vom Bein über den Grenzstrang zu den oberen Th-Segmenten geleitet und dort ins Rückenmark weitergeführt wurde.

SPIEGEL (1928), REIN (1947), CLARA (1953) sowie MARUHASHI, MIZUGUCHI und TASAKI (1952) erkennen Vorderwurzelsensibilität an. Dagegen lehnten A. W. MEYER (1921, 1926) sowie DAVIS und POLLOCK (1930: *Katze*) diese ab. GOTTSCHICK (1952, 1955) hält ventrale Afferenzen heute noch für unbewiesen. Obwohl für die Hirnnerven nicht ohne weiteres vergleichbare Verhältnisse herrschen. sei darauf hingewiesen, daß im Trigeminus-Gebiet nach Durchschneidung der absteigenden Wurzel noch eine Rest-Drucksensibilität verbleiben kann (CLARA 1953, vgl. S. 123, 168, 179). Während die meisten Autoren heute die Wurzelganglien für die vordere Afferenz verantwortlich machen, wobei die Zellen der Radices ventrales diesen zugezählt werden, kam SPRAGUE (1948, 1951, vgl. auch BODIAN 1948) bei Rhesus zu einem anderen Ergebnis. Nach Rhizotomia anterior degenerierten nicht nur die multipolaren Vorderhornzellen, sondern auch zwischen diesen gelegene ovoide Elemente von 15—25 μ Durchmesser, die auf der operierten Seite mehr betroffen sind. SPRAGUE (1951) hält diese Zellen für die Perikarya der Neurone, welche die Muskelspindeln innervieren. Der Autor führte den Terminus „propriospinale Zellen" für sie ein. Diese Anschauung zeigt gewisse Parallelen zu der KIDDS (1911). Dieser Autor verlegte die Perikarya der ventralen Afferenz ins Hinterhorn, die Clarkesche Säule und den Nucleus cuneatus. Beide Auffassungen weichen erheblich von der anderer Forscher ab und müßten erst noch besser bewiesen werden. Bei allen Veränderungen an zentralen Zellen müßte besonders auf transneural-degenerative Erscheinungen geachtet werden; sie auszuschließen, kann sehr schwierig sein.

Die reiche Literatur über Sensibilitätsleitung durch die Radices ventrales darf keinesfalls ignoriert werden. Das Bell-Magendiesche Gesetz in der starren Formulierung mancher Lehrbücher wird durch diese Erkenntnisse ernsthaft erschüttert, wobei das Problem für die Verteidiger nicht frei von Ironie ist, haben doch MAGENDIE und BELL selbst nicht an eine absolute Gültigkeit geglaubt und MAGENDIE selbst ist der Entdecker der „sensibilité recurrente". Die klinische Wichtigkeit dieser Fragen ist von der Neurologie längst hinreichend erkannt worden. Für die Vorstellung vom Feinbau der sensiblen Ganglien ist die Kenntnis dieser Tatsachen von größter Bedeutung, worauf noch eingegangen wird.

3. Das Zahlenverhältnis zwischen Hinterwurzelfasern und Spinalganglienzellen.

Als allgemein anerkannte Tatsache soll diesen Betrachtungen vorausgeschickt werden, daß die Nervenfasern des vegetativen Nervensystems gewöhnlich dünner als die des cerebrospinalen sind. Diese Beziehung war schon TREVIRANUS (1835) und EHRENBERG (1836) bekannt. Sie wurde seither von einigen Autoren (unter anderem VALENTIN) bestritten, von der überwiegenden Zahl der Forscher dagegen bestätigt. Eine der umfassendsten Studien legte HÄGGQVIST (1937) vor; auf diese Arbeit sei ausdrücklich verwiesen, denn sie enthält auch die ältere Literatur. Daß die dünnen vegetativen Fasern meist als „marklose" bezeichnet werden, ist allgemein bekannt. Diese Bezeichnung ist nach neueren Forschungen nicht korrekt, worauf an dieser Stelle nicht weiter eingegangen werden kann. Es sei auf den Handbuchbeitrag von H. J. LEHMANN in diesem Handbuch, sowie auf STÖHR jr. (1928), KISS und v. MIHÁLIK (1929), ferner STOECKENIUS und ZEIGER (1956) sowie SCHARF (1952, 1955, 1956) verwiesen.

Da RANSON (ab 1911/12) zeigen konnte, daß auch die Schmerzfasern „marklos" sind, ist die Unterscheidung zwischen vegetativen und „animalischen" nicht so einfach, wie es früher schien. Klare Verhältnisse liegen nur in den Rückenmarkswurzeln und im N. radicularis vor. Allerdings gelten auch hierfür Einschränkungen, wie im vorigen Abschnitt anläßlich der Kritik des sog. Bell-Magendieschen „Gesetzes" dargelegt wurde. Bereits DUNN (1906) wies beim *Frosch* nach, daß Fasern der dicksten Kaliberklasse in sensiblen und motorischen Nerven gleichmäßig verteilt sind, wenn auch in afferenten Nerven die dünneren Kaliber überwiegen. Die großen Prozentanteile an „marklosen" Fasern in Spinal- und Hirnnerven, die RANSON und Schüler angeben, halten KISS und v. MIHÁLIK (1929) sowie KURÉ und KUSUNOKI (1938) für viel zu hoch gegriffen.

Daß Nervenfasern abwechselnd „markhaltige" und „marklose" Abschnitte aufweisen können, wurde unter anderem von MÜLLER (1924) und STÖHR jr. (1928) gefunden, von GUENIN (1930) sowie RANSON und DAVENPORT (1931) aber bestritten. Das Kaliber der Nervenfaser innerhalb eines sensiblen Neurons kann wechseln. So fanden STANNIUS (1849), KUTSCHIN (1866), KEY und RETZIUS (1876), FREUD (1879), v. LENHOSSÉK (1886), RAMÓN Y CAJAL (1893), RANSON und DAVENPORT (1931) sowie SCHARF (1951) den peripheren Fortsatz fast stets dicker als den zentralen. Letzterer besitzt oft nur $2/3$ des Durchmessers des peripheren. Schon hieraus ergibt sich die Konsequenz, daß auch die dorsale Wurzel am Eintritt in das Ganglion etwas schwächer als am distalen Austritt ist. Daß v. KÖLLIKER (1850) und HYRTL (1855) die größere Dicke der peripheren Wurzel anders zu erklären versuchten, wurde schon erwähnt; sie nahmen an, alle Spinalganglienzellausläufer seien nur peripherwärts gerichtet. Diese ältesten quantitativen Untersuchungen sind nur noch historisch interessant, auch die von STILLING (1859). KIRSCHE (1947/48) bestreitet Kaliberunterschiede zwischen zentralem und peripherem Spinalganglienfortsatz bei *Knochenfischen*.

Die zahlreichen Faseranalysen auf Grund von Kaliberklassenzugehörigkeiten ergaben (SIEMERLING 1887, SHERRINGTON 1894/95, INGBERT 1904, CHASE und RANSON 1914, KISS und v. MIHÁLIK 1929, GUENIN 1930, HÄGGQVIST 1937, KIRSCHE 1947/48 u. a.) die Faustregel, daß die motorischen Nervenfasern meist am dicksten sind, die dünneren markarmen meist afferent und parasympathischefferent, die dünnen „marklosen" dagegen sympathisch und intramural-autonom fungieren. Absolut gültig ist diese Beziehung jedoch keineswegs, worauf STÖHR jr. (1928) aufmerksam machte. So ist bekannt, daß die Extensoren (gleichzeitig vorwiegend Haltemuskeln) dickere propriozeptive Fasern empfangen als die Flexoren (vorwiegend dynamische Muskeln); proximale Muskelgruppen werden durch dickere sensible Fasern innerviert, als distale (LLOYD und CHANG 1948). Nach REXED und THERMAN (1948) sind 33% aller „motorischen" Nervenfasern zu Extensoren, 50% zu Flexoren in Wirklichkeit sensibel. Diese Befunde erbrachten überdies neue Beweise dafür, daß die propriozeptiven Ausläufer von Spinalganglienzellen oft dicker als sonstige sensible Fasern sind. Absolute Gültigkeit scheint indes auch diese Beziehung nicht zu verdienen, da auch recht kaliberstarke Druck- und Tastfasern bekannt sind. Nach GOTTSCHICK (1952, 1955) ordnen sich die dicken sensiblen Fasern vor dem Eintritt ins Rückenmark im medialen Wurzelabschnitt, die dünnen Schmerzfasern lateral. Zur Schmerzausschaltung soll daher die laterale partielle Rhizotomie genügen.

ADRIAN (1919/20) teilte mit, aus der Stromstärke/Reizzeit-Kurve der sensiblen Nerven könne geschlossen werden, daß zwei unterschiedlich fungierende Fasertypen ohne die Notwendigkeit größerer Strukturunterschiede in diesen vorkommen. Die Fasersysteme könnten den differenten Qualitäten für protopathische und epikritische Sensibilität entsprechen. Nach ADRIAN und FORBES (1922) gehorchen sensible Nerven dem Alles-oder-Nichts-Gesetz strenger als motorische.

Die hier zusammengefaßten Untersuchungen scheinen genügend zu zeigen, wie schwierig — wenn nicht unmöglich — es ist, eine Nervenfaser auf Grund morphologischer Kriterien einer bestimmten Funktion zuzuordnen. Diese Unsicherheit belastet alle analytischen Arbeiten am peripheren Nervensystem, auch im Gebiet der Wurzeln und Ganglien, die hier interessieren.

Wenn alle Zellen im Spinalganglion als bi- oder pseudounipolare Elemente je einen peripheren und zentralen Ausläufer entsendeten, dann ergäbe zwangsläufig die Zahl aller Fasern in Hinterwurzel und Vorderwurzel zusammengenommen genau die Summe aller Fasern des gemischten Spinalnerven. HOLL

(1876) und STIÉNON (1880) zählten von dieser Voraussetzung ausgehend beim *Frosch* Fasern aus und glaubten diese Annahme bestätigen zu können. Damit schien sich für die Spinalganglien ein denkbar primitives Aufbauschema zu ergeben:
 a) Im Spinalganglion entspringen und endigen keine Fasern, da alle Neurone prinzipiell dem bipolaren Typ angehören.
 b) Die Zahl der Zellen im Spinalganglion ist der Faserzahl in Hinterwurzel und distalem Ganglienstumpf gleich, oder — für den Fall der wirklichen Existenz „durchtretender Fasern" — kleiner als die Faserzahl.
 GAULE und LEWIN (1897) bezeichneten diese beiden Sätze als das „Credo" der Neurohistologen ihrer Zeit. Beide Autoren hielten die Vorstellung aber für zweifelhaft und konnten die Faserzählungen ihrer Vorläufer nicht bestätigen. An Weigertschen Markscheidenpräparaten der 31. und 32. Spinalnervenwurzel vom *Kaninchen* zählten sie im vereinigten Spinalnervenstamm 11—19% mehr Fasern, als in vorderer und hinterer Wurzel zusammen. Auch BIRGE (1882) hatte beim *Frosch* in zwei Segmenten distale Faserüberschüsse ermittelt, sich aber trotzdem der Auffassung HOLLs (1876) und STIÉNONs (1880) angeschlossen. GAULE und LEWIN (1897) deuteten ihre Befunde anders. Sie schlossen, daß im Spinalganglion entweder aus der Peripherie ankommende Fasern endigen oder periphergerichtete Neuriten entspringen. Als am wahrscheinlichsten erachteten diese Autoren die Existenz sympathischer Wurzelzellen im sensiblen Ganglion, oder aber polytome Faseraufsplitterung schon innerhalb des distalen Ganglienpols. GAULE und LEWIN (1897) erhoben in ihrer Studie einen weiteren Befund, der noch heute — nach 60 Jahren — die Forschung in Bewegung hält. FREUD (1879) fand bei *Petromyzon* einen Überschuß austretender Nervenfasern gegenüber der Zellzahl im Ganglion. Da sich bei *Petromyzon* die weitere Aufsplitterung der Zellenausläufer oft unmittelbar an das T-Stück der Perikarya anschließt, trifft dies ohne Zweifel zu. Eine Verallgemeinerung für höhere Wirbeltiere erwies sich dagegen als unhaltbar, da GAULE und LEWIN im Gegenteil Zellüberschüsse bis zu 17000 je Ganglion zählten. Zählmethodisch ist die Arbeit vorbildlich; es wurden nur Kernanschnitte mit Nucleolus berücksichtigt, Kerne mit zwei Nucleoli nur einfach bewertet. Das Endergebnis der beiden Forscher lautet: Auf 1 Hinterwurzelfaser entfallen 6,4 Spinalganglienzellen beim *Kaninchen*. Größenordnungsmäßig stellten sich die Werte für eine Körperseite wie folgt:

Tabelle 3

	Radix ant.	Radix post.	N. spin.	Faserüberschuß	Zellzahl im Ganglion
31. Segment	2997	4270	9022	+19%	27614
32. Segment	1185	3173	4837	+11%	20361
32. Segment, jedoch anderes Tier	555	2530	3641	+15%	21678

Ein Einwand ist allerdings notwendig, nämlich der, daß nur solche Fasern gezählt wurden, deren Markscheiden sich nach WEIGERT färben. Ein so hoher Zellüberschuß kann weder durch die Annahme heterotoper sympathischer Wurzelzellen, noch durch Relaiszellen (DOGIEL 1896: Abb. 135) erklärt werden.
 Faserüberschüsse im peripheren Ganglienstumpf fanden in der Folgezeit beim *Frosch* BÜHLER (1898: +25,5%) und HARDESTY (1900, 1905), ferner bei *Säugern* DALE (1900), RANSON (1908: *Ratte*), ONO (1933: *Katze*), KISS (1932), v. PODHRADSZKY (1933: *Mensch, Katze, Ratte*, ferner *Schildkröte* und *Karpfen*), DE REGT (1949: *Pferd*) und HJIANG (1950/51: *Mensch*). Die distalen Faserüberzahlen betrugen bis zu 76% (v. PODHRADSZKY).

Zellüberschüsse bei der *Ratte* ergaben sich auch aus den Untersuchungen HATAIs (1902). Bei Tieren von 10,3 g kamen auf eine Faser bis zu 11 Zellen, während die Zell-Faser-Relation adulter Tiere auf maximal 5,7:1 absinkt, was durch die mit zunehmendem Wachstum geringer werdende Zahl unreifer Nervenfasern (10,3 g bis zu 69%; 167 g höchstens 5%) erklärbar ist. Die Gesamtzahl der Zellen schwankte nach Segmenten zwischen 7500 (Th_4) und 12000 (C_6). HATAI versuchte den Zellüberschuß durch Annahme von Relaiszellen zu erklären. Ähnliche Werte fand RANSON (1906: *Ratte*; 3,2 Zellen je Faser), der überdies

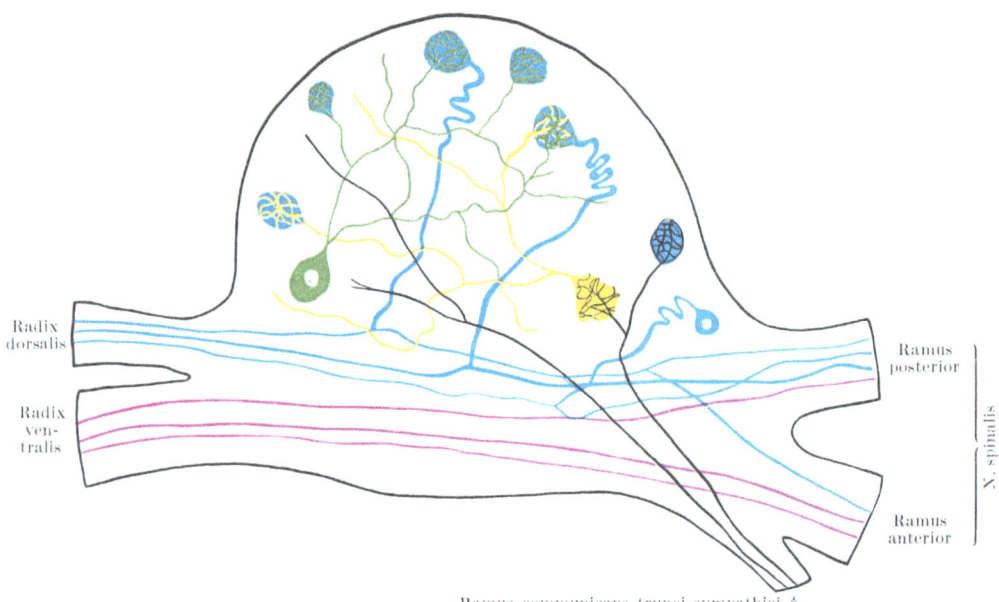

Abb. 135. Schema der wichtigsten Neuronschaltungen im Spinalganglion eines *Säugetieres* nach der Auffassung von DOGIEL (1896). Die Fasern der Radix ventralis (rot) laufen am Spinalganglion vorbei, dagegen liegen die Perikarya der pseudounipolaren Neurone der Radix dorsalis (blau) ausnahmslos im Spinalganglion. Durch den Ramus communicans griseus treten aus dem Grenzstrang vegetative Nervenfasern (schwarz) ins Spinalganglion ein und bilden Synapsen mit sensiblen Neuren. Vegetative Fasern (schwarz) endigen dabei vorzugsweise an „Spinalganglienzellen vom II. Typ" (gelb bzw. grün), die infolge periodischer Dichotomie multipolare Relais-Zellen repräsentieren. Sie sehen oberflächlich wie die gewöhnlichen pseudounipolaren Elemente vom I. Typ (blau) aus, sind aber „pseudounipolar in einem anderen Sinne" wie die motorischen Neurone der meisten Wirbellosen (SCHARF 1953). Durch die periodische Dichotomie, die eine *Polytomie des Neuriten* bedingt, wird die Erregung auf zahlreiche sensible Neurone verteilt. Diese Relais- oder Binnen-Zellen siehe ferner Abb. 140, 142, 143. (Erheblich verändert nach DOGIEL 1896.)

feststellte, daß bei Neurotomie 50% Tigrolysen auftreten, eine sehr hohe Zahl im Vergleich zu der nur geringfügigen Degeneration von Hinterwurzelfasern.

Beim *Frosch* fand BÜHLER (1898) 5mal mehr Zellen als Nervenfasern, HIRT (1927, 1928) erhebliche Zellüberschüsse beim *Hund*. Nach besten Silberpräparaten, die auch die feinsten Nervenfasern erfassen, kommen DAVENPORT und RANSON (1931) zu einer etwas niedrigeren Relation. Auf 100 Zellen sollen bei *Katze*, *Hund* und *Kaninchen* 36—84 Fasern entfallen. Die Zahl markloser Nervenfasern übertrifft nach den Befunden dieser beiden Forscher die markhaltigen um das 2,3—1,1fache. Nach RANSON und DAVENPORT (1931) sind die marklosen Hinterwurzelfasern bei der *Katze* fast ausschließlich Schmerzfasern. Aber auch die Einbeziehung der feinsten marklosen Axone gibt noch kein Verhältnis 1:1 zu den Zellen, womit die Überzahl von Zellen erneut nachgewiesen wurde. Auch v. PODHRASZKY (1933), AGDUHR (1935) und BARNES (1935) kamen zum gleichen Ergebnis, wie schon früher HODGE (1889) und HARDESTY (1905) nur für markhaltige Fasern. Die hohe Zahl markloser Hinterwurzelfasern wurde von PARSONS (1919/20) abgelehnt. Es solle sich vorwiegend um Gliafasern handeln; jedoch widerlegte WILSON (1920) diese Auffassung an guten Gliapräparaten. Die Existenz markloser Wurzelfasern an sich ist schon seit REMAK (1838) bekannt.

DUNCAN und KEYSER (1936, 1937/38) widmeten sich dem Problem des Zellüberhanges bei der *Katze*. In der 4. und 9. thorakalen Hinterwurzel bestätigten sie zunächst die Befunde der Schule RANSONs im Hinblick auf die hohen prozentuellen Anteile markloser Fasern, ja sie zählten manchmal noch höhere Werte aus (Minimum in $C_1 = 2,8\%$ aller Fasern marklos, in Th_{11} aber 77,6%). Im Gegensatz zu RANSON und den meisten anderen Untersuchern fanden DUNCAN und KEYSER aber ein Verhältnis der Spinalganglienzellen zu der Gesamtfasersumme von 1:1! Die Autoren behaupteten, daß alle anderen Ergebnisse, wenn nicht gar auf Fehlzählungen, so doch auf unvollständiger Faserdarstellung beruhen. Ein schwerer Einwand gegen die Ergebnisse ergibt sich aus der Tatsache, daß die Zellen auf der rechten, die Wurzelfasern dagegen auf der linken Körperseite gezählt wurden oder umgekehrt. Die Rechts-Links-Unterschiede sind nach anderen Autoren oft erheblich!

Nun hatten fast gleichzeitig DAVENPORT und BOTHE (1934) an optimal versilbertem menschlichem Material neue Erhebungen angestellt. Auf 100 Zellen kamen 78—97 Fasern, in *einem* Falle 102 (also *Faser*überschuß +2!); niemals jedoch betrug der Proporz genau 1:1. Auf die widersprechenden Befunde hin untersuchten nun BARNES und DAVENPORT (1937) die Präparate von DUNCAN und KEYSER und umgekehrt. Eine Reihe der Schnittserien wurde so von vier verschiedenen Personen ausgewertet und das überraschende Ergebnis waren Schwankungen von 7—50% der gefundenen Werte an einer und derselben Serienschnittreihe! Deutlicher hätte der individuelle Irrtumsfaktor nicht demonstriert werden können. Wurden dagegen von einer Person verschieden imprägnierte oder gefärbte Schnitte der gleichen Serie ausgezählt, dann stieg die Streuung nicht über 7%. Die Darstellungsmethode spielt also offenbar nur eine sekundäre Rolle. Bei der *Katze* konnte in drei von acht Ganglien eine Relation von 1:1 erzielt werden, wenn statistische Korrekturen angewandt wurden; in den fünf anderen Ganglien wurde aber auch dann noch kein 1:1-Proporz erreicht. Kontrollen an *Rinder*material mit bekanntermaßen sehr dicken Nervenfasern brachten nie ein Verhältnis 1:1. Nach diesem Präparateaustausch vertreten BARNES und DAVENPORT (1937) die Auffassung, daß in keinem Segment und bei keinem *Säugetier* Faser- und Zellzahl gleich seien, sondern daß z. B. bei der *Katze* mit mindestens rund 10% die Zellen in der Überzahl blieben. Die Autoren räumen ein, daß sich OsO_4-Präparate zu faserstatistischen Erhebungen *nicht* eignen. Der Anteil „durchtretender" Hinterwurzelfasern kann hiernach freilich nicht höher als zu 10% im Durchschnitt veranschlagt werden.

Die Befunde von DUNCAN und KEYSER (1938) wurden durch HOLMES und DAVENPORT (1940) bei der *Katze* bestätigt; es soll eine Ratio 1:1 bestehen. Abweichungen räumen die Autoren allerdings wiederum ein. Bei genauer Durchsicht der Tabellen ergeben sich aber Abweichungen bis zu 28% in einigen Segmenten. Vereinzelt zeigen die Zahlen auch Faser*über*schüsse an, in einem Segment 38%. Ein *wirklicher* 1:1-Proporz ergab sich also auch in diesen Untersuchungen nicht.

Beim *Ochsenfrosch* sollen nach LUCAS und MIKSICEK (1936) im 4. Spinalganglion die Fasern dadurch überwiegen, daß wirklich unipolare Neurone Fortsätze nur nach peripher in den N. coeliacus entsenden.

BURKHARDT (1953) hält diesen ganzen Fragenkomplex für unentschieden und läßt die Möglichkeit offen, daß „durchtretende Fasern" existieren. FULTON (1952) erkennt einen 1:1-Proporz in besten Präparaten an, ohne jedoch an dorsalen Efferenzen zu zweifeln, während GOTTSCHICK (1952, 1955) Zellen- und Fasergleichheit als beste Stütze für die absolute Gültigkeit des Bell-Magendieschen Gesetzes für bewiesen hält. Nach gründlicher und kritischer Sichtung der Literatur muß aber folgendes festgestellt werden: Eine wirkliche 1:1-Relation der Spinalganglienzellen zu den Wurzelfasern hat mit Ausnahme von DUNCAN und KEYSER (1936, 1937/38) bisher noch niemand gefunden, wenn man von den technisch fragwürdigen Zählungen HOLLs (1876) und STIÉNONs (1880) absieht. Die Präparate von DUNCAN und KEYSER (1936, 1937/38) ergaben bei Auszählung durch andere Forscher keinen Proporz 1:1. Es muß also ein Faserüberschuß wirklich existieren. Die überzähligen Fasern schwanken in weiten Grenzen, wenn man alle Zählungen vergleicht. Nach Berücksichtigung aller, also auch der dünnsten Fasern schrumpft der Überschuß auf runde 10% zusammen, wobei Segment- und Artdifferenzen berücksichtigt werden müssen. Der Faserüberschuß kann dadurch erklärt werden, daß ,,durchtretende Fasern" im Spinalganglion angenommen werden. Diese durchtretenden Fasern können sowohl efferenter als afferenter Natur sein. Beide Verlaufsrichtungen wurden nachgewiesen, worauf noch näher eingegangen wird. Die im Spinalganglion umgeschalteten Leitungswege des ,,Spinalparasympathicus" KURÉS (1931) können keine wesentliche Verschiebung der 1:1-Relation bedingen, da höchstwahrscheinlich auf je eine präganglionäre, aus dem Rückenmark ins Spinalganglion eintretende Faser auch durchschnittlich ein postganglionäres Neuron entfällt, dessen Zellkörper — im Spinalganglion gelegen — den Fortsatz aus dem distalen Ganglienpol entsendet. Außerdem ist die absolute Zahl der spinalparasympathischen Neurone ohnehin keine große.

4. Zur Frage der bilateralen Symmetrie der sensiblen Ganglien (,,Rechts-Links-Problem").

In der älteren Literatur wurde gewöhnlich stillschweigend vorausgesetzt, daß rechte und linke Körperhälfte in bezug auf das periphere Nervensystem Symmetrie zeigen. Makroskopische Asymmetrie der peripheren Nerven galten als Variationen, ausgenommen freilich den N. vagus, dessen Seitenverschiedenheit längst bekannt war. IWAMA (1925, 1928) sowie FUNAOKA und SHINOZAKI (1928) stellten hierüber detaillierte Untersuchungen an. Die Vagus-Asymmetrie wies DOLGO-SABUROFF (1936, 1937) auch in mikroskopischen Dimensionen nach. Bei der *Katze* enthält der rechtsseitige Nerv mehr Zellen als der linke. Asymmetrien innerhalb der spinooccipitalen Nervengruppe gehören zur Regel. Weniger bekannt ist dagegen, daß sich in quantitativen Untersuchungen auch die makroskopisch so regelmäßige Symmetrie der Spinalganglien als trügerisch für den mikroskopischen Bereich enthüllte. Beim *Hühnchen* differierte die Zahl der Spinalganglienzellen zwischen rechts und links in C_2 um 30% (DELORENZI 1932, 1937). Weniger große Differenzen zeigten sich bei der *Kaulquappe* (DELORENZI und FAZIO 1934, 1935) und bei erwachsenen *Anuren* (FAZIO 1935: *Pelobates fuscus*). Zählungen an Spinalganglien der *Maus* durch LEVI und SACERDOTE (1934) und DELORENZI (1937), sowie am *Mäuse*trigeminus durch DE GENNARO (1935) erbrachten Rechts-Links-Unterschiede von 0,07—1,4%, also Werte, die noch innerhalb der Fehlerbreite liegen dürften. Beim *Menschen* fanden DELORENZI (1932), DULBECCO und MAGRI (1933), RONDOLINI (1934) und MCKINNISS (1936) erhebliche Abweichungen zwischen rechtem und linkem Ganglion des gleichen Segmentes, gleichgültig, ob Embryonen von 20—76 mm SSL oder reife Individuen beurteilt wurden. COGHILL (1936) bestimmte die Zahlen der Spinalganglienzellen bei *Amblystoma*. Vom

10. bis zum 20. Segment ergaben sich bei Jungtieren erhebliche bilaterale Unterschiede der einzelnen Ganglien, dagegen differierte die Summe aller rechtsseitigen Spinalganglienneurone nicht in so weiten Grenzen von der Neuronsumme der linken Körperhälfte.

Völlig unklar ist vorläufig, ob diese Zahlenunterschiede auf asymmetrischer Zellwanderung zum Zeitpunkt der Neuralleistenbildung beruhen oder ob die Teilungsraten der Stammzellen in der Ganglienleiste Seitendifferenzen aufweisen (DELORENZI 1937). Da die Neurongesamtsumme rechts und links doch annähernd gleiche Werte erreicht und die Crista neuralis primär unsegmentiert ist, darf vor allem an Segmentationsstörungen gedacht werden.

Anders freilich müssen wahrscheinlich die Vagus-Asymmetrien kausal beurteilt werden: Da sich rechte und linke Vagus-,,Peripherie" in ungleicher Größe ausdehnen, gelten vermutlich die gleichen Involutionsgrundsätze für den Anlagezellüberschuß, die im Ausschaltungsexperiment (s. S. 105ff.) zu Zwergganglien führten. Als ein wichtiger Beitrag zum menschlichen Rechts-Links-Problem müßten quantitative Untersuchungen der Ganglien der Extremitätenplexus bewertet werden, da zunächst einmal nicht von der Hand zu weisen ist, daß der Rechtshänder eine bessere Rechtsinnervation aufweist als der Linkshänder und umgekehrt. Wahrscheinlich spiegelt sich die Händigkeit auch quantitativ im propriozeptiven System wider. Vorläufig scheinen solche Bearbeitungen jedoch noch zu fehlen.

III. Verbindungen zwischen cerebrospinalen und vegetativen Segmenten.
1. Die Rami communicantes.

Nach der heute schon ,,klassisch" zu nennenden Vorstellung von GASKELL (ab 1877) und LANGLEY (ab 1891) treten präganglionäre vegetative Fasern aus den Radices anteriores der Thorakal- und oberen Lumbalsegmente (L_1, manchmal L_2) des Rückenmarks aus, um den peripheren Sympathicus zu formieren, aus dem Hirnstamm und den Rückenmarkssegmenten S_{2-4} die für den Parasympathicus. Auf Einzelheiten kann hier nicht eingegangen werden; es sei auf STÖHR jr. (1928 und 1956), GREVING (1935) und HERZOG (1955) verwiesen. Diesen Ansichten schlossen sich WRETE (1934) für das Halsgebiet des *Menschen* und SHEEHAN und PICK (1943) für *Rhesus* auf Grund eigener umfassender Untersuchungen an; präganglionäre Fasern in den oberen Halssegmenten werden nach diesen Forschern durch die motorischen Fasern für die prävertebralen Halsmuskeln vorgetäuscht.

Vergleichend-anatomische Forschungsergebnisse auf breiter Basis legte VAN DEN BROEK (1908) vor. Auch er bestätigt im wesentlichen GASKELL und LANGLEY. Komplikationen können nach diesen Erhebungen darin bestehen, daß ein Sympathicus-Segment mit 2—3 Spinalsegmenten Beziehungen unterhält. Es gilt also auch hier das Sherringtonsche Gesetz der Segmentüberlagerung (vgl. S. 156ff.). Daß Vagus und Grenzstrang enge Beziehungen bis zum Zellaustausch eingehen können, wurde auf S. 127 schon ausführlich erwähnt. Sympathicuszellen wandern während der Embryonalentwicklung ins Ganglion nodosum über (HIS 1893). VAN DEN BROEK (1908) wies insbesondere auf weitgehende Art- und Individualvariabilität hin. Eine Neuuntersuchung des menschlichen Lumbalsympathicus durch CHACON (1954, 1955: nur makroskopisch!) erbrachte gleichartige Ergebnisse.

Gegen die Gaskell-Langleysche Bauplantheorie des vegetativen Nervensystems wurden wiederholt Bedenken geäußert. So behauptete BARBIERI (1900), daß die Spinalganglien nicht die Zellen der Hinterwurzelfasern, sondern die der Rami communicantes enthielten. Daß diese Spekulation nur als Kuriosum gewertet wurde, bedarf kaum der Erwähnung. Jedoch traten auch Forscher mit ernsthaften Argumenten auf den Plan. LAWRENTJEW (1925) kam nach Degenerations- und Regenerationsexperimenten bei der *Katze* zu dem Ergebnis, daß der Plexus cervicalis präganglionäre Sympathicusfasern zum Ganglion cervicale superius abgibt. Nach PICK (1956) enthielten die Rami communicantes grisei lumbales der *Katze* zahlreiche markhaltige, postganglionäre Fasern. Sie entstammen z. T. postganglionären Grenzstrangneuronen, z. T. liegen die Perikarya auch im Rückenmark und in den Spinalganglien. Die Zahl der fraglichen Fasern schwankt nach Segmenten, bilateral und individuell. Verf. bringt diese Neuriten mit der abdominalen Vasosensibilität zusammen. Breit angelegte vergleichend-histologische Untersuchungen von KISS und v. MIHÁLIK (1929) ergaben, daß die Rr. communicantes stets gemischt sind. Auch im Halsgebiet wurden typische markhaltige Fasern in ihnen gefunden, was nach den Vorstellungen GASKELL-LANGLEYS bedeuten würde, daß es sich um präganglionäre Fasern handelt. L. R. MÜLLER (1909) hatte ebenfalls den gemischten Aufbau der Rr. communicantes festgestellt. Für die Segmente L_3 und L_4 des *Menschen* stand für den Autor der Austritt präganglionärer Fasern entgegen LANGLEY fest; für den Halsbereich hatte sich L. R. MÜLLER jedoch nicht festgelegt. JUBA (1930) bestätigte diese Befunde; auch er fand, daß reine Rr. communicantes albi und grisei im Sinne der makroskopischen Anatomie nicht existieren. Die makroskopische Beschreibung JUBAS (1930) deckt sich weitgehend mit der SIWES (1931, s. Abb. 112) für das Halsgebiet. Thorakaler und lumbaler Grenzstrang werden ähnlich beschrieben wie von VAN DEN BROEK (1908), BOTÁR (1932) und CHACON (1954/55). Histologische Bearbeitung erbrachte, daß makroskopisch scheinbar rein graue Rr. communicantes stets auch markhaltige Fasern enthielten und umgekehrt. Ausschließlich graue oder weiße Rami existieren in keinem Segment! Die Segmente L_3—L_5 enthielten beim *Menschen* regelmäßig präganglionäre Fasern, auffällig viele das Segment L_5. Auch S_1 enthielt zahlreiche markhaltige Neuriten, mehr als die „klassischen" Segmente S_2 und S_3. Für den Halsbereich sicherte JUBA die Existenz präganglionärer Fasern in allen Segmenten. In den unteren cervicalen Rr. communicantes ist die Zahl der markhaltigen Fasern gering, manchmal nur 1 oder 2 je Segment, dagegen enthalten C_1—C_3 (z. T. auch C_4) sehr viele. Während JUBA für die caudalen Halssegmente die alte Theorie anerkennt, wonach deren präganglionäre Fasern vorwiegend aus Th_{1-6} stammen, fordert er für C_{1-3} einen eigenen präganglionären Faserapparat. JUBA hält es sehr wohl für möglich, daß die von ihm gefundenen markhaltigen Fasern der Rr. communicantes in den nach alter Anschauung nicht zum vegetativen System gehörigen Segmenten durch die Hinterwurzel ziehen.

CLEVELAND (1932) bestätigte diese Ergebnisse für C_{1-3} bei der *Katze*. Der Autor versuchte durch elektrische Reizung des Halsgrenzstranges Leitungsrichtung und -qualität der fraglichen Fasern zu bestimmen; da keine Schmerzreaktion auftrat, sprach er sich vorsichtig gegen eine afferente Natur aus. GREVING (1935) vertrat ähnliche Auffassungen wie KISS und v. MIHÁLIK (1929) sowie JUBA (1930). Auch dieser Autor erkannte reine graue oder weiße Verbindungszweige nicht mehr an und billigte zumindest C_1 präganglionäre Fasern zu [ferner sei auf BURNS (1935: *Katze*) verwiesen]. L. R. MÜLLER (1950) fand in allen Segmenten den Austritt von Neuriten des Nucleus intermediolateralis in die Spinalnerven. Der Autor identifizierte diese Fasern als parasympathisch (Vasodilatatoren, Hemmer der Piloarrektion, Hemmer der Schweißsekretion); sie sollen durch die Hinterwurzeln austreten (segmentaler Parasympathicus, vgl. „Spinalparasympathicus" von KURÉ 1931, s. S. 153ff.). Nach MÜLLER (1950) führt der N. trigeminus die Vasodilatatoren des Gesichtes. Er konzidiert zugunsten der alten Bauplanvorstellung eine Anreicherung der parasympathischen Wurzelfasern in S_{2-4} und im „Occipitalparasympathicus". Eingehende Faseranalysen wurden durch HÄGGQVIST (1937) an den Vorderwurzeln von *Rhesus* angestellt. HÄGGQVIST fand, daß feine Fasern (Kalibermaximum 2—5 μ) in den Segmenten Th_1 bis L_2 rund 75% der Gesamtfaserzahl ausmachen, während die dicken Fasern (Kalibermaximum 8—11 μ) zurücktreten. Im Bereiche der Hals- und Lendenanschwellung führen die Radices ventrales vorwiegend gröbere Fasern, die dünnen Stellen aber auch hier noch immer $1/3$—$1/4$ der Gesamtzahl. In den oberen Halswurzeln C_{1-3} stellt sich das Verhältnis zwischen dünnen und dicken Fasern 1:1, in den Wurzeln der caudalen S- und Co-Segmente dominieren die gröberen Kaliber. HÄGGQVIST (1937)[1] folgert: „Sollte GASKELLs und LANGLEYs Annahme richtig sein, nach der nur die feinen Fasern in den Thorakal- und oberen Lumbalwurzeln präganglionäre Bahnen zum Sympathicus sind, müssen die feinen Fasern, die den übrigen Wurzeln . . . . . . folgen, ein System unbekannter Art sein. Es scheint mir jedoch möglich, daß von sämtlichen Wurzeln präganglionäre ‚Rami communicantes albi' zum Sympathicus existieren."

So sind schließlich zeitgenössische Forscher unter Anwendung subtiler Zählmethoden zu der Auffassung v. KÖLLIKERs (1894) zurückgekehrt, der sich für Querverbindungen des Grenzstranges durch Rr. communicantes grisei et albi mit *allen* Spinalnerven und vielen Kopfnerven eingesetzt hatte.

SHEEHAN (1941) bestätigt für den *Menschen* und *Macaca mulatta* das alte Segmentschema, fand aber in allen anderen Segmenten je 100 „akzessorische" präganglionäre Fasern. Auf die Untersuchungen KURÉS (1931) und seiner Schule wurde schon (s. S. 153) eingegangen.

Daß auch postganglionäre vegetative Fasern feine Markscheiden aufweisen können, fanden KISS und ZÁDORY (1941) bei der *Katze* nach Degenerationsexperimenten (s. auch KISS 1951/52), eine Tatsache, die schon v. KÖLLIKER (1894) bekannt war.

Nach allen diesen Untersuchungsergebnissen scheint sicher zu sein, daß GASKELLs und LANGLEYs Entwurf eines Wurzelplanes des vegetativen Nervensystems zu schematisch ist, um feinere Befunde der experimentellen Neurologie erklären zu können. Die Konsequenzen für die Kenntnis des Systems der sensiblen Ganglien sollen in diesem Lichte im Folgenden aufgezeigt werden.

2. Die Leitungswege der Viscerosensibilität.

v. KÖLLIKER (1894), LANGLEY (1903) und RANSON (1918) hatten die Frage nach dem Leitungsweg der Viscerosensibilität dahingehend beantwortet, daß sie keine besonderen Neurontypen für diese Qualität annahmen. Ihrer Meinung nach sollen die Perikarya prinzipiell pseudounipolar und im Spinalganglion untergebracht sein. Der zentrale Fortsatz sollte durch die Hinterwurzel, der periphere durch den R. communicans albus zum Grenzstrang ziehen. Innerhalb des vegetativen Nervensystems sollte keine weitere Umschaltung erfolgen. Es handelt sich also um die Vorstellung einer einfachen Verbindung, die durch ein einziges Neuron vom viscerosensiblen Receptor bis ins Rückenmarksgrau repräsentiert wird. Wie ROSSI (1922) bei *Schweine-* und *Sperlings*embryonen, beobachtete auch HIRT (1926) beim *Enten*embryo (234 Std bebrütet), daß in der medialen Portion des Spinalganglions Zellen gelegen sind, deren periphere Ausläufer durch den Ramus communicans zum Grenzstrang ziehen. HIRT (1926) hielt damit

---

[1] HÄGGQVIST (1938) hält diese fraglichen Fasern für skeletmuskeltonisierend (extrapyramidal). Nach neueren Untersuchungen handelt es sich bei diesen dünnen, den sog. γ-Fasern zumindestens zu einem großen Teil um efferente Neuriten, die zur motorischen Innervation der intrafusalen Muskelfasern der Muskelspindeln dienen (Lit. bei FLEISCHHAUER 1957).

die alte v. Kölliker-Langleysche Theorie für bewiesen. Auch in den großen Experimentalstudien HIRTs (1927, 1928) wird diese Meinung vertreten. Nach FULTON (1952) ist ihre Gültigkeit jedoch fragwürdig. Nach WARRINGTON und GRIFFITH (1904) enthält jeder Ramus communicans albus der *Katze* in Th_1 bis Th_5 etwa 136—192 afferente Nervenfasern.

DOGIEL (1895) hatte frühzeitig das v. Kölliker-Langleysche Schema der viscerosensiblen Innervation nicht bedingungslos anerkannt. Nach Meinung des großen russischen Forschers ziehen zwar die viscerosensiblen Fasern durch die Hinterwurzel, aber nur „zum Teil" ohne Umschaltung im Grenzstrangsystem (Abb. 135). DOGIEL (1896) ging sogar so weit, zwei getrennte Sympathicuszelltypen anzunehmen, einen motorischen und einen zweiten sensiblen. KUNTZ (1913) pflichtete ihm bei, während HUBER (1913) die Dogielsche Ansicht ablehnte, obgleich er sie früher (1899) selbst unterstützt hatte. CARPENTER und CONEL (1914) fanden bei *Maus, Ratte, Haselmaus, Präriehund, Meerschweinchen* und *Stachelschwein* beide Typen DOGIELs, lehnten jedoch die Annahme einer funktionellen Verschiedenwertigkeit scharf ab. Nach Meinung dieser beiden Autoren sind die beiden Zelltypen nur Beweis der großen Variationsbreite einer einzigen multipolaren Zellform des Sympathicus. Innere sensible Zellen im Grenzstrang erkannten CARPENTER und CONEL jedoch nicht an, wie auch RANSON (1918), BILLINGSLEY und RANSON (1918) sowie RANSON und BILLINGSLEY (1918). GREVING (1928) stellt daher die viscerosensiblen Leitungswege *vorwiegend* den cerebrospinalen gleich. Die nutritiven Zentren der Neurone liegen in den cerebrospinalen sensiblen Ganglien (Einzelheiten der Grevingschen Darstellung in *diesem* Handbuch Bd. IV/1 s. Original!). Diese Ansicht vertrat neuerlich wieder L. R. MÜLLER (1950).

FOERSTER, ALTENBURGER und KROLL (1929) bezeichnen die von GREVING und Vorläufern vertretene Auffassung als zu einseitig. Die Breslauer Neurologen machten geltend, daß visceросensible Fasern zwar im N. trigeminus, intermedius, glossopharyngicus, vagus, phrenicus, sowie den Nn. pelvici und splanchnici verlaufen, das alte Schema dagegen zu einfach sei. Schon RAMÓN Y CAJAL (1907, 1911) und DOGIEL (1896, 1897, 1898, 1908) hatten Synapsen in den Spinalganglien gefunden (Relaiszellen; DOGIELs Typ II.). RAMÓN Y CAJAL (1935) distanzierte sich freilich später von seinen früheren Ansichten, was zu bedauern ist (s. S. 152, 169). FOERSTER (1927, s. Abb. 133, 134) und seine Schüler fordern nun diese Synapsen zwischen Neuronen des Sympathicus und Spinalganglienzellen, wie auch intrasympathische Schmerzneurone, da nur deren Existenz eine Reihe feststehender klinischer Beobachtungen erklären könne. So ist schon lange das Krankheitsbild der Pseudotrigeminusneuralgie bekannt. Wird es verkannt und wie bei einer echten Trigeminusneuralgie (Histopathologie s. DÖRING 1955) das Ganglion semilunare exstirpiert oder ein anderer schmerzausschaltender Eingriff am cerebrospinalen Nervensystem ausgeführt, bleibt der erhoffte Erfolg aus. Dieser tritt sofort ein, wenn die Rr. communicantes cervicales durchschnitten werden. Bei richtiger Diagnose kann dem sensiblen Ausbreitungsgebiet des Trigeminus die volle Innervation erhalten bleiben (FOERSTER). Auf weitere Beispiele soll hier verzichtet werden, da schon bei der Besprechung der Vorderwurzelsensibilität (vgl. S. 156 ff.) auf solche eingegangen wurde.

GAGEL (1954) hält den Streit keineswegs für beigelegt und spricht sich für sensible Binnenneurone des Grenzstranges und Schmerzsynapsen im Spinalganglion (s. S. 185) aus. Nach GAGEL sind aber bis heute nicht einmal die Receptoren in der vegetativen Peripherie sicher bekannt. ANDREJEW (1931) fand bei *Kaninchen* nach Durchtrennung der Nn. splanchnici proximal vom Ganglion coeliacum degenerative Veränderungen an den VATER-PACINIschen Körperchen der Mesenterien und des Pankreas. Der Autor hält Umschaltung eines Teiles der Fasern in den Geflechtganglien nicht für unwahrscheinlich; KISS (1932) verlegt die Perikarya eines Teiles der viscerosensiblen Neurone ebenfalls in den Grenzstrang und läßt offen, ob nicht sogar einige in prävertebralen Ganglien lokalisiert seien. Auch aus CHABAROWAs (1955) Degenerationsexperimenten dürfte auf Umschaltung der sensiblen Herznerven in den Herzganglien der *Katze* geschlossen werden.

Hier sei noch eine Reihe von Arbeiten KIMURAS (1953, 1955) und seiner Schüler (CHENG 1957; LEE 1956; OTSUJI 1955; T. YOSHIDA 1957) erwähnt. Diese Forschergruppe untersuchte die Viscerosensibilität mit verschiedenen morphologischen und physiologischen Methoden, darunter der lokalen Acetylcholin-Injektion, der Verfolgung der sekundären Degeneration nach Neurotomie und Neurektomie. Meist wurde mit *Katzen* und *Hunden* gearbeitet, darüber hinaus wurden an 360 *Menschen* intra operationem Schmerz- und Blutdrucksteigerungs-Tests ausgeführt. Nach den Befunden OTSUJIS (1955) wird das Peritonaeum parietale in Höhe des 3. Lendenwirbels aus den Spinalsegmenten Th_8—L_5 versorgt, während ein großer Teil des oberen dorsalen Bauchfells, des Bandapparates der Leber, die abdominale Fläche des Diaphragmas sowie die Gallengänge (ohne Gallenblase) vom N. phrenicus sensibel innerviert werden. Neu ist bei KIMURA (Zusammenfassung 1955) vor allem die Annahme einer *doppelten sensiblen Innervation* der Viscera: Darmtrakt und Urogenitalorgane empfangen „markhaltige" (meist etwa $4\,\mu$ dicke) Nervenfasern sowohl aus Thorako-Lumbal- als auch aus Kranio-Sacral-Segmenten. Die thorako-lumbalen „sympathischen" Schmerzfasern verlaufen durch die Spinalganglien der Th- und L-Segmente, die sacralen „parasympathischen" (z. B. für Colon transversum und descendens) durch die S-Spinalganglien, die kranialen „parasympathischen" Schmerzfasern (z. B. für das Colon ascendens) dagegen ziehen durch den N. vagus. Mit Interesse darf man die Befunde von Nachuntersuchern erwarten.

Auf eine gänzlich andersartige Beeinflussung der sensiblen Leitung durch den Sympathicus weisen noch die folgenden Befunde hin. FOERSTER, ALTENBURGER und KROLL (1929) stellten fest, daß Ausschaltung des Grenzstranges bei erhaltenen Spinalnervenwurzeln eine Erhöhung der Sensibilität in den Dermatomen bedingt, die vegetativ von den zerstörten Grenzstrangsegmenten versorgt wurden. Die Chronaxiewerte der sensiblen Nervenfasern auf der operierten liegen niedriger als auf der intakten Seite. Dies ist eine Parallelerscheinung zu der bekannten Tatsache, daß Ausfall der epikritischen Sensibilität eine protopathische Hyperpathie erzeugt.

v. BRÜCKE und KRANNICH (1931: *Frosch*), ferner TSUJI (1931: *Katze*) und v. BRÜCKE (1932) untersuchten die Chronaxie der sensiblen Fasern an decerebrierten Tieren ohne Zerstörung irgendwelcher gröberer Teile des peripheren Nervensystems. Die Chronaxiewerte der sensiblen Fasern im N. ischiadicus sanken auf $1/2$—$1/3$ der Normalwerte ab, wenn gleichzeitig der Grenzstrang gereizt wurde. Diese Tierexperimente bestätigen die klinischen Beobachtungen der Schule FOERSTERs vollauf. v. BRÜCKE (1932) folgert, das vegetative Nervensystem könne die sensiblen Neurone umstimmen, womit gewiß nicht zu viel behauptet wurde. Als Substrat dieses Geschehens spricht v. BRÜCKE die marklosen Korbgeflechte um die Spinalganglienzellen an, womit die Elektrophysiologie genau das bestätigt, was EHRLICH (1886: *Frosch*), ARONSON (1886), DOGIEL (1886ff.: *Säuger*) und ursprünglich auch RAMÓN Y CAJAL (1893: *Säuger*) angenommen hatten.

GAGEL (1954) bezeichnet diejenigen Fasern des vegetativen Systems, welche schmerzhemmende oder schmerzfördernde Wirkung entfalten, als „efferente Fasern der Schmerzleitung". Für die klassische Neurologie wäre dieses Paradoxon ungeheuerlich gewesen!

Auf Grund einer profunden Literaturkenntnis stellte CLARA (1953) folgendes Schema für die viscerosensible Leitung auf (im folgenden etwas vereinfacht):

a) Vom Receptor als afferente Faser unter Umgehung des Grenzstranges durch Spinalnerv, Spinalganglion und Hinterwurzel ins Rückenmark. Dieser Neurontyp unterscheidet sich nicht von den somatosensiblen Neuronen, er entspricht der Vorstellung der klassischen Neurologie (v. KÖLLIKER 1894, LANGLEY 1903, RANSON 1918 u. a.).

b) Vom Receptor als afferentes Neuron im sensiblen Spinalnerv durch R. comm. albus zum Grenzstrang, wieder durch R. comm. zum Spinalganglion und durch dorsale *oder* ventrale Wurzel ins Rückenmark.

c) Vom Receptor durch N. splanchnicus oder N. hypogastricus (usw.), Grenzstrang, R. comm. albus, Spinalganglion und Radix dorsalis *oder* ventralis zum Rückenmark. Dieser Typ entspricht den klassischen Vorstellungen (v. KÖLLIKER usw.).

d) Receptorisches Neuron mit Perikaryon in einem vegetativen (z. B. Grenzstrang-)Ganglion, Umschaltung auf peripheren Ausläufer einer Spinalganglienzelle, der durch R. comm. zum Spinalganglion zieht, dort Umschaltung direkt ohne Relaiszelle auf pseudounipolares Perikaryon, dessen zentraler Fortsatz durch Radix anterior oder posterior ins Rückenmark zieht.

e) Receptorisches Neuron mit Zelle im vegetativen Ganglion, Neurit durch R. comm. ins Spinalganglion, wo er an einer Relaiszelle (Typ Dogiel II) endigt. Diese verteilt die Erregung mittels ihres polytom-pseudounipolaren (= „multipolaren") Ausläufers auf mehrere gewöhnliche Spinalganglienneurone.

Beim Vergleich von Abb. 134 mit Abb. 141 ist ersichtlich, daß CLARA (1953) ein Kompromiß zwischen FOERSTER (1927) und HIRT (1928) anstrebte.

Tierexperimentelle Untersuchungen über die sog. Dermato-Pulmonale Reaktion des Menschen führte PUDER (1942) an *Kaninchen* durch. Werden „ableitende Mittel" (hautreizende Pharmaka mit reflektorischer Fernwirkung) auf die Brusthaut aufgetragen, so rufen diese an der Pleura pulmonalis und im Lungengewebe Hyperämie, Exsudation und Stauung hervor. Histologische Veränderungen, wie Zellinfiltration im Ganglion stellatum, können nach PUDER nur durch die Annahme synaptischer Verbindungen zwischen segmentalen Spinalganglien und Grenzstrangknoten erklärt werden.

Das hier aufgeführte Tatsachenmaterial möge genügen, um aufzuzeigen, daß die der Viscerosensibilität dienenden Verbindungen zwischen Grenzstrang- und Spinalganglien vielfältige Gestaltung zeigen und damit gleichzeitig, daß der Bau der sensiblen Ganglien wesentlich komplizierter ist, als viele Autoren zur Zeit einräumen.

IV. Rückschlüsse auf den Feinbau der sensiblen Ganglien an Hand der Degenerationsforschung.

1. Der innere Feinbau der Spinalganglien im Lichte der Degenerationsexperimente (Wallersche Degeneration).

Die ältesten, wirklich als wissenschaftlich ansprechbaren Durchschneidungsexperimente wurden von MAGENDIE angestellt, worauf schon hingewiesen wurde. Systematisch verwertbare Experimente führte WALLER (1852, vollständige Literatur bei JOSEPH 1887) aus. Die Ergebnisse führten zur Aufstellung des Wallerschen Degenerationsgesetzes (neuere Literatur bei BECKER 1952). WALLER arbeitete außer mit *Fröschen* auch mit *Carnivoren (Hund, Katze)*, die sich unter den Säugern besonders eignen, da das Spinalganglion C_2 extravertebral liegt

(s. S. 115). Das Wallersche Gesetz ist von jeher ungenau und lückenhaft in der Literatur behandelt worden. Es sei deshalb ausdrücklich darauf hingewiesen, daß WALLER ursprünglich selbst Spinalganglien-Zelldegenerationen nach Rhizotomie festgestellt hatte. Degenerierte Hinterwurzelfasern sollen ins Spinalganglion hinein bis zu ebenfalls geschädigten Zellen verfolgbar sein, die Degeneration aber nicht nach peripher über das Ganglion hinaus fortschreiten. Die Zellen beständen nur noch aus einer unscharfen, verdünnten Membran und seien bar jeglichen Inhaltes. In einer zweiten Mitteilung zog WALLER (1852b) diesen Befund — leider — zurück; wenn man nämlich schonend operiere, solle nur der zentrale Stumpf ins Rückenmark hinein degenerieren, der Wurzelstumpf

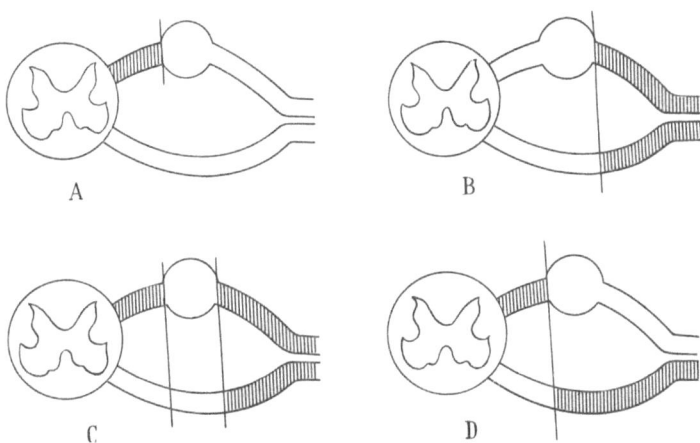

Abb. 136A—D. Grundexperimente zur Wallerschen Degeneration. A WALLERS (1852) Rhizotomia posterior. B CL. BERNARDS (1858) Neurotomia peripherica; C WALLER: Exstirpation des Ganglions plus des korrespondierenden Vorderwurzelabschnittes; D WALLERS Rhizotomia posterior et anterior. In allen vier Schemata markiert der Strich die Lage des trennenden Schnittes, degenerierte Nervenabschnitte schraffiert. [Nach den Ergebnissen von WALLER und CL. BERNARD zusammengestellt von JOSEPH (1887), etwas verändert.]

am Ganglion und dieses selbst aber intakt bleiben. Etwa 3% der Hinterwurzelfasern sollen die Degeneration überdauern (vgl. S. 151). Aus WALLERS Beschreibung muß der objektive Leser übrigens entnehmen, daß dem Klassiker der Degenerationslehre die nach RANVIER (1875) benannte T-Teilung des Spinalganglienzellausläufers bereits (1852) nicht unbekannt war (hierzu s. S. 13). Besser als alle Worte können die Experimente durch JOSEPHS (1887) Schema (Abb. 136) veranschaulicht werden. CL. BERNARD (1858) hat bei Nachuntersuchungen WALLER bestätigt und dessen Experimente um den Versuch der peripheren Neurotomie (Abb. 136b) bereichert. BERNARD war wohl der erste Forscher, der das später wiederholt propagierte Experimentieren an der Cauda equina des *Hundes* betrieb. Ältere Bestätigungen der Experimente liegen von SCHIFF (1854), BIDDER (1865) und RANVIER (1878) vor, die Literatur ist bei JOSEPH zu ersehen. Außerdem sei auf die Übersichten von BOEKE (1921, 1930, 1935, 1950) verwiesen.

Um von vornherein die Begriffe festzulegen, sei folgendes definiert:

a) *Primäre Degeneration* ist die im Operationsbereich selbst mechanisch mit dem Messer angerichtete Zerstörung der Nervenfasern. Sie ist also im Augenblick der Durchschneidung vollzogen, einbegriffen sind allerdings noch die Um- und Abbauvorgänge an der Verletzungsstelle, die der Nervenläsion unmittelbar folgen.

b) *Sekundäre Degeneration* oder Wallersche Degeneration ist der Untergang des abgetrennten „distalen" Axonfragmentes, der deutliche Zeitabhängigkeit zeigt. Im Falle der Rhizotomia posterior ist unter „distalem Fragment" selbstverständlich der proximale Wurzelstumpf mit seiner Ausbreitung im Rückenmark zu verstehen.

c) *Retrograde Degeneration* nennt man die regressiven Veränderungen am proximalen Fragment des Neuriten und am Perikaryon. Auch diese Phase wurde, wie oben aufgezeigt, eigentlich von WALLER entdeckt. Freilich bekannte er sich später nicht zu dieser wichtigen Beobachtung. Die endgültige Beschreibung erfolgte durch STIÉNON (1880). Häufig werden in der angelsächsischen Literatur die Synonyme „indirekte Wallersche" oder „sekundär-ascendierende Degeneration" gebraucht.

d) *Transneurale Degeneration* ist der Sammelbegriff für alle destruktiven Erscheinungen an den Anschlußneuronen, die selbst nicht direkt vom Eingriff betroffen sind. Einzelheiten würden hier zu weit führen; es sei auf BECKER (1952) verwiesen.

Diese Bezeichnungen sind nicht ganz logisch gewählt, worauf BECKER (1952) hinwies. Da sie sich eingebürgert haben, würde eine Änderung Verwirrung schaffen.

Wie erwähnt, hatte WALLER keine Angaben über das Experiment der peripheren Neurotomie hinterlassen. Ob er diesen Versuch durchführte, bleibt dunkel. JOSEPH (1887) dachte daran, daß WALLER zwar neurotomiert, aber keine Befunde erhoben hatte. BERNARD (1858) konstatierte nach Neurotomie intakte Ganglien und Hinterwurzelfasern.

VEJAS (1883) benutzte diese Fehlbeobachtung zu einem Angriff gegen das Wallersche Gesetz. Er fand Zelluntergang im Spinalganglion und Hinterwurzeldegeneration nach Durchtrennung des sensiblen Spinalnerven unmittelbar distal vom Ganglion. Andererseits war seinen Experimenten zufolge 2 Monate nach Rhizotomie der periphere Hinterwurzelstumpf degeneriert. Die Ganglienzellen blieben in diesem Versuch großenteils unverändert. VEJAS schloß, daß ein Teil der Spinalganglienzellen wirklich unipolar mit nur peripherwärts laufenden Neuriten sei. Andere Zellen sollten jedoch proximal vom Ganglion liegen; die Ausläufer dieser Elemente seien „durchlaufende Fasern". Gegen diese Experimente hat JOSEPH (1887) geltend gemacht, VEJAS (1883) habe zu robust operiert. NISSL (1894) bestätigte dagegen die Vejasschen Neurone an Hand seiner „primären Reizung" (Tigrolyse). Die zentralen efferenten Neurone sollen in der Substantia Rolandi lokalisiert sein.

Vor VEJAS hatte STIÉNON (1880) WALLER und Nachuntersucher prinzipiell bestätigt, jedoch fand er 20—30 Tage post op. Zelldegeneration und Veränderungen am entgegengesetzten, von der Operation nicht direkt betroffenen Fortsatz. STIÉNON muß daher als eigentlicher Entdecker der retrograden Degeneration der peripheren sensiblen Neurone gelten.

Eine sehr kritische Nachuntersuchung stellte JOSEPH (1887) an. Nach Neurotomie direkt distal vom Ganglion degenerierte der periphere Nerv bis auf wenige Fasern, ein Befund, den ARLOING und TRIPIER (1876, vgl. S. 156) bereits erhoben hatten. JOSEPH deutete diesen Befund nicht aus. Die ältere Vorstellung von ARLOING und TRIPIER ist sicherlich nicht zutreffend, wenngleich sich auch FRIEDLÄNDER und KRAUSE (1886), ja sogar P. MARIE (1892) diese zu eigen machten. BIKELES und FRANKE (1903) lehnten diese Befunde rundweg ab, was sicherlich als anderes Extrem genau so falsch ist. Es dürfte sich wohl vielmehr um Fasern handeln, deren Perikarya im Sympathicus lokalisiert sind. Im Ganglion selbst zeigten sich nach JOSEPH (1887) partielle Veränderungen, wie

Wucherung der Satelliten, die auch ins Neuroplasma eindrangen. Wurden die *Katzen* (operiertes Segment war C_2!) 6—8 Wochen nach der Operation getötet, so waren einzelne Fasern im Ganglion und in der Radix dorsalis degeneriert. Nach Rhizotomie gingen die Fasern im zentralen Stumpf bis auf wenige Ausnahmen zugrunde; im Ganglion und peripher davon fanden sich dagegen nur wenige destruierte Fasern (vgl. S. 117). JOSEPH folgert: Vom Rückenmark ziehen Fasern durch das Spinalganglion nach peripher, ohne mit Spinalganglienzellen in Beziehung zu treten. Damit sind wieder „durchlaufende Fasern" nachgewiesen worden. ELZE (1923) hat später diesen Befund bei *Anuren* bestätigt. Wenige Jahre nach Abschluß der Untersuchungen JOSEPHs sahen v. LENHOSSÉK (1890) und RAMÓN Y CAJAL (1890) die Perikarya dieser Neurone zum ersten Male bei *Vogel*embryonen im Vorderhorn (s. S. 38 und 152).

GAD und JOSEPH (1888) bekräftigten in diesem Sinne das Wallersche Gesetz; die abweichende Verhaltensweise einzelner Fasern sei nur die Ausnahme, die die Regel bestätigt. Beide Forscher dehnten die Untersuchungen JOSEPHs auf das Ganglion jugulare aus. Nach 4—6 Wochen war der periphere Stumpf des unmittelbar distal vom Ganglion durchtrennten N. vagus degeneriert, elektrische Reizung zeitigte keinerlei Effekt auf Larynx und Oesophagus und nur schwache Wirkung auf die Verlangsamung der Herzschlagfolge. Der proximale Vagusstumpf war dagegen intakt geblieben. Seine Reizung löste prompt den Atemreflex aus. Wurde dagegen proximal vom Ganglion jugulare rhizotomiert, zeigte sich partielle Degeneration des zentralen Stumpfes, der Atemreflex konnte nicht mehr ausgelöst werden. Diese Versuche demonstrieren deutlich die rein sensible Funktion des Ganglion jugulare. Reflexe werden in diesem Ganglion nicht geschaltet. GAD und JOSEPH (1888) werten ihre Befunde aber noch in einer anderen Richtung aus: Sie lehnen die Zusammenfassung zentripetaler Nervenfasern im Ganglion jugulare ab, d. h. sie lehnen die sensible Kollateralinnervation (JACOBI 1884; später v. SCHUMACHER 1912) ab. Wenn dies für das Ganglion jugulare zutrifft, handelt es sich um einen Spezialfall, denn die Spinalganglien innervieren ohne Zweifel mittels peripherer Kollateralen.

In die folgenden Jahre fällt die Entdeckung der *Relaiszellen* der Spinalganglien durch DOGIEL (1896). In diesem Zusammenhange muß erwähnt werden, daß LUGARO (1900—1903) in einer umfassenden Fortsetzungsarbeit Degeneration und Regeneration der Spinalganglien untersuchte. Relaiszellen lehnte LUGARO ab. Die weiteren Ergebnisse sind cytologischer Art und werden später gewürdigt. Lesenswert ist noch heute LUGAROs (1901) Studie über das Wallersche Gesetz. Hervorzuheben sei, daß der Autor nach Ischiadicotomie erhebliche Zellausfälle und Bindegewebswucherung in den segmentalen Spinalganglien fand, wie auch VAN GEHUCHTEN (1897) nach Vagotomie am Ganglion nodosum. MARINESCO und NÉLIS (1898) behaupteten das Gegenteil.

Einen ganz besonderen Auftrieb erhielt die Degenerationsforschung am Spinalganglion durch die Entdeckungen der Pathohistologie bei der Tabes dorsalis. So schlossen BABES und KREMNITZER (1896) erstmals aus den pathologischen Veränderungen auf efferente Neurone, deren Fasern im Rückenmark entspringen und im Spinalganglion endigen, wo sie Synapsen eingehen sollen. Es handelt sich um den gleichen Neurontyp, den KURÉ (1931) und Schüler als prototypischen Vertreter des ,,Spinalparasympathicus" geltend machten.

STROEBE (1894) fand in fortgeschrittenen Tabesfällen Degeneration der Hinterwurzel einschließlich leichter Veränderungen der Zellen im Spinalganglion und der peripheren sensiblen Nerven. Bei Tabes incipiens sollen nur einzelne Zellen alteriert, später aber eine beträchtliche Zahl der Perikarya betroffen sein. STROEBE leitet hieraus ab, daß sekundär die Hinterwurzelfasern und erst retrograd die Ganglien samt peripheren Ausläufern in Mitleidenschaft gezogen werden, was mit der Auffassung von REDLICH (1892) und OBERSTEINER (1895) übereinstimmt. Nach OBERSTEINER (1895) ist die Hinterstrangdegeneration bei Tabes *nicht* mit der Tabes identisch, sondern nur ein sehr auffälliger Teil davon. Der Autor kritisiert die zu strenge Fassung des Wallerschen Gesetzes, das nur die völlige Degeneration des abgetrennten Fragmentes einräume. OBERSTEINER und auch NAGEOTTE (1906) fordern vielmehr aus vielen Beobachtungen die Anerkennung der Tatsache, daß später auch das zellnahe Fragment des zentralen

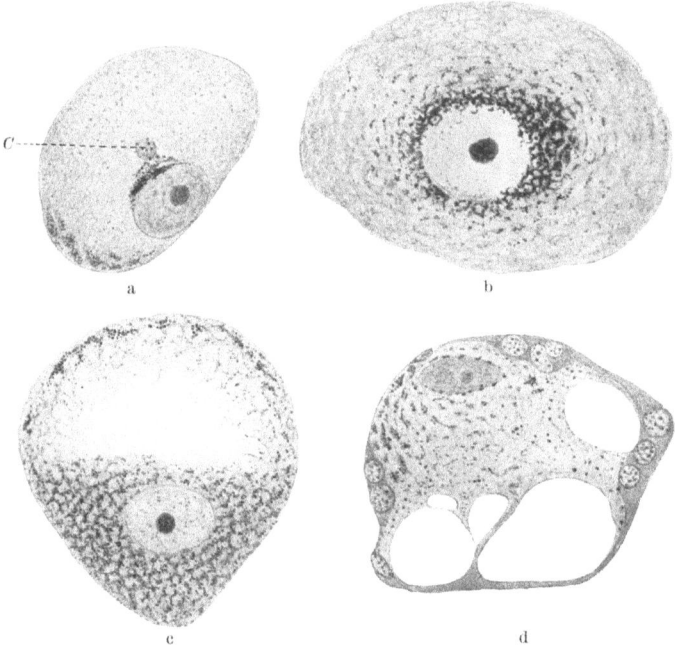

Abb. 137a—d. Spinalganglienzellen vom *Kaninchen* im Degenerationsexperiment nach Durchschneidung der Spinalnerven. a Sog. „Kernsichelzelle", in der das Restchromatin als kleine Sichel der Kernmembran anliegt. C Centrosomata und Sphäre. Sublimat fix. Thionin-Erythrosin. 800:1. b Sog. „Kernringzelle", in welcher das Restchromatin einen granulären Ring um den Kern bildet. Formolfix., Kresylviolett. 800:1. c Vacuolige Degeneration mit unscharfer Vacuolenbegrenzung. Kern exzentrisch verlagert. Carnoy-Fix., Thionin-Erythrosin. 800:1. d Vacuolige Degeneration mit scharfer Begrenzung der Vacuolen. Sublimatfix., Thionin-Erythrosin. 800:1. (a—d: aus KLEIST 1903.)

Ausläufers bis zum T zugrunde gehe; in sehr schweren Fällen, aber *noch* später, sogar retrograd das Perikaryon. Über die moderne Tabes- und Zoster-Literatur, die *hier* nicht unmittelbar interessiert, berichtet DÖRING (1955); ferner s. INGVAR (1926/27) und RICHTER (1935).

Die Experimentaluntersuchungen von R. A. FLEMING (1897) bei *Hund* und *Kaninchen* ergaben die schnellere Degeneration der Spinalganglienzellen gegenüber den Vorderhornzellen. BUMM (1903) wiederholte die alten Wallerschen Experimente am Ganglion C_2 der *Katze*, wertete sie jedoch wesentlich besser aus, da mittlerweile die histologische Technik erheblich weiter fortgeschritten war. Die Ergebnisse BUMMs lauten in Kürze: Die Vorderwurzel enthält vorwiegend efferente Fasern, aber auch wenige sensible. Im Innern des Spinalganglions fänden sich fast ausschließlich zentripetale Hinterwurzelfasern, dagegen läge am dorsalen Rande des proximalen Ganglienpols eine umschriebene Gruppe zentripetaler sympathischer Zellen. Diese Zellgruppe soll nach Neurotomie radikaler Degeneration anheimfallen und durch Bindegewebe ersetzt werden.

Restkörperchen hat BUMM nicht gefunden, was die Behauptung sehr fragwürdig erscheinen läßt. RANSON (1909) lehnte denn auch diese spezielle Lokalisation ab. Einzelne Zellen sollen nach BUMM auch an anderen Stellen des Spinalganglions sympathischer Natur sein. Die Existenz efferenter Hinterwurzelfasern konnte BUMM nicht ausschließen.

KLEIST (1903) neurotomierte *Kaninchen* dicht am Ganglion. Als Folge zeigten sich Veränderungen an mehr als 50% des Zellbestandes. Die Alterationen be-

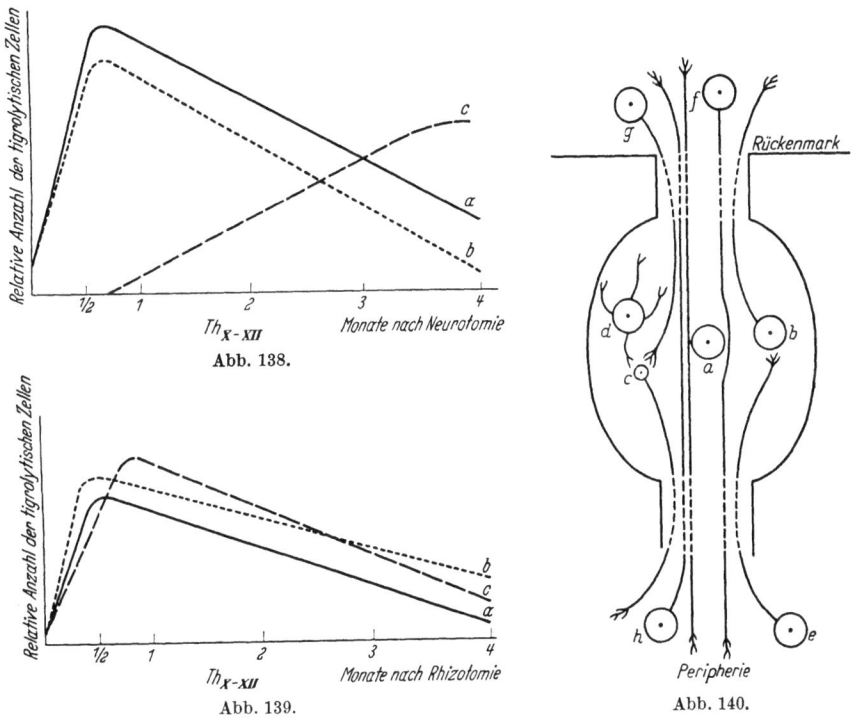

Abb. 138. Zeitabhängigkeit der Tigrolysen der verschiedenen Zelltypen in den Ganglien Th_{10} bis Th_{12} nach Neurotomie. a (ausgezogene Linie) kleine Zellen, die feinkörnige Umwandlung der chromatischen Substanz zeigen, Tigrolyse schließlich total; b (......) große Zellen mit grobscholliger Tigrolyse, schließlich totaler Nissl-Substanzverlust; c (—— ——) Zellen mit spindelig-grobscholliger Tigrolyse in konzentrischer Anordnung. (Aus KLEIST 1903.)

Abb. 139. Zeitabhängigkeit der Tigrolyse verschiedener Zelltypen in den Ganglien Th_{10} bis Th_{12} nach Rhizotomie (Radicotomie). a (ausgezogene Linie) wie in Abb. 138; b (......) wie in Abb. 138; c (—— ——) wie Abb. 138. (Aus KLEIST 1903.)

Abb. 140. Schema der Neuron-Typen des *Säuger*spinalganglions nach der Auffassung KLEISTS (1903, 1904). a Prototypus sensitivus; b unipolares zentripetales sensibles Neuron, II. Neuron der viscerosensiblen Leitung; c unipolares Neuron mit efferentem Neuriten, II. Neuron der visceromotorischen Bahn mit Umschaltung im Spinalganglion; d Relais-Zelle (falsch als multipolares Element gezeichnet!); e I. viscerosensibles Neuron, endigt im Spinalganglion; f „durchtretendes" efferentes Neuron; g I. visceromotorisches Neuron mit Umschaltung im Spinalganglion; h „durchtretendes" afferentes Neuron (viscerosensibel). Vgl. mit Text S. 181ff. und Abb. 135, 142, 143. (Nach mehreren Schemata kombiniert aus KLEIST 1904.)

trafen Tigroid, Kern und Grundcytoplasma (Abb. 137). Der Autor unterscheidet feinkörnige Tigrolysen (Typ a) an kleinen Zellen und grobschollige (Typ b) an den größten Elementen; beide Veränderungsmodi führen zum totalen Schwund der Nissl-Substanz. Eine dritte Form (Typ c) der Degeneration verläuft mit spindelig-grobscholliger Tigrolyse, die einem konzentrischen Schema folgt und die mit Maximum am 30. Tage zu sog. „Kernringzellen" (Abb. 137b) führt. Über den zeitlichen Verlauf unterrichtet die Kurve (Abb. 138). Der dritte Typ nimmt mit langem Verlauf immer mehr zu.

Nach Rhizotomie ist der Verlauf etwas anders (Abb. 139). Es erfolgt in allen Typen zu einem höheren Anteil Restitution. Während der Restitution tritt in den sog. „Kernsichelzellen" (Abb. 137a) die Sphäre mit dem Centrosomen-Paar deutlich in Erscheinung; sie liegt in Nähe des Kerns und wird von diesem durch die „Chromatinsichel" (Restchromatin) getrennt. Die Befunde KLEISTs an den veränderten Zellen decken sich gut mit denen von Cox (1898), wenn auch mit GOLDSCHEIDER und FLATAU (1898) leichteren Tigrolysen eine allzu dramatische Bedeutung nicht beigemessen werden darf. KLEIST (1903) folgert, daß die Zellen mit dem Degenerationstyp a und b engere Beziehungen zum Nerven und Typ c engere Beziehungen zur Radix posterior unterhielten als umgekehrt. Ein gewisser Anteil der Spinalganglienzellen degeneriert weder nach Rhizo- noch nach Neurotomie. KLEIST (1903) faßt diese resistenten Elemente wie auch Cox (1898) sowie WARRINGTON und GRIFFITH (1904) als Relaiszellen im Sinne DOGIELs auf (ihr Anteil ist sicherlich sehr viel geringer als KLEIST glaubte). KÖSTER (1903) operierte *Katzen*, *Hunde* und *Kaninchen*, die artspezifische Degenerationsverschiedenheiten zeigten. Im wesentlichen bestätigt der Autor KLEIST, hält aber die Frühveränderungen nach Rhizotomie bis zum 40. Tag für so unerheblich, daß sie vernachlässigt werden könnten.

In einer weiteren Studie stellte KLEIST (1904) noch eine Fülle von Material zusammen und entwarf ein Schema vom Feinbau der *Säuger*spinalganglien (Abb. 140), das weit über das von DOGIEL (Abb. 135) hinausgeht. Die in Abb. 140 mit e und g bezeichneten Neurone konnte KLEIST nicht selbst nachweisen, er hielt ihre Existenz jedoch nach den Befunden von RAMÓN Y CAJAL (1893) bzw. BABES und KREMNITZER (1896) für möglich. Für die Existenz der Neurone f und h fand KLEIST keine Anhaltspunkte.

RANSON (1906, 1909, 1918) fand bei *Ratten* prinzipiell nichts Neues, aber ihm fiel auf, daß bei einer Alterationsrate von 52% der Spinalganglienzellen mehr Zellen nach Rhizotomie degenerieren, als Fasern betroffen seien. Dies ist freilich ein Irrtum, denn die Faser-Zell-Relation liegt doch *näher* an 1:1 (s. S. 163ff.), als man damals glaubte. Die Ransonsche Arbeit enthält eine vorzügliche Literaturübersicht. RANSON, auch DUNN (1914) bestätigte die Dogielschen Binnenzellen (Relaiszellen). In späteren Arbeiten, so RANSON und DAVENPORT (1931), wurde von der amerikanischen Schule gezeigt, daß die „überzähligen" chromatolytischen Perikarya fast vollständig dem kleinen Zelltyp angehören, der marklose Schmerzfasern entläßt. Bei den älteren Faserzählungen wurden diese dünnsten Zellausläufer nicht berücksichtigt. Im Degenerationsexperiment konnte auch gesichert werden, daß die zentralen Ausläufer der kleinsten Zellen zum Lissauerschen Bündel und in die Substantia gelatinosa ziehen (RANSON 1913, 1941, WINDLE 1923, INGVAR 1926/27). Zahlenmäßig reagieren nach Angaben RANSONs (1909) 85% der Spinalganglienzellen mit Tigrolyse auf Neurotomie, 52% bleiben irreversibel geschädigt und degenerieren vollständig bis zur Neuronophagie.

Die Untersuchungen der Schule KURÉS (1931) wurden auf S. 153ff. schon besprochen. Hier soll nur noch auf KURÉ, MURAKAMI und OKINAKA (1935) eingegangen werden. In einem Experiment wurden 160 junge *Hunde* rhizo- bzw. neurotomiert. Der Degenerationsbegriff wird von den Japanern sehr weit gefaßt. Auch leichte Tigrolysen sind, wie bei KLEIST (1903, 1904), berücksichtigt. Die Autoren fanden eine vollständige Degeneration der kleinsten Elemente bereits am 4. Tage post op. nur nach Neurotomie und schließen daraus, daß im Lumbalbereich 92—93% der kleinsten Zellen einen Fortsatz nur nach peripher aussenden. Es soll sich um die sekundären „postganglionären" Neurone des Spinalparasympathicus handeln. Nach Vergleich mit den Erhebungen anderer Forscher, so vor allem Kiss und Zádory (1941), ist diese Zahl mit Sicherheit viel zu hoch gegriffen. 20% dieser Elemente sollen ihren einzigen (peripheren) Ausläufer in den Grenzstrang entsenden, was stimmen dürfte, da nach Grenzstrangexstirpation die gleiche Rate von 20% der kleinsten Zellen Tigrolyse zeigten. Ob aber alle 20% nur *einen* einzigen Fortsatz besitzen, bedarf weiterer Überprüfung.

Eine sehr gründliche Studie an *Hunden* lieferte Hirt (1928). Wie Ranson (1909) fand Hirt nach Neurotomie direkt am Ganglion 85% aller Zellen tigrolytisch. Dagegen erzeugte Rhizotomie nur 4,46—7,36% Veränderungen. Kombinierte Neuro-Rhizotomie löste an 95% des Zellbestandes den Tigrolyseablauf aus. Hirt gibt für diese Unterschiede eine sehr vernünftige Erklärung: Durchschneidung der Hinterwurzel erzeugt *nur* an solchen Neuronen regressive Veränderungen, deren zentraler Fortsatz im Rückenmark so lang ist, daß sein Ausfall die Kern-Plasma-Relation wesentlich verändert. Der Ausfall des peripheren Fortsatzes verschiebt dagegen die Kern-Plasma-Relation der *allermeisten* pseudounipolaren Spinalganglienneurone. Im Falle der kombinierten Neuro-Rhizotomie sind *alle* Zellen betroffen, deren beide Ausläufer das Spinalganglion verlassen. Der resistente Anteil von 5% muß demnach die reale Zahl der echten Relaiszellen im Sinne Dogiels ausweisen [Dogiels Typ II alter Einteilung (1896) bzw. Typen VIII und XI neuer Einteilung (1908)]. Hirt rechnet auch Typ VI von Dogiel (1908) hierzu, was nach heutigen Vorstellungen nicht angängig sein dürfte, da dieser Typ sicherlich zu den abnormen gehört. Ranson (1918) rechnete Dogiels Typ VI ebenfalls unter die *sensiblen* Neurone, nicht aber unter die Schaltneurone. Die Relaiszellen beider Typen Dogiels (VIII und XI) entsenden einen zentralen Ausläufer durch die Hinterwurzel; wo dieser endigt, ist nicht bekannt. Im strengen Sinne des Wortes handelt es sich also auch bei diesen Typen nicht immer um „Binnenzellen", doch befindet sich die Hauptplasmamasse des Neurons innerhalb des Ganglions. Der „Binnenfortsatz" verzweigt sich polytom. Dogiels Typ II alter Art, vom Autor selbst später als unvollständig dargestellt bezeichnet, mag daneben in sehr geringer Zahl existieren.

Die Vorstellung Hirts (1928) vom Aufbau der Spinalganglien ist am besten bildlich darzustellen. Abb. 142 wurde in Anlehnung an das Schema Hirts gezeichnet, jedoch mit Korrekturen versehen und erweitert. Auf die Wiedergabe des Hirtschen Originals soll verzichtet werden, da es bereits in einige Lehrbücher eingegangen ist (Clara 1953, Spalteholz-Spanner 1954). Wie Agduhr (1919/20) erkannte auch Hirt unter den kleinsten Elementen zumindest jüngerer Individuen Reservezellen an, die im Falle des Bedarfs nach Untergang reifer Neurone nachreifen können sollen. Levi (1925) und Rondinini (1936) lehnten diese Hypothese jedoch ab. Für Hirt stand auch die Existenz „durchlaufender Fasern" fest (s. Abb. 142). Ferner hielt er Neuronverschmelzungen im Sinne streckenweiser gemeinsamer Leitung in *einer* Nervenfaser für möglich. Dieser letzte Punkt scheint indes doch fragwürdig zu sein. Elemente wie die bei *Cyclostomata* (Abb. 117 E) von Freud (1879) nachgewiesenen sind vermutlich Mißbildungen. Schon Cox (1898) lehnte echte Netzbildung der Nervenfasern im Spinalganglion des *Kaninchens* ab. Wie Kuré (1931) und Schüler, verlegte Hirt die Synapsen der Vasomotorik in die Spinalganglien, über die Ansicht Kurés hinaus nicht nur Vasodilatatoren, sondern auch Vasoconstrictoren. Beim *Hund* soll das Spinalganglion Th_{13} das Zentrum der Nierenvasomotorik repräsentieren (Hirt 1927).

Scheftel (1932/33) untersuchte die caudalen Ganglien kastrierter *Hunde* und *Kater*. In den Ganglien L_3 bis L_5 und S_1 bis S_2 fanden sich Tigrolysen und andere Zelldegenerationsmerkmale, offenbar vor allem, weil die Ausdehnung der „Peripherie" mit der Hodenexstirpation verkleinert wurde. Freilich muß ein Teil dieser Degenerationen auch damit erklärt werden, daß im Spinalganglion vegetative Synapsen untergebracht sind.

CAVANAUGH (1951) überkappte die distalen Ganglienstümpfe bei *Ratten* und *Fröschen* nach Neurotomie mit einer Plastikmasse. Die Tiere wurden bis zu 101 Tagen *(Frösche)* bzw. 360 Tagen *(Ratten)* untersucht. Anfängliche Tigrolysen gingen an 50% des Zellbestandes in Neuronophagie über, die 2. Hälfte bildete wieder Tigroid. Solange die Plastikkappe den Nervenstumpf überdeckte, führte die Regeneration nur zum Amputationsneurom ohne Eintritt normaler Funktion; während dieser Phase blieb die Nissl-Substanz staubförmig. Wurde die Kappe entfernt und der Nerv genäht, so trat die Funktion binnen 80 Tagen wieder auf und mit ihr waren wieder Nissl-Schollen üblicher Konfiguration vorhanden. CAVANAUGH (1951) schließt hieraus, daß ein normales Nissl-Bild nicht mit der Regeneration an sich, sondern nur mit der *Regeneration zu normaler Funktion* korreliert sei (hierzu vgl. auch LUGARO 1900—1903: s. S. 353, und HAMBURGER 1955).

2. Bemerkungen über intrazentrale Polytomie und Endigungsweise der Spinalganglienneurone.

NANSEN (1887) scheint der erste Forscher gewesen zu sein, der nähere Angaben über die auf- und absteigende Verzweigung der Hinterwurzelfasern im Rückenmark der Wirbeltiere gemacht hat. Eine Verfolgung der sensiblen Bahnen nach ihrer Degeneration infolge Rhizotomia posterior beim *Meerschweinchen* versuchten ODDI und ROSSI (1890), nachdem BUFALINI und ROSSI (1876) nur von einer partiellen Atrophie im Weiß des hinteren Rückenmarks gesprochen hatten. Einen wirklichen Überblick über die komplizierten Verzweigungsverhältnisse hatte aber erst RAMÓN Y CAJAL (1893), der gefunden hatte, daß sich jeder zentrale Spinalganglienzellfortsatz nach seinem Eintritt ins Rückenmark in je eine auf- und absteigende Kollaterale aufzweigt. Aber nicht genug damit, jede aufsteigende Kollaterale splittere sich weiter in mindestens drei Äste auf, deren je einer sich am Aufbau der sensiblen Bahnen beteilige, zum Hinterhorn und als Reflexkollaterale zum Vorderhorn ziehe. Nach dem gleichen Schema zerfalle auch die absteigende Kollaterale in drei sekundäre Ästchen mit gleichen Zielen; mithin gebe jeder Neurit einer Spinalganglienzelle *sechs* Zweige im Rückenmark ab.

Damit war zum ersten Male an Hand vorzüglicher Präparate die Polytomie der zentralen Spinalganglienzellausläufer bewiesen. Nach Degenerationsexperimenten konnten MARBURG (1903) und v. DYDYŃSKI (1903) Bestätigungen beibringen. MARBURG stellte fest, daß außer den Spinalganglienzellkollateralen auch Neuriten von Hinterhornzellen in den Hintersträngen ziehen; v. DYDYŃSKI betonte, letztere fänden sich besonders in den absteigenden Fasermassen. Es ist hier nicht möglich, die gesamte Literatur anzuführen, die bei BOK (1928) und POLLAK (1935) verarbeitet ist. Es möge der Hinweis genügen, daß RAMÓN Y CAJALs Schema sicherlich noch zu einfach ist. Auch der Tractus spinothalamicus ist bis heute noch nicht bis in alle Feinheiten aufgeklärt. *Hier* sollte mit allem Nachdruck auf die Polytomie der Spinalganglienzellaxone hingewiesen werden.

FOERSTER, GAGEL und SHEEHAN (1933) konnten bei *Rhesus* mit der Degenerationsmethode (Marchi-Färbung und Silberimprägnation nach RAMÓN Y CAJAL) die Endigung der afferenten Hinterwurzelfasern an folgenden Zellgruppen des Rückenmarkes nachweisen:

a) Große ipsilaterale Vorderhornzellen des Eintrittssegments.
b) Ipsilaterale Cellulae intermediae des gleichen Segments.

c) Ipsilaterale, segmentgleiche Hinterhornzellen.

d) Ipsi- und kontralaterale Zellen der Clarkeschen Säule im gleichen sowie den beiden rostralen Nachbarsegmenten.

Endigungen im Seitenhorn konnten nicht aufgefunden werden. Wenn nicht Irrtümer vorliegen, weichen *Primaten* und *Feliden* voneinander ab, da SCHIMERT (1939) bei der *Katze* folgende Synapsen bei gleicher Versuchsanordnung fand:

a) Nucleus proprius cornus posterioris.

b) Substantia gelatinosa.

c) Nucleus intermedio-medialis.

d) Vorderhornzellen (Th-Segmente auch aufsteigend; L-, S-Segmente vorwiegend absteigend).

e) Clarkesche Säule *nicht* im Eintrittssegment, sondern in 4—5 rostral benachbarten Segmenten.

Die bisherigen Angaben (SCHIMERT, Ziffer a—e) beziehen sich auf die ipsilaterale Rückenmarkshälfte. In 4—5 weiter rostral anschließenden Segmenten fand der Autor Synapsen im Vorder- und Hinterhorn, in 2—3 caudaleren Segmenten dagegen nur im Vorderhorn. Bei der *Katze* sollen im Segment Fasern durch die Commissura posterior zu Vorderhorn und Cellulae intermediae der kontralateralen Wurzelsegmenthälfte ziehen, außerdem in die kontralateralen Hinterstränge. Im Halsgebiet werde überdies die Commissura anterior benutzt.

CORBIN, LHAMON und PETIT (1937: *Rhesus*), sowie CORBIN und HINSEY (1935: *Katze*) untersuchten die speziellen Verhältnisse für die obersten Halsspinalganglien, denen nach MAGNUS (1924) besondere Bedeutung für die Aufrichtungsreflex-Vermittlung zukommt. Die Autoren wiesen Degenerationen in den drei caudaleren Segmenten nach. Außerdem bestehen Verbindungen zum Tractus vestibularis descendens. Die übrigen Angaben decken sich weitgehend mit denen der Voruntersucher. SZENTÁGOTHAI und ALBERT (1955) glauben nachgewiesen zu haben, daß die afferenten Hinterwurzelfasern ohne Segmentabhängigkeit stets in der Clarkeschen Säule der Segmente Th_9 bis $L_{3(4)}$ mittels Kollateralen und Riesensynapsen endigen. Bei *Mensch* und *Katze* stellten GLEES und SOLER (1954) nur geringfügige Bau- und Endigungsunterschiede der Hinterwurzeln fest.

Nach RANSON (1911, 1913, 1914) teilt sich die Gesamtfasermasse der hinteren Wurzel in eine mediale, vorwiegend markhaltige und eine kleinere laterale, vorwiegend markarme bis marklose Faserportion, was INGVAR (1926/27) bestätigte. Die lateralen dünnen Fasern repräsentieren fast ausschließlich Fortsätze kleiner Spinalganglienzellen und sollen der Schmerzleitung, vielleicht auch der Übermittlung des Temperatursinnes, dienen. Sie bauen im Rückenmark einen beachtlichen Teil der medialen Hälfte der Lissauerschen Randzone auf, um schließlich in der Substantia gelatinosa als Endkern zu endigen. Hierzu sei auf folgende Arbeiten hingewiesen: LISSAUER (1885), DOGIEL (1898), RAMÓN Y CAJAL (1906), RANSON (1913, 1914), WINDLE (1923), INGVAR (1926/27), RANSON und v. MIHÁLIK (1932), RANSON, DROEGMUELLER und FISHER (1934), EARLE (1952). Auch im N. trigeminus sollen bis zu 35% markloser und markarmer Schmerzfasern enthalten sein (RANSON und v. HESS 1915, RANSON 1915, ALLEN 1925, WINDLE 1926), im N. ophthalmicus zahlreicher als in N. maxillaris und N. mandibularis (NITTONO 1920), da die Cornea fast nur von marklosen Fasern innerviert wird. Diese Schmerzfasern sollen keine Kollateralen abgeben (WINDLE 1926) und nach GERARD (1923) und STOPFORD (1925) die Radix spinalis descendens n. V. aufbauen, nach RANSON (1913) wie die der Spinalnerven durch die Lissauersche Randzone zur Substantia gelatinosa ziehen. Eine Neuuntersuchung des sensiblen Trigeminus-Systems bei der *Ratte* wurde von TORVIK (1956) auf breiter Basis durchgeführt; auf diese Studie sei hier ausdrücklich verwiesen. Nach RANSON,

FOLEY und ALPERT (1933) enthält der Vagushauptstamm der *Katze* fast nur solche Fasern, die in afferenter Richtung leiten. Die marklosen unter allen diesen Fasern sollen ebenfalls Schmerzfasern sein. Die parasympathisch-efferenten marklosen Leitungswege sind dagegen oft als Nebenbündel vom Stamm getrennt und ziehen am Ganglion nodosum vorbei.

3. Transneurale Degeneration im afferenten Nervensystem.

Bisher wurde nur von Degenerationserscheinungen innerhalb des sensiblen lädierten Neurons berichtet.

BECHTEREW und ROSENBACH (1884) durchschnitten bei *Hunden* die Radices ventrales et dorsales des Plexus lumbosacralis. Die Autoren gaben eine vollständige klinische Beschreibung des Operationseffektes; die Entartungsreaktion (EAR) war komplett. Ein Teil der Tiere überlebte die schweren Lähmungen nicht lange, d. h. verendete zwischen dem 10. und 30. Tage post op. Einige überdauerten jedoch, sie wurden nach 2 und 3 Monaten getötet. An diesen Tieren wurde die antegrad-transneurale Degeneration des Hinterhorns nach Läsion des peripheren I. sensiblen Neurons entdeckt. Der Untergang der Vorderhornzellen nach Rhizotomia anterior entsprach den Erfahrungen, die im Wallerschen Gesetz niedergelegt waren. Daß BECHTEREW und ROSENBACH aber degenerierte Hinterhornzellen nach Hinterwurzelschnitt gefunden zu haben behaupteten, erregte schärfste Proteste, worin FR. SCHULTZE (1884) allen anderen Zeitgenossen voranging. Bestätigungen für BECHTEREW und ROSENBACH sollten aber bald von anderer Seite erbracht werden. So erkannte v. LENHOSSÉK (1886) deren Befunde an, indem er darauf hinwies, schon WALLER habe einen zentralwärtigen trophischen Einfluß der Spinalganglienzellen auf die Rückenmarksneurone gefunden.

ROSSOLYMO (1886) führte bei *Meerschweinchen* Rhizotomien der dorsalen Wurzeln des N. ischiadicus aus. Die Tiere wurden nach 4—5 Monaten getötet. ROSSOLYMO war einigermaßen erstaunt, als er den Burdachschen Strang degeneriert, den Gollschen intakt und darüber hinaus alterierte, zahlenmäßig reduzierte Hinterhornzellen fand. BUFALINI und ROSSI (1876) hatten vorher keine Veränderungen im Rückenmarksgrau beobachten können.

KOPCZYŃSKI (1906) lehnte dagegen für den *Affen* derartige Veränderungen nach Rhizotomia posterior ab. Spätere Untersucher, allen voran FOERSTER, GAGEL und SHEEHAN (1933), konstatierten mit Sicherheit auch antegradtransneurale Vorderhornzelldegeneration nach Hinterwurzeldurchschneidung bei *Rhesus*.

Heute wird anerkannt, daß Zerstörung des I. sensiblen Neurons zu transneuraldegenerativen Alterationen in Vorderhorn, Hinterhorn, Clarkescher Säule und den Cellulae intermediae führt (UMRATH und HELLAUER 1951, GAGEL 1954). Transneurale Degeneration im Octavus-System bearbeitete HAMBURGER (1955). Ferner sei auf die ausgezeichnete Monographie von BECKER (1952) sowie auf JACOB (1951) verwiesen. In der Peripherie degenerieren die sekundären Sinneszellen „transneural" nach Neurotomie (UMRATH und HELLAUER 1951).

Genauso wenig, wie zur Verteidigung der Neuronentheorie die Realität der transneuralen Degeneration geleugnet werden kann, ist andererseits die Ablehnung oder Widerlegung der Neuronenlehre auf Grund des Wissens um die transneurale Degeneration zulässig. Versuche dieser Art sind in der Literatur immer wieder zu finden. In neuerer Zeit ist BAUER (1953) in dieser Richtung hervorgetreten. Einer der besten zeitgenössischen Kenner der transneuralen Degeneration, BECKER (1952), ist betonter Neuronist. Synapsen zwischen sensiblem primärem Neuron und zentralen Perikarya wurden wiederholt demonstriert (RAMÓN Y CAJAL 1935, FOERSTER, GAGEL und SHEEHAN 1933 u. v. a.). Auf Grund solcher Beweise muß das Schema BETHES (1903), das in Abb. 141 wiedergegeben wird, heute als widerlegt gelten, wie auch das durch BAUER (1953, l. c. S. 131) in seinem antineuronistischen Sinne modifizierte Schema von VOGT und VOGT (1941/42), das im Original durchaus heutigen Erkenntnissen entspricht. Die erheblichen Zeitdifferenzen zwischen (intraneuronaler) retrograder und transneuraler Degeneration sind vielmehr gerade für die moderne Auffassung der Neuronenlehre beweisend (SPATZ 1952, BECKER 1952). Gegen

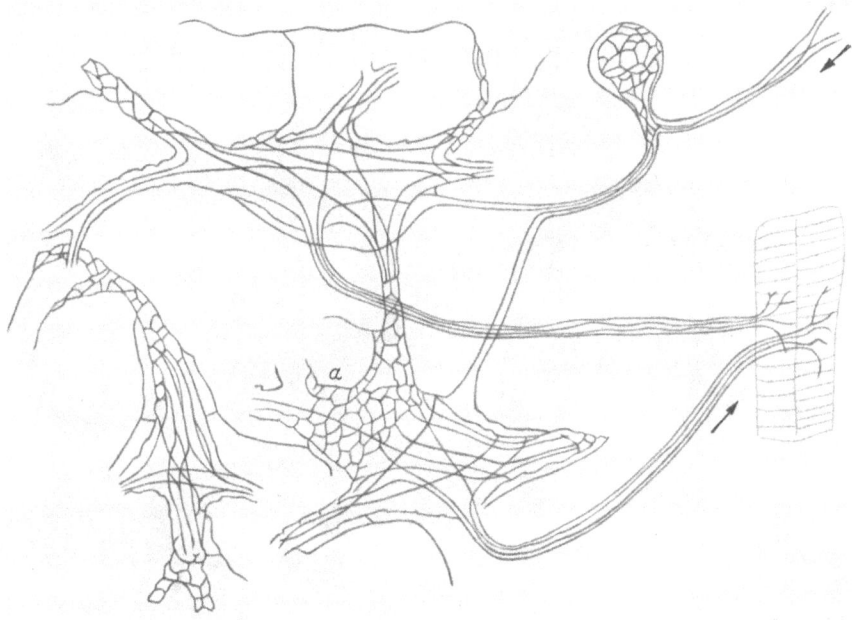

Abb. 141. Schema des spinalen Reflexbogens nach der Auffassung BETHES. Der afferente Schenkel (rechte obere Ecke) bringt den nervösen Impuls zur Hinterhornzelle (oben links) und über die Reflexkollateralen zu den Vorderhornzellen (unten Mitte), von dort aus motorischer Schenkel zum Muskel. Alle Teile des Reflexbogens sind durch plasmatische Kontinuität der Neurofibrillen und die pericellulären Golgi-Netze (a) neurencytial miteinander verbunden. Nach dieser Vorstellung werden Erregungsbegrenzung und -ausbreitung nicht durch Synapsen, sondern durch eine (heute mystisch anmutende) ,,Plastizität des Nervensystems" garantiert. (Aus BETHE 1903.)

die Vorstellung eines syncytialen Baues der Spinalganglien hat sich übrigens schon COX (1889) eindeutig gewandt.

Andererseits zeigen die vielfältigen Erfahrungen einer mehr als 100jährigen Degenerationsforschung am System der sensiblen Ganglien in aller Deutlichkeit, daß die Vorstellung einer Umschaltfunktion in Spinalganglien durchaus nicht nur auf ,,überflüssigen hypothetischen Überlegungen" basiert, wie GOTTSCHICK (1955) kürzlich wieder behauptete.

V. Zusammenfassende Darstellung der Neurone der sensiblen Ganglien.

1. Die Neurontypen.

Nach den vorliegenden Untersuchungen ergibt sich zur Zeit der neuronale Aufbau der Spinalganglien so, wie Abb. 142 es darstellt. Die Buchstabenbezeichnung lehnt sich an das vortreffliche System von KLEIST (1904: Abb. 140) an. Zu diesem Schema sind einige Erläuterungen notwendig. Die linke Bildhälfte faßt die derzeitige Kenntnis der somato-sensiblen Neuren zusammen, die rechte behandelt die Viscerosensibilität. Betreffs der somatischen Sensibilität seien einige Bemerkungen LORIN-EPSTEINs (1927) vorausgeschickt. Man unterscheidet eine phylogenetisch ältere, primitivere „protopathische Sensibilität", die peripher durch dünne (marklose) Fasern im Sinne RANSONs (1912ff.), zentral durch ein thalamisches Zentrum manifestiert ist, von einer phylogenetisch jüngeren, vollkommneren „epikritischen Sensibilität" mit corticalem Zentrum, die peripher durch dickere (markreiche) Nervenfasern repräsentiert wird. Bei Läsionen degeneriert die epikritische Leitungsbahn schneller und vollständiger binnen weniger Tage als die protopathische, die über Wochen resistent sein soll. In der Regenerationsphase eilen die protopathisch-sensiblen Neurone den epikritischen restitutionell voraus.

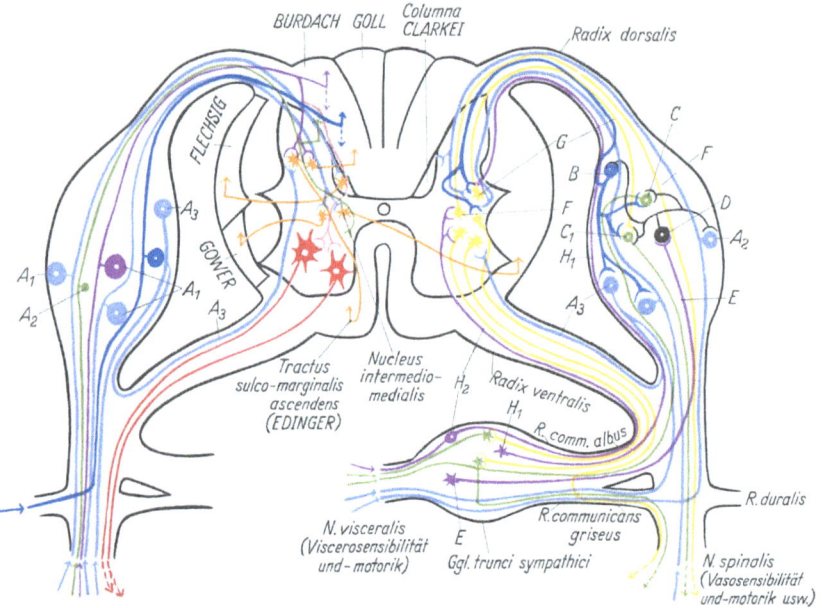

Abb. 142. Schema des nervösen Segmentes. Links sind die Verbindungen der somatischen, rechts die der visceralen Sensibilität eingetragen. Erklärungen im Text S. 182—188. Die zentralen sensiblen Bahnen sind der Übersichtlichkeit halber nur zum Teil eingetragen. Verarbeitet sind die Befunde der Literatur, insbesondere die von DOGIEL (1896, 1908), KLEIST (1903, 1904), HIRT (1928), POLLAK (1935) und CLARA (1953). Das Schema ist jedoch mit keinem der Entwürfe der Autoren identisch. (Vgl. Abb. 134, 135 und 140.)

a) Typ A: Pseudounipolare (bipolare) Elemente mit zwei langen Ausläufern.

Typ A_1. *Große bis mittelgroße* Perikarya, die nach zentral und peripher typische segmentierte (markhaltige) Fortsätze entsenden. Normalerweise zeigen diese Neurone bei höheren Vertebraten pseudounipolare Gestalt; seltener können bipolare Elemente nachgewiesen werden. Vermutlich handelt es sich bei letzteren um Hemmungsbildungen. Funktionell vertreten diese Neurone in erster Linie die epikritische Sensibilität; ihre zentralen Ausläufer fügen sich zu den Hinterstrangbahnen zusammen und endigen erst in den Hinterstrangkernen der Medulla oblongata. Ein Teil der Fasern, meist Kollateralen, endigt am Hinterhorn des Segments, wo Umschaltung auf die Hinterhornzellen als II. Neurone erfolgt. Diese entsenden Ausläufer in die Hinterstränge und den Tractus sulcomarginalis ascendens. Die epikritisch-sensiblen Neurone vermitteln Tastsinn und Tiefen-

Zusammenfassende Darstellung der Neurone der sensiblen Ganglien. 183

sensibilität. Auch die propriozeptiven Neurone der segmentalen Nerven werden — soweit bekannt — mit großen Spinalganglienzellen identifiziert. Die zentralen Fasern dieser Neurongattung endigen im Nucleus dorsalis und im Nucleus intermedio-medialis. Neuriten der Zellen dieser beiden Kerne setzen die Kleinhirn- [...] rdem erreichen Reflexkollateralen das [...] hischen Sensibilität besitzen *kleine* Peri- [...] ir Druck-, Schmerz- und Temperatursinn [...] llateralen zieht zur Lissauerschen Rand- [...] trodorsalis spinothalamicus (Massazza- [...] größtenteils die Synapsen. Das II. Neu- [...] lateral vorwiegend in den Tractus spino- [...] das Ziehensche Binnenbahnsystem der [...] m längsten bekannten Typen (STANNIUS [...] RAMM 1864). Sie schließen sich an die [...] , WAGNER und VOLKMANN (gleichzeitig [...] at sie erstmals WALLER (1852) bewiesen [...] hr ernsthaft angezweifelt. Die Spinal- [...] us Neuron A_1 und A_2 zusammen. [...] ilern (ONO 1934, IWATA 1933, KOMATSU [...] ifizierung der großen Perikarya mit der [...] r hautsensiblen Innervation nicht ganz [...] anglien der Extremitätenplexus. Wurde [...] tze durchschnitten, so degenerierten im

Perikarya mit Durchmesser	%	Perikarya mit Durchmesser	%
> 70 µ	20,24	25—40 µ	4,87
55—70 µ	3,35	< 25 µ	0,84

Nach Durchschneidung der Hautäste degenerierten dagegen:

Perikarya mit Durchmesser	%	Perikarya mit Durchmesser	%
> 70 µ	0	25—40 µ	7,91
55—70 µ	1,72	< 25 µ	26,41

Völlig wirre Degenerationsraten ergab aber z. B. die Durchschneidung des N. phrenicus oder anderer auf den Stamm beschränkter Nerven. TAKAGI (1935, 1936) folgert aus diesen und weiteren Versuchsreihen, daß die Größe des Zellkörpers eines sensiblen Neurons nicht von der adäquaten Reizqualität abhänge, sondern von der Aufsplitterungshäufigkeit der Endverzweigungen je innervierte Fläche. Große Perikarya sind in solchen Neuronen enthalten, die entweder ein großes Innervationsfeld mit geringer Fibrillendichte oder ein kleines mit sehr hoher Innervationsdichte versorgen. Kleine Zellen sollen dagegen besonders kleinen Innervationsfeldern oder sehr schütter innervierten größeren Flächen zugeordnet sein.

Bereits TERNI (1914/15) hatte die Meinung vertreten, das Zellvolumen stünde in Relation zur Ausdehnung des innervierten Feldes. Als Beweis zog der

Autor die Schwanzganglien der *Schildkröte* heran, die nicht nur weniger, sondern auch kleinere Zellen enthalten als die der Rumpfsegmente. Eine noch ältere Studie, in der die Zellgröße zu anderen Faktoren in Beziehung gesetzt wurde,

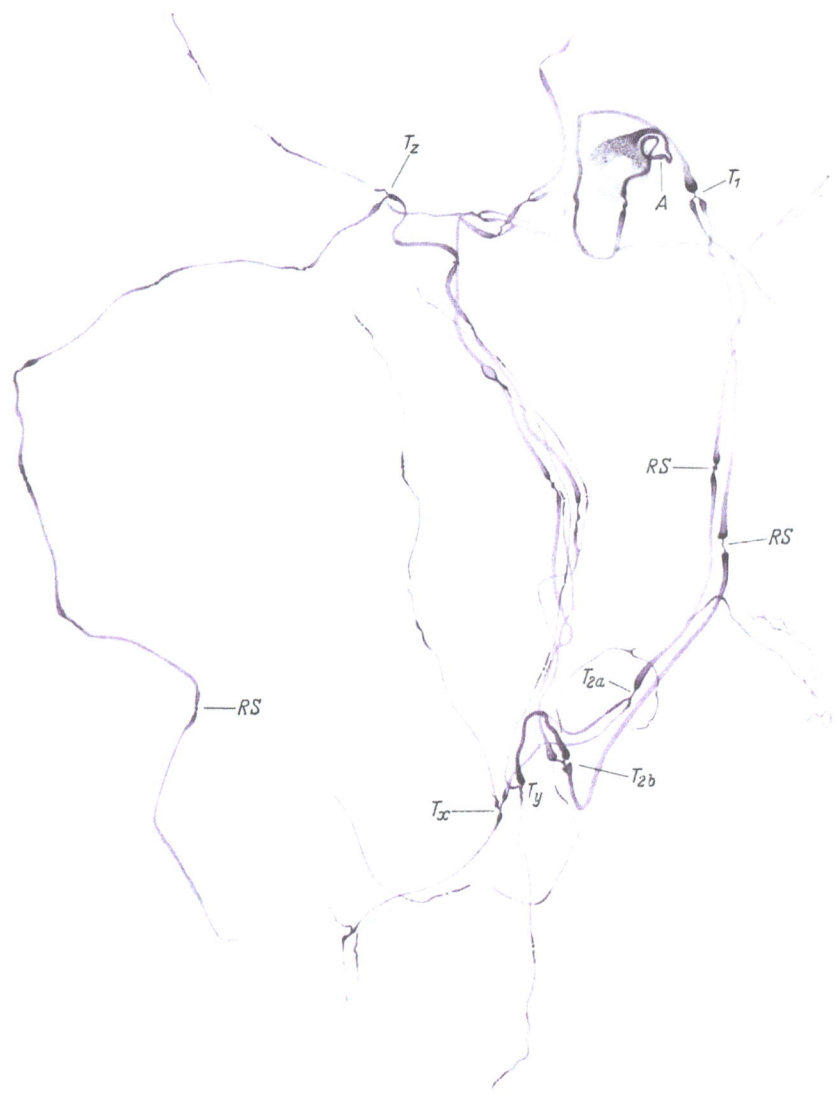

Abb. 143. Ganglienzelle vom „Zweiten Typ" aus dem *Katzen*spinalganglion. Vitale Methylenblaufärbung. *A* Achsenzylinder des Perikaryons; *RS* Ranviersche Schnürringe; T_1 erste T-Teilung, die jeder normalen Spinalganglienzelle (vom „Ersten Typ") ebenfalls zukommt; T_{2a}, T_{2b} T-Teilungen der aus T_1 hervorgegangenen beiden Fortsätze des Neuriten; T_x, T_y, T_z weiter distale T-Teilungen. Die Fortsätze werden nach jeder T-Teilung dünner. Etwa 300:1. (Aus DOGIEL 1897.)

liegt von PUGNAT (1898) vor. Für *Testudo graeca, Uromastix, Agama* und *Emys europaea* behauptete der Autor, daß die kleinsten Zellen nur kurze, die größten dagegen sehr lange Fortsätze entlassen, daß also Zellvolumen und Faserlänge direkt proportional zueinander seien. FILOGAMO und VIGLIONE (1955) erschlossen aus Degenerationsexperimenten an den Extremitäten-Nerven beim *Hund*, daß die Perikarya somatosensibler Neurone allen Größenklassen angehören, die viscerosensiblen dagegen nur der kleinen bis mittelgroßen.

Typ A_3 unterscheidet sich von A_1 und A_2 nur dadurch, daß der zentrale Ausläufer die Vorderwurzel passiert. Derartige Neurone wurden von AXMANN (1854), HOCHE (1891, 1892), v. KÖLLIKER (1894), SHERRINGTON (1894/95), DUNN (1914) u. a. (s. S. 116 und 156) demonstriert. Ihre klinische Bedeutung stellten LEHMANN (1921, 1924), FOERSTER (1927) und GAGEL (1954) heraus (hierzu s. S. 156ff.). Das Neuron A_3 kommt wahrscheinlich im viscero- und somatosensiblen Leitungsapparat gleichermaßen vor. Gegenüber den „normalen" Typen A_1 und A_2 tritt die Zelle A_3 der Zahl nach unverhältnismäßig weit zurück.

b) Typ B: Bumm-Dogielsches Neuron, synaptische Zelle mit einem langen gangliofugal-zentripetalen und einem kurzen Fortsatz.

Typ B wurde von BUMM 1903 mit der Degenerationsmethode, also indirekt, erschlossen. Bestätigungen durch Degenerationsexperimente erbrachten KLEIST (1904) und HIRT (1928). DOGIEL (1898) gelang der morphologische Beweis der Existenz von Typ B mittels vitaler Methylenblaufärbung („Typ II"). Im späteren Typenschema von DOGIEL (1908) erhielt Typ B die Nummer VIII. Es handelt sich um pseudounipolare Elemente, deren peripherer Fortsatz sich im Ganglion polytom-polysynaptisch aufzweigt, während der zentrale Fortsatz ins Rückenmark zieht. Typ B repräsentiert das II. Glied einer viscerosensiblen Neuronkette, die im Spinalganglion umgeschaltet wird. Klinisch erschlossen FOERSTER (1927) und GAGEL (Zusammenfassung 1954) ebenfalls diesen Leitungsweg. Einwände gegen diesen Typ sind nicht stichhaltig, solange nicht einem Nachuntersucher eindeutig der Gegenbeweis gelingt. Bisher gab es keinen Forscher, der die sensiblen Ganglien mit größerer Meisterschaft in der Methylenblautechnik untersuchte als DOGIEL. Zahlenmäßig ist dieser Typ nur gering vertreten.

c) Typ C: Vejas-Nisslsches Neuron, II. Neuron des Spinalparasympathicus.

Dieser Neurontyp wurde von VEJAS (1883) und NISSL (1894) aus Degenerationsexperimenten erschlossen, von KLEIST (1903), HIRT (1928), KURÉ (1931) sowie LUCAS und MIKSICEK (1936) bestätigt. Bei *Tauben*embryonen wies LEVI (1905) Neurone morphologisch nach, die dem funktionellen Typ C entsprechen könnten. Dieser Typ entspricht dem II. efferenten Neuron des „Spinalparasympathicus" von KURÉ (1931), bleibt aber in Wirklichkeit ganz erheblich hinter KURÉS Prozentzahlenangaben zurück. Dieser Typ bedarf noch einer sehr gründlichen Bearbeitung.

d) Typ D: Dogielsche Relaiszelle.

Diese Zellart wurde erstmals von DOGIEL (1896) — zunächst unkorrekt, — später (1908) morphologisch sehr genau beschrieben (Abb. 143). Bestätigungen gaben COX (1898), KLEIST (1903), WARRINGTON und GRIFFITH (1904), RANSON (1906, 1909), HIRT (1928), WEIN (1943), GAGEL (1953) u. a. mit indirekten Methoden (Degeneration) für die Spinalganglien. DOGIEL (1898) selbst wies Relaiszellen auch in den Vagusganglien bei *Mensch, Hund* und *Katze* nach. Es handelt sich um pseudounipolare Zellen mit periodisch-dichotomer, im Endeffekt also polytomer Verzweigung beider Schenkel des primären T. Jede Gabelung fällt mit einem Ranvierschen Schnürring zusammen. Diese Elemente sind morphologisch den motorischen Neuronen vieler Evertebraten sehr ähnlich. Wie diese zweigen sie sich „pseudounipolar in einem anderen Sinne" auf. Bei genauer Überlegung weichen die Relaiszellen freilich nicht so sehr von den ubiquitären Typen A ab, da sich auch diese im Rückenmark (s. S. 178ff.) und in der Peripherie polytom verzweigen.

Überhaupt ist Polytomie kein seltener Verzweigungsmodus, wie schon WAGNER (1847), RANVIER (1878), EWALD (1881) und BALLOWITZ (1899) für die Nervenfasern der elektrischen Organe von *Torpedo* und *Malopterurus* fanden. Diese Nervenfasern können sich pinselförmig in 4—25 Ästchen aufsplittern und wurden daher als Wagnersche Büschel (auch „bouquets de Wagner") bezeichnet. KEY und RETZIUS (1876) beschrieben Dreifach- bis Fünffachteilungen im N. trigeminus beim *Hecht*. ECCLES und SHERRINGTON (1930) zeigten polytome Faseraufsplitterung der rhabdomyotischen Nerven, STÄMPFLI (1952) sah einmal Trichotomie. Die dichotome Teilung der Nervenfaser auf der peripheren Wegstrecke wurde kürzlich von THIEL (1957) eingehend untersucht.

WEDDELL (1941) beobachtete in der Haut von *Acanthias, Kaninchen, Rhesus* und beim *Menschen* periodische Dichotomie der sensiblen Nervenfasern. Eine einzige Nervenfaser versorgt so beim *Kaninchen* ein Hautfeld von 1 cm Durchmesser mit 300 Haarfollikeln, beim *Affen* sogar Hautfelder von 1,5 cm größter Ausdehnung und beim *Menschen* von 0,75 cm Durchmesser. Ähnliche Angaben machen TAKAGI (1936), SUNDERLAND und LAVARACK (1953), sowie HENSEL (1952). Ältere Untersuchungen über die multiple Aufsplitterung sensibler Neurone sind die von WAGNER (1847), BIRGE (1882: *Frosch*), GAULE und LEWIN (1897: *Kaninchen*), HARDESTY (1899, 1900: *Frosch*), DALE (1900: *Katze*), HATAI (1902, 1903: *Ratte*) und LEVI (1905: *Taube*). Für die Innervation durch vielfach aufgesplittete Fasern wurde der Terminus „Kollateralinnervation" geprägt (JACOBI 1884, später v. SCHUMACHER 1912, entgegen EISLER 1913). Die sichere Kenntnis der segmentverwischenden Kollateralinnervation macht selbstverständlich eine Revision des alten Segmentbegriffes notwendig. So schematisch und lehrbuchmäßig ist das periphere Nervensystem der Wirbeltiere nicht aufgebaut, wie man vor 100 Jahren annahm. Die klinische Neurologie faßt den Segmentbegriff schon längst nur als heuristisches Prinzip auf (hierzu s. auch KAUTZKY 1953). Die Aufsplitterung in Kollateralen kann am peripheren Fortsatz des sensiblen Neurons schon im Nerven*stamm* vor Erreichen des innervierten Organs erfolgen (TAKAGI 1936).

Die Relaiszellen, in jedem Ganglion in wenigen Exemplaren vertreten, verschalten offenbar viscero- und somatosensible Neurone miteinander. DOGIEL (1908) rechnete in die Typengruppe XI leider auch versprengte multipolare Sympathicuszellen, was viel Verwirrung geschaffen hat. Alle Polemiken der letzten Jahre sind letztlich diesem Umstand zuzuschreiben, worauf später (s. S. 327ff., 350) hingewiesen wird.

Die vegetative Beeinflussung des protopathischen Nervensystems im Sinne der Schmerzhemmung und -förderung, über die auf S. 169 berichtet wurde, dürfte ebenfalls durch Vermittlung der Relaiszellen zustande kommen.

e) Typ E: Ehrlich-Ramón y Cajalsches Neuron, vegetatives und viscerosensibles gangliopetales Element.

Die im distalen Stumpf nach Durchschneidung degenerationsresistenten Nervenfasern von ARLOING und TRIPIER (1876) sowie JOSEPH (1887) dürften z. T. Fortsätze solcher Neurone sein. EHRLICH (1886) und ARONSON (1886) wiesen die Endigungen derartiger Fasern in Gestalt von marklosen Faserkörben an Spinalganglienzellen mittels vitaler Methylenblaufärbung nach, RAMÓN Y CAJAL (1893) auch den Eintritt aus dem R. communicans ins Spinalganglion. KLEIST (1904) konnte dieses Neuron nicht selbst zeigen, hielt dessen Existenz aber für unzweifelhaft. Klinisch wurde Typ E von FOERSTER (1927) und GAGEL (1954) erschlossen. DOGIEL (1896) bestätigte die Existenz der fraglichen Fasern, nach HIRT (1928) und CLARA (1953) ist dieser Leitungsweg gesichert.

Funktionell handelt es sich um zwei Typen:

a) um das I. bzw. mittlere Glied einer zwei- bzw. dreineuronigen viscerosensiblen Bahn zum Rückenmark mit Umschaltung im Spinalganglion bzw. Grenzstrangganglion *und* Spinalganglion, und

b) um die Repräsentanten desjenigen Teils des vegetativen Systems, der die Chronaxie der somatosensiblen Neurone senkt [FOERSTER, ALTENBURGER und KROLL (1929); v. BRÜCKE (1932)], also um Schmerzförderer (GAGEL 1954), soweit sie nicht durch die Neurone Typ D vermittelt werden.

Die Zahl der Neurone E dürfte in jedem Ganglion gering bleiben und etwa der Häufigkeit des Typus B gleichkommen. Das Schema (Abb. 142) berücksichtigt nicht Neurone vom Typ E, deren Zelle im Grenzstrang und Synapse im Spinalganglion verschieden hohen Segmenten angehören.

f) Typ F: v. Lenhossék-Ramón y Cajalsches „durchtretendes" efferentes Neuron mit Perikaryon im Rückenmark.

Diese dorsal-efferenten Neurone mit langem „durchtretendem" Neuriten wurden in einem besonderen Abschnitt (s. S. 150ff.) ausführlich besprochen. WALLER (1852), VEJAS (1883), JOSEPH (1887), NISSL (1894), ELZE (1923) u. a. haben sie aus Degenerationsexperimenten erschlossen; die physiologischen Nachweise sind zahlreich (s. S. 151ff.). Den direkten morphologischen Beweis der Existenz solcher Typen erbrachten v. LENHOSSÉK (1890), RAMÓN Y CAJAL (1890), VAN GEHUCHTEN (1893) u. a. am Rückenmarksquerschnitt von *Vogel*embryonen. KLEIST (1904) hatte keine Beweise für die Anwesenheit des Neurons F finden können, wohl aber HIRT (1928). Nach den Untersuchungen von TOENNIES (1938, 1939) müssen diese Neurone auch bei *Säugern* als endgültig gesichert gelten. Die rekurrenten Kollateralen von BARRON und MATTHEWS (1935, s. Abb. 132) sind in Abb. 142 nicht eingezeichnet, um das Schema nicht zu sehr zu komplizieren. Nach kritischer Literaturdurchsicht kann gesagt werden, daß das Neuron F in jedem Segment nur spärlich vertreten sein kann.

g) Typ G: Babes-Kremnitzersches Neuron, I. Neuron des Spinalparasympathicus.

BABES und KREMNITZER (1896) haben dieses Neuron aus tabisch-degenerativen Veränderungen erschlossen. KLEIST (1904) konnte diesen Typ nicht nachweisen, hielt ihn jedoch für existent. HIRT (1928) hat dorsal-efferente Neurone mit Umschaltung im Spinalganglion bestätigt, im „Spinalparasympathicus" KURÉS (1931) stellen sie das I. (präganglionäre) Element dar. Wie Typ C gehört das Neuron G zu den seltenen Vertretern. Beide Typen dürften sich an Zahl etwa die Waage halten.

h) Typ H: Friedländer-Krausesches Neuron, afferente „durchtretende" Fasern.

Dieses Neuron wurde von FRIEDLÄNDER und KRAUSE (1886) aus Sektionsbefunden an Amputierten, von späteren Autoren aus Degenerationsexperimenten erschlossen. Dieser Neurontyp ist dem Typ E verwandt, jedoch langaxonig mit „durchtretendem" Neuriten. FRIEDLÄNDER und KRAUSE hatten selbst nur eine sehr vage Vorstellung vom Sitz des Perikaryons in der Peripherie, so daß sie eigentlich nicht als „Entdecker" nominiert werden dürften. Da es um diesen Typ bis heute noch arg bestellt ist, soll die von KLEIST (1904) gewählte Bezeichnung vorläufig beibehalten werden.

Wahrscheinlich stellten die Ausläufer solcher Elemente einen Teil der degenerationsresistenten Fasern im peripheren Stumpf in den Experimenten von ARLOING und TRIPIER (1876). KLEIST (1904) und HIRT (1928) konnten das Neuron H nicht bestätigen, wohl aber wurde es von DOGIEL (1896), ANDREJEW (1931) und KISS (1932) gefordert. Klinische Befunde legen die Realität des Neuron H nahe (LEHMANN 1921, 1924, FOERSTER 1927, GAGEL 1954); das Perikaryon dürfte im Grenzstrangsystem zu suchen sein. CLARA (1953) bezweifelt diesen Leitungsweg nicht. Man wird nicht fehlgehen, wenn man einen Teil dieser Fasern in den Vorderwurzeln vermutet (H_2), andere in den Radices dorsales (H_1). Theoretisch könnten sich auch unter dem Typ H Schmerzhemmer und -förderer mit intrazentraler Synapse befinden. Ein Teil der Neurone H kann sich aus dislozierten Spinalganglienzellen rekrutieren (z. B. im Ganglion cervicale superius!), ein Teil aber das II. Glied einer bineuronalen viscerosensiblen Bahn mit Umschaltung im Grenzstrang sein. Klinische Erfahrungen (s. GAGEL 1954) machen es wahrscheinlich, daß die langen Neuriten mehrere Segmente im Grenzstrang überbrücken können.

Morphologisch bedarf Typ H unter allen Spinalganglienneuronen am notwendigsten einer gründlichen Untersuchung. Das afferente „durchtretende" Neuron H ist sicherlich nicht häufig.

2. Rückblick auf Bau und funktionelle Bedeutung der sensiblen Ganglien.

Jedes sensible Ganglion, zumindest jedes segmentale, baut sich also aus einer Fülle verschiedener Neurontypen auf. Im Ganglion selbst liegen die Zellkörper der Neurone A_1, A_2, A_3, B, C und D. Innerhalb des Ganglions endigen die Neuriten der Neurone E und G, während die Axone von F und H „durchtretende" Fasern repräsentieren.

A_1 und A_2 sind klassische peripher-sensible Neurone, morphologisch gewöhnlich pseudounipolar, funktionell dagegen bipolar. Die Existenz des Neurons A_3 schränkt die absolute Gültigkeit des Bell-Magendieschen Gesetzes für die Vorderwurzel ein.

Die mindestens bineuronale afferente Leitungsbahn aus E und B zwingt dazu, eine synaptische Funktion des Spinalganglions anzuerkennen. Auch das Neuron H ist heterodox.

Die Existenz der efferenten zweigliedrigen Neuronkette G—C widerspricht dem streng formulierten Bell-Magendieschen Gesetz für die Hinterwurzeln, wie auch das Neuron F. Diese Synapse G—C erweitert die Umschaltfunktionen im Spinalganglion. Das Neuron vom Typ D ist sogar polysynaptisch, wie auch B. Die Relaiszelle D ist das einzige Neuron mit ausschließlich kurzem Neuriten unter allen 10 Typen.

Zellen vom Typ A_3 sind zu einem Teil außerhalb der Ganglien in den vorderen Spinalnervenwurzeln lokalisiert. Mithin ist die sensible Leitung kein ausschließliches Privileg der Spinalganglien und ihrer funktionellen Hirnnervenäquivalente, auch wenn man vom Nucleus mesencephalicus nervi trigemini absieht. Auch die Neurone E und H liegen anderswo, vorwiegend im Grenzstrang.

Andererseits entkleidet die Lage der Synapse G—C die vegetativen Ganglien des Grenzstranges, der parasympathischen Kopfnerven und der Eingeweideflechte ihres in vielen Lehrbüchern unterstellten Privilegs, die ausschließlichen

Schaltzentren der vegetativen Efferenz zu sein. Gelegentlich dislozierte Sympathicuszellen vom multipolaren Typ in segmentalen oder anderen sensiblen Ganglien (Ganglion nodosum vagi!) können diesen Eindruck nur vertiefen. Eine angenommene Sonderstellung der Ganglia jugulare et nodosum vagi als „vegetative" ist also durch nichts gerechtfertigt.

85% aller Spinalganglienzellen, wenn nicht noch mehr, gehören den Typen A_1, A_2 und A_3 an. Da auch Typ B und D in versilberten Schnittpräparaten nicht vom Typ A zu unterscheiden sind, wurden sie meist übersehen und von vielen Autoren für irreal gehalten. Nur ein kleiner Rest kann sich auf die Zellen vom Typ C verteilen, die wirklich multipolar oder wirklich unipolar sein können, also den synaptischen Zellen des Ganglion ciliare *oder* denen der Grenzstrangganglien ähnlich sind. Wahrscheinlich ist, daß sich auch einige dieser Elemente wie Typ B zunächst pseudounipolar verzweigen. Der eine Neurit verliefe dann gangliofugal, der andere könnte im Ganglioninneren multiple Synapsen eingehen. Derartige Formen hat LEVI (1905) bei *Tauben*embryonen tatsächlich dargestellt. Die bloße Form des Perikaryons gestattet keine bindende Aussage über die Funktion des Neurons (s. S. 25).

Da die Neurone A_1, A_2 und A_3 nur nach Größe und Wurzelzugehörigkeit unterschieden werden können, schrumpft die Zahl der Zelltypen in sensiblen Ganglien auf 4 funktionell unterschiedliche zusammen (A, B, C und D). Zum Typ C gehören vermutlich die morphologisch abweichenden echten multipolaren Elemente, die nicht als konstante Bausteine gelten können. Allenfalls rechtfertigen sie die Aufstellung eines fünften Typs, der dann funktionell zum Sympathicus gerechnet werden müßte. Mit STÖHR (1928) kann man festhalten, daß die reichhaltige Typenskala von DOGIEL (1908) keinen besonderen Wert besitzt, da den meisten Typen DOGIELs keine besondere Funktion zugeordnet werden kann. Zu ihrer Zeit hatte die feine Klassifizierung zweifelsohne ihre Berechtigung, da sie die Formenfülle der atypischen Neurone herausgestellt hat. Wenn man die Variationen der Haupttypen mitzählt, unterschied DOGIEL insgesamt 23 morphologisch verschiedene Zellspielarten. Eine Aufzählung erübrigt sich; auf das Problem der atypischen Elemente wird später noch eingegangen.

Hier könnte der Einwand erhoben werden, daß sehr vieles am Spinalganglion noch fraglich und hypothetisch sei. Die schwachen Stellen des Schemas wurden im vorstehenden nicht beschönigt und nicht verschwiegen. Außerdem steht es um die Kenntnis der sensiblen Ganglien nicht schlechter als um das objektive Wissen über viele andere Schaltzentren im Nervensystem auch. Wer wollte z. B. behaupten, das Hinterhorn oder das System der Cellulae intermediae sei „aufgeklärt?"

Ein anderer Einwand findet sich in Lehr- und Handbüchern: Die überwiegende Mehrzahl der peripheren sensiblen Neurone gehöre dem altbekannten Typ A an und gehorche dem Bell-Magendieschen Gesetz; warum also so viel Aufwand um die wenigen abwegigen Elemente? Hierzu muß festgestellt werden, daß die Erforschung der Sonderelemente keineswegs von seiten der Anatomie nach dem Grundsatz „L'art pour l'art" forciert worden ist, sondern in erster Linie von seiten der klinischen Neurologie und Neurochirurgie. Beiden Disziplinen ist die chirurgische radikuläre Schmerzausschaltung ein ernsthaftes Problem, bei dem die herkömmliche Lehrbuchweisheit versagte. Die erweiterten Vorstellungen vom Bau der sensiblen Ganglien entsprechen somit einem praktisch-medizinischen Bedürfnis, das sie gleichzeitig über das „L'art pour l'art" hinaus legitimiert. Die Verbannung der Sonderneurone der sensiblen Ganglien in das Raritätenkabinett der Histologie gehört mithin einer verflossenen Ära der Neurologie an.

Neben der zur Zeit in Mode stehenden Erforschung der vegetativen Peripherie verdient das System der sensiblen Ganglien zur Klärung strittiger Fragen eine Untersuchung mit modernen Methoden, insbesondere mit der Fluorescenzmikroskopie am lebenden Objekt.

Die funktionelle Bedeutung der Spinalganglien war lange Zeit rätselhaft; noch v. WEIZSÄCKER (1927) betonte, durch elektrophysiologische Experimente sei kaum Klarheit geschaffen worden. Nach BRIERLEY (1955) gilt dies bis heute, jedoch sei hier auf die später zu besprechenden Untersuchungen von SVAETICHIN (1951) hingewiesen (s. S. 279). EXNER (1877) und WUNDT (1876) hatten festgestellt, daß die Erregungsleitung im Spinalganglion eine geringfügige Verzögerung erfährt, GAD und JOSEPH (1888) gaben dieselbe mit mehreren Hundertstelsekunden an. BETHE (1904) und TIGERSTEDT (1908) hielten dies jedoch nicht für sicher bewiesen, da auch gegenteilige Befunde vorlägen, so von MOORE und REYNOLDS (1898/99). Nach ERLANGER, BISHOP und GASSER (1926) sowie v. BRÜCKE (1937) und DUN (1951) wird die Erregungswelle im Spinalganglion beim *Frosch* um 0,04—0,18 σ, bei der *Katze* (35º C) um 0,08—0,23 σ verzögert. Vergleichsweise sei die synaptische Verzögerung angegeben: 0,5 σ (LORENTE DE NÓ, HOLTZ 1951/53) bis 1,0 σ (WIERSMA (1947)).

Nach den älteren Vorstellungen sollte die Erregungswelle vom peripheren Fortsatz durch das Crus commune zum Perikaryon und von dort zurück durch das Crus commune auf den zentralen Fortsatz überfließen. Der zweimalige Weg durch den Stielfortsatz (Crus commune) wurde für den Zeitverlust gebucht. Klarheit besteht hierüber bis heute nicht. So konnten v. BRÜCKE, EARLY und FORBES (1941) zeigen, daß sich das sensible Neuron langsamer erholt als das motorische, m. a. W. die Refraktärperiode am sensiblen länger dauert. Die Autoren möchten dieses Phänomen mit dem Doppelweg des Impulses durch das Crus commune erklären. Nach BRIERLEY (1955) müßte aber der Zeitverlust 10mal höher liegen, wenn er durch die Refraktärzeit bedingt sei, dagegen um die Hälfte niedriger, wenn nur der Doppelweg die Schuld trüge.

Ausschaltung des Perikaryons sollte nach älteren Autoren (BETHE 1904) jedoch nicht sofort die Leitung unterbrechen, da das perikaryonlose Neuron noch für Stunden oder Tage die Fortleitung nach Art eines Axonreflexes bewältigen könne. Das T-förmige Verzweigungsstück des Crus commune sollte also für die Erregungsleitung ausreichen (BETHE 1904). Man schrieb den Spinalganglienzellen daher eine rein nutritive Rolle innerhalb des sensiblen Neurons zu (vgl. hierzu auch RAMÓN Y CAJAL 1935, s. S. 26, 340). Diese Aufgabe wird zweifelsohne von jeder Spinalganglienzelle erfüllt. Die wenigen Kenntnisse, die bisher über die intraspinalganglionären Synapsen gesammelt wurden, lassen diese Organe jedoch in einem etwas anderen Licht erscheinen. Sicher ist, daß sie komplizierter strukturiert sind und mehr Funktionen ausüben, als man früher glaubte (s. ferner S. 192).

3. Neuere Regenerationsexperimente im Hinblick auf die Ganglienfunktion.

Aus der Überfülle der Regenerationsliteratur sollen hier nur wenige Befunde herausgegriffen werden. Die gute Regenerationsfähigkeit der Spinalganglienzelle wurde bereits auf S. 107ff. behandelt, ferner sei auf S. 178, 262, 346ff. verwiesen. Nervenregeneration im allgemeinen findet im Rahmen einer Darstellung der Ganglien wenig Raum. Eine vorzügliche Handbuchübersicht liegt von BOEKE (1935) vor.

Hier soll sich die Auswahl auf solche Arbeiten beschränken, die etwas über *Ganglienfunktionen* aussagen können. Versuche über heterogene Nervenregeneration wurden in den vergangenen 150 Jahren häufig angestellt; die Ergebnisse waren unterschiedlich (s. BOEKE 1917, 1930, 1935, 1950). DUNCAN und EANES (1952) vereinigten bei *Katzen* den distalen Phrenicusstumpf mit dem zentralen

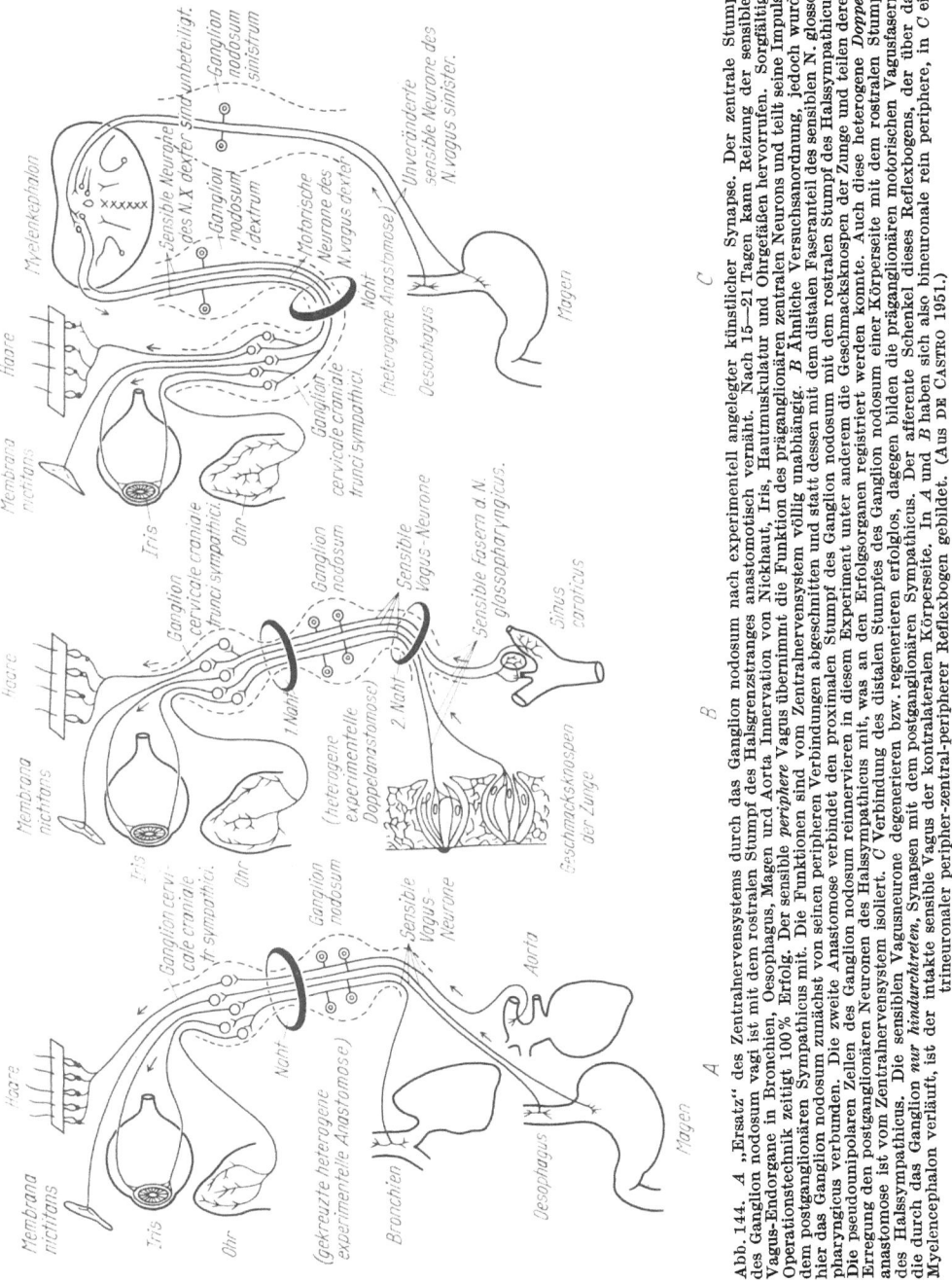

Abb. 144. *A* „Ersatz" des Zentralnervensystems durch das Ganglion nodosum nach experimentell angelegter künstlicher Synapse. Der zentrale Stumpf des Ganglion nodosum vagi ist mit dem rostralen Stumpf des Halsgrenzstranges anastomotisch vernäht. Nach 15—21 Tagen kann Reizung der sensiblen Vagus-Endorgane in Bronchien, Oesophagus, Magen und Aorta Innervation von Nickhaut, Iris, Hautmuskulatur und Ohrgefäßen hervorrufen. Sorgfältige Operationstechnik zeitigt 100% Erfolg. Der sensible *periphere* Vagus übernimmt die Funktion des präganglionären zentralen Neurons und teilt seine Impulse dem postganglionären Sympathicus mit. Die Funktionen sind vom Zentralnervensystem völlig unabhängig. *B* Ähnliche Versuchsanordnung, jedoch wurde hier das Ganglion nodosum zunächst von seinen peripheren Verbindungen abgeschnitten und statt dessen mit dem distalen Faseranteil des sensiblen N. glossopharyngicus verbunden. Die zweite Anastomose verbindet den proximalen Stumpf des Ganglion nodosum mit dem rostralen Stumpf des Halssympathicus. Die pseudounipolaren Zellen des Ganglion nodosum reinnervieren in diesem Experiment unter anderem die Geschmacksknospen der Zunge und teilen deren Erregung den postganglionären Neuronen des Halssympathicus mit, was an den Erfolgsorganen registriert werden konnte. Auch diese heterogene *Doppelanastomose* ist vom Zentralnervensystem isoliert. *C* Verbindung des distalen Stumpfes des Ganglion nodosum einer Körperseite mit dem rostralen Stumpf des Halssympathicus. Die sensiblen Vagusneurone degenerieren bzw. regenerieren erfolglos, dagegen bilden die präganglionären motorischen Vagusfasern, die durch das Ganglion *nur hindurchtreten*, Synapsen mit dem postganglionären Sympathicus. Der afferente Schenkel dieses Reflexbogens, der über das Myelencephalon verläuft, ist der intakte sensible Vagus der kontralateralen Körperseite. In *A* und *B* haben sich also bineuronale rein periphere, in *C* ein trineuronaler peripher-zentral-peripherer Reflexbogen gebildet. (Aus DE CASTRO 1951.)

Stumpf vom N. facialis, accessorius oder thoracicus longus. Das Diaphragma reagierte schließlich auf indirekte Reizung, jedoch trat keine Spontanrhythmik im Sinne normaler Atemfunktion auf. In diesen Fällen wurden zwei motorische

Nerven miteinander vereinigt. Es handelt sich also nicht um wirkliche heterogene Regeneration. Die Versuche zeigen aber deutlich, daß die Regenerate im fremden Leitgewebe (N. VII!) ein Vielfaches ihrer normalen Länge erreichen können.

Echte heterogene Regeneration erzielte fraglos DE CASTRO (1951); die Versuchsanordnung ergibt sich aus Abb. 144. Ähnliche Experimente waren schon älteren Untersuchern (MISLAVSKY 1902, sowie BUDGETT und SNODGRASS 1902, zit. nach BOEKE 1935) geglückt. Nach diesen Operationen bestehen künstliche Reflexbögen, die weitgehend vom Zentralnervensystem unabhängig funktionieren. Die Tätigkeit kann unter strengsten Kautelen des physiologischen Experimentes registriert werden (Einzelheiten s. Bildlegenden). Histologisch konnte DE CASTRO neugebildete Synapsen der regenerierten Vagusfasern an den Zellen des Ganglion cervicale craniale demonstrieren. Auch BARON (1934) glückte die Herstellung der Vago-Sympathicus-Anastomose. Versuche A und B der Abb. 144 sind am aufschlußreichsten, zeigen sie doch die funktionelle Unabhängigkeit des Ganglion nodosum repräsentativ für alle sensiblen Ganglien mit größter Überzeugungskraft. Das sensible Neuron vermag hiernach mit seinen zentralen Telodendra auch außerhalb des Zentralorgans funktionsfähige Synapsen einzugehen. Es ist nicht einzusehen, warum nicht unter normalen Bedingungen ein Teil der Spinalganglienzellen von dieser Fähigkeit Gebrauch machen soll (Neuron-Typen B und D). Der alte Streit um synaptische Funktionen der Spinalganglien könnte durchaus durch Regenerationsexperimente einer Schlichtung nähergebracht werden. In den Experimenten A und B der Abb. 144 gehören jedenfalls sowohl das sensible als das effektorische „Zentrum" dem peripheren Nervensystem an.

WEISS (1935) war in seinen Erwartungen noch weiter gegangen. Bei *Bufo americanus* und *B. fowleri* wurde zunächst caudale Rumpfmuskulatur denerviert und gestielt transplantiert. In diese von allen cerebrospinalen Verbindungen abgetrennten Muskeln wurde der proximale Stumpf des von der Radix posterior abgeschnittenen 9. oder 10. thorakalen Spinalganglions implantiert. WEISS strebte also mononeurale Innervation an. In der Tat sind nach dieser Operation die Hautsinnesorgane des zum betreffenden Ganglion gehörenden Segmentes mononeural mit dem Muskel verbunden, „Zentrum" ist das Spinalganglion. WEISS hatte 34 *Kröten* operiert. In 18 Fällen blieb die Operation erfolglos; die Ganglien erwiesen sich bei histologischer Auswertung als degeneriert. Die 16 anderen Tiere zeigten eine begrenzte Funktionsherstellung: Auf elektrische Reizung des Nerven unter der Haut antwortete der mononeural innervierte Muskel mit kräftiger Zuckung. Die Ganglien der Tiere mit regenerativem Erfolg waren nicht degeneriert. Diese mononeurale Innervation ist indes kein „mononeuraler Reflexbogen", denn mechanische Reizung der Haut des betreffenden Segmentes blieb motorisch unbeantwortet, der Muskel zuckte nicht. Zu einem wirklichen Reflexbogen gehören also bei höheren Metazoen doch mindestens zwei Neurone, ein afferenter und ein efferenter Schenkel mit dazwischenliegender Synapse. Immerhin kann ein Spinalganglion als „Zentrum" für *indirekte* Erregbarkeit fungieren, was seine biologische Leistungsanforderung bereits übersteigt.

SPERRY (1955) vertauschte bei *Kaulquappen* die Stümpfe des rechten und linken Spinalganglions nach Rhizotomie mit der linken und rechten Hinterwurzel im gleichen Segment. Nach Regeneration wurden geordnete Reflexe vermittelt, jedoch trat keine volle funktionelle Anpassung ein. Im Rückenmark fand der Autor „chaotische Faserverwirrung" vor. Wurden bei *Kaulquappen* Bauch- mit Rückenhaut an gestielten Lappen vertauscht, so konnten die heterotopen Hautbezirke nach der Metamorphose an der Pigmentation leicht identifiziert werden. Wenn SPERRY das transplantierte Rückenfeld am Bauch reizte, kratzte sich der *Frosch* am Rücken, und umgekehrt reagierte das Tier auf Reizung des auf dem

Rücken eingeheilten Bauchhautstückes mit Wischen am Bauch. Das Zentralnervensystem konnte den Austausch also nicht kompensieren. Auch nicht nach längerer Zeit.

Der hier angeschnittene Problemkreis scheint noch für lange Zeit ein lohnendes Arbeitsfeld zu bleiben, vor allem im Hinblick auf die Humanmedizin. Vergleiche des Verhaltens der operierten *Frösche* SPERRYs mit kriegsamputierten *Menschen* zeigt, daß auch das menschliche Zentralnervensystem Änderungen der sensiblen Peripherie nur sehr schwer „verdauen kann". Viele Träger von Amputationsneuromen fühlen heute noch Schmerzen im Fuß, obgleich das Bein am Oberschenkel abgesetzt wurde. Ja, bei Unachtsamkeit kommt es bisweilen vor, daß ein Prothesenträger parästhetische Juckreize an der nicht mehr vorhandenen Extremität mit Kratzen an der Prothese quittiert.

H. Zur Cytologie der sensiblen Ganglien.

Über die allgemeine Cytologie der Nervenzelle liegen in der Literatur nicht nur eine kaum noch übersehbare Fülle von Einzelarbeiten, sondern auch einige ausgezeichnete monographische Darstellungen vor, unter denen besonders die von BIELSCHOWSKY (1928, 1935) zu nennen sind. Auch in diesem Handbuch wird die allgemeine Morphologie der Nervenzelle von HILD gesondert bearbeitet. Es bedarf also einer Rechtfertigung, wenn hier die Spinalganglienzelle nochmals ausführlich behandelt wird. Die sensible Nervenzelle ist nicht ein einheitlicher Typ, sondern repräsentiert eine Skala morphologisch zwar untereinander ähnlicher, aber doch auch spezifisch unterschiedlicher Elemente. Dies gilt nicht zuletzt für das Erscheinungsbild dieser Neurone im Nissl-Bild. Um die Besonderheiten der Perikarya[1], die in sensiblen Ganglien verteilt sind, herauszuarbeiten, wurde diese Zusammenstellung verfaßt. Daß sich hierbei Überschneidungen mit dem Kapitel von HILD ergeben können, ist nach der Natur der Dinge unvermeidlich.

I. Prototypus sensitivus.
1. Form, Größe und Färbbarkeit der sensiblen Ganglienzellen.
a) Größenklassen und deren Verteilung.

In Übersichtspräparaten von Hirnnerven- und Spinalganglien aller tetrapoden *Wirbeltiere*, zu einem Teil auch bei *Fischen*, zeigt sich der Gesamtzellbestand in mindestens vier Zelltypen (Abb. 130, 145) aufgegliedert. Man sieht

a) große, runde Zellkörper, die bei allen Darstellungsmethoden hell bleiben,
b) kleinere — ebenfalls rundliche — dunkler gefärbte,
c) kleinste dunkle und
d) irregulär gestaltete, meist intensiv gefärbte Elemente.

Werden Spezialfärbungen angewandt, etwa die Nissl-Färbung, dann läßt sich die Typenskala erweitern, worüber später ausführlich zu berichten sein wird.

Die runden Perikarya können gelegentlich mehr ovale Schnittflächen darbieten. Insbesondere ist dies bei sehr großen Elementen der Fall. Auch birnenförmige Gestaltungen sind nicht eben selten.

Seit SCHRAMM (1864) ist bekannt, daß die Mehrzahl der sensiblen Ganglienzellen pseudounipolare Form aufweist, DE CASTRO (1921, 1922) bezeichnete diese Elemente insgesamt als *Prototypus sensitivus*. Die Pseudounipolarität wurde

---
[1] Hinweis auf ein in der romanischen Literatur häufig gebrauchtes Synonym: Pyrenophor (von ὁ πυρήν, —ῆνος = Kern und φορός = tragend).

ursprünglich an Zupfpräparaten nachgewiesen, später mittels der vitalen Methylenblaufärbung (EHRLICH 1886, DOGIEL 1896ff., RAMÓN Y CAJAL 1911) und der Silberimprägnation (GOLGI 1898ff., RAMÓN Y CAJAL, BIELSCHOWSKY). Auch die Osmierung hat eindeutige Resultate erbracht (RANVIER 1875, RETZIUS 1880).

Zwei *Größenklassen* der Spinalganglienzellen wies FREUD (1879) schon bei *Petromyzon* nach; der Zellbestand entfällt auf oppositobipolare, geminipole und pseudounipolare Elemente (Abb. 116, 117). Nach GITISS (1888) müssen auch

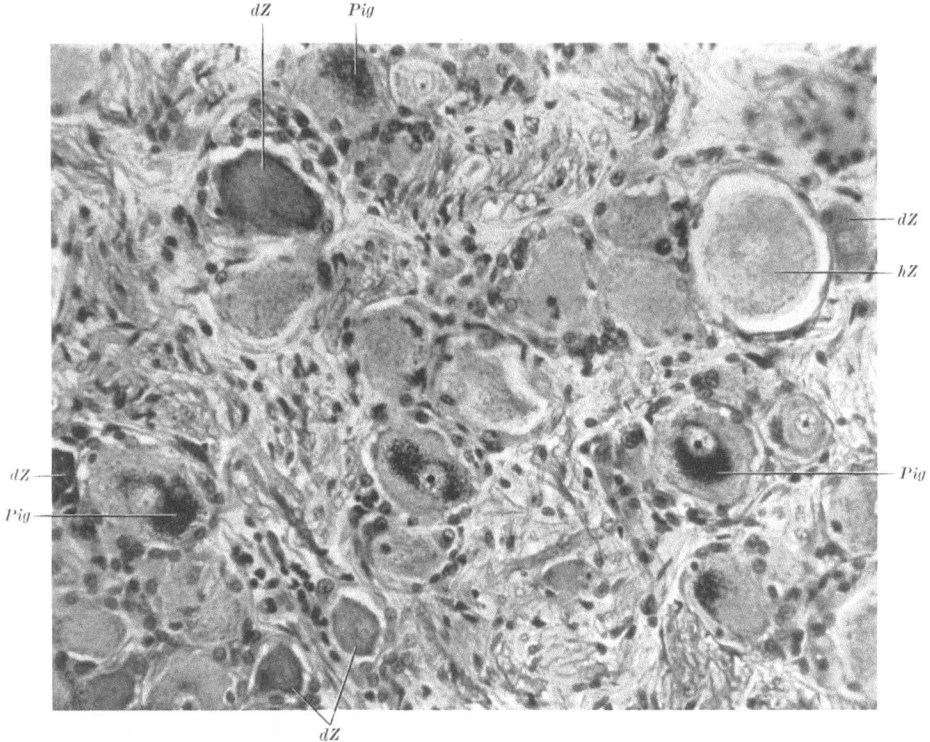

Abb. 145. Übersichtsbild aus einem Spinalganglion eines 30jährigen justifizierten Mannes. Verteilung zwischen „hellen", „dunklen" und pigmentierten Zellen. Formolfix., Molybdän-Hämatoxylin, 265:1.

helle und dunkle Perikarya unterschieden werden. Wie RETZIUS (1880) fand, führen die Ganglien von *Myxine glutinosa* nur bipolare Zellen.

Knorpel- und *Knochenfische* differenzieren fast ausschließlich bipolare sensible Ganglienzellen aus (BIDDER 1847, ROBIN 1847, VOLKMANN 1847, WAGNER 1847), jedoch gibt es typische Ausnahmen. So enthält das Ganglion portionis minoris nervi ophthalmici der *Elasmobranchier* nach RETZIUS (1880) pseudounipolare Elemente (Abb. 118). Die Spinalganglien enthalten nach KIRSCHE (1947/48) bei *Knochenfischen* 99,6% bipolare und 0,4% echte pseudounipolare Zellkörper; FRITSCH (1886) wollte T-Neurone häufiger gefunden haben. Wie KIRSCHE (1947/48) feststellte, finden sich jedoch nur 15—25% exakt Oppositopole. Die überwiegende Mehrheit stellt die ganze Skala der Übergangsformen von geringfügiger Achsenabweichung bis zu Geminipolarität. Ältere Autoren (STANNIUS 1849, STIEDA 1868, VAN GEHUCHTEN 1893) hatten die Zahl der Übergangsformen stets geringer beziffert.

Bei *höheren Wirbeltieren* nimmt die Zahl der bipolaren und geminipolen Formen zugunsten pseudounipolarer erheblich ab. Bei *Amphibien (Frosch)* gehören fast alle Elemente dem T-förmigen Typ an (SCHRAMM 1864, S. MAYER 1876). Systematische Untersuchungen durch alle Wirbeltierklassen führten zum gleichen Ergebnis (RETZIUS 1880).

Konstante Ausnahmen bilden bei allen *Vertebraten* einschließlich des *Menschen* die beiden Ganglien des N. statoacusticus (RETZIUS 1892, VAN GEHUCHTEN 1892, RAMÓN Y CAJAL 1893, v. LENHOSSÉK 1893, 1894), die ausschließlich bipolare Zellen enthalten (Abb. 223, 224, 225, 227, 229). Wie bereits v. LENHOSSÉK (1894: *Maus*) beobachtete, sind die Zellen der Randgebiete zu einem Teil nicht exakt

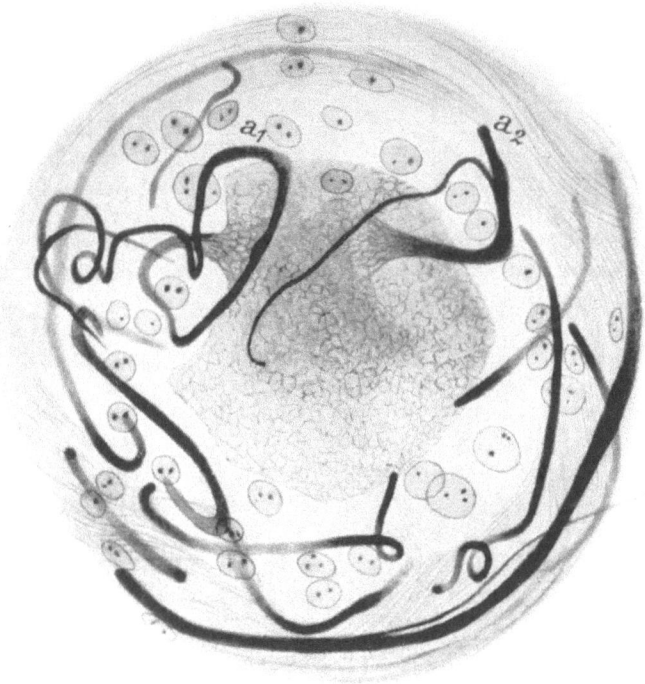

Abb. 146. Bipolare Spinalganglienzelle aus einem Lumbosacral-Ganglion. *Mensch*, ♂, 38 Jahre alt. Tod bei spastischer Spinalparalyse. Bielschowsky-Methode, etwa 1000:1. a_1, a_2 Achsenzylinder. (Aus SCHAFFER 1936.)

oppositobipolar, sondern zeigen häufige Achsendeviationen des Zellkörpers. Multipolare Elemente im Acusticus beschrieb AYERS (1892), was seither von keinem der Nachuntersucher bestätigt wurde. LAZORTHES (1955) beschreibt die Zellen des Ganglion vestibulare Scarpae als unipolare, was ein Irrtum ist.

In den Spinalganglien der höheren Tiere sind bipolare Elemente (Abb. 146) selten, aber doch regelmäßig vorhanden (DOGIEL 1897, 1908, LEVI 1905, RAMÓN Y CAJAL 1905, 1907, 1909—1911, DE CASTRO 1921/22, HIRT 1928, STÖHR jr. 1928 u. a.). Häufiger finden sich diese jedoch in manchen Hirnnervenganglien, so im Ganglion nodosum und jugulare (RAMÓN Y CAJAL 1907: *Kaninchen*, ,,Neuroblasten"; DE CASTRO 1921/22, STÖHR jr. 1928, PINES 1927, HERMANN 1951, SCHARF 1951, 1952 u. a.); etwas weniger zahlreich im Ganglion semilunare (TAKEDA 1924, SCHARF 1951) und selten im Ganglion geniculi (SCHARF 1951: Abb. 147). Nach HERMANN (1951) beträgt der Anteil an Bipolaren im menschlichen Ganglion nodosum bei Neugeborenen etwa 3%, es soll ein Anstieg bis zum 6. Lebensjahr auf etwa 7% erfolgen. Danach sinkt der Anteil wieder ab und beträgt definitiv 1—6%.

Echte multipolare Zellen vom sympathischen Typ finden sich nach DOGIEL (1897) unter Hunderten von *Säuger*spinalganglien nur in sehr wenigen Nervenknoten. Wenn sie vorhanden sind, handelt es sich um 1—3 Zellindividuen. DOGIEL meinte zwar, daß sich die echten Multipolaren vielleicht der Darstellung mit Methylenblau infolge schwerer Färbbarkeit entziehen könnten. Aber spätere Untersucher konnten mit Hilfe der Silbertechnik auch nicht mehr dieser Elemente darstellen. So zählte TAKEDA (1924) im Ganglion semilunare des *Rindes* unter 2878 Zellen nur 12 multipolare, denen STÖHR jr. (1928) keine besondere Bedeutung beimessen möchte. Ob diese Meinung zutrifft, bleibt offen. Wichtiger ist der Einwand von FISHER und RANSON (1934), wonach es sich vielleicht nicht um echte Multipolare, sondern um atypische Pseudounipolare gehandelt haben könne. Wie dem auch sei, im Ganglion nodosum konnten wiederholt echte versprengte Sympathicus-Zellen nachgewiesen werden, was schon auf S. 127 ausgeführt wurde (Abb. 113, 131, 288). Diese Zellen dürften auch funktionelle Aktivität besitzen. Sie müssen von atypischen pseudounipolaren Zellen mit Pseudodendriten („pseudomultipolaren") streng getrennt werden. Diesen wichtigen Elementen ist ein eigener Abschnitt gewidmet (s. S. 327ff.). Ebenfalls nicht wirklich multipolar sind die irregulären Zellen, auf die eingangs hingewiesen wurde. Mit BLAIR, BACSICH und DAVIES (1936) sollten sie daher zutreffend als „multanguläre Zellen" bezeichnet werden, wie später noch genauer auszuführen ist.

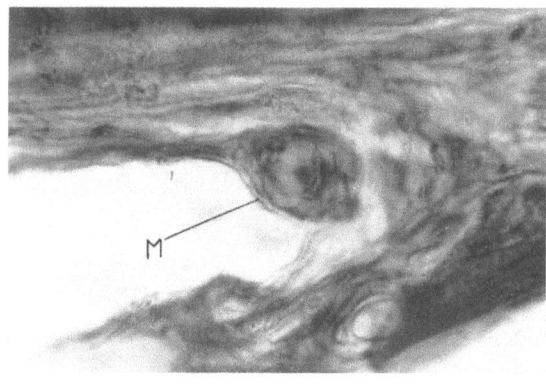

Abb. 147. Bipolar-dineuritische (markhaltige) Ganglienzelle aus dem Ganglion geniculi (Randgebiet, unweit des Abganges des N. petrosus superficialis major) eines 38jährigen *Mannes*. M Markscheide. Chromsäure-Essigsäure-OsO$_4$ nach FLEMMING, Alauncochenille. Celloidin-Paraffinschnitt 12 μ, 935:1. (Aus SCHARF 1951a.)

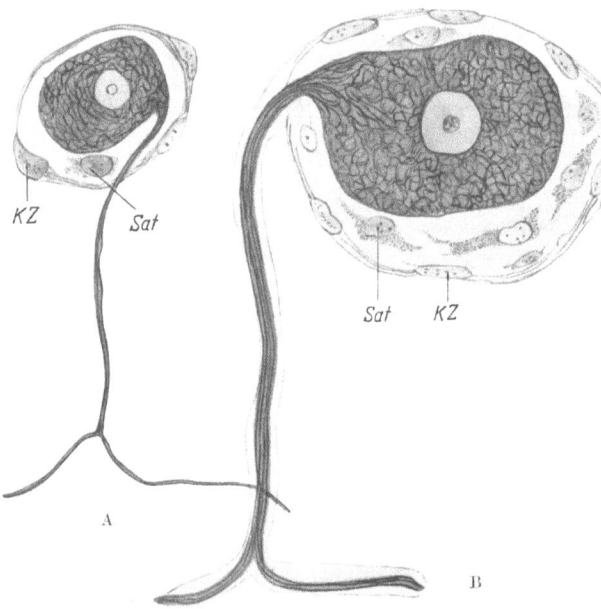

Abb. 148. Zwei pseudounipolare (sensible) Ganglienzellen ohne Glomerulum aus dem Ganglion nodosum (plexiforme) vagi vom *Menschen*. A kleine sensible (Retziussche) Zelle; B große aglomeruläre Zelle (selten!); *KZ* Kapselzellen (Satelliten); *Sat* Satelliten. Silberimprägnationspräparat. (Aus RAMÓN Y CAJAL 1907.)

Die regulären Spinalganglienzellen verteilen sich in den segmentalen Ganglien nach DE CASTRO (1932) so, daß 15—20% auf den größten Typ, 40—45% auf mittlere Durchmesser und 35—40% auf kleinste Elemente entfallen. Auf Segmentabhängigkeiten wurde schon hingewiesen. Im allgemeinen ist das Verteilungsmaximum in den cervicalen und lumbalen Ganglien auf der Seite der größten Durchmesser, in den thorakalen bei den Mittelgrößen zu suchen (HATAI 1902, DE CASTRO 1921/22, 1932). Das Ganglion jugulare und das des Trigeminus enthalten durchschnittlich kleinere Zellen als die Spinalganglien. Die kleinsten Durchmesser herrschen im Ganglion nodosum und Ganglion geniculi vor. Grundsätzlich finden sich in allen sensiblen Ganglien auch alle Zellgrößen vertreten. Nur die prozentuelle Verteilung weist die geschilderten Unterschiede auf.

Die größten Elemente sind die während der Embryonalzeit zuerst ausgereiften (LEVI 1908, DE CASTRO 1951, HAMBURGER 1955), ein Umstand, über den heute in der Literatur Einigkeit herrscht. Von verschiedenen Autoren, unter anderem BUMM (1903), wurde versucht, eine Regelhaftigkeit der Lage der verschiedenen Zellgrößentypen in den Ganglien zu beweisen. Alle derartigen Versuche müssen als gescheitert gelten, da die Zellverteilung auf dem Schnitt von Ganglion zu Ganglion so sehr wechselt, daß reine Zufälligkeit im Sinne der Statistik anzunehmen ist. Auch HIRT (1928) und KÖRNER (1937) konnten keine cytotopographischen Regeln finden.

b) Besonderheiten der Retziusschen Zellen.

Unklar scheint indes noch die Bedeutung der kleinsten Elemente zu sein, der sog. Retziusschen Zellen (RETZIUS 1880). In Silberpräparaten weichen diese Zellen von den größeren und größten durch das fast konstante Fehlen irgendwelcher Schlingen- und Knäuelbildungen des Crus commune (Abb. 148) ab, wie mehrfach gezeigt wurde (RAMÓN Y CAJAL 1907, HEIDENHAIN 1911, DE CASTRO 1921/22, 1932, STÖHR jr. 1928 u. a.); Glomerula kommen demnach regelmäßig nur größeren Typen zu. Bekannt ist, daß diese kleinsten Spinalganglienzellen „marklose" Fasern entsenden (RAMÓN Y CAJAL 1907, RANSON ab 1912 und Schüler; diese Elemente werden gewöhnlich als Schmerzneurone aufgefaßt, vgl. S. 183). KURÉ (1931) und Schüler wollen ihnen allgemein den Charakter der II. efferenten (postganglionären) Neurone des „Spinalparasympathicus" beimessen. BEALE (1864) glaubte von den kleinsten Elementen, sie seien Ersatzneurone. Beim *Frosch*, so meinte der Autor, entstünden während des ganzen Lebens neue Ganglienzellen. AGDUHR (1919/20) baute diese Hypothese weiter aus, auch für die *Mammalia*; HIRT (1928) schloß sich an. Es sollen sich nach diesen Autoren in den Spinalganglien besonders jüngerer Individuen regelmäßig noch unipolare Neuroblasten im Stadium der Fortsatzbildung befinden, die bei Bedarf ausreifen können. Eine Differenzierung de novo wird heute nicht mehr ernsthaft erwogen. Nur AGDUHR (1919/20) selbst hatte behauptet, es fänden sich auch noch ependymhomologe Elemente darunter. Ja, er ging so weit, eine Teilung der Neuroblasten durch Mitose und Amitose bei dreijährigen *Hunden* zu fordern. Amitosen sollten sogar noch nach Differenzierung stattfinden. Gegen diese Neuroblastentheorie der Retziusschen Zellen traten in aller Schärfe DE CASTRO (1921/22), LEVI (1925), RONDININI (1936) und PILATI (1936, 1938) auf, die nur Größenzunahme, aber keine verspätete Differenzierung konzidieren. Man darf vielleicht eine Klärung in der Richtung erwarten, daß für die überwältigende Mehrheit der kleinsten Perikarya die Ransonsche, für einen geringfügigen Anteil die Kurésche Deutung zutrifft. Die Häufigkeit der fraglichen Elemente im größten Wirbeltierganglion, nämlich dem des N. trigeminus, läßt sich übrigens gut im Sinne TAKAGIS (1935, 1936), PUGNATS (1898) und TERNIS (1914/15) ausdeuten: Der N. V. bildet fast ausschließlich kurze Nervenfasern aus und infolge seines unverhältnismäßig großen Neuronreichtums innerviert das Einzelneuron nur ein relativ kleines Feld. Die Besonderheiten der kleinen Zellen des Ganglion nodosum im Nissl-Bild führten zur Annahme eines spezifischen viscerosensiblen Hirnnervenneurontyps (CLARK 1926), was später abgehandelt wird. WARRINGTON und GRIFFITH (1904) sprachen ähnlich AGDUHR (1919/20) den kleinsten Zellen Funktion und Reife ab. Bei der *Katze* und *menschlichen Feten* sollen Zellen unter 26 μ Durchmesser kein echtes Axon besitzen. Im übrigen vertraten diese beiden Forscher die Meinung, die kleinsten Zellen seien mit dünnsten Fasern korreliert und stünden im Dienste somato- und viscerosensibler Erregungsleitung.

c) Relative Neurongröße in Abhängigkeit von Körpergröße und Wachstum.

Über die Zellgröße der einzelnen Tierarten finden sich in der Literatur zahlreiche Angaben, die hier nur im Auszug wiedergegeben werden können.

Wichtiger als diese Zahlen sind jedoch die *relativen* Größen der Spinalganglienzellen. LEVI (1925) fand die Proportionalität von Ganglienzellgröße und Körpergröße (Levisches Gesetz). Am besten trifft dies für *Fische* zu (Abb. 149). LEVI setzte Spinalganglienzell-Durchschnittsvolumen und Körperoberfläche

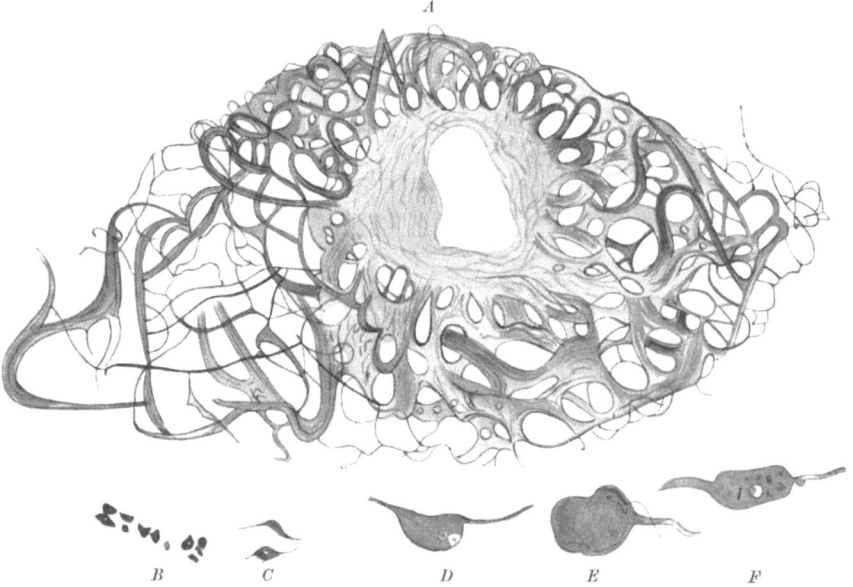

Abb. 149. Spinalganglienzellen von verschieden großen *Fisch*arten bei gleicher Vergrößerung. A *Orthagoriscus mola*, 80 kg schweres Tier; B *Latrunculus pellucidus*; C *Syngnathus abaster*; D *Scyllium canicula*; E *Acipenser sturio*; F *Petromyzon marinus*. Silberimprägnation nach RAMÓN Y CAJAL, 145:1. (Aus LEVI 1925.)

eines 80 kg schweren Exemplares von *Orthagoriscus mola* als 100 an. Dann ergaben sich für *Latrunculus pellucidus* als mittleres Zellvolumen 0,025 bei einer Körperoberfläche von 0,34; weitere Zahlen sind dem Original zu entnehmen. *Amphibien*, *Reptilien* und *Säuger* zeigen weniger große Unterschiede. Immerhin ergibt der Vergleich von *Bos taurus* (Index 100 für Zellvolumen und Hautoberfläche) mit der *Maus*, daß letztere nur Zellen vom Index-Volumen 2,9 bei einer Index-Hautfläche von 0,12 aufweist. Nach LEVI gilt die Beziehung für Spinal- und Hirnnervenganglien einschließlich der Ganglien des N. octavus; die ältere Literatur ist bei LEVI (1925) vollständig verarbeitet. Wie folgende Tabelle

Tabelle 4.

Tierart	Minimal-durchmesser	Verteilungs-gipfel	Maximal-durchmesser	Ganglion	Autor
Leuciscus rutilus	unter 10 µ	20 µ	30 µ	spinale	BÜHLER (1898)
Lebistes reticulatus	6—8 µ	—	14:38 µ (ovoid)	spinale	KIRSCHE (1947/48)
Cyprinus carpio	22,5 µ	27:33 µ (ovoid)	48 µ	vagi	SCHARF (1951)
Rana esculenta .	5—7 µ	—	—	spinale	v. LENHOSSÉK (1886)
Rana esculenta, Bufo vulgaris	10—20 µ	40—50 µ	über 88 µ	spinale	BÜHLER (1898)
Salamandra maculosa . .	13 µ	18,5:22 µ (ovoid)	40:33 µ (ovoid)	acusticum	SCHARF (1951)
,, ...	19:24 µ	30:15 µ (ovoid)	52,5:37,5 µ (ovoid)	jugulare	SCHARF (1951)
Lacerta agilis .	20 µ	22 µ	25 µ	spinale	BÜHLER (1898)
,, ...	4,5:15 µ	23:13 µ	37,5:19,5 µ (ovoid)	acusticum	SCHARF (1951)
Columba domestica . .	12 µ	30—40 µ	50 µ	spinale	BÜHLER (1898)
Passer domesticus . .	10:6 µ	20:15 µ	39:22,5 µ	acusticum	SCHARF (1951)
Cavia cobaya . .	12:15 µ	30:20 µ	52,5:30 µ	vestibulare	SCHARF (1951)
Lepus cuniculus	16 µ	50 µ	70—80 µ	spinale	BÜHLER (1898)
Felis domestica .	22 µ	50 µ	70—80 µ	spinale	BÜHLER (1898)
Canis familiaris	24 µ	—	über 100 µ	spinale	BÜHLER (1898)
Homo sapiens .	—	60 µ	120 µ	spinale	BÜHLER (1898)
,, ...	15 µ	32:38 µ	48:75 µ	semilunare	SCHARF (1951)
,, ...	16:21 µ	30:43 µ	78:43 µ	vestibulare	SCHARF (1951)

zeigt und LEVI (1925) ausführte, schwanken die Volumina der Acusticus-Zellen weniger als die der sensiblen Ganglien; SCHARF (1951) konnte nachweisen, daß insbesondere die *höheren Säuger* im Gegensatz zu *niederen Säugern* und anderen *Vertebraten* Volumenkonstanz der Octavus-Ganglienzellen einhalten. Variabel sind nach LEVI (1925) insonderheit die Volumina der größten Neurone mit längsten Ausläufern, die naturgemäß am meisten von der Körpergröße abhängen.

NETTO (1951/52) verglich *Hydrochoerus capybara* mit *Cavia cobaya*; beide Arten sind als *Subungulata* sehr nahe verwandte *Rodentier*. Die mittleren Gewichte beider Arten verhielten sich wie 106,6:1, die absoluten Hautoberflächen wie 27,4:1. Im Ganglion C_5 verhielten sich aber die mittleren Zellvolumina nur wie 8,2:1, die Zellzahlen wie 3,34:1. NETTO findet die geringe Zellvervielfachung erstaunlich niedrig; er glaubt, daß die Körperoberflächen-Neuronzahl-Diskrepanz durch die Neurongröße kompensiert werden könne.

Wie schon erwähnt, soll nach AGDUHR (1919/20) eine postnatale Neuronvermehrung stattfinden, die bei *Bufo* und *Maus* (Th_3) angeblich 100% beträgt. Dagegen sprechen ältere Befunde von MORPURGO und TIRELLI (1892), die beim *Kaninchen*feten ab 40 mm SSL keine Neuroblastenteilung mehr finden konnten. Die Zahl der Spinalganglienzellen ist hiernach frühzeitig festgelegt; nur die Satelliten können sich auch später vermehren. Freilich hat auch AGDUHR einen älteren Vorläufer, E. MÜLLER (1891). MÜLLER wollte in kleinen sichelförmigen Elementen retardierte Neuroblasten erkannt haben. HARDESTY (1905) zählte beim *Frosch* von 51 g zu 21% mehr Zellen als bei Jungtieren von 14 g, was einer Zellvermehrung von 27,8 Zellen/g entspräche. HELD (1909) behauptete dagegen für 15—17 mm lange *Schwein*embryonen schon Zellkonstanz, was sicherlich viel zu früh angesetzt ist (LEVI 1925). Glaubhaft dagegen sind die Angaben HATAIs (1902), der bei *Ratten* von 10 g an Zellkonstanz nachwies. LEVI (1925) stellte auf Grund eigener Untersuchungen fest, daß die Neuronzahl der sensiblen Ganglien frühzeitig festgelegt sei; alle „neuen" Neurone seien nur durch Massenzuwachs, nicht aber durch wirklichen postnatalen Ersatz zu erklären. Damit bestätigt die moderne Forschung die Auffassung BÜHLERs (1898), der Ersatz aus kleinen, unreifen Ganglienzellen, nicht aber aus retardierten Neuroblasten gefunden hatte.

Dieser Volumenzuwachs läuft nach DONALDSON und NAGASAKA (1918: *Ratte*) der Körperoberflächenvergrößerung parallel. Nach NITTONO (1920) erfahren die

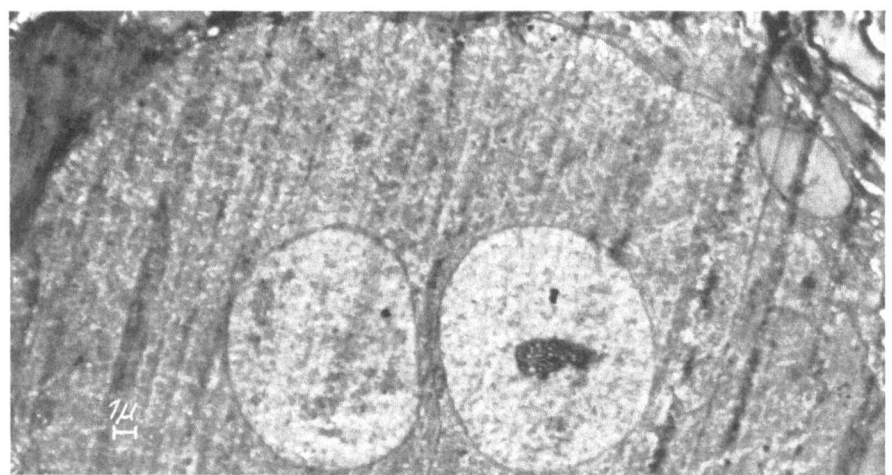

Abb. 150. Zweikernige Spinalganglienzelle *(Ratte)*, die zwischen beiden Kernen eine nicht näher definierbare Membran aufweist, was dafür spricht, daß hier eine unvollständige Zellteilung vorliegt. OsO_4-Fix., Dünnschnitt 0,1 μ, Elektronenmikrophotogramm 3000:1. (Aus HOSSACK und WYBURN 1954.)

Perikarya des Ganglion semilunare bei der *Ratte* von der Geburt bis zum 20. Tage post partum eine rasche, anschließend bis zum 100. Tage eine langsame Volumenvergrößerung. Später verläuft der Zuwachs bis zum 485. Lebenstag extrem langsam, ja es wurde sogar gelegentliche leichte Volumenverminderung beobachtet. NITTONO folgert, das Maximalvolumen sei zur Pubertät erreicht; danach folge die Neuronenvergrößerung nicht mehr dem Oberflächenzuwachs der Haut. Auch für die *Maus* scheint dies zuzutreffen, denn AGDUHR (1920) maß die höchsten Volumina im 5. Lebensmonat. Nach LEVI (1925) wachsen die *Säuger*spinalganglienzellen, solange der Körper wächst; in Ruhephasen der Körpervergrößerung ruhe auch das Ganglienzellwachstum. Anders ist dies bei Arten mit unbegrenzter Körpergröße (einige *Fische*, z. B. *Orthagoriscus*; viele *Schildkröten*), die bis zum gewaltsamen oder auch bis nahe zum physiologischen Tode größer und schwerer werden: Die Spinalganglienzellen wachsen mit.

Wenn in solchen Fällen ein zellphysiologisch tragbares Maximum erreicht ist, wird ersatzweise der Fensterapparat ausgebildet (hierzu s. S. 336 ff.).

HERMANN (1951) fand große Zellen im menschlichen Ganglion nodosum erst vom 6.—7. Lebensjahre an; im 10. Lebensjahre sollen sie 50% ausmachen. Da die größten Typen im Vagus selten vorkommen, sind vermutlich mittelgroße Elemente gemeint. PLENK (1911) konstatierte bei *Ammocoetes*, *Tropidonotus* und *Salamandra* einen zwar geringfügigen, aber doch signifikanten Volumenverlust der sensiblen Perikarya kurz vor dem Schlüpfen. RONDININI (1936) bestätigte nach sehr gründlicher meßtechnischer und statistischer Überarbeitung der Wachstumsrelation der sensiblen Zellen der *Maus* das Levische Gesetz, PILATI (1936, 1938) für den *Menschen*. Die kleinen Zellen werden von beiden Autoren für voll funktionsfähig angesprochen. Während in der Embryonalzeit eine sehr rasche Differenzierung abläuft, verzögert sich das Wachstum bei der *Maus* bereits am 20. Lebenstag, um gegen den 180. Tag langsam zu enden. Graphisch dargestellt, verlaufen die Maximallinien für Erhöhung des Körpergewichtes und des Spinalganglienzellvolumens parallel. Nach STANKIEWITSCH

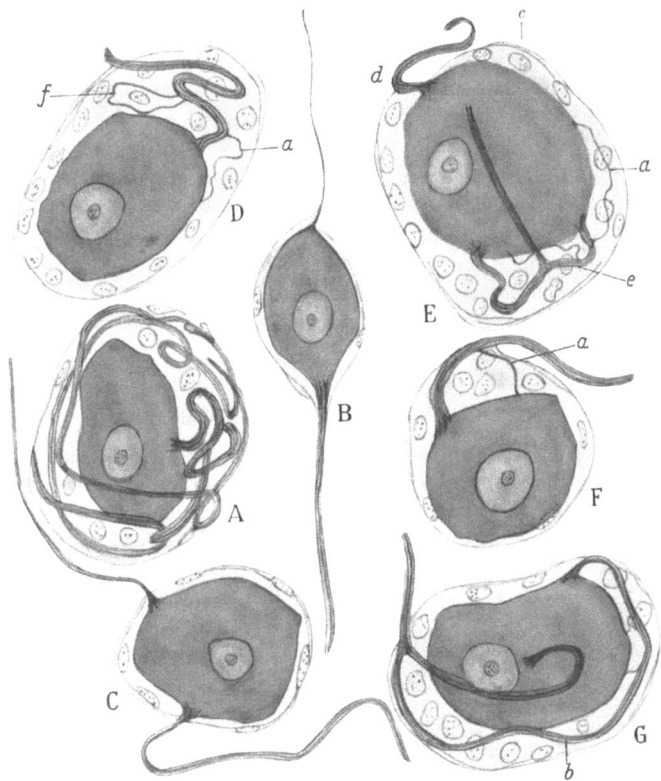

Abb. 151. Verschiedene Typen sensibler Perikarya aus dem Ganglion nodosum (plexiforme) vagi vom *Menschen*. *A* normaler pseudounipolarer Typ mit Glomerulum; *B, C* bipolare Elemente; *D, E, F, G* gefensterte Zellen; *a* dünne Zellfortsätze, die in den Neuriten einstrahlen; *b* Nebenneurit, der durch dünne Plasmabrücken mit dem Perikaryon verbunden bleibt, bevor er den Hauptneuriten erreicht; *c* Kapsel; *d* Hauptneurit; *e* Pseudodendriten, die später zum Hauptneuriten ziehen; *f* Pseudokollaterale des Neuriten. Nach Silberimprägnationspräparaten. (Aus RAMÓN Y CAJAL 1907.)

(1935) sind die Spinalganglienzellen beim *Menschen* die am frühesten reifen Neurone. Perikarya vom 6 Monate alten Feten und Erwachsenen sind nur an der Größe, nicht aber an anderen cytologischen Kriterien unterscheidbar (die Pigmentation ausgenommen). TERNI (1919/20) fand Hypertrophie der Spinalganglienzellen, wenn die *Eidechse* den abgeworfenen Schwanz regeneriert.

Auch bei Jungtieren aller Vertebratenklassen setzt mit der Reifung bereits die Involution ein, die freilich zunächst nur einzelne, weit verstreute Neurone betrifft. BÜHLER (1898) hatte diese Tatsache durchaus richtig erkannt.

d) Zwillingszellen.

Im allgemeinen liegt jede Spinalganglienzelle für sich allein in der Satellitenkapsel eingehüllt, doch sind häufige Ausnahmen bekannt. Bei *Vögeln* und *Nagern* werden recht oft Zellpaare in einer gemeinsamen Kapsel beobachtet. Diese

Zwillinge scheinen indes nicht wie bei niederen Vertebraten teilweise (FREUD 1879: *Petromyzon*; Abb. 117) oder ganz (LEYDIG 1851: *Chimaera*; Abb. 6) zu verschmelzen, sondern ihre Individualität zu wahren. Ältere Beschreibungen liegen von POLAILLON (1866) und COURVOISIER (1868: Frosch) vor. Zwillingszellen beim *Menschen* beschrieben bereits FRAENTZEL (1867) und KONEFF (1887); E. MÜLLER (1891) stellte zwischen den Plasmakörpern solcher Zwillinge beim *Kaninchen* ,,feinste Sepimente" fest, die er für Zellmembranen hielt und nicht mit der Kapsel verwechselt wissen wollte. Elektronenoptisch konnten in der Tat HOSSACK und WYBURN (1954) die unterteilende Zellmembran verifizieren (Abb. 150). In ganz wenigen Fällen fanden die Autoren jedoch nichtgetrennte Paare, die ihnen den Gedanken an *seltene* Zellteilungen nahelegten. DAWSON, HOSSACK und WYBURN (1955) beobachteten Zwillinge, deren Partner je einer dem hellen und dunklen Typ angehörten. Die Zwillingstypen scheinen eine moderne Untersuchung zu verdienen, da über sie noch recht wenig Genaues bekannt ist. Das gilt nicht nur für die Spinalganglien, sondern auch für die menschliche und tierische Retina, in der DOGIEL (1893) bis heute nicht näher studierte Zwillingszellen beschrieb. Solche anastomosierenden Zellen fand HERMANN (1951) in zusammen 11 Exemplaren im Ganglion nodosum junger Kinder. Beim Neugeborenen scheinen Zwillingszellpaare häufiger zu sein als später (HERMANN 1951).

e) Das Initial-Glomerulum.

SCHWALBE (1868) scheint der Endecker des initialen Glomerulum des Crus commune gewesen zu sein. Völlig richtig schilderte DAAE (1888) die Aufknäuelung des noch ungeteilten Neuriten innerhalb der Kapsel, die T- oder Y-förmige Aufzweigung in peripheren und zentralen Fortsatz und deren Lage außerhalb der Hüllstrukturen. HUBER (1896) bestätigte diese Befunde, die heute zum Lehrbuchwissen gehören. Durch die systematischen Untersuchungen von DOGIEL (1896ff.), RAMÓN Y CAJAL (1899, 1907ff.), v. LENHOSSÉK (1897ff.), DE CASTRO (1921/22, 1932) u. a. wurden die Verhältnisse näher und genauer bekannt. Nach der auf RAMÓN Y CAJAL (1907) zurückgehenden Einteilung werden unter den typischen Spinalganglienzellen nach der

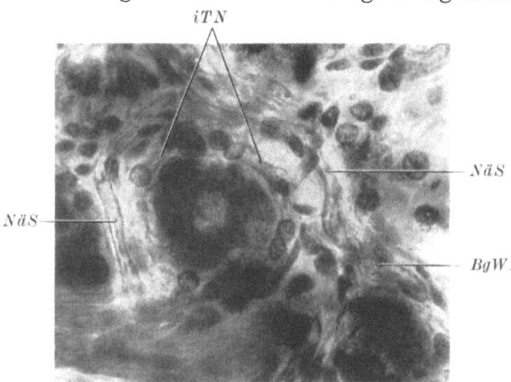

Abb. 152. Dunkle (lipoidreiche) pseudounipolare Ganglienzelle aus dem Ganglion semilunare eines 50jährigen Mannes. Das Crus commune des Neuriten beschreibt als Glomerulum zwei Spiraltouren um das Perikaryon (*iTN* innere Tour des Neuriten; *NäS* äußere Schlinge des Neuriten; *BgWN* in einer bogenförmigen Windung verläßt der Fortsatz die Nähe des Perikaryons). Weinsteinsäure-Kresylechtviolett nach FEYRTER. 230:1.

Anordnung des Glomerulum drei Typen (Abb. 148, 151) unterschieden:

a) Glomerulärer Typ: Große bis mittelgroße Zellen, deren Crus commune mehr oder weniger komplizierte Initialschlingen bildet, die oftmals die Zelle umkreisen. SCHWALBE (1868) hatte recht präzise formuliert: ,,Der Fortsatz ist umwunden." Dieser Typ ist in allen sensiblen Ganglien mit Silber- oder Methylenblaumethoden als der häufigste zu finden (Abb. 152, 184).

b) Große Spinalganglienzellen *ohne* Glomerulum. Der Typ ist selten, am ehesten noch in den Vagusganglien nachweisbar.

c) Kleinste Zellen *mit* Glomerulum, eine sehr seltene Ausnahme (DE CASTRO 1921/22); die meisten kleinen Zellen entlassen nur einen gestreckten Fortsatz.

Auf Einzelheiten soll hier nicht näher eingegangen werden, da die älteren erwähnten Übersichten diese reichlichst enthalten; dies gilt auch für den Handbuchbeitrag STÖHRs (1928). Welche Bedeutung den Glomerula zukommt, ist bis heute nicht sicher bekannt. Vielleicht vergrößern sie die Oberfläche für Stoffwechsel oder Synapsen. Beim *Menschen* werden die Initialschlingen im 2. Dezennium umfangreicher und komplizierter (HERMANN 1951), bei der *Katze* sollen sie nach v. LENHOSSÉK (1906) komplizierter als beim *Hund*, am einfachsten noch beim *Menschen* sein. Nach TIMOFEEW (1898) fehlen den *Vögeln* glomeruläre Neurone. Die drei Schenkel des „T" am Ende des Crus commune fallen stets in einem Ranvierschen Schnürring zusammen (HEIDENHAIN 1911).

f) Helle, dunkle und polygonale („multanguläre") Spinalganglienzellen.

Es wurde schon erwähnt, daß man in jedem Spinalganglion „helle" und „dunkle" Zellen unterscheidet (Abb. 130, 145, 153). Auf diese Tatsache war

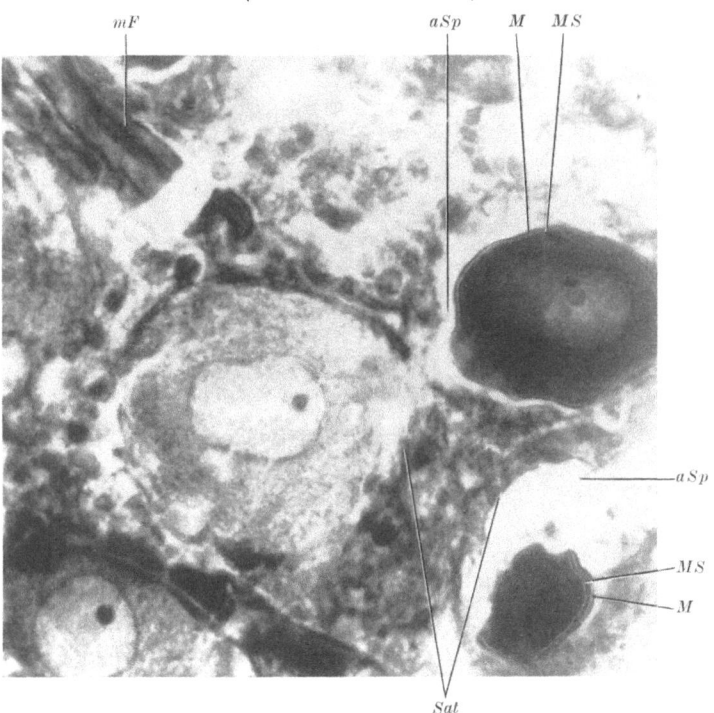

Abb. 153. Helle (marklose) und dunkle (markhaltige) Ganglienzellen aus dem Ganglion jugulare n. vagi von *Cyprinus carpio*. *M* Markscheide; *MS* sog. Mauthnersche Scheide (Ektoendoplasma-Grenze); *aSp* Schrumpfungsspalt (zwischen Markscheide und Satelliten); *Sat* Satelliten; *mF* dicke markhaltige Nervenfaser. Formol, OsO_4-Chromsäure-$K_2Cr_2O_7$-Alauncochenille. 935:1. (Aus SCHARF 1951b.)

erstmals durch FLEMMING (1882) hingewiesen worden, der die kleinen Zellen „dunkel" fand. FLESCH und KONEFF (1886) sowie KONEFF (1887) beobachteten unter den Spinal- und Trigeminus-Ganglienzellen bei *Mensch, Affe (Hapalemur silvanus), Pferd, Rind, Schwein, Fuchs, Katze* und *Kaninchen* in nativem Zustande eine transparente und eine dunkel granulierte Variante. Im polarisierten Licht sollten sich keine Besonderheiten zeigen. Dagegen wurde gefunden, daß die „dunklen", stark granulierten Zellen deutliche Osmiophilie und Weigert-

Färbbarkeit nach Chromierung aufweisen. Die „dunklen", osmiophilen Zellen konnte KONEFF (1887) auch in gefärbten Schnitten als chromophile wiederfinden, die „hellen" als chromophobe. Dazwischen wurden Übergangsformen eingereiht, die von der Autorin als indifferente, gemeinsame Grundformen angesprochen wurden. KONEFF (1887) nahm die große Entdeckung NISSLs voraus, als sie feststellte, das Neuroplasma könne mit typischen Kernfarbstoffen tingiert werden und nur eine schmale Randschicht bleibe frei von chromophilen Körnchen. Das Mengenverhältnis zwischen „hellen" und „dunklen" Zellen fand die Autorin in gleichen Ganglien verschiedener Individuen der gleichen Species konstant. Eine weitere wichtige Tatsache wurde ebenfalls von KONEFF herausgestellt: In den sensiblen Ganglien existieren polymorphe Zellen wie im Sympathicus; sie verhalten sich stets chromophil und sollten Funktionsstadien repräsentieren.

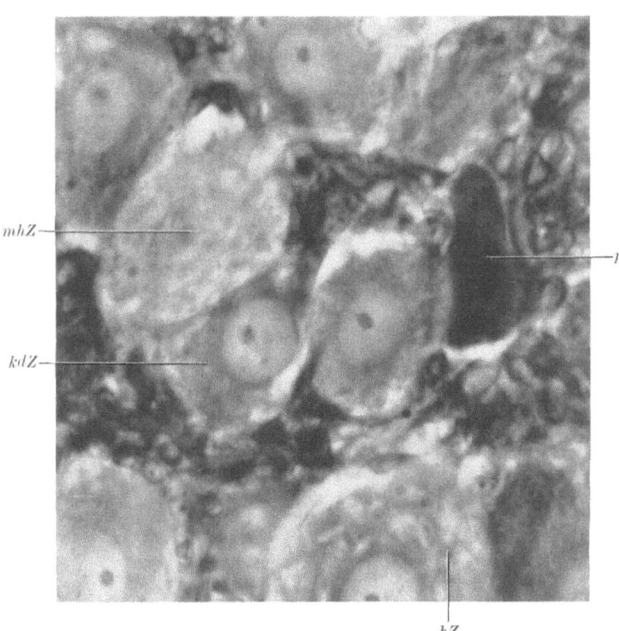

Abb. 154. Ganglion C_1 vom *Sperling* mit verschiedenen Zelltypen: Polygonale Zelle (*pZ*), große helle Zelle (*hZ*), mittelgroße helle Zelle (*mhZ*) und kleine dunkle Zelle (*kdZ*). OsO_4-Fix., 935:1.

Bereits DAAE (1888: *Pferd*) berichtete wieder über osmiophile, „dunkle", kleine und osmiophobe, große, „helle" Perikarya (Abb. 153, 154, 196), in neuester Zeit BACSICH (1932) und SCHARF (1951, 1952). GITISS (1888) bestätigte KONEFF (1887); der Hell-Dunkel-Dualismus sei bei allen *Vertebraten* einschließlich *Petromyzon* zu finden. KOTLAREWSKY (1888) dehnte die KONEFFschen Färbungsversuche auch auf saure Farbstoffe aus. Auch mit diesen färbten sich „dunkle" Zellen intensiver als „helle", der Zellkern tingiere sich schwächer mit basischen Farbstoffen als das Cytoplasma. FLESCH (1888) faßte seine und seiner Schülerinnen Befunde zusammen. Er ergänzte, daß alle Nervenzellen, am meisten die chromophilen dunklen Spinalganglienzellen, alkalisch reagierten. Letztere besäßen auch eine höhere Sauerstoffsättigung, da sie sich mit Leichtigkeit durch Methylenblau färben ließen, wozu freies O_2 notwendig sei. Aber nicht nur die Granula-Dichte bedinge den Unterschied zwischen „hellen" und „dunklen" Spinalganglienzellen, sondern, auch wenn diese nicht angefärbt seien, zeige das Cytoplasma beider Typen den Unterschied. Diese Meinung vertrat auch v. LENHOSSÉK (1897); die „dunkle" Färbung beruhe auf größerer Cytoplasmadichte. Dieser Befund nimmt das gleichlautende Ergebnis KÖRNERs (1937a) voraus. Nach FLESCH (1888) zeigt das Cytoplasma jüngerer Nervenzellen „chromophile Beschaffenheit" nur in Kernnähe, ältere Zellen färben sich auch peripher mit Kernfarbstoffen. Die Untersuchungen der Schule FLESCHs hat BENDA (1886) wörtlich bestätigt, teilweise also noch vor dem Erscheinen der Publikationen. E. MÜL-

LER (1891) bestätigte den Dualismus „heller" und „dunkler" Zellen. PFITZ-NER (zit. nach E. MÜLLER) hielt die „dunklen" Elemente für absterbende Alterszellen, was schon E. MÜLLER (1891) als fragwürdig bezeichnete und heute als falsch gelten muß. Nur ein geringer Anteil dieser Elemente ist pyknomorph.

NISSL (1894) faßte die „hellen" und „dunklen" Spinalganglienzellen als verschiedene Funktionszustände eines einzigen Typus auf, was RAMÓN Y CAJAL (1897) für *vielleicht* zutreffend erachtete. Der spanische Meister bestätigte aber FLESCHs Dualismus als „immer und überall" zutreffend. Als absurd hat dagegen v. LENHOSSÉK (1897) NISSLs Hypothese bezeichnet; da nur die kleinen Elemente „dunkel "erscheinen, müßte logischerweise gefolgert werden, daß nur sie „funktionieren". LUGARO (1896) betonte, die „dunklen" Zellen seien zumeist auch die kleinen, eine heute allgemein anerkannte Tatsache. Wie KAMKOFF (1897) bei der *Katze* chromophile und chromophobe Elemente unterschied, beobachtete PUGNAT (1898) „helle" und „dunkle" Zellen in den sensiblen Ganglien einiger *Reptilien (Testudo, Uromastix, Agama, Emys)*. Nach HATAI (1901a) lassen sich bei der *Ratte* die großen „hellen" Zellen nur zart, die kleinen „dunklen" dagegen kräftig mit Eosin tingieren; intermediäre Varianten wurden beobachtet. Unter den kleinen „dunklen" Elementen sollen sich nicht wachsende, unreife Vertreter finden. TOMASELLI (1907) unterschied bei *Petromyzon* und *Ammocoetes* „helle" große Zellen mit schütterem Fibrillengitter und kleine „dunkle", dicht fibrillierte Elemente.

Große „helle" und kleine „dunkle" Zellen trennen in den folgenden Jahren die Zellsystematisationen von ORR und ROWS (1901), TURNER (1903), WARRINGTON und GRIFFITH (1904), CLARK (1926: Abb. 188), HIRT (1928), STÖHR jr. (1928) und BIELSCHOWSKY (1935). Alle diese Autoren haben im wesentlichen auf die Unterschiede im Nissl-Bild, nicht aber auf den fundamentalen Dualismus des Grundcytoplasmas geachtet. Nur MARINESCO (1912), der die vitale Existenz der Nissl-Schollen ablehnte, unterschied im Ultramikroskop an lebenden Spinalganglienzellen einen großen Typ mit silberweißen oder gelblichweißen, selten goldgelben feinsten Granula von einem kleinen, hellbraunen, grau oder blaugrau granulierten Typ. In der Beschreibung MARINESCOs handelt es sich wohlbemerkt um ultramikroskopisch kleine Granula, also Bestandteile des Grundcytoplasmas, die Brownsche Molekularbewegung zeigen.

KISS (1932/33) bediente sich der Methode der sog. „prolongierten Osmierung" (Vorfixierung in Formol über 24 Std, dann 5—8 Tage 1%ige OsO_4-Lösung) zur Darstellung der Spinalganglienzellen. KISS fand nach dieser Behandlung „helle runde" und „dunkle multipolare" Zellen. Den ersten Typ hielt der Autor für sensibel, den zweiten für sympathisch. Nach KISS sollen die Ganglia ciliare, sphenopalatinum, semilunare, jugulare, nodosum, intra- und extracraniale gemischt beide Zellarten enthalten, während die Ganglia opticum, submandibulare et geniculi ausschließlich aus sympathischen Zellen bestünden. In den Spinalganglien fand KISS unter den sensiblen einige der „sympathischen" verstreut, die er mit den II. Neuronen des Spinalparasympathicus KURÉS (1931) identifizierte. LEVI (1932/33) wies diese Ergebnisse sehr scharf zurück und warf KISS kritiklose Beschreibung von Artefakten vor. Es sei hierzu bemerkt, daß KISS (1932, 1957) in der Ausdeutung seiner Präparate entschieden zu weit ging. Der gleiche Einwand gilt auch für die Folgerungen, welche DICULESCU, BORDA, PAȘTEA und OPRESCU (1957) an histochemische Untersuchungen knüpfen und diese Autoren zu einer bedingungslosen Anerkennung der These von KISS (1932, 1957) verleiten. In Übereinstimmung mit LEVI (1932/33) stellte SCHARF (1957) fest, daß die „prolongierte Osmierung" an einem Teil der sensiblen Ganglienzellen Schrumpfungen auslöst, die „multipolare" Elemente *vortäuschen* können. LEVI

(1932/33) hält dieses Phänomen aber immerhin des Terminus „Äquivalentbild" für würdig. In der Tat besitzen die „dunklen" Zellen erhebliche kolloidchemische Unterschiede gegenüber den „hellen". So wies SCHARF (1951) die größere Schrumpfungs*bereitschaft* gerade der „dunklen" Zellen nach. KISS (1932) muß freilich zugute gehalten werden, daß in jedem sensiblen Ganglion und nach Anwendung aller Fixationsmittel „multipolar geformte" Zellen zu finden sind, die auch stets dem „dunklen" Typ entsprechen (z. B. in Abb. 130). Freilich ließen sich von Nachuntersuchern nur in vereinzelten Fällen wirklich Fortsätze außer dem Crus commune nachweisen, die Zurechnung zum Sympathicus verlangt aber echte multipolare Verzweigung. KISS (1932) unterließ die Kontrolle mit Silberimprägnationsmethoden. FISHER und RANSON (1934) lehnten KISS völlig ab; sie be-

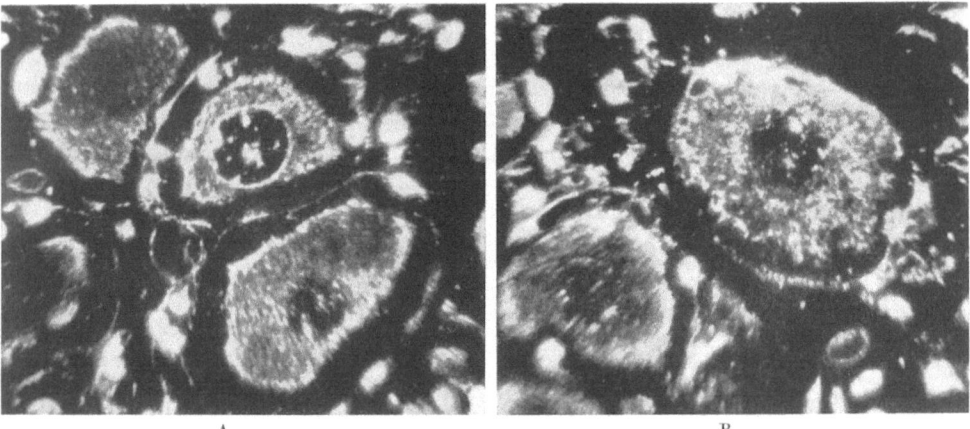

A   B

Abb. 155. Spinalganglienzellen der *Katze*. Mikroveraschung zeigt typische Unterschiede der Mineralreste zwischen „hellen" (Abb. A) und „dunklen" (Abb. B) Typen. Die Mineralasche des Cytoplasmas der „hellen"Variante ist fein verteilt, während die „dunkle" Zelle klumpige Ascherückstände darbietet. Beim „dunklen" Typ (Abb. B) sind deutlich die unregelmäßigen Konturen des Protoplasten („multanguläre Zelle") erkennbar, das Aschebild zeigt sogar noch die Impressionen der Satelliten ins Gangliocytoplasma, 630:1.
(Nach Präparaten von E. S. HORNING aus BLAIR, BACSICH und DAVIES 1936.)

tonten, die dunklen Zellen seien niemals sympathisch. Nach Vobrehandlung mit hypertonischen Salzlösungen nähmen die „dunklen" Zellen zu, der Anteil an „dunklen" Zellen und deren Dunkelheitsgrad seien der Schrumpfung direkt proportional. FISHER und RANSON schütteten dabei aber das Kind mit dem Bade aus, denn *keineswegs alle* „dunklen" Zellen sind Schrumpfungsartefakte! BLAIR, BACSICH und DAVIES (1936: Katze) stellten sich auch gegen diese Unterstellung der beiden anderen Autoren, bestätigten jedoch andererseits wie SCHARF (1957) ebenfalls KISS (1932) nur zum Teil. BLAIR und Mitarbeiter hielten fest: Die großen runden Spinalganglienzellen sind fast immer „hell", die kleinen runden fast ausnahmslos „dunkel", auch wenn sie nicht geschrumpft sind. Neben diesen beiden Haupttypen fanden die Autoren wie SCHARF (1957) „multipolare "Zellen, die jedoch meist nur *einen* Ausläufer besaßen und deshalb den Namen „multangular cells" mit größerem Recht verdienen. Neben der Bezeichnung „multangulär" (BLAIR und Mitarbeiter) trifft auch „polygonal" genau zu. BLAIR, BACSICH und DAVIES zeigten weiterhin, daß der Golgi-Apparat in der „dunklen" Zelle sehr grob, in der „hellen" dagegen fein angeordnet ist. Tigroidunterschiede wurden in der altbekannten Art beschrieben („dunkle" Zelle stichochrom, „helle" dagegen gryochrom). Nach Mikroveraschung zeigten die „hellen" Zellen feine, staubförmige, die „dunklen" klumpige Mineralienverteilung (Abb. 155 A, B). Nach

Behandlung mit hypertonen Salzlösungen nahm die Zahl der „dunklen" Zellen *nicht* zu, sondern es traten „multanguläre" Formen mit *„hellem"* Cytoplasma auf, die normalerweise nicht beobachtet werden. Außerdem schrumpften die Kerne. Wirklich multipolare Zellen dagegen zeigten meist helles Cytoplasma und runde Zellkonturen.

Die Autoren faßten zusammen: Die „dunkle" Spinalganglienzelle ist kein Artefakt, sondern ein genuiner Zelltyp! BACSICH und WYBURN (1953) überprüften die „multangulären" Zellen nochmals bei *Katze* und *Kaninchen*, indem

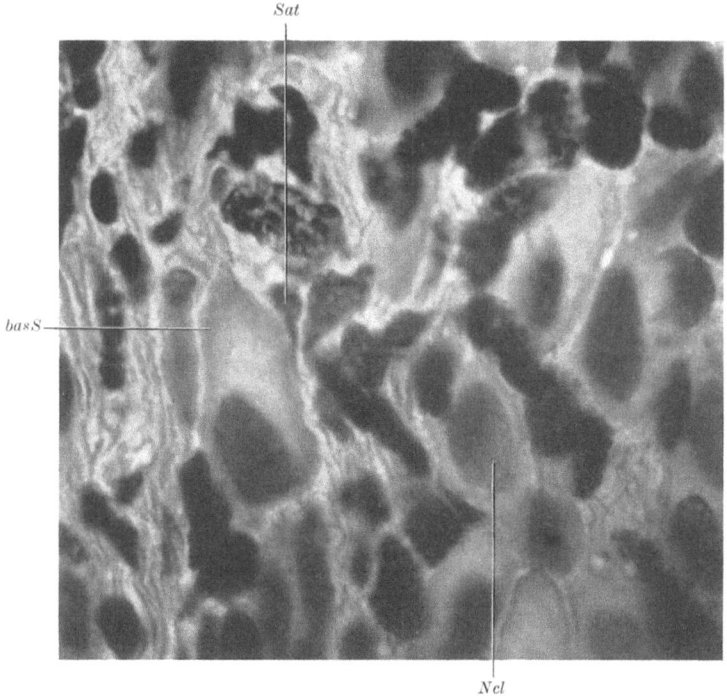

Abb. 156. „Multanguläre" Perikarya von *Protopterus annec*tens (35 cm langes Tier). Die Zellen sind im Gegensatz zu den irregulären Elementen anderer Wirbeltiere „hell", nur der Kern ist — ebenfalls in Abweichung von anderen Vertebraten — dicht und chromatinreich. Die Spinalganglienzellen von Protopterus sind somit „karyochrome" Elemente! Tigroid nur in Form eines feinsten „Randschollenkranzes" vorhanden (*basS*). *Ncl* Nucleolus; *Sat* die auffällig großen Satelliten. Susa fix., Hämatoxylin-Eosin. 935:1.

sie die Häufigkeit nach verschiedener Vorbehandlung untersuchten. Keine „Multangulären" wurden beobachtet nach Gefriertrocknung, Formol-Gefriertrocknung, Formolfixation und anschließendem Zupfen, Bouin-Fixation, Alkohol-Eisessig-Formol, Zenker-Formol, OsO_4. „Multanguläre" sollen dagegen sofort auftreten, wenn Formolmaterial zu Gefrierschnitten verarbeitet oder in Alkohol entwässert wird. BACSICH und WYBURN (1953) glauben, daß der Formaldehyd das Cytoplasma sensibilisiere, wonach es bei der Einfrierung oder in Alkohol schrumpfe. In den Bildern der Autoren finden sich jedoch in allen Schnitten und nach jedweder Vorbehandlung „dunkle" runde Zellen. Ferner sei betont, daß auch ohne Formolbehandlung stets polygonale Zellen — freilich wenige — auftreten, wovon sich SCHARF mehrfach überzeugen konnte. Auch bei *niederen Vertebraten* können unregelmäßig geformte, „multanguläre" Elemente nachgewiesen werden (Abb. 156).

SCHARF (1951a, b, 1952) wies nach, daß die „dunkle" Spinalganglienzelle in der Kaplan-Färbung (1902) den blauen Ton des Anthracenblaues (bzw.

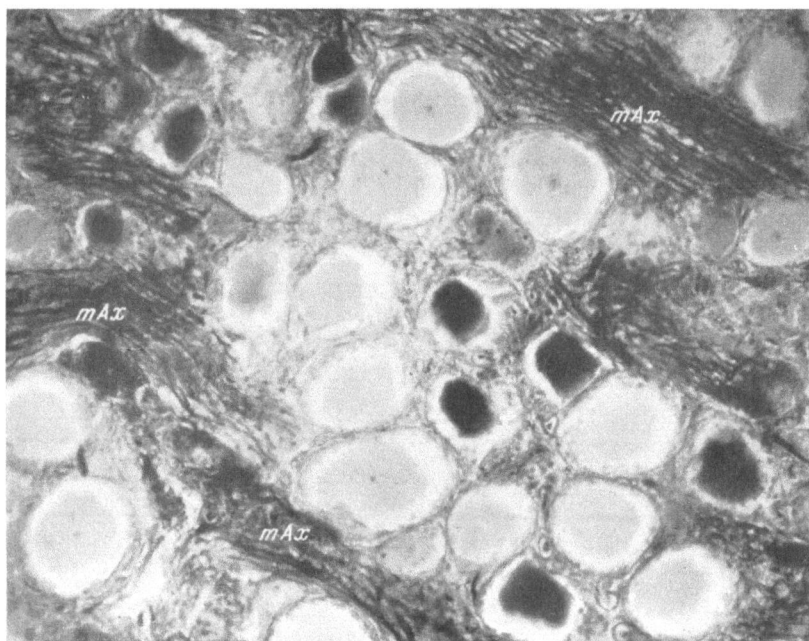

Abb. 157. Ausschnitt aus dem Ganglion semilunare von *Bos taurus*. Große „helle" Kaplan-rote — mittelgroße und kleine „dunkle" Kaplan-blaue Zellen. *mAx* Achsenzylinder markhaltiger Fasern (Kaplan-blau = „Kaplan-positiv"). Formol, WEIGERTS Markscheidenbeize, Anthracenblau-Eisengallus-Fuchsin-S nach KAPLAN. Paraffinschnitt 20 μ, 146:1. (Aus SCHARF 1951d.)

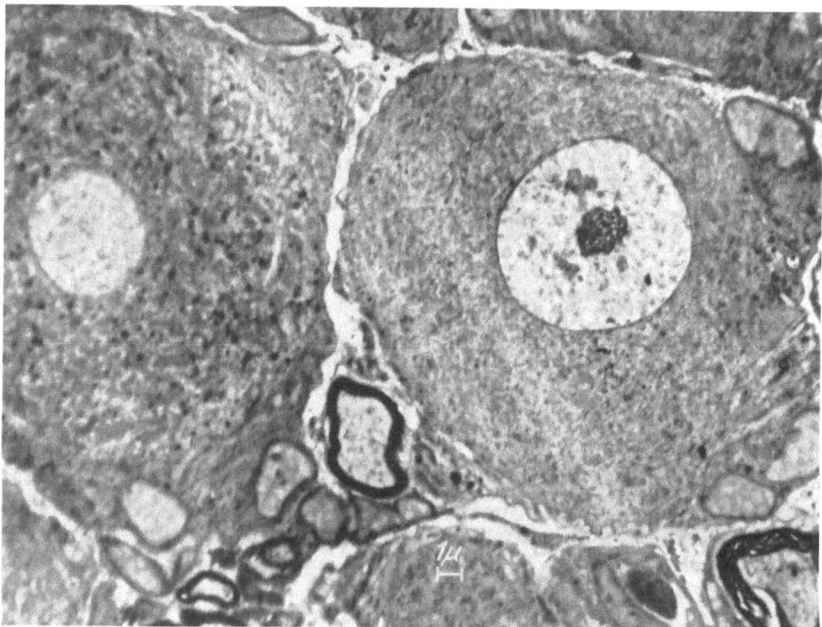

Abb. 158. Zwei *Ratten*spinalganglienzellen im Elektronenmikroskop: Links „Typ A" mit groben Nissl-Schollen und gleichmäßiger Elektronendurchlässigkeit von Karyo- und Cytoplasma. Zahlreiche tiefschwarze osmiophile Granula. Rechts: „Typ B" mit „hellem", d. h. für Elektronen leicht durchgängigem Karyoplasma und „dunklem" elektronendichtem Cytoplasma. Homogene Verteilung der Plasmaelemente, die bei dieser Vergrößerung noch nicht aufgelöst werden. Deutlich sichtbar ist auch die periphere Zellmembran. OsO_4-Fix., Dünnschnitt 0,1 μ, 3500:1. (Aus HOSSACK und WYBURN 1954.)

Tintenblaus BJTN), die „helle" dagegen den roten des Säurefuchsins annimmt (Abb. 157). Außerdem bedeckt die „dunkle" Zelle fast stets eine lichtmikroskopisch bzw. polarisationsmikroskopisch sichtbare Zellmembran. An „hellen" Zellen kann dagegen gewöhnlich das Plasmalemm bestenfalls mit dem Elektronenmikroskop demonstriert werden, — von Ausnahmen abgesehen — (s. S. 277). Die „dunkle" Zelle ist stets lipoidreich (BACSICH 1932), was mit allen üblichen Methoden demonstriert werden kann (SCHARF 1951d). In Sudanschwarzpräparaten gibt es genau so „helle" und „dunkle" Zellen wie nach Nissl-Färbung.

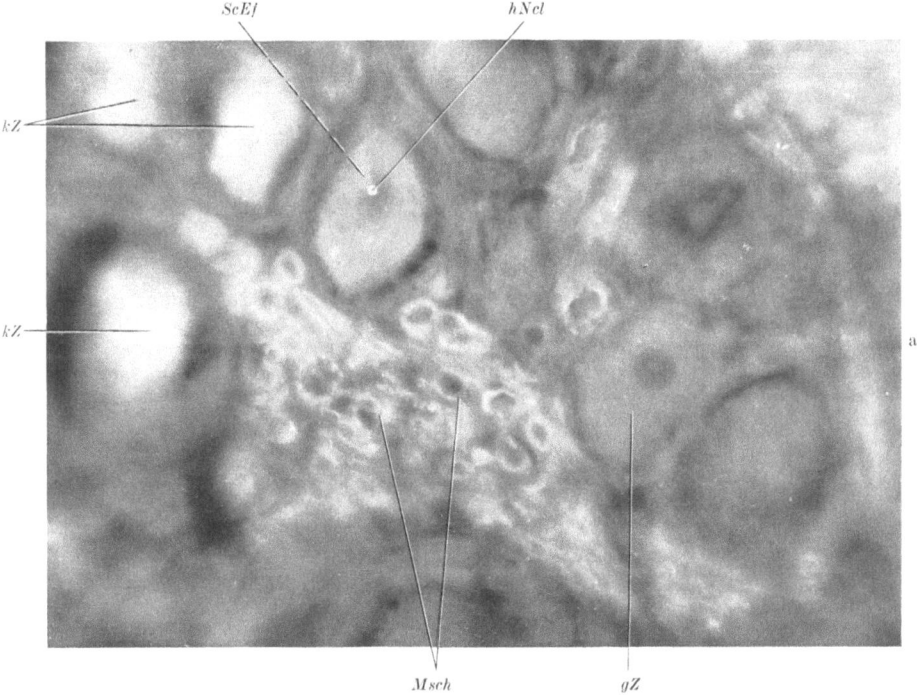

Abb. 159a. Ganglion semilunare vom *Rind* mit lipoidreichen (*kZ*) kleineren Zellen, die hell fluorescieren, im Hellfeld aber dunkler erscheinen als die schwach fluorescierenden größeren (*gZ*). Die Protoplasten der leuchtkräftigen Zellen zeigen annähernd gleiche Helligkeit und Farbe wie die Markscheiden der Nervenfasern (*Msch*). Bei *hNcl* ein Nucleolus, der eng an die Innenseite der Kernmembran angeschmiegt ist und mit dunklem Zentrum eine strahlend helle Schale besitzt. Das Cytoplasma der Nachbarschaft ist sektorenförmig (*ScEf*) heller als im übrigen Zellkörper. Dieser „Sektoreneffekt" ist mehrfach beobachtet worden und dürfte Ausdruck eines interessanten Stoffaustausches zwischen Nucleolus und Cytoplasma sein.

Wendet man Fermentnachweismethoden an, so tritt der Dualismus — freilich mit gewissen Einschränkungen — ebenfalls auf, wie später berichtet wird (s. S. 316ff.).

HOSSACK und WYBURN (1954) untersuchten *Ratten*spinalganglien mit dem Elektronenmikroskop und fanden zwei Typen, die sie A und B nannten (Abb. 158). Im Typ A weisen Kern und Cytoplasma gleiche Elektronendichte auf, es sind „helle" Zellen. Dagegen ist zwar der Kern der Zelle B leicht elektronendurchlässig, nicht aber das Cytoplasma, das so dicht ist, daß Zellorganellen nicht abgebildet werden konnten. Zu allem Überfluß fanden die Autoren auch den dritten, erheblich abweichenden Typ, der irreguläre Formen aufweist. Also auch nach Osmierung treten im Elektronenmikroskop „dunkle multanguläre" Zellen auf — ohne Formol! DAWSON, HOSSACK und WYBURN (1955) sowie HESS (1955) bestätigten wiederum „helle" und „dunkle" Elemente.

Es wurde schon erwähnt, daß beiden Zelltypen grundlegende *kolloidchemische Unterschiede* zukommen. Dies konnte nun mit einer neuen Methode völlig gesichert werden. SCHARF und OSTER (1957) untersuchten Nativgefrierschnitte und Gefrierschnitte von formolfixierten *Rinder*-Trigeminusganglien nach Fluorochromierung mit Phenyloxyfluoronen[1] (Fluorescein, verschiedene Eosine und Erythrosine) im Luminescenzmikroskop. Schon im Hellfeld zeigten sich beide

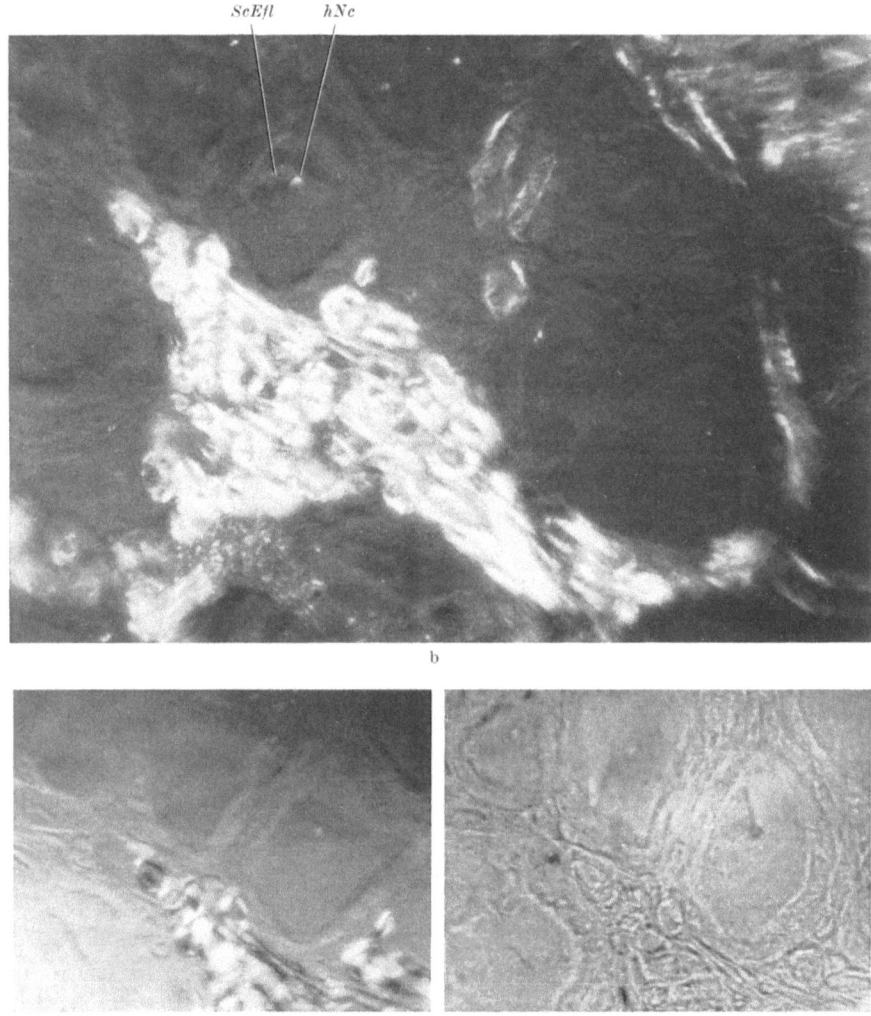

Abb. 159 b—d. b Gleiches Präparat zwischen gekreuzten Nicols. Der fragliche Nucleolus leuchtet hell auf und steht den Markscheiden mit ihrer kräftigen Doppelbrechung kaum nach. Auch der „Plasmasektor" bleibt sichtbar. c Linker oberer Bildquadrant von a und b im polarisierten Licht über Berek-Kompensator (2 Ordnungen). Interferenzstreifen schwarz ⟶ lavendelgrau von rechts oben nach links unten: Der fragliche Nucleolus zeigt keine Sphäritstruktur, der „Plasmasektor" ist weiterhin sichtbar. d Auch im Hellfeld hebt sich der hier dunkle Nucleolus mit dem „Plasmasektor" ab, dagegen ist die Kernmembran nur sehr schwach ausgebildet, womöglich funktionsbedingt. Formolfix., Eosin S-Äthylester bei pH 4,95 (Glycerin-Einschluß). Alle Aufnahmen 332:1.

Zelltypen, „helle" und „dunkle", wie sie bereits von KONEFF (1887), KOTLAREWSKY (1888), FLESCH (1888) und HATAI (1901) beschrieben wurden. Wurde nun mit UV-Licht erregt und die Sekundär-Fluorescenz beobachtet, leuchteten

---

[1] Weniger aufschlußreiche Befunde zeitigt im allgemeinen für derartige Fragen die Verwendung von Acridinen. So konnte WEBER (1957) keine neuen Tatsachen über periphere sensible Ganglien (Ganglion semieunare, Ganglion spinale von *Säugern*) nach Fluorochromierung mit Acridingelb (oder -orange) beobachten, nur die bisher bekannten Zellorganellen wurden mehr oder weniger eindeutig und deutlich dargestellt.

die im Hellfeld „dunklen" (intensiv gefärbten) Zellen *heller* als die im Hellfeld „hellen" (schwach tingierten, Abb. 159, 253). Nach den Erfahrungen der Fluorescenzmikroskopie sollte man eigentlich das Gegenteil erwarten, nämlich Konzentrationslöschung der stärker mit Farbstoff beladenen „dunklen" Elemente. Diese leuchten nun aber nicht nur heller, sondern es trat überdies ein bathochromer Effekt auf, d. h. die Fluorescenzfarben vertieften sich im Sinne einer Verschiebung nach längeren Wellen. Durch systematische Untersuchungen an Nervenfasern konnte SCHARF (1955, 1956b, c) diese Phänomene dahingehend interpretieren, daß Fluorescenz phenyloxyfluorongefärbter Strukturen mit hoher Quantenausbeute an solche Substrate gebunden ist, die

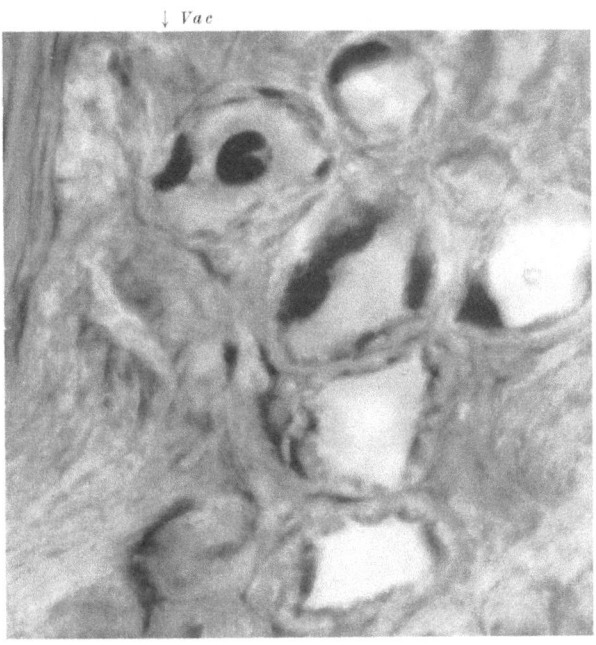

Abb. 160. Gruppe multangulärer Zellen aus dem Ggl. semilunare des *Rindes* bei Fluorescenzbeobachtung. Bei hoher $c_{H_3O^+}$ ($p_H < 3,3$) ist Fluorescein ein Kation, das an Eiweiße adsorbiert und in Lipoiden gelöst wird. Die „dunklen" lipoidreichen kleinen Zellen fluorescieren daher etwas heller und mit Gelbstich gegenüber den grün leuchtenden größeren Elementen. Vergleiche das übereinstimmende Verhalten der Markscheiden. *Vac* Vacuole einer Zelle. Formol fix., Gefrierschnitt in Glycerin, Fluorescein-Färbung bei p_H 2,2. 332:1.

a) hydrophobe Eigenschaften bei gleichzeitiger Hydrophilie,
b) eine niedrige Dielektrizitätskonstante (DK), jedoch DK > 6, und
c) ein gegenüber der DK extrem hohes Dipolmoment aufweisen.

Proteine scheiden wegen ihrer ausgeprägten, reinen Hydrophilie von vornherein aus. Im Präparat fluorescieren z. B. kollagene Fasern nur schwach und mit höherer Farbe (hypsochromer Effekt). Ausgedehnte Modellversuche mit reinen Lösungsmitteln und reinen Lipoiden konnten schließlich den Kreis der in Frage kommenden Substanzen auf die *Phosphatide* eingen, insbesondere auf die als Zwitterionen extrem polaren Lecithine, Kephaline und das Sphingomyelin. Am klarsten zeigt reines Sphingomyelin als ausgeprägt hydrophobes, trotzdem extrem polares (Zwitterionen-)Kolloid das Verhalten des Protoplasten der „dunklen" Spinalganglienzelle. Durch diese Untersuchungen darf als gesichert gelten, daß sich die „dunkle" Spinalganglienzelle durch einen besonders hohen Gehalt des Grundcytoplasmas an Phosphatiden, insbesondere Sphingomyelin, von der „hellen" Zelle unterscheidet. Die Umkehrung der „dunklen" Hellfeldfärbung der chromophilen („dunklen") Spinalganglienzelle in helle (Abb. 160), wasserlöschungsresistente und farbtiefe Fluorescenz ist ein so subtiles physikochemisches Phänomen, daß es nur durch grundlegende kolloid-physikochemische und elektrochemische Unterschiede von der „hellen" Zelle erklärt werden kann. Polygonale Zellen zeigten sich auch in Nativgefrierschnitten; zu einem Teil waren sie nicht geschrumpft. Alkohol-Äther-Extraktion hebt die Unterschiede in Fluorescenzfarbe und -helligkeit zwischen beiden Typen der Spinalganglienzelle genau so auf, wie durch sie die Unterschiede zwischen markhaltigen Nervenfasern und kollagenen Bindegewebsfasern zum Verschwinden gebracht werden.

Es kann daher zusammengefaßt werden: Der Dualismus „helle" und „dunkle" Spinalganglienzelle beruht nicht auf Schrumpfung, ist mithin *kein Artefakt*,

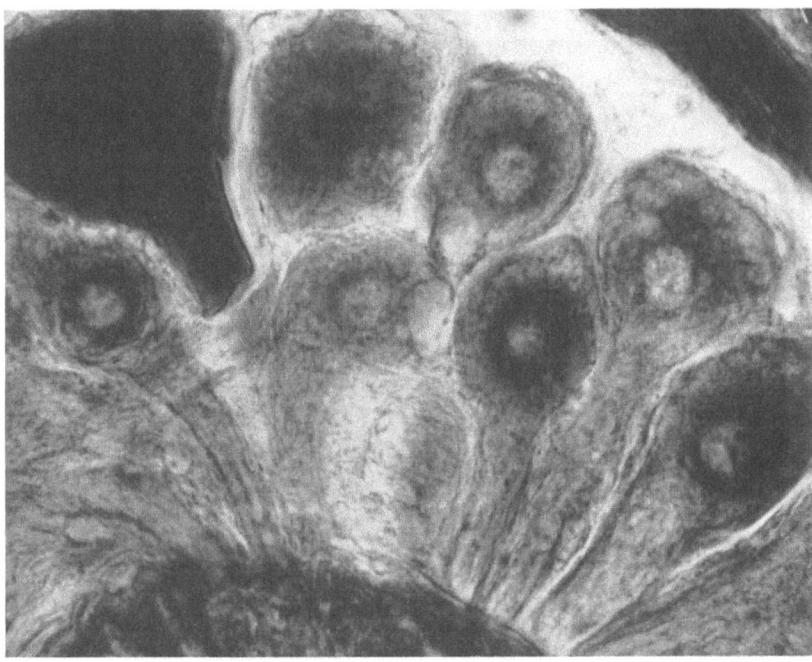

Abb. 161. *Hirudo medicinalis*. Zellgruppe aus einem Bauchmarkganglion. „Helle" Zellen mit doppelter gliöser Hülle, links oben eine am Stielfortsatz abgeschnittene „dunkle" Zelle mit ektoplasmatischer Membran. Ciaccio-Fix., Sudanschwarz, 10 μ Schnittdicke, 935:1. (Aus SCHARF 1953.)

sondern weist auf *zwei genuine Zelltypen* mit unterschiedlichem Cytoplasma-Chemismus hin. „Helle" und „dunkle" sensible Nervenzellen können im ungefärbten Zustand, nach Färbung mit allen sauren und basischen Hellfeldfarbstoffen, speziell natürlich mit der Nissl-Methode, nach konventioneller Fettfärbung, nach „Einschlußfärbung" mit Weinsteinsäure-Thionin bzw. -Kresylechtviolett (FEYRTERs Methoden: Abb. 162), im polarisierten Licht an der Doppelbrechung der Zellmembran, nach Osmierung, im Elektronen- und im Fluorescenzmikroskop unterschieden werden. Der Einwand, es handele sich um Artefakte ist nicht zuletzt dadurch widerlegt, daß ITO (1936) und SCHARF (1953) mit histochemischen Methoden auch in den Ganglien *Wirbelloser* beide Typen identifizierten (Abb. 161). Nisslsche Funktionszustände liegen nur bedingt vor. Polygonale („multanguläre") Zellen lassen sich ebenfalls mit zahlreichen Methoden, darunter Osmierung, Elektronen- und Fluorescenzmikroskopie nachweisen. Nur zu einem Teil beruhen die polygonalen Zellformen auf Schrumpfung; noch viel seltener handelt es sich um wirkliche multipolare (sympathische) Zellen. Am nächsten wird folgende Interpretation der Wahrheit kommen: Da die kleinen, wirklich ohne Schrumpfung multangulären Zellen fast ausnahmslos in Zwickel zwischen größere runde Zellen eingekeilt sind, scheinen sie durch mechanischen Druck der Umgebung deformierte, ursprünglich runde Zellen zu repräsentieren.

Zum Schluß sei bemerkt, daß seit HODGE (1889, 1892), LUGARO (1895), MANN (1895) und HOLMGREN (1899, 1900) funktionelle Volumenschwankungen der Perikarya bekannt sind. Das Zellvolumen ist also keine absolut konstante Größe, auch nicht nach Wachstumsstillstand. Vielmehr bewirkt Exzitation signifikante Schwellung, Ermüdung dagegen deutliche Schrumpfung des Protoplasten. Freilich sind diese funktionellen Veränderungen nicht so dimensioniert, daß eine Zelle dadurch die Maße einer anderen Größenklasse annehmen könnte.

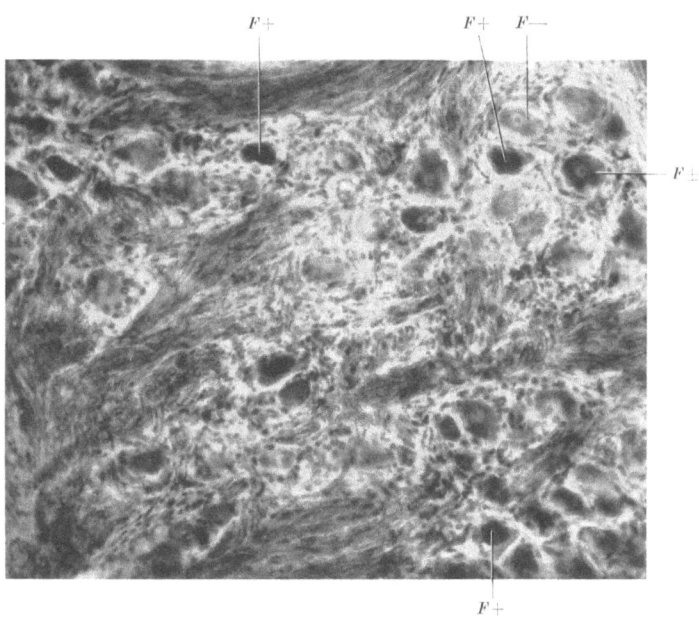

Abb. 162. Übersichtsbild aus dem Ganglion semilunare eines 50jährigen Mannes mit „dunklen" Zellen, die reich an cyanochromen Lipoiden und Lipoproteiden (= $F+$) und „hellen" Zellen, die arm an diesen Substanzen sind ($F-$). Übergangsformen kommen vor ($F \pm$). Reich an cyanochromen Lipoiden (Phosphatiden) sind auch die Nervenfasern. Weinsteinsäure-Kresylechtviolett nach FEYRTER. 95:1.

2. Der Zellkern der sensiblen Ganglienzelle.
a) Zahl und Größe des Zellkerns.

Die Spinalganglienzellkerne sind als die größten aller Klassen bekannt. Ihre Volumina übersteigen beim *Menschen* das 256fache des Erythroblastenkernes (MILOVIDOV 1949). Wenn auch für den erwachsenen *Menschen* Kerndurchmesser von 12,5—20 μ als Norm gelten können, wurden doch auch solche bis zu 26 μ gemessen (KÖRNER 1937a). Beim *Frosch* hat BÜHLER (1898) Diameter von 15 bis 20 μ gemessen, was mithin nicht so sehr vom *Menschen* abweicht. Die auffällige Größe war schon den ältesten Untersuchern bekannt, doch scheint es außer den allgemeinen Darstellungen des Nervenzellkernes von BIELSCHOWSKY (1928, 1935) keine Zusammenfassung über den Zellkern sensibler Neurone zu geben.

Unter Tausenden menschlicher Spinalganglienzellen findet sich gelegentlich eine *zweikernige*. Solche mehrkernigen Zellen können durchaus normale Aspekte bieten. Manchmal weisen sie Degenerationszeichen auf (DE CASTRO 1921/22). Es können sowohl pseudounipolare Prototypen als auch retardierte bipolare oder atypische Elemente mehrkernig sein, doch mehr als zwei Kerne scheint es beim *Menschen* und bei *Säugern* nicht zu geben. Häufiger finden sich zweikernige Elemente bei *Vögeln* (*Sperling* etwa 1:400, SCHARF 1951), obwohl gerade in dieser Klasse oft Zwillinge mit unvollständiger Darstellung der Zellmembran eine einzige Zelle mit zwei Kernen vortäuschen können. Bei *niederen Vertebraten* finden sich zweikernige Zellen häufiger als bei *Warmblütern*; so beobachteten schon BIDDER (1869) und COURVOISIER (1868) beim *Frosch* solche Elemente. S. MAYER (1876) bildete Spinalganglienzellen von *Salamandra* und *Triton* mit 5—7 Kernen ab. HOLMGREN (1899) fand Zweikernige bei *Selachiern, Lophius* und beim *Frosch*. HOSSACK und WYBURN (1954) wiesen in Spinalganglienzellen

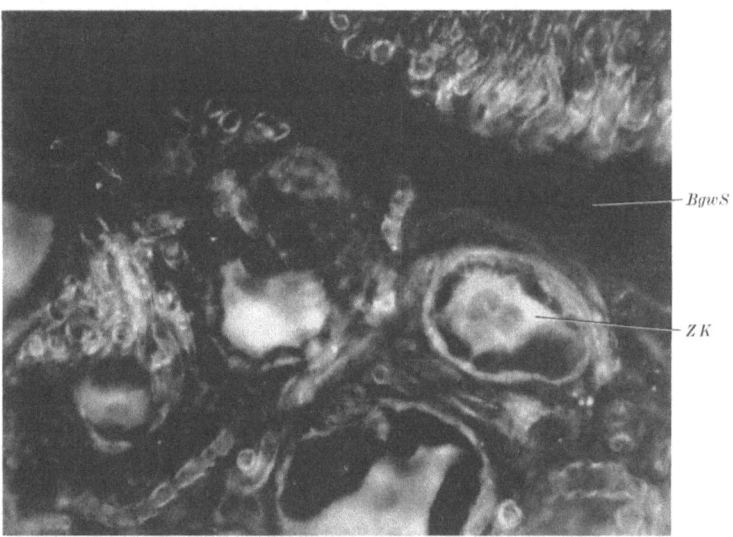

Abb. 163. Zweikernige Spinalganglienzelle (= *ZK*) und vacuolisierte Elemente aus dem Ggl. semilunare des *Rindes*. Fluorescenzbeobachtung im IEP des Fluoresceinmoleküls. Von pH 3,3—3,7 ist Fluorescein ein elektroneutraler Farbstoff, der nur Lipoide darstellt. Das Bindegewebsseptum (*BgwS*) ist völlig dunkel, die lipoidreichen Protoplasten der Perikarya leuchten dagegen hell, ebenso die Markscheiden der Nervenfasern und einige Satellitenzellen. Andere Satelliten und die Achsenzylinder strahlen weniger hell. Formolfix., Fluorescein-Färbung bei pH 3,4, 332:1.

mit zwei Kernen eine Trennmembran nach; also lagen eigentlich Zwillinge vor (Abb. 150). Einmal fehlte jedoch die Scheidewand tatsächlich. Wirklich zweikernige Zellen zeigten SCHARF und OSTER (1957; Abb. 163) beim *Rind* im Fluorescenzmikroskop.

Der Frage der Zweikernigkeit wird hier einige Bedeutung zugemessen, ist doch über postnatale Zellteilung manches behauptet, aber bisher wenig bewiesen worden. SCHWEHR (1954) beobachtete bei Kindern von 16 bzw. 18 Lebenstagen vereinzelte *Mitosen*. In der älteren Literatur behauptete ARNDT (1875) Teilungen beobachtet zu haben; v. LENHOSSÉK (1886) bestritt diese Angabe und erklärte die Teilungsfiguren als Artefakte. Neuerlich stellte HERMANN (1951) die Frage, ob es sich nicht doch vielleicht um Zellteilungsphasen handele, wenn beim Neugeborenen mit 2% mehr zweikernige Spinalganglienzellen gefunden werden als später, so im 9. Lebensmonat 0,2—0%. Zweifellos ist die Neugeborenenzelle noch weiterer Untersuchungen wert.

Funktionelle Volumenschwankungen des Kernes sind seit HODGE (1889: *Katze*; 1892: *Frosch, Taube, Sperling, Schwalbe, Katze, Hund, Mensch*; 1894/95: *Mensch*) bekannt. Nach elektrischer Reizung schwollen die Kerne an, die Kernmembran wird irregulär und bekommt Zacken und die Kernstrukturierung wird verwischt. Lang dauernde elektrische Reizung bewirkt schließlich Abnahme des Kernvolumens als morphologisches Äquivalent der Erschöpfung. Nach einer 5 Std dauernden elektrischen Stimulierung bedarf es einer etwa 24stündigen Erholungspause, bis die Kernvolumina die Ausgangswerte erreicht haben. Diese restitutiven Veränderungen laufen nicht linear ab, sondern anfänglich schnell, später langsam und gegen Ende wieder rascher. HODGE fand die Veränderungen im Tagesablauf (24 Std-Rhythmus) ähnlich wie im Experiment. LUGARO (1895), MANN (1895) und HOLMGREN (1899, 1900) haben diese Beobachtungen bestätigt, später auch DOLLEY (1911). HOLMGREN fand außerdem die exzentrische Verlagerung des Zellkernes nach angestrengter Zellarbeit. Das „funktionelle Kernödem" heutiger Nomenklatur hat also HODGE zum Entdecker. SADOVNIKOV (1938) lehnte funktionelle Kernvolumenschwankungen in der Froschspinalganglienzelle auch nach 2stündiger elektrischer Reizung ab.

b) Die Kernmembran.

In allen gefärbten Präparaten zeigt sich der Zellkern von einer dicken Kernmembran umgeben, die auch an fixiertem, ungefärbtem Material im polarisierten Licht erscheint (Abb. 229). TIMOFEEW (1898) fand sie im gewöhnlichen Licht stark brechend und doppelt konturiert. Unfixierte Zellen lassen im polarisierten Licht keine Kernmembranstrukturen erkennen. MARINESCO (1912) betonte, daß diese Struktur im Ultramikroskop unsichtbar sei, aber durch Harnstoff, Ammoniak, destilliertes Wasser und Salze sofort hervorgerufen werden könne. TELLO (1911) hielt dagegen die Kernmembran für eine dauernde Bildung, da sie an lebenden Zellen im UV-Licht photographiert werden könne. HOSSACK und WYBURN (1954) sowie HESS (1955) erachten die Kernmembran nach elektronenoptischen Messungen als 500—600 Å dick; manchmal sei sie zweischichtig. CHINN (1937, 1938) hatte aus dem polarisationsoptischen Verhalten eine Proteinfolientextur der Kernmembran errechnet, die durch radiäre Lipoidmicellen ergänzt werde. Während SCHARF (1953) das optische Verhalten der Kernmembran und damit sogleich den Feinbau bestätigte, konnten HOSSACK und WYBURN (1954) elektronenmikroskopisch keine Proteinfolien finden. BAUD (1953) kam dagegen nach vergleichend polarisations- und elektronenoptischen Untersuchungen zum gleichen Ergebnis wie CHINN und SCHARF. BAUD (1953) unterscheidet regelmäßig zwei Schichten, eine innere achromatische Membran von Proteinfolientextur und eine äußere Perinucleärschicht, die ein Lipoproteidsystem repräsentiert, dessen Lipoidmicellen in kleinen Inseln innerhalb einer Proteinlamina verteilt sind. Der alte Streit, ob die Kernmembran vital eine Phasengrenze sei oder eine vorgebildete Struktur, kann hier nicht entschieden werden. Diese Frage sprengt den Rahmen einer Darstellung der sensiblen Neurone und ist von allgemein-biologischer Bedeutung. Immerhin sprechen die Isolierbarkeit der Kerne (RIES-GERSCH 1953), die Punktierbarkeit der Kernmembran (RIES-GERSCH 1953) und die Deformierbarkeit der Membran durch Ultrazentrifugierung (BEAMS und KING 1935) für die vitale Realität, zu der sich auch BAUD (1953) und RIES-GERSCH (1953) bekennen. K. F. BAUER (1953) mißt der Darstellbarkeit der Kernmembran durch Edelmetallbeschattung hohe Beweiskraft für die vitale Präexistenz bei (Abb. 164). HOSSACK und WYBURN (1954) suchen keine Entscheidung, betonen aber, die Kernmembran sähe stets gleichartig aus. Diese beiden Autoren fanden die Kerngrenzen stellenweise sägeförmig, was sie — wie auch stellenweise vorhandene Membranverdichtungen — mit dem Kern-Plasma-Stoffaustausch zusammenbringen möchten. Derartige funktionelle Veränderungen der Kernmembran haben früher schon HODGE (1892), HOLMGREN (1899) und SPATZ (1923) beschrieben. Am gründlichsten hat sie HOLMGREN (1899, 1900) tierexperimentell bearbeitet.

DAWSON, HOSSACK und WYBURN (1955) bestätigen nun auch die Proteinfolien; ferner bemerkten sie 850 Å weite, 100 Å tiefe Kernmembranporen. Diese Poren sollen durchtretende Lipoproteine enthalten, die im Flachschnitt wie Knötchen

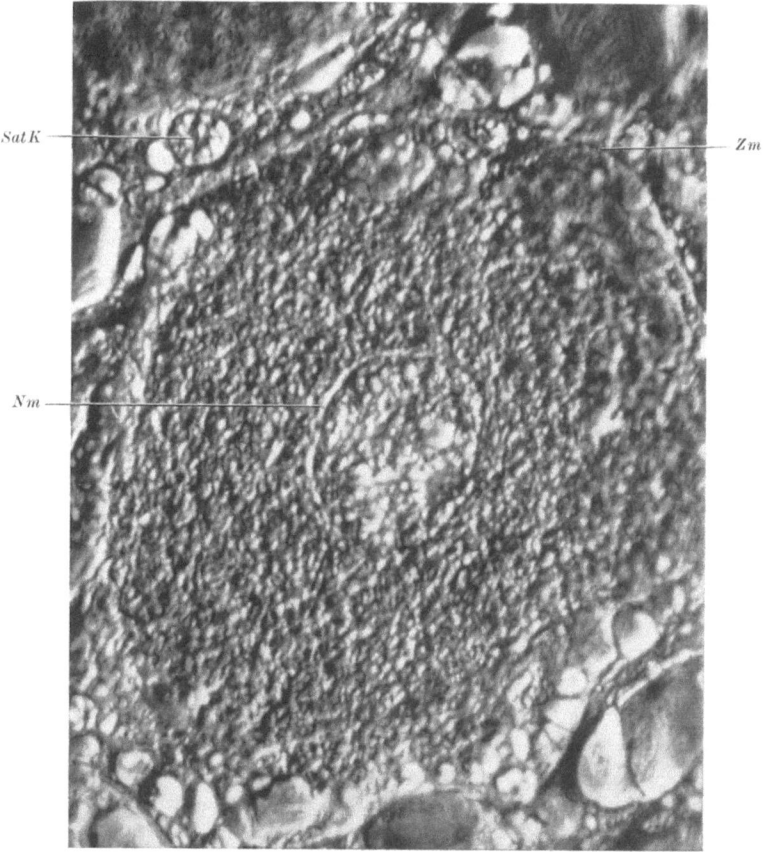

Abb. 164. Reliefbild einer menschlichen Spinalganglienzelle nach Gold-Bedampfung im Vakuum. *Nm* Kernmembran; *SatK* Kern einer Satellitenzelle; *Zm* Zellmembran (Plasmalemma). 600:1. (Aus BAUER 1953.)

erscheinen. Im Phasenkontrast konnte EICHNER (1956) an Zellen des Ganglion semilunare der *Maus* die Kernmembran beobachten; allerdings hat der Autor die Zellen in 4° C gekühlter Zuckerlösung untersucht.

c) Der Nucleolus.

Infolge seiner Größe war der Spinalganglienzellkern schon den ältesten Untersuchern bekannt, ebenso die Tatsache, daß der Kern „leer" ist und nur den „Keimfleck" (Nucleolus) enthält. Eine besondere Leistung vollbrachte MAUTHNER (1860), als er nach meistens an den Ganglien des V. und X. Hirnnerven von *Fischen* ausgeführten Carminfärbungsversuchen sehr präzise feststellte, die Kerne färbten sich nicht, nur der Nucleolus. Dies war eine der bedeutendsten Entdeckungen der Neurohistologie, deren Tragweite erst von der jetzigen Forschergeneration voll gewürdigt werden kann. KONEFF (1887) legte den zweiten wichtigen Stein dazu, als sie bemerkte, daß der Kern sich schwächer mit Kernfarbstoffen tingiere als das Cytoplasma der Spinalganglienzelle; nur senilen Zellen räumte die Autorin pyknotische Kerne ein. FLESCH (1888) verallgemeinerte diese Aussage für alle histologischen Farbstoffe und stellte heraus, der Ganglienzellkern nehme unter anderen Geweben insofern eine Sonderstellung ein, als er nach Bleiacetatfixierung Eosin festhalte. NISSL (1894) konnte eigentlich nur bestätigen, was andere schon wußten. Seine Angriffe gegen FLESCH und Schüler befremden den heutigen Leser genau so wie seine Ausfälle gegen die Anhänger der Neuronentheorie (NISSL 1903). NISSLs Verdienste liegen auf einem anderen Sektor; das ist heute kaum jemandem bewußt.

LEVI (1896) färbte mit BIONDIs Gemisch oder auch mit Safranin-Fuchsin-Methylgrün; er bestätigte, was die Schule FLESCHs schon gefunden hatte: Nucleolus und Tigroid sind nicht ausgesprochen basophil, sondern nehmen Fuchsin auf. Nur *am* Kernkörperchen zeigten sich einige kleine basophile Bröckel. LIMARENKO (1956) bestätigte kürzlich auf Grund topochemischer Untersuchungen das gleichzeitige Vorhandensein basischer und saurer Proteine in Nucleolus und Karyoplasma (s. S. 219 ff.).

Neben älteren Vorläufern (v. KÖLLIKER 1850, v. LEYDIG 1857), die als Gelegenheitsbefunde mehrere Nucleoli in einem Kern beschrieben hatten, waren es FROMMANN (1864) und SCHWALBE (1868), welche die Mehrzähligkeit dieser Strukturen fanden. TIMOFEEW (1898) beschrieb bei *Vögeln* konstant zwei, manchmal auch drei Kernkörperchen; nach HATAI (1901) sind auch bei der *Ratte* zwei Nucleoli die Regel. HOLZMANN und DOGIEL (1910) zählten in den Zellen der *Hunde*-Vagusganglien bis zu 6 Kernkörperchen.

Seit BARRY (1838, 1839) ist im Nucleolus der Eizellen ein Einschlußkörperchen bekannt, dessen Existenz SCHRÖN (1865) bestätigte. Im Ganglienzell-Nucleolus hat MAUTHNER (1860) diese Struktur zuerst gesehen, ein „..... Gebilde, das sich mit Carmin roth färbt .....". MAUTHNER gab ihm die Bezeichnung Nucleololus (Abb. 165, 185); in Mikron umgerechnet stellte der Autor als Durchmesser $0{,}7\text{—}1{,}3\,\mu$ fest. SCHRÖN (1865) ist der Zweit-Entdecker gewesen, so daß die häufige Bezeichnung „Schrönscher Körper" nicht rechtens ist. Allerdings forderte erstmals SCHRÖN, man solle das „Korn des Keimflecks" zur Definition der Zelle heranziehen. SCHWALBE (1868) sprach bei sensiblen *Wirbeltier*neuronen von „Körnern" als dichteren Stellen im Nucleolus, bei *Arion empiricorum* dagegen statt eines soliden Körperchens von einer Vacuole. In der Folgezeit wurden die Nucleoli von FLEMMING (1882), LACHE (1905), COLLIN (1906) und MARINESCO (1905) für Vacuolen gehalten. An solide Körner glaubten v. LENHOSSÉK (1897), OBERSTEINER (1898), RŮŽIČKA (1897, 1898), HOLMGREN (1900), CIACCIO (1910), ALAGNA (1909) und SCHARF (1951b). Einer Kombination beider Theorien entspricht die Vorstellung von SIMARRO (1900), v. SMIRNOW (1901) und ROHDE (1903). Dagegen sprachen RAMÓN Y CAJAL (1910) und DOGIEL (1924/25) diesen Bildungen jede Realität ab und hielten sie für Artefakte.

Bei LACHE (1905) findet sich der Hinweis, die stark lichtbrechenden Nucleolareinschlüsse seien in den Nucleolus immigrierte Perinucleolen, da sie mit der Nissl-Methode Färbbarkeit zeigten. RAMÓN Y CAJAL (1910) beschrieb seinerseits argentaffine Körner, die er jedoch nicht für konstant und spezifisch hielt. Neuere Beschreibungen des Nucleololus finden sich bei MJASSOJEDOFF (1927), KÖRNER (1936), SCHARF (1951: Abb. 165, ferner 185) und HÖPKER (1953: zentrale Zellen).

Eine bedeutende Entdeckung gelang TIMOFEEW (1898), der bei *Taube* und *Huhn* geschichtete Nucleoli sah, derart, daß im Inneren acidophile Körner in einer basophilen Grundmasse eingebettet waren. Der Autor fand überdies wie

LEVI (1896) auch rein acidophile Kernkörperchen. Bei *Frosch, Necturus, Katze, Hund* und *Schwein* bestätigte F. H. SCOTT (1899) diesen Schichtenbau der Nucleoli. Die basophile Hülle identifizierte der Autor mit dem kinetischen Chromatin der indifferenten Neuroepithelzelle. SCOTT stellte darin Fe und P fest; das Eisen sei durch Alkalien schwerer zu extrahieren als aus der Nissl-Substanz. Auch das oxyphile Zentrum wurde Fe- und P-haltig befunden; es sei von Pepsin in salzsaurem Medium verdaubar und echter Chromatinbestandteil. Durch Alkalien und Säuren werde dieses Oxychromatin nicht gelöst, wohl aber durch Freisetzung von Fe-Ionen verändert. *Schweine*embryonen von 7—11 (—18) mm besitzen nach SCOTT noch echtes Kino-Chromatin in den Proneuro-

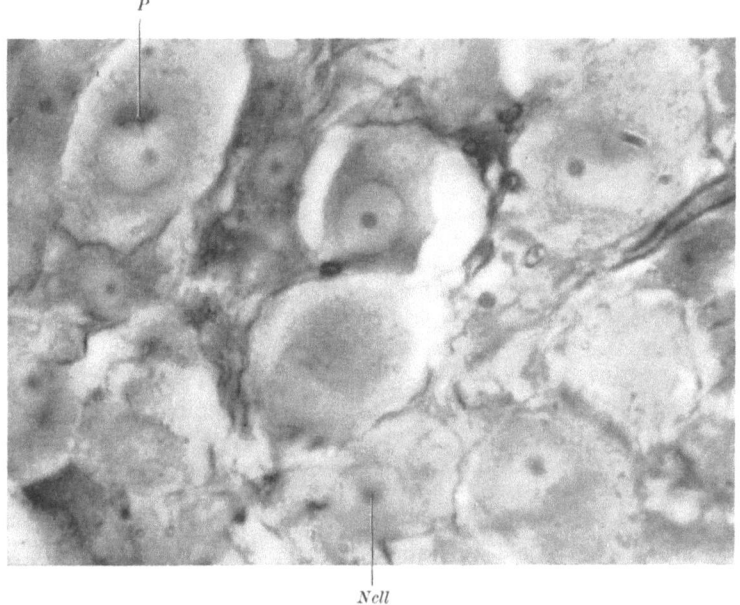

Abb. 165. Aus dem Ganglion semilunare von *Passer domesticus*. Die Zellen sind pigmentiert (*P*), Schrumpfung verschiedengradig. Der Nucleolus einer Zelle zeigt bei *Ncll* den Nucleololus. OsO$_4$. 935 : 1.

blasten, ältere (11—) 18—32 mm lange Embryonen dagegen konzentrieren das Chromatin auf Nucleolus und Kernschollen.

Nach Bekanntwerden der Feulgenschen Nuclealreaktion hat G. HERTWIG (1930/32) die Basi-Chromatin-Natur des Nucleolus der Spinalganglienzellkerne abgestritten, da diese keine positive Reaktion gaben. HERTWIG schloß auf das Fehlen von Thymonucleinsäure, was er als Beweis für höchste Stoffwechselaktivität ansah. Nur an der Oberfläche des Nucleolus ließen sich winzige Feulgenpositive Bröckel darstellen, ein Befund, den auch BEAMS (1931) erhob. Diese neuen Ergebnisse bestätigten wörtlich eine Bemerkung v. LENHOSSÉKs (1897), in der scharf die Identität des Nucleolus mit dem Basi-Chromatin abgelehnt wurde, das der Autor beim *Menschen* für fehlend hielt. Die neuen Befunde schienen dagegen in krassem Widerspruch zu den anderen älteren Vorstellungen, insbesondere denen SCOTTS (1899) zu stehen. MÜHLMANN (1927) faßte die damalige Kenntnis mit den Worten zusammen, die Levischen Perinucleärschollen seien der traurige Rest des Chromatins, der nicht mehr für eine Zellteilung ausreiche. Die jüngere Histochemie bestätigte also die Befunde LEVIs (1896). Nur EINARSON (1933, 1935) vertrat die Meinung, in Spinalganglienzellen (*Hund, Katze, Kaninchen*) sei mehr Kernchromatin enthalten, als man früher zugegeben habe.

So tauchte auch wieder die Frage nach der *vitalen Existenz des Nucleolus* auf. TELLO (1911) trat für diese ein, da er das Kernkörperchen lebender Spinalganglienzellen im UV-Licht photographiert hatte. MARINESCO (1912) drückte sich vorsichtiger aus. Im Ultramikroskop konnte der Autor zunächst keinen Nucleolus finden. Dieser erschien aber sofort, wenn dem Medium Harnstoff, Ammoniak oder Salze zugefügt wurden. Der künstlich sichtbar gemachte Nucleolus enthielt Granula und unterschied sich deutlich vom wasserarmen, durch II- und III-wertige Salze fällbaren Karyoplasma. BEAMS und KING (1935) konnten aber den Nucleolus durch 10—30minütige Ultrazentrifugierung bei 400000 g innerhalb der Kernmembran konstant zum Zentrifugalpol verschoben finden, was ein besonders hohes spezifisches Gewicht beweist (Abb. 166). Der Kernsaft sammelte sich am Zentripetalpol, ist also von geringerer Dichte. Chromatinbröckchen standen in der Mitte des meist hantelförmig deformierten Kernes (Abb. 166, 192). Der ganze Kern wurde meist nicht verschoben; insgesamt weicht also sein mittleres spezifisches Gewicht nicht wesentlich von dem des Cytoplasmas ab. Der Kern als Ganzes gesehen muß hiernach als halbflüssiges Gel betrachtet werden, in dem aber verschiedene Strukturen durch ihre unterschiedliche Dichte vorgebildet sind, so auch der Nucleolus.

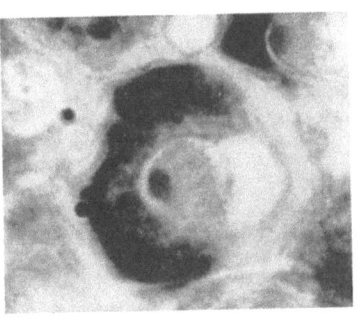

Abb. 166. Spinalganglienzellen der *Ratte* nach Ultrazentrifugierung (400 000fache Schwerkraft) nach 20 min. Die Nissl-Substanz ist zum zentrifugalen Pol verlagert, da sie spezifisch schwerer als die anderen Cytoplasmabestandteile ist. Der Kern weist hantelförmige Kontur auf, am zentrifugalen Pol liegt der *Nucleolus*, am zentripetalen Pol die Karyolymphe, zwischen beiden Extremen die chromatische Kernsubstanz. Helly-Fix., Methylenblau-Eosin, 1400:1. (Aus BEAMS und KING 1935.)

Hatten schon ROHDE (1903) und MARINESCO (1905) beobachtet, daß der Nucleololus — von beiden Forschern als Vacuole aufgefaßt — aus dem Nucleolus ins Karyoplasma austreten kann [was v. SMIRNOW (1902), HATAI (1904) und SAGUCHI (1928, 1930) bestätigten] und sogar vom Karyoplasma durch die Kernmembran wandert, so haben vor allem MJASSOJEDOFF (1927) und KÖRNER (1928) hierüber Klarheit geschaffen. Beide Autoren erkannten dem Kernkörperchen eine eigene achromatische Membran zu, die vom Nucleololus durchwandert werden müsse. ROHDE (1903) hat also offenbar die *Nucleolarsekretion* entdeckt; die Nuclearsekretion war kurz vorher von HOLMGREN (1899) und SCOTT (1899) gleichzeitig gefunden worden. SPATZ (1923), BIELSCHOWSKY (1928, 1935), EINARSON (1933, 1935) und MILOVIDOV (1949) haben diese sekretorischen Erscheinungen bestätigt. MENCL (1906) hatte die sog. Roncoronischen Fibrillen der zentralen Nervenzellen für Verbindungen zwischen Nucleolus und Kernmembran gehalten, die dem Stofftransport vom Kernkörperchen ins Cytoplasma dienen. In den Spinalganglienzellen konnte MENCL wie auch OPPENHEIM (1912) diese Strukturen nicht finden. Funktionelle Veränderungen des Nucleolus im *Tierexperiment* hat offenbar HOLMGREN (1899, 1900) als erster gefunden. Während angestrengter, langdauernder Arbeit der Spinalganglienzelle vergrößerte sich das Nucleolarvolumen und an der Oberfläche bildeten sich Knospen. Schließlich kann das Kernkörperchen wie auch andere Kernbestandteile sogar aus dem Kern ins Cytoplasma austreten, was NEMILOFF (1908) bestätigte.

Es sei nun auf die beiden wichtigsten neueren Arbeiten über diese Frage eingegangen. MJASSOJEDOFF (1927) arbeitete mit der Blochmann-Färbung (Wasserblau-Pikrinsäure-Safranin 0). Zum Verständnis der Abbildungen muß das Färbeergebnis erläutert werden: Rot tingieren sich basophile, blau die acidophilen Substanzen, gelb die „achromatische" pikrophile Grundsubstanz des Nucleolus; außerdem treten als Mischfarben violett für ineinander diffundierte baso- und acidophile Substanzen und grün für die schwach acidophil durchsetzte

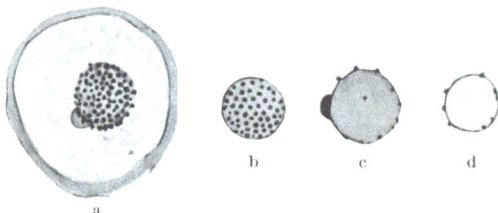

Abb. 167 a—d. Spinalganglienzellkerne vom neugeborenen *Kätzchen*. a Argyrophile Körner durch Silberimprägnation geschwärzt (Methode von RAMÓN Y CAJAL, nachgefärbt nach BLOCHMANN); b, c, d Nucleoli aus Spinalganglienkernen, darin basophile Körner (a und b schwarz); c bis auf ein Körnchen sind alle ausgetreten, feinste Perinucleolen (Lachesche Krone) und eine Levische Scholle; d nur noch Lachesche Krone vorhanden. Nucleolus homogen und durchscheinend. (b c d Meves-Toluidinblau). Etwa 2000:1. (Aus MJASSOJEDOFF 1927.)

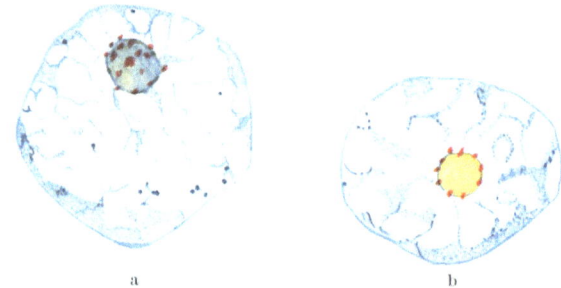

Abb. 168 a u. b. Spinalganglienzellnucleoli vom *Hund*. a Lachesche Krone und basophile Nucleolengranula; b Lachesche Krone und pikrinophile Grundsubstanz. Technik: Färbung nach BLOCHMANN. (Aus MJASSOJEDOFF 1927.)

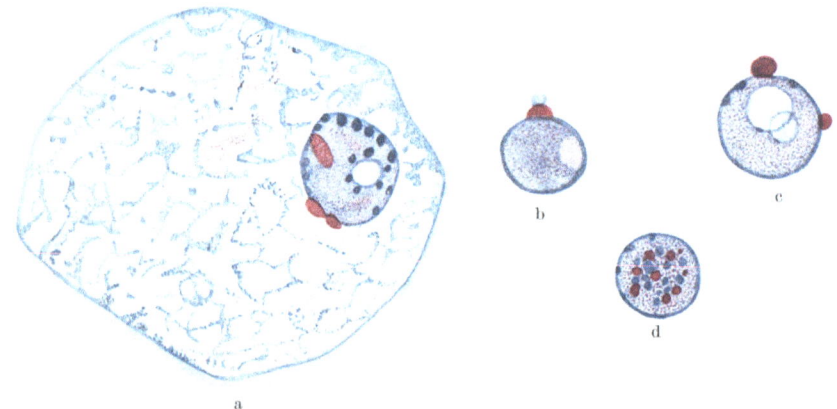

Abb. 169 a—d. Spinalganglienzellkerne vom *Rochen*. a Acidophile Nucleolengranula, Levische Schollen; Nucleolärvacuole mit acidophiler Krone. b Levische Scholle und acidophile Scholle; c Levische Schollen und Vacuolen, endonucleoläre acidophile Granula; d Endonucleoläre aci- und basophile Granula. (b und c nur Nucleoli herausgezeichnet!) Technik wie Abb. 168. (Aus MJASSOJEDOFF 1927.)

Grundsubstanz auf. MJASSOJEDOFF definierte blaue, grüne oder gelbe Kernkörperchen als „echte" Nucleoli (Plasmosomata; nucléoles plasmatiques im Sinne CARNOYs). Wenn sich Kernkörperchen rot oder orange färbten, handle es sich dagegen um „falsche" Nucleoli (Karyosomata; nucleoles noyaux im Sinne

CARNOYS). Violette oder rote Einschlüsse behandelte der Autor als „chromatinhaltige" Nucleoli (nucléoles nucléiniens im Sinne CARNOYS). Das Kernkörperchen der Spinalganglienzelle verhält sich stets wie das in anderen *großen* Neuronen.

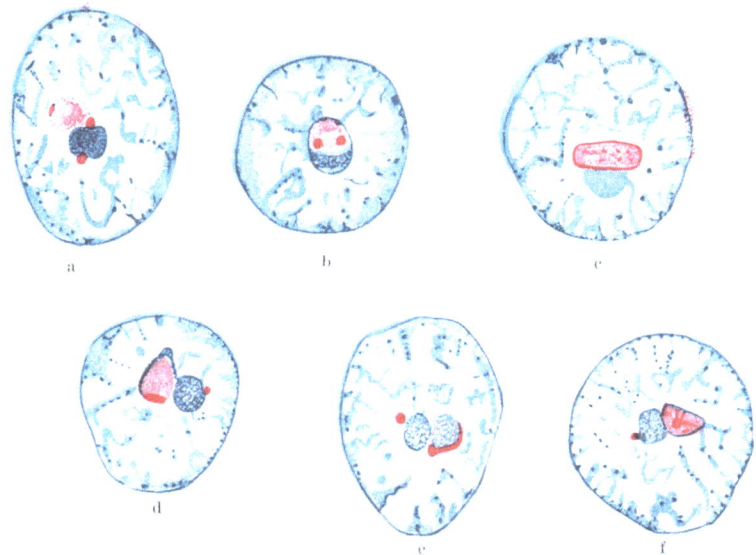

Abb. 170 a—f. Spinalganglienzellkerne von der *Küstenseeschwalbe:* Oxy-(blau) und Basichromatin (rot) stehen etwa im Gleichgewicht. a Je ein acidophiler und basophiler Nucleolus mit Levischen Schollen; b acidophile Massen als Halbmöndchen an basophile angelagert; c basophile Substanzen scharf begrenzt, acidophile verwaschen; d basophile Substanzen von acidophilem Halbmond umgeben; e, f die acidophilen und basophilen Substanzen sind teilweise ineinander diffundiert. Technik wie Abb. 168. (Aus MJASSOJEDOFF 1927.)

Es ist nach MJASSOJEDOFF nicht mit dem zentraler Körnerzellen usw. vergleichbar. Der Nucleolus wird durch die Summe aus Basi- und Oxy-Chromatin repräsentiert, die einander reziprok sind. Es überwiegt zuallermeist das Oxy-

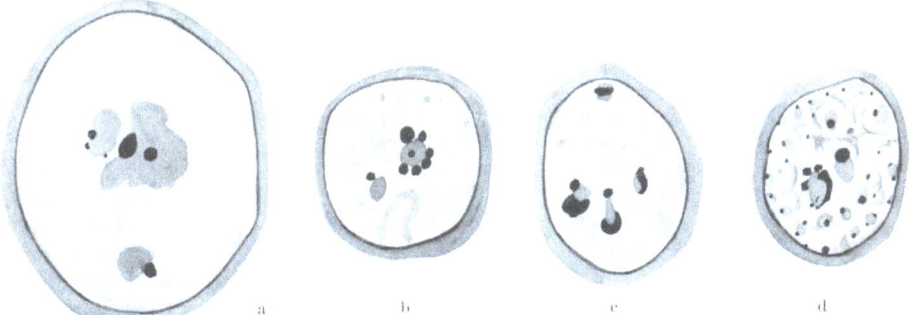

Abb. 171 a—d. Von links nach rechts Kerne von Spinalganglienzellen des *Hasen. Schwarz:* Levische Schollen (Basichromatin) am *grauen* (Oxychromatin) Nucleolus, der deutlich gelappt erscheint. b Basichromatin als Schollenkranz; c in Form von Halbmonden angelagertes Basichromatin; d zahlreiche kleine und große Kernkörperchen mit basischen Anlagerungen. Flemming-Fix., Färbung nach BLOCHMANN, etwa 1500:1. (Aus MJASSOJEDOFF 1927.)

chromatin, Basichromatin tritt zurück. Da jedoch ein reziprokes, labiles Verhältnis zwischen den beiden Substanzen besteht, kann der Nucleolus reversibel zwischen dem Status eines Plasmosoma und eines Karyosoma schwanken. In *Säuger*spinalganglienzellkernen fehlen basophile Elemente meist; die alten

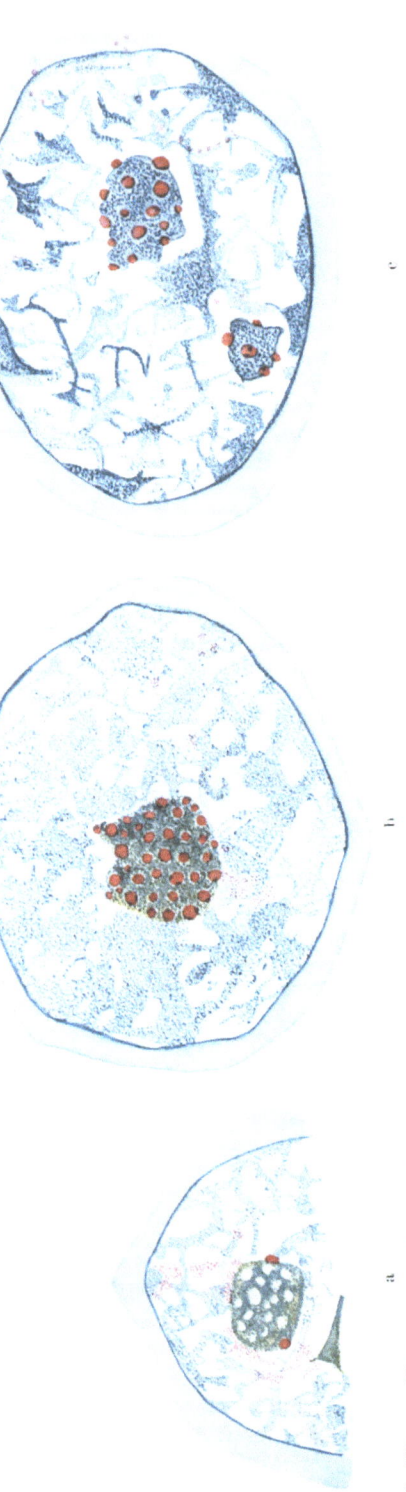

Abb. 172 a—c. Kerne sensibler Nervenzellen vom *Hasen*. a Vacuolisierter Nucleolus mit zwei kleinen Levischen Schollen; b Basichromatinschollen vor und c nach der Emigration. Beachte den Nebennucleolus in c! Levische Schollen. Technik wie Abb. 168. (Aus MJASSOJEDOFF 1927.)

Autoren haben einfach mit ungeeigneten Farbbasen gearbeitet. Sind basophile Substanzen vorhanden, dann haften sie gewöhnlich in Form feinster Perinucleolen an der Oberfläche des Kernkörperchens, meist in regelmäßigen Abständen als perinucleoläre Lachesche Krone (Abb. 167, 168), die auch gelegentlich als „Körnerreif" bezeichnet wurde. Nach STANKIEWITSCH (1935) tritt dieser bei menschlichen Feten im 6. Monat auf und ist ein Reifezeichen der Spinalganglienzelle, die darin anderen Neuronen vorauseilt.

Auch die kleinen Spinalganglienzellen sind im Sinne der Mjassojedoffschen Definition noch „große" Neurone, wenn man den Kernstoffwechsel betrachtet, jedoch zeigen sie häufig Levische Schollen (Abb. 167, 169, 170), die läppchenartig dem Nucleolus aufsitzen. Zum Teil trifft dieses Verhalten auch für mittelgroße Elemente zu (beim *Hasen* auch für die großen!, Abb. 170, 171).

Was nun die so häufig beobachtete Vervielfachung des Nucleolus betrifft, so konnte MJASSOJEDOFF insbesondere beim *Papagei* (Abb. 173) folgendes beobachten: Die Levischen basophilen Schollen lösen sich vom Oxy-Nucleolus (Plasmosoma) ab, so daß sie frei im Karyoplasma „schwimmen", wo sie schließlich hypertrophieren und durch Stoffaufnahme zu einem Bläschen mit basophiler Membran anwachsen. Im Inneren des Bläschens entstehen weitere basophile Substanzen, so daß die Zelle nun zwei oder mehrere „Nucleoli" besitzt, darunter „basophile". Die Lebenszeit des „basophilen" Nucleolus (eigentlich also des Karyosoma) ist arg beschränkt, denn bald setzt Zerfall im Inneren ein. Die hierbei entstehenden

Der Nucleolus.

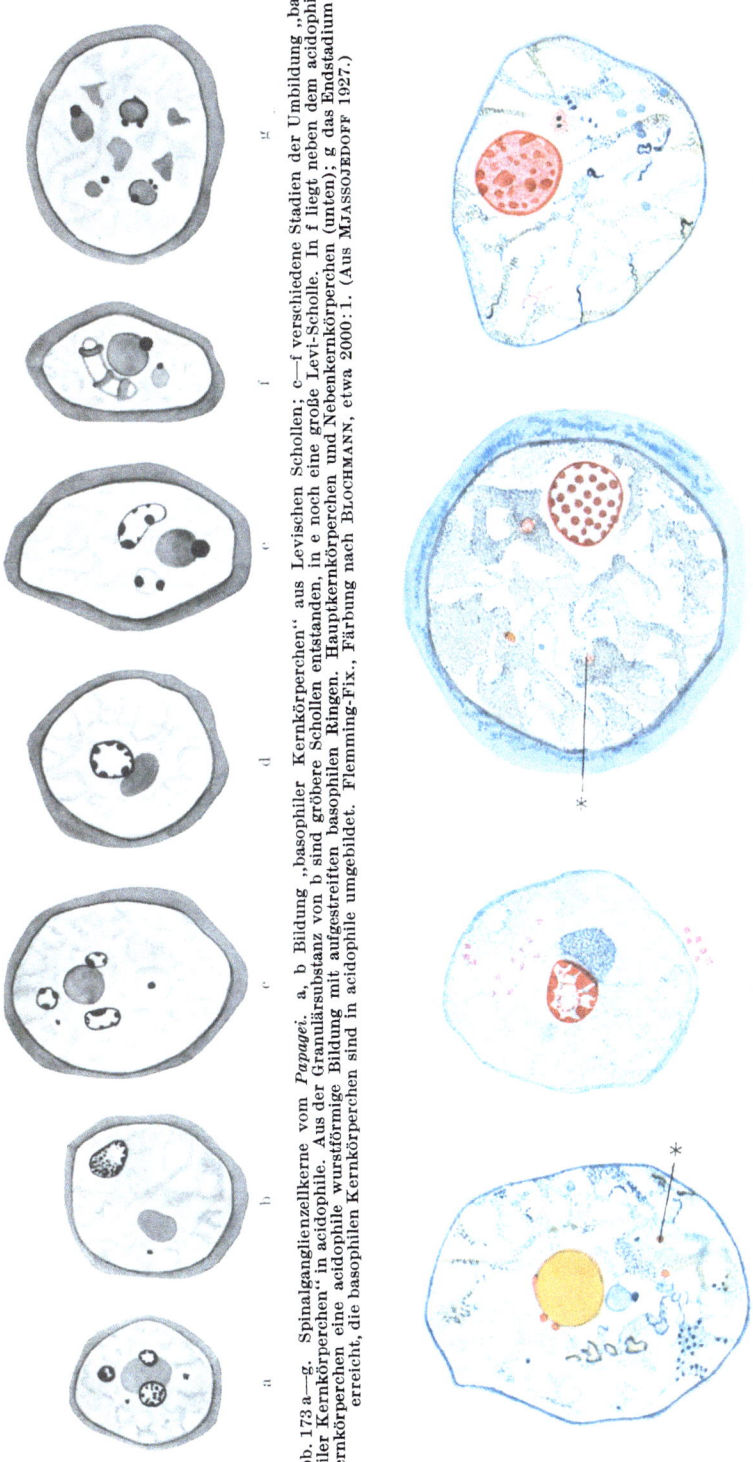

Abb. 173 a—g. Spinalganglienzellkerne vom *Papagei*. a, b Bildung „basophiler Kernkörperchen" aus Levischen Schollen; c—f verschiedene Stadien der Umbildung „basophiler Kernkörperchen" in acidophile. Aus der Granulärsubstanz von b sind gröbere Schollen entstanden, in e noch eine große Levi-Scholle. In f liegt neben dem acidophilen Kernkörperchen eine acidophile wurstförmige Bildung mit aufgestreiften basophilen Ringen. Hauptkernkörperchen und Nebenkernkörperchen (unten); g das Endstadium ist erreicht, die basophilen Kernkörperchen sind in acidophile umgebildet. Flemming-Fix., Färbung nach BLOCHMANN, etwa 2000:1. (Aus MJASSOJEDOFF 1927.)

Abb. 174 a—d. Spinalganglienzellkerne. a *Katze*, achromatische Nucleolengrundsubstanz pikrinophil; b *Papagei* (vgl. Schwarzweiß-Abb. 173), basophile Substanzen rot; c junge *Katze*. Maulbeerförmiger Nucleolus mit losgesprengten basophilen Substanzen; d *Hund*. Flemming-Fix., Färbung nach BLOCHMANN, etwa 2000:1. (Aus MJASSOJEDOFF 1927.)

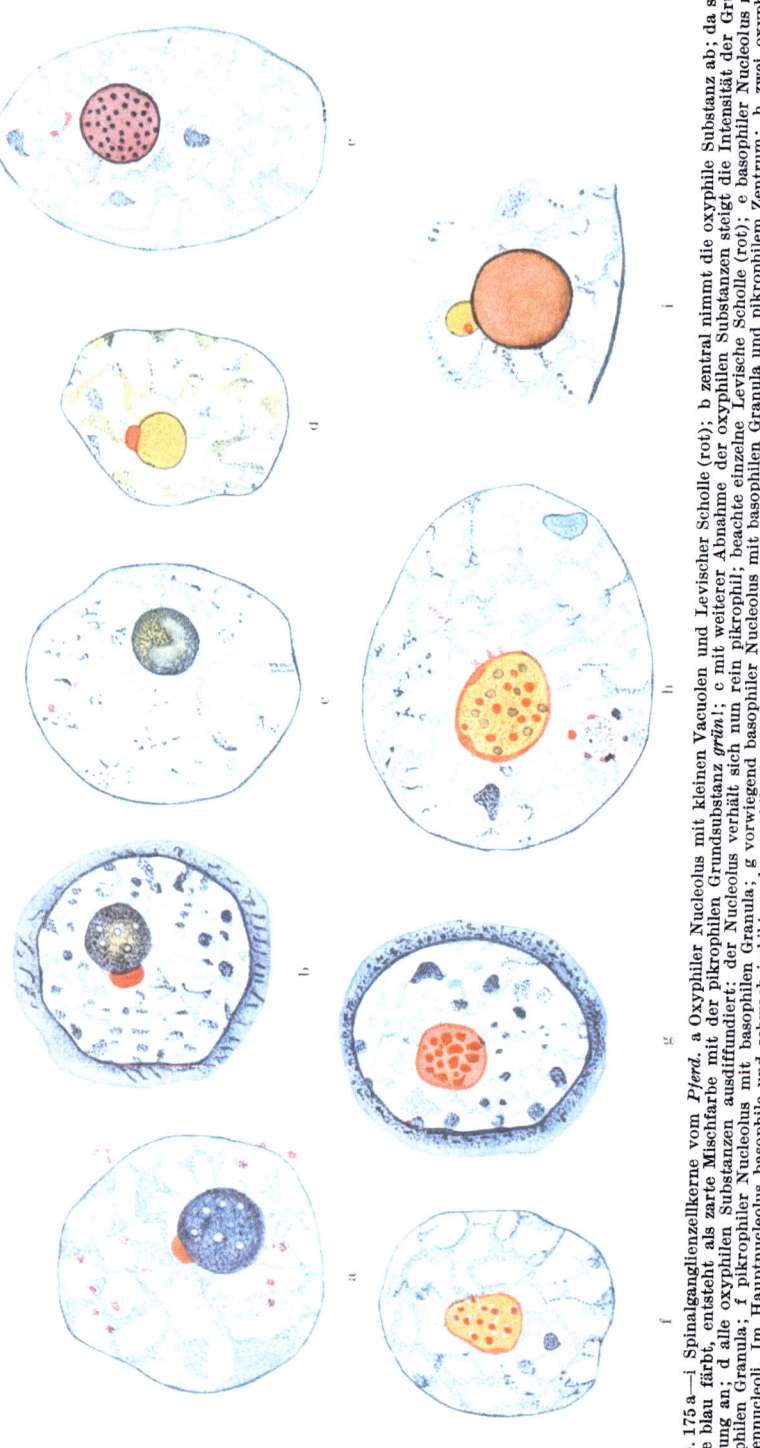

Abb. 175 a—i Spinalganglienzellkerne vom *Pferd*. a Oxyphiler Nucleolus mit kleinen Vacuolen und Levischer Scholle (rot); b zentral nimmt die oxyphile Substanz ab; diese blau färbt, entsteht als zarte Mischfarbe mit der pikrophilen Grundsubstanz *grün*1; c mit weiterer Abnahme der oxyphilen Substanzen steigt die Intensität der Grünfärbung an; d alle oxyphilen Substanzen ausdiffundiert; der Nucleolus verhält sich nun rein pikrophil; beachte einzelne Levische Scholle (rot); e basophiler Nucleolus mit oxyphilen Granula; f pikrophiler Nucleolus mit basophilen Granula; g vorwiegend basophiler Nucleolus mit basophilen Granula und pikrophilem Zentrum; h zwei oxyphile Nebennucleoli. Im Hauptnucleolus basophile und schwach imbibierende oxyphile Granula (grün), Grundsubstanz pikrophil; i vorwiegend basophiler Nucleolus mit pikrophiler, außen anliegender Scholle. Flemming-Fix., Färbung nach BLOCHMANN, etwa 2000:1. (AUS MJASSOJEDOFF 1927.)

basophilen Körner sammeln sich an der Membran, die bald ihre Basophilie verliert, um schließlich zu zerfallen. Die basophilen Körner sammeln sich wieder als Levische Schollen am wirklichen Nucleolus, also dem Plasmosoma. Dieser eigenartige Cyclus ist für die *Sauropsiden* typisch. Bei den *Säugern* fand MJASSOJEDOFF prinzipiell die gleichen Vorgänge, nur räumlich nicht so klar getrennt. Das Kernkörperchen ist nicht immer gleichwertig[1]: Im einfachsten Falle besteht es aus je einer acido- und basophilen Scholle und unterscheidet sich nur durch die Größe von anderen kleineren Kernschollen, wobei es Übergänge gibt, bis zum Vorhandensein mehrerer Nucleoli.

Die achromatische Grundsubstanz (Abb. 174, 175) des Nucleolus vermag Basi- und Oxy-Chromatin zu bilden, die in Gestalt von Körnern ausgeschleust werden. Öfters handelt es sich jedoch um amorphe, nichtorganisierte chromatische Durchtränkung. Chromatische Körner besitzen die Fähigkeit zum Wachstum

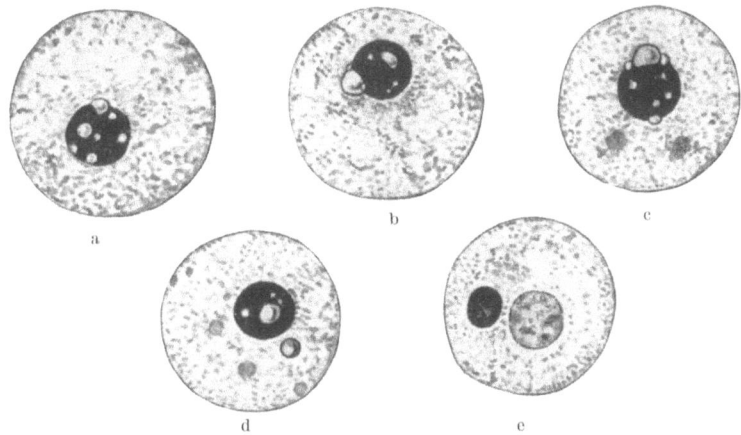

Abb. 176 a—e. Spinalganglienzellkerne von einem 45jährigen *Manne*. a—d verschiedene Stadien der Ausschleusung nucleolärer Vacuolen in das Karyoplasma; c Kern mit zwei Kernkörperchen. Alkohol-Formol, Hämatoxylin-Erythrosin, etwa 1000:1. (Aus KÖRNER 1937b.)

durch Knospung. Während der Ausschleusung durchtränken die chromatischen Substanzen die Nucleolarmembran. MJASSOJEDOFFs Untersuchungen gipfeln in der Feststellung: ,,Das Kernkörperchen ist der Transformator der chromatischen Kernsubstanzen und kann durchaus nicht als lebloses unorganisiertes Stoffwechselprodukt angesehen werden." STANKEWITSCH (1929) bestätigte diese außerordentlich dynamische Vorstellung vom Nucleolus nach Beobachtung ,,rhythmischer Pulsationen" *(Meerschweinchen)*, ferner siehe MARINI (1956: Triturus).

KÖRNER (1937) schloß sich MJASSOJEDOFF (1927) im wesentlichen an; er glaubte, die Schichtung des Nucleolus sei vor allem dichtebedingt. Die Knospen des Kernkörperchens, besser gesagt die ausgeschleusten Substanzen, werden ins Cytoplasma abgestoßen (Abb. 176, 177). KÖRNER hält diese Vorgänge für möglicherweise mit der Pigmentbildung korreliert.

Es sei hier noch auf die neueren Ansichten über das *Corpus paranucleolare* (Abb. 178) eingegangen. RAMÓN Y CAJAL (1910) beschrieb dieses als ,,cuerpo

---

[1] MARX und HÖPNER (1957) untersuchten die Nebennucleoli in den Zellkernen des Nucleus mesencephalicus nervi trigemini bei fetalen, juvenilen und adulten *Meerschweinchen*, *Ratte*, *Maus*, *Goldhamster*, *Fledermaus*, *Dohle* und *Blindschleiche*. Die Zahl der überzähligen Nucleoli sei arttypisch, ihr Bau völlig identisch mit dem des Einzelnucleolus. Vermehrt sollen die fraglichen Strukturen nur fetal auftreten, nicht aber nach experimentellen Eingriffen am erwachsenen Tier. Verff. halten die akzessorischen Nucleoli daher für Relikte der embryonalen Nucleolargenese, nicht aber für Anzeichen einer Zellschädigung oder einer Funktionssteigerung.

accesorio", LEVI (1896) hatte es vorher als „zolle basophile" bezeichnet. In der neueren angelsächsischen Literatur finden sich gewöhnlich die Namen „nucleolar satellite" oder „paranuclear body". BARR, BERTRAM und LINDSAY (1950), PRINCE, GRAHAM und BARR (1955), GRAHAM (1954) sowie MOORE und BARR (1953) fanden nun diesen Nucleolarsatelliten zunächst in Spinalganglienzellkernen (Abb. 178, 298), später auch in anderen Zellen, ausschließlich (oder doch mit statistisch signifikanter Sicherheit fast nur) in Zellkernen weiblicher Individuen. Die Autoren untersuchten *Hund, Katze, Nerz, Marder, Frettchen, Waschbär, Stinktier, Murmeltier, Ratte, Maus, Hamster, Kaninchen, Meerschweinchen, Hirsch, Ziege, Rhesus* und *Mensch*. Eindeutige Befunde hatten die Autoren bei *Carni-*

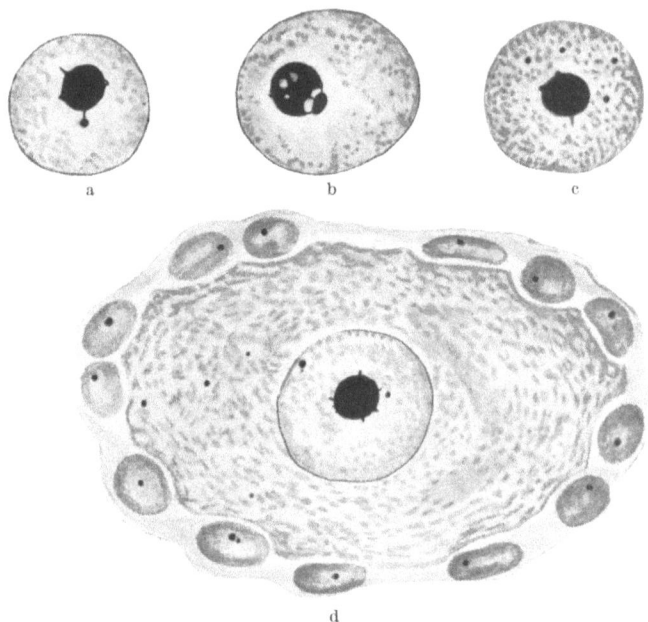

Abb. 177 a—d. Drei Nervenzellkerne und eine Nervenzelle aus einem Spinalganglion eines 45 Jahre alten *Mannes*. a Nucleolus mit einem sich abschnürenden nucleolären Körnchen; b Nucleolus mit Vacuolen und einem gröberen Körnchen in Abschnürung begriffen; c Nucleoläre Körnchen im Karyoplasma nach völliger Loslösung vom Nucleolus; d Nucleoläre Körnchen in Karyo- und Cytoplasma. Alkohol-Formol, Molybdän-Hämatoxylin, etwa 1000:1. (Aus KÖRNER 1937b.)

voren, Artiodactyla und *Primaten*, während die multiplen Chromatinbröckel bei den *Rodentiern* ein sicheres Ergebnis nicht zuließen. Der Satellit hat bei *Primaten* einen Durchmesser von 0,9—1,2 μ. Die signifikante Differenz von etwa ♀ 69%/6% ♂ brachte die Autoren darauf, daß Corpus paranucleolare als Geschlechtschromosomenkomplex XX aufzufassen, dem freilich eine größere Masse zukommen muß als dem Komplex XY. Die obengenannte Relation von 69:6 für beide Geschlechter gilt für die Spinalganglien von *Rhesus*. Wurden andere nervöse Strukturen einschließlich des Archicortex (Allocortex) hinzugezogen, ergab sich eine Häufigkeit für ♂♂ niemals *über* 11%, für ♀♀ jedoch nie *unter* 52%. Histochemisch konnte in Satelliten Desoxyribonucleinsäure gefunden werden, im Nucleolus dagegen Ribonucleinsäure. Das Nebenkernkörperchen liegt in 40% der Zellen am Nucleolus (Abb. 178 A), in 17% an der Innenseite der Kernmembran (Abb. 178 B), dagegen nur in seltenen Fällen (11% bei einer Konstanz von 68%) frei im Karyoplasma. BRUSA (1951/52) bestätigte diese Befunde für die *Katze*, vermißte den Satelliten jedoch bei der *Taube*; der Autor lehnt die

Deutung als Geschlechtschromosomen-(XX)-Komplex ab. Bei elektrischer Reizung wandert der Satellit zur Kernmembran, später kehrt er zum Nucleolus zurück.

COIDAN (1952) behauptet, das Nebenkernkörperchen bei beiden Geschlechtern und Kastraten gefunden zu haben *(Gorilla, niedere Affen, Katze)* und lehnt

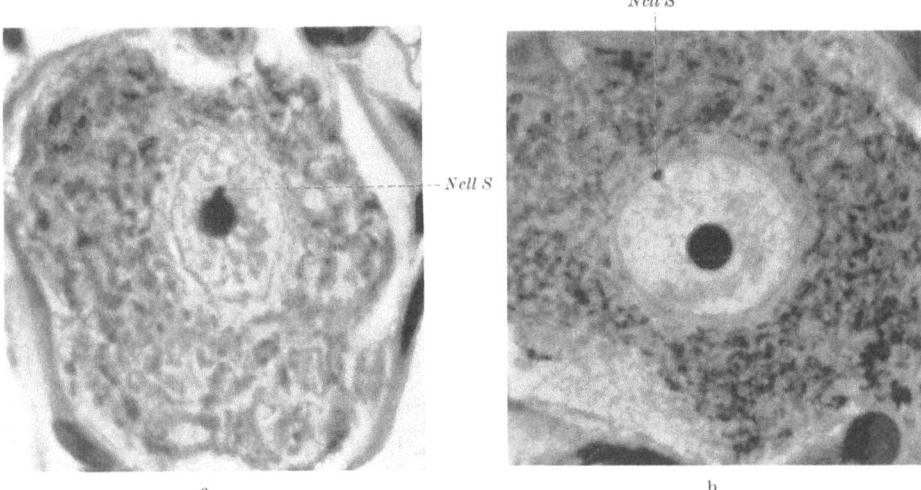

Abb. 178 a u. b. Spinalganglienzellen vom *Katzen*weibchen mit typischem Nucleolarsatelliten. a Nucleolarsatellit in typischer Lage (*Ncll S* = Nucleolarsatellit); b der Nucleolarsatellit ist extrem weit nach peripher gewandert und liegt der Innenseite der Kernmembran an (selbes Tier wie a).

daher die Angaben von BARR und Mitarbeitern ab. PRINCE, GRAHAM und BARR (1955) weisen ihrerseits diese Einwände zurück, da COIDAN (1952) den Unterschied zwischen großen und kleinen Neuronen nicht beachtet habe. HOSSACK und WYBURN (1954) fanden elektronenmikroskopisch keine Anzeichen für das Sexchromatin im Sinne BARRs und seiner Mitarbeiter, dagegen bildete HESS (1955) den Nucleolarsatelliten elektronenmikrophotographisch ab. (Siehe ferner BAFFONI 1956).

Durch die Schule von CASPERSSON (Zusammenfassung 1950) und HYDÉN (1952) wurde eine Fülle von Material zutage gefördert, das einmal die jüngere histochemische Forschung am Nucleolus bestätigt (G. HERTWIG 1930/32,

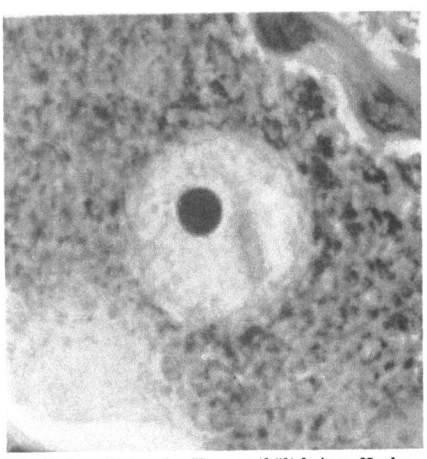

Abb. 178 c. *Kater:* der Kern enthält keinen Nucleolarsatelliten! Kresylviolett, 1200:1.
(Aus BARR, BERTRAM und LINDSAY 1950.)

BEAMS 1931), aber doch gestattet, in Verbindung mit der großartigen Arbeit von MJASSOJEDOFF (1927) den Anschluß an die Befunde der älteren Histochemiker (besonders SCOTT 1899) zu finden. Der Nucleolus der Spinalganglienzelle (die sich auch für die modernen optischen Identifizierungsmethoden als bestens geeignet erwies) besteht aus einem besonders histonreichen Nucleoprotein und stellt offenbar die Quelle der Ribonucleinsäuren des Kernes dar. Die genaue Relation zwischen Stoffumsetzung und Strukturwandel ist noch nicht bekannt. HYDÉN (1952) konnte jedenfalls zeigen, daß ein Gradient für die UV-Extinktionswerte vom Nucleolus zur Kernmembran besteht. Das Extinktionsmaximum liegt im Kernkörperchen; es fällt zur Kernmembran hin ab, um innerhalb der Kernmembran fast wieder auf die Höhe des Nucleolus anzusteigen. Der Nucleolus scheint also eine Steuerfunktion auf die Pentosenucleotidbildung im Cytoplasma auszuüben. Das Basi-Chromatin der alten Autoren ist demnach nur zu einem Teil wirkliches Chromatin, der Nucleolus ist aber mit dessen Produktion engstens vergesellschaftet.

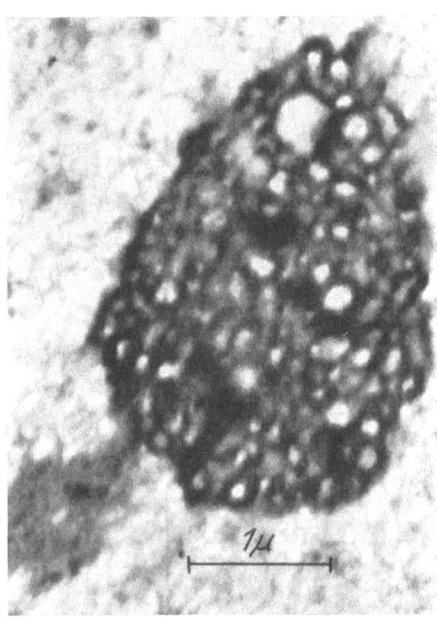

Abb. 179. Nucleolus einer Spinalganglienzelle der *Ratte* im Elektronenmikroskop. Der Nucleolus zeigt irreguläre Kontur sowie Vacuolen und ist von erdbeerähnlichem Aussehen. In der linken unteren Bildecke ist die Verbindung mit einem Heterochromatin-Ballen sichtbar. OsO_4-Fix., Dünnschnitt von 0,1 μ Dicke, 19 000:1. (Aus HOSSACK und WYBURN 1954.)

HOSSACK und WYBURN (1954) beschrieben das Kernkörperchen nach elektronenmikroskopischen Beobachtungen als poröse, wahrscheinlich von strahlenartig angeordneten und verdrillten Röhren durchzogene unregelmäßige Bildung (Abb. 179). Am ehesten trifft der Vergleich mit einer Erdbeere auf die äußerliche Form zu. Am Nucleolus hängen öfters Heterochromatinbatzen, die aus Nucleoproteinen bestehen. Es soll sich um Reste der Chromosomen handeln, die im Gegensatz zum Euchromatin einen hohen Desoxyribonucleinsäure-Gehalt aufweisen. HESS (1955) unterscheidet drei Komponenten des Nucleolus im Elektronenmikroskop: a) Eine fädig-vesiculäre Hauptsubstanz, b) eine homogene Masse mit wenigen groben Granula und c) eine wenig elektronendichte granuläre Masse. Eine konstante, echte Kernkörperchenmembran wurde durch die Elektronenmikroskopie bislang nicht demonstriert. Vielleicht fehlt sie ganz und die „Membran" von MJASSOJEDOFF ist eine vergängliche Struktur, die nur durch die ausgeschleusten Produkte vorgetäuscht wird.

Im übrigen gilt für die Kerne und Kernkörperchen der Spinalganglien das für alle Zellen Zutreffende: Wir wissen noch zu wenig und das wenige, was bekannt ist, wird durch willkürlichen Gebrauch der Nomenklaturen und Mißachtung fester Definitionen oft noch entwertet. Hierzu sei auf die handbuchartige Darstellung von MILOVIDOV (1949) verwiesen.

Das Karyoplasma bietet im Elektronenmikroskop eine homogene Masse von geringer Dichte dar, ohne jegliche Netzstrukturen (Chromonemata) od. dgl. Nur feinste Heterochromatinbröckel beleben die gleichförmige Schnittfläche (HOSSACK und WYBURN 1954, HESS 1955). Kürzlich untersuchte MAKAROV (1957) die Frage der Strukturierung des Spinalganglienzellkerns vom *Frosch* kritisch. Wurden die Zellen in 0,5%igem OsO_4 durch 1 Std fixiert, so waren die Kerne strukturlos, nur der Nucleolus trat hervor. Vorangehende zusätzliche Essigsäurebehandlung (n/100) zauberte binnen 15 min das bekannte Bild der Kernstrukturen hervor, das aber wieder verschwand, wenn anschließend, jedoch vor der Fixation, in Ringerlösung ausgewaschen wurde. Dieser Wechsel zwischen homogenem und strukturiertem Karyoplasma konnte mehrfach wiederholt werden. Diese Experimente sprechen ausdrücklich *für die* Auffassung, nach der vitale Spinalganglienzellkerne unstrukturiertes Karyoplasma besitzen.

d) Quantitative Morphologie der Spinalganglienzelle (Kern-Plasma-Relation, Kern-Kernkörperchen-Relation, Verdoppelungsgesetz).

Seit R. HERTWIG (1903) und HEIDENHAIN (1907/11 ff.) gehört die Kern-Plasma-Relation zu den sicheren Begriffen der Cytologie. Auf die Spinalganglienzelle scheint nach HEIDENHAIN (1911) der Begriff erstmals wieder von LEVI (1925) angewandt worden zu sein. LEVI fand die umgekehrte Proportionalität der Kern-Plasma-Relation der Spinalganglienzelle zum Körpervolumen. So ist die mittlere Kern-Plasma-Relation für *Hippocampus guttulatus* 75,47, für *Bos taurus* aber 1,4! HARTMANN (1918) hatte festgestellt, daß die mittleren Kernvolumina ab ovo kalt oder warm gezüchteter *Amphibien* unterschiedliche Größen zeigen. So fanden sich bei *Bufo vulgaris* folgende Werte:

Bei 9° C gezüchtet: Relative Kerngröße 100; Nucleolus-Kern-Relation 0,082. Bei 24° C gezüchtet: Relative Kerngröße 98; Nucleolus-Kern-Relation 0,057. Auch erwachsene Tiere waren beeinflußbar, Zahlenangaben fehlen jedoch. HARTMANN hatte damit eine zweite Größe quantitativ belegt, die RŮŽIČKA (1906) als erster gefordert hatte, die Kern-Kernkörperchen-Relation.

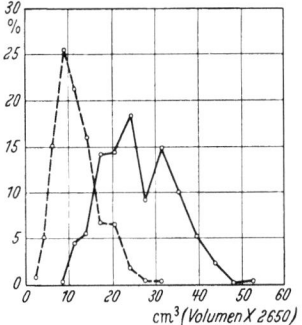

Abb. 180. Häufigkeitskurve der Kerne der Nervenzellen aus dem Ganglion semilunare eines *Erwachsenen* (ausgezogene Linie) und eines 7 Monate alten Feten (-----). Relative Volumenangabe in cm³ = Wirkliches Volumen · 2650. 200 Messungen. (Aus KÖRNER 1937a.)

Nach den grundlegenden Untersuchungen HEIDENHAINS sollte nun die Kern-Plasma-Relation durch rhythmisches Verdoppelungswachstum der Kerne und des Cytoplasmas anläßlich der Mitose gewährleistet sein und JACOBJ (1925) konnte nach variationsstatistischen Untersuchungen die zunächst deduktiv gewonnene Annahme beweisen. G. HERTWIG (1930/32) bestätigte die Gültigkeit des Verdoppelungsgesetzes für die Spinalganglienzellen des *Kaninchens*, sowie die Zellkerne des Ganglion semilunare von *Maus, Kaninchen, Ratte* und *Katze*, FREERKSEN (1933) für das Trigeminusganglion des *Meerschweinchens*. KELLER (1933) verglich eine *zwergwüchsige Hühner*rasse mit einer *normalgroßen*; beide zeigten Übereinstimmung der Kerngrößenklassen und erfüllten das Verdoppelungsgesetz. Die Gangliengrößenunterschiede zwischen Zwergen und Normaltieren beruhen also auf unterschiedlichen Zellzahlen, nicht Zellgrößen.

JACOBJ (1931, 1935) ermittelte beim *Menschen* drei Kernhäufigkeitsmaxima, nämlich Durchmesser von 12,5 μ, 16 μ und 20 μ, entsprechend Volumina von 1023 μ^3, 2145 μ^3 und 4189 μ^3, die sich wie 1:2:4 verhalten. Diese Größen entsprechen K_8, K_{16} und K_{32}; K_{64} mit 26 μ Durchmesser bzw. 9216 μ^3 Volumen wurde nicht nachgewiesen (K_1 = Regelklasse der Leberzellkerne!). Im Gegensatz zu den Neuronen gehörten die Satellitenzellkerne mit 7 μ, 9 μ oder höchstens 17,5 μ Durchmesser meistens K_1, seltener K_2 und nur vereinzelt K_{16} an.

MJASSOJEDOFF (1927) fand direkte Proportionalität der Oxy-Chromatinmenge zur Größe der Spinalganglienzellkerne; da das Oxy-Chromatin bei allen Tieren im Nucleolus zusammengefaßt ist, forderte der Autor wie RŮŽIČKA und HARTMANN die Konstanz der Kern-Kernkörperchen-Relation. SADOVNIKOV (1938) bestritt funktionelle Änderungen der Kern-Plasma-Relation bei *Frosch*spinalganglienzellen auch nach zweistündiger elektrischer Reizung.

PILATI (1936, 1938) bestimmte die mittleren Volumina des Ganglions Th_5 bei Embryonen, Neugeborenen, Kindern und Erwachsenen. Da das Perikaryon nur einen Teil der plasmatischen Masse des Neurons repräsentiert, haftet derartigen Berechnungen ein hoher Unsicherheitsfaktor an, da die willkürliche Gleichsetzung des Perikaryon-Volumens mit dem Plasmavolumen nur zu Näherungswerten, nicht aber zu einer wirklichen quantitativen Analyse berechtigt. HEIDENHAIN (1911) selbst hatte dies klar erkannt, denn er berechnete das Volumen der Spinalganglienzellausläufer, um es zum Volumen des Perikaryons zu addieren. HEIDENHAIN war aber kritisch genug, die Willkürlichkeit seiner Zahlen selbst zuzugeben. Diese Einschränkungen gelten im Grunde auch für die Befunde LEVIS (1925). Schon HARTMANN (1921) hielt das Ganglioplasmavolumen nicht für exakt meßbar. Auch SCHWEHR (1954) vertrat diese Meinung,

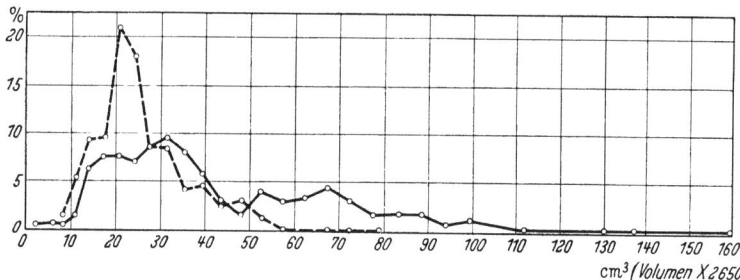

Abb. 181. Häufigkeitskurve der Kerne von sensiblen Nervenzellen aus dem Ganglion spinale des *Erwachsenen* (ausgezogene Kurve) und eines 16 Jahre alten jungen *Mannes* (------). Die Ziffern auf der Abszisse geben das Volumen · 2650 als Relativwert in cm³. 200 Messungen. (Aus KÖRNER 1937a.)

ohne jedoch der Ausläufer zu gedenken. Wenn man die quantitativ schwer faßbaren Ausläufer vernachlässigt, was ohnehin zulässig sein dürfte, da diese auch beim Vergleichsmaterial unberücksichtigt blieben, zeigen die sensiblen Zellen der *Dipnoi* (Abb. 119—121, 156) eine völlig abweichende Kern-Plasma-Relation im Sinne einer starken Verschiebung zugunsten der Kerne. Die unverhältnismäßig großen Kerne erinnern an Evertebratenneurone (vgl. Abb. 13), aber auch an Spinalganglioblasten. Diese Diskrepanz war schon RETZIUS (1880) und LEVI (1908) aufgefallen. Einzelne *Teleosteer* scheinen sich anzuschließen (vgl. Abb. 14).

Mit dem bis dahin vorliegenden Material setzte sich KÖRNER (1937a) auseinander. Der Autor verglich Spinalganglien und das Ganglion semilunare eines Feten von 7 Monaten mit denen je eines 16- und 45jährigen Mannes. KÖRNER bestätigte mit JACOBJ (1935) die außerordentliche Größenvariabilität der Perikarya und fand häufig Zellen gleicher Größe in Haufen oder Reihen zusammenliegend, ohne daß jedoch eine systematische Ordnung zu erkennen gewesen wäre. Der Autor stellte fest, daß vor der Geburt der gesamte Zellbestand *annähernd* gleichmäßig wächst; später sind die größeren Elemente begünstigt. Die Verteilungskurve der Kerngrößenklassen des Ganglion V. zeigt für den Feten *einen*, für den Erwachsenen *zwei* Gipfel (Abb. 180). Im Spinalganglion herrscht größere Variabilität. Neben 2 Hauptmaxima sind noch 2 Nebenmaxima beim Erwachsenen angedeutet, während beim Feten nur *ein* überragendes Maximum besteht (Abb. 181). KÖRNER folgerte, das Ganglion semilunare verhalte sich nach den Kerngrößen wie ein jugendliches Spinalganglion, womit er an Hand statistischer Analysen den Eindruck älterer Autoren bestätigte. KÖRNER erkannte auf Grund seiner Kurvenvergleiche (Trigeminusganglion: Spinalganglion) LEVIS (1925) Satz als richtig an, welcher besagt: „Die Korrelation zwischen der Größe der Ganglienzelle und der Körpergröße ist der Exponent für die Beziehungen zwischen der Größe der Innervationsfläche, der eine bestimmte Ganglienzelle vorsteht." Im Gegensatz zu JACOBJ (1935) fand KÖRNER beim Menschen im Spinalganglion auch $K_{64} \approx 26\,\mu$ Durchmesser als Ausnahme. Im übrigen decken sich die Befunde beim Erwachsenen mit denen des Voruntersuchers. Im Ganglion semilunare fallen die kleinsten Nervenzellkerne mit $9{,}15\,\mu$ Durchmesser noch in K_4. Im Ganzen gesehen bestätigte also der Autor das rhythmische Verdoppelungswachstum der Kerne, aber er legte sich auch die Frage nach dem Wachstum der Nucleoli und nach der Kern-Kernkörperchen-Relation vor. Wie aus Abb. 182 und 183 zu entnehmen ist, liegen die Maxima der Nucleolargrößen weiter auseinander und nach rechts verschoben als die der Kerngrößen. In Worte gekleidet: KÖRNER fand für die Kernkörperchen nicht Verdoppelungs-, sondern Vervierfachungswachstum (1:4:16). Der Autor bestätigte ausdrücklich das Bestehen

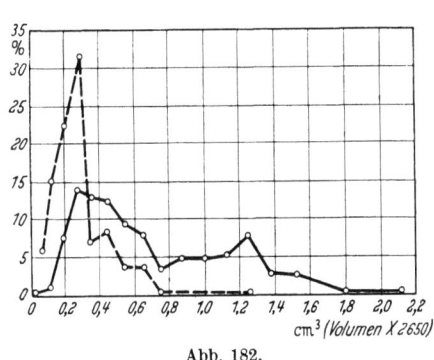 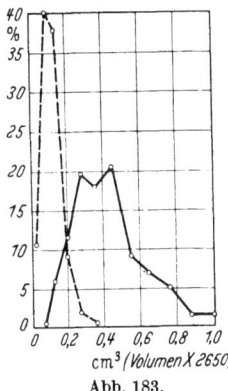

Abb. 182. Abb. 183.

Abb. 182. Häufigkeitskurve der Kernkörperchen sensibler Nervenzellen aus dem Spinalganglion des *Erwachsenen* (ausgezogene Kurve) und eines 16jährigen Mannes (-----). 200 Messungen. Das Volumen in cm³ ergibt sich aus Volumen · 2650. (Aus KÖRNER 1937a.)

Abb. 183. Häufigkeitskurve der Nucleoli der Nervenzellen aus dem Ganglion semilunare eines *Erwachsenen* (ausgezogene Linie) und eines 7monatigen Feten (-----). 200 Messungen. Das Volumen ergibt sich aus $\mu^3 \cdot 2650$. (Aus KÖRNER 1937a.)

der Kern-Kernkörperchen-Relation HARTMANNs (1918) bzw. RŮŽIČKAs (1906); der entsprechende Befund MJASSOJEDOFFs (1927) entging ihm offenbar, obwohl er dessen Arbeiten kannte. KÖRNER (1937) kommt aber das unbestrittene Verdienst zu, die Kern-Kernkörperchen-Relation als erster wirklich *richtig* gefunden zu haben: „Die Kernkörper-Kern-Relation verschiebt sich also während des Lebens zugunsten der Nucleolen!" Der Autor betonte die Nichtübereinstimmung dieser Realität mit HEIDENHAINs Protomeren-Theorie, die nur Verdoppelungen als denkmöglich zuläßt. Die Untersuchungen von HERTWIG (1930/32) und KÖRNER (1937) wurden von MILOVIDOV (1949) bestätigt, ferner sei auf GRIMM (1949) hingewiesen.

Neueste Untersuchungen von JERUSALEM (1957) bestätigen die Existenz der Kern-Kernkörperchen-Relation für den *erwachsenen* Menschen. Beim gleichen Individuum wachsen jedoch die Nucleoli in rhythmischen Verdoppelungsschritten 1:2:4 ... Dieser Befund mindert aber keineswegs den Wert der Arbeiten von KÖRNER (1937), gilt doch die Relation 1:4:16 ... eindeutig beim Vergleich jüngerer mit älteren Individuen. JERUSALEM bestätigt dies ausdrücklich und betont, daß ein Wachstum der Nucleoli in den Proportionen 1:2:4 ... keineswegs synchron an das rhythmische Verdoppelungswachstum der Kerne 1:2:4 ... gekoppelt sein muß, d. h. die Kern-Kernkörperchen-Relation ist in der Tat nicht während des ganzen Lebens konstant. JERUSALEM sicherte nun die Prädominanz von $Kk_1 = 83 \mu^3$ als Regelklasse, d. h. die Nucleolardurchschnittsgröße der Spinalganglienzelle liegt in derselben Größenordnung wie die *Kern*volumina (!!) der Neurone des Ganglion retinae oder der Stäbchenperikarya der Netzhaut!

Sehr eingehende Untersuchungen lieferte SCHWEHR (1954). Beim Feten von 13 cm SSL verteilen sich die Kerne im Spinalganglion C_1 auf die Klassen K_1, K_2 und selten K_4; im 6. Cervicalganglion erreichen einzelne Kerne K_8. Auffällig ist das Fehlen ausgeprägter Gipfel, an deren Stelle ein Plateau ausgebildet ist, da Mitose und Wachstum abwechseln. Bei 16 cm SSL fallen die Werte für die Ganglien des Beinplexus gegenüber denen des Plexus brachialis ab, da die Armentwicklung beschleunigt ist. Im 5. Fetalmonat finden sich noch vereinzelte Mitosen, das Wachstum überwiegt jedoch. Feten von 7—8 Monaten zeigen die krassen Segmentunterschiede nicht mehr, da die Beinentwicklung inzwischen aufgeholt hat. Im Lumbalbereich Neugeborener (16 bzw. 18 Tage alt) fand die Autorin noch vereinzelte Mitosen; die Kerne der Lumbal- und Sacral-Ganglienzellen sind nun größer als die des Plexus brachialis, da das Bein stärker als der Arm wächst. Bei älteren Feten gehören die Kerne der Regelklasse K_4 an, gegenüber K_2 im 4. Monat. Einzelkerne älterer Feten erreichen K_8, was der Regelklasse des $1^1/_2$jährigen Kleinkindes entspricht. Die übrigen Angaben bringen gegenüber JACOBJ (1935) und KÖRNER (1937) nichts Neues, was auch für das Ganglion semilunare gelten darf. SCHWEHR (1954) konnte also sehr deutlich zeigen, daß sich das Wachstum der ,,Peripherie" auf die Kerngröße der sensiblen Nervenzelle auswirkt.

Wenn man die bisherigen Ergebnisse der quantitativen Morphologie an sensiblen Neuronen zusammenfaßt, so kann festgestellt werden:

a) Die Kerne der Spinalganglien-Zellen zeigen *rhythmisches Verdoppelungswachstum* in ganzzahligen Proportionen $1:2:4:8\ldots\ldots\ldots$ Wenn man die Regelkerngröße der Leberzelle als K_1 setzt, gehören die Spinalganglienzellkerne K_8, K_{16}, K_{32}, ausnahmsweise auch K_{64} an. Die Kerne der Hirnnervenganglien (N. V.) bleiben unter diesen Werten, sie fallen in die Klassen K_4, K_8 und seltener K_{16}.

b) Die wirkliche *Kern-Plasma-Relation* sensibler Neurone hat bis heute noch niemand ermittelt; die bisherigen Angaben sind Näherungswerte für Kern und Perikaryon, während die Plasmamasse der Ausläufer nicht berücksichtigt wurde.

c) Die pseudounipolare Nervenzelle zeigt eine typische *Kern-Kernkörperchen-Relation*, die jedoch nicht dem Verdoppelungsgesetz folgt. Vielmehr wachsen die Nucleoli in Vervierfachungsschritten $1:4:16\ldots\ldots$

3. Der Zellkörper der sensiblen Ganglienzelle.
a) Das Grundcytoplasma.

Schon ältere Autoren unterschieden am Protoplasten der Spinalganglienzelle zwei Zonen, eine schmale, äußere körnchenfreie und eine innere granuläre (BIDDER 1847, v. KÖLLIKER 1850, KONEFF 1887 u. a.). Nähere Angaben hierüber machten aber erst FLEMMING (1882) und E. MÜLLER (1891). Seit E. MÜLLER hat sich für die hyaline Außenzone die Bezeichnung Ektoplasma eingebürgert; die granulierte Innenzone wird als Endoplasma bezeichnet (Abb. 184). An bipolaren markhaltigen Ganglienzellen der *Fische* und *Eidechsen* konnte gezeigt werden, daß sich das Endoplasma in den Achsenzylinder der Nervenfaser, das Ektoplasma in die Markscheide fortsetzt (SCHARF 1951, 1953). Die gewöhnlichen pseudounipolaren Zellen besitzen einen breiteren Ektoplasmasaum als die oppositopolen. Dagegen stehen die kleinsten Elemente (Retziussche Zellen) den bipolaren nahe, da auch sie nur eine geringe Ektoplasmazone aufweisen. Nach

HOLMGREN (1899) ist das Ektoplasma am Funktionsstrukturwechsel unbeteiligt, da es stets von Nissl-Substanz freibleibt. Bis auf wenige Mitochondrien scheint das Ektoplasma ziemlich einheitliches Hyaloplasma zu repräsentieren. Zu 82% besteht die Spinalganglienzelle aus Wasser (OPPENHEIM 1912). Die Festsubstanzen verteilen sich auf Proteine, Fermenteiweiße, Tigroidsubstanz und zu 20% auf Lipoide und Fette; nur 0,3% beträgt der Anteil an Mineralien. Da die Tigroidsubstanz nicht zum Grundcytoplasma gehört, ist ihr ein eigener Abschnitt gewidmet.

Grundlegende Unterschiede im Aufbau des Grundcytoplasmas bestehen zwischen großen und mittelgroßen Zellen einerseits und kleinsten Elementen

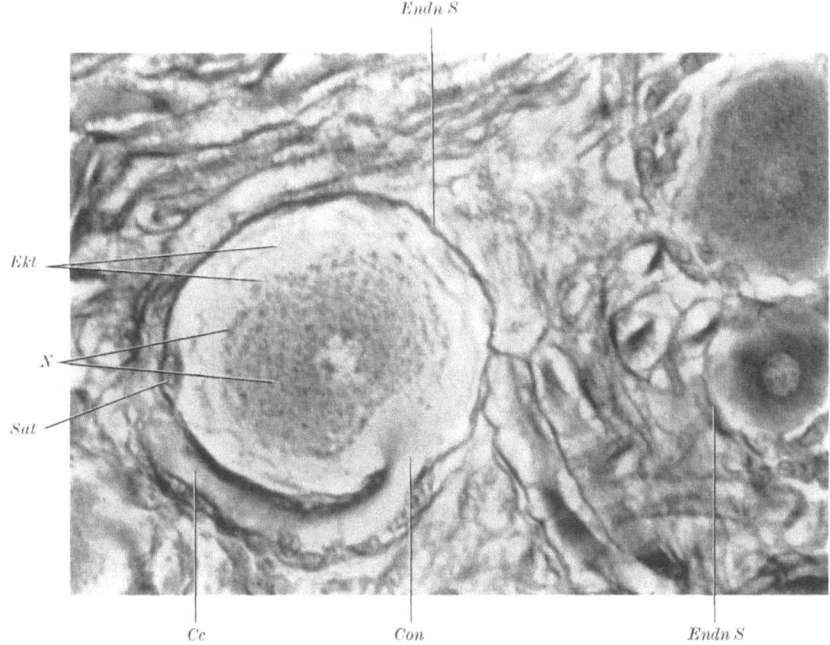

Abb. 184. Endoneuralscheiden der Spinalganglienzellen bei der *Katze*. Am besten ist diese Struktur an der großen Zelle links im Bilde sichtbar, weniger deutlich an der kleinen Zelle rechts unten. Die kleine Zelle rechts oben zeigt keine ausgeprägte endoneurale Hülle, dagegen ist eine solche an allen abgebildeten Nervenfasern gut sichtbar. *EndnS* Endoneuralscheide; *Sat* Satellit; *Ekt* Ektoplasma (frei von Tigroid); *N* Nissl-Substanz; *Con* Conus originis; *Cc* Crus commune. Hämatoxylin-Benzolichtbordeaux. 1000:1.

andererseits. Hierauf wurde schon näher eingegangen (s. S. 203; Abb. 152 bis 159). Die Lipoide des Grundcytoplasmas sind großenteils Phosphatide, die keine Struktur im Lichtmikroskop zeigen, sondern homogen verteilt sind, z. T. maskiert, d. h. als Lipoproteide gebunden (SCHARF 1951, 1956). Die *Kohlenhydratreserven* halten sich wie in allen Nervenzellen in geringen Grenzen.

Im Ultramikroskop zeigen sich feinste *Granula* (MARINESCO 1912), deren chemische Identität nicht klar ist. Wahrscheinlich handelt es sich im wesentlichen um Fermenteiweiße. Das Grundcytoplasma verhält sich wie ein negatives Kolloid; es ist durch Säuren fällbar[1] und wird durch Alkalien homogenisiert (MARINESCO 1912). Der Conus (Polkegel, Achsenhügel) enthält ebenfalls feinste

---

[1] Die Weinsteinsäure-Kresylechtviolett-Färbung nach FEYRTER (1946; vgl. SCHARF 1952a, 1956b) stellt zweifellos Lipoide und Lipoproteide dar. Trotzdem bieten die gefärbten Substanzen oft granuläre Anordnung, was wohl daran liegt, daß dieses Farbgemisch erheblich sauer reagiert (vgl. Abb. 185).

submikroskopische Granulationen, die im Ultramikroskop besonders kräftig leuchten und wie alle diese Körnchen Brownsche Bewegung zeigen. Der Achsenzylinder dagegen ist arm an Granula (MARINESCO 1912). Durch die Einwirkung des Lichtes steigt der Helligkeitsgrad gewöhnlich innerhalb weniger Minuten kräftig an; selten wird er nach MARINESCO vermindert. Offenbar handelt es sich schon hierbei um photochemische Veränderungen.

Das *spezifische Gewicht* des Grundplasmas liegt niedriger als das des Tigroids (BEAMS und KING 1935). Jedoch bestehen Zelltypenunterschiede im Hinblick auf die Dichte; dies hatten schon FLEMMING (1895) und v. LENHOSSÉK (1897) aus dem färberischen Verhalten geschlossen.

Das Grundcytoplasma kann feinste *Fetttröpfchen* ausscheiden, was besonders bei *Amphibien* regelmäßig der Fall ist. So fand schon v. LENHOSSÉK (1886) bei

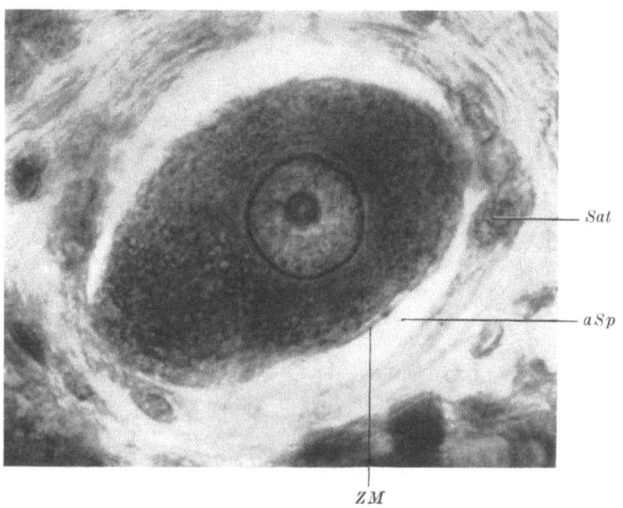

Abb. 185. Große Spinalganglienzelle aus dem Ganglion semilunare einer 62jährigen Frau. Das Cytoplasma erscheint deutlich granulär strukturiert. *ZM* Zellmembran; *aSp* artefizieller Schrumpfungsspalt zwischen Zellmembran und Satelliten; *Sat* Satellitenkerne. Der Ganglienzellkern zeigt deutliche Schichtung und den Nucleololus im Kernkörperchen. Weinsteinsäure-Thionin nach FEYRTER. 570:1.

Rana jahreszeitliche Unterschiede. BÜHLER (1898) machte hierüber genauere Angaben: Beim *Winterfrosch* ist die überlebende Spinalganglienzelle trübe, es finden sich nur wenige kleinste bis gröbere Tropfen. Beim *Sommerfrosch* dagegen erscheint das Grundcytoplasma klar und enthält zahlreiche große helle Kügelchen und feinste stark lichtbrechende Einschlüsse, die mit Äther extrahiert werden können. BÜHLER (1898) beobachtete an unfixierten Nervenzellen aller *Vertebraten* auch lichtmikroskopisch sichtbare Granulierung des Conus, die durch Fixation homogenisiert wurde. Die größeren Fettkugeln (Osmiophile Körper) am Polkegel der *Frosch*zellen hatte COURVOISIER (1868) als „Polarkerne" beschrieben; v. LENHOSSÉK (1886) bestätigte diese Beobachtung. BÜHLER (1898) konnte jedoch zeigen, daß es sich nur zu einem Teil um Satelliten, meist aber um paraplasmatische Lipoidvacuolen handelt.

MARTINOTTI und TIRELLI (1900) fanden an chronisch und akut hungernden *Kaninchen* abgeschwächte Färbbarkeit des Zellplasmas ohne gröbere Strukturunterschiede. Lediglich die Neurofibrillen waren etwas feiner als in den Zellen der Kontrolltiere. Die Neurofibrillen hielt MARINESCO (1912) bereits für postmortale Bildungen, da sie im Ultramikroskop nie vital sichtbar waren. Sie scheinen demnach nicht dem Metaplasma anzugehören.

EINARSON (1933, 1935) beschrieb das Grundcytoplasma als hochviscöse, semisolide, plastische Substanz von hoher Dichte, die als kontinuierliche Phase aufgefaßt werden müsse. Mit Gallocyanin-Chromalaun bleibe dieser Teil des Neuroplasmas selbst ungefärbt, bedinge jedoch durch seine speziellen kolloidphysikochemischen Eigenschaften die Koagulation der chromatischen Substanz zu Nissl-Schollen.

KÖRNER (1937) schrieb — wie schon FLESCH (1888) und v. LENHOSSÉK (1897) — die färberischen Unterschiede zwischen ,,hellen" (großen) und ,,dunklen" (kleinen) Elementen der sensiblen Ganglien protoplasmatischen Eigenschaften zu, also nicht dem Tigroid. Nach KÖRNER ist der Unterschied schon fetalen Zellen im 7. Monat eigen, zu einem Zeitpunkt also, in dem die Größendifferenzen noch nicht evident sind. Der Autor erkennt mit KONEFF (1887) uncharakteristische Übergangsformen an. SCHARF (1951, 1953, 1956) konnte diese protoplasmatischen Differenzen histochemisch bestätigen. Die Unterschiede der Dichte des Grundcytoplasmas bedingt auch verschiedene Elektronenstreuung, so daß HOSSACK und WYBURN (1954) elektronendichte ,,dunkle" und elektronendurchlässige ,,helle" Zellen unterscheiden (Abb. 158). Die Struktur des Grundplasmas bietet nach Verwendung einiger Fixationsmittel ein granuläres Muster. In den dunklen Zellen sind dann die Eiweiß-Granula dichter gepackt und mit feinen osmiophilen Granula durchsetzt. In manchen Zellen fanden die Autoren konzentrische Orientierung des Grundcytoplasmas zum Kern, jedoch meist nur in dessen Nähe. Anzeichen für die Existenz von *Neurofibrillen* bemerkten HOSSACK und WYBURN nach OsO_4-Fixation nicht. Dagegen hatten BEAMS, VAN BREEMEN, NEWFANG und EVANS (1952) silberimprägnierbare fibrilläre Strukturen beschrieben. Auch DAWSON, HOSSACK und WYBURN (1955) sahen im Grundcytoplasma ein Netzwerk feinster Filamente, deren Dicke zwischen 20 und 50 Å schwankte. Die von beiden Forschergruppen dargestellten Fäserchen scheinen indes nicht identisch zu sein. Jedenfalls lehnen DAWSON und Mitarbeiter die Gleichsetzung mit Neurofibrillen ab.

Der *Isoelektrische Punkt* des Basalplasmas wurde von BETHE und FLUCK (1938) zwischen p_H 5,5 bis p_H 6,5 festgestellt. Zum Vergleich sei der des Tigroids angegeben: p_H 3,0 bis 4,0; also erheblich saurer. SCHARF und OSTER (1957) fanden eine noch breitere Umladungszone, die in unfixiertem Zustande von p_H 3,8 bis 4,85 reichte, nach Formolfixation sogar von p_H 3,8 bis 6,4. Merkwürdig erscheint, daß sich die isoelektrische Zone nach Formolfixation nach basischen Werten verschiebt, wo doch Formaldehyd im allgemeinen Proteine saurer werden läßt. Der Befund kann aber durch die Anwesenheit von Phosphatiden erklärt werden, da die Schnitte nicht extrahiert worden waren.

b) Die chromatische Substanz.

α) **Zur Entdeckungsgeschichte des Tigroids und seiner funktionellen Veränderungen.** Die chromatische Substanz der Spinalganglienzelle wurde erstmals von KEY und RETZIUS (1876), später von FLEMMING (1882) beobachtet, was auch HEIDENHAIN (1911) feststellte. Nach diesen Autoren veröffentlichten FLESCH und KONEFF (1886) sowie KONEFF (1887) den Befund, daß sich der Spinalganglienzellkern schwächer als das Cytoplasma färbe. Nur in senilen Zellen mit pyknotischen Kernen sei dies umgekehrt. Veränderungen der Zellchromasie treten nach KONEFF (1887) während Entwicklung, Seneszenz und Funktion auf. HODGE (1888, 1889ff.), der Entdecker des ,,funktionellen Kernödems", war auch der erste, der systematisch natürliche Ermüdung (24 Std-Rhythmus) und experimentelle Erschöpfung einwandfrei mit der Zellchromasie der Perikarya der Spinalganglien (und des Gehirns) korrelierte. Die Arbeiten HODGEs sind so „modern", daß sie noch heute Aktualität besitzen. Ermüdung ist nach HODGE am Perikaryon durch Abnahme der Färbbarkeit und der Osmiophilie abzulesen. Während der Zellaktion steigt dagegen die Chromophilie des Kernes an und das Cytoplasma wird zunächst diffus färbbar. HODGE und Vorläufer hatten also alles das, was man später NISSL zuschrieb, schon veröffentlicht.

VAS (1892), LAMBERT (1893), LUGARO (1895), MANN (1895) und DOLLEY (1909, 1911, 1913) kamen zum prinzipiell gleichen Ergebnis. LUGARO (1895) stellte ferner fest, daß im Verlaufe erhöhter Zellaktivität die Turgescenz des Cytoplasmas zunimmt, eine exaktere Formulierung der von HODGE (1889ff.), MANN (1895) und HOLMGREN (1899) konstatierten funktionellen Plasmaschwellung. Nach VAS (1892) sammele sich die chromophile Substanz als Zeichen der Aktivität in der Zellperipherie an. LUGARO (1895) bezeichnete die Wanderung des Tigroids als Diffusion. NISSL (1894) dagegen polemisierte gegen FLESCH (1888) und seine Schule, die Hell-Dunkel-Unterschiede seien zwar real, aber nur zwei Funktionsstadien eines einzigen Zelltypus. Die ausgesprochen chromophile Zelle FLESCHs und KONEFFs (1886) wollte NISSL als Artefakt abtun. FLESCH und Schüler hatten dagegen den Dualismus hell-dunkel als repräsentativ für zwei chemisch und funktionell verschiedene Zellarten angesehen; wie schon ausgeführt, konnte die neuere Forschung diese Ansicht bestätigen.

Wie wenig NISSL (1894) eigentlich an der frühen Klärung der Nervenzellfunktions-Morphologie beteiligt war, zeigt sich vielleicht am besten daran, daß er nach erhöhter Aktivität (langdauernde elektrische Reizung) schwach färbbare Zellen als Ruhezellen ansprach, kräftig färbbare dagegen als Aktivformen. Die chromophile Zelle nannte NISSL „pyknomorph", die chromophobe „apyknomorph". NISSL (1896, 1898) scheint selber die Unhaltbarkeit seiner Ansichten eingesehen zu haben, denn in den späteren Arbeiten findet sich das genaue Gegenteil seiner früheren Behauptungen; insbesondere bezeichnete er nur die tigroidarme Zelle als erschöpft. Aber genau das hatte HODGE (1888) schon richtig erkannt, während NISSLs häufig zitierte Veröffentlichung von 1889 eigentlich völlig nichtssagend ist. Noch unrichtiger als die oben aufgeführten war die Behauptung NISSLs (1910), Chromophilie sei nur durch künstliche Schrumpfung zu erklären. Wie schon erwähnt, haben später FISHER und RANSON (1934) diese „großartige Entdeckung" wiederholt. EINARSON (1933, 1935) hat sich gegen diese Auffassung gewehrt; er setzte Pyknomorphie (NISSL) gleich Chromophilie (FLESCH) und Apyknomorphie (NISSL) gleich Chromophobie (FLESCH). Mit Artefakten durch „künstliche Schrumpfung" oder „künstliche Schwellung" habe das gar nichts zu tun, also primär wohl auch nichts mit Funktionszuständen.

Es sei festgehalten: NISSL hat mehr Verwirrung geschaffen als geklärt. Trotzdem heißt das Tigroid heute „Nissl-Substanz". NISSLs Verdienst besteht darin, festgestellt zu haben, daß jedem Ganglienzelltyp ein bestimmtes Tigroid-Anordnungsmuster zugehört, das er richtig als Äquivalentbild nach Anwendung einer Standard-Methode deutete; aber nicht mehr und nicht weniger. Richtig hatte NISSL erkannt, daß die chromatische Substanz nicht ein streng basophiles Verhalten zeigt, sondern auch mit sauren Farbstoffen dargestellt werden kann (wogegen ROSIN [1894] irrigerweise polemisierte); jedoch war auch diese Tatsache vor NISSL durch die Schule FLESCHs bekannt geworden (KONEFF 1887, KOTLAREWSKY 1888); BÜHLER (1898) schloß sich an. Somit war vor der Jahrhundertwende die chromatische Substanz bekannt, man kannte ihren Funktionsstrukturwechsel und v. LENHOSSÉK (1896) hatte sie mit dem Namen Tigroid (von τιγροειδής = scheckig) belegt.

Die Erforschung der chromatischen Substanz ist eng mit der Erforschung der sensiblen Ganglienzelle verbunden, da fast alle älteren Autoren bevorzugt dieses Element als Untersuchungsobjekt wählten; erst an zweiter Stelle steht die Purkinjesche Kleinhirnzelle.

β) **Zur Typisierung der sensiblen Nervenzellen nach dem Nissl-Bild.** Die Spinalganglienzelle wurde von Nissl in die Gruppe der „gryochromen" Zellen eingereiht, eine Untergruppe der „somatochromen" Zellen, was besagt, daß die mittlere Tigroidanordnung gleichförmiger Verteilung ungleich großer Granula (nicht Schollen!) von wechselnder Färbbarkeit entspricht, bei chromatinfreiem

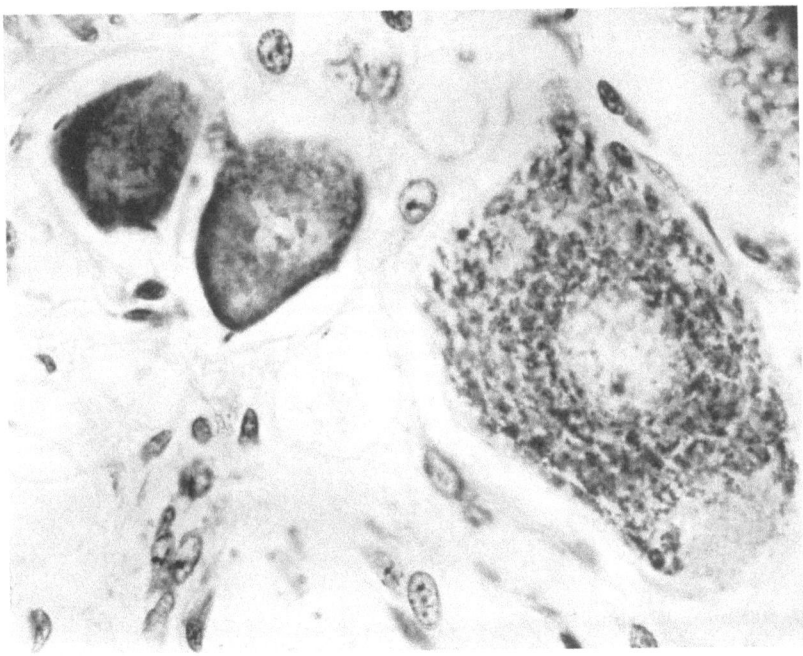

Abb. 186. Spinalganglion vom *Hund*. Zwei kleine Spinalganglienzellen mit marginal verdichteter Lagerung der Nissl-Substanz im Vergleich zu einer großen mit diffus gelagerten Nissl-Schollen. Alkoholfix., Kresylviolett, 935:1.

Kern (ausgenommen den Nucleolus). Völlig aus dem Rahmen fallen eigentlich nur die Wurzelganglienzellen bei *Dipnoern*, die arm an Tigroid, dagegen extrem reich an Kernchromatin sind (Abb. 119—121, 156). Sie müssen als *die* Ausnahme gelten und unter die „karyochromen" Zellen eingestuft werden. Tigroid-*Schollen* scheinen dem nur schwach basophilen Protoplasten überhaupt zu fehlen, ebenso typische Granula. Da die Spinalganglienzellen jedoch typisch wechselnde Nissl-Bilder präsentieren (vgl. Bielschowsky 1928, 1935), gingen andere Forscher zeitig daran, für diese Elemente gesonderte Einteilungsprinzipien aufzustellen. Flemming, der schon 1882 die dunkle Spinalganglienzelle zum ersten Male beachtet und auf die Tatsache intensiverer, dichterer Granulierung dieses Typs gegenüber dem großen, grobschollig-schütter gemusterten (Abb. 186) hingewiesen hatte, versuchte (1895) auch die erste Nissl-Schollen-Systematik für die sensiblen Ganglien aufzuzeigen. So fand dieser Autor, daß der Conus pseudounipolarer Spinalganglienzellen *(Mensch, Rind, Katze, Kaninchen)* tigroidfrei ist, im Gegensatz zu den Polen der bipolaren *Fischzellen (Dorsch)*. Die Untersuchungen v. Lenhosséks (1897) und Bühlers (1898) bestätigten diese

Angaben. v. LENHOSSÉK beschrieb auch den „Randschollenkranz" (Abb. 187) genau, den er am typischsten bei großen hellen Zellen fand, seltener in den spärlich vorhandenen kleinen hellen. Außerdem stellte v. LENHOSSÉK die perinucleäre tigroidfreie Ringzone fest, die meist 1,5—2 μ breit ist und, mit schwacher Optik betrachtet, scharfrandig erscheint. Untersuchung mit stärkeren Vergrößerungen zeigten dagegen, daß auch diese Innenzone gegen den Kern hin aus Einzelgranula besteht. Der Autor betonte, es handle sich bei der Nissl-freien Zone um eine besondere Differenzierung des Cytoplasmas, nicht um ein Artefakt durch präparative Kernschrumpfung. Außerdem machte er darauf aufmerksam,

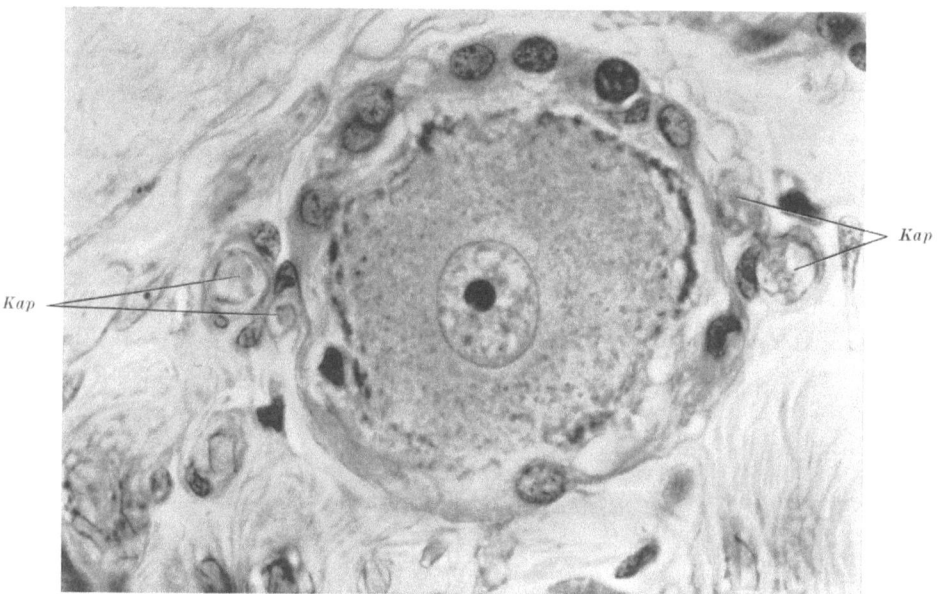

Abb. 187. Mittelgroße Ganglienzelle aus einem Spinalganglion eines 30jährigen Justifizierten mit Randschollenkranz und zentraler Feinverteilung der Nissl-Schollen. Der Nucleolus zeigt oben rechts eine achromatische Vacuole. *Kap* pericelluläre Capillarschlingen. Formolfix., Molybdän-Hämatoxylin 935:1.

daß Chromophilie des Grundplasmas von der Färbbarkeit der chromatischen Substanz zu trennen sei.

Verschiedene Typen („helle" und „dunkle") unterschied TIMOFEEW (1898) nach dem Tigroidgehalt bei *Taube* und *Huhn*. PUGNAT (1898) fand bei *Reptilien* vor allem feinste Granula. Cox (1898) differenzierte beim *Kaninchen* drei Typen nach dem Nissl-Bild, zwei größere und einen kleinen „dunklen" mit „heller" Randzone. Das grundlegende ältere System stellte LUGARO (1896, 1903) mit fünf Typen auf. ORR und ROWS (1901) modifizierten es, indem sie zwei weitere Untertypen einführten. Dagegen reduzierten TURNER (1903) die Skala auf drei, WARRINGTON und GRIFFITH (1904) auf vier Typen. STÖHR (1928) und EINARSON (1933, 1935) erkennen sogar nur zwei Arten an. CLARK (1926) unterschied wie ORR und ROWS (1901) sieben Zellarten, was keineswegs als Spielerei angesehen werden darf, da den Zellen typische Verteilungsquoten in funktionell verschiedenwertigen Ganglien zukommen (Tabelle 5, Abb. 188).

Auf eine tabellarische Zusammenstellung der älteren Einteilungsschemata soll zwecks Raumersparnis verzichtet werden; auf die Tabellen von ONO (1933) sei hingewiesen. HIRT (1928), auf dessen Untersuchungen schon früher (S. 177) ausführlich eingegangen wurde, bediente sich im wesentlichen des Schemas von

Tabelle 5 (nach CLARK 1926).

Ganglion	Typ A	Typ B	Typ C	Typ D	Typ E	Typ F	Typ G
L_6 und L_7	36,9	3,9	4,6	10,1	44,2	—	—
Th_{12} und L_1	27	4,2	2,9	19,7	46,1	—	—
XII.	33,1	2,5	0,9	28,5	34,1	—	—
V.	59,7	1,2	0,7	7,1	30,8	—	—
X., nodosum	4,5	+	1,4	2,5	—	91,3	—
X., jugulare	7,3	+	1,0	23,5	—	68	—
IX.	6,5	+	+	18,4	—	74,6	—
VII.	5,6	+	+	+	—	93,3	—
VIII., vestibuli	—	—	100 ?	—	—	—	—
VIII., spirale	—	—	—	—	—	—	100 ?
Ncl. V. mesenceph.	fast 100	—	—	—	—	—	—
Einzelzellen in Radix motorica nervi trigemini	meist 95	—	—	selten +	—	—	—

Die Zahlen geben Prozentwerte wieder nach Zählungen beim *Hund*; + bedeutet, daß einzelne Elemente dieses Typs vorhanden waren. Die Nissl-Typen A bis G dieser Tabelle sind *nicht* identisch mit den Neurontypenbezeichnungen der Abb. 142 und des Textes der Seiten 182ff.

CLARK (1926) zur Identifizierung der einzelnen Zellen und fuhr gut damit. HIRT (1928) führte geringfügige Modifikationen ein und stellte fest, das Nissl-Bild allein genüge nicht völlig zur Klassifizierung der Zellen, da die Verzweigungstypen nicht immer mit dem gleichen Tigroidtyp zusammenfallen. Eine Systematik für das Ganglion semilunare des *Menschen* stellte KÖRNER (1937a) auf (Abb. 189):

a) *Große Zellen*, mit gleichmäßig-diffus verteiltem feinem Tigroid. Das Grundcytoplasma ist hell, die perinucleäre Zone tigroidfrei.

b) *Große Zellen* mit grobschollligem Tigroid und „Randschollenkranz". Grundplasma hell.

c) *Kleinere Zellen* mit hellem Cytoplasma. Tigroid nur peripher gelagert nach Art eines „Randschollenkranzes", jedoch nach innen zu nicht scharf begrenzt, sondern allmählich verlaufend.

d) *Kleinere Zellen* mit dunklem Cytoplasma.

α) Tigroid diffus, perinucleär fehlend. Schollen gröber als in großen Zellen.

β) Tigroid in zwei Ringzonen gelagert, der innere in geringem Abstand um den Kern, der äußere gröberschollige peripher.
(Typ d überwiegt zahlenmäßig über Typ c.)

e) *Kleinste Zellen* mit hellem Cytoplasma, Tigroid diffus und dicht gelagert, manchmal so dicht, daß die Zelle „dunkel" erscheint. Kern oft dunkel granuliert.

In den Spinalganglien seien die Typen noch mannigfaltiger. Vor allem fand hier KÖRNER auch Elemente mit grobschollligem, diffusem Tigroid, außerdem kleine dunkle Zellen mit Schollen, die gröber als in den größten hellen waren. Doppelringzellen (Typ d, β) sollen im Spinalganglion fehlen.

Als die Typen der schaltungsunterschiedlichen Neurone besprochen wurden (s. S. 181 ff., ferner 331—332), wurde der alten Typenskalen von DOGIEL (1908) und RAMÓN Y CAJAL (1907) gedacht. Die extensive Typisierung DOGIELS (1908) unterschied 11 Hauptformen, die insgesamt in 23 Untertypen aufgeschlüsselt wurden. Diese rein morphologisch-deskriptive Skala ist heute überholt, führte aber immerhin zu einem großen Erfolg, da sich die *Relaiszellen* (Typ D des Schemas S. 182, Abb. 142; ferner Abb. 135 und 140) und die *viscerosensiblen II. Neurone* (Typ B der Abb. 142, S. 182) neueren ernsthaften kritischen Prüfungen gegenüber als beständig erwiesen. Wie steht es nun mit den Typen der Skalen, die nach der

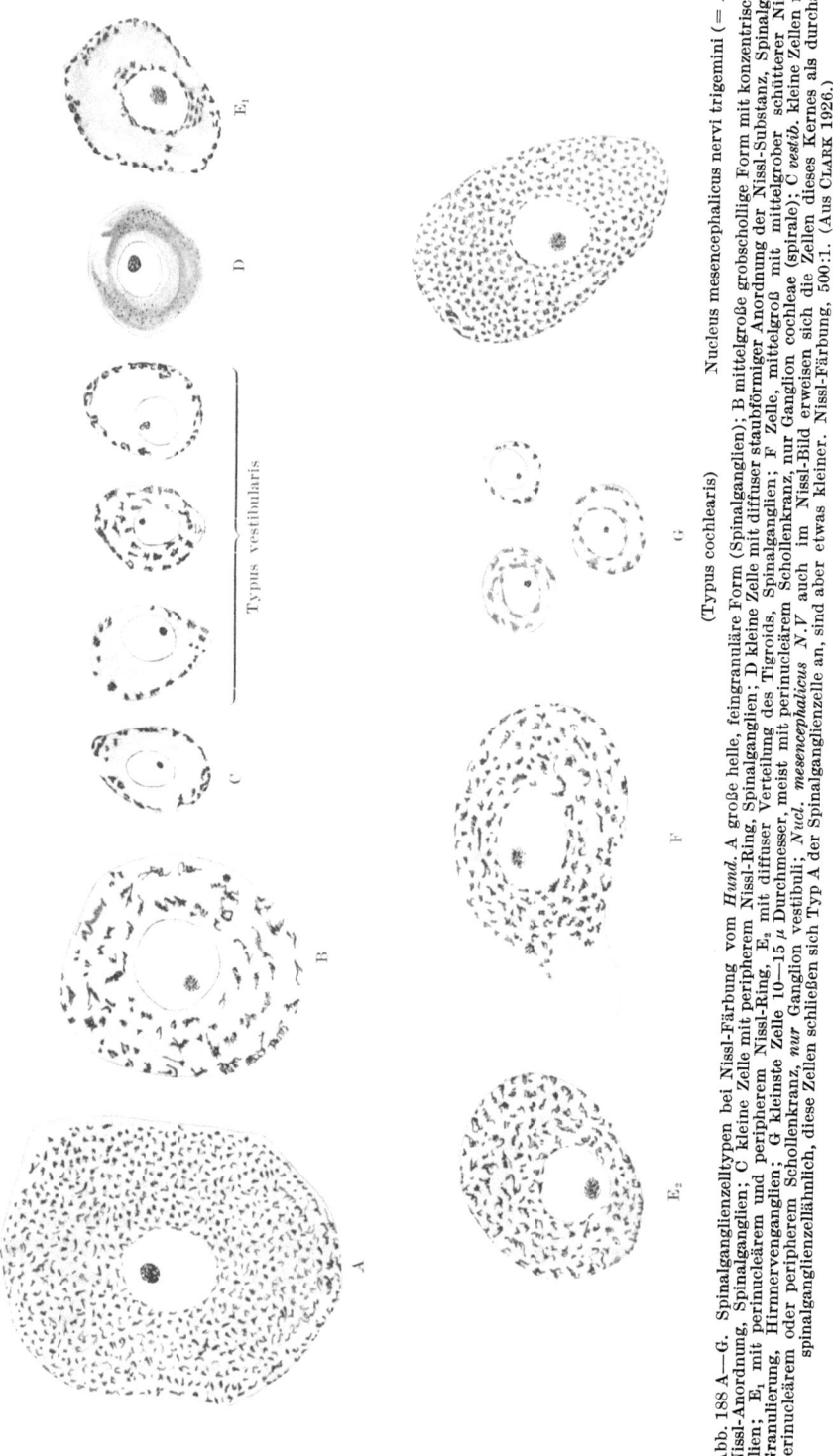

Abb. 188 A—G. Spinalganglienzelltypen bei Nissl-Färbung vom *Hund*. A große helle, feingranuläre Form (Spinalganglien); B mittelgroße grobschollige Form mit konzentrischer Nissl-Anordnung, Spinalganglien; C kleine Zelle mit peripherem Nissl-Ring, Spinalganglien; D kleine Zelle mit diffuser staubförmiger Anordnung der Nissl-Substanz, Spinalganglien; E_1 mit perinucleärem und peripherem Nissl-Ring, E_2 mit diffuser Verteilung des Tigroids, Spinalganglien; F Zelle, mittelgroß mit mittelgrober schütterer Nissl-Granulierung, Hirnnervenganglien; G kleinste Zelle 10—15 μ Durchmesser, meist mit perinucleärem Schollenkranz, nur Ganglion cochleae (spirale); *C vestib.* kleine Zellen mit perinucleärem oder peripherem Schollenkranz, *nur* Ganglion vestibuli; *Nucl. mesencephalicus N.V* auch im Nissl-Bild erweisen sich die Zellen dieses Kernes als durchaus spinalganglienzellähnlich, diese Zellen schließen sich Typ A der Spinalganglienzelle an, sind aber etwas kleiner. Nissl-Färbung, 500:1. (Aus CLARK 1926.)

Nissl-Schollen-Anordnung aufgestellt wurden? Zuvor sei nochmals auf HIRTS (1928) Feststellung hingewiesen, nach welcher die Nissl-Methode allein keine bindenden Aussagen gestattet.

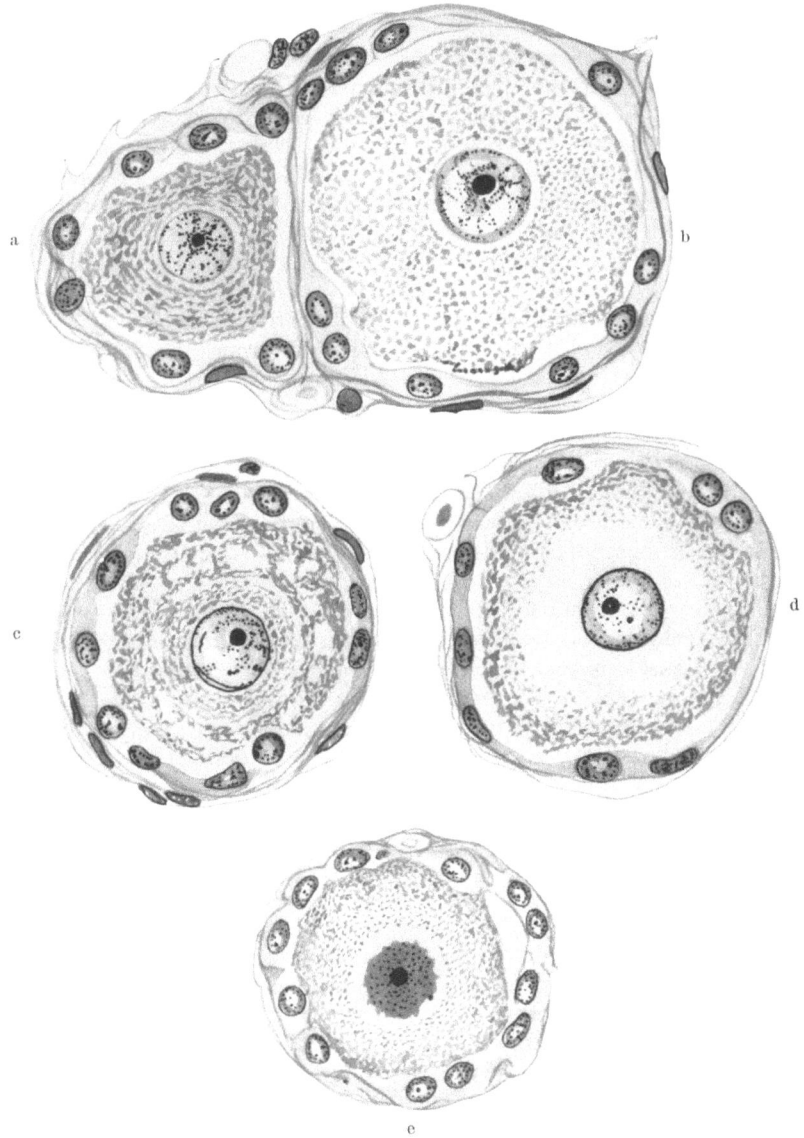

Abb. 189 a—e. Die wichtigsten Nissl-Typen der Ganglienzellen des Ganglion semilunare vom Erwachsenen. a Kleine „dunkle" Zelle mit groben, konzentrisch angeordneten Nissl-Schollen; b große „helle" Zelle mit schütterer Nissl-Granulierung; c kleine Zelle mit konzentrisch angeordnetem Nissl-Doppelring; d mittelgroße Zelle mit nur peripherer Lagerung der Nissl-Substanz (Randschollenkranz); e kleine Zelle mit feiner, staubförmiger Nissl-Anordnung, der Kern ist an seiner Oberfläche unregelmäßig ausgezackt. Etwa 600:1. (Aus KÖRNER 1937a.)

NISSL (1894) hatte gefunden, daß die Durchtrennung der Ausläufer der Spinalganglienzelle zur Chromatolyse („primäre Reizung" = Tigroidauflösung = Tigrolyse) führt. Diese wirklich bedeutende Entdeckung wurde von Nissl selbst, LUGARO (1896ff.), KLEIST (1903, 1904), RANSON (1909), NICHOLSON (1923/24)

u. a. systematisch zu einer der erfolgreichsten Methoden ausgebaut, die sich bis in die jetzige Zeit bewähren sollte.

WARRINGTON und GRIFFITH (1904) durchschnitten bei *Katzen* einen „rein motorischen Nerven" und fanden danach in den zugehörigen Spinalganglien Chromatolysen in sehr vielen großen, aber nur sehr wenigen kleinen Zellen. Der „rein motorische" Nerv mußte also zahlreiche sensible Fasern enthalten haben, deren Perikarya in Spinalganglien lokalisiert waren. Wurde ein Hautnerv durchschnitten, dann waren ebenfalls große Zellen chromatolytisch, aber etwa im Verhältnis von drei dunklen Zellen auf zwei helle. Wurden das Ganglion stellatum exstirpiert oder Rr. communicantes albi durchtrennt, dann zeigten sich fast nur kleinere dunkle Elemente verändert. WARRINGTON und GRIFFITH (1904) schlossen hieraus, daß

a) Zellgröße und Faserdicke im Sinne direkter Proportionalität korreliert sind, daß

b) den Muskelnerven die größten Perikarya der Spinalganglien als Repräsentanten der Propriozeptivität zugeordnet sind, daß ferner

c) dicke somato-(Haut-)sensible und viscerosensible Fasern ebenfalls mit großen hellen Zellen Neurone bilden und schließlich

d) dünne somato-(schmerz-)sensible und viscerosensible Fasern kleinen dunklen Zellen zugehören.

Weitere Feststellungen dieser beiden Autoren besagen, daß beim Neonatus die Zelltypen des erwachsenen *Menschen* schon vorgezeichnet (wie später KÖRNER 1937), auffällig grobgranulierte Elemente mit DOGIELs (1896) Relaiszellen identisch sind.

Auffallend ist bei Literaturdurchsicht, wie wenig DOGIEL, der Meister der Methylenblau-Technik, und RAMÓN Y CAJAL, der Meister der Silber-Reduktions-Methoden, systematisch mit der Nissl-Färbung gearbeitet haben. MOLHANT (1912) versuchte mittels der Tigroiddarstellung die Cytotopographie der Vagusganglien in Relation zu den Vagusästen aufzuklären, ALLEN (1924) ging mit dem gleichen Ziel das Ganglion semilunare an. Beiden Arbeiten war keine dauernde Anerkennung beschieden, wie schon ausgeführt wurde. Eine gewisse Kenntnis der einzelnen Funktionstypen erhellt jedoch aus der heute noch völlig aktuellen Studie CLARKs (1926), dessen Typensystem schon erwähnt wurde. Versuche ähnlicher Art lagen schon von JACOBSOHN (1910) und MALONE (1913/14) vor.

CLARK (1926) glaubte nun, Typ A (s. Abb. 188) als Perikaryon des propriozeptiven (Endigung an Muskelspindel) und tiefen-sensiblen (Endigung an Vater-Pacinischen Lamellenkörperchen) Neurons ansprechen zu können. In Typ F (Abb. 188) scheint sich ein spezielles viscerosensibles Neuron der Hirnnervenganglien darzutun, das den Spinalganglien fehlt, in denen es offenbar durch Typ D vertreten wird. Diese letzte Angabe stimmt auffallend mit den Ergebnissen von WARRINGTON und GRIFFITH (1904) überein. Typ G (Abb. 188) ist ohne jeglichen Zweifel ein einmaliger Spezialfall für das Ganglion spirale. Es gibt keine vergleichbaren Typen in anderen Ganglien, während der Spezialtyp C des Ganglion vestibulare dem Grenzstrangtyp (wie CARPENTER und CONEL 1914) sehr ähnelt. Auffälligerweise existiert dieser Typ auch in Spinal- und Hirnnervenganglien (s. Tabelle 5, S. 239). Die prozentualen Anteile stimmen immerhin mit den Vorstellungen überein, die sich heute von der Häufigkeit wirklicher vegetativ-efferenter Schaltzellen (II. Neurone) im System der sensiblen Ganglien ergeben dürften (Spinalparasympathicus; aberranter Sympathicus im Vagus). CLARK betont allerdings in seiner erfreulich kritischen Arbeit, wie schwer es oft sei, nach dem Nissl-Bild efferente und afferente Elemente zu trennen. Immerhin ergänzen sich die Zahlen CLARKs in glücklicher Weise mit methodisch anders gewonnenen Ergebnissen (s. S. 150ff., 170ff. und 181ff.); vor allem dürfte die Häufigkeit von Typ C (Abb. 188) in Lumbalsegmenten die Fehlerbreite des statistischen Zufalls weit überschreiten. Im Ganglion ciliare fanden sich verschiedene Nissl-Typen, was mit den früher referierten Befunden aus Silberpräparaten übereinstimmt; CLARK hält einen Teil für sensibel. Die Häufung von Typ F im Ganglion nodosum ist wohl nur so zu verstehen, daß dieses Ganglion eben fast einheitlich viscerosensibel funktioniert, während A und D im Ganglion jugulare von CLARK mit der Sensibilität für das äußere Ohr zusammengebracht wurden. Unklar liegen die Verhältnisse für die Ganglien des IX. Cerebralnerven, da beide Ganglien miteinander verschmelzen können. Auch fehlte CLARKS *Hunden* öfters ein isoliertes Ganglion superius. Somatosensible Zellen im N. glossopharyngeus möchte CLARK in Übereinstimmung mit HERRICK dadurch erklären, daß er eine Mitbeteiligung an der Innervation des äußeren Ohres annahm. Die hohe Beteiligung von Typ A am Aufbau des Ganglion XII. scheint dessen Propriozeptivität für die Zunge zu bestätigen. Die Übereinstimmung der Zellen des rostralen Teils des Nucleus mesencephalicus nervi trigemini mit Typ A der peripheren sensiblen Ganglien spricht außerordentlich für dessen propriozeptive Funktion (s. S. 33ff.). Die im Stamm der motorischen Trigeminuswurzel von ALLEN (1925/26) beobachteten Ganglienzellen gehören nach CLARK (1926), der ihre Existenz bestätigt, meist Typ A, zum kleinsten Teile Typ D an.

An die Untersuchung CLARKS (1926) schloß sich HIRT (1927, 1928) an. Nach Nephrektomie oder totaler Zerschneidung der Nierennerven degenerierten beim
Hund   im Spinalganglion Th_{12} 3,03%,
           im Spinalganglion Th_{13} 15,1%,
           im Spinalganglion L_1 . . . . 4,1%
und im Spinalganglion L_2 . . . . 2,6%

der Zellen. Da HIRT Harnmenge und -qualität kontrollierte, glaubte er sich zu der Aussage berechtigt, daß den Nieren eine dreifache Innervation zukomme; das Hauptvasomotorenzentrum der Niere soll im 13. Thorakal-Spinalganglion liegen! Die zweite Arbeit (1928) berechtigte zu weiteren Aussagen, die schon S. 177 behandelt wurden. Die Zelltypen HIRTS stimmen mit denen CLARKS sehr weitgehend überein.

Für den *Menschen* liegen so gründliche Analysen bislang nicht vor. Auch die Untersuchungen KÖRNERS (1937), FERNERS (1940) und SCHWEHRS (1954) können nicht funktionell gedeutet werden, was auch nicht im Plane der Autoren stand. Auf die Arbeiten der japanischen Forschergruppe um TAKAGI (1935, 1936: s. S. 183) wurde schon eingegangen, ebenso auf TERNI (1914/15). Die Ergebnisse dieser Forscher stimmen mit CLARKS (1926) Angaben nur soweit überein, wie die Extremitätennerven betroffen sind. Eine volle Übereinstimmung und Klärung ist also bislang noch nicht erreicht worden.

Es sei an dieser Stelle noch auf einige neuere italienische Arbeiten eingegangen, und zwar auf die Untersuchungen von BRUSA, GALLI und PALAZZI (1952), MORIN und BRUSA (1951) sowie BRUSA und CAFFARELLO (1951). Die Autoren excidierten bei *Kücken* und *Mäusen* einseitig Haut bzw. Glutaealmuskulatur, nachdem an Kontrolltieren eine gute Erfüllung der Rechts-Links-Symmetrie festgestellt worden war. Die Autoren teilen den Zellbestand der Spinalganglien in drei Größenklassen ein, nämlich I = $>40\,\mu$ Durchmesser, II = 30—40 μ und III = $<30\,\mu$ Durchmesser. Nach Hautdefekten fanden sich Tigrolyse und Zelluntergang ausschließlich an Zellen der kleineren Kategorien, während die Klasse I (entspricht etwa CLARKS Typ A) nur nach Muskeldefekten alteriert war. Diese Experimente sprechen entschieden dafür, daß die ältere

Konzeption richtig war, nach der die größten Elemente als Propriozeptoren fungieren. Die italienischen Autoren sprechen sich jedenfalls gegen diejenigen Autoren aus, welche die Größe des Perikaryons nur in Relation zur Ausdehnung des Innervationsfeldes setzen, die Funktionsqualität aber vernachlässigen.

γ) **Zur funktionellen Morphologie des Tigroids.** Es wurde schon festgehalten, daß eine Fülle älterer Arbeiten vorliegt, die sich mit dem funktionellen *Strukturwandel des Tigroids* auseinandersetzen. MACALLUM (1898), SCOTT (1899) und NICHOLSON (1923/24) wiesen in der Nissl-Substanz Eisen nach, SCOTT auch Phosphor. Allein diese alten chemischen Befunde lassen ROSSIS (1921) Ansicht, das Tigroid solle als Isolator für die Neurofibrillen wirken, wenig sinnvoll, aber sehr anachronistisch erscheinen. Außer den schon ausführlich erwähnten Studien HODGES (1888, 1889, 1892ff.) und den anderen auf S. 236 zitierten Autoren fanden denn auch MARUI (1895), EVE (1896), PUGNAT (1898), CARLSON (1902), WARRINGTON und GRIFFITH (1904), COLLIER (1921), CRILE und LOWER (1920), CLARK (1926), HIRT (1927, 1928), EINARSON (1933, 1935) u. a. funktionelle Schwankungen des Nissl-Bildes, deren letzte größere Bestätigung KULENKAMPFF (1951) an Vorderhornzellen der *Maus* nach relativ physiologischen Schwimmversuchen gab. Vor allem läßt KULENKAMPFFs quantitative Arbeit kaum noch Zweifel zu, da sie statistisch bestens fundiert ist (Zählung von 150000 Zellen!). KOCHER (1916) hatte dagegen funktionelle Veränderungen geleugnet.

SCOTT (1899) leitete die Tigroidsubstanz vom Kernchromatin der Proneuroblasten ab. Sie besteht nach Meinung des Autors aus Nucleoproteiden, die weder durch salzsaures Pepsin verdaut, noch durch Säuren oder Alkalien gelöst werden. Die Behandlung kann aber Veränderung in der Färbbarkeit verursachen. SCOTT faßte das Tigroid als einheitliche Substanz auf; der Brechungsindex sei dem des Grundplasmas gleich, Tigroid fehle jedoch im Achsenzylinder. Die Tigroidsubstanz tritt nach SCOTT mit dem Auswachsen der Fortsätze, also dem Verlust der mitotischen Teilungsfähigkeit, vom Kern durch Diffusion ins Cytoplasma über. Als Beweise hierfür führte SCOTT neben seinen embryologischen Befunden die Tatsache an, daß Nissl-substanzarme Nervenzellen reichlich Kernchromatin enthalten.

Zur Verdeutlichung der folgenden Befunde soll eine Angabe IZAWAS (1920) vorausgeschickt werden, wonach starke Ströme beim Durchtritt durch die Perikarya in Glucose-Lösung das Nissl-Bild nicht beeinflussen.

Die Untersuchungen HODGES (1888ff.) und SCOTTS (1899) fanden ihre Bestätigung, als HOLMGREN (1899, 1900) seine Forschungsergebnisse vorlegte. In Ruhe und am Beginn der Ganglienzellarbeit beobachtete der Autor eine deutliche Zunahme der Nissl-Substanz (Abb. 190, 191); wurde die Zelltätigkeit zeitlich ausgedehnt, so verteilte sich das Tigroid zunächst diffus, um schließlich abzunehmen, und im Stadium der Erschöpfung war fast alle chromatische Substanz aufgebraucht. Die „funktionelle Kernschwellung" wurde schon abgehandelt; dieser Beobachtung fügte HOLMGREN hinzu, daß beim Beginn der Arbeit die Basophilie im Kerninneren ansteigt, schließlich die Membran defekt wird und Kernsubstanzen ins Cytoplasma austreten. Durch die Kernmembranlücken hindurch kommuniziere zeitweilig das Karyo- mit dem Cytoplasma und könne der Nucleolus auswandern. Um die Protuberanzen des Kernes, die durch austretende Stoffe hervorgerufen werden, lagern sich häufig acido- und basophile Cytoplasmagranula. Damit waren die Beziehungen zwischen Kernsekretion und der Nissl-Substanz erstmals experimentell bewiesen.

Neben diesen reversiblen Funktionsabläufen beschrieb HOLMGREN eingehend die letalen Tigroidveränderungen der Spinalganglienzelle. Mit Kernpyknose und Cytoplasmaschrumpfung fand der Autor Verklumpung des Resttigroids und Anstieg der Plasmaacidophilie gekoppelt. Solche Alterationen sind nach HOLMGREN irreversibel und führen zum Zelltod (regressive Metamorphose). HOLMGREN konnte überdies feststellen, daß direkter Stromeinfluß auf die Ganglien in vivo Tigroidveränderungen bewirkt, durch die unter Umständen die Deutbarkeit der Bilder erschwert werden kann. Zur Vervollständigung sei erwähnt, daß nach MARTINOTTI und TIRELLI (1900) Hunger die Chromophilie der Nissl-Schollen in den Spinalganglien des *Kaninchens* herabsetzen soll.

SPATZ (1923) bestätigte die Kernauflagerungen HOLMGRENs, EINARSON (1933, 1935) kam zum gleichen Ergebnis wie diese Autoren: Die Nissl-Substanz ist das

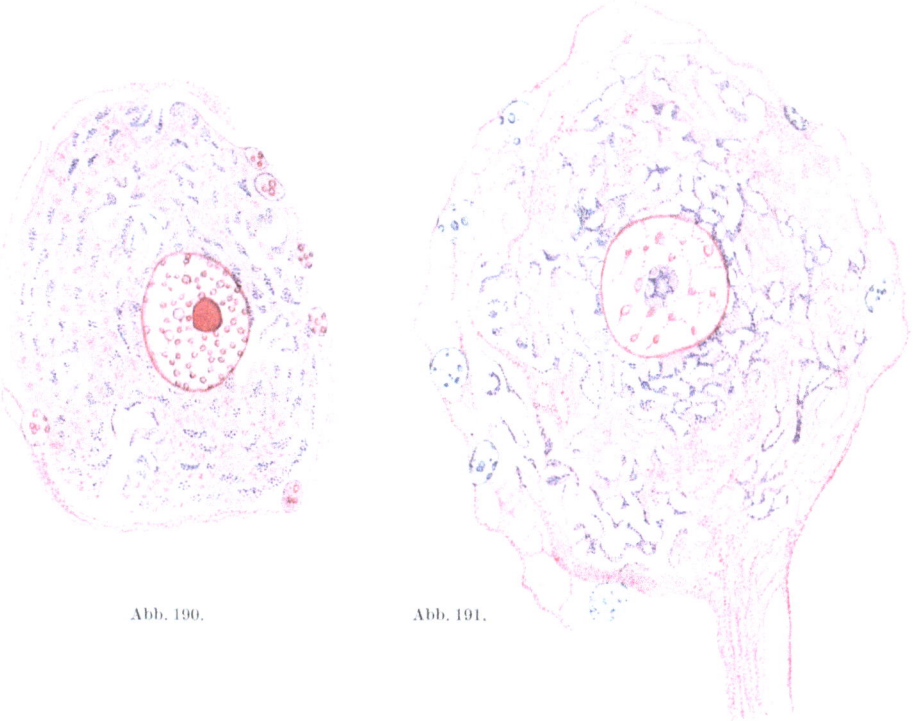

Abb. 190. Spinalganglienzelle vom *Huhn*. Darstellung der Nissl-Substanz und der Holmgren-Kanälchen. In RABLs Gemisch fixiert, Toluidinblau-Erythrosin, 1000:1. (Aus HOLMGREN 1900.)

Abb. 191. Elektrisierte Spinalganglienzelle vom *Huhn*. Darstellung der Nissl-Substanz und der Holmgren-Kanälchen. Zellschwellung, Vermehrung des Tigroids, diffuse Erweiterung der lymphatischen Spalträume (Holmgren-Kanäle). ,,Stromveränderungen in den Lymphspalten" erschlossen. (Protrahierte Reizung bedingt Tigrolyse). RABLs Gemisch, Toluidinblau-Erythrosin. 1000:1. (Aus HOLMGREN 1900.)

Produkt der Kerntätigkeit, es wird durch Diffusion aus dem Kerninneren ins Cytoplasma befördert, wobei als morphologisches Kennzeichen dieses Stoffaustausches sog. ,,*Kernkappen*" auftreten können, am deutlichsten während der Aktivitätstigrolyse. BEAMS (1931) trat dieser Auffassung entgegen, da die Nissl-Substanz spezifisch schwerer als der Kern und Feulgen-negativ sei. Mit älteren Autoren, darunter RAMÓN Y CAJAL (1897, 1911) faßte also EINARSON (1933, 1935) das Tigroid als eine der im Ganglienzellstoffwechsel elementar wichtigen Substanzen auf.

Mit neueren cytochemischen Methoden, insbesondere der UV-Absorptionsmessung, gingen CASPERSSON (Zusammenfassung 1950) und Mitarbeiter die Frage des Tigroidverbrauchs während Funktion und Ermüdung an, ferner die Frage nach der Regeneration dieser Substanz. Auf die grundsätzlichen Einzelheiten kann hier nicht eingegangen werden; es sei auf CASPERSSON (1950) und den Beitrag von HILD in diesem Handbuch hingewiesen. Die Bedeutung der Arbeiten aus der Schule CASPERSSONs geht weit über den Rahmen des Themas der „sensiblen Ganglien" hinaus.

HYDÉN (1947) teilte mit, daß UV-Absorption bei 2600 Å durch Pyrimidin- und Purin-Ringe in Polynucleotiden vom Ribosetyp, dagegen Absorption bei 2800 Å durch Tyrosin, Tryptophan und Phenylalanin bedingt sind. Das Verhältnis von Proteinen zu Nucleinsäuren kann daher mit Hilfe dieser beiden Absorptionsbanden ermittelt werden. In unipolaren Neuroblasten beträgt es z. B. 3—5 Teile Proteine auf 1 Teil Nucleinsäuren.

EDSTRÖM (1953) verglich die Ergebnisse der Absorptionsmessungen mit chemischen Mikroanalysen. Insgesamt 80 Kaninchen-Spinalganglien wurden aufgearbeitet; sie wurden z. T. homogenisiert, z. T. nach Gefriertrocknung zu Paraffinserien aufgeschnitten und z. T. auch in CARNOYs Gemisch fixiert und enzymatisch mit Ribonuclease extrahiert.

In den Extrakten Carnoy-fixierter Ganglien waren etwa 5 bis 10% Proteine mit Absorption bei 257 mµ enthalten. Ribonucleinsäure und Desoxyribonucleinsäure stellten nur einen etwa 20fach geringeren Prozentanteil, als er bei optischer Messung als Konzentration in einer Einzelzelle enthalten ist; dies ist durch die Beimischung der Extraktstoffe aus Bindegewebe, Blut und Satelliten bedingt. Was die Werte der Einzelzellen anbelangt, so liegt die durchschnittliche Ribonucleinsäurekonzentration der Spinalganglienzelle (Tabelle 6) mit 1,1% Masse/Volumen unter dem Mittelwert der motorischen Vorderhornzelle (2,4% Masse/Volumen); weniger differieren dagegen die absoluten Ribonucleinsäuremassen je Zelle, die in Spinalganglienzellen mittlere Werte von 552 pg, in Vorderhornzellen 555 pg erreichen (1 pg = 10^{-12} g).

Beim Kaninchen schwanken die Zellvolumina (Tabelle 6) zwischen $10 \cdot 10^3 \mu^3$ und $100 \cdot 10^3 \mu^3$, die Nucleotide mit dem Volumen. Höchste absolute Nucleotidmassen enthalten die größten Zellen (Nr. 1, 2, 3, 6, 7 und 13 in Tabelle 6). Die höchsten Konzentrationen finden sich dagegen in den kleinen Elementen (Nr. 5, 8, 9 und 10 in Tabelle 6). Diese Beziehung hatten die älteren Autoren aus färbehistologischen Präparaten erschlossen, ohne sie jedoch im entferntesten so exakt beweisen zu können.

HAMBERGER und HYDÉN (1949) belasteten das Ganglion vestibulare des Kaninchens durch 2—4 minütige Reizung auf dem Drehstuhl. Die UV-Ab-

Tabelle 6. *Totalmassen und Mittelwert-Konzentration der Ribonucleinsäure in trockengefrorenen und CARNOY-fixierten Spinalganglienzellen eines Kaninchens* (aus EDSTRÖM 1953).

Zelle Nr.	Volumen ($10^3 \cdot \mu^3$)	RNS-Masse (pg)*	Konzentration in % RNS (Masse/Vol.)	Masse/$\sqrt{\text{Volumen}}$ (pg/100 $\mu^{1,5}$)*
1	114	895	0,79	2,7
2	76,2	809	1,06	2,9
3	90,2	621	0,69	2,1
4	82,3	320	0,39	1,1
5	37,9	499	1,32	2,6
6	94,2	775	0,82	2,5
7	75,2	771	1,02	2,8
8	21,0	372	1,77	2,6
9	25,0	396	1,58	2,5
10	15,9	252	1,58	2,0
11	29,4	333	1,16	2,0
12	42,4	531	1,25	2,6
13	52,5	600	1,14	2,6
Mittelwert		552 pg	1,1%	2,4 ± 0,1

* Erläuterung: 1 pg = 10^{-12} g.

sorption der Ganglienzellen erhöhte sich 30—45 min später signifikant; nach 48 Std war der Ruhewert wieder erreicht. Wurden die *Kaninchen* dagegen über längere Zeit dem Drehstuhl ausgesetzt oder wiederholt für kürzere Zeit, dann trat eine erhebliche Verminderung der UV-Absorption ein. Die Autoren schließen hieraus, daß bei starkem Verbrauch der Proteine und Ribonucleinsäuren nicht genügend Ersatz produziert werden kann; die Zellen werden erschöpft. Damit wurden mit modernsten cytochemischen Analysemethoden die alten färbehistologischen Befunde bestätigt. HAMBERGER, HYDÉN und NILSSON (1949) konnten gleiche Beobachtungen am Ganglion spirale erheben, wenn die Tiere akustisch gereizt wurden. Trotz Abfall der Tigroidkonzentration konnten aber der Ohrmuschelreflex und die Cochlearis-Potentiale unverändert gegenüber den Kontrollen registriert werden. Knallschädigung bewirkte dagegen beim *Meerschweinchen* auch Änderung dieser physiologischen Kriterien. Die cytochemischen Veränderungen können daher wohl als physiologische Antwort auf vermehrte Beanspruchung in einigermaßen normalen Grenzen angesehen werden.

HAMBERGER (1949) stellte jedoch im Gegensatz zu den älteren Autoren, die einen Ersatz der chromatischen Substanz aus dem Kerninneren angenommen hatten, die Nucleoproteinregeneration von der Außenseite der Kernmembran sicher. So haben sich denn offenbar die älteren Autoren ein wenig geirrt: Das Tigroid wird nicht vom Nucleolus direkt gebildet, und aus dem Kern ins Cytoplasma geschleust, sondern der Nucleolus scheint das celluläre *Steuerzentrum* der Nucleotidproduktion im Cytoplasma zu sein. Der Nucleolus sezerniert (s. S. 219ff.) ohne Zweifel und von ihm aus fließt ein Stoffstrom ins Cytoplasma. Innerhalb des Karyoplasmas sind diese Substanzen jedoch nicht mit dem Tigroid identisch, das erst außerhalb der Kernmembran nachzuweisen ist[1]. Nach HYDÉN (1952) ist außerdem die Existenz eines selbstregulatorischen und selbstproduktiven cytoplasmatischen Zentrums möglich und wahrscheinlich. So kommt denn die neuere Cytologie zur *Gleichsetzung der Tigroidsubstanz mit dem Ergastoplasma*, da bekannt wurde, daß die chromatische Substanz die Proteinsynthese anregt und unterhält (DE ROBERTIS 1954, PALAY und PALADE 1955, HESS 1955, BARGMANN 1956).

δ) Tigroid und Kern-Plasma-Relation. HEIDENHAIN (1911) hat die Existenz des Tigroids in langaxonigen Perikarya wohl als erster mit der Kern-Plasma-Relation in Zusammenhang gebracht. Als Beispiel wählte er das Volumen eines sensiblen Neurons, wobei freilich — zugegebenermaßen — willkürliche Werte für das Axon angenommen wurden. Immerhin ist die Plasmamasse einer sensiblen Nervenfaser vielfach größer als die Masse der Spinalganglienzelle. Da kleine, kurzaxonige Neurone karyochrom sind, nahm HEIDENHAIN an, daß im langaxonigen das Tigroid als Ergänzung des Kernes fungiere und die Kern-Plasma-Relation auf normalen Werten anderer Zellen halte. JACOBJ (1925) nannte denn auch das Tigroid direkt ,,Cytochromatin" und definierte die Bildung der Nissl-Schollen als ,,eine spezielle Art der proportionalen Zunahme der Kernsubstanz beim Wachstum". Neben Mitose und Amitose ist nach JACOBJ die Tigroidbildung die 3. Variation einer proportional rhythmisch-verdoppelnden Modifikation des Wachstums. Der Autor versuchte also eine spezielle Formulierung des Verdoppelungsgesetzes für Spinalganglienzellen und allgemein für somatochrome Neurone unter Berücksichtigung des Tigroids zu finden.

---

[1] Diese Befunde werden neuerlich durch histotopochemische Untersuchungen LIMARENKOS (1956) ergänzt. Der Autor fand, daß im Tigroid *und* Nucleolus gleichermaßen Ribonucleinsäure, Arginin und Histidin vorhanden sind. Dagegen ist der Nucleolus arm an Tyrosin und Tryptophan, während sich im Karyoplasma diese beiden Substanzen an Desoxyribonucleinsäure gebunden vorfinden, im Tigroid sind sie ebenfalls nachweisbar.

HIRT (1928) und SCHWEHR (1954) schlossen sich den Grundgedanken HEIDENHAINS und JACOBJS an. HIRT (1928) erklärte an Hand dieser Beziehung mit offenbarem Erfolg die variierenden Tigrolyseerscheinungen an Spinalganglienzellen nach Rhizotomie und Neurotomie (s. S. 177).

ε) **Zur Frage nach der vitalen Struktur der chromatischen Substanz.** So alt wie die Kenntnis der Nissl-Schollen ist auch die Frage nach deren vitaler Existenz. Die Meinungen der Autoren schwankten zwischen den Extremen einer Interpretation als Artefakte (HELD 1895, MARINESCO 1912) und der Annahme vitaler Präexistenz (v. LENHOSSÉK 1897, BARGMANN 1956). Gegen die Präformation spricht, daß ultramikroskopisch in der lebenden Spinalganglienzelle keine Strukturen nachweisbar waren, die in Form, Größe und Anordnung dem Tigroid entsprechen würden. Lichtmikroskopisch können die Schollen erst nach Eintritt der postmortalen Veränderungen gesehen werden, nach HELD (1895) erst etwa $1/_2$ Std nach dem Tode. FLEMMING machte geltend, dies sei kein Gegenbeweis, da bei gleichem Brechungsindex wie das Cytoplasma auch präexistent vorhandene Nissl-Schollen unsichtbar bleiben müßten. DOGIEL (1896) glaubte bei der vitalen Methylenblaufärbung schemenhaft das Tigroid gesehen zu haben. UV-Aufnahmen lebender Zellen (STÖHR jr. 1923, WIEMANN 1925) konnten keine befriedigende Klärung bringen; außerdem haftet allen solchen Manipulationen der Makel der Strahlenschädigung und durch diese ausgelöster Artefakte an.

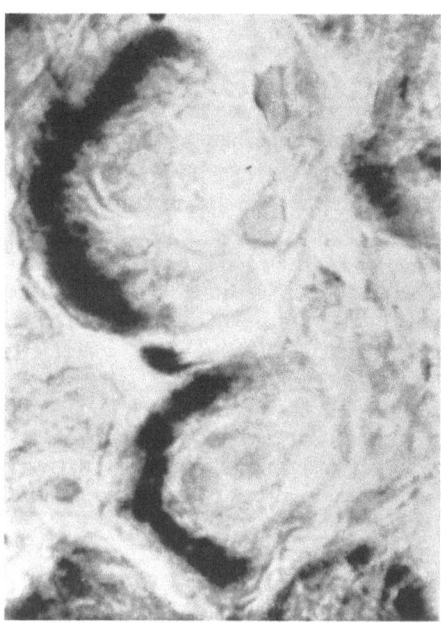

Abb. 192. *Ratten*spinalganglienzellen nach 30 min Ultrazentrifugierung bei 400 000facher Schwerkraft. Die Nissl-Substanz ist restlos an den zentrifugalen Pol gedrängt. Helly-Fix., Methylenblau-Eosin, 2000:1. (Aus BEAMS und KING 1935.)

HELD (1897), COX (1898), FUCHS (1903), RAMÓN Y CAJAL (1911), COWDRY (1914/15), STÖHR jr. (1923) u. a. nahmen an, daß Tigroidschollen aus präformierten Primärgranula im Sinne des Nisslschen Äquivalentbildbegriffes zu relativen und streng reproduzierbaren Artefakten zusammenträten. BIELSCHOWSKY (1928, 1932, 1935) sprach von „Artefakten nach bestimmter physikalischer Gesetzmäßigkeit". Diese Auffassung des Nissl-Bildes scheint sich aus den Fällungsexperimenten MARINESCOS (1912: Einzelheiten s. Original!) ebenso zu bestätigen wie aus den Versuchen mit simultaner Färbung und Fixierung der Spinalganglienzelle von DE MOULIN (1923). Im letzteren Falle erschienen erst diffuse chromatische Substanzen, dann chromatische Granula, die später zu Schollen aggregiert wurden. SHEININ (1932) und HOPKINS (1924) erklärten das aktuelle Nissl-Bild als einen Kompromiß zwischen Fixationsartefakt und aktionsbedingten Schwankungen der chromatischen Substanz. Die Fixationsreihenversuche von HOPKINS (1924) sollte jeder kennen, der sich mit dem Tigroid beschäftigt (Vorderhornzellen!). Nach EINARSON (1935) repräsentiert das Nissl-Bild im Rahmen normal-funktioneller Veränderungen ein mehr oder weniger streng konstantes Fällungsmuster *ohne* Rücksicht auf p_H und Fixation. Die Tigroidschollen entstehen nach Ansicht des Autors durch Koagulation einer fluid-dispersen Phase, die als zweites Kolloidsystem neben dem Grundcytoplasma zusammen mit diesem das plasmatische System der Nervenzelle zusammensetze. Die Schollenkoagulation wird durch das Grundcytoplasma als kontinuierliche Phase hervorgerufen. Die Nissl-Substanz selbst soll aus drei Komponenten bestehen: Der basophilen Chromatinsubstanz, einem basophilen Protein und einem acidophilen Protein. Semifluide Konsistenz des Tigroids im Vitalzustand hatten auch MARTINOTTI und TIRELLI (1900) angenommen.

Ein solcher halbflüssiger Zustand konnte von INGVAR (1923), DE RÉNYI (1931: Frosch) sowie BEAMS und KING (1935: Ratte) durch Ultrazentrifugierung bewiesen werden. Sowohl bei 3600 U/min (INGVAR) als 400000 g (BEAMS und KING) ließen sich Grundcytoplasma und Tigroid separieren. Die spezifisch

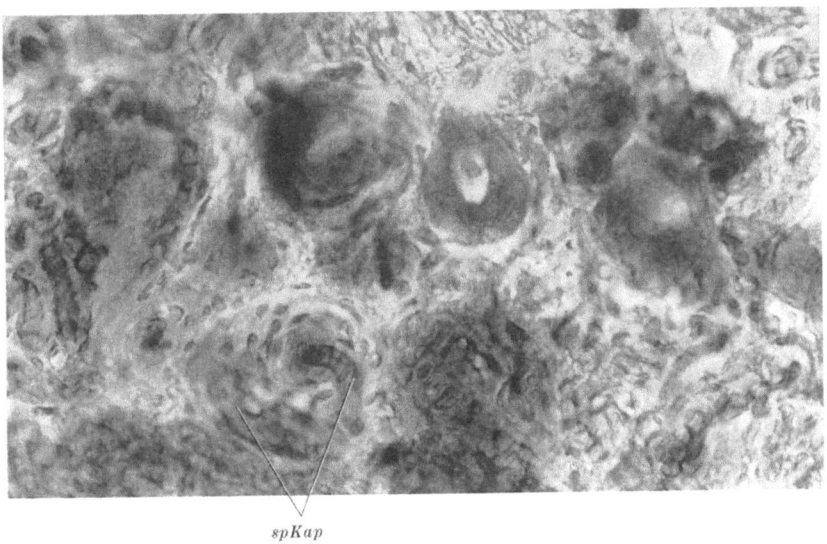

Abb. 193. Zellgruppe aus dem Ggl. semilunare vom *Rind*. Unterhalb des IEP der Nissl-Substanz sind die Schollen mit sauren Farbstoffen darstellbar, ebenso die Nucleoli. Im Bild die kleine „dunkle" Zellvariante. Unten links die spiralartig gewundene Capillare (*spKap*) um die Zellkapsel einer Ganglienzelle sichtbar. Unfix. Gefrierschnitt, Säurefuchsin-Färbung in salzsaurem Phosphatpuffer bei pH 2,2. 350:1.

schwerere Nissl-Substanz sammelte sich am Zentrifugalpol der Zelle (Abb. 192, ferner Abb. 166). Verff. schließen aus dem Verhalten Deformierbarkeit und halbflüssigen Zustand; da sich die Nissl-Schollen aber meist in der typischen Form wiederfanden, auch auf deren Präformation.

Zum Schluß seien noch einige *elektronenmikroskopische Beobachtungen* aufgeführt. BEAMS, VAN BREEMEN, NEWFANG und EVANS (1952) untersuchten Spinalganglienzellen von *Ratten*. Die Autoren sahen das Tigroid in irregulären Brocken und Schollen unregelmäßig im Cytoplasma verteilt, im Conus fehlte es. Die Autoren lehnen die Ansicht von HELD (1897) sowie BENSLEY und GERSH (1933) u. a. über die Zusammensetzung der Schollen aus Primärgranula ab und setzen sich für eine kompakte Strukturierung ein. Form und Größe der Tigroidpartikel hänge zwar von der Fixierung ab, jedoch nicht so weit, daß man von Artefakten reden könne. HOSSACK und WYBURN (1954) schreiben die aktuelle Form der Nissl-Körper dem Fixationsvorgang zu, stellten aber fest, daß Gefriertrocknung keine deutlichen Abweichungen von chemischer Fixation erbringt. In „hellen" Zellen fanden die Autoren (wie auch HESS 1955) grobe, aber schütter angeordnete Tigroidkörper, deren jedes granulären Feinbau zeigte. Dagegen konnten in „dunklen" Elementen keine distinkten Nissl-Granula oder -Schollen nachgewiesen werden. In den „dunklen" Zellen scheint die chromatische Sub-

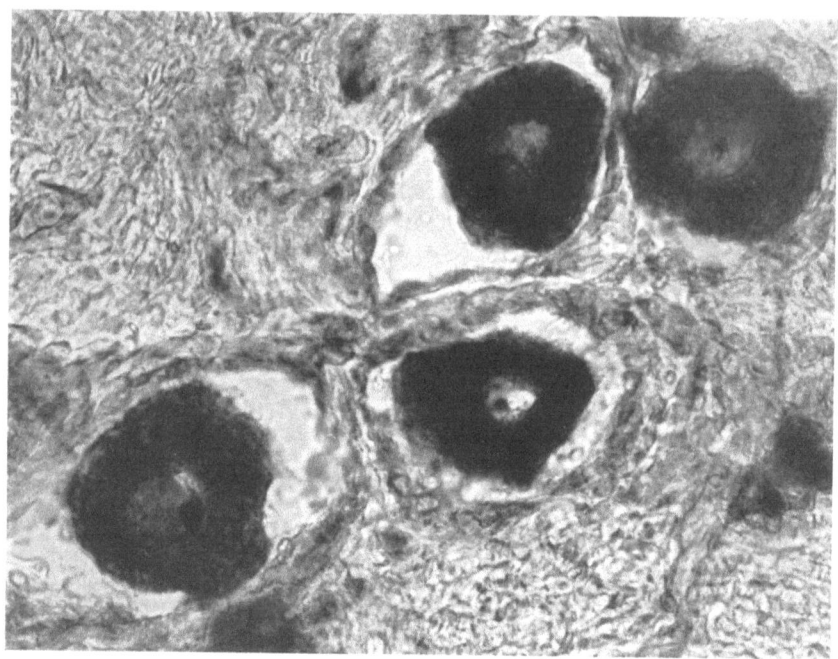

Abb. 194. Ganglion semilunare des *Rindes*: Native Darstellung der Nissl-Substanz. Unterschied zwischen „hellen" und „dunklen" Zellen tritt schon in Erscheinung. Das Karyoplasma der „dunklen" Variante löst sich im Puffer, daher „leere Kerne". Nucleoli und Chromatin der Satelliten tiefblau. Unfix. Gefrierschnitt in Glycerin, Toluidinblau-Färbung in Phosphatpuffer bei p_H 6,2. 350:1.

stanz vielmehr diffus in feinster Verteilung im Grundcytoplasma unterzutauchen. DAWSON, HOSSACK und WYBURN (1955) fanden ebenfalls (*Kaninchen*-Spinal-

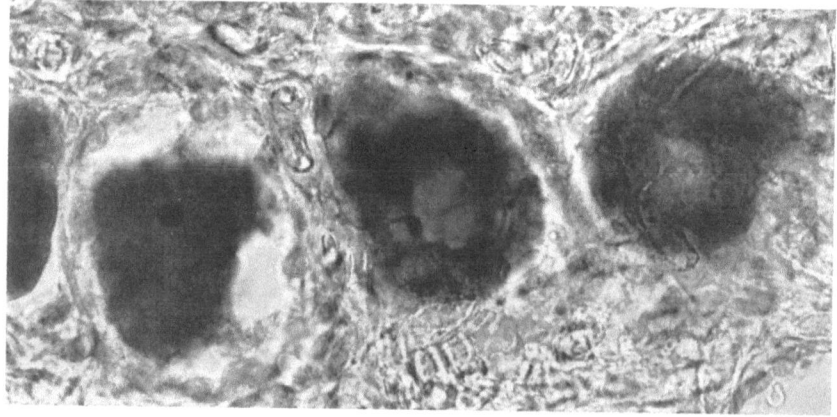

Abb. 195. Wie Abb. 194, jedoch bei p_H 7,95 gefärbt. Nach Überschreiten des Neutralpunktes ist das Lösungsmaximum des Karyoplasma überschritten, die Kerne erscheinen daher nicht mehr leer. Einzelheiten zu Abb. 193 bis 195 im Text. 350:1.

ganglien) Nissl-Schollen in Gestalt aggregierter Einzelgranula von 50—200 Å Durchmesser von hoher Elektronenundurchlässigkeit. Manchmal zeigte das

Tigroid lamellenähnliche Anordnung, welche die Autoren darauf zurückführen möchten, daß die basophilen Granula an lamelläre Protein-Membranen oder -Filamente des Endoplasmareticulums von PALAY und PALADE (1955) adsorbiert sind. Dieses Reticulum bezeichnet DE ROBERTIS (1954) als „lockeres" Ergastoplasma, hierzu s. auch HESS (1955).

Wenn auch neuerlich CHU (1954) behauptete, in isolierten Vorderhornzellen seien keine Anzeichen für den Aufbau der Nissl-Schollen aus Primärgranula vorhanden und die Sichtbarkeit im Phasenkontrast spräche gegen Artefakte, so scheint doch ziemlich sicher zu sein, daß CHU durch die Vorbehandlung mit isotoner Salzlösung und Rohrzucker-Pferdeserum die Schollen selbst produziert hat. Auch DEITCH und MURRAY (1956) glauben an die vitale Existenz der Nissl-Schollen, die durch gute Fixierung nicht verändert werden sollen. Die beiden Autorinnen untersuchten embryonale *Hühner*-Spinalganglienzellen im Explantat mittels des Phasenkontrastmikroskopes. Eine endgültige Entscheidung kann noch nicht gefällt werden, doch scheinen HELDS Granular-Theorie und NISSLS Äquivalentbildbegriff keineswegs überholt zu sein (vgl. auch BRODSKY 1957).

Die schon älteren Autoren bekannten amphoteren Färbeeigenschaften der chromatischen Substanz (Abb. 193—195) wurden von BETHE und FLUCK (1938) näher untersucht. Die Umladungszone lag im Sauren zwischen p_H 3,0 und p_H 4,0. SCHARF und OSTER (1957) haben etwas mehr basische Werte als untere und obere Grenzen ermittelt (p_H 3,8—4,7), allerdings waren die Zellen nicht extrahiert worden.

c) Die Osmiophilen Körper (Golgi-Apparat).

Seit der Erstbeschreibung des „apparato reticolare interno" an zentralen und spinalen Ganglienzellen hat sich eine Literaturfülle über diesen Gegenstand angehäuft, die dem Nichtspezialisten kaum noch einen Überblick erlaubt. Da der Golgi-Apparat nicht ein Privileg der Ganglienzelle ist, wäre es vermessen, hier etwas Allgemeingültiges aussagen zu wollen. Hierzu sei vielmehr auf die Übersichten von DUESBERG (1912, 1914), BOWEN (1928), PARAT (1928), G. HERTWIG (1929) und vor allem von HIRSCH (1939, 1955) hingewiesen.

GOLGI (1898) schilderte den Netzapparat als aus Fibrillen aufgebaut, die vom Endoplasma ausgingen und nirgends bis zur Zelloberfläche reichten. Die Fäden bildeten ein unregelmäßiges Konvolut von wechselndem Kaliber. Manchmal waren sie fein, oft zeigten sie Ränder oder keulenförmige Anschwellungen. Beim Embryo fand GOLGI in den Spinalganglienzellen exzentrische kurze Fäden in polarer Lage zum Kern, bei Jungtieren dagegen ein kranzförmig um den Kern gelegenes System plumper Kanälchen. Ältere Individuen zeigten den Apparat mehr peripher gelagert; er bestand aus kugelig-konischen Lappen, deren Basis gegen die Zellmembran, deren Spitze dagegen zum Kern zeigte. Die Basen waren untereinander durch Brücken verbunden, während die kernwärtigen Spitzen meist isoliert blieben. Der „apparato reticolare interno" fehlte an den Stellen, wo das Plasma Pigment enthielt. Die von GOLGI zunächst nur an relativ wenigen Individuen aufgezeigte Entwicklungsreihe stimmt mit den Ergebnissen systematischer Sucharbeit an *Hühner*keimen durch ALEXENKO (1930) gut überein (s. S. 82ff.).

FÜRST (1900) beschrieb bei *Lachs*embryonen mit Eisenhämatoxylin färbbare Ringe (*nicht* Scheiben!), die perinucleär in Spinal- und Cerebralnerven-Ganglienzellen verstreut waren und die der Autor in zentralen Zellen vermißte. In der sensiblen Zelle fehlten diese sog. „Fürstschen Ringe" in den Polen und im Ektoplasma. Waren die Keimlinge jünger als 90 Tage, so fehlten solche Ringe überhaupt. Ihre Zahl und Färbbarkeit stieg aber nach dem 90. Tage bis zum 150. Tage der Entwicklung rasch an. Die Parallelen zum Golgi-Apparat sind unverkennbar; auch bei *Salamandra* finden sich bisweilen ringförmige Osmiophile Körper in sensiblen Zellen (SCHARF 1951), an deren Identität mit Golgi-Körpern kein Zweifel möglich ist.

HOLMGREN (1898, 1899) beschrieb in den Spinalganglienzellen von *Lophius piscatorius*, später auch bei anderen *Vertebraten*, ein eigentümliches Kanälchensystem (Abb. 190, 191), dessen Identität mit dem Golgi-Apparat von HOLMGREN (1900), SJÖVALL (1901), DUESBERG (1914) u. a. behauptet wurde. Zweifelsohne

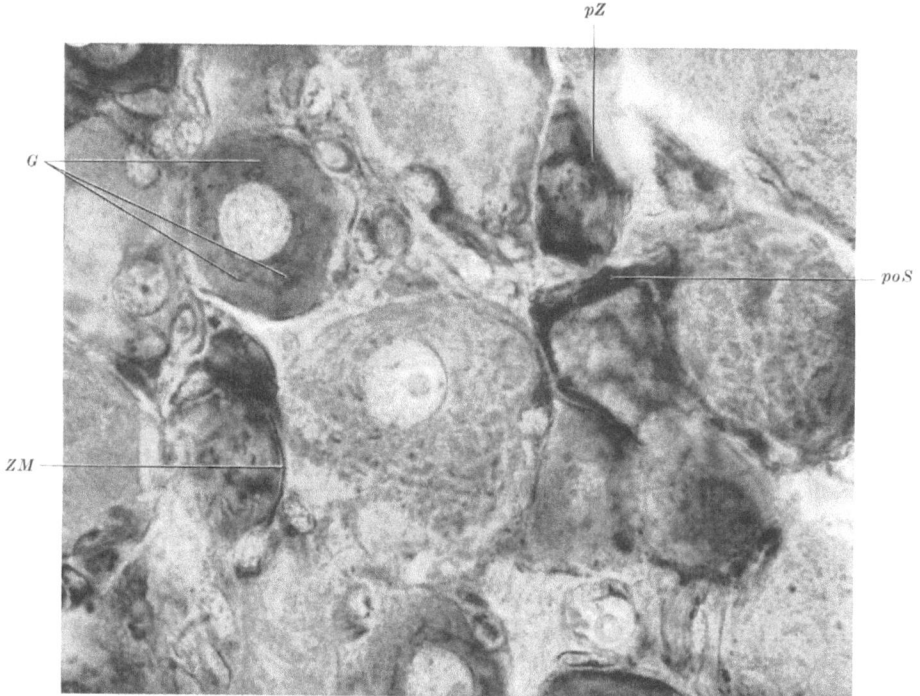

Abb. 196. *Ratten*spinalganglion mit „hellen" und „dunklen" Zellen. Die osmiophilen Körper nehmen bei *G* die Gestalt des „klassischen" Golgi-Apparates an, in den anderen Zellen sind sie isoliert sichtbar. Bei *poS* ist die osmiophile Substanz in der Zellperipherie massiert und erscheint kompakt. *ZM* Zellmembran; *pZ* polygonale (multanguläre) Zelle. OsO_4-Fix., 935:1.

verhalten sich HOLMGRENS „Kanälchen" einerseits, KOPSCHS (1902) „Binnennetz" und GOLGIS „apparato reticolare interno" andererseits zueinander wie Negativ und Positiv derselben Struktur (BARGMANN 1948, 1956, SCHARF 1953). Jedoch muß das Binnennetz streng von HOLMGRENS „Trophospongium" getrennt werden (ITO 1936, SCHARF 1953), über das später berichtet wird.

Die gründlichste ältere Studie über die vergleichende Cytologie des Golgi-Apparates der Spinalganglienzelle lieferte MISCH (1903) für *Katze* (Abb. 201—202), *Hund, Igel, Meerschweinchen, Kaninchen* (Abb. 203), *Maus, Taube, Huhn, Anas boschas, Testudo graeca, Emys, Tropidonotus natrix* und *Rana temporaria*. MISCH fand das Ektoplasma der Spinalganglienzellen frei von Bestandteilen des Golgi-Netzes, von dem aus auch keinerlei Verbindungen durch die Zellmembran nach außen bestanden. Der Autor betonte dies ausdrücklich gegen HOLMGREN, der Binnennetz und Trophospongium als Einheit auffaßte. Nach MISCH besitzen grundsätzlich alle „dunklen" Spinalganglienzellen einen Golgi-Apparat, den „hellen" könne diese Bildung fehlen; die Gestalt des Netzapparates hänge von der Form der Zelle ab. Der Apparat lag meist perinucleär, bei *Säugern* vom Kern durch eine Golgi-freie Zone getrennt, nur beim *Kaninchen* sollen die Fäden bis an die Kernmembran reichen. Der Beschreibung GOLGIS im wörtlichen Sinne entsprach nur manchmal das Verhalten beim *Hund*, wo Läppchenbildung vorkommt, während andere *Säuger* überall geschlossene Netze zeigten. Bei *Hund* und *Katze* zeigten sich jedoch auch völlige Abweichungen, diese Tiere wiesen oft nur bruchstückhafte Apparate auf. Die Ektoplasmazone, in der Golgi-Netzstrukturen fehlten, war bei *Vögeln* am breitesten, etwas schmäler bei *Säugern* und extrem schmal bei *Reptilien*, wo das Ektoplasma sogar „fehlen" könne. MISCH identifizierte GOLGIS „apparato reticolare interno" und KOPSCHS „Binnennetz" miteinander, jedoch lehnte er ab, daß die Identität auch den *gesamten* Holmgren-Apparat betreffe. Insbesondere sei unbewiesen, daß HOLMGRENS Kanälchen als Negativbild aufzufassen seien, denn HOLMGREN behaupte die Verbindung nach außen. MISCH konzidierte jedoch die *eventuelle* Identität des Golgi-Kopsch-Apparates mit dem *Binnen*kanälchensystem („kompaktes Trophospongium") HOLMGRENS, was der heutigen Ansicht entspricht.

COLLIN und LUCIEN (1909) stellten gegenüber anderen Autoren fest, die sensible Ganglienzelle sei keineswegs nur durch Nissl-Schollen und Golgi-Apparat ausgefüllt, sondern dazwischen finde sich noch achromatisches Plasma mit den Neurofibrillen.

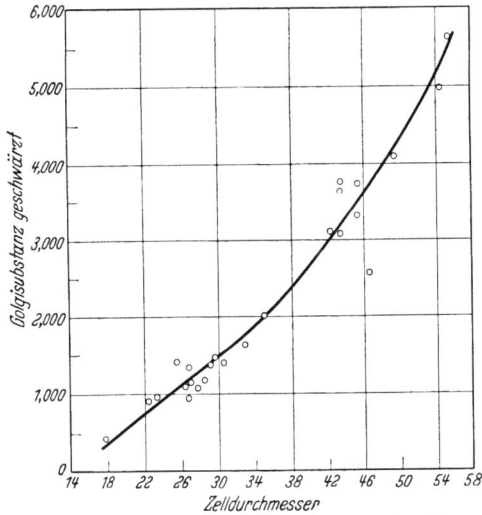

Abb. 197. Abhängigkeit der durch OsO$_4$ schwärzbaren Golgi-Substanz von der Zellgröße im Spinalganglion der Ratte. *Abszisse:* Zelldurchmesser in μ; *Ordinate:* relative Menge der geschwärzten osmiophilen Substanz. (Nach COVELL 1927 aus HIRSCH 1939.)

COWDRY (1912) hielt die von GOLGI und HOLMGREN beschriebenen Strukturen für identisch und für reale Gebilde, also nicht für Artefakte.

Die Osmiophilen Körper sind in den kleinen „dunklen" Spinalganglienperikarya dichter gelagert als in den großen „hellen" (Abb. 196, 218), quantitative Untersuchungen von COVELL (1927) haben jedoch gezeigt, daß die absolute Menge der Golgi-Substanz mit steigender Neurongröße zunimmt (Abb. 197).

Eine vollständige Erfassung der Literatur scheint hier nicht notwendig zu sein, da diese bei HIRSCH (1939, 1955) verarbeitet ist. Wichtig erscheint dagegen, die Befunde von SUBBA RAU und LUDFORD (1925) zu besprechen (Abb. 70, 71). Diese Autoren hatten festgestellt, daß dem Golgi-Apparat eine halbflüssige Konsistenz zukomme. Dies sei bei *Vertebraten*neuronen deutlicher als bei *Evertebraten*. SUBBA RAU und LUDFORD versuchten die Realität der Netzstrukturen zu klären. Zu diesem Zwecke verglichen die Autoren die Ergebnisse der Methoden von DA FANO, MANN-KOPSCH und HILL [Th(NO$_3$)$_4$] miteinander. Wurden die Spinalganglienzellen stark imprägniert, so bildeten sich Netze aus. Schwache Imprägnation zeitigte dagegen nur Stäbchen ohne Verbindung zueinander. Die Autoren folgerten: Wahrscheinlich entsprechen die stäbchenförmigen Strukturen dem vitalen Zustand; da sie aber halbflüssig seien, könnten sie zu Netzen konfluieren. Bei *Hühner*embryonen konnten Ausbildungsreihen gefunden werden, die mit denen von ALEXENKO (1930) übereinstimmen (Abb. 72, 73, 200). Während die Spinalganglienzellen des gerade geschlüpften *Hühnchens* nach SUBBA RAU und LUDFORD (1925) in der Ausbildung des Golgi-Apparates den Zellen erwachsener *Hühner* entsprechen (Abb. 70, 71), behalten die Markzellen der Nebenniere zeitlebens einen Golgi-Apparat in der Gestalt der Spinalganglioblasten. Den diffusen, reifen Netzapparat fassen die beiden Autoren als die stoffwechselaktivere Form auf. Lebenslängliche polare Lagerung der Golgi-Körper fanden ITO (1936), sowie ITO und NAGAHIRO (1937) auch in den intramuralen Ganglienzellen bei *Mensch* und *Ratte*, ferner KUBOTA und HIOKI (1943) in den

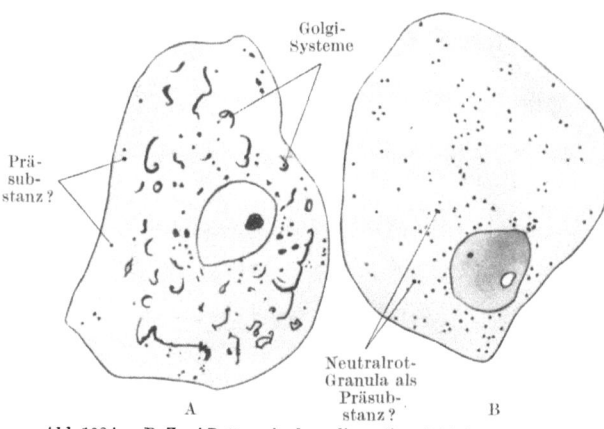

Abb. 198 A u. B. Zwei *Ratten*spinalganglienzellen. A Fixiert nach CHAMPY, Golgi-Apparat mit OsO$_4$ geschwärzt. B Supravitalfärbung mit Neutralrot. (Nach DOUGLAS-DUTHIE-GATENBY 1933 aus HIRSCH 1939.)

Amphicyten der Spinalganglien. Diese Elemente stehen mithin auf der gleichen Stufe wie embryonale Spinalganglienzellen.

Einen Schritt weiter gingen COVELL und SCOTT (1928), die sensible Neurone von *Maus* und *Kaninchen* untersuchten. Wurden die Zellen nur kurze Zeit in OsO$_4$ fixiert oder mit Silbersalzen imprägniert, so zeigten sich nur Reihen feinster Granula. Supravital mit Neutralrot gefärbte Zellen enthielten ebenfalls feine, abgegrenzte Neutralrotgranula (s. Abb. 73 A, 198), die manchmal Reihen bildeten. Die Autoren schlossen auf die vitale Existenz der osmiophilen und argentaffinen Einzelgranula, die durch Fixierung betonte Reihenanordnung annehmen und schließlich zum Golgi-Apparat konfluieren können (hierzu s. Abb. 199). OWENS und BENSLEY (1929) setzten sich dagegen wieder für Kanälchen ein, die in großen *Meerschweinchen*-Spinalganglienzellen als feinste Schleifen den ganzen Protoplasten durchsetzten, in kleinen Zellen aber plumper und auf die Perinucleärzone beschränkt sein sollen.

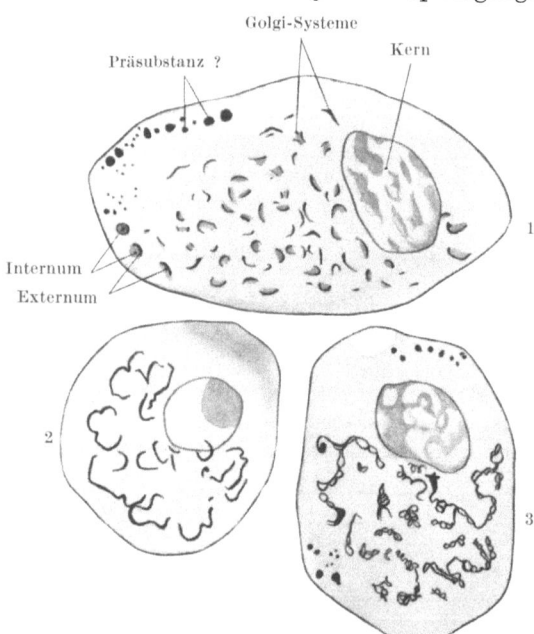

Abb. 199. Spinalganglienzellen vom *Frosch*. 1 Darstellung der Golgi-Systeme mit OsO$_4$ nach KOLATSCHEW; 2 dasselbe, Methode nach KOPSCH; 3 dasselbe, Silberimprägnation nach DA FANO. (Nach DORNESCO-BUSNITZA 1935 aus HIRSCH 1939.)

Auch BEAMS hielt die Golgi-Struktur in Spinalganglienzellen junger *Ratten* für real; gleichgültig, ob sich ein typisches perinucleäres Netzwerk oder nur ein unvollständiges Netz oder gar nur einzelne osmiophile Fäden zeigten, handle es sich um echte Zellorganellen. Identität mit Neutralrotgranula lehnte BEAMS ab, da diese Vacuom-Granula in der gleichen Zelle neben dem Golgi-Apparat demonstriert werden konnten (Abb. 210). Der Binnenapparat sei selbst nicht durch Neutralrot färbbar. Außerdem seien Vacuom-(Neutralrot-)Granula (Abbildung 73 A, 198) nach Zahl und Größe von Neutralrot-Menge, -Konzentration und -Färbezeit abhängig. Der Golgi-Apparat entstehe also nicht aus Vacuom-Granula durch Konfluenz. BEAMS (1931) setzte miteinander gleich: „Saftkanälchen" von HOLMGREN (1899, 1900), „Kanälchen vom Typ I" nach v. BERGEN (1904) und „canalicular apparatus" von COWDRY (1912), die nur drei verschiedene Termini für das Negativbild des Golgi-Apparates seien; jedoch penetrieren diese Kanälchen nicht als „Trophospongium" die Zelloberfläche. Die „clear canals" von PENFIELD (1920) und die „Kanälchen vom Typ II" nach v. BERGEN (1904) grenzt BEAMS dagegen als andersartige Gebilde vom Binnennetze ab, da er sie gleichzeitig mit diesem darstellen konnte. Eine Vorstellung von der Funktion dieser Kanälchen vom II. Typ hatte BEAMS nicht. Mit BEAMS' (1931) Meinung stimmt die SIMPSONS (1941: Ratte) genau überein, auch nach Anwendung der Gefriertrocknungsmethode. Auch nach Untersuchung mit dem Elektronenmikroskop wenden sich BEAMS, VAN BREEMEN, NEWFANG und EVANS (1952: Ratte) gegen die Artefakt-Theorie des Golgi-Apparates. Die Autoren betonen die Existenz feinster Lipoid-Mikrovacuolen neben dem Golgi-Netz, das wie die Tigroidschollen im Conus der Zellen fehle. Außerdem könne das Binnennetz vital im Phasenkontrast beobachtet werden, ein von ADAMSTONE und TAYLOR (1953) zumindest teilweise bestätigter Befund. Die beiden letzteren Autoren schreiben den Golgi-Körpern Brownsche Molekularbewegung zu. HESS (1955) findet als Äquivalent des Golgi-Apparates mittels des Elektronenmikroskops Membranen, Granula und Vacuolen, ebenso HONJIN (1956). Der japanische Autor spricht sich gegen jegliche Artefaktinterpretation aus.

ADAMSTONE und TAYLOR (1948, 1952, 1953) und ADAMSTONE (1952) dagegen kommen zum Ergebnis, der „klassische" Golgi-Netzapparat sei ein Artefakt. Mit der da Fano-Methode am stückfixierten Ferkel-Spinalganglion bot der GOLGI-Apparat das Netz alter Art. Am unfixierten Gefrierschnitt angewandt zeigten sich dagegen nur feinste Granula, die in kleinen Zellen isoliert, in großen als Netzmuster angeordnet waren. Diese Unterschiede erklären die Autoren durch Schrumpfung: Zellen mit Netzmuster waren um 25%, solche mit isolierten Granula nur um 1% geschrumpft. Wurde der Vorgang der Netzbildung kontrolliert, so zeigten sich in vier zeitabhängigen Phasen:

a) Feinste Granula,

b) später Konfluenz zum Netz,

c) danach ein deutlich fragmentiertes Netz

d) und schließlich ein inkrustiertes Netz.

Die Phasen traten nacheinander auf und entsprachen der niedergeschlagenen Silbermenge. Da nach Meinung der beiden Autoren Mitochondrien in die Inkrustation einbezogen werden, fassen sie den Golgi-Apparat als Artefakt auf, dem vital ein cytoplasmatisches Netz mit eingelagerten Mitochondrien entspreche.

MÜNZER (1931) und SCHARF (1951b) stellten bei schonender, nicht zu lange ausgedehnter Osmierung in bipolaren markhaltigen und marklosen sensiblen Ganglienzellen verschiedener Wirbeltiere Osmiophile Körperchen dar. Mit Leichtigkeit waren die Befunde bei Amphibien reproduzierbar, wo der Durchmesser der Körperchen von etwa $2\,\mu$ bis hinab an die Grenze der mikroskopischen Auflösbarkeit schwankte. Oft waren es Fürstsche Ringe, die zweifellos den arbeitenden Golgi-Systemen mit osmiophilem Externum und osmiophobem Internum entsprechen. Selten wurden größere Osmierbare Körper bei *Sauropsiden* beobachtet. ,,Klassische" Golgi-Netze waren in keinem Falle sichtbar, auch nicht an uni- und bipolaren Evertebraten-Neuronen (SCHARF 1953), dagegen auch hier Osmiophile Körper im Sinne HIRSCHS (1939).

HIRSCH (1955), wohl der beste zeitgenössische Kenner des Golgi-Problems, sagt in aller Nüchternheit zur Frage der Realität des ,,klassischen apparato reticolare interno": ,,Dies ‚Netz' ist allerdings ein Artefakt". Der heute noch hin- und herwogende Streit ist nach HIRSCH längst entschieden: Die Osmiophilen Körper sind real, durch Agglutination und/oder Überimprägnation entstehen aus ihnen die Netze. Um Zweifel nicht aufkommen zu lassen, verwendet der Autor nur noch den Terminus ,,Osmiophile Körper" und lehnt die Bezeichnung Golgi-Apparat für die vitalen Strukturen ab, die lebend im Phasenkontrastmikroskop beobachtet werden können und den Neutralrot-(Methylenblau-, Nilblausulfat-) Granula entsprechen. Die Netze nach Ag- oder Os-Imprägnation sind Artefakte mit Äquivalentcharakter, da sie immerhin Unterschiede im Stoffwechselgeschehen sichtbar machen. Werden Stufenuntersuchungen angestellt, so haben die Golgi-Netze also heuristischen Wert.

Nach HIRSCH (1955) enthalten die Osmiophilen Körper Lipoide (vor allem Phosphatide), Proteine und ein wenig Ribonucleinsäure. Der chemische und physikalische Zustand schwankt mit der Funktion. Meist ist die Konsistenz weich-elastisch, manchmal treten die Körperchen als anisotrope Gele auf. Nach Mikroveraschung sind sie fast ausgespart, da sie nur wenig Mineralien enthalten. Die optische Dichte ist meist etwas geringer als die des Cytoplasmas, das spezifische Gewicht höher als das von Mikrosomen und Hyaloplasma, dagegen leichter als das der Mitochondrien.

Tabelle 7. *Struktur- und Funktionswechsel der Osmiophilen Körper nach* HIRSCH (1955).

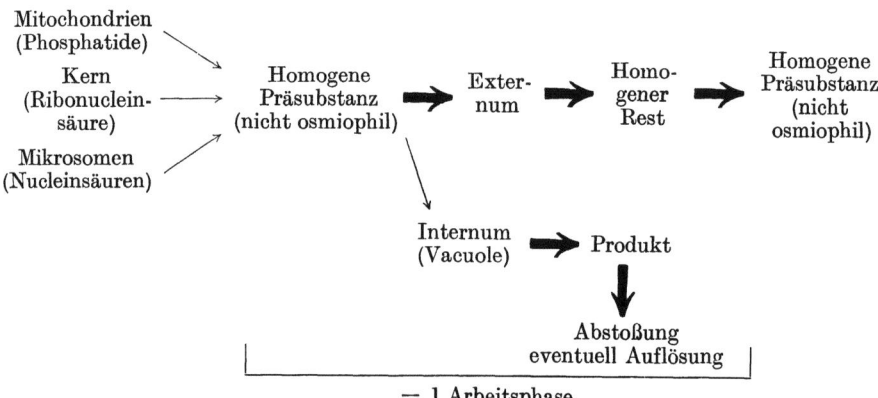

Dünne Pfeile = Stoffspenden, dicke Pfeile = direkter Übergang.

Wie Tabelle 7 zeigt, empfängt die Präsubstanz Produkte aus anderen Zellorganellen, sie werden im Golgi-Internum (Inneres der Vacuole) weiter verarbeitet und schließlich ausgeschieden. Rätselhaft ist zunächst, woher der osmiophile Teil des Externum (Abb. 200) stammt. HIRSCH hält zunächst drei Möglichkeiten offen:
    a) Aus direkter Schnürung der Körper?
    b) Aus Mikrosomen?
    c) Aus Mitochondrien?

Jedenfalls ist also der Golgi-Apparat eine mehr oder minder ausdauernde, sehr variable Arbeitsstruktur (RIES-GERSCH 1953). Das Produkt der Golgi-Körper der sensiblen Ganglienzelle ist vorläufig völlig ungeklärt. Vielleicht ist es am Aufbau des Tigroids beteiligt.

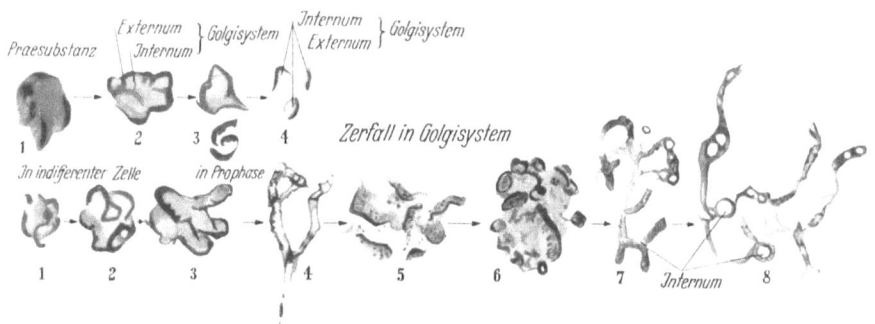

Abb. 200. Neuroblasten-Golgi-Systeme der Spinalganglien des *Hühnchens*. Obere Reihe: die Entwicklung der Golgi-Systeme vielleicht aus einer Masse von Präsubstanzen. Untere Reihe: Formwechsel des Golgi-Feldes in Neuroblasten bis zur Zeit ihrer Wachstumsphase (8). Stadium 6 und 7 werden von ALEXENKO für Artefakte gehalten, zeigen aber nach HIRSCH das natürliche Verhalten. (Aus vielen Einzelabbildungen ALEXENKOS 1930 von HIRSCH 1939 zusammengestellt.)

RAMÓN Y CAJAL (1914), der sich um die Systematik des „klassischen" Golgi-Apparates in Spinalganglienzellen sehr verdient gemacht hat (Abb. 201—203), fand 24 Std nach Transplantation „Initialautolyse" des Binnennetzes, d. h. statt eines Netzes ließen sich mit Standard-Methoden nur noch Granula demonstrieren (Abb. 204 A—C). Nach weiterem Verlauf wurden diese Granula schütterer und verstreut (Abb. 204 D). Schließlich kam es zur „Pulverisation" (Abbildung 204 E) der Golgi-Reste, was auch LEGENDRE (1910) beobachtet hatte. Ähnliche Zerstreuung der Golgi-Netze fand PENFIELD (1920) während der Wallerschen Degeneration. Im Zuge der Regeneration erfolgte dagegen Restitution zum typischen Netz.

MATSUO (1933) stellte *Degenerationsexperimente* mit *Ratten* an; auch er fand Zerfall des Binnennetzes. Nach 80 Tagen war in regenerierten Zellen der Aufbau des neuen Apparates erfolgt. Aber auch

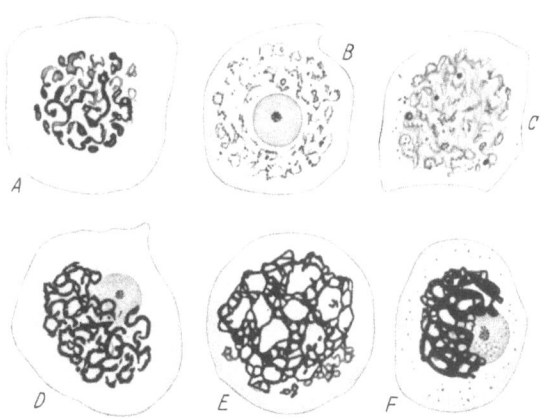

Abb. 201 A—F. Variationsbreite des normalen Golgi-Apparates in den großen „hellen" Spinalganglienzellen eines *Kätzchens* von 15 Tagen. *A* perinucleär-konzentrischer Apparat; *B, C* zwei Arten der granulären blassen Variante des Golgi-Netzes; *D* schlaffer polarer Typ; *F* hypertrophisch-retrahiertes Netz; *E* musterhaftes Netzwerk („Normaltyp"). (Aus RAMÓN Y CAJAL 1914.)

nach 150 Tagen fanden sich Zellen ohne typisches Netz; nach 230 Tagen war in den betroffenen Elementen alle Golgi-Substanz verschwunden. Es handelte sich hierbei um irreversibel geschädigte Zellen, die schließlich völlig degenerierten.

LUDFORD (zit. nach SUBBA RAU und LUDFORD 1925) beobachtete Anschwellung des Golgi-Systems während funktioneller Belastung und vor der Mitose der Proneuroblasten.

DA FANO (1921) untersuchte die Einwirkungen von *Kälte* auf den Golgi-Apparat der Vorderhornzelle, er fand Verklumpung und perinucleäre Konzentration desselben. Interessant wäre das Verhalten aber gerade der sensiblen

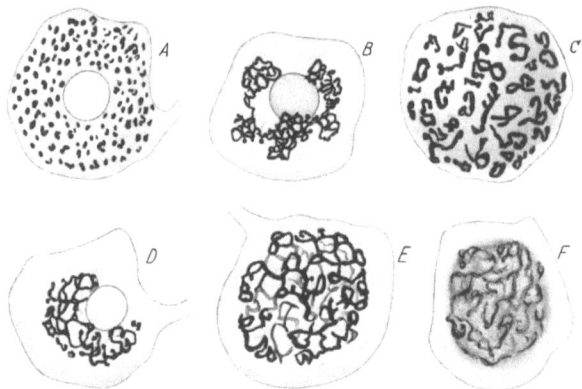

Abb. 202 A—F. Variationsbreite des normalen Golgi-Apparates, Ergänzung zu Abb. 201 (gleiches Tier). *A* fragmentierter Typ; *B* lobulärer Typ; *C* schleifig-fragmentierter Typ; *D* schlaffes polares Netz; *E Normaltyp*; *F* blasses granuläres Netz. (Aus RAMÓN Y CAJAL 1914.)

Zellen gewesen! Nach CHANG (1932; zit. nach HIRSCH 1939) vermindert sich die Menge der Osmiophilen Körper bei *Beri-Beri* (Abb. 205).

WATZKA (1939) prüfte die Wirkung einer *Chloroformnarkose* auf die Spinalganglienzellen des *Igels*. Drei Tiere dienten als Kontrollen, vier wurden bis zum

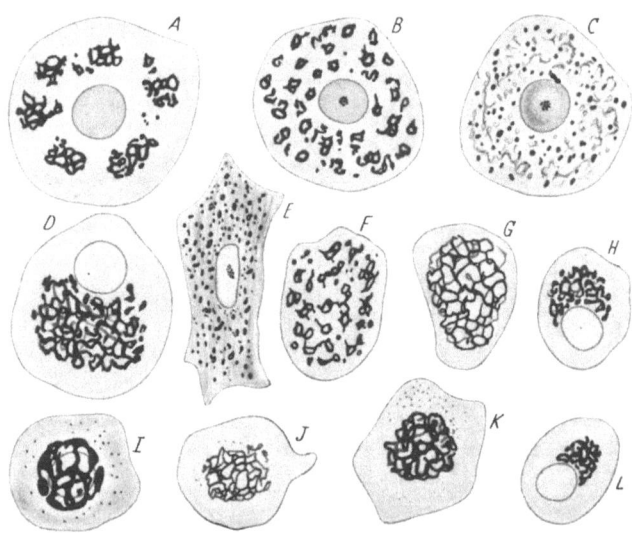

Abb. 203 A—L. Variationen des Golgi-Apparates beim 10 Tage alten *Kaninchen*. Große Spinalganglienzellen. *A* Zerfall in Inseln; *B* in Ringe fragmentiert; *C* Typ mit fahlem Netz und dunklen Granula; *D* polarer Typ; *E* polygonale Form der Spinalganglienzelle mit granulärem Golgi-Apparat; *F—L* Variationen des Golgi-Apparates der kleinen Spinalganglienzelle; *F* Ringformen; *G* Netz; *H* polarer Typ; *I* perinucleär konzentrierter hypertrophischer Apparat; *J* perinucleär konzentriert, fahle Variante; *K* perinucleär konzentriert, mittlere Variante; *L* polarkonzentrierter Typ. (Aus RAMÓN Y CAJAL 1914.)

Eintritt des Narkosetodes unter Chloroform gehalten, und zwei sofort nach Erwachen sowie eines 12 Std später getötet. Die Ganglien wurden nach KOPSCH-KOLATSCHEW behandelt. Während die Perikarya der Kontrolltiere normale Netze zeigten, waren die Golgi-Apparate der Zellen nach Narkose getöteter *Igel* nur noch aus Körnchen und verdünnten Schleifen zusammengesetzt. Staubförmiger Zerfall (wie anläßlich der Wallerschen Degeneration) zeigte sich im Binnennetz der narkosetoten Tiere. Nur 2—3 aller Zellen enthielten noch ein Netz. Körnchen und Fragmente waren im ganzen Protoplasten verstreut, lagen also nicht mehr perinucleär wie normalerweise. Einzelne Schleifenreste, die noch vorhanden waren, zeigten erhebliche Verdünnung. Narkoseversuche an *Frosch*-Spinalganglien führte MAKAROV (1938) in vitro durch. Supravitalfärbung der Neutralrotgranula führte zum gleichen Ergebnis wie in den Watzkaschen Experimenten.

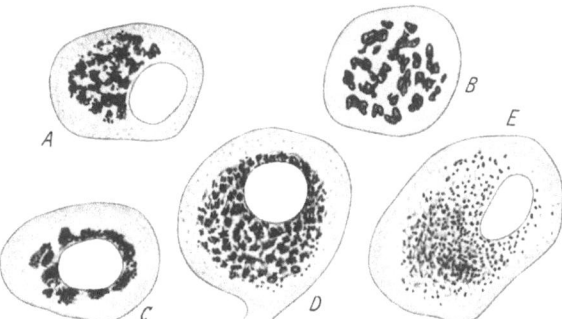

Abb. 204 A—E. Golgi-Apparate in Spinalganglienzellen 24 Std nach Transplantation des Ganglions (Spender: junges *Kaninchen*; Wirt: erwachsenes *Kaninchen*). *A*, *B*, *C* Initialautolyse; *D* Apparat in Bröckelchen aufgelöst, geht in totale Zerstreuung über; *E* Auflösung durch „Pulverisation". (Aus RAMÓN Y CAJAL 1914.)

d) Die Zentralkörperchen.

Die klassische Histologie hing so sehr an der Vorstellung, die Zentralkörperchen (Centriolen, Centrosomata, Diplosomata) seien ausschließlich Organellen der Zellteilung, daß v. LENHOSSÉKS (1895) Beschreibung dieser Gebilde in den Spinalganglien des *Frosches* erheblichen Widerspruch herausforderte. Besonders DAHLGREN (1897) lehnte die Identität der beschriebenen Granula mit dem Centriol ab. Beim *Hund* solle es sich vermutlich um Kristalle handeln, wenn nicht gar um Artefakte. Eine eigenartige Haltung nahm HOLMGREN ein, der (1899b, c) die Centrosomata v. LENHOSSÉKS als Fibrillenquerschnitte deutete, die in Wirtelanordnung die Existenz von Zentralkörperchen vortäuschten, eine Meinung, die er 1900 noch modifizierte: Die Centriolen seien quergeschnittene Fortsätze aus Trophospongien und pericellulären Fibrillenapparaten, die in das Ganglioplasma einstrahlen. Wenn die Zentralkörperchen dagegen in aktivierten Zellen wirklich real seien, könnte es sich nur um Ausschleusungsprodukte des Nucleolus handeln. Die Sphäre sei dann eine spezielle Anordnung des Cytoplasmas als Reaktion auf heterogene Korpuskeln, die durch Diffusionsströme im Protoplasten erklärt

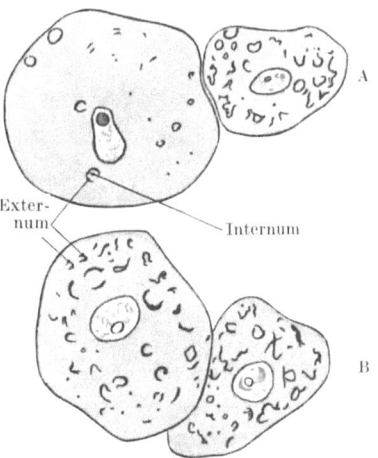

Abb. 205 A u. B. Golgi-Körper in Spinalganglienzellen vom *Huhn* mit OsO_4 dargestellt. Oben (A): Bei Beri-Beri. Unten (B): normal. (Nach CHANG 1932 aus HIRSCH 1939.)

werden müßte. Zwischen diesen beiden Arbeiten beschrieb HOLMGREN (1899d) jedoch Centrosom und Sphäre bei *Lophius piscatorius*.

Nach STÖHR jr. (1928) sollen Zentralkörperchen bei *Säugern* nur während des Embryonalstadiums existieren, LEVI (1954) vertritt eine sehr skeptische Haltung gegenüber den gegenteiligen Befunden DEL RÍO HORTEGAS u. a., fand aber selbst bei *Fröschen* und einem *Reptil (Zamea viridis)* solche Gebilde.

Nach diesen kritischen, mehr oder weniger ablehnenden nun die positiven Stimmen. Beim *Frosch* hatte v. LENHOSSÉK (1895) nur jeweils *ein* Zentralkörperchen in den Spinalganglienzellen gefunden, nicht also Diplosomenpaare. Jedes Centriol sollte 1—2 μ im Durchmesser an Ausdehnung besitzen und aus feinen Granula aufgebaut sein. Das Körperchen lag in der Centrosphäre, die ihrerseits von der Perisphäre (= Plasmasphäre) eingehüllt war. Bei *Säugern* vermißte der Autor alle diese Bildungen, fand sie jedoch bei *Knochenfischen* wieder (v. LENHOSSÉK 1896), ebenso FLEMMING (1895). Bei *Petromyzon planeri* beschrieb SCHAFFER (1896) Centriolen in den Zellen der Ganglien des VII. und VIII. Hirnnerven. Sie lagen als „Gegengewicht" des exzentrischen Zellkernes so ins Cytoplasma eingebettet, daß sie den Mittelpunkt der kernfreien Zellhälfte

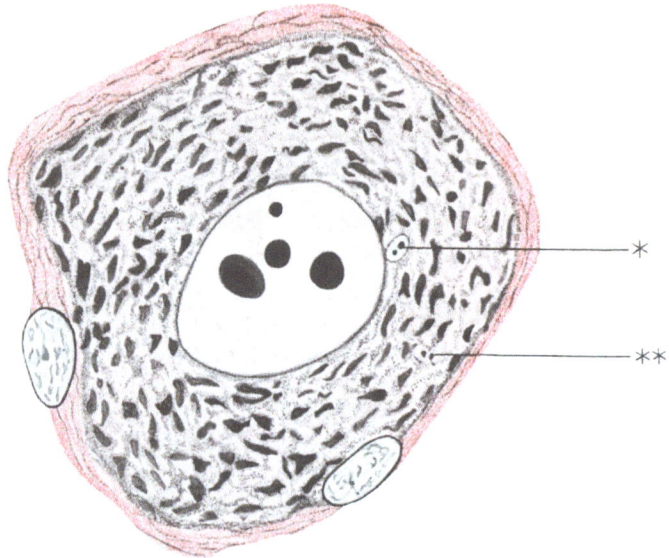

Abb. 206. Spinalganglienzelle eines mehrere Wochen alten *Meerschweinchens*. Nissl-Schollen erfüllen die ganze Zelle. Zentralkörperchenpaar (*) der Kernmembran dicht anliegend, bei ** ein zweites, jedoch weniger gut differenziert. Kapsel mit zwei Satellitenkernen. Zenker-Fix., Eisenhämatoxylin nach HEIDENHAIN, mit Rubin S nachgefärbt Apochr. 2 mm, Okul. 8 (etwa 900:1). (Aus FUCHS 1903.)

bildeten. SCHAFFER vermutete Zusammenhang mit Zweikernigkeit der sensiblen Zellen, die er gelegentlich beobachtete. SOLGER (1897) beschrieb Centrosom und Sphäre in den Ganglienzellen des elektrischen Lappens von *Torpedo*.

Zur Frage der Zentralkörperchen äußerte sich BÜHLER (1898) in bedeutsamer Weise. Er konnte als erster das Diplosomen*paar* beobachten, sogar bei *Säugern (Katze, Kaninchen)*. Der Durchmesser eines Centriols wurde konstant bei allen *Wirbeltieren* mit etwa 0,5 μ angegeben. Während SCHAFFER die Zentralkörperchen als topische Kern-„Gegengewichte" und v. LENHOSSÉK als Zellmittelpunkte auffaßte, betonte BÜHLER deren ungefähre Lage auf dem Radius vector HEIDENHAINS (1894, 1897), also etwa in der Mitte einer gedachten Linie zwischen Kern- und Zellmittelpunkt, meist etwas näher zum Kern hin. Während BÜHLER also die Diplosomata konstant nachweisen konnte, fehlten in seinen Präparaten häufig die Radien der Sphäre. Der Autor machte sich Gedanken über die Bedeutung dieser Gebilde, ohne zu einem Ergebnis zu kommen; jedenfalls fand er die Existenz in reifen, nicht mehr teilungsfähigen Spinalganglienzellen merkwürdig.

KOLSTER (1900) dehnte die Centrosomen-Funde auf die Dorsalzellen von *Cottus scorpius* aus. Bei jungen *Ratten* konnte HATAI (1901 b) meist zwei Centriolen in jeder Spinalganglienzelle leicht nachweisen. Seltener fand sich nur ein solitäres Körperchen oder mehr als zwei. Bei älteren *Ratten* gelang die Darstellung nicht immer, jedoch war HATAI von der regelmäßigen Anwesenheit auch bei adulten Tieren fest überzeugt.

Bei *Menschen* hat offenbar v. SMIRNOW (1902) erstmals Centriolen und Spindelapparat dargestellt, freilich zunächst nur in den sensiblen Zellen eines Feten im 4. Monat. Die Zellen zeigten angeblich keine Teilungstendenz mehr. FUCHS (1903) untersuchte embryonale und erwachsene *Schweine, Meerschweinchen, Mäuse* und *Kaninchen*. Wie BÜHLER vermißte der Autor gewöhnlich Radien. Entgegen BÜHLER fand FUCHS keine typische Lageregelmäßigkeit. Stets waren Diplosomenpaare vorhanden, manchmal sogar mehrere in einer Zelle (Abbildung 206). FUCHS betonte die Schwierigkeiten der Darstellung: Wenn das Diplosom gut gefärbt sei, könne man es meist unter den vielen umgebenden Granula nicht finden. Differenziere man hingegen kräftig, dann gäbe es sehr leicht seine Tinktion wieder ab. Auch FUCHS glaubte an keinen Zusammenhang mit der Zellteilung.

VAN DER STRICHT (1906) beobachtete schließlich Zentralkörperchen in den Spinalganglienzellen von Embryonen von *Maulwurf* und *Vespertilio noctula*; DE CASTRO (1921/22) erwähnt noch folgende Autoren: NÉLIS (*Hund, Kaninchen*), SJÖVALL (*Hühnchen*) und STUDNIČKA. Bei *Evertebraten* sind Centriolen sehr leicht in zentralen Zellen nachweisbar (SMALLWOOD und ROGERS 1908), wurden aber auch bei *Wirbeltieren* einschließlich der *Säuger* dort mehrfach gefunden (BÜHLER 1898, HATAI 1903, OPPENHEIM 1912, DEL RÍO HORTEGA 1916 u. a.), sogar in den Pyramidenzellen des menschlichen Cortex.

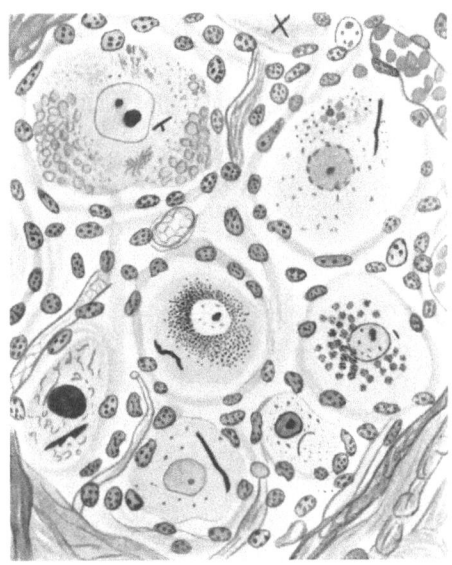

Abb. 207. Auch in den Spinalganglienzellen des *Erwachsenen* sind Centriolen nachweisbar, jedoch meist stäbchenförmig verändert (sog. ,,centriolos baciloides"). Am deutlichsten wird dies bei Tabikern. Die Abb. zeigt eine Zellgruppe aus einem Spinalganglion eines an Tabes dorsalis verstorbenen *Menschen*. (Aus DEL RÍO HORTEGA 1916.)

Die gründlichste Studie, freilich auch zugleich die am meisten befehdete, ist die DEL RÍO HORTEGAS (1916). Beim Kind fand der Autor wie bei *Säugern* [*Kaninchen, Katze, Hund, Bos taurus (Kalb, Ochse, Stier)*] stets Diplosomata mit Sphäre, sogar in zentralen Zellen. Beim erwachsenen *Menschen* und beim Greis hingegen waren meist nur ein solitäres Centriol oder zu Stäbchen deformierte Paare vorhanden. Die deutlichsten Befunde gaben die Spinalganglienzellen von Tabikern, in denen dicke, große Stäbchenpaare, sog. ,,centriolos baciloides" nachgewiesen wurden (Abb. 207). DEL RÍO HORTEGA betonte, alle Ganglienzellen besäßen während des ganzen Lebens Centrosomen, die während funktioneller oder pathologischer Veränderungen einen Strukturwandel durchmachten. Ihre Funktion sei zwar unklar, aber aus der bloßen Anwesenheit könne auf eine über die Mitoseeinleitung hinausgehende Dauerfunktion geschlossen werden. Ähnlich drücken sich RIES-GERSCH (1953) aus.

RAMÓN Y CAJAL (1911) bestritt zunächst die Existenz der Diplosomata bei höheren *Vertebraten* rigoros, ferner TIRELLI (1895). Später schloß sich der große spanische Meister jedoch DEL RÍO HORTEGA an und glaubte in Übereinstimmung mit BIELSCHOWSKY (1928, 1935) an eine Bedeutung für die Regeneration der Neurone. Daß die Spinalganglienzelle die weitaus vitalste und regenerationskräftigste aller größeren Nervenzellen ist, spricht für diese Annahme. Denn gerade das periphere sensible Perikaryon zeigt am leichtesten Centriolen! KLEIST (1903) gelang es, in den regenerationsfähigen „Kernsichelzellen" (Abb. 137a) der *Ratte* deutlich Centrosom und Sphäre nachzuweisen. Der Befund kann kaum angezweifelt werden; freilich dürfte das Diplosom in einer entgranulierten Zelle auch besser sichtbar und leichter auffindbar sein als sonst.

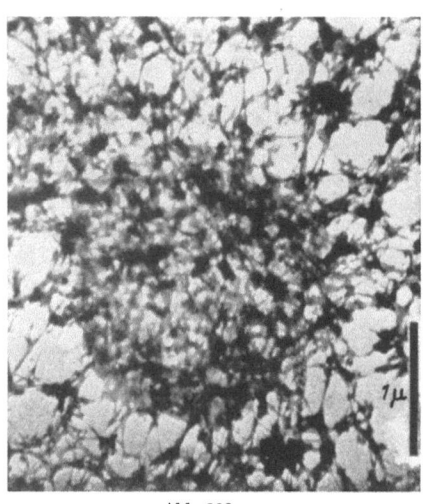
Abb. 208.

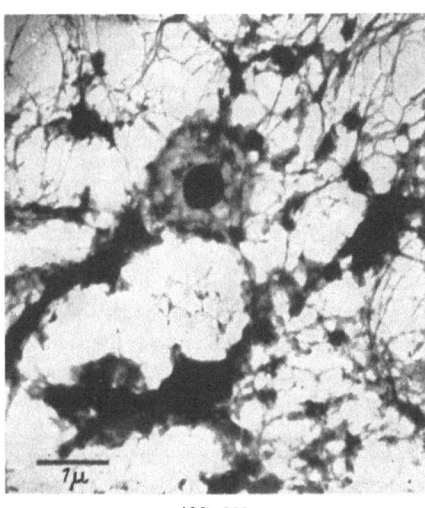
Abb. 209.

Abb. 208. Unidentifiziertes Körperchen, entweder Nissl-Granulum oder Centrosoma. Feinfaserig netzartig strukturiert. OsO_4-Fix., Elektronenmikroskop, 17000:1. (Aus BEAMS, VAN BREEMEN, NEWFANG und EVANS 1952.)

Abb. 209. Fragliches Centrosom. Ein dichtes Granulum ist in einem dichten, filamentös strukturierten Plasmakörper eingebettet. Elektronenmikroskop, 9500:1. (Aus BEAMS, VAN BREEMEN, NEWFANG und EVANS 1952.)

Diesen Befunden steht eine neuere Arbeit gegenüber. ALEXENKO (1930) behauptet nämlich beim *Hühnchen* gesehen zu haben, daß zwar die Golgi-Sphäre zum Golgi-Netz desintegriert werde, das Diplosoma dagegen zunächst zu versprengten Centriolen, die schließlich degenerieren. Der reife Neuroblast benötige den Teilungsapparat ja schließlich auch nicht mehr.

BEAMS, VAN BREEMEN, NEWFANG und EVANS (1952: Ratte) halten die Centrosomata der Spinalganglienzellen für problematisch. Sie fanden aber Korpuskeln im Elektronenmikroskop (Abb. 208, 209), die nach ihrer Meinung völlig mit Keimzellen-Centriolen identisch sind, ohne jedoch eine abschließende Entscheidung zu treffen.

So problematisch die Zentralkörperchen der Spinalganglienzelle auch sein mögen, sollten doch die zahlreichen positiven Befunde älterer Cytologen nicht übersehen werden.

e) Mitochondrien (Plastosomen).

Nachdem FLEMMING (1882) eigentümliche „Fila" im Cytoplasma beschrieben hatte, fand ALTMANN (1890) in Spinalganglienzellen vom *Frosch* nach OsO_4—$K_2Cr_2O_7$-Fixierung mit Säurefuchsin rotgefärbte Granula, die das Cytoplasma als spiralig aneinander gereihte Kette erfüllten. ALTMANN hielt die nach ihm benannten Granula für „Elementarorganismen", die sich zu Neurofibrillen vereinigen sollten. Spätere Autoren (COWDRY 1914/15, BIELSCHOWSKY 1928, 1935) setzten die Altmannschen Granula völlig mit Mitochondrien (= Chondriosomen = Chondriokonten = Chondriomiten = Plastosomen) gleich, was indes nicht korrekt ist, da sich unter den von ALTMANN beschriebenen Granula sicherlich auch Mikrosomen verbergen, d. h. ALTMANN faßte heterogene Dinge unter dem einen Begriff „Elementarorganismen" zusammen (G. HERTWIG 1929).

LEVI (1896) fand „fuchsinophile Stäbchen" beim *Kaninchen*, HELD (1897) ebenfalls; der letztere Autor bezeichnete sie als Neurosomen. SCHIROKOGOROFF (1913), wie auch COWDRY (1914/15) bestätigten diese Befunde. Beide Autoren sprachen die fraglichen Stäbchen und Fädchen direkt als Mitochondrien an.

Weitere eindeutige Mitochondrienfunde teilten MAWAS (1910: *Petromyzon, Ammocoetes*), DUESBERG (1910: *Huhn*; 1912: *Frosch*), BUSANA (1912: *Testudo graeca*) und COWDRY (1912: *Taube*) mit. Nicht als eindeutig werden dagegen von DUESBERG (1912) und COWDRY (1914/15) die Beschreibungen bewertet, die MOTTA-COCO und LOMBARDO (1903) sowie MOTTA-COCO (1904) gaben. Umstritten sind auch bis heute die Fürstschen Ringe (1900, 1902) der sensiblen Ganglienzellen von *Lachs*embryonen, die VAN DER STRICHT (1909) als Mitochondrien anerkannte, DUESBERG (1912) dagegen ablehnte. Die Fürstschen Ringe dürfen wohl eher Golgi-Körper als Mitochondrien repräsentieren.

Wie ALTMANN (1890) glaubten auch DUESBERG (1910) und HOVEN (1910) an die Zusammenlagerung der Mitochondrien zu Neurofibrillen, was von COWDRY (1913/14, 1914/15) als unzutreffend bezeichnet wurde, da der Autor auch in reifen Zellen Mitochondrien neben den Fibrillen nachweisen konnte. Mit der Fibrillenbildung in Neuroblasten sei noch nicht einmal eine Abnahme der Mitochondrienzahl korreliert. Außerdem bestünden keinerlei Unterschiede zwischen neurogenen Zellen und Derivaten anderer Keimblätter. Auch morphologische oder histochemische Beweise für die Hypothese von ALTMANN, DUESBERG und HOVEN könnten nicht beigebracht werden. LUNA (1913), der Spinalganglienzellen von *Amphibien* und *Säugern* untersuchte, fand Mitochondrien in Gestalt von Einzel- und Kettengranula, sowie in Form von Stäbchen in Neuroblasten und reifen Zellen. Eine Beziehung zum Golgi-Apparat lehnte LUNA ab, glaubte jedoch an einen Zusammenhang mit Neurofibrillen.

Die gründlichsten Untersuchungen über Mitochondrien in Spinalganglienzellen stellte zweifellos COWDRY (1912, 1913/14, 1914/15, 1926) an. Dieser Autor konnte durch systematische Studien feststellen, daß Mitochondrien bei *Mensch, Rhesus, Meerschweinchen, Ratte, Taube, Eutaenia, Pseudemys, Rana* und *Necturus* zu den integrierenden Zellbestandteilen zu zählen sind. Bei allen *Vertebraten* sei das Verhältnis zwischen Mitochondrien- und Lipoidgranula-Häufigkeit reziprok, Form und Größe der fraglichen Korpuskeln sei prinzipiell stets gleich. Nur beim *Hühnchen* im 35-Somitenstadium wurden Abweichungen gefunden. Hier maßen die Chondriomiten 3—5 μ, während sie bei der *Henne* nur noch 1 μ lang seien. Im übrigen fand COWDRY Mitochondrien in den primitiven Neuralleistenzellen des *Hühnchens* schon vor der Somitenbildung. Die von HEIDENHAIN (1911) als unvollständig gefärbte Fibrillen beschriebenen Neurosomen II faßte COWDRY (1912) als Mitochondrien auf. Dagegen hielt er die Neurosomen I (mit Erythrosin-Methylenblau färbbar) für besondere Elemente mit unbekannter Funktion. Histochemisch wies der Autor die Zusammensetzung der Mitochondrien aus einem Lipoid-Albumin-Komplex nach; Stoffwechselfunktion konnte er wahrscheinlich machen. Chondriosomen befinden sich nach COWDRY stets auch im Conus und setzen sich in die Pseudodendriten der atypischen Zellen sowie den Achsenzylinder hinein fort.

Hatte schon LEVI (s. BIELSCHOWSKY 1935) nach faradischer Reizung des N. ischiadicus Vergrößerung und Vermehrung der Mitochondrien in den Zellen der Sacralganglien gefunden und daraus Stoffwechselfunktion erschlossen, so beobachtete LUNA (1913) in transplantierten Spinalganglien des *Meerschweinchens* Chondriosomen-Verklumpung und -Deformation zu groben Granula; diese Veränderungen waren schon vor der eigentlichen Neurolyse evident. Im Stadium der Zelldegeneration verschwanden die Plastosomen vollständig. Im frühen Stadium nach Neurotomie („primäre Reizung" NISSLs) stiegen Volumen und Färbbarkeit der Chondriokonten an; sie waren unregelmäßiger als normal im Protoplasten verteilt. Nach HARTMANN (1948) soll nicht nur das Volumen, sondern auch die Zahl der Mitochondrien nach Neurotomie um 88% erhöht werden. Auch diese Befunde deuten auf Stoffwechselfunktion hin.

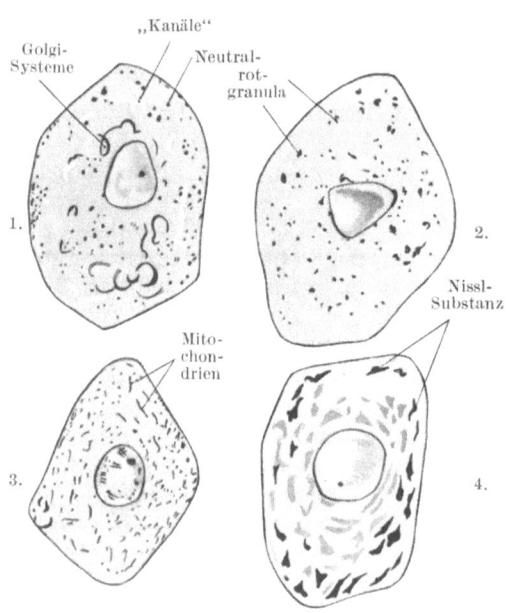

Abb. 210. Spinalganglienzellen von der *Ratte*. 1. Vitale Färbung mit Neutralrot, postmortale Schwärzung mit OsO_4; 2. intravitale Neutralrotfärbung; 3. Mitochondrien nach RÉGAUD; 4. Nissl-Körper, gefärbt nach DELANEY. (Nach BEAMS 1931 aus HIRSCH 1939.)

In neueren lichtmikroskopischen Arbeiten bestätigten OWENS und BENSLEY (1929: *Meerschweinchen*) und BEAMS (1931: *Ratte*) die regelmäßige Existenz meist stäbchenförmiger Mitochondrien und deren gleichmäßige Verteilung in den Spinalganglienzellen (Abbildung 210). BEAMS rechnet auch granuläre und fädchenförmige Gebilde zu den Plastosomen, die gelegentlich zu Mitochondrien-Globuli zusammentreten können (auch COWDRY 1914/15). Wie LUNA (1913) lehnte auch BEAMS (1931) die Auffassung PARATs (1928) ab, nach welcher „aktive Chondriosomen" Zwischenstadien für den Golgi-Apparat sind.

Mitochondrien können mit dem Phasenkontrastmikroskop in lebenden Spinalganglienzellen beobachtet werden (BEAMS, VAN BREEMEN, NEWFANG und EVANS 1952). Nach ADAMSTONE und TAYLOR (1953) zeigen sie BROWNsche Molekularbewegung, wie auch in anderen Körperzellen, wo sie sich sogar in steter schlängelnder oder kreiselnder Bewegung befinden (BARGMANN 1956). Werden gewisse Gifte (Äther, Anaesthetica, Alkohol, Chloroform, Essigsäure, Formol, Jod, KCN, OsO_4) ins Cytoplasma in so niedrigen Konzentrationen eingebracht, daß sie noch nicht plasmakoagulierend wirken, so heben sie doch die Bewegung auf und überführen das empfindliche Neuroplasma in einen starren Gel-Zustand. Mit dem Elektronenmikroskop wurden Plastosomen als integrierende Bestandteile der *Ratten-Spinalganglienzelle* von BEAMS und Mitarbeitern (1952) ebenfalls nachgewiesen; sie haben Stäbchen- oder Granulaform und hohe Elektronendichtigkeit. Nach HOSSACK und WYBURN (1954) sind typische runde oder zylindrische Mitochondrien nur in „hellen" Spinalganglienzellen von *Ratten* sichtbar. Manchmal weisen die Korpuskeln V-Form auf. In „dunklen" Zellen sahen die Autoren nur atypische, runde osmiophile Granula ohne Mitochondrien-Charakteristika.

TAYLOR und ADAMSTONE (1947) färbten mit der Perjodsäure-Leukofuchsin-Reaktion Strukturen in sensiblen Ganglienzellen an, die sie als Mitochondrien ansprachen. Die Kohlenhydrate, welche die positive Reaktion ergaben, sind nach Meinung der Autoren fest an Lipoproteine gebunden. ADAMSTONE und TAYLOR (1948, 1952) konnten diese Befunde weiter ausbauen, indem sie Perjodsäure-Präparate mit Janusgrün-, DA FANO- und ALTMANN-Färbungen verglichen. Nach Meinung der Autoren müssen zwei Zelltypen unterschieden werden:

„A": kleine homogen-plasmatische mit außerordentlich dichter Mitochondrieneinlagerung und

„Z": größere mit netzförmigem, dichtem Cytoplasma, das durch weniger dichte Plasmabezirke aufgelockert wird; in den dichteren Plasmazonen liegen eingestreute Mitochondrien.

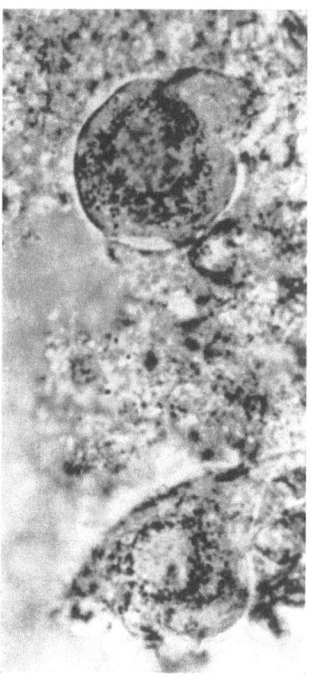

Abb. 211. Eines der wenigen existierenden Photogramme von Spinalganglienzellen in wirklich lebendem Zustand mit janusgrün-gefärbten Mitochondrien. Zupfpräparat vom 12. Bebrütungstage. *Hühner*embryo. 1000:1.
(Aus MURNAGHAN 1941.)

Die Autoren halten Mitochondrien und Golgi-Apparat für eng miteinander vergesellschaftet, und zwar im Sinne der Kombination eines cytoplasmatischen Netzes mit Mitochondrien, jedoch soll das „klassische" Golgi-Netz ein Artefakt sein. ADAMSTONE (1952) bestätigte zwar diese Befunde, scheint aber neuerdings wieder mehr einer Theorie des canaliculären Golgi-Apparates zuzuneigen.

PALAY und PALADE (1955) verlegen nach elektronenmikroskopischen Untersuchungen die Mitochondrien zwischen die Nissl-Substanz, wo sie sich mit fettähnlichen Einschlüssen und feinsten Fäserchen abwechseln. Nach DAWSON, HOSSACK und WYBURN (1955) setzen sich die Plastosomen beim *Kaninchen* auch in Conus und Achsenzylinder hinein fort, was mit dem entsprechenden lichtmikroskopischen Befunde COWDRYs (1914/15) und ebenfalls elektronenoptischen Untersuchungen von BEAMS, VAN BREEMEN, NEWFANG und EVANS (1952: *Ratte*) sowie HESS und LANSING (1953) übereinstimmt. BAUD (1952) bestätigte das Vorkommen von Mitochondrien im Achsenzylinder.

RIES-GERSCH (1953) trennen stäbchenförmige Mitochondrien (vitalfärbbar mit Janusgrün: Abb. 211) und granuläre Lipochondrien (vital mit Neutralrot darstellbar) gegeneinander ab. Während Mitochondrien in der Ultrazentrifuge zentrifugal wandern, sammeln sich die spezifisch leichteren Lipochondrien am Zentripetalpol.

Nach HIRSCH (1955) besteht ein inniger funktioneller Zusammenhang zwischen Mitochondrien und Golgi-Körpern, indem Stoffe aus Mitochondrien in die Golgi-Präsubstanz abgegeben werden. Morphologische Zusammenhänge hält HIRSCH für vorläufig unsicher. Der Feinbau der Mitochondrien wurde in den letzten Jahren zunehmend aufgeklärt (GLIMSTEDT und LAGERSTEDT 1954, 1956, HESS 1955, BARGMANN 1956), auch ist einiges über den Chemismus bekannt geworden. Hierzu sei auf HIRSCH (1955) und BARGMANN (1956) verwiesen. Neben Fermenteiweißen scheinen vor allem auch Phosphatide in Plastosomen synthetisiert zu werden, die gerade im Stoffwechsel der Neurone eine wichtige Stellung einnehmen. Wenn man mit einer spezifischen, aber nicht äußerst empfindlichen, histochemischen Nachweismethode für Phosphatide behandelte Spinalganglienzellen untersucht, sind meist selektiv die Mitochondrien dargestellt (Abb. 212).

f) Mikrosomen.

Während Leberzellen und andere Objekte ein relativ gutes Material für die Erforschung der Mikrosomen darstellen, läßt sich vorläufig über diese Organellen

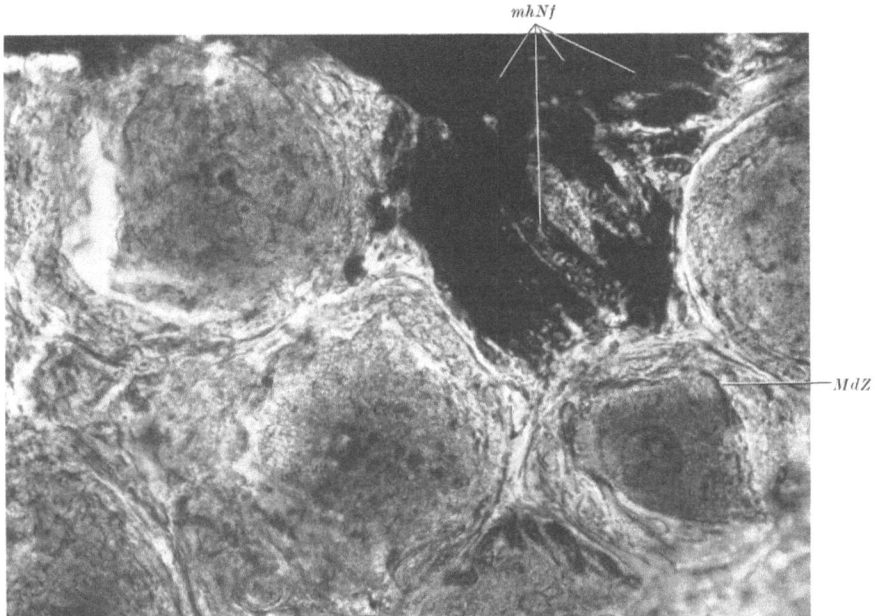

Abb. 212. Ganglion semilunare vom *Rind*, Baker-Test: Es sind die markhaltigen Nervenfasern (*mhNf*) tief geschwärzt, sowie teilweise die Zellmembranen der Perikarya. Eine geschwärzte Zellmembran ist an einer kleinen „dunklen" Zelle (*MdZ*) im Bilde sichtbar. Im Gangliocytoplasma sind vor allem mehr oder weniger gut erhaltene Mitochondrien dargestellt, im Photogramm als Stäbchen und Granula tiefschwarz abgebildet. „Helle" (große) und „dunkle" (kleine) Zellen sind an der Dichtigkeit der Mitochondrienlagerung unterscheidbar. 380:1.

in sensiblen Ganglienzellen sehr wenig aussagen. Sicher ist, daß die Granula ALTMANNs (1890) neben Mitochondrien auch Mikrosomen umfaßten. SEHRT (1931) ging sogar weiter und identifizierte alle Altmannschen Granula mit Oxydasegranula, da sie chemisch wie diese Phosphatide, Fe^{II} und wenig Proteine enthalten sollen. Vermutlich ist ein Teil der mit Fermentmethoden sichtbar zu machenden Granula tatsächlich mit verklumpten Mikrosomen identisch.

Inwieweit die nach OsO_4-Fixierung im Elektronenmikroskop gezeigten osmiophilen Granula „dunkler" Spinalganglienzellen (HOSSACK und WYBURN 1954) frakturierte Mitochondrien oder Mikrosomen waren, können erst Nachuntersucher klären. Dies gilt für ähnliche Befunde anderer Forscher genau so. Unklar bleibt auch heute noch, ob bei stärksten elektronenmikroskopischen Vergrößerungen darstellbares „granuläres Nissl-Material" (DAWSON, HOSSACK und WYBURN 1955) künftig mit Mikrosomen auf eine Stufe gestellt werden kann. Freilich ist die Größe von 50—200 Å Durchmesser solcher Partikel auffallend mit der von Mikrosomen identisch (vgl. Zahlenangaben bei HIRSCH 1955, LEHMANN 1956), ebenso der hohe Gehalt an Ribonucleinsäure in Lebermikrosomen

(50—60%: HIRSCH 1955). Ob die im Ultramikroskop sichtbaren Granula lebender Spinalganglienzellen (MARINESCO 1912) Kugelmakromoleküle des Grundcyto- (= Hyalo-)Plasmas oder Mikrosomata sind, vermag noch niemand zu entscheiden; vielleicht trifft beides zugleich zu.

g) Pigmente.

Von osmiophilen Körpern und anderen Zellorganellen müssen die im Spinalganglion seit langem bekannten *Lipofuscin-Granula* (Abb. 145, 165) abgegrenzt werden. In ungefärbtem Zustand bereitet dies keinerlei Schwierigkeiten, da die gelbe, grünliche oder braune Eigenfarbe unverkennbar ist. Viele Anilinfarbstoffe ändern die Naturfarbe der Pigmentgranula nicht, nur einige nicht oder wenig dissoziierte Fettfarbstoffe (Sudanschwarz, Nilblausulfat) werden in so großer Menge aufgenommen, daß schwarze oder blaugrüne Granula beobachtet werden können. Schwierig kann dagegen die Abgrenzung gegen Golgi-Körper in os-

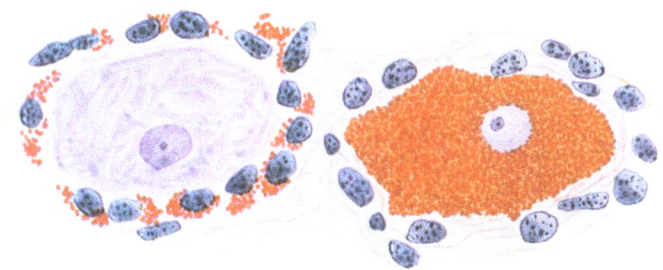

Abb. 213. Pigmentverteilung in zwei benachbarten sensiblen Ganglienzellen aus dem Ganglion nodosum eines 43jährigen *Menschen* (♂). Während das eine Perikaryon fast vollständig mit Lipopigment vollgepfropft ist, sind die Satelliten der pigmentfreien Nachbarzelle etwas lipofuscinhaltig. Perforiertes Ulcus ventriculi. Hämatoxylin-Sudanfärbung, 900:1. (Aus HERZOG 1955.)

mierten Zellen jüngerer Individuen sein, da das oft noch spärliche Lipofuscin in solchen Fällen total schwarz erscheint.

Wenn prinzipiell auch bei allen *Wirbeltieren* schon Lipofuscin-Granula gefunden worden sind, so sei doch gleich vorausgeschickt, daß manche Tiere wenig gelbe Granula bilden, so der *Hund* (PILCZ 1895), das *Kaninchen* (ARNDT 1875, PILCZ 1895), viele *Vögel* (z. B. TIMOFEEW 1898: *Taube, Huhn*; MÜNZER 1931: *Huhn*; SCHARF 1951: *Sperling*, Abb. 165), *Amphibien* (*Frosch*: COURVOISIER 1868; *Salamandra*: SCHARF 1951) und *Lacerta agilis* (SCHARF 1951). Zu den ausgesprochen stark pigmentierten sensiblen Ganglienzellen gehören die vom *Rind* und *Pferd*. Höchste Grade wurden von jeher beim *Menschen* beobachtet (Abb. 213, 214).

Das Lipofuscin kann kalottenartig dem Kern aufsitzen — typischerweise ist dies beim *Pferde* der Fall (PILCZ 1895) — oder den Kern ringartig umfassen, was man häufig bei alten *Menschen* findet.

Bereits KONEFF (1887) und HODGE (1894/95) hatten klar erkannt, daß der Pigmentationsgrad bei allen Wirbeltieren *altersabhängig* ist, am deutlichsten beim *Menschen*. HODGE zählte beim Neugeborenen 0%, beim 67jährigen Greis 67% pigmentierte Spinalganglienzellen. Systematische Untersuchungen stellte hingegen erst PILCZ (1895) an. Der Autor unterschied in Spinalganglien hellgelbes Pigment, wie er es auch in corticalen Zellen und im Sympathicus fand. Außerdem komme aber auch in sensiblen Perikarya dunkel-schwarzbraunes vor, wie es normalerweise in den Zellen des Nucleus niger, der Vaguskerne und des Locus coeruleus vorhanden ist. Während das hellgelbe, gewöhnliche Pigment kräftige

Osmiophilie zeigt, verhält sich das seltenere dunkle osmiophob. Während sich andernorts entweder nur helles oder dunkles Pigment gesondert und unvermischt ausbilde, sollen beide Sorten in sympathischen und sensiblen Ganglien zusammen auftreten, freilich das helle früher. PILCZ hielt, wie neuerlich HERZOG (1951), auch den Übergang des hellen in dunkles Pigment für wahrscheinlich, besonders bei älteren Personen. Sollte dies jedoch nicht zutreffen, dann sei die Spinalganglienzelle in der Jugend nur zur Bildung des hellen, im Alter (ab 40 Jahre) auch zur Einlagerung des dunklen befähigt.

PILCZ (1895) stellte im einzelnen fest, daß *Kinder* von 6—7 Jahren erstmals pigmentierte Spinalganglienzellen aufweisen (MÜHLMANN 1901 fand sie schon bei 3jährigen), dagegen schon im 2. Lebensjahr Pigmentgranula im Sympathicus. Die Pigmentbildung in sensiblen Ganglien fällt mit der im dorsalen Vaguskern zusammen. Vergleichsweise tritt Pigment im Locus coeruleus bereits im 11. Lebensmonat, im Nucleus niger im 3.—4. Jahre auf. Die Spinalganglienzellen sind bei 8jährigen Kindern schon zu $1/_3$—$1/_2$ des Zellbestandes pigmentiert, freilich zunächst noch die Einzelzelle sehr schütter. Bei 13—16jährigen fand PILCZ den größeren Teil der Zellen mit Pigmentkörnchen beladen, im 30. Lebensjahr etwa $4/_5$ aller Neurone. Greise zwischen 60 und 70 Jahren zeigten fast nur strotzend mit Pigmentgranula vollgepfropfte Elemente.

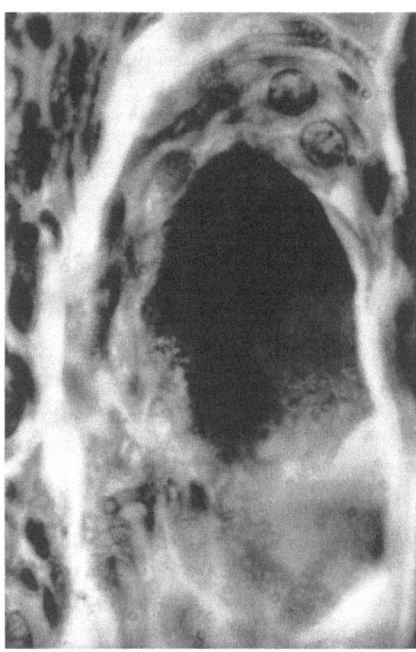

Abb. 214. Große ovale Ganglienzelle aus dem Ganglion semilunare einer 72jährigen Frau. Die obere Hälfte der Zelle ist bis zur Undurchsichtigkeit mit Lipofuscin-Granula angefüllt, die untere Hälfte enthält nur einige schütter gelagerte Pigmentkörnchen. An der Grenze zwischen stark und schwach pigmentiertem Zellteil erscheint das Perikaryon eingeschnürt. OsO_4-Cochenille. 935:1.

Ehe die Besprechung fortgesetzt wird, soll etwas auf die Nomenklatur eingegangen werden. Das hellgelbe Pigment wird von fast allen Autoren *Lipofuscin* genannt; der seltener gebrauchte Ausdruck „Lipochrom" ist abzulehnen, da er den im Fett entarteter Fettzellen (z. B. im Chlorom) und im Corpus luteum gelösten Farbstoff bezeichnet, der weder morphologisch noch chemisch mit Lipofuscin identisch ist. Das dunkle Pigment ist mit dem *Melanin* zentraler Zellen (Nucleus niger) identisch. Die Existenz dieses Pigments in Spinalganglienzellen wird zwar bis heute von beinahe allen Lehrbuchautoren bestritten, kommt aber zweifellos fast bei allen Menschen in einer nicht zu unterschätzenden Zellzahl vor. Auch BIELSCHOWSKY (1935) hat diese Meinung vertreten, HERZOG (1951) erkennt Melanin in sympathischen Zellen an. Da die sensiblen Zellen schon frühzeitig mit der Lipofuscin-Speicherung beginnen, rechnet man sie zu den „lipophilen" Zellen (im Gegensatz etwa zur ausgesprochen lipophoben Purkinje-Zelle). Spätere Untersucher haben leider viel zu wenig auf die Unterschiede zwischen den beiden Pigmentsorten geachtet.

PILCZs (1895) Zahlenangaben wurden prinzipiell wiederholt bestätigt. So untersuchte ZEGLIO (1936) die Ganglia semilunaria und nodosa von insgesamt 104 Menschen im Alter vom 6. Fetalmonat bis zu 92 Jahren. Die Tabellen müssen im Original angesehen werden. Hier sei nur kurz erwähnt, daß beide Ganglien sich nicht wesentlich unterscheiden. Bei $2^1/_2$jährigen waren kaum pigmentierte Zellen vorhanden, doch im 7. Lebensjahre schon 17% und im 3. Dezennium 20—75% schütter mit Lipofuscingranula versehene Elemente. Die Zahl der pigmentierten Zellen steigt nach ZEGLIO im Alter nicht so sehr an wie die Dichte der Pigmentation des einzelnen Zellindividuums: Vom 40. Jahr an etwa finden sich sehr stark mit Granula erfüllte Perikarya.

Nach HERMANN (1951) enthält das Ganglion nodosum bei Neugeborenen schon zu 1% lipofuscinhaltige Zellen, im 10. Jahr etwa 7%, bis zum 20. Jahr 8—14%, im 3. Dezennium 16—18%, mit 40 Jahren 25% und das Maximum sei mit 33% beim 50jährigen erreicht. Der rascheste Anstieg liegt nach HERMANN im Pubertätsalter. Die geringeren Werte in HERMANNs Arbeit scheinen auf der ausschließlichen Auswertung von Silberpräparaten zu beruhen, ist doch bekannt, daß sich Lipofuscin nicht immer argentaffin verhält. BEAMS, VAN BREEMEN, NEWFANG und EVANS (1952) zählten bei *Ratten* von 90 Tagen Lebensalter 2% pigmentierte Zellen.

Die Alterszunahme der Pigmentgranula ist nach OBERSTEINER (1903, 1904) und OPPENHEIM (1912) nicht als pathologisch zu bewerten, wohl aber nach MÜHLMANN (1901) als Altersveränderung im Sinne einer Fettmetamorphose. Nach K. F. BAUER (1953) soll dagegen die Pigmentation als pathologisch zu gelten haben. Wie BETHE und FLUCK (1938, sowie SCHWEHR 1954) u. a. fanden, können die Lipofuscingranula bevorzugt an den tigroidfreien Zellorten, besonders im Conus, gespeichert werden.

BETHE und FLUCK (1938) analysierten die *physikochemischen Eigenschaften* der Lipofuscingranula näher. Der isoelektrische Punkt lag zwischen p_H 4,0—5,0 (zum Vergleich: Tigroid p_H 3,0—4,0; Grundcytoplasma p_H 5,5—6,5). Lipofuscin setzt sich aus *3 Komponenten* zusammen:

a) Einer vermutlich *eiweißartigen Grundsubstanz*,
b) einer *Lipoidsubstanz*, die in organischen Medien löslich ist, und
c) einem *gelben Farbstoff*.

Im Gegensatz zum Tigroid, mit dem es primäre Färbbarkeit in Lösungen basischer Farbstoffe gemein hat, werden Farbstoffe bei Alkoholdifferenzierung wieder ausgezogen, nicht aber in Alkalien (Tigroid umgekehrt!).

HYDÉN und LINDSTRÖM (1951) untersuchten das gelbe Pigment mit verschiedenen cytochemischen Methoden. Es absorbierte bei 2600, 2800 und 3750 Å maximal, was auf organische Stickstoffbasen und Proteine hinweist. Das Maximum bei 2600 Å verschwand nicht nach Ribonucleaseverdauung. Die Fluorescenzbanden des Lipofuscins liegen bei 4400—4600 Å und 5300—5600 Å. Anwesenheit von Flavinen glauben die Autoren ausschließen zu können. Dagegen stimmen die Emissionsspektren der Pterine recht gut mit dem des Pigments überein. Röntgenmikrospektrographische Befunde zeigen, daß die pigmenthaltigen Zellorte rund 50% mehr Trockensubstanz enthalten als die pentosenucleoproteinhaltigen. Mikroveraschung wies erheblich höhere Mineralienkonzentration im Pigment nach als im übrigen Teil des Perikaryons. Die beiden Autoren meinen, daß sich diese Befunde nicht gut mit der herkömmlichen Schlacken-Theorie des Lipofuscins in Einklang bringen lassen.

SCHARF (1952) fand an Ganglienzellen aus dem Ganglion vestibulare von *Mensch* und *Rind* Doppelbrechung der Lipofuscinkörperchen, wenn diese nicht mit Fettfarbstoffen oder OsO_4 behandelt waren. Jedes einzelne Granulum verhielt sich wie ein positiver Sphärit, d. h. die Lipoidmolekeln sind offenbar radiärgerichtet eingelagert. Nach dem fluorescenzmikroskopischen Verhalten bei Färbung mit Farbstoffen der Fluorescein-Reihe zu schließen, enthalten die

Granula auch Acetalphosphatide und Sphingomyelin, da sie fast ohne jegliche p_H-Abhängigkeit eine sehr helle, wasserresistente Fluorescenz in goldgelber Farbe (Abb. 215, vgl. mit 275) beibehalten (SCHARF und OSTER 1957). Die Sekundärfluorescenz des Lipofuscins ist nur der elastischer Lamellen der Arterien zu vergleichen, die als reich an Plasmal bekannt sind. Die schon erwähnte, von HYDÉN und LINDSTRÖM (1951) näher untersuchte Primärfluorescenz kann nicht ausschließlich auf Pterine zurückgeführt werden, denn auch die Lipoide vom Sphingomyelintyp zeigen im reinen Zustand kräftige Eigenfluorescenz, die auf polyenähnliche Kohlenwasserstoffketten in den Fettsäureradikalen hinweist. Näheres hierzu findet sich bei SCHARF (1956).

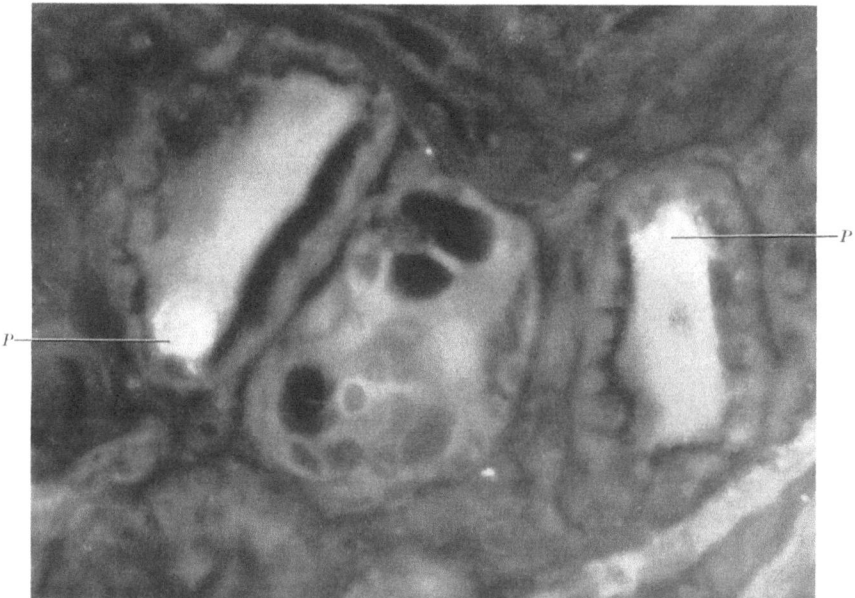

Abb. 215. Eine gefensterte (Mitte) und zwei „multanguläre" Zellen aus dem Ggl. semilunare vom *Rind*. Die beiden hell leuchtenden Zellen rechts und links sind im Hellfeld „dunkle" Zellen. Besonders auffällig die Leuchtkraft des Pigments (*P*). Formolfix., elektroneutrales Fluorescein (lipoidlöslich) pH 3,4, 600:1.

Die Bildung der Lipofuscingranula untersuchte HESS (1955) mit dem Elektronenmikroskop. Sowohl in jugendlichen als auch in senilen Spinalganglienzellen des *Meerschweinchens* schwellen zunächst Mitochondrien an. Dabei wird die Mitochondriengrenzstruktur zunehmend verdichtet, der Inhalt dagegen homogenisiert und verliert seine Elektronendichtigkeit. An einem Pol eines derartig veränderten Mitochondriums wird schließlich ein elektronendichtes Pigmentgranulum gebildet. Damit ist ein Hinweis auf genetische Zusammenhänge zwischen lipoidreichen Mitochondrien und Lipopigmenten gegeben.

Nach ADAMSTONE und TAYLOR (1953) befinden sich die Pigmentgranula in lebenden Spinalganglienzellen (*Ratte, Maus, Hamster, Schwein*) in Brownscher Molekularbewegung.

Hatten die meisten älteren Autoren das Lipofuscin für ein Abnutzungspigment gehalten (auch noch BIELSCHOWSKY 1935, RIES-GERSCH 1953), so tauchten in neuerer Zeit Zweifel an der Richtigkeit dieser Interpretation auf. STÖHR jr. (1941) hält das Pigment für ein Stoffwechselprodukt, da es in allen Lebensaltern, auch beim Embryo schon, vorhanden sei. HERZOG (1955) teilte mit, daß er Lipofuscin nicht nur im Perikaryon finden konnte, sondern, wenn es darin fehlte, ersatzweise in den Satelliten (Abb. 213). KÖRNER (1937) beobachtete schwächere Pigmentation bei Erwachsenen als bei einem 16jährigen Adoleszenten. Der Autor folgerte, wie auch HERZOG (1951), HERMANN (1951) und KNOCHE (1955), daß es sich um ein physiologisch wichtiges Stoffwechselprodukt handeln müsse.

Diese Auffassung dürfte die richtigere sein. BACHMANN (1953) untersuchte Leberpunktate von 562 Personen im Alter von 10—69 Jahren, die z. T. wiederholt punktiert wurden. Die Alterszunahme der Pigmentation wurde in dieser Studie prinzipiell bestätigt, doch fanden sich erhebliche Schwankungen bei ein und demselben Individuum. Während gewisser Erkrankungen (Hepatitis, Cirrhose, Verfettung) konnte das Pigment auch bei älteren Patienten *zeitweilig* fehlen. De- und Repigmentation wechseln also in der Leber offenbar innerhalb kürzester Zeiträume. Vielleicht kommt man der Wahrheit näher durch die Annahme, daß Ganglienzellen älterer Individuen dieses Stoffes notwendiger bedürfen als die jüngerer, weil ihr Stoffwechsel mehr ausgelastet ist. Das Lipofuscin wäre dann ein Stoffwechselhilfsstoff der Nervenzelle. Selbstverständlich können Untersuchungen am Leberparenchym nicht kritiklos und ohne tierexperimentelle Überprüfungen auf das Nervengewebe übertragen werden. Immerhin dürfte es von großer Bedeutung sein, daß GEDIGK und BONTKE (1956) im Lipofuscin parenchymatöser Organe und Grenzstrangganglienzellen gleichermaßen *hydrolytische Fermente* (*saure Phosphatase* und *unspezifische Esterase*) nachweisen konnten. Freilich muß hierüber noch intensiv geforscht werden.

h) Neurofibrillen.

Die frühesten Angaben über intracelluläre Neurofibrillen (Abb. 79) finden sich bei REMAK (1844), STILLING (1856, 1859), FROMMANN (1864), v. LEYDIG (1862) und ARNOLD (1865, 1867). Waren oft diese frühesten Beobachtungen noch ungenau und auch unsicher, so hat M. SCHULTZE (1871) eindeutig intracelluläre Fibrillen beschrieben. Diese Beobachtungen sollten eine Ära der Neurohistologie begründen, die bis heute nachwirkt, wenn ihre Bedeutung mittlerweile auch der Geschichte angehört. Bedeutende Meister unseres Faches haben viele Jahre intensiver Arbeit auf die Herstellung und Interpretation immer besserer und genauerer Fibrillenbilder verwandt. Heute ist die Theorie der Neurofibrillen als „leitende Substanz" verlassen und hat der modernen Theorie von der Oberflächenleitung das Feld geräumt.

Nachdem die Fibrillen bekanntgeworden waren, wurden eingehende Beschreibungen ihres Verlaufes von verschiedenen Forschern gegeben: FLEMMING (1895), LUGARO (1896), DOGIEL (1896, 1897), BÜHLER (1898), COX (1898), MANN (1898), BETHE (1900), FUCHS (1903), COWDRY (1912, 1913/14) u. a. Die ältere Literatur braucht hier nicht besprochen zu werden, da entsprechend der großen Bedeutung, die früher den Fibrillen beigemessen wurde, eine große Anzahl ausgezeichneter Zusammenfassungen existiert. Es sei nur an RAMÓN Y CAJAL (1899, 1903, 1907, 1909—1911), HEIDENHAIN (1911), BIELSCHOWSKY (1928, 1932, 1935) und STÖHR jr. (1928) erinnert.

Besonders BÜHLER (1898), MANN (1898) und HEIDENHAIN (1911) konnten zeigen, daß im Crus commune zwei unterscheidbare Fibrillenbündel enthalten sind, die den beiden Schenkeln des T entsprechen. Beide Bündel bilden innerhalb der Zelle einen Wirbel, der genauestens analysiert wurde. Hierbei konnte demonstriert werden, daß die Fibrillen des peripheren Fortsatzes im Cytoplasma kontinuierlich mit denen des zentralen zusammenhängen, mit anderen Worten, daß die Neurofibrillen das Neuron vom peripheren Fortsatz durch Crus commune — Zelle — Crus commune zum zentralen Fortsatz ohne Unterbrechung durchlaufen.

Da die Altmannschen Granula ebenso angeordnet waren, lag es nahe, daß deren Entdecker (ALTMANN 1890), sowie später HOVEN (1910) und DUESBERG (1910) glaubten, die Fibrillen seien aus Mitochondrien zusammengereiht. Die Kenntnis der die Zelle durchlaufenden Fibrillenbündel paßte gut zu den Ergebnissen der älteren Elektrophysiologen, die einen Zeitverlust beim Durchgang der Erregung durch das Ganglion gemessen hatten (WUNDT 1876, EXNER 1877, GAD und JOSEPH 1888).

Freilich gab es auch andere Befunde. So hatte RAMÓN Y CAJAL (1907) Fibrillen beobachtet, die direkt vom peripheren in den zentralen Fortsatz zogen, indem sie einfach die Zelle ,,kurzschlossen". BIELSCHOWSKY (1928) beschrieb komplizierte Anastomosen zwischen den Fibrillen innerhalb der Zelle. Auch solche Befunde konnte die Physiologie als morphologische Basis einer besonders auf BETHE (1904) zurückgehenden Ansicht gebrauchen, nach der das Perikaryon nicht unbedingt notwendig sei, denn auch nach dessen Ausfall könne das Neuron nach Art des Axonreflexes weiterhin leiten.

Andere Forscher indessen lehnten die Fibrillen als Artefakte ab und forderten zunächst einmal die vitale Demonstration solcher Gebilde. Bei *Wirbellosen* konnten solche auch von mehreren Autoren bald gezeigt werden, worauf hier nicht näher eingegangen werden kann (Literatur und Befunde: SCHARF 1952). Länger dauerte es bei *Vertebraten*, aber schließlich konnten WEISS und WANG (1936) sowie LEVI und MEYER (1936/37) gleichzeitig an Spinalganglienzellkulturen in vitalen Zellen Fibrillen beobachten und photographieren (s. ferner S. 112). Die Lehre war also zunächst gerettet. BEAMS und KIRSHENBLIT (1940) dislozierten die Fibrillen in Spinalganglienzellen durch Ultrazentrifugierung.

Mit dem Elektronenmikroskop wurden bisher widersprechende Befunde erhoben. BEAMS, VAN BREEMEN, NEWFANG und EVANS (1952) untersuchten versilberte Dünnschnitte, die 150—3000 Å dicke Fibrillen enthielten. Die Autoren halten die dünnsten für vital präformiert, die dickeren aus dünnen aggregiert. HOSSACK und WYBURN (1954) konnten nur an einzelnen Zellen konzentrische Plasmaschichtung beobachten, Neurofibrillen aber nicht. Ähnlich lauten die Ergebnisse von DAWSON, HOSSACK und WYBURN (1955), die lediglich 20—50 Å dicke Proteinfilamente sahen. Möglicherweise entsprechen diese den von CHINN (1938) polarisationsoptisch erschlossenen tangentialen Proteinstrukturen, müßten allerdings wiederum bereits Riesenmicellen oder verklumpte Moleküle sein. PEASE und BAKER (1951) bezeichnen die Neurofibrillen direkt als Artefakte.

EICHNER (1956) versuchte eine Klärung mit dem Phasenkontrastmikroskop. In Zellen des Ganglion semilunare der *Maus* beobachtete er nach Einschluß der Präparate in Fructose- bzw. Saccharose-Lösung (0,25 und 0,88 Mol) kurze Stäbchen, die bevorzugt perinucleär angeordnet waren und gegen den Conus konvergierten. Die Stäbchen setzten sich auch in den Achsenzylinder hinein fort, nach Formolbehandlung quollen sie auf. EICHNER hält es für möglich, daß diese bisher unbekannten Gebilde die Grundlage für die mit Silbersalzen darstellbaren Neurofibrillen bilden, spricht ihnen aber metaplasmatische Natur und jeglichen Zusammenhang mit der Nervenleitung ab. Mit ZEIGER und HARDERS (1951) sowie STOECKENIUS und ZEIGER (1956) faßt EICHNER (1956) die Fibrillenbilder der Fixationshistologie als Äquivalentbilder auf, also als Artefakte von heuristischem Wert.

Zur Beurteilung mancher neuropathologischer Zustände hat sich das Fibrillenbild gut bewährt und manche biologische Fragestellung konnte mit Imprägnationsmethoden erfolgreich angegangen werden. Als ,,leitendes Element" scheiden indessen die Fibrillen aus. Eine Funktion braucht man heute diesen Artefakten kaum noch anzudichten. Geklärt werden muß freilich, warum das Neuroplasma lange fadenförmige Proteinkomplexe ausbildet, denn solche sind zweifellos die vitale Grundlage der Neurofibrillen.

i) Kristalle.

Unbelebte Kristall-Einschlüsse wurden in sensiblen Ganglienzellen nur selten beobachtet. SJÖVALL (1901) fand solche Gebilde in Spinalganglienzellen vom *Igel*, sowohl im Cytoplasma als im Kern. Bei einem menschlichen Fetus von 4 Monaten sah v. SMIRNOW (1902) Kristalle im Zellkern sensibler Perikarya, SCHARF (1951) im Plasma der Spinalganglienzellen vom *Sperling* (Abb. 216).

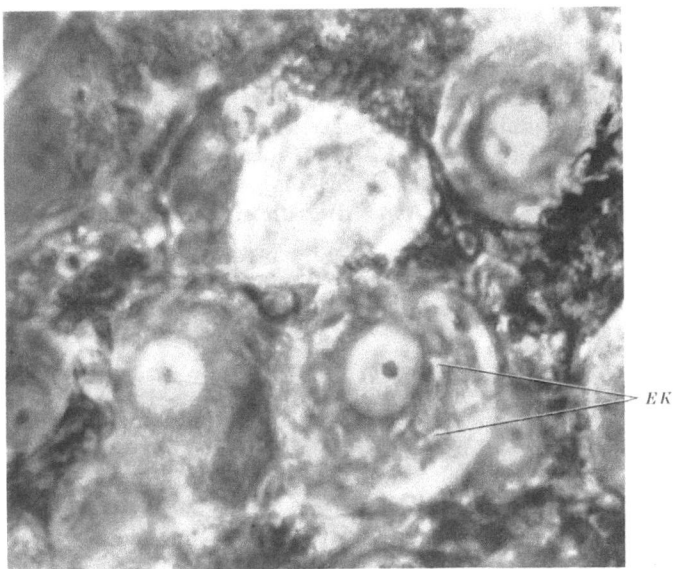

Abb. 216. Spinalganglienzellen aus dem Ganglion C_1 vom *Sperling* mit deutlich sichtbaren Eiweißkristallen im Cytoplasma. OsO_4-Fix., 935:1.

Vermutlich handelte es sich um kristallisierte Eiweißbausteine, wie sie auch KOLMER (1904) bei *Wirbellosen* beschrieben hat. Bei der Seltenheit solcher Befunde ist es kaum verwunderlich, daß man bis heute über die Bedeutung dieser paraplasmatischen Einschlüsse nichts weiß.

4. Die Grenzmembran der sensiblen Ganglienzelle.

Während den meisten tierischen Zellen eine besondere, lichtmikroskopisch nachweisbare Membran *(Plasmalemma)* fehlt, machen einige Nervenzelltypen Ausnahmen von dieser Regel. Elektronenmikroskopisch und polarisationsoptisch freilich konnte auch an anderen Zellen die fragliche Struktur demonstriert werden; es sei besonders an die Erythrocytenmembran erinnert. Die auffälligste Eigenschaft des Plasmalemms ist die Semipermeabilität. Die Literatur über diesen Gegenstand wuchs zu einem solchen Umfang an, daß hier auf Einzelheiten verzichtet werden muß. Ein Hinweis auf die Übersichten von WILBRANDT (1938), HÖBER (1947), FLECKENSTEIN (1955) und HIRSCH (1955) möge genügen. WILBRANDT (1938) faßte die Membrantheorien auf zwei Grundvorstellungen zusammen:

a) Es ist eine Zellhaut als homogene lipoide (besser lipoproteide) Membran ausgebildet, die nur von solchen Molekülen passiert werden kann, die in ihr löslich sind.

b) Die Membran ist eine siebartige, poröse Hülle, die von solchen Molekülen durchwandert werden kann, deren Durchmesser nicht die Porenweite übersteigt.

Die Entscheidung, welcher der beiden Theorien der Vorrang zu geben sei, kann nach WILBRANDT nicht gefällt werden, da offenbar an jeder Zelle in Wirklichkeit beide Prinzipien verwirklicht sind. Als drittes Prinzip ist die *Ladungstheorie* der Membran zu nennen, der vor allem heute eine große Bedeutung zur Erklärung von Effekten der Vitalfärbung zukommt. Neuerdings tritt als vierte Theorie das Prinzip des *Trägermechanismus* zunehmend in den Vordergrund, nach der ein aktiver Transport mit Hilfe von „Trägermolekülen" durch die Zellmembran angenommen wird (Näheres bei WILBRANDT 1957). Im allgemeinen wird das Plasmalemm in einer Dicke von 2—4 Molekeln angenommen, als mittlere Membrandicken werden 33—100 Å in der Literatur angegeben. Heute dürfte Übereinstimmung darüber herrschen, daß beim Aufbau des Plasmalemms grenzflächenaktive Moleküle den Vorrang haben, d. h. solche mit einem hydrophilen (polaren) und einem hydrophoben (apolaren) Glied. Diese Voraussetzungen erfüllen in erster Linie die Phosphatide, die eine als Zwitterion dissoziierte Stickstoffbasen-Glycerophosphorsäureester-Gruppierung von extremer Polarität und andererseits unpolare Paraffinketten aufweisen (Literatur s. SCHARF 1956). Die früher meist abgelehnte Permeabilität für Ionen wird heute nicht mehr bezweifelt (FLECKENSTEIN 1955, SCHARF 1956), wenn man von einigen Außenseitern absieht.

Die Membran der Nervenzelle wurde auf Grund pharmakologischer (Membrantheorie der Narkose von H. MEYER 1899 und OVERTON 1901), sowie elektrophysiologischer (Membrantheorie der Synapse von SHERRINGTON 1897) Beobachtungen gefordert, von anderen aber abgelehnt (Literatur SCHARF 1951 c, d, e, 1952 c, 1953, 1956 c). Wie aus der heutigen physiologischen und pharmakologischen Literatur ersichtlich, konnte letzten Endes die Membrantheorie — freilich vielfach gewandelt — den Sieg davontragen (s. JUNG 1953).

Wie steht es nun aber um die Morphologie der Membran der Ganglienzelle? Seit VALENTIN (1836), der eine lichtmikroskopisch sichtbare Membran der Nervenzelle forderte, geht der Streit hin und her. Für Wirbellose und Wirbeltiere traten Befürworter und Gegner der Zellmembran auf; viele Forscher konnten die Struktur direkt beobachten. Es würde den Rahmen dieser Übersicht sprengen, wollte man nur alle Forschernamen erwähnen (ziemlich vollständig erfaßt bei SCHARF 1951c, 1953). Bis zum Tage konnte die Membran an verschiedenen Neurontypen bei Wirbellosen (Abb. 161) und Wirbeltieren im Sinne der Definition von F. E. SCHULZE (1896) als vom Protoplasten abgesetzte Hülle allseitig nachgewiesen werden. Nach dieser Definition kann die Grenzmembran auch als Pellicula bezeichnet werden. BARGMANN (1956), um einen zeitgenössischen Lehrbuchautor zu nennen, erkennt die Ganglienzellmembran an.

Nun zum speziellen Fall der sensiblen Ganglienzelle! In der älteren Literatur liegen widersprechende Angaben vor. So zog v. KÖLLIKER (1867) seine Befunde über die Existenz einer leicht nachweisbaren, in sich strukturlosen Membran der Spinalganglienzelle (v. KÖLLIKER 1849, 1850) zurück, ARNOLD (1865) konnte keine Anzeichen des Vorhandenseins einer solchen Struktur finden. STIEDA (1870) bezeichnete „jeden Nervenkörper" als „eine Zelle oder einen Protoplast, d. h. ein *membranloses* Klümpchen Protoplasma". Auch nach M. SCHULTZE (1871) fehlt eine definierte Grenzstruktur.

Anders lauten dagegen die Befunde E. MÜLLERs (1889/90, 1891) über Spinalganglienzellen des *Kaninchens*. Nach Fixierung in Flemmingscher Flüssigkeit konnte der Autor eine ektoplasmatische Membran beobachten, die an großen Zellen leicht sichtbar, an vielen kleinen sehr gut feststellbar war. Manche kleine Zelle zeigte die Verschmelzung der Membran mit der umgebenden „Bindegewebsmembran", also der mesodermalen Kapsel heutiger Nomenklatur. Die Ektoplasmamembran geht nach MÜLLER als Schwannsche Scheide auf den Fortsatz über. Jeder Zelle billigte der Autor also drei Grenzstrukturen zu, nämlich
 a) die besagte ektoplasmatische Membran,
 b) Hüllzellen und
 c) die „Bindegewebsmembran".
Die Spinalganglienzellen sind also nach MÜLLER „nicht nackt".

Vorläufer MÜLLERs waren LAHOUSSE (1886) und FRITSCH (1886), die Protoplasmafäden zwischen der Kapsel und dem Protoplasten geschrumpfter Zellen beobachteten; LAHOUSSE (1886) bezeichnete diese direkt als Neurokeratinfäden. E. MÜLLER (1891) hielt diese Fäden für Reste der Ektoplasmamembran, was SCHARF (1951d) bestätigte. Eine Nachuntersuchung der Befunde MÜLLERs durch v. LENHOSSÉK (1897) beim *Menschen* führte zur „Widerlegung". Nach v. LENHOSSÉK ist die ektoplasmatische Membran nichts anderes als die körnchenfreie Außenzone des Perikaryons, der Autor warf also Ektoplasma und Membran zusammen. E. MÜLLER hatte sich aber gerade um die Unterscheidbarkeit dieser beiden Strukturen sehr bemüht. Die äußerste Grenze der Spinalganglienzelle fällt nach v. LENHOSSÉK bei tadellosem Erhaltungszustand mit der Grenze des „Kapselendothels" genau zusammen; der Zellrand sei mit der Oberfläche des Ektoplasmas identisch. „Dieser Rand stellt sich als ziemlich kräftige, dunkle, gerade Linie dar; man bekommt den Eindruck, daß unmittelbar auf der Oberfläche eine mäßige Verdichtung des Protoplasmas besteht, die aber nicht so weit geht, daß man irgendwie Veranlassung haben könnte, eine besondere Zellmembran anzunehmen, wie dies MÜLLER für die Spinalganglienzellen des Kaninchens tut." So wurden die wertvollen Befunde E. MÜLLERs schließlich für 40 Jahre vergessen, bis MÜNZER (1931) auf sie zurückgriff.

Ein heftiger Gegner der Membrantheorie der nervösen Funktion ist K. F. BAUER (1943, 1953), der alle positiven morphologischen Befunde über Membranen bestreitet. Gegen die noch zu referierenden Untersuchungen SCHARFs (1951) macht BAUER (1953) geltend, es müsse Verwechslung mit Lipofuscin vorliegen, eine Membran habe noch nicht einmal RAMÓN Y CAJAL nachweisen können (BAUER 1943). Nun war aber gerade der spanische Meister einer der Verfechter morphologisch definierter Membranen, wie aus seinen eigenen Befunden hervorgeht (RAMÓN Y CAJAL 1906, 1911, 1935) und SCHARF (1953) näher ausführte. BAUER (1953) sieht in der Darstellbarkeit der Kernmembran durch Metallbeschattung einen gewichtigen Beweis für ihre vitale Existenz. Da aber auch die Zellmembran durch diese Methode dargestellt wird, ist BAUERs ablehnende Haltung in der Membranfrage nicht recht verständlich (s. Abb. 164). Ablehnend verhielten sich auch ARIËNS KAPPERS (1920) und BIELSCHOWSKY (1928, 1935).

MARINESCOs (1912) ultramikroskopische Arbeiten wurden schon wiederholt erwähnt. Dieser als außerordentlich kritisch bekannte Forscher erkannte eine vom Plasma verschiedene Zellmembran der Spinalganglienzelle an, die nach seinen Befunden chemischen Reagentien erheblichen Widerstand entgegensetzt. Eine der wichtigsten Studien über diesen Gegenstand von CHINN (1938) ergab Befunde, die eigentlich gar keine Zweifel mehr an der Realität der Oberflächenmembran gestatten. Jede Spinalganglienzelle vom *Frosch* zeigte in Ringer-Lösung und 2 Mol Sucrose untersucht eine metatrope „limiting envelop", die am

Crus commune in die Markscheide übergeht, vermutlich in das Neurilemma. Diese polarisationsoptischen Befunde konnten von SCHARF bestätigt werden, doch besteht kein Zusammenhang mit dem Neurilemm. CHINN hat sich in diesem Punkte geirrt, indem sie die Verhältnisse bei *Wirbellosen* zugrunde legte, oder die Autorin war in der alten Vorstellung des „markhaltigen Neurilemms" befangen. Das „markhaltige Neurilemm" ist heute nicht mehr diskutabel (SCHARF 1951b, 1952b, STOECKENIUS und ZEIGER 1956).

SCHARF (1951d) stellte an den kleinen („dunklen") pseudounipolaren Zellen sensibler Ganglien von *Mensch, Rind* und *Ratte* (Abb. 196, 217) osmiophile Membranen dar, die auch mit kolloidalem Sudanorange nach ROMEIS gefärbt werden

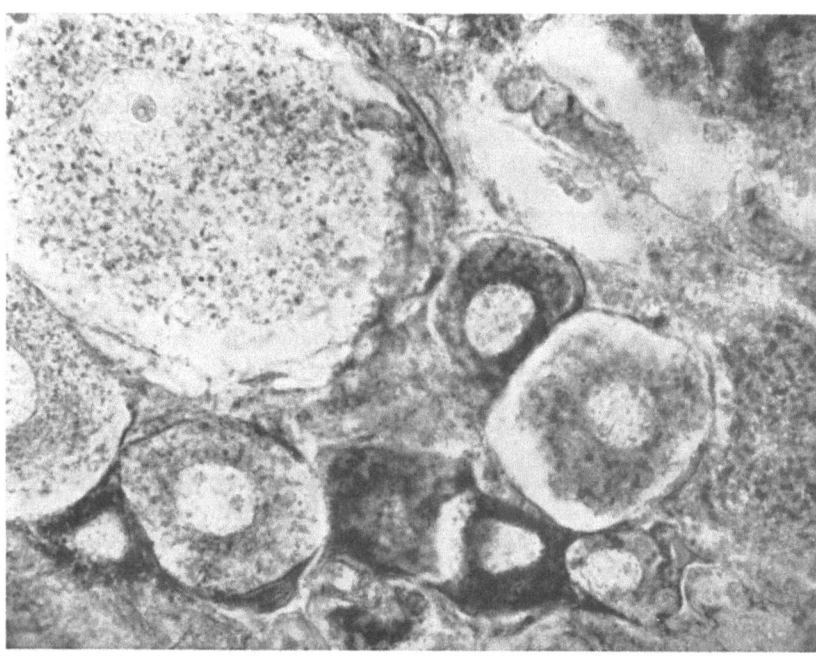

Abb. 217. Ausschnitt aus einem Spinalganglion der weißen *Ratte*. Die großen Zellen zeigen nur die Anwesenheit osmiophiler Lipoide in den Satellitenzellen, die kleinen dagegen auch in der Grenzschicht des Ektoplasmas (Zellmembran). Im Endoplasma ist die Lipoidkonzentration in den kleinen „dunklen" Elementen wesentlich höher als in den großen „hellen". OsO_4-Methode nach KOPSCH, 935:1. (Aus SCHARF 1951d.)

konnten. Im Gegensatz zu E. MÜLLER (1891) sei aber hervorgehoben, daß die Membranfärbung an großen Zellen (Abb. 218) nur schwierig und seltener gelingt. Die Membran geht unter Verdickung kontinuierlich in die Markscheide des Axons über, während die Satellitenmembran mit der Schwannschen Scheide zusammenhängt. Wie markhaltige Zellen (s. S. 284) können die Protoplasten der kleinen „dunklen" Elemente leicht mit der Färbung nach KAPLAN (1902) in tiefblauer Farbe dargestellt werden, was als Hinweis auf fließende Übergänge zwischen „marklosen" und „markhaltigen" Zellen bewertet werden dürfte.

PEASE und BAKER (1951) beobachteten die Membran der Vorderhornzellen der *Ratte* elektronenmikroskopisch. Sie wurde sehr dünn gefunden und dürfte nur wenigen Moleküllagen entsprechen. An Spinalganglienzellen der *Ratte* konnten HOSSACK und WYBURN (1954) die fragliche Struktur ebenfalls finden (Abb. 158), sie war aber auch hier viel dünner als die Kernmembran. Zwischen Satelliten und Protoplasten der Perikarya beobachteten die Autoren ein System feinster „Striae" (Fibrillen, Abb. 248, 249), die sie nicht mit Gitterfasern identifizieren konnten. Offenbar handelte es sich um die schon erwähnten Neurokeratinfäden von LAHOUSSE (1886) und FRITSCH (1886), also Artefakte, jedoch schonender produziert. Diese Artefakte scheinen bedeutsam zu sein, zeigen sie doch den lamellären Bau der unverletzten Membran an. Seit CHINN (1938) und SCHARF (1951c) muß damit gerechnet werden, daß die Membran aus Proteinfolien oder -lamellen und Lipoiden konstruiert ist, wobei die Proteine konzentrisch, die Lipoide radiär zur Kernmembran orientiert sein müssen. DAWSON, HOSSACK und WYBURN (1955) beschreiben direkt eine Lipoidscheide zwischen dem Protoplasten und den Satelliten. Auch diese Struktur war oft in Lamellen aufgesplittert,

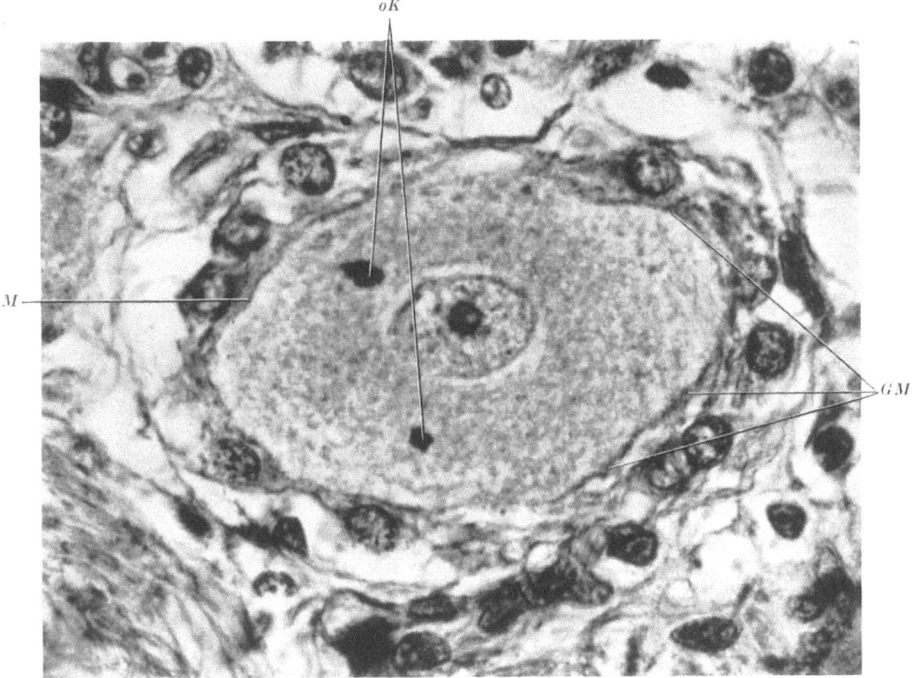

Abb. 218. Große Ganglienzelle aus dem Ggl. semilunare eines 23jährigen Justifizierten mit gut sichtbarem osmiophilem Plasmalemm (Grenzmembran=GM) und osmiophilen Körpern im Protoplasma (oK). $HgCl_2$-OsO_4-Benzolichtbordeau, 1000:1. Fluorit-Ölimm. $^1/_{16}$.

so daß obige Deutung zutreffen dürfte. Die Autoren bestätigen ausdrücklich die Richtigkeit der Befunde CHINNs (1938).

Die Spinalganglienzellmembran des *Meerschweinchens* hat HESS (1955) elektronenmikroskopisch untersucht. Die Membran ist dünn, aber stets kontinuierlich. In Nähe des Kernes der Satellitenzellen sind bei strenger Wahrung der Protoplasmatrennung die Membran des Amphicyten und die Membran der Spinalganglienzelle labyrinth- oder mäanderähnlich miteinander verzahnt. Manchmal zeigt die Ganglienzellmembran zottenförmige Fortsätze, die mit Cytoplasma gefüllt sind. Diese Ausstülpungen können allerdings nach Meinung HESS' durch die Fixation künstlich erzeugt worden sein.

Auch an unfixierten Spinalganglienzellen kann die Membran gezeigt werden. So beobachteten SCHARF und OSTER (1957) in unfixierten Gefrierschnitten durch das Ganglion semilunare des *Rindes* nach Färbung mit Fluorescein oder dessen Halogenderivaten öfters scharf abgesetzte, hell leuchtende Membranen im Luminescenzmikroskop bei UV-Erregung.

An der Existenz der Zellmembran am Prototypus sensitivus kann heute nicht mehr gezweifelt werden. Es bleibt die Frage nach der *Funktion* zu klären.

Nach der Membrantheorie des metabolischen Stoffaustausches muß jede Zelle eine semipermeable Membran besitzen. Die sensible Ganglienzelle unterscheidet sich also hierin nicht vom Erythrocyten oder der Leberzelle. Die Membrantheorie der Narkose betrachtet die Lipoidmembran in eben demselben Sinne, nur auf die Nervenzelle als Spezialfall angewandt. SHERRINGTONS (1897) Membrantheorie der Synapse glaubten manche Forscher lange Zeit nicht auf die

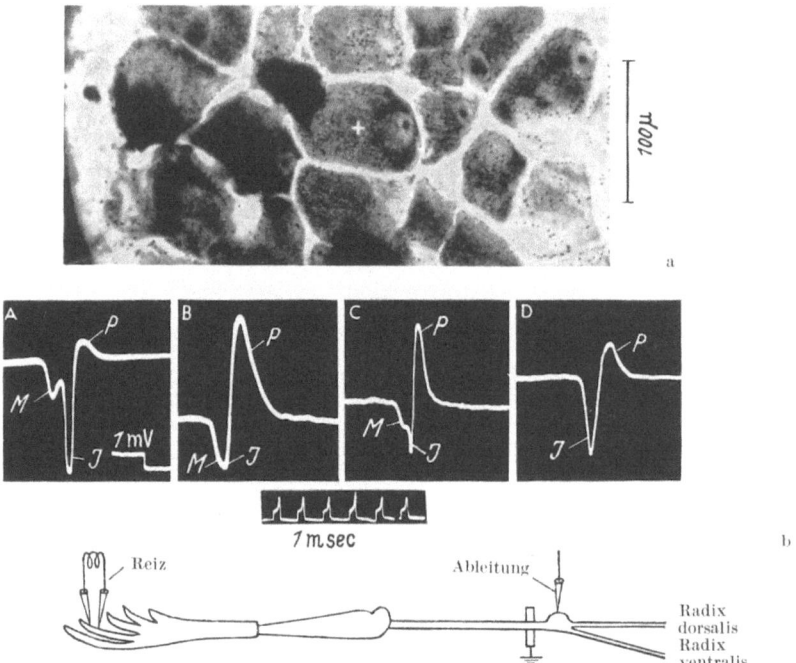

Abb. 219. Diagramm zur Veranschaulichung der Versuchsanordnung von BRANTE. Bei *Rana temporaria* wurde ein Spinalganglion vitalmikroskopisch aufgesucht, hierzu diente eine entsprechende Auflichteinrichtung. Mittels Mikromanipulator wurde nun eine Mikroelektrode von 1—10 μ Kaliber an die Grenzmembran einer gut zugängigen Zelle (oberes Bild, Zelle mit +) gelegt, die mit dem Kathodenstrahloszillographen verbunden wurde. Durch Reizung der segmentzugehörigen Haut (Headsche Zone) mittels Mikroreizgerätes (Schema ganz unten) wurde sodann dasjenige Hautfeld durch Probieren eingeengt, das von dem betreffenden Neuron (oben mit +) innerviert wird. Stimmen gereizte Hautstelle (meist Extremität!) mit der Zelle überein, von der mit der Mikroelektrode abgeleitet wird, dann zeigt sich das charakteristische Depolarisationspotential der erregten Ganglienzellmembran auf dem Bildschirm des Oszillographen (Bilder Mitte A—D). Kurven A—C: Abgeleitet unter den geschilderten Bedingungen von Einzelzellen, die typische Markfasern als Fortsätze hatten, *A* stammt von der oben durch + markierten Zelle; *C* Potential eines proprioceptiven Neurons; *D* Ableitung von Neuron mit „marklosem" Fortsatz. Zeitschreibung in Millisekunden, Mikrophoto 185:1. (Aus BRANTE 1951.)

„asynaptischen" Spinalganglienzellen anwenden zu können. Nachdem aber für einen Teil der Zellen sensibler Ganglien (Relaiszellen von DOGIEL, Typen B, C, D der Abb. 142) eine synaptische Funktion außer Frage steht, würde sich die Bearbeitung der Membranfrage dieser Zellen im Sinne der Synaptologie lohnen. Bis jetzt liegen hierzu noch keine Untersuchungen vor.

Anders ist dies mit der neuronalen irritablen Membran. Die Vorstellungen der modernen Physiologie über den Erregungsablauf im Nerven können hier nicht entwickelt werden; es sei auf v. MURALT (1946), HOUSSAY und Mitarbeiter (1951), HOLTZ (1951, 1953), JUNG (1953) und FLECKENSTEIN (1955) verwiesen. Durch Ionenverschiebungen an der Membran tritt deren Depolarisation ein, die als charakteristische Deflexion mittels des Kathodenstrahloszillographen sichtbar gemacht werden kann.

Die Brücke zwischen Morphologie und Physiologie der Spinalganglienzellmembran schlug SVAETICHIN (1951). Der Autor konstruierte eine sinnvolle Kombination aus Vitalmikroskop und zwei Mikromanipulatoren, mit deren Hilfe er beim narkotisierten *Frosch* Mikroelektroden an einzelne Spinalganglienzellen

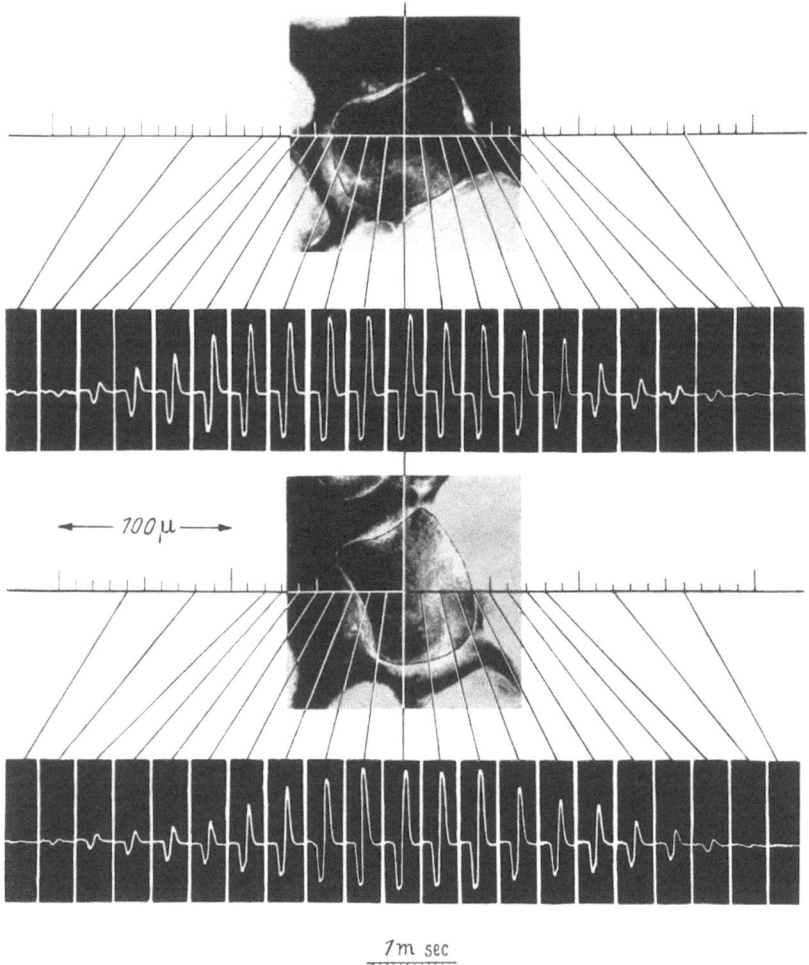

Abb. 220. Zwei Ableitungsserien von erregten Spinalganglienzellen (vgl. Abb. 219), mit Verschiebung der Ableitungselektrode (Auflichtmikroskop und Mikromanipulator). Deflexionen bei Ableitung von der Zellmembran am deutlichsten, rasche Abflachung in der Umgebung. Die Hinweisstriche geben die Lage der Elektrode für jedes Kurvenstück an. Zeitschreibung in Millisekunden, Mikrophoto 235:1. (Aus BRANTE 1951.)

in situ legen konnte. Die Versuchsanordnung ist in Abb. 219 schematisch dargestellt. Während die Elektroden lagen, wurde durch Abgreifen der Haut mit Reizelektroden das von der im Mikroskop eingestellten Zelle innervierte Hautareal ermittelt und dort ein lokaler Reiz gesetzt. Wie nach den theoretischen Voraussetzungen der Elektrophysiologie zu erwarten war, trat die Depolarisation der Membran ein und konnte auf dem Bildschirm festgehalten werden (Abb. 219, Kurven A—D). Die Deflexion bei liegender Elektrode war nur zu beobachten, wenn das richtige Hautfeld gereizt wurde. Andererseits war die Membrandepolarisation streng auf das erregte Neuron beschränkt (Abb. 220). In der Nachbarschaft der Zelle abgeleitete Potentiale verflachten sich mit zunehmender Entfernung der Abgriffelektrode vom Perikaryon des erregten Neurons. Deutlicher konnte die Übereinstimmung zwischen Gestalt und Funktion kaum demonstriert werden.

SVAETICHINs Versuchsanordnung wird künftig zur Klärung mancherlei Probleme herangezogen werden müssen, nicht zuletzt, um Licht in die Relaiszellenfrage zu bringen. Andererseits ist damit die Fortpflanzung der Depolarisationswelle auf das sensible Perikaryon bewiesen.

II. Markhaltige Ganglienzellen.

Während also an großen pseudounipolaren Zellen gewöhnlich lichtmikroskopisch

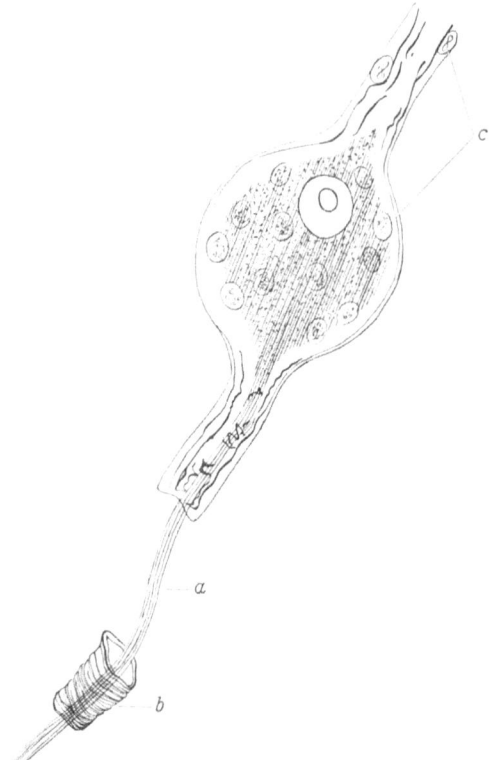

Abb. 221. Nervenfibrille aus dem Ganglion trigemini von *Scymnus lichia* nach Chromsäurebehandlung. *a* der Achsenzylinder, der unmittelbar in die körnige Substanz der Ganglienkugel übergeht. Er wird bei *b* allein von der homogenen, jetzt gefalteten Nervenscheide umgeben, während das Mark ausgefallen ist; *c* die Kerne der Nervenfaserscheide. (Starke Vergr.) (Aus v. LEYDIG 1857.)

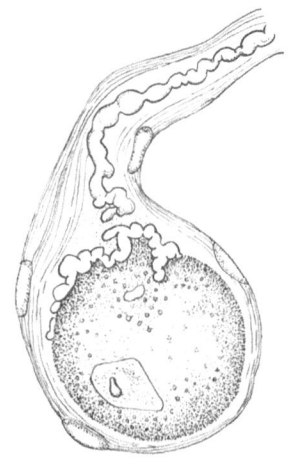

Abb. 222. Spinalganglienzelle vom *Frosch*, mit Goldchlorid (1%) behandelt. Eine Zelle, welche ziemlich dunkel — mit einer Faser, welche intensiv violett gefärbt war. Das Mark dieser Faser setzt sich weit in die Kapsel hinein über die Zelloberfläche hin fort. (Aus COURVOISIER 1868.)

sichtbare Membranen fehlen und die Grenzstrukturen nur elektronenmikroskopisch nachgewiesen werden können, leiten die kleinen „dunklen" pseudounipolaren Elemente mit lichtmikroskopisch leicht darstellbarer Grenzmembran (Abb. 196, 217) zu den markhaltigen Ganglienzellen über. Bisher konnten Markscheiden im Sinne der „klassischen" Definition mit Sicherheit nur an bipolaren Elementen beobachtet werden.

Zwei der vier schon mehrfach erwähnten Entdecker der bipolaren Ganglienzelle, nämlich BIDDER (1847) und WAGNER (1847) gaben auch die ersten Hinweise auf die Existenz markhaltiger Zellen. BIDDER (Abb. 3) beschrieb die celluläre Markscheide in der ihm eigenen Nomenklatur, ohne den wahren Sachverhalt zu erkennen: „..... Kugel .... (entweder) von dem flüssigen Nerveninhalt umgeben ..... oder stößt nur an den Polen der Erweiterung mit der Nervenflüssigkeit zusammen ......". „Kugel" und „Erweiterung" sind BIDDERs Termini für „Perikaryon", mit „flüssigem Nerveninhalt" und „Nervenflüssigkeit" war „Nervenmark" gemeint. WAGNER (Abb. 4) schreibt: „In seltenen Fällen kann das Mark bis in die Zelle verfolgt werden." Wie aus Abb. 4a und b ersichtlich ist, hat der Autor aber Artefakte gemeint, während ihm die unveränderte Markscheide seiner Abb. 4c nicht bewußt wurde, auch nicht der typische Unterschied gegenüber extrahierten Zellen (Abb. 4d). So blieb es denn LEYDIG (1851) vorbehalten, die erste wirklich kritikfeste Beschreibung dieser Elemente zu veröffentlichen (Abb. 5). Während WAGNER später nicht mehr zu seiner Entdeckung stand, bestätigte LEYDIG (1857) bald erneut die Existenz markhaltiger Zellen (Abb. 221), STANNIUS (1850) dagegen lehnte die fraglichen Gebilde ab.

Als ein tragisches Kuriosum muß man es heute bezeichnen, daß VALENTIN (1862) als erster das polarisationsoptische Verhalten der markhaltigen Zellen aus dem Ganglion semilunare und nodosum von *Torpedo marmorata* völlig richtig schilderte, aber fest davon überzeugt war, es handle sich hierbei um Fäulniserscheinungen! Sogar die Aufhebung der polarisationsoptischen Effekte durch Alkohol war VALENTIN bekannt. SCHRAMM (1864), der wirkliche Entdecker des „Ranvierschen T", beschrieb markhaltige Zellen bewußt und richtig bei *Torpedo*, und COURVOISIER (1868) hat offenbar als erster eine markhaltige pseudounipolare Zelle gesehen, die Myelinfiguren bildete (Abbildung 222). COURVOISIER bestätigte

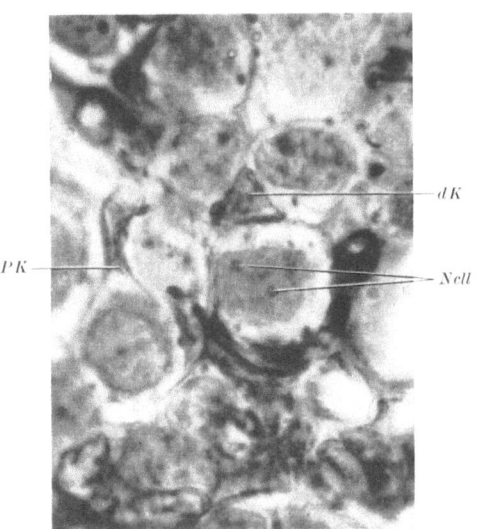

Abb. 223. Ausschnitte aus einem Octavus-Ganglion von *Salamandra maculosa*. *PK* Polkegel mit Markscheide, die sich auch auf die Zelle erstreckt, wo sie aber weniger intensiv geschwärzt ist; *Nell* Kern mit 2 Nucleoli. Beachte den dreieckigen Hüllkern (*dK*)! OsO₄, 935:1.

ausdrücklich die Existenz der markhaltigen Neurone, die ihm durch die Arbeit von M. SCHULTZE (1859) bekannt geworden waren. M. SCHULTZEs (1871) Beschreibung wurde zu ihrer Zeit zwar als Kuriosum betrachtet, aber doch bekannter als die des wirklichen Entdeckers (LEYDIG), so daß WITTMAACK (1904) anläßlich seiner Erstbeschreibung markhaltiger Ganglienzellen beim *Säuger* (Ganglion VIII. des *Meerschweinchens*) ebenfalls auf M. SCHULTZE als vermeintlichen Inhaber der Priorität verwies. Diesen Arbeiten war aber keineswegs allgemeine Anerkennung vergönnt. Die Existenz markhaltiger Nervenzellen lehnten unter anderem STIEDA (1870), V. LENHOSSÉK (1886) und kürzlich K. F. BAUER (1953) ab. BAUER (1953) glaubt, die Annahme cellulärer Markscheiden beruhe auf Verwechslung mit dem Lipofuscin-Pigment.

Die Zahl der Autoren, die markhaltige Ganglienzellen anerkennen, ist jedoch wesentlich größer; einige seien angeführt: v. KÖLLIKER (1867), KEY und RETZIUS (1876), FREY (1876), W. KRAUSE (1876), SCHWALBE (1881), O. SCHULTZE (1905), KOLMER (1907, 1927), NEMILOFF (1908, 1911), HEIDENHAIN (1911), PRENANT, BOUIN und MAILLARD (1911), STRONG und ELWYN (1925), COWDRY (1932), ELZE (1940), STOECKENIUS und ZEIGER (1956).

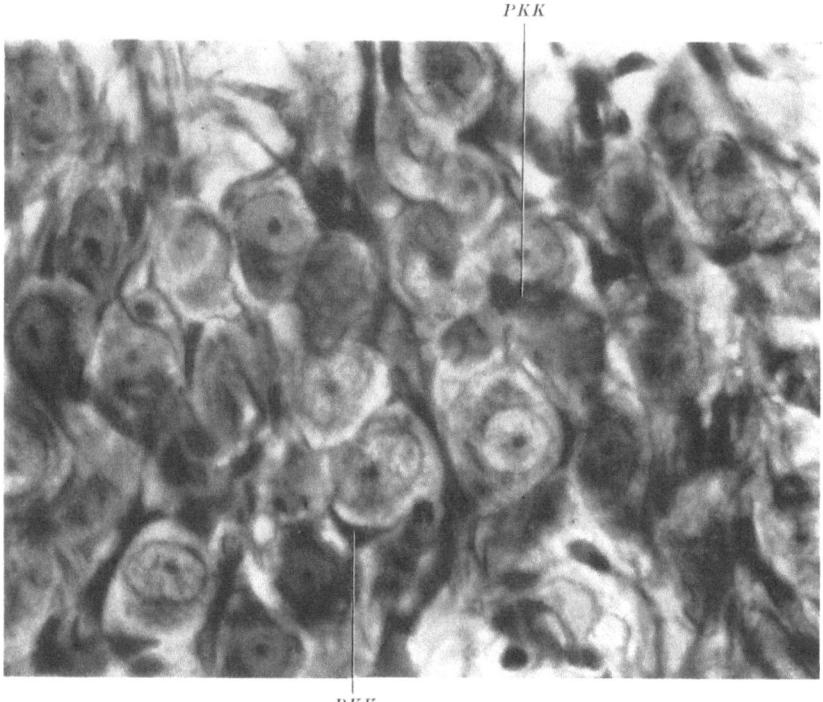

Abb. 224. Markhaltige oppositobipolar-dineuritische Zellen aus dem Ggl. spirale einer neugeborenen *Katze*. Die Fortsetzung der Markscheide auf das Zellprotoplasma ist deutlich sichtbar, an einigen Zellpolen sieht man auf die Fläche der Markscheide („Polkegelkappe" = *PKK*). OsO_4-Hämatoxylin nach SCHULTZE. Fluorit-Ölimm. 1000:1.

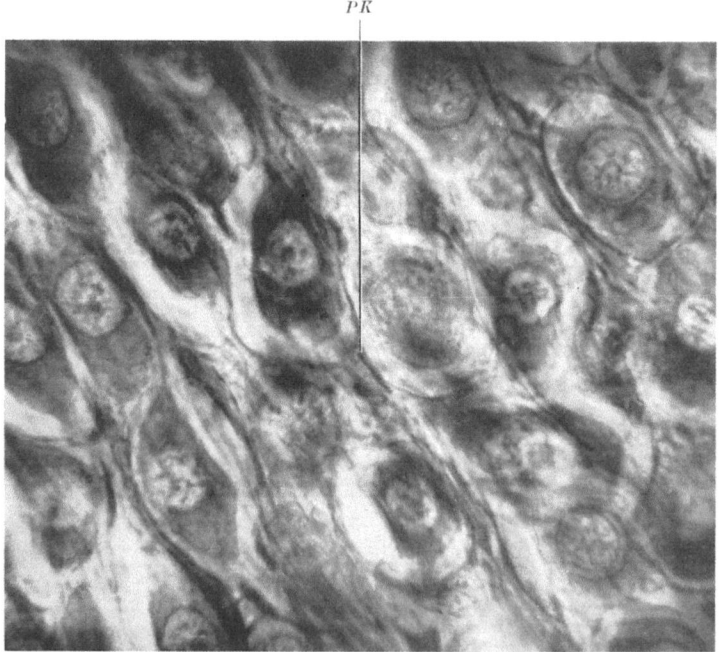

Abb. 225. Gruppe markhaltiger Ganglienzellen aus dem Ganglion spirale der erwachsenen *Katze*. Am Polkegel (*PK*) geht die Markscheide vom Axon eindeutig auf das Perikaryon über. OsO_4-Platinchlorid-Essigsäure. 935:1. (Nach einem Präparat von J. SOBOTTA aus SCHARF 1951b.)

Bis zur Jahrhundertwende waren markhaltige Ganglienzellen bei niederen und höheren *Fischen, Amphibien* (Abb. 223) und *Reptilien* bekannt. WITTMAACK (1904, 1906) kommt das Verdienst zu, auch bei *Warmblütern (Meerschweinchen, Ratte, Kaninchen, Hund)* solche Elemente gefunden zu haben. Gut ausgebildet war der Marküberzug der bipolaren Perikarya bei allen vier Species im Ganglion spirale, etwas dünner im Ganglion vestibuli. Der Autor schloß, daß markhaltige Zellen wohl bei allen *Säugern* vorhanden seien. ALAGNA (1909) bestätigte diese Befunde auch für die *Katze* (Abb. 224, 225) und analysierte die fragliche Struktur mit cytochemischen Methoden als vorwiegend lecithinischer Natur. Beim *Menschen* vermißte ALAGNA jedoch markhaltige Zellen, KOLMER (1927) dagegen konnte solche im menschlichen Ganglion spirale nachweisen; freilich war die Markhülle sehr dünn.

MÜNZER (1931) und SCHARF (1951a, b) untersuchten systematisch das Vorkommen markhaltiger Nervenzellen bei Species aus allen *Vertebraten*klassen mit Ausnahme der *Cyclostomata*, so daß man nunmehr auf einen repräsentativen Querschnitt durch fast den ganzen *Vertebraten*-Unterstamm zurückgreifen kann. Daraus ergibt sich, daß der überwiegende Teil aller opposito-bipolar-dineuritischen Neurone aller *Wirbeltiere* von den *Selachiern* bis zum *Menschen* Markhüllen um die Perikarya besitzt. Eine Untersuchung der *Cyclostomen* ist freilich noch notwendig. Von den generellen Unterschieden zwischen den nervösen Elementarstrukturen von *Evertebraten* zu *Wirbeltieren* abgesehen, verhalten sich auch die seltenen bipolaren Elemente der Muschel *Anodonta*

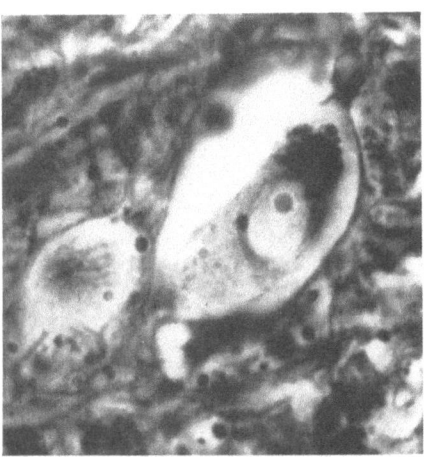

Abb. 226. *Anodonta cygnea*. Große bipolare Ganglienzelle mit deutlich osmiophiler Hülle aus dem Visceralganglion. Die bipolaren Zellen der Muschel-Ganglien verhalten sich in vielen cytologischen Merkmalen ähnlich wie markhaltige Ganglienzellen von Wirbeltieren. Links im Bilde eine kleine bipolare Ganglienzelle. OsO$_4$ in 2%iger wäßriger Lösung, Cedernholzöl-Paraffin-Methode, Schnittdicke 8 µ, 935:1.
(Aus SCHARF 1953.)

cygnea (Abb. 226) so (SCHARF 1953). Während MÜNZER (1931) an menschlichem Material noch keine befriedigende Klärung erzielen konnte, wies SCHARF (1951a, b, 1952b) auch bei *Homo* an bipolaren Elementen in den Ganglien des V., VII. (Abb. 147), VIII. und X. Cerebralnerven Markhüllen nach. Am häufigsten finden sich die fraglichen Elemente bei höheren Tieren selbstverständlich im Ganglion statoacusticum, bei *Fischen* auch in den Spinalganglien.

HOLMGREN (1899) glaubte bei *Raja* an den Polkegeln markhaltiger Zellen jeweils an der proximalen und distalen Verdünnung zur Nervenfaser einen Ranvierschen Schnürring beobachtet zu haben, was KOLMER (1907) für *Säuger* bestätigte und außer diesen beiden Autoren von M. SCHULTZE (1871), RANVIER (1880) und NEMILOFF (1908) behauptet wurde. Gegen diese Ansicht traten WITTMAACK (1904), ALAGNA (1909), MÜNZER (1931) und SCHARF (1951a, b, 1952b) nach eigenen Untersuchungen auf. Die Grenzen des Ranvierschen Segmentes, dem das Perikaryon angehört, liegen stets in größerer Entfernung von der Zelle, fast niemals direkt an den Zellpolen. Die markhaltige Ganglienzelle ist demnach *ein Teil* eines Ranvierschen Segmentes, und zwar stets das Mittelstück eines solchen, nicht aber einem ganzen internodalen Segment gleichwertig. Wie MÜNZER (1931) und SCHARF (1951a, b) anläßlich systematischer Untersuchungen fanden, gilt dies für alle *Vertebraten*klassen, auch für den *Menschen* (SCHARF 1951a, b). Der zellnaheste Schnürring fällt bei pseudounipolaren

Zellen bereits in einiger Entfernung vom Conus auf das Crus commune, wenn dort schon eine regelrechte Markscheide ausgebildet ist, sonst auf die Abzweigung der Fortsätze des T, dessen drei Schenkel stets mit einem Schnürring zusammenfallen.

M. SCHULTZE (1871) hatte sich für die Auffassung eingesetzt, die bipolare, markhaltige Ganglienzelle sei eine kernführende Erweiterung der markhaltigen (besser: ,,segmentierten") Nervenfaser (Abb. 227). Diese Meinung wird auch von SCHARF (1951a, b, 1952b, 1953) vertreten und durch folgende Tatsachen gestützt:

a) Das Endoplasma markhaltiger Perikarya färbt sich, wie der Achsenzylinder segmentierter (,,markhaltiger") Nervenfasern auf der markhaltigen Wegstrecke,

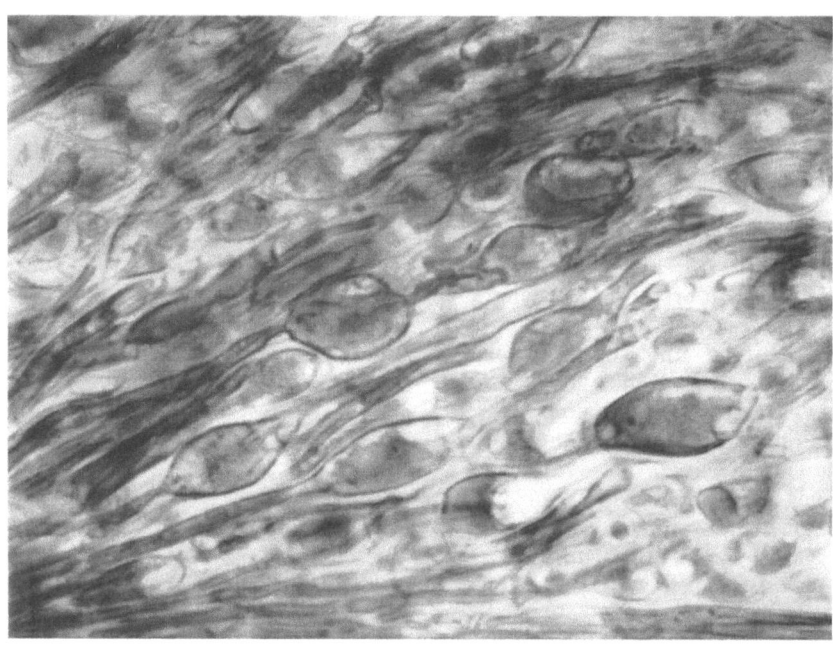

Abb. 227. Oppositobipolar-dineuritische Ganglienzellen aus dem Ggl. staticum von *Lacerta agilis*. Die Markscheide der Zellfortsätze überzieht auch den spindelförmigen Zellkörper, OsO_4, Cedernholzöl-Technik. 570:1.

mit der Achsenzylinderfärbung von KAPLAN (1902) blau, während sich große Spinalganglienzellen wie unsegmentierte (,,marklose") Nervenfasern rot darstellen. Der Chemismus der Kaplan-Färbung ist nicht bekannt. Immerhin darf dieser Unterschied als auffällig gewertet und vermutlich mit kolloidchemischen Differenzen zusammengebracht werden.

b) Das Endoplasma der markhaltigen Zelle setzt sich kontinuierlich in den Achsenzylinder der Nervenfaser fort, die celluläre Markscheide in die der Fortsätze.

c) Markhaltig ist das Ektoplasma der Zelle; die Markscheide der Nervenfaser wird heute ebenfalls als Differenzierung des Ektoplasmas der Neuriten aufgefaßt (SCHARF 1951b; 1952a, b; 1956c; STOECKENIUS und ZEIGER 1956).

d) Kleinere markhaltige Zellen (besonders bei *Sauropsiden*) löschen im Polarisationsmikroskop unter denselben Azimuten aus, wie die zugehörigen Fasern.

Einer Erwähnung bedürfen noch die ,,Markscheidenzellen" NEMILOFFs (1908, 1911). Der Autor hatte mittels Methylenblaufärbung netz- und sternförmige

Satelliten und Schwannsche Zellen demonstriert und glaubte, diese stellten eine „schwammartige, mit Myelin angefüllte Protoplasmamasse" dar. Die Sternformen NEMILOFFs geben aber zweifellos stark veränderte Elemente wieder, für deren Naturtreue sonst weder fixationshistologische (Ausnahme: Ag_2CO_3-Imprägnation), noch vitalmikroskopische Beobachtungen sprechen. Die Auffassung NEMILOFFs wird daher von SCHARF (1951b), sowie STOECKENIUS und ZEIGER (1956) abgelehnt.

Für Theorien der Markbildung läßt sich aus den cytologischen Gegebenheiten an markhaltigen Ganglienzellen ableiten, daß die Markscheide eine Bildung des Ektoplasmas im Sinne eines vervielfachten Plasmalemmas längs der Gesamtoberfläche des Neurons ist. Den Satelliten bzw. Schwannschen Zellen kommt hierbei die Aufgabe einer Stoffwechselhilfsleistung zu, wahrscheinlich auch eine gewisse Induktionsfähigkeit (SCHARF 1951b, 1952a, 1953, 1956c; STOECKENIUS und ZEIGER 1956). Die neueren embryologischen Untersuchungen von GEREN (1954) und ROBERTSON (1955), sowie PETERSON und MURRAY (1955) sprechen für die Richtigkeit dieser Vorstellung (s. auch DIEZEL 1957).

Wie können nun aber solche Einwände, wie sie etwa BAUER (1953) gegen die celluläre Markscheide erhebt, widerlegt werden? Die Markscheidennatur der fraglichen pericellulären Hüllstruktur ergibt sich daraus, daß mit OsO_4 wie an den Markstrukturen der Fasern Schwärzung zu erzielen ist. Da OsO_4 nicht als streng spezifisch für Phosphatide gelten darf (SCHARF 1952a), wurden von verschiedenen Autoren andere histochemische Methoden angewandt. ALAGNA (1909) konnte die celluläre Markscheide mit der „Roten Markscheidenfärbung" von CIACCIO ($K_2Cr_2O_7$-Fuchsin S), ferner MÜNZER (1931) und SCHARF (1951b, 1952b) mit Eisenhämatoxylinen nach Chrombeizung sowie mit Sudan III und Sudanorange darstellen. Werden die Markscheidenlipoide infolge unvollständiger Osmierung oder ungeeigneter Fixation nicht ausreichend stabilisiert und die Markscheidenproteine verklumpt, so entsteht wie an segmentierten („markhaltigen") Nervenfasern das Neurokeratinnetzwerk, das STÖHR jr. (1928) als das „kunstvolle Resultat großer Verständnislosigkeit der lebenden Masse gegenüber" bezeichnet hat. Wie viele Artefakte, so weist jedoch auch dieses eine beschränkte Nützlichkeit auf. Es gestattet nämlich retrospektiv die Aussage, daß an seiner Stelle vital eine Markscheide gelegen hat. So benützten denn auch WITTMAACK (1904), MÜNZER (1931) und SCHARF (1951b) die Möglichkeit der Produktion dieses Artefaktes zum Beweis der Markscheidenstruktur der fraglichen Zellscheide. Wie SCHARF (1953) zeigte, schließen sich an die pericellulären Neurokeratingerüste der bipolaren Zellen direkt die sog. *pericellulären* Golgi-Netze an (die nichts mit dem Golgi-Apparat zu tun haben!). Diese Proteinnetze sind Reste der durch Fixation und Einbettung zerstörten Grenzmembran anderer Ganglienzellen. Auch unter Berücksichtigung dieser Artefaktneigung schließen sich die markhaltigen Zellen direkt an die kleinen „dunklen" pseudounipolaren Formen mit dicken Ektoplasmamembranen an.

Der sicherste Beweis für die Markscheidennatur der fraglichen Strukturen ergibt sich ohne jeden Zweifel aus polarisationsoptischen Untersuchungen. Von den exakten, leider jedoch falsch interpretierten Befunden VALENTINS (1862) war schon die Rede. MÜNZER (1931) betrachtete Acusticus-Ganglienzellen vom *Hecht* im Polarisationsmikroskop, „wobei die Markscheide der markhaltigen Ganglienzellen völlig derjenigen der markhaltigen Nervenfasern entsprach". Diese Feststellung MÜNZERs gilt indes nach Untersuchungen von SCHARF (1952b) *wörtlich* nur für die kleinsten markhaltigen Perikarya. Diese verhalten sich bei Untersuchung mit Tubusachse des Polarisationsmikroskops unter 90° zur Längsachse des Neurons wie markhaltige Nervenfasern im Längsschnitt, d. h. sie

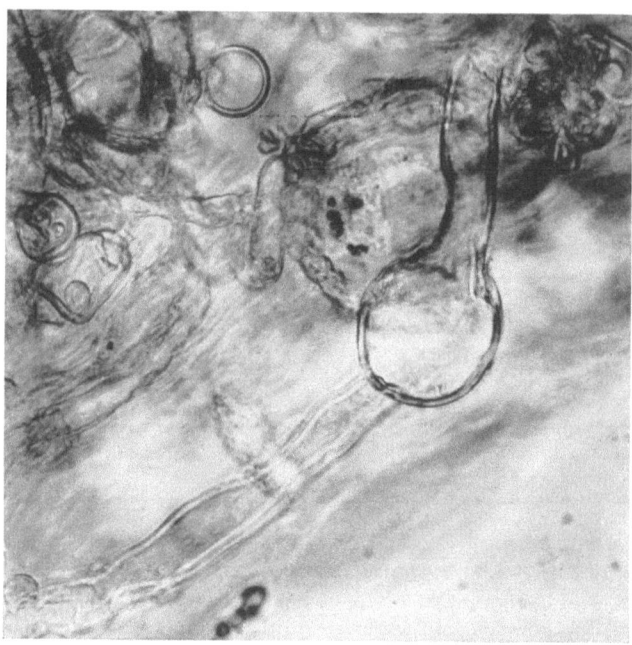

Abb. 228 a—d. Überlebende markhaltige Ganglienzelle aus dem Ganglion octavum von *Rana esculenta*. Die abgebildete opposito-bipolar-dineuritische Zelle vom sphäroiden Typ wurde aus dem durch Exstirpation vom Rachendach her am narkotisierten Tier gewonnenen Ganglion isoliert. Untersuchung in isotonischer (0,64%) NaCl-Lösung. Da Zelle überlebt, ist der Zellkern noch nicht sichtbar! a Im gewöhnlichen Licht: Markscheide an Zelle und Fortsätzen erscheint „doppelt konturiert".

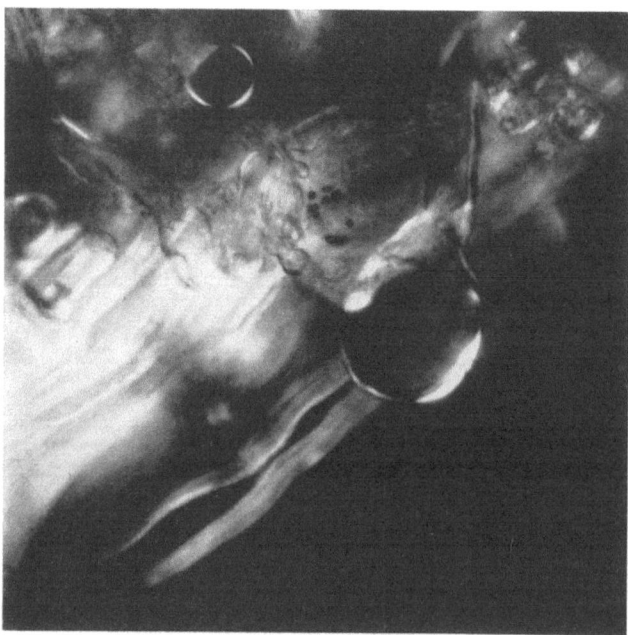

Abb. 228 b. Zwischen gekreuzten NICOLS: Zelle samt Fortsätzen zeigt kräftige Anisotropie.

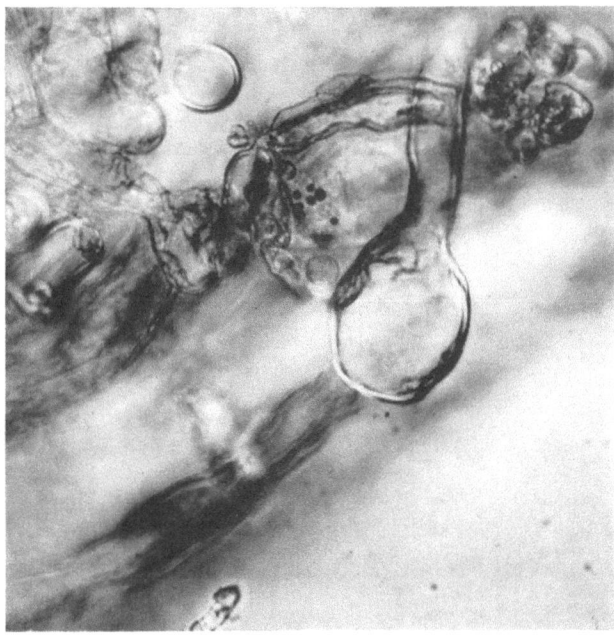

Abb. 228 c. Nach Einführen eines Glimmerkompensators $^1/_4 \lambda$ in den Tubusschlitz: In Paragonale (+45°) Faser dunkler (sinkende Interferenzfarbe), Zelle heller (steigende Interferenzfarbe) als der Untergrund. In Epigonale (—45°) zeigt die Zelle Dunkelheit (wie Faser: Kompensation zu 0).

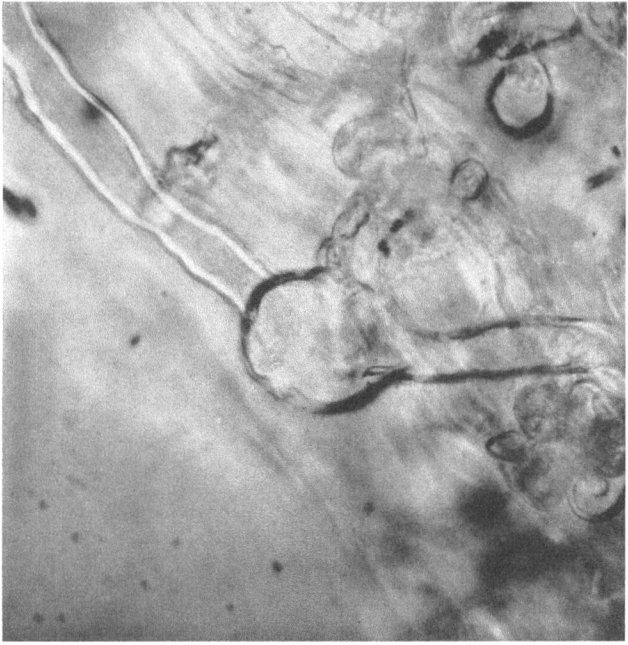

Abb. 228 d. Wie c, jedoch Präparat (auf Drehtisch) um 90° im Uhrzeigersinn gedreht, dadurch kommen die Fortsätze in Epigonale zu liegen und zeigen nun Helligkeit (steigende Interferenzfarbe). Die Zelle zeigt also positive Doppelbrechung in bezug auf den Radius, die Fortsätze negative in bezug auf die Länge. Da die Phänomene in wäßrigem Medium auftreten, handelt es sich um manifeste Myelotropie. (Beachte das umgekehrte Verhalten des Neurilemms (Schwannsche Zellen), deren Metatropie erst beim Übergang in ein Medium höherer Brechzahl, etwa Glycerin, in Erscheinung treten kann, 570:1. (Aus SCHARF 1952.)

zeigen negative Doppelbrechung in bezug auf die Länge. Auf Querschnitten entsprechen diese kleinen Elemente völlig Querschnitten dicker markhaltiger Fasern, d. h. sie brechen positiv in bezug auf den Radius doppelt. In allen Schnittrichtungen verhalten sich dagegen sphäroide Elemente (Abb. 228, 229) stets wie Nervenfaserquerschnitte, also positiv anisotrop in bezug auf den Radius; auf sie trifft mithin MÜNZERs These nicht wörtlich, sondern nur dem mathematisch-physikalischen Sinne nach zu. Die dritte morphologische Gruppe, große ellipsoide Zellen, zeigen auf Schnitten quer zur Zell-Längsachse ebenfalls positive Doppelbrechung in bezug auf den Radius. In Längslage orientiert verhalten sie sich dagegen wie Rotationsellipsoide mit zwei Brennpunkten. Diese optischen

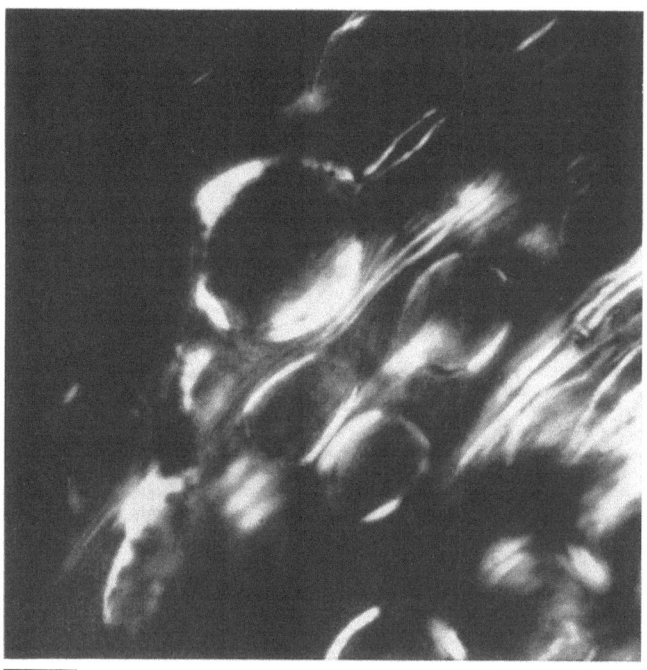

Abb. 229a—c. Zupfpräparat. Formolfix., Einschluß in Glycerinum anhydricum. 935:1. (Aus SCHARF 1954. a Gruppe markhaltiger Perikarya aus dem Ganglion octavum von *Lacerta agilis* nach Fixation in Formaldehyd. Im Gegensatz zu den osmierten Elementen der Abb. 227 werden hier späroide Typen gezeigt. Die in Diagonalstellung (Paragonale) befindlichen und deshalb maximal aufleuchtenden Markscheiden der Nervenfasern setzen sich an den Polkegeln kontinuierlich auf die Zellkörper fort. Nach Fixation ist die Doppelbrechung der Kernmembran (besonders in der größten Zelle, Bildmitte!) deutlich. Da die Kernmembran überdies metatrope Doppelbrechung zeigt, konnte sie erst nach Überführung in Glycerin sichtbar werden.

Erscheinungen beweisen im Verein mit der Bestimmung der Anisotropie-Umkehr nach Extraktion und dem Nachweis gerichteter Osmiumdioxydhydrat-Einlagerung mit der nicht mehr zu überbietenden Genauigkeit des mathematisch formulierbaren physikalischen Experimentes den Feinbau der Markscheide, der mit dem an Nervenfasern völlig identisch ist (Abb. 228, 229). Einzelheiten und genauere Definitionen im Original (SCHARF 1952b, ferner 1953, 1954, 1956a).

Die markhaltigen Nervenzellen sind keine Kuriosa, wie offenbar leider auch BIELSCHOWSKY (1928) meinte. Einmal läßt das konstante Vorkommen in den Ganglien des N. stato-acusticus, des schnellst leitenden sensiblen Nerven mit der kürzesten Refraktärzeit, daran denken, daß der Markumhüllung des Perikaryon eine physiologische Bedeutung zukommt, vielleicht zur Vermeidung einer Verlangsamung der Depolarisationswelle beim Durchgang durch die Ganglien. Zum anderen weisen die Übereinstimmungen im Feinbau der Markscheiden an Zellen

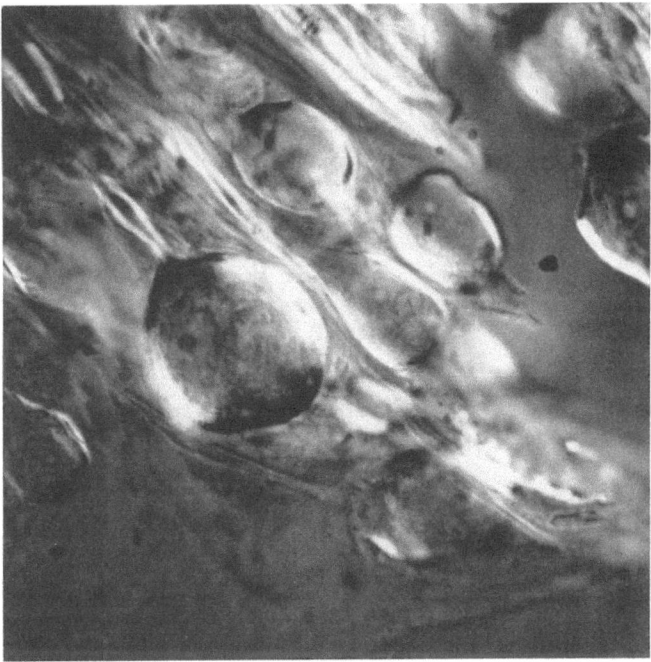

Abb. 229 b. Präparat der Abb. 229 a in gleicher Lage, jedoch über drehbarem Glimmerkompensator nach BRACE-KÖHLER $^1/_{16}\,\lambda$ eingestellt und zu 0 kompensiert: Markscheiden der Fasern zeigen absolutes Schwarz (Gangunterschied 0), brechen mithin negativ in bezug auf die Länge doppelt. Die Zellen zeigen ein „positives Kreuz" (+ 45° Weiß = heller als der Untergrund; −45° Schwarz), verhalten sich also wie Nervenfaserquerschnitte. Die „negative Doppelbrechung in bezug auf die Länge" der Fasern ist nämlich nur scheinbar negativ, eigentlich liegt positive Anisotropie in bezug auf den Radius (= Faserquerschnitt) vor! An der größten Zelle in Bildfeldmitte ist im unteren rechten Quadranten die Doppelbrechung infolge *sehr* hohen Gangunterschiedes nicht völlig kompensiert, daher kurzes weißes Kreisbogenstück. Die Zellkerne mit den Nucleoli treten deutlich hervor.

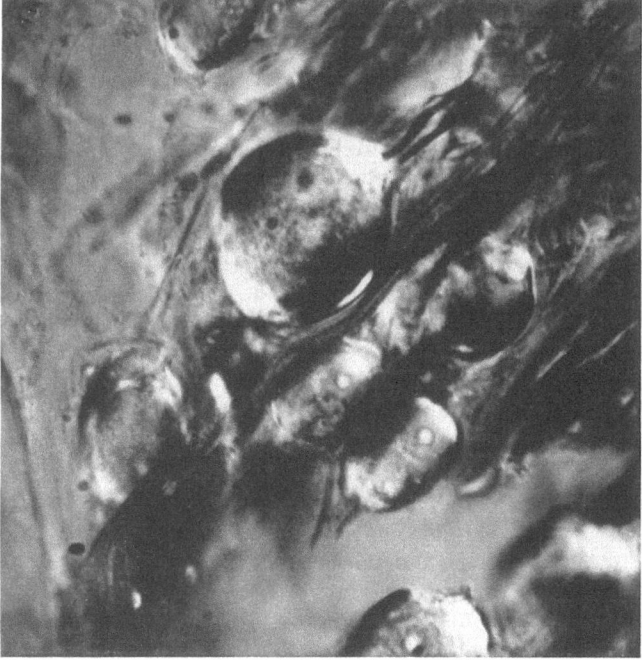

Abb. 229 c. Wie Abb. 229 b, jedoch um 90° gegen den Uhrzeiger gedreht. Fasern zeigen jetzt steigende Farbe (weiß = heller als der Untergrund) unter −45° (Epigonale), die Zellen behalten ihre positiven Kreuze bei.

und Fasern mit der Ultrastruktur des Plasmalemms nichtsegmentierter (,,markloser") Nervenfasern darauf hin, daß die Markscheide eine Vervielfachung der neuronalen Grenzmembran repräsentiert. Wie ,,markhaltig" und ,,marklos" keine absoluten Faserqualitäten bezeichnen, sondern nur über ,,markarm" quantitative Differenzen in eine graduelle Skala ordnen, sind auch die ,,markhaltigen" bipolaren Zellen nur das Extrem einer quantitativen Stufenleiter, die über die kleinen Spinalganglienzellen mit lichtmikroskopisch sichtbarer Membran (= ,,markarm") zu den großen ,,marklosen" pseudounipolaren Elementen überleitet, die elektronenmikroskopisch sichtbare Membranen besitzen (HOSSACK und WYBURN 1954; SCHARF 1951d, e, 1953).

III. Pericelluläre Strukturen.
1. Satelliten.

Die Oberfläche der sensiblen Ganglienzelle wird also je nach dem Typus von einer Markscheide oder einer licht- bzw. elektronenmikroskopisch nachweisbaren Membran begrenzt. Sie liegt den umgebenden Strukturen, den sog. Satellitenzellen, direkt an. Früher war man hierüber anderer Meinung. So beschrieb v. LENHOSSÉK (1886) einen 2—3 μ breiten ,,Pericellulären Lymphraum", der jede Zelle allseitig umgeben sollte. Dagegen vertraten KONEFF (1887), FLEMMING (1895) und SCHAFFER (1896) die Meinung, der v. LENHOSSÉKsche Raum sei ein Artefakt, das durch präparative Schrumpfung des Perikaryons entstünde. In einer späteren Studie zog daher v. LENHOSSÉK (1897) seine Behauptung zurück. COX (1898), E. MÜLLER (1891) und FUCHS (1903) lehnten den Lymphraum ebenfalls ab.

Die Abstammung der Satelliten, deren früheste Beschreibung bis auf VALENTIN (1834) zurückreicht (s. S. 14), war lange Zeit ein ernstes, viel diskutiertes Problem der Neuroembryologie, bis sich schließlich mit KOHN (1905) und HARRISON (1904) die Lehre von der ektodermalen Genese durchsetzte (s. S. 57ff.). Allerdings hielt STÖHR jr. (1928) die Abstammung vom äußeren Keimblatt noch immer für unbewiesen.

Ein sehr früher Befund verdient hervorgehoben zu werden: HODGE (1892) teilte mit, daß parallel zur funktionellen Kernschwellung des Neurons während elektrischer Reizung die Kerngröße der ,,Kapselzellen" vermindert werde. Mit dieser Aussage war wohl erstmals ernsthaft an die Frage der Satellitenfunktion gerührt worden. Dies ist um so bemerkenswerter, da es kurze Zeit nach Verkündung der Thesen DOHRNs (1891) geschah, nach welchen die Satelliten die ,,Rinde" der Ganglienzelle aufbauen und nach außen hin die Kapselmembran abscheiden sollten.

Hatten ältere Autoren wie FRAENTZEL (1867) bereits die polygonal-plattenepithelähnliche Form der Satellitenzellen richtig beobachtet (Abb. 7), so glaubten RAMÓN Y CAJAL (1907) und NEMILOFF (1908) an eine sternförmige oder spindelige Gestalt dieser Zellen, die sich im ,,endokapsulären Raum" verzweigen sollten. Neben diesen Elementen nahm RAMÓN Y CAJAL (1907) eine zweite Art von Hüllzellen an, die Kapselzellen, denen er endotheliale Natur beimaß. Sie sollten den ,,endokapsulären Raum" nach außen beschließen, den sich freilich RAMÓN Y CAJAL nicht als Lymphraum, sondern als capillären Spalt vorstellte. RAMÓN Y CAJAL setzte seine ,,Satelliten" synonym mit ,,Mantelzellen" (v. LENHOSSÉK). Im Laufe der Zeit bürgerten sich noch die Synonyme ,,Amphicyten", ,,subcapsular cells" (PENFIELD 1932), ,,Hüllzellen", ,,Hüllplasmodium" (STÖHR jr.), ,,Trabantzellen" und ,,Gliocyten" ein.

Als gewichtige Kennzeichen der Satelliten führte RAMÓN Y CAJAL (1907) auf, sie seien mit $AgNO_3$ nicht imprägnierbar, wohl aber mit Goldsalzen. Mit Hämatoxylin oder anderen basischen Farbstoffen sollen nach der Meinung des spanischen Autors die Fortsätze nicht färbbar sein; nur Methylenblau nahm er hiervon aus. Mit diesem Farbstoff hat auch NEMILOFF (1908) seine „Markscheidenzellen" dargestellt. Die Satelliten sind nach RAMÓN Y CAJAL bei jungen Individuen nur spärlich vorhanden. Sie sollen im Alter und an atypischen Elementen zunehmen; STÖHR jr. (1928) hat dies bestätigt.

Eine doppelte Umhüllung jeder sensiblen Ganglienzelle wird heute von den meisten Autoren angenommen, wie auch DÖRING (1955) angibt. Jedoch kann die Auffassung RAMÓN Y CAJALS (1907) heute nicht mehr voll akzeptiert werden. Die geschlossene „endothelähnliche" durchscheinende „Membran" aus perisomatischen Zellen reagiert funktionell auf Veränderungen des Perikaryons und ist gegen die Bindegewebskapsel durch die Zellmembranen der beteiligten Amphicyten abgegrenzt (Abb. 246). Diese Zellmembran kann sehr deutlich ausgebildet und osmierbar sein. Als „mesodermale Kapselzellen" im Sinne RAMÓN Y CAJALS dürften dann nur die Fibrocyten zwischen und außerhalb der kollagenen Kapselfasern gelten, die tunlichst nach GAGEL (1935) besser als Endoneuralzellen bezeichnet werden sollten. Die Interpretation der neueren spanischen Autoren deckt sich hiermit, wenn man von der Auffassung über die Gestalt der Satelliten absieht, worüber noch berichtet wird.

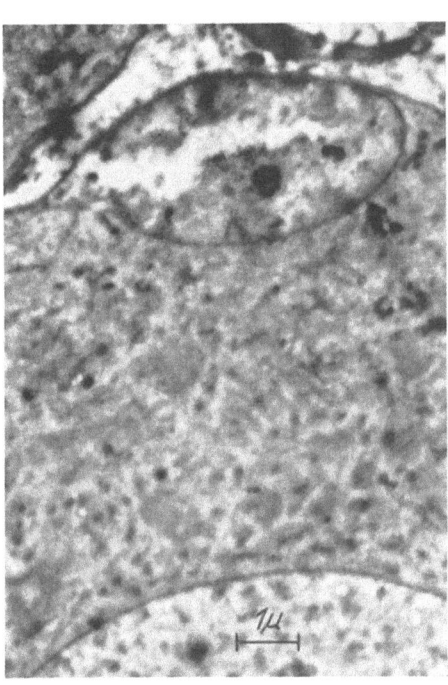

Abb. 230. Sektor aus einer *Ratten*spinalganglienzelle im Elektronenmikroskop, der Ganglienzellkern-Anschnitt unten im Bilde. Oben liegt ein Satellitenkern, der, ohne eigenes Cytoplasma und Zellgrenzen aufzuweisen, in das Ektoplasma der Ganglienzelle eingebettet ist. OsO_4-Fix., Dünnschnitt $0,1\,\mu$, 8500:1. (Aus HOSSACK und WYBURN 1954.)

Während die spanische Schule seit RAMÓN Y CAJAL fast ununterbrochen an verzweigten Satelliten festhält, die manchmal protoplasmatisch untereinander im Sinne von Syndesmien verbunden sein können, hat STÖHR jr. (1941, 1943, 1943/44, 1949/50, 1951/53) den Begriff des „Hüllplasmodiums" geprägt. Nach der Auffassung dieses Autors besteht nicht nur ein inniger Kontakt zwischen den Satelliten unter sich, sondern auch Satelliten und Perikaryon bilden ein echtes Syncytium. ORTIZ-PICÓN (1955) spricht dagegen nur von partiellsyncytialen Strukturen. SCHARF (1951b) hatte diese Meinung STÖHRS ebenfalls vertreten. Nach weiterer Beschäftigung mit der Materie muß indes festgestellt werden, daß DE CASTROS (1951) Einwände berechtigt sind. Hatte DE CASTRO eine protoplasmatische Symbiose zwischen Satelliten und Ganglienzelle abgelehnt, weil sich die Protoplasten beider Elemente wesentlich unterscheiden und dazwischen die semipermeable Membran des Neurons angenommen werden muß, so konnte SCHARF (1951d) diese Grenzschicht direkt nachweisen. STRAMIGNONI (1953) lehnt eine syncytiale Satellitenanordnung völlig ab. Nach KUBOTA und

HIOKI (1943) sind Neuro- und Satelliten-Plasma scharf gegeneinander abgegrenzt, während die Amphicyten unter sich bisweilen ein Syncytium bilden.

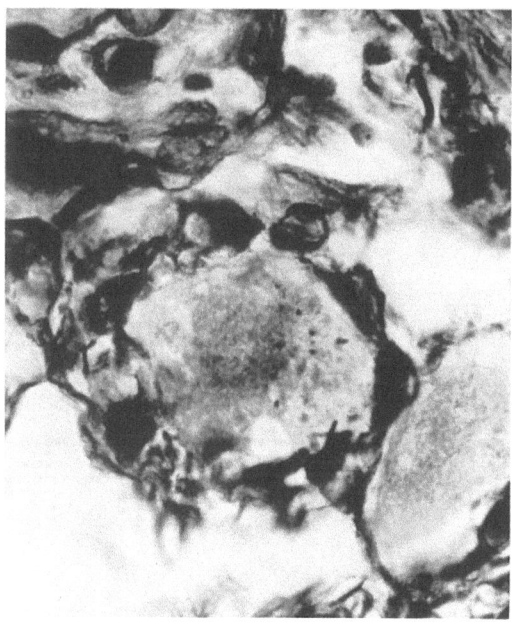

Abb. 231. Ringförmig angeordnete Äquatorialglia (Satelliten) einer Spinalganglienzelle vom *menschlichen* Ganglion semilunare. Bipolare Protoplasmafortsätze, der Kern ist groß, rund, bläschenförmig. Silberimprägnation nach DEL RÍO HORTEGA, 500:1. (Original von K. SCHARENBERG, Ann Arbor.)

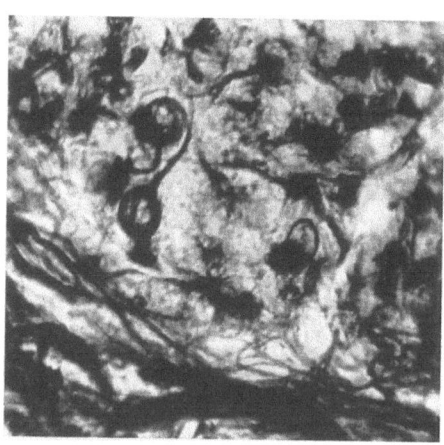

Abb. 232. Polare Astrocyten (Satelliten) vom mono-, bi- und multipolaren Typ bilden ein Gliafasernetz um das Perikaryon eines Neurons im Ganglion semilunare des *Menschen*. Silberimprägnation nach DEL RÍO HORTEGA. 900:1. (Aus SCHARENBERG 1952.)

Für besondere plasmatische Eigenschaften der Satelliten setzten sich BEAMS und KING (1935) nach Ultrazentrifugierung und BEAMS, VAN BREEMEN, NEWFANG und EVANS (1952) nach elektronenmikroskopischen Untersuchungen am *Ratten*spinalganglion ein. Diese Autoren fanden besondere Dichte und hohe Viscosität. HOSSACK und WYBURN (1954) sahen die Satelliten eng an das Neuroplasma angeschlossen; das Elektronenmikroskop konnte keinen realen Spalt zeigen. Manchmal war die Ganglienzelle rundum von Amphicyten eingeschlossen. Selten fehlte eine Grenzmembran zwischen beiden Strukturen (Abbildung 230). Angeblich sollen auch ab und zu *Gitterfasern* zwischen Mantelzellen und Ektoplasma liegen. DAWSON, HOSSACK und WYBURN (1955) sprechen sich nach elektronenoptischen Befunden für die Existenz einer Lipoidmembran zwischen Satelliten und *Kaninchen*spinalganglien aus. Nach HESS (1955) sind beim *Meerschweinchen* die Membranen von Perikaryon und Satelliten als trennende Scheidewände elektronenoptisch stets deutlich nachweisbar. In Nähe des Satelliten-Zellkernes können die Membranen miteinander verzahnt sein. Auch die einzelnen Satelliten sind untereinander scharf abgegrenzt, allerdings auch manchmal miteinander durch Überlappung verzahnt. Aber sie bilden auch in solchen Fällen kein Syncytium.

In einer Arbeit von RAMÓN Y CAJAL und OLORIZ (1897) tauchte wohl erstmals der Gedanke auf, die Amphicyten mit der *Glia* zu homologisieren. Dieser Gedanke wurde später besonders von DEL RÍO HORTEGA (1922, 1928, 1945), DEL RÍO HORTEGA, POLAK und PRADO (1942a, b), sowie DEL RÍO HORTEGA und PRADO (1941, 1942) und DE CASTRO (1951) aufgegriffen und führte zur Einführung der Termini „periphere Glia" und „*Gliocyten*". Die Gleichsetzung zwischen zentraler Glia und Satelliten einschließlich der Schwannschen Zellen hat viel Bestechendes für sich, jedoch darf nicht übersehen werden, daß sich die Masse der peripheren Hilfszellen aus Ganglienleiste und Hirnnerven-Ektodermplakoden ableitet. Wie die sensiblen Zellen in mancherlei Hinsicht eine Sonderstellung einnehmen, müssen die Besonderheiten der Satelliten beachtet werden. Jede Nivellierung hat die Gefahr unzulässiger Simplifikation im Gefolge, die sich oft als fortschrittsfeindlich erwiesen hat.

Den Gedanken DEL RÍO HORTEGAS schlossen sich neuerlich SCHARENBERG (1952: *Mensch*) und ORTIZ-PICÓN (1955: *Mensch, Hund, Katze, Ziege, Kaninchen*) an. Alle die in diesem Zusammenhang zitierten neueren Autoren gliedern die Satelliten in mehrere Unterformen auf: Um das Perikaryon ordnen sich die „perisomatischen Gliocyten" an, die je nach Lage an der Zellperipherie als „äquatoriale" und „polare" bezeichnet werden. Die „Äquatorialglia" bildet „perisomatische Ringe" (Abb. 231), die „Polarglia" ein „polares Netzwerk" (Abb. 232). Die Darstellung der Satelliten mit einer speziellen Silbercarbonat-Methode DEL RÍO HORTEGAS (1945) hat sehr kräftige Imprägnation zur Folge. Die „äquatorialen Gliocyten" erscheinen bipolar oder irregulär sternförmig (Abb. 233), eine dritte Variation weist kurvige oder eingerollte Fortsätze auf. Der „polare Typ" zeigt nach SCHARENBERG (1952)

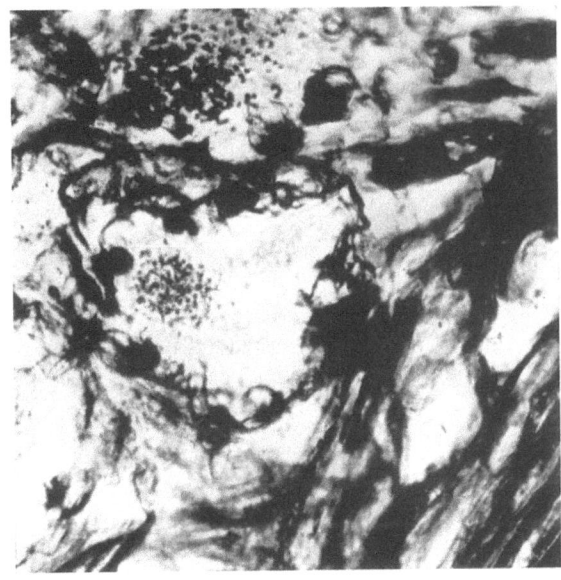

Abb. 233. Polymorphe Gliazellen (Satelliten) mit multipolarer Ausbreitung vom äquatorialen Typ an einer menschlichen Ganglienzelle aus dem Ggl. semilunare. Das Neuroplasma ist nicht imprägniert, nur das exzentrisch gelagerte Lipofuscin. Silberimprägnation nach DEL RÍO HORTEGA, 300:1. (Aus SCHARENBERG 1952.)

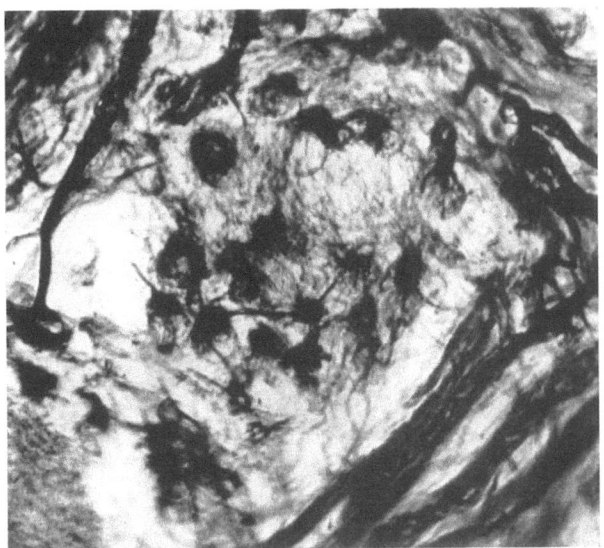

Abb. 234. Polargliaschleier (astrocytäre Satelliten) an einem Perikaryon aus dem *menschlichen* Ganglion semilunare. Die polare perisomatische Glia stellt sich im Silberpräparat in einer unerschöpflichen Formenfülle dar. Silberimprägnation nach DEL RÍO HORTEGA, 1000:1. (Aus SCHARENBERG 1952.)

eine unerschöpfliche Formenfülle uni-, bi- und multipolarer Figuren und bildet „Schleier" (Abb. 234). Eine klare Trennung vom Neuroplasma ist nach DEL RÍO

HORTEGA sowie SCHARENBERG (1952) nicht möglich, da sich die Fortsätze mit dem Neuroplasma vermengen.

STRAMIGNONI (1953) erkennt Plasmafortsätze, nicht aber echte Gliofibrillen der Satelliten an. KUBOTA und HIOKI (1943) dagegen behaupten, die Amphicyten enthielten im peripheren Plasmaabschnitt mit Eisenhämatoxylin schwach färbbare feine Fibrillen. Die Hüllzellen sind nach den Befunden dieser beiden Autoren stets nur in einer Lage angeordnet. Zwischen ihnen befinden sich bisweilen *Wanderzellen* mit auffallend kleinen, stark färbbaren Kernen.

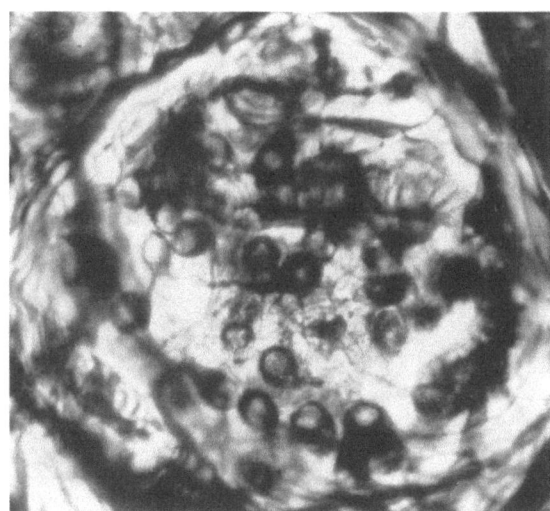

Abb. 235. *Menschliche* Spinalganglienzelle in Aufsicht. Der Neurit läuft in Spiraltour um den Zellkörper. Neurit ist von „Gliafibrillen" vogelklauenähnlich oder spiralig umfaßt. Die „periphere Glia" bildet ein Syncytium. Silberimprägnation nach DEL RIO HORTEGA, 640:1. (Aus ORTIZ-PICÓN 1955.)

Neben diesen „perisomatischen" Typen unterscheidet die Schule DEL RÍO HORTEGAS noch „periaxonäre Gliocyten", die in „*Spirocyten*" und „*Reitende Glia*" aufgeschlüsselt werden. Diese beiden Arten von Gliocyten umgeben das Crus commune auf der intracapsulären Wegstrecke, sind also auf das Glomerulum größerer Elemente oder das kurze gerade Stück kleinerer Formen beschränkt. Nach elektronenmikroskopischen Untersuchungen von DAWSON, HOSSACK und WYBURN (1955) läuft das Axon aber schlicht in Scheidenzellen.

In Zellnähe überwiegen die schneckenförmigen „Spirocyten" (Abb. 235, 236), distaler die „Reitende Glia". Nach dem Verlassen der Kapsel wird der Fortsatz von „*Schwannoiden Gliocyten*" umgeben, wie der sprachlich unerfreuliche neue Terminus für die Schwannsche Zelle bei ORTIZ-PICÓN (1955) lautet. Nach SCHARENBERG (1952) reichen die Schwannschen Zellen jedoch zusätzlich bis zum Zellpol, so daß am Crus commune zwei Hüllzell-Lagen

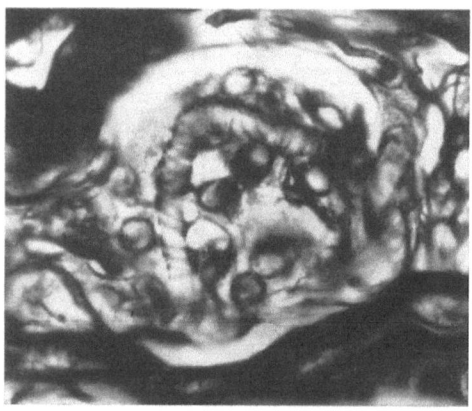

Abb. 236. Oberfläche einer großen Spinalganglienzelle vom *Menschen*, Ganglion jugulare. Der Neurit beschreibt eine S-förmige Schleife, umgeben von „Gliocyten". Beachte die feinen Gliafasern um das Axon. Silberimprägnation nach DEL RÍO HORTEGA, 640:1. (Aus ORTIZ-PICÓN 1955.)

vorhanden sind. Die oberflächliche Schicht weist zahllose Vacuolen auf und soll vital das Nervenmark enthalten, während die Innenlage mehr kompakt und nur von Fensterchen durchbrochen ist und mit Fortsätzen die Außenschicht durchdringt. Die Schwannschen Zellen sollen das Axoplasma penetrieren.

SCHARENBERG (1952) homologisiert die Schwannschen Zellen mit DEL RÍO HORTEGAS Oligodendroglia-Typ IV, die Satelliten („perisomatische Glia") mit

Astroglia und „periaxonäre Glia" mit Oligodendroglia allgemein. ORTIZ-PICÓN (1932, 1949, 1952, 1955) spricht von „ganglionärer Oligodendroglia" und homologisiert übereinstimmend mit DEL RÍO HORTEGA (1922) die Schwannschen Zellen mit der periaxonären Oligodendroglia der zentralen Nervenfasern, die Satelliten mit der pericellulären Oligodendroglia der zentralen Zellen. Ähnliche Gedanken vertraten bzw. bestätigten LORENTE DE NÓ und DE CASTRO (1923), BERTRAND und GUILLAIN (1933, 1937), DELLA PIETRA (1937), LOWENBERG (1946) und DE CASTRO (1946, 1950).

POLAK (1955) beschreibt nun sogar die „*Mesoglia*" (= Mikroglia, III. Element, Hortega-Glia) sensibler Ganglien bei *Hund* und *Mensch*. Der Autor versteht hierunter Reticuloendothel-Elemente, die auf mechanische oder pharmakologische Reize hin reagieren. Gegen diese letztgenannte Arbeit muß bis auf weiteres der Einwand erhoben werden, daß DEL RÍO HORTEGAs Mikroglia zwar eine Realität, ihre Deduktion als „Mesoglia" (= mesodermatogene Glia) aber noch immer eine unbewiesene geniale Hypothese ist. Solange dies sich nicht geändert hat, sollte man für die peripheren Ganglien ruhig bei „Histiocyten" usw. bleiben.

Was nun die „Oligodendroglia" der sensiblen Ganglien anbelangt, so können nur die Bemerkungen von S. 284 zu NEMILOFFs „Markscheidenzellen" wiederholt werden: Sternförmige Elemente können mit vitalen Methoden nicht demonstriert werden, Methylenblau ausgenommen. Besondere Zweifel scheinen notwendig zu sein, wenn altbekannte Artefakte mit Silber neu produziert werden, wie ins Neuroplasma penetrierende Satellitenfortsätze. Ehe die Befunde der Schule DEL RÍO HORTEGAs anerkannt werden können, bedürfen die Ergebnisse einer gründlichen Prüfung mit schonenden Methoden, etwa der vitalen Fluorescenzmikroskopie. Es ist nicht zu erwarten, daß mehr bestätigt wird, als schon bekannt ist, nämlich daß alle Silberimprägnationen einer sehr vorsichtigen Interpretation bedürfen, besonders im Bereich der subtilsten Cytologie. Jedenfalls konnten mit dem Polarisationsmikroskop an überlebenden Zellen derartige Strukturen nicht gefunden werden. Fraglich bleibt auch, ob z. B. der Terminus „Schwannoide Glia" einen Fortschritt gegenüber „Schwannschen Zellen" bedeutet, um nur ein Beispiel zu gebrauchen.

Noch einige Bemerkungen zu einem anderen Problem: In der Literatur (z. B. STÖHR jr. 1928, DÖRING 1955) finden sich Angaben, wonach kleinen sensiblen Zellen eine Kapsel und Satelliten gelegentlich (nach anderer Lesart „öfters") fehlen. Völliges Fehlen der Satelliten wurde vor allem von M. SCHULTZE (1871) und v. LENHOSSÉK (1906) für die Octavus-Ganglienzellen behauptet. Diese Angaben hielten einer Nachuntersuchung durch andere Autoren (KEY und RETZIUS 1876, MÜNZER 1931, SCHARF 1951b) nicht stand. An diesen Elementen findet sich mindestens ein Satellit (kleine bipolare Perikarya); größere Neurone können von zahlreichen Amphicyten umgeben sein. Auch an kleinen Spinalganglienzellen ist das wirkliche Fehlen von Mantelzellen mehr als fragwürdig. Eine mesodermale Kapsel ist ebenfalls stets vorhanden, freilich kann sie sehr spärlich ausgebildet sein und zwei oder mehreren kleinen Ganglienzellen (z. B. „Zwillingen") gemeinsam angehören.

Nach STÖHR jr. (1928) ist über die Bedeutung der Satelliten nichts bekannt. Dafür gibt es aber zahlreiche Theorien der Satellitenfunktion. RAMÓN Y CAJAL (1906ff., 1914) glaubte an eine „neurono-neurogliale Symbiose", v. LENHOSSÉK (1906) prägte den Begriff der „interstitiellen Drüse", und eine trophische Funktion zugunsten der Nervenzelle deduzierte NAGEOTTE (1906).

Nachdem RAMÓN Y CAJAL und OLORIZ (1897) die sympathische Innervation der Hüllzellen entdeckt hatten („arborizationes periglomerulares"), schien denn auch alles auf eine spezifische Funktion der Satelliten zu deuten, so daß

v. LENHOSSÉK (1906) sie für „mehr als Schutzzellen" erachtete, nämlich für die „Schwesterzellen der Spinalganglienzellen". Der Autor hat offenbar auch erstmals den bekannten Vergleich zwischen Satelliten und ovariellem Follikelepithel gezogen. Nach RAMÓN Y CAJAL produziert die intakte Nervenzelle eine „antimitosigenea sustancia" zur Verhinderung der Trabantenvermehrung. MARINESCO (1900) räumte den Satelliten nur die Funktion der Lückenfüllung nach Neuronuntergang ein (Abbildung 237).

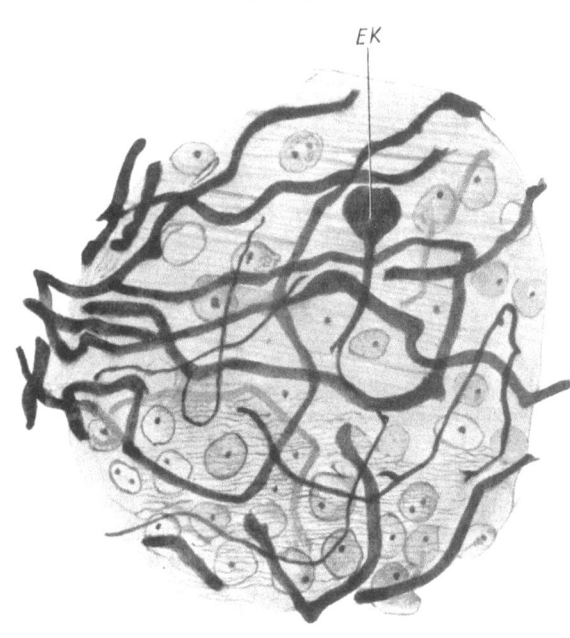

Abb. 237. *Mensch*, Tabes dorsalis. Übergang der capsulären Nester in Restknötchen, vermutlich auf dem Boden einer degenerierten Spinalganglienzelle. *EK* Endkolben. Silberimprägnation nach BIELSCHOWSKY, 600:1. (Aus BIELSCHOWSKY 1908.)

Allen diesen Vorstellungen liegen richtige Beobachtungen zugrunde, die für die gegenseitige Beeinflussung, besonders für eine Stoffabgabe der Satelliten ins Neuroplasma sprechen. Bei letaler Schädigung der Nervenzelle wuchern die Amphicyten. Schließlich betätigen sie sich als Neuronophagen, was eine Parallele zur Oligodendroglia (BIELSCHOWSKY 1935) darstellt. STÖHR jr. (1949/50, 1951/53) spricht dem „Hüllplasmodium" aktive Mitwirkung bei neuronalen Hyperplasien (Paraphytenbildung) zu, die er als degenerativen Vorgang auffaßt. Beim *Huhn* und verschiedenen Säugern *(Kalb, Kuh, Schwein, Schaf, Pferd)* beobachtete H. MÜLLER (1939) die Einschleusung von „Tropfen" aus den Satelliten ins Cytoplasma der Perikarya des Ganglion nodosum. Die Amphicyten durchliefen hierbei Stadien der Sekretbildung ähnlich manchen Drüsenzellen. Der Vorgang war während vagaler Reizzustände (z. B. nach Bauchoperationen) verdeutlicht. Etwas gewagt dürfte dagegen der Vergleich mit den Gelben Zellen des Darmes sein, die MÜLLER allerdings für nervös hält. DE ROBERTIS und BENNETT (1954) beobachteten bei elektronenmikroskopischen Untersuchungen im Satellitenplasma 350—650 Å im Durchmesser umfassende winzige Bläschen, die von den Autoren als Ausdruck des Stofftransportes gedeutet werden.

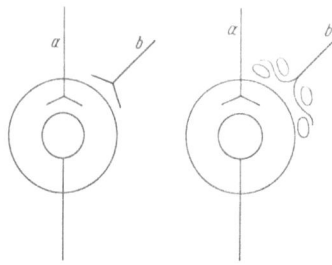

Abb. 238. Schema der Synapse nach der Auffassung von KORNMÜLLER. *a* „Einsteigendes" Fibrillensystem zur Bildung der interneuronalen Synapse; *b* „pericellulär" endigende Neurofibrille. Diese wird allgemein unrichtigerweise (nach Meinung KORNMÜLLERS!) in Berührung mit der Ganglienzelle zur vermeintlichen Bildung der interneuronalen „Synapse" angesehen. Sie dient eigentlich der Innervation von Hüllzellen (Hüllplasmodium) der Ganglienzelle (*b*). (Aus KORNMÜLLER 1950.)

Nach KUBOTA und HIOKI (1943) zeigen aber Golgi-Apparat und Mitochondrien der Mantelzellen beim *Menschen* keinerlei Veränderungen, die mit denen funktionierender Drüsenzellen vergleichbar wären. Die beiden Autoren betonen daher, ein „gewisses Sekretionsvermögen morphologisch kaum nachweisen" zu können. *Fetttropfen* im Satellitenplasma leiten KUBOTA und HIOKI

(1943) vom Golgi-Apparat ab, halten ihre Bedeutung jedoch für ungeklärt. Die Protoplasten der Satelliten sensibler Ganglien geben eine kräftige positive *Plasmal*reaktion (Voss, unveröffentlichter Befund), ebenso verhalten sich die Amphicyten in *Wirbellosen*-Ganglien (SCHARF 1953).

KORNMÜLLER (1947, 1950) faßt die Hüllzellen zusammen mit pericellulären Faserkörben und Endknöpfen als Einheit zur Steuerung der Erregbarkeit der Ganglienzelle auf. Das „Hüllplasmodium" soll Acetylcholin produzieren, aber nicht als Synapsensubstanz, sondern um die Nervenzellerregbarkeit zu beeinflussen. Somit kommt KORNMÜLLER wie STÖHR jr. zum Begriff der „funktionellen Einheit" von Neuron und Amphicyten. Da nach KORNMÜLLERs Auffassung die Spinalganglienzellen nicht synaptisch fungieren (siehe hierzu aber S. 181ff., 192), hält er die entsprechenden Strukturen (Endösen, Faserknäuel) nicht für das Substrat der Synapse „wie die Morphologen", sondern faßt ihre Anwesenheit als Beweis dafür auf, daß sie nur das Hüllplasmodium innervieren, um auf dem Wege über den Stoffaustausch die Erregbarkeit der sensiblen Zellen durch das vegetative Nervensystem („*seitlich ansetzende* Neurone, die nicht zur tätigen Neuronkette gehören") zu beeinflussen. Wie

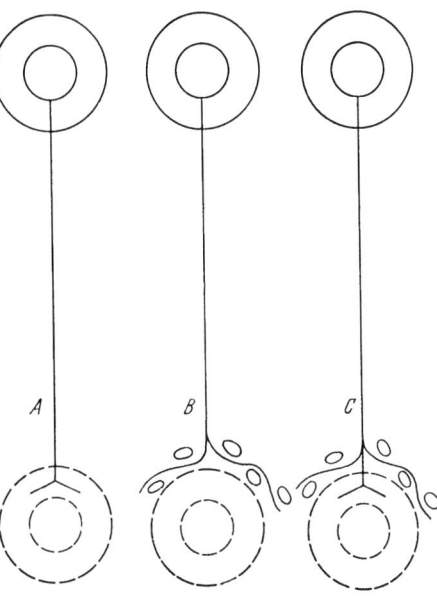

Abb. 239. Denkbare Endigungsarten eines Neurons in der Ganglienzelle eines folgenden Neurons nach der Auffassung von KORNMÜLLER: *A* in der Ganglienzelle (zu deren Innervation = morphologische interneuronale Synapse); *B* im Hüllplasmodium und *C* Kombination von *A* + *B*. (Aus KORNMÜLLER 1950.)

v. LENHOSSÉK (1906) und H. MÜLLER (1939) bezeichnet KORNMÜLLER die Hüllzellen direkt als Drüsen. Die Synapse selbst verlegt KORNMÜLLER ins Innere der Zelle, er betont, daß dies die physiologische Auffassung sei und distanziert sich bewußt von den Synapsenvorstellungen der Morphologen. Die Vorstellungen KORNMÜLLERs werden am besten durch die Abb. 238—240 erläutert.

Während an der Kornmüllerschen Hypothese die intracelluläre Synapse originell ist, greift der Autor anläßlich der Vorstellung einer sekretorischen Tätigkeit der Mantelzellen auf die erwähnten älteren Autoren zurück. JUNG (1953) weist diese Theorie der Synapse zurück. Eine direkte Mitbeteiligung der Satelliten am Funktionieren der Erregungsüberleitung nimmt dagegen DE CASTRO (1951) in seinem Schema der dreiteiligen Synapse an. Diese besteht aus:

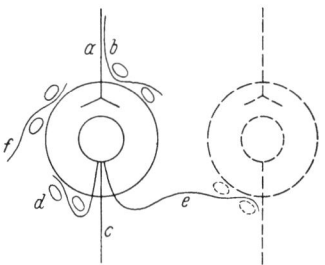

Abb. 240. Links (voll gezeichnet) in der Gesamtheit das *Substrat* der „synaptischen Besonderheiten" der Physiologie (sog. „physiologische Auffassung" der Synapse im Sinne KORNMÜLLERS). (Aus KORNMÜLLER 1950.)

a) der zuführenden Faser des I. Neurons,
b) den Satelliten als Vermittler und
c) dem Perikaryon als ausführendes Organ (II. Neuron).

ORTIZ-PICÓN (1955) schließt sich dieser Meinung an, während SCHARENBERG (1952) mehr zur direkten Membransynapse tendiert. Gegen diese Vorstellungen einer synaptischen Funktion der Satelliten spricht entschieden die Tatsache, daß nach völligem Untergang des Perikaryon lange Zeit ein Restknötchen (Abb. 241—243) aus gewucherten Satelliten als „Platzhalter" nachgewiesen werden kann. Es ist nicht einzusehen, warum gerade das wichtigste Glied der Synapse hyperplastisch wird, wenn es eigentlich schon überflüssig geworden sein müßte. Vielleicht erfüllen die Satelliten eben doch vorwiegend trophische Funktionen, solange das Objekt ihrer Fürsorge, die Ganglienzelle, existiert, während sie sich nach deren Untergang ähnlich zentraler Glia mit der Narbenbildung begnügen, wobei allerdings sofort der typische Unterschied deutlich wird: Die Satelliten bilden keine Fasernarbe, weil sie keine wirklichen Gliazellen sind.

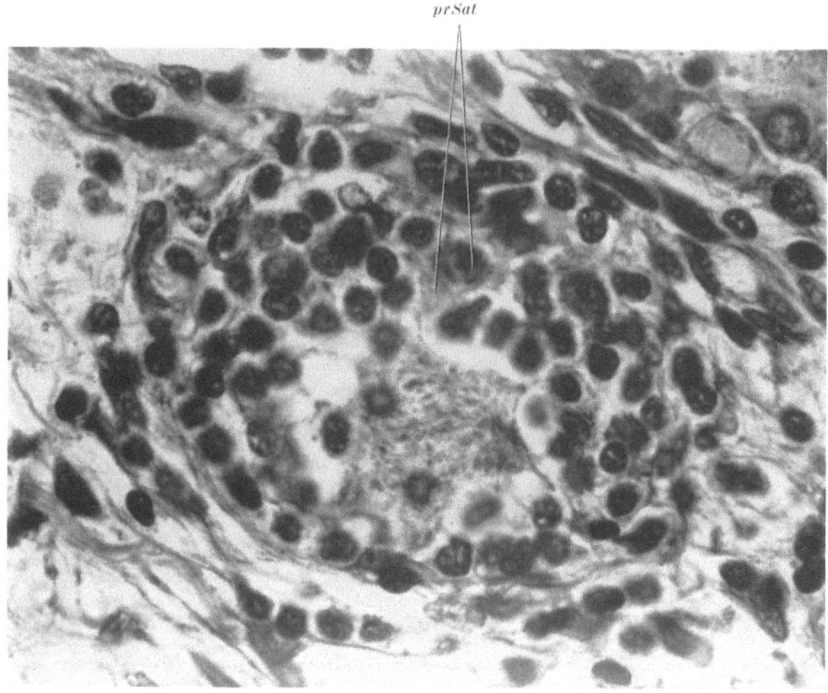

Abb. 241. Plasmarest einer degenerierten Spinalganglienzelle aus einem Spinalganglion eines 37jährigen *Mannes* (Justifiz.). Charakteristische Vermehrung der Satelliten zu peripheren Neuronophagen, die den Rest der Nervenzelle von allen Seiten her auflösen. *prSat* protoplasmatischer Satellit. Susafix., Azan. 935:1.

Während DE CASTRO (1951) jeglichen Kontakt der Ganglienzelle mit dem Bindegewebe ablehnt, weil nach seiner Meinung die Mantelzellen eine geschlossene Grenzschicht bilden, ist dies eigentlich undenkbar, wenn man wie RAMÓN Y CAJAL (1907), DEL RÍO HORTEGA (ab 1922), SCHARENBERG (1952), ORTIZ-PICÓN (1955) u. a. sternförmige Satelliten (Gliocyten) annimmt. Elektronenmikroskopische Untersuchungen von HOSSACK und WYBURN (1954) zeigten, daß die Membran zwischen Satelliten und Neuroplasma manchmal fehlen kann (Abb. 230) und GOTTSCHICK (1955) behauptet andererseits, die Amphicyten setzten sich ins Endoneurium fort. Sieht man von groben Artefakten ab, so zeigen alle Befunde zusammengenommen die außerordentliche Dynamik der Satelliten und der neuronalen Membran. HIRSCH (1955) stellt ebenfalls fest, das Plasmalemma unterliege erheblichen funktionellen und strukturellen Wandlungen, sei also nicht als einmalig und starr zu verstehen. Hierzu sei auf die Abb. 230 und 247 verwiesen, die gewissermaßen Momentaufnahmen, Augenblickszustände dieses Geschehens repräsentieren. Wir müssen uns immer mehr von der statischen Vorstellungswelt der rein deskriptiven Morphologie zu lösen versuchen. Freilich, im „Idealfall", also bei Ausgeglichenheit des labilen Reaktionssystems, ist die Membran der

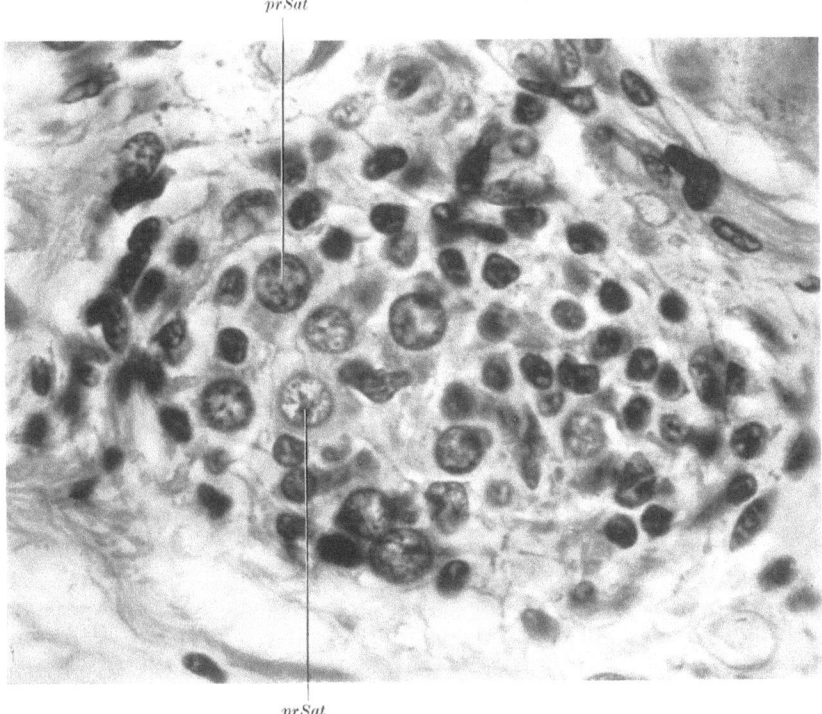

Abb. 242. Aus dem gleichen Ganglion wie Abb. 241: Restkörper nach Neuronophagie. Es bleibt ein mikroskopisch kleiner gliomähnlicher Zellknoten übrig, der zahlreiche protoplasmatische Satelliten (*prSat*) enthält. Beachte die z. T. beträchtlich geschwollenen Kerne! Susafix., Azan. 935:1.

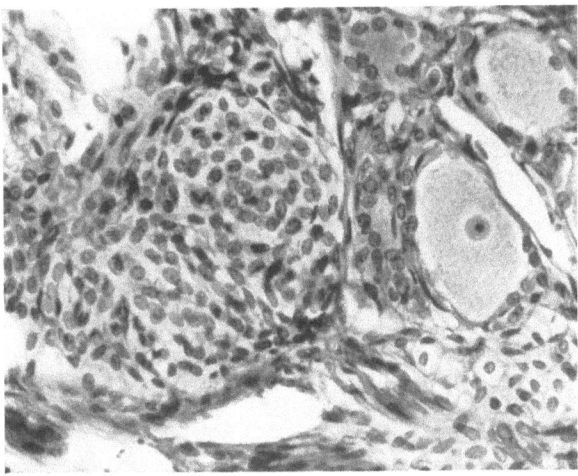

Abb. 243. Knötchen aus gewucherten Hüllzellen unterhalb der Kapsel des Ganglion jugulare eines 70 Jahre alten *Mannes*. Diese Gebilde erscheinen sehr gefäßarm, vermutlich handelt es sich um sekundär hypertrophierte „Restknötchen". Susafix., Azanfärbung, 360:1. (Aus WATZKA und SCHARF 1951.)

sensiblen Ganglienzelle rundum „geschlossen", d. h. sie zeigt keine *gröberen* Lücken. Dann schließen auch die Satelliten das Neuron völlig gegen das Bindegewebe ab. Wenn das einmal nicht so ist, braucht die Veränderung nicht gleich als schwerwiegend pathologischer Befund gesehen zu werden, denn die Vitalität und Restitutionsfähigkeit gerade der sensiblen Neurone ist erstaunlich groß.

Am Conus setzt sich die Schicht der Satelliten direkt in die Schwannschen Zellen der Nervenfaser fort, was ARNOLD (1865) als erster richtig beobachtet hat und alsbald KEY und RETZIUS (1876) bestätigten. Mantelzellen des Perikaryon und Schwannsche Zellen sind genetisch völlig homolog und stehen sich auch morphologisch und funktionell sehr nahe.

Nach v. BERGEN (1904) sowie KUBOTA und HIOKI (1943) besteht der *Golgi-Apparat der Satelliten* aus dispersen Apparatelementen (Granula, Schleifen, Stäbchen), die sich nicht zum Netz vereinigen. Der Apparat steht polar zum Kern, was ein Primitivitätsmerkmal ist; es sei auf die gleichen Lagebeziehungen des Netzapparates in embryonalen Spinalganglioblasten (ALEXENKO 1930) und zeitlebens in den Nebennierenmarkzellen (SUBBA RAU und LUDFORD 1925), sowie in den intramuralen Ganglienzellen (ITO 1936: *Mensch*; ITO und NAGAHIRO 1937: *Ratte*) hingewiesen. Stets soll sich der Golgi-Apparat auf der dem Neuron zugekehrten Seite im Plasma der Hüllzelle befinden. Diese Lage nehmen die Autoren (KUBOTA und HIOKI 1943) als deutlichen Hinweis dafür, daß die Mantelzellen eine gewisse funktionelle Einwirkung auf das Neuron ausüben können. Das *Chondriom* der Mantelzelle besteht aus mehr oder weniger gewundenen Stäbchen und Fäden, die zum größten Teil in der peripheren Plasmazone lokalisiert sind, aber auch in die „Fortsätze" des Satelliten hineinreichen. Die *Mitochondrien* umgeben die ebenfalls zum Kern polar stehende Sphäre; das *Idiosom* (Sphäre) selbst ist frei von Mitochondrien und enthält die *Centriolen*. Die Lage von Golgi-Apparat und Cytozentrum fällt in den Amphicyten meistens zusammen. Die Centriolen sollen gewöhnlich nur als Diplosomenpaar vorkommen und sind hantelförmig gestaltet. In selteneren Fällen kommt an Stelle eines Paares ein solitäres Centriol vor, das dann gewöhnlich Stäbchenform aufweist. *Zweikernige Mantelzellen* sind nicht eben selten; in ihnen sind Golgi-Apparat und Sphäre nur in der Einzahl vorhanden. Nach den Untersuchungen von KUBOTA und HIOKI (1943) ist die Zweikernigkeit beim Erwachsenen ausschließlich auf Amitose zurückzuführen. Abzulehnen ist die Meinung der beiden Autoren, nach welcher mit Toluidinblau färbbare Granula und Schollen Tigroid repräsentieren. Es ist vielmehr anzunehmen, daß es sich hierbei um Mikrosomen oder ähnliche Gebilde handelt. Außerdem ist vorläufig noch wenig über den REICHschen π-Granula analoge Elemente der Satelliten bekannt. Auch an frühe Stufen der Lipofuscinbildung muß gedacht werden (vgl. Abb. 213).

2. Paraganglien.

Seit geraumer Zeit ist das Vorkommen *nichtchromierbarer Paraganglien* in den zum parasympathischen System gehörenden Hirnnerven bekannt. Hierauf kann nicht näher eingegangen werden, da es sich, wie beim Paraganglion caroticum, um selbständige Organe handelt, die WATZKA (1943) in diesem Handbuch bearbeitet hat. Seitdem wurde jedoch eine Reihe von Befunden erhoben, die auch diesen Beitrag berühren. So beschrieb GUILD (1941) in einer kurzen Mitteilung paraganglionäre Bildungen im N. vagus des *Menschen*, die er (sprachlich falsch) „Glomus jugularis" nannte. STÖHR jr. (1949/50) konnte in 50% der von ihm untersuchten menschlichen Ganglia nodosa meist gut abgegrenzte Zellhaufen beobachten, die teils in der Kapsel, teils im Ganglion-Inneren gelegen waren. Nach dem hellbraunen Farbton und dem typischen Innervationsmodus in Bielschowsky-Präparaten identifizierte der Autor die fraglichen Zellansammlungen als Paraganglien. In 58% der Ganglia nodosa aus einer Reihe verschiedenaltriger menschlicher Individuen fand HERMANN (1951) Paraganglien; leider versäumte der Autor, diese auch abzubilden. SETO, YAMAMOTO und FUJII (1950) beschrieben ebenfalls die fraglichen Strukturen im N. vagus des *Menschen*.

Im Rahmen der Tumorforschungen haben sich KIPKIE (1947), LATTES und WALTNER (1949), BERG (1950) und LATTES (1950) um die Aufklärung dieser Gebilde bemüht, da sie in nicht seltenen Fällen zu klinisch wichtigen Neoplasmata entarten. Ohne Kenntnis der gründlichen Arbeiten von LATTES und WALTNER sowie LATTES untersuchten WATZKA und SCHARF (1951) systematisch das Gebiet

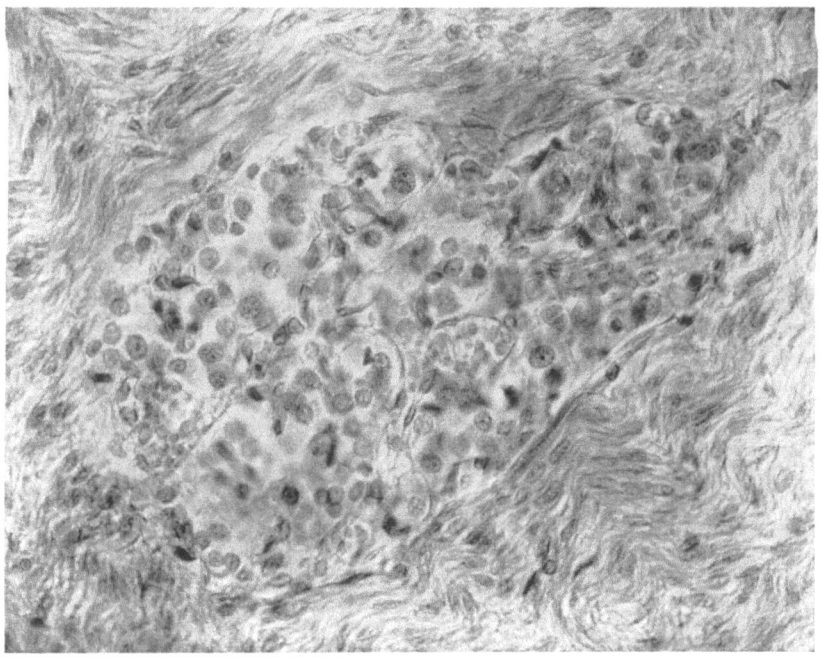

Abb. 244. Nichtchromaffines Paraganglion inmitten eines Vagusstämmchens in Höhe des Ganglion nodosum eines 40jährigen *Mannes*. Kaliumbichromat-Formol, Nachbehandlung mit OsO_4, Alaun-Cochenille, 420:1. (Aus WATZKA und SCHARF 1951.)

des Foramen jugulare, dessen Inhalt bis 2 cm distal in toto bei einer Reihe Erwachsener auspräpariert und zu Schnittserien verarbeitet wurde. Es zeigte sich, daß bei allen untersuchten Individuen 0,3—0,6 mm im Durchmesser große Knötchen paraganglionärer Zellen vorhanden waren, jedoch individuell außerordentlich nach Zahl und Lage variierend. Die winzigen Organe streuen bis zu etwa 2 cm im Umkreis, z. T. liegen sie innerhalb der Vagusstämmchen, z. T. aber auch außerhalb im Bindegewebe zwischen IX. und X. Hirnnerven, ja sogar an der Wand des Bulbus venae jugularis. In ihrer Gesamtheit benannten WATZKA und SCHARF diese Gebilde Paraganglion nodosum vagi, was der Topographie und der Variabilität am ehesten gerecht wird.

Alle diese Knötchen sind außerordentlich gut vascularisiert und aus etwa 15—18 μ großen, runden Zellen aufgebaut, die oft durch Extraktion geschrumpft erscheinen. Die hellen Zellkerne sind von rundlicher Gestalt, weisen ein feines Chromatinnetzwerk auf und lassen den Nucleolus nur unscharf hervortreten, öfters auch ganz vermissen. Neben diesen Zellen kommt ein zweiter Typ mit kräftig färbbarem Plasma und dunklen, dichten, bisweilen pyknotischen Kernen vor (Abb. 244). Diese Zellen stimmen mit denen der großen Paraganglien des Parasympathicus überein (s. WATZKA 1943), jedoch fehlen im Paraganglion nodosum vagi vollständig die anderenorts eingestreuten chromaffinen (sympathischen) Paraganglienzellen.

Nach STÖHR jr. (1949/50) sind die Zellknötchen reichlich durch mittelstarke Nervenfasern innerviert. Wie schon S. 72 erwähnt wurde, entwickeln sich die fraglichen Gebilde aus Anlagematerial des embryonalen Ganglion nodosum (WATZKA und SCHARF 1951); die letzteren Autoren nehmen mit STÖHR jr. Abstammung aus dem parasympathischen Vagusanteil an.

Die von SETO, YAMAMOTO und FUJII (1950), LATTES (1950) sowie LATTES und WALTNER (1949) beschriebenen Paraganglien entsprechen wie die von WATZKA und

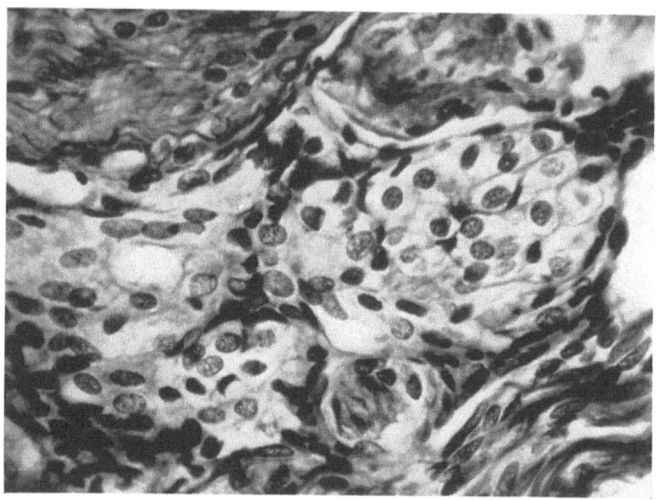

Abb. 245. Gruppe gewucherter Hüllzellen aus dem Ganglion nodosum eines 70jährigen *Mannes*. Die Zellen zeigen deutliche Zellgrenzen. Susafix., Azanfärbung, 550:1. (Aus WATZKA und SCHARF 1951.)

SCHARF (1951) den Definitionen der Standard-Literatur. Über die von HERMANN (1951) gefundenen Gebilde kann mangels Abbildungen nichts ausgesagt werden. Dagegen dürfte für einen Teil der von STÖHR jr. (1949/50) in Zeichnungen belegten Zellgruppen die Bezeichnung Paraganglion nicht ganz exakt gewählt sein. Es handelt sich offenbar hierbei vielmehr um Hüllzellwucherungen (Abb. 245), die im Gefolge langsamer, aber stetiger regressiver Altersveränderungen gerade in den Vagus-Ganglien immer wieder bei älteren Individuen beobachtet werden können. Die Relation von 50% (STÖHR jr.) bzw. 58% (HERMANN) spricht für diese Überlegung. Die gewucherten Hüllzellen (im Extremfall bilden sie Restknötchen, Abb. 243, 245, vgl. mit Abb. 241, 242!) sind stets besser abgegrenzt als spezifische paraganglionäre Zellen und weisen gewöhnlich ovoide Kerne auf. Trotz genetischer Verwandtschaft müssen die beiden Zellgattungen unterschieden werden, da sie funktionell nicht identisch sind.

3. Zur Nomenklatur und Histologie der mesodermalen Scheiden des sensiblen Neurons.

Viele Mißverständnisse in der Neurohistologie sind einfach damit zu erklären, daß Termini seit mehr oder weniger langer Zeit von einzelnen Autoren oder ganzen Schulen in einem individuellen Sinn gebraucht werden, der vom Gebrauch der anderen Forscher abweicht. Dies gilt in besonderem Maße für die Namen der Hüllen der nervösen Elementarstrukturen. RANVIER war ein besonders eigennamenfreudiger Lehrbuchautor, der manche noch heute peinliche Verwechslung verschuldet hat. So sah sich RETZIUS (1899) bereits aus Gründen der Verständlichkeit und des Prioritätsrechtes genötigt, sich zu der sog. HENLEschen Scheide der Nervenfasern kritisch zu äußern. RETZIUS wies darauf hin, daß HENLE nicht die Scheide der Einzelfaser, sondern die *Peri*neuralscheide der Primärfaser*bündel* beschrieben hat, die sich allerdings nach vollständiger Aufzweigung eines Nerven im Erfolgsorgan als äußerste akzessorische Hülle auch der Einzelfaser anlegt. Im Bündel kommt dagegen die Perineuralscheide mit einzelnen Nervenfasern überhaupt nicht in Berührung. Die *Endo*neuralscheide (aus kollagenen Fibrillen aufgebaut) der *Einzel*faser im Bündel wurde dagegen von KEY und RETZIUS (1876) beschrieben und mit Namen versehen. STÖHR jr. (1928), SCHAFFER (1933) sowie STOECKENIUS und ZEIGER (1956) wiesen auf diese Tatsache hin.

Die grundsätzliche Nomenklaturfrage mußte hier berührt werden, um das Namengestrüpp der Scheiden an der Spinalganglienzelle entwirren zu können.

Wie im vorigen Abschnitt gezeigt wurde, existieren allein in Satelliten, Mantelzellen, Amphicyten, Gliocyten, Trabantzellen, Hüllzellen, Hüllplasmodium, subkapsuläre Zellen, subcapsular cells und Kapselzellen *zehn* Synonyme für die ektodermalen Elemente um das Perikaryon. Das wäre kein Schaden, wenn alle Namen im gleichen Sinne gebraucht würden. Für die meisten dieser Termini ist dies der Fall, jedoch leider nicht für alle. So wird insbesondere ,,Kapselzellen" (,,capsular cells", PENFIELD) von verschiedenen Autoren (RAMÓN Y CAJAL, PENFIELD u. a.) sehr oft für die mesodermalen Elemente (Fibrocyten) der äußeren mesodermalen Zellscheide gesetzt. Auch HEIDENHAIN (1911) fiel diese Verwirrung auf.

Um hier eine klare Unterscheidung zu garantieren, sollten die Worte ,,Kapselzellen", ,,capsular cells", ,,subkapsuläre Zellen" und ,,subcapsular cells" kurzerhand vermieden werden. Für die ektodermalen Zellen der Innenscheide steht dann noch eine reichliche Auswahl an Termini zur Verfügung, und für die mesodermalen Elemente hat sich ,,Endoneuralzellen" (GAGEL 1935) bewährt.

Auch die Bezeichnung ,,Kapsel" ist nicht eindeutig, da sie einmal die Satelliten, das anderemal die Endoneuralscheide bezeichnet. Gelegentlich entsteht auch der Eindruck, als seien drei verschiedene Strukturen zu unterscheiden, so bei RAMÓN Y CAJAL (1907) und HEIDENHAIN (1911).

Der wahre Sachverhalt ist nur sehr langsam bekannt geworden und noch heute widersprechen sich die Lehrbücher, von der oft mißverständlichen Nomenklatur abgesehen.

Auf ein Referat der ältesten Arbeiten soll verzichtet werden, da meist nur *eine* Hülle unterschieden wurde (s. S. 14 und 290ff.). Nach v. LENHOSSÉK (1886), DAAE (1888) und E. MÜLLER (1891) geht die ,,Kapsel" in die ,,Henlesche Scheide" über. Wenn die Autoren mit ,,Kapsel" die Endoneuralscheide des Perikaryons gemeint haben und mit ,,Henlescher Scheide" die Key-Retziussche Scheide des Fortsatzes, hatten sie die Verhältnisse richtig durchschaut. Bei v. LENHOSSÉK (1897) ist dies gewiß der Fall, aber der Autor hielt die ,,Mantelzellen" für ein ,,mesodermales Epithel". Indessen kann dies kaum für alle älteren Autoren exakt festgestellt werden, und E. MÜLLERs noch von SCHAFFER (1933) vertretene These vom Übergang der Schwannschen Scheide in die celluläre Grenzmembran spricht dagegen. Nach v. LENHOSSÉK (1897) ist das Crus commune einschließlich der T-förmig abgehenden Fasern nicht ein Teil der Ganglienzelle, sondern deren Derivat. Es ist daher nicht verwunderlich, wenn auch die Scheidenverhältnisse beider Teile des Perikaryons durcheinandergebracht werden.

Verdienste um die wirkliche Klärung haben sich dagegen fraglos LEVI (1907), PLENK (1927), LAIDLAW (1930), PENFIELD (1932) und GAGEL (1935) erworben. Nach diesen Autoren und eigenen Erfahrungen muß der feinere Bau der Hüllen heute wie folgt gesehen werden:

a) Das Ektoplasma der Ganglienzelle differenziert die *Grenzmembran*, die sich als Markscheide auf die Fortsätze erstreckt (nach S. 276 und 284).

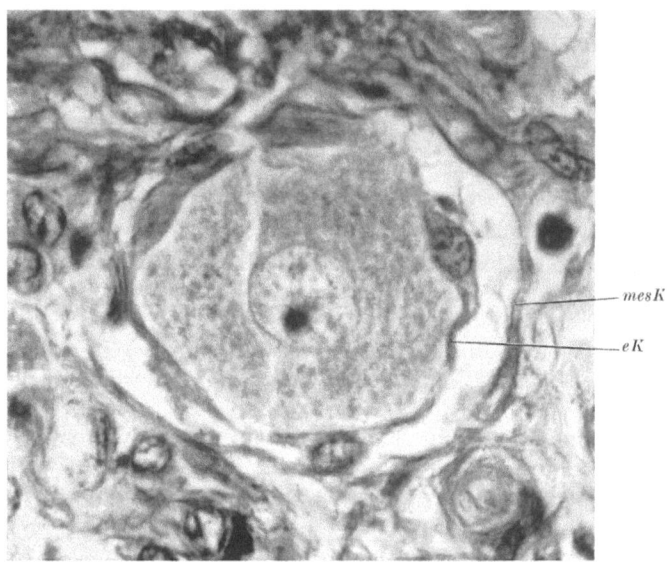

Abb. 246. Mittelgroße Ganglienzelle aus dem Ggl. semilunare eines 23jährigen Justifizierten mit getrennt sichtbarer ektodermaler Satellitenzellkapsel (*eK*) und mesodermaler Bindegewebshülle (*mesK*). Die Zelle wurde bei der Präparation luxiert. Sonst tritt gewöhnlich der Spalt zwischen Ektoplasma der Ganglienzelle und Satelliten auf. HgCl$_2$-OsO$_4$-Benzolichtbordeaux, Fluorit-Ölimmersion $^1/_{16}$. 1000:1.

b) Direkt an die Grenzmembran (bzw. die Markscheide bei bipolaren Zellen) legen sich die *Satelliten* an; sie finden sich als Schwannsche Zellen auf dem Fortsatz wieder (nach S. 300, Abb. 246).

c) Außerhalb der Satelliten, die zugleich die ektodermale Scheide des Neurons repräsentieren, folgt die Gitterfaserscheide von LEVI (1907) am Perikaryon; sie wird als Plenksche Gitterfaserscheide auf die Nervenfasern verlängert. Bei *Teleostiern kann* nach LEVI (1907) die Gitterfaserscheide direkt ans Neuroplasma anschließen, bei höheren Tieren scheint dies *in seltenen Fällen* auch beobachtet worden zu sein (HOSSACK und WYBURN 1944: *Ratte*). Um ein biologisches Grundprinzip scheint es sich indes nicht zu handeln, sondern eher um eine Defektbildung. STOECKENIUS und ZEIGER (1950) bezeichnen die Gitterfaserscheide logisch richtig als Neurilemma; ob sich dies durchsetzen wird, ist eine zweite Frage. Zugestimmt werden muß den beiden Autoren, wenn sie vorschlagen statt Schwannsche „Scheide" nur Schwannsche „Zellen" zu setzen und hierfür *nicht* Neurilemma zu gebrauchen. Die Gitterfaser ist also die dem Neuroplasma am engsten benachbarte mesodermale Struktur. Das Gitterfasernetz der Zellscheide ist dichter als das an den Fortsätzen (LAIDLAW 1930).

d) Außerhalb der Levi-Plenkschen Gitterfaserscheide des Neurons schließt sich die *Endoneuralscheide* an. Sie bildet um jedes Perikaryon größeren Volumens eine eigene kollagenfaserige Hülle (Abb. 246) und setzt sich in die Endoneuralscheide (Kollagenfaserscheide) der Nervenfaser von KEY und RETZIUS (1876) fort. Wie ausnahmsweise dünnere Nervenfasern zu zweit oder zu dritt eine gemeinsame Endoneuralscheide besitzen (KEY und RETZIUS), können auch kleinere Perikarya gemeinsam von einer Endoneuralscheide umschlossen werden (Zwillinge, Zellnester). An größten Ganglienzellen enthält die Endoneuralscheide regelmäßig zwischen den kollagenen Fasern Fibrocyten (Endoneuralzellen nach GAGEL 1935).

e) An die Endoneuralscheide mit systematischem Bau schließt sich das interstitielle, im wesentlichen ungeordnete Bindegewebe des Ganglion an *(Perineurium)*.

Wie diese Darstellung zeigt, kann die mehrdeutige Bezeichnung „Kapsel" durchaus vermieden werden; sie sollte auf die äußere Hülle des ganzen Ganglions (Capsula fibrosa = Epineurium) beschränkt bleiben.

4. Trophospongien.

Nachdem ROHDE (s. SCHARF 1953) in mehreren, hier nicht direkt interessierenden Arbeiten an *Evertebraten*-Neuronen einen Zusammenhang zwischen perisomatischer Glia und neuronalem „Spongioplasma" beschrieben hatte, dehnte er diese Befunde (ROHDE 1893) auch auf *Vertebraten* aus. Damit war zwar nicht die Idee des Neurencytiums geboren [diese ist älter und geht auf GERLACH (1871) zurück; vgl. SPATZ 1952], aber diese erhielt einen Mitstreiter in jenen Jahren, als sich die Neuronenlehre sieghaft durchsetzte. Diese Arbeiten sind nicht nur von Interesse für die Geschichte der Neurohistologie und des histotechnischen Artefakts, sondern von aktuellem Interesse, da STÖHR jr. und BAUER auch in unseren Tagen für die partielle bzw. absolute plasmatische Kontinuität der nervösen und gliösen Strukturen eintreten.

Ein besonderer Verfechter der Lehre von der gegenseitigen plasmatischen Durchdringung war HOLMGREN (1899, 1900ff.). In den frühesten Arbeiten vertrat der Autor die These, daß von der „Kapsel" Fortsätze ins Neuroplasma einträten, die sich im Inneren der Ganglienzelle zu Netzen verbänden. In den Maschen dieser Netze sollten nach HOLMGREN die Neurofibrillen verlaufen, weiterhin aber auch das Tigroid untergebracht sein. Frei von solchen eingedrungenen Kapselnetzen sollten nur das Ektoplasma und die unmittelbare Circumnucleärzone des Endoplasmas bleiben, wo sich bekanntlich keinerlei Tigroid befindet. Die Kapselfortsätze sind nach HOLMGREN z. T. kanalisiert und repräsentieren dann Crafträume, die mit extracellulären Lymphspalten anastomosieren sollen. Während experimenteller Stimulierung soll sich die Zahl der kanalisierten Fortsätze erhöhen, parallel dazu die Tigroidmenge um diese Kanälchen zunehmen. Im Stadium der Ermüdung sollen sich konform mit der Verminderung der chromatischen Substanz die Kanälchen wieder verengen. Neben diesen von außen eindringenden Kanälchen nahm HOLMGREN noch die Bildung von canaliculären Räumen durch Verflüssigung des Golgischen Netzapparates an.

Für diesen Kanalapparat einschließlich der soliden „Kapselfortsätze" prägte der Autor den Namen „*Trophospongium*" (s. S. 252, Abb. 190, 191). Während viele Zeitgenossen die Binnenkanälchen bestätigten, deren Identität mit dem Golgi-Apparat ohne Zweifel zutrifft, und dessen Negativbild sie darstellen, wurde gegen die „Trophospongien" schon zeitig Einspruch erhoben. So lehnten STUDNIČKA (1899; *Petromyzon*: Ganglion spinale und semilunare) und MISCH (1903: *Säuger*, s. S. 252ff.) jegliche Verbindung der Netzstrukturen mit der Zellumgebung scharf ab. Nur an den Dorsalzellen von *Lophius* hat STUDNIČKA

(1904) eingewachsene Gliafasern in größerer Zahl und sogar ganze intraneuroplasmatische Gliazellen gefunden, ohne jedoch einen direkten Zusammenhang mit den Binnenkanälchen zu bestätigen. STUDNIČKA glaubte an eine trophische Bedeutung dieser soliden „Trophospongien", die jedoch seiner Meinung nach bei abundantem Auftreten schon Neuronophagie anzeigen. TELLO (1904) bestätigte die Existenz der Holmgren-Kanälchen in Spinalganglienzellen der *Eidechse*, wobei Unterschiede der Strukturierung zwischen Sommer- und Wintertieren bestehen. Bei genauer Lektüre und Durchsicht der Bilder ist indessen zu erkennen,

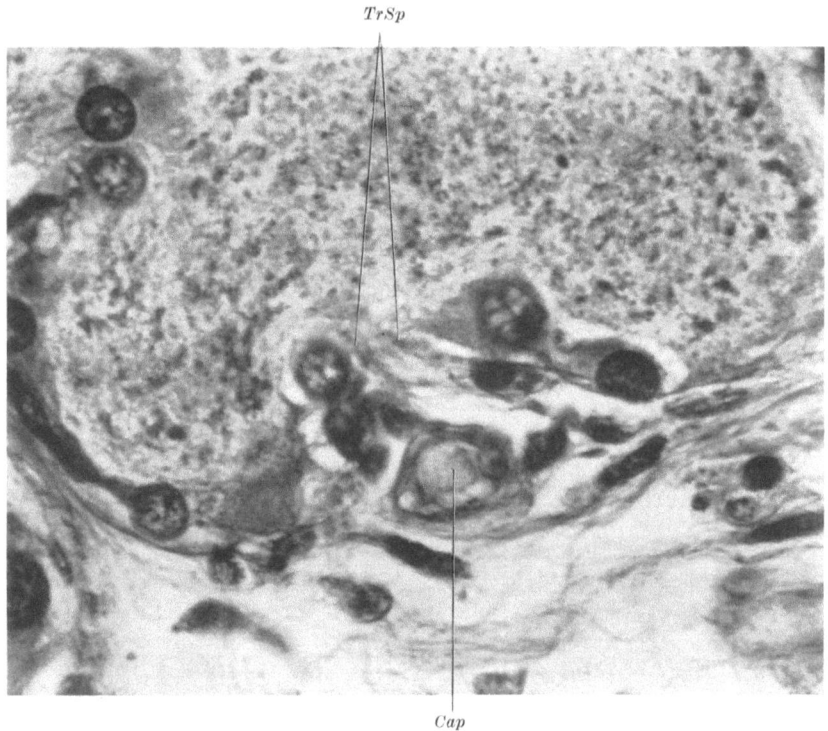

Abb. 247. „Nabelbildung" an einer großen Zelle aus einem Spinalganglion. 37jähriger justifizierter *Mann*. Die Grenze zwischen neuronalem Ektoplasma und ektodermalem Hüllgewebe ist verwaschen, es wachsen Fortsätze der Satelliten in die Zelle ein = „Trophospongien" (*TrSp*) von HOLMGREN. Das Plasma der beteiligten Amphicyten ist stärker als gewöhnlich färbbar, ihr Zellkörper vergrößert, die Kerne sind etwas geschwollen. *Cap* Capillare. Susafix., Azan. Fluorit-Ölimmersion $^1/_{16}$. 1000:1.

daß TELLO die Binnen-Netze meinte, also das Negativ des Golgi-Apparates, nicht aber die Trophospongien bestätigte. RAMÓN Y CAJAL (1903, 1904, 1906, 1907) setzte die Binnen-Netze von GOLGI und HOLMGREN gleich. Trophospongien erkannte er jedoch nur für sehr große Perikarya an. Nach v. BERGEN (1904) setzt sich das Holmgren-System aus zwei Anteilen zusammen, nämlich dem Negativ des Golgi-Apparats und Rissen (Artefakten). Völlig ablehnend verhielt sich vor allem auch FUCHS (1903).

Nun kann hier nicht die Riesenliteratur über die Trophospongien zitiert werden, da sie auch nichtsensible Neurone und nichtnervöse Zellen umfaßt. Hierzu sei vielmehr auf DUESBERG (1914) und SCHARF (1953) verwiesen, wo auch die Neurone der *Wirbellosen* berücksichtigt sind.

DUESBERG (1914) wies darauf hin, daß HOLMGREN in seinen frühesten Arbeiten offenbar die Trophospongien für echte Lymphgefäße hielt, während er nach

1900 für kanalisierte Satelliten- bzw. Gliafortsätze plädierte. Das trifft zu, wie schon aus den vielen Hinweisen HOLMGRENs auf die Arbeiten von ADAMKIEWICZ (1886, 1900, s. hierzu S. 150, 308) hervorgeht.

PENFIELD (1921) lehnte die Identität der Trophospongien mit dem Golgi-Apparat ab, da er beide simultan darstellen konnte und der Holmgren-Apparat im Gegensatz zum Binnen-Netz nicht auf Läsion des Axons reagierte. Nach STÖHR jr. (1941) sind die Trophospongien „höchst zweifelhafter Natur", wie der Autor sich auch schon 1928 für die Artefakt-Natur des Golgi-Apparates aussprach. BIELSCHOWSKY (1928) war zunächst weniger kritisch und billigte beiden Formationen Bedeutung zu, lehnte aber ihre Identität ab.

Die sensiblen Zellen zeigen bei bestem Erhaltungszustand Trophospongien nur in seltenen Ausnahmefällen. An solchen Stellen der Zellperipherie, wo

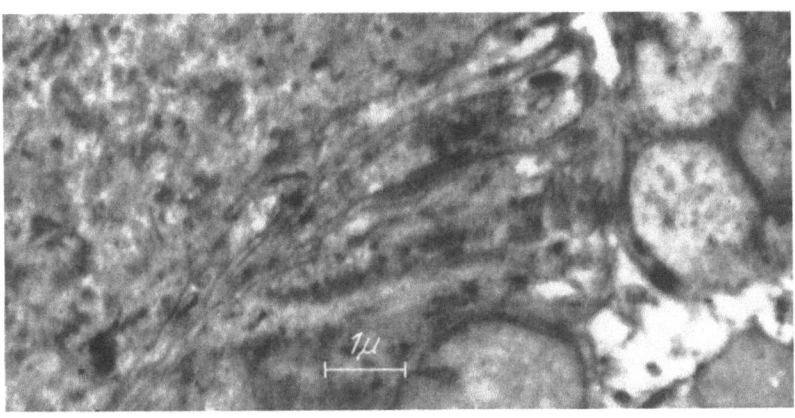

Abb. 248. „Striae" zwischen Satellitenzellen (unterer Bildrand und rechts) und Cytoplasma der Ganglienzelle (oben links) im *Ratten*spinalganglion. Die Striae füllen den Spalt zwischen Ganglio- und Satelliten-Plasma aus. Identisch mit „Trophospongien" von HOLMGREN? OsO_4-Fix., Dünnschnitt 0,1 μ. Elektronenphotogramm 11 000:1. (Aus HOSSACK und WYBURN 1954.)

Satelliten Plasmafortsätze ins Neuroplasma entsenden, finden sich regelmäßig auch andere Veränderungen. In Analogie zu Befunden an zentralen Zellen von *Helix pomatia* als dem Tier mit den am besten ausgeprägten Trophospongien (HOLMGREN) muß hier folgendes festgestellt werden:

Im „Normalfall" finden sich fast keine solchen Gebilde, d. h. die Membran des Ektoplasmas grenzt die Ganglienzelle gegen die Satelliten vollständig ab (Abb. 13). Einzelne Zellen können vereinzelte, aber sehr kurze Trophospongien zeigen, die wohl als morphologisches Äquivalent eines forcierten Stoffaustausches von den Satelliten zum Perikaryon zu werten sein dürften. Geschädigte Zellen (Tigrolyse, Neuronophagie) weisen stets reichliche Trophospongien auf. Bei *Helix* können aber alle Zellen im Gehirn mit HOLMGRENs Bildern identische Zustände zeigen, wenn das betreffende Individuum erstickt wurde. Offenbar ist also die vermehrte Ausbildung von Trophospongien der Ausdruck einer massiven Asphyxie des Neurons, dem die Satelliten helfend beispringen wollten. Es erfolgt dann sogar Eindringen ganzer Gliazellen in das Perikaryon, ein Vorkommnis, das bereits wieder zur Neuronophagie überleitet (Einzelheiten und Literatur s. SCHARF 1953). Vergleichbare Bilder finden sich an Spinalganglienzellen (Abb. 247), und man wird kaum fehlgehen, wenn man annimmt, daß die Anwesenheit gröberer Trophospongien nicht zu den Normalstrukturen gehört, sondern schon eine Alarmreaktion der Satelliten anzeigt. Bei polarisations- und fluorescenzoptischen

Untersuchungen sensibler Zellen ohne Vorbehandlung waren bisher keine Hinweise auf die Realität des Trophospongiums zu finden. Vielleicht haben die „Striae" etwas mit dem Holmgren-Apparat gemein, die HOSSACK und WYBURN (1954) im Elektronenmikroskop zeigen konnten. Die beiden Autoren deuten ihre Bilder aber keineswegs in dieser Richtung aus. Viel wahrscheinlicher ist auch, daß es sich hierbei eher um den Beginn der Artefaktbildung in Richtung auf „Neurokeratinfäden" (S. 275) handelt. Die „Striae" sind in Abb. 248 und 249 wiedergegeben.

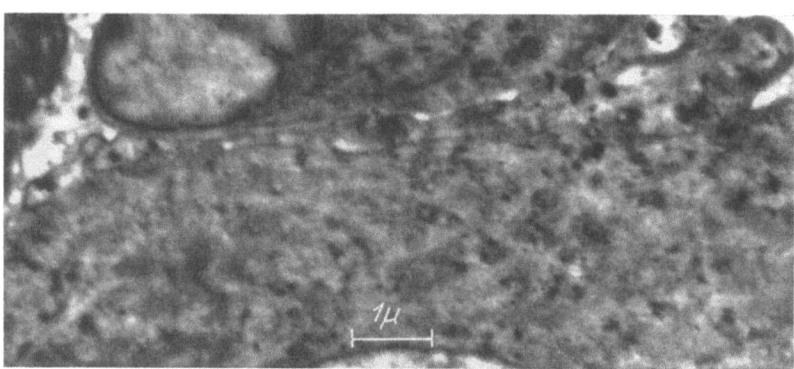

Abb. 249. *Ratten*spinalganglion: Endoplasmatisches Reticulum zwischen Satelliten (oben) und Ganglioplasma (unten) bildet „Striae" und kleine Bläschen. OsO_4-Fix., Dünnschnitt 0,1 μ. Elektronenmikroskop, 11 000:1. (Aus HOSSACK und WYBURN 1954.)

5. Vascularisierte sensible Ganglienzellen.

ADAMKIEWICZ (1886, 1900) injizierte das Gefäßsystem menschlicher und tierischer Spinalganglien von der A. vertebralis aus. Die Blutcapillaren bilden nach den Befunden des Autors Geflechte um die Perikarya, von den Capillaren sollen feinste Gefäße die Zellen selbst penetrieren. ADAMKIEWICZ hielt diese Gefäße für zu eng, als daß Erythrocyten passieren könnten und nannte sie daher Vasa serosa. Von arteriellen Capillaren aus brächen solche Vasa serosa durch die „Kapsel", um sich im Inneren divertikelartig zu erweitern und die Zelle „wie ein Handschuh" zu umgeben; schließlich verengten sie sich wieder zu einem Röhrchen, das die „Kapsel" nach außen durchbräche und sich in eine andere arterielle Capillare einsenke. Von den Venen aber soll die Injektionsmasse quer durch den „Kapselraum" und die Zelle als „Zentralvene" direkt in den Kern gelangen, mit dessen Binnenraum die Gefäße also direkt kommunizieren. Die Folgerung lautet: „Ganglienzellen sind also Organe". Diese Aussage wurde von kaum jemandem für bare Münze genommen, doch entdeckten verschiedene Autoren ein Körnchen Wahrheit darin. Wie viele Außenseiter reagierte ADAMKIEWICZ auf alle anderen Meinungen sehr heftig und warf z. B. HOLMGREN (1900) vor, seine „Trophospongien" seien nur ein unvollständig dargestelltes Gefäßsystem (ADAMKIEWICZ 1900). HOLMGREN seinerseits hob gewisse Übereinstimmungen zwischen Trophospongien und den Gefäßen seines Widersachers hervor. BETHE (1900b) beschrieb ähnliche Gebilde, ohne jedoch einen Zusammenhang mit dem Blut zu akzeptieren.

Mit mehr Verständnis für nervöse Strukturen bearbeitete gleichzeitig FRITSCH (1886) die auffällig großen Ganglienzellen in der Medulla oblongata von *Lophius piscatorius*, in die er regelrechte Capillarschlingen eindringen sah. Dieser Befund wurde alsbald von ROHDE (1893) bestätigt, der nun seinerseits behauptete, diese Capillarschlingen seien von Glia als perivasculärem Gewebe umgeben. Nächste

Bestätigungen gab HOLMGREN (1899), der um penetrierende Gefäße eine hochgradige Anreicherung des Tigroids bemerkte und am häufigsten perforierende Gefäße am Polkegel der Zelle, der dadurch zu einem „Delta" aufgegliedert werde. Außer bei *Lophius* konnte HOLMGREN (1899b, c) „vascularisierte" Spinalganglienzellen bei *Selachiern*, weiteren *Teleostiern, Amphibien* und sogar beim *Kaninchen* beobachten. Daß es sich um Blutcapillaren und nicht um phantastische „Vasa serosa" handelt, ist selbstverständlich, und von verschiedenen Autoren, wie HOLMGREN, wurden Erythrocyten darin beobachtet (Abb. 250). Berühren die Capillaren die Kernmembran, so wird diese eingebuchtet, aber keineswegs perforiert.

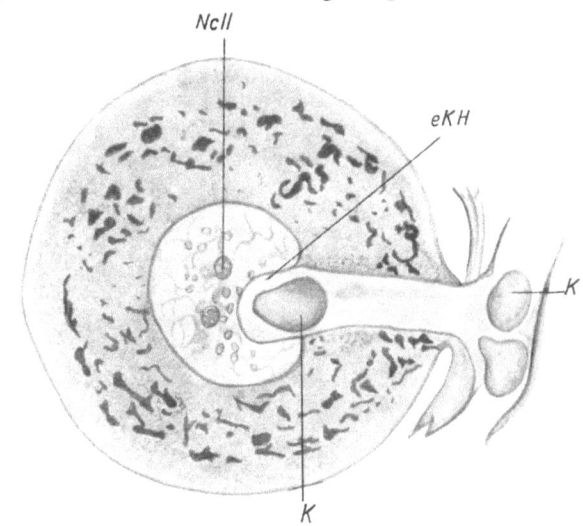

Abb. 250. „Vascularisierte" Spinalganglienzelle vom *Kaninchen* mit durchtretender Capillare (*K*) mit Erythrocyten. *Ncll* Nucleolus; *eKH* durch Capillare deformierte Kernmembran, etwa 1000:1. (Aus HOLMGREN 1899.)

Gegenüber ADAMKIEWICZ machte HOLMGREN (1900b) geltend, Gefäße seien nur sehr selten zu finden und deshalb wohl ohne tiefere Bedeutung. Seine Trophospongien seien dagegen ubiquitär, aber sie seien keine Gefäße.

STUDNIČKA (1904) untersuchte die vascularisierten Zellen von *Lophius* mit der dem Prager Forscher eigenen Gründlichkeit. Vascularisiert waren einzelne Spinalganglienzellen, meist aber die Dorsalzellen der Medulla oblongata. Hierin zeigt sich wiederum eine Parallelentwicklung in den Elementen der beiden Generationen des sensiblen Nervensystems. STUDNIČKA (1904) fand aber die Capillarschlingen nur selten wirklich intracellulär; meist lagen sie nur der Zelle unmittelbar an. Wie HOLMGREN (1899) und später ANTONI (1907) sah STUDNIČKA (1904) die meisten Capillarpenetrationen am Polkegel. Er bestätigte die „Deltabildungen" des Neuroplasmas.

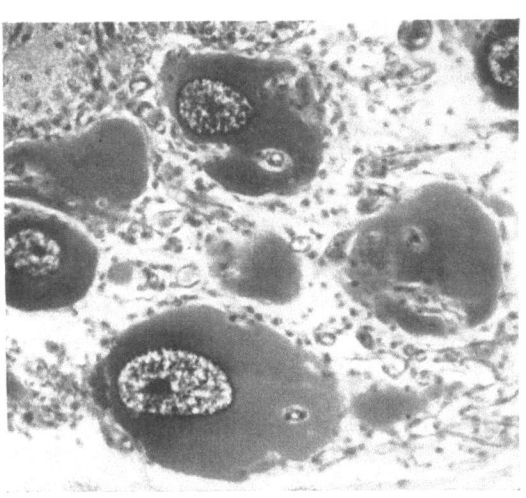

Abb. 251. Dorsalzellen von *Lophius piscatorius* mit hochgradiger Vascularisation (vgl. hierzu Abb. 14). Azan-Färbung. 350:1. (Nach einem Präparat von W. BARGMANN aus OPITZ und SCHNEIDER 1950.)

In *sehr* seltenen Fällen konnte STUDNIČKA sogar intracelluläre Capillarnetze beobachten. Unter 14 Tieren fand der Autor bei 7 intracelluläre Capillaren; ein Exemplar zeigte diese fast in jeder angeschnittenen Ganglienzelle. Gegen

FRITSCHs (1886) Beschreibung hatte STUDNIČKA Bedenken; er meinte, daß dieser wohl meist Holmgren-Kanälchen gesehen habe. STUDNIČKA (1904) maß den intracellulären Capillaren große Bedeutung für die Sauerstoffversorgung der riesigen Dorsalzellen zu, war aber der Ansicht, daß abundantes Auftreten zu Vorgängen bei der Neuronophagie überleite. Die pericellulären Capillarschlingen fand der Autor oft mehrschichtig angeordnet.

Wie HIBBARD (1930) beobachtete, gibt es Parallelen bei *Evertebraten*, und zwar können bei *Heuschrecken* Tracheenäste ins Ganglioplasma penetrieren.

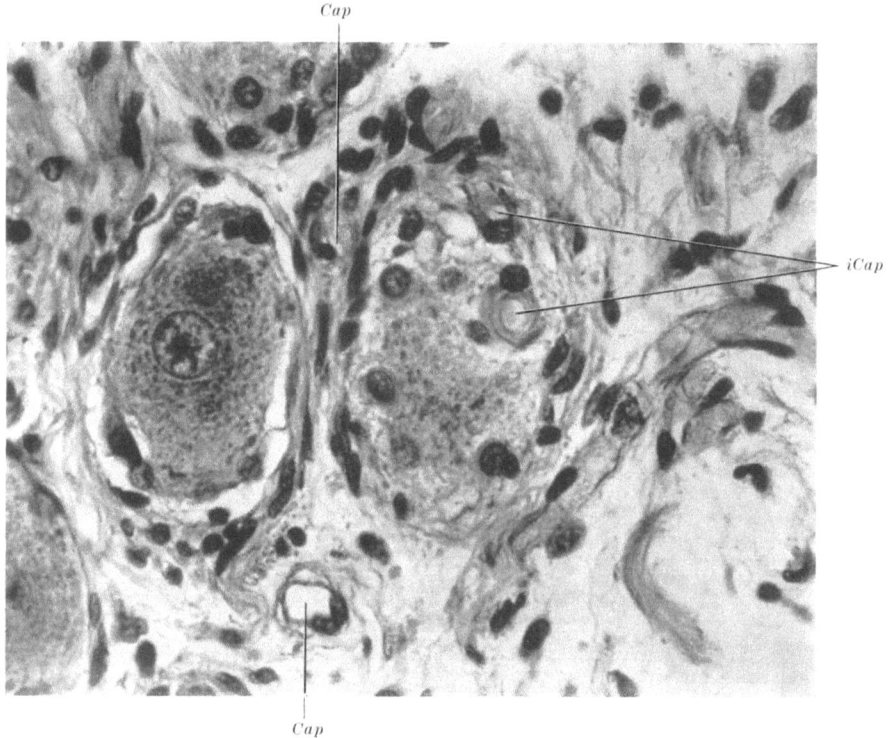

Abb. 252. Gefäßversorgung einer Zellgruppe aus einem Spinalganglion eines *Mannes* von 37 Jahren (Justifizierter). *Cap* Capillaren; *iCap* „intracelluläre" Capillaren. Diese „intracellulären" Capillaren liegen *nicht* sicher nachweisbar im Neuroplasma, sondern scheinen es nur stark einzudellen. Wirklich „vascularisierte" Zellen sind in diesem Ganglion nicht zu finden. Susafix., Azan. 570:1.

Auch neuere Untersucher nahmen sich der vascularisierten Ganglienzellen an, so SCHARRER (1937: Dorsalzellen von *Tetrodon lagocephalus*; Abb. 14) und BARGMANN (Abb. 251: Dorsalzellen von *Lophius piscatorius*). Da SCHARRER (1937) auch — freilich selten — vascularisierte Elemente unter den *menschlichen* Großhirnpyramidenzellen fand, hält er eine besondere O_2-Empfindlichkeit als auslösendes Moment für das Eindringen der Capillaren für wahrscheinlich. Nach BARGMANN (pers. Mitteilung) sind intracelluläre Capillarschlingen in den Perikarya der *Zwischenhirnkerne* nicht eben selten. OPITZ und SCHNEIDER (1950) untersuchten anläßlich einer umfangreichen Bearbeitung der Sauerstoffversorgung des Gehirns die Bedingungen für das Auftreten vascularisierter Neurone. Es ergaben sich folgende Perspektiven: Wenn der Zellradius den „Grenzradius"

$$R'_{Kugel} = \sqrt{\frac{6\,D}{760} \cdot \frac{p_0}{A}} = 3{,}6 \cdot 10^{-4} \sqrt{\frac{p_0}{A}} \; [cm]$$

übersteigt, d. h. denjenigen Radius, bei dem der Zellmittelpunkt gerade noch vom eindiffundierenden O_2 erreicht wird, bzw. der O_2-Druck gerade eben Null wird, beginnen die umgebenden Capillaren manche Perikarya zu penetrieren, besonders bei *Fischen*. Bei hohem Atmungswert ($A = 80 \cdot 10^{-2}$) und $p_0 = 35$ mm Hg (am venösen Capillarschenkel) beträgt der errechnete Grenzradius (für *Warmblüter*) gerade 25μ, ideale Kugelgestalt des Ganglienzellkörpers vorausgesetzt. Daß bei 50μ Durchmesser die meisten Perikarya noch nicht vascularisiert werden, liegt nach Meinung von OPITZ und SCHNEIDER (1950) offenbar daran, daß gerade die größten Neurone geringere Stoffwechselwerte aufweisen, als nach mathematischen Überlegungen zu erwarten wäre.

Die Realität „intracellulärer" Blutgefäße ist wohl heute nicht mehr zu bezweifeln, freilich nicht im Sinne von ADAMKIEWICZ (1886). Aber bei höheren *Vertebraten* ist dies ein seltenes Vorkommnis, soweit es sich um die sensiblen Ganglien handelt. Unter Zehntausenden von untersuchten Zellen wurden keine 10 beim *Menschen* gefunden, an denen die Capillaren unter Mißachtung der Satelliten direkt ans neuronale Plasmalemm herangetreten waren (Abb. 252). Eingedrungene Capillarschlingen konnten offenbar bis heute beim *Menschen* nicht beobachtet werden. Wichtig wäre eine kombinierte licht-, polarisations- und elektronenmikroskopische Untersuchung der vascularisierten Ganglienzellen, am besten von *Lophius*, um das Verhalten der Zellmembran festzustellen. Es darf erwartet werden, daß sich um jede eingedrungene Capillarschlinge eine semipermeable Membran des Neuroplasmas ausbildet. Mit anderen Worten, es ist nicht anzunehmen, daß die Capillarwand direkt mit dem „nackten" Ganglioplasma korrespondiert.

IV. Neuere Befunde zur Cytochemie sensibler Ganglien.

Im Gegensatz zu parenchymatösen Organen und endokrinen Drüsen steht die Cytochemie der sensiblen Ganglien noch am Anfang der Entwicklung.

Die Befunde älterer Autoren wurden bereits im Text der vorhergehenden Abschnitte berücksichtigt, vor allem auch die Topochemie des Tigroids und ein Teil der Lipoiduntersuchungen (Abb. 253, s. ferner Abb. 159 sowie S. 203ff. und 244ff.) neueren Datums. Am gründlichsten scheinen bisher diese beiden Stoffgruppen bearbeitet worden zu sein.

Massenbestimmungen führte HYDÉN (1955) aus. Er fand bei *Kaninchen* eine durchschnittliche Kernmasse von $0{,}13 \cdot 10^{-9}$ mg/μ^3, wovon $0{,}1 \cdot 10^{-9}$ mg/μ^3 auf Proteine und $0{,}03 \cdot 10^{-9}$ mg/μ^3 auf Lipoide entfielen. Für das Cytoplasma gab der Autor eine Masse von $0{,}20 \cdot 10^{-9}$ mg/μ^3 an; daran waren die Proteine mit $0{,}14 \cdot 10^{-9}$ mg/μ^3 und die Gesamtlipoide mit $0{,}06 \cdot 10^{-9}$ mg/μ^3 beteiligt. Im Vergleich mit zentralen motorischen Zellen vom Deitersschen Typ enthält der Zellkern der sensiblen Perikarya weniger, das Cytoplasma aber mehr Lipoide. Eiweiße sind sowohl im Kern als auch im Plasma der Deitersschen Zellen in etwas höherem Maße angereichert als in Spinalganglienzellen. Damit werden die Angaben anderer Autoren bestätigt, die ebenfalls die Lipoidkonzentration der sensiblen Ganglienzelle, insbesondere des kleinen Typs, besonders hoch veranschlagten (s. S. 203ff.). Selbstverständlich sind die Ergebnisse solcher Untersuchungen außerordentlich von der Behandlung des Gewebes abhängig. BRATTGÅRD (1952) sowie BRATTGÅRD und HYDÉN (1952) arbeiteten mit Röntgen-Mikroradiographie bei 8—10 Å. Wie Abb. 254 veranschaulicht, werden dazu die Spinalganglienzellen zuerst in trockengefrorenem Zustand photographiert, dann nach Lipoidextraktion und schließlich nach Ribonucleaseverdauung. Wurden die Ganglien aber mit durch flüssige Luft tiefgekühltem Isopentan trockengefroren und danach in Paraffin eingebettet, so sank die Absorption erheblich ab (Abb. 255).

FEYRTER (1939, Literatur) berichtete in Übereinstimmung mit Voruntersuchern über die Mitbeteiligung der Spinalganglienzellen an der pathologischen

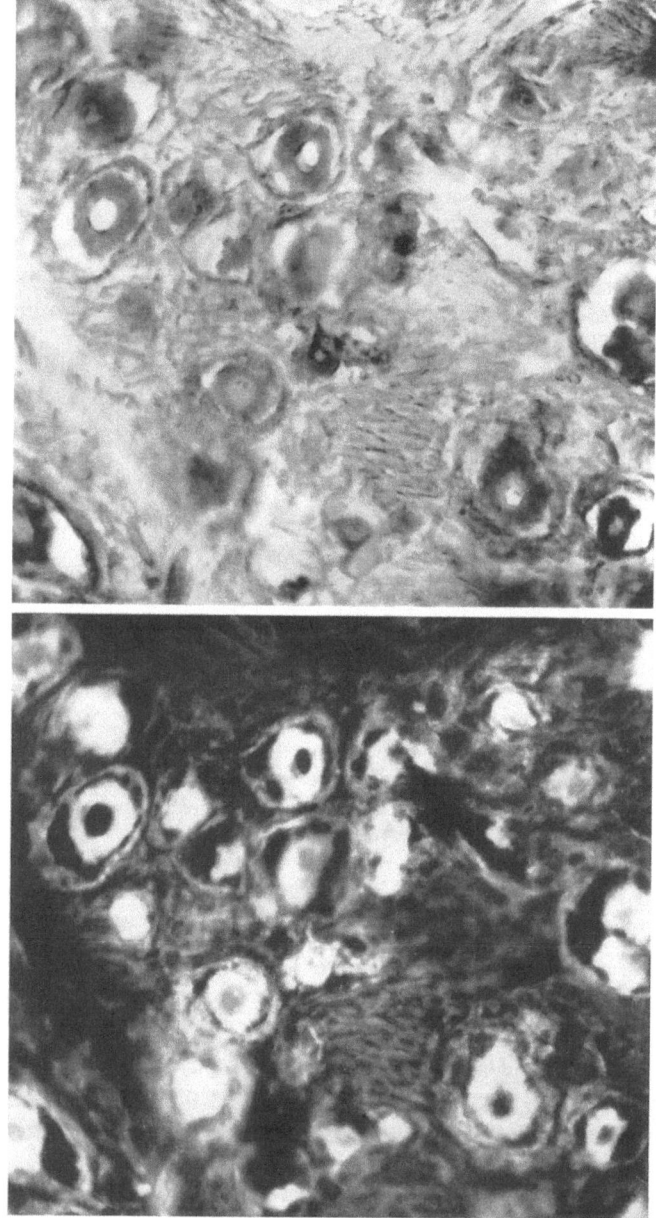

Abb. 253a—d. Unfixierter Gefrierschnitt aus dem Ganglion semilunare eines *Rindes*. Der lipophile Farbstoff wird von Nervenfasern und Zellen sehr leicht aufgenommen, dagegen vom Bindegewebe nur adsorbiert. a Hellfeld. Am auffälligsten sind die großen gefärbten Flächen der Ganglienzellanschnitte, deren Karyoplasma meist im Puffer gelöst worden ist. Auch die Satellitenzellen und die Nervenfasern sind deutlich gefärbt. b Fluorescenz. Weiß die im Mikroskop leuchtend gelbgrünen Zellen, etwas weniger hell die Satelliten. Die Nervenfasern treten im Schwarzweißbild zurück, da ihre helle rotorange Farbe vom Film zu dunkel abgebildet wird.

Gangliosid-Speicherung bei Tay-Sachs-Schafferscher *amaurotischer Idiotie*. BRANTE (1952) machte — leider sehr knappe — ähnliche Angaben für den *Gargoylismus*.

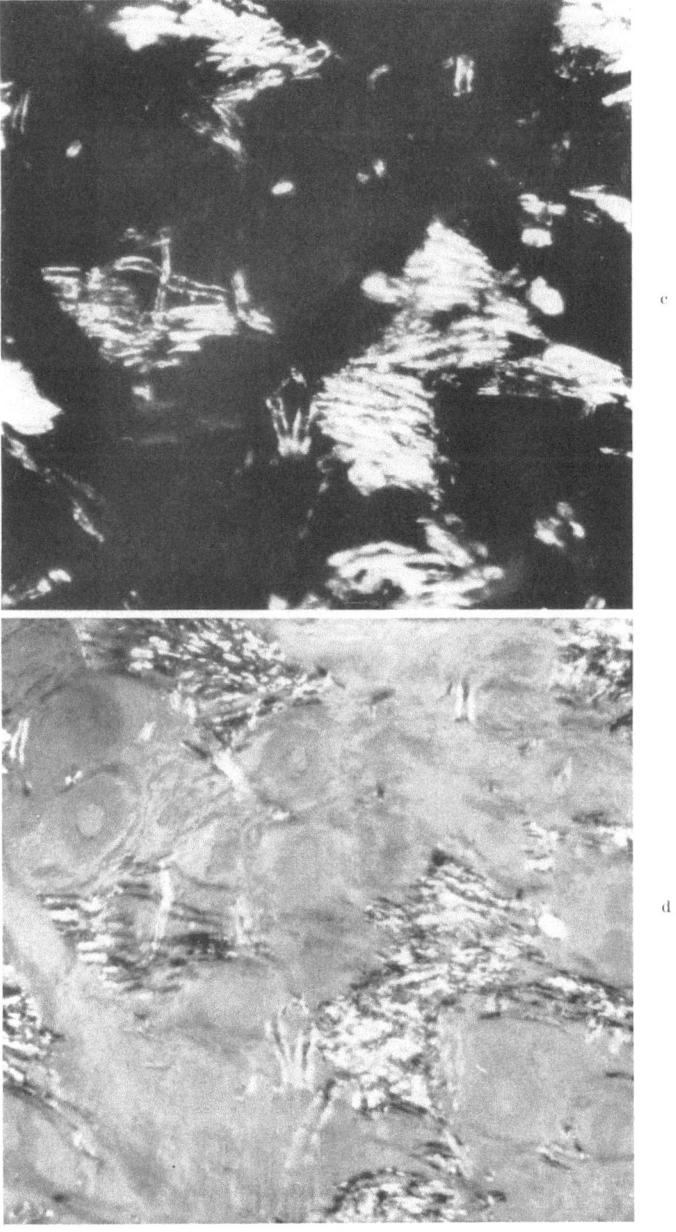

Abb. 253 c u. d. c Die Nervenfasern treten im polarisierten Licht hervor, sie treten in dickeren Bündeln zwischen jeweils zwei Zellnestern hindurch. (Schwingungsrichtung der Nicols in den Bilddiagonalen.) d wie c, aber über Kompensator nach BRACE-KÖHLER $1/_{10}$ λ. In Subtraktionslage (parallel zu den seitlichen Bildrändern) bleiben die Markscheiden der Fasern und die Kernmembranen der Ganglienzellen hell, in Additionslage (parallel zum oberen und unteren Bildrand) löschen sie dagegen aus: Kompensation zu Null. Achsenzylinder umgekehrt!, jedoch ist dies nicht überall deutlich. Die Kernmembranen besitzen also positive Sphäritstruktur ähnlich Myelinkugeln. Unfix. Gefrierschnitt. Eosin S Äthylester bei pH 4,95. Glycerineinschluß. 130:1.

Vergleiche zwischen dem *Glutathiongehalt* motorischer und sensibler Neurone stellte ROSKIN (1955) an. Während motorische Rückenmarkszellen schwache bis deutliche Reaktionen (+ bis ++) gaben, konnten für Spinalganglienzellen

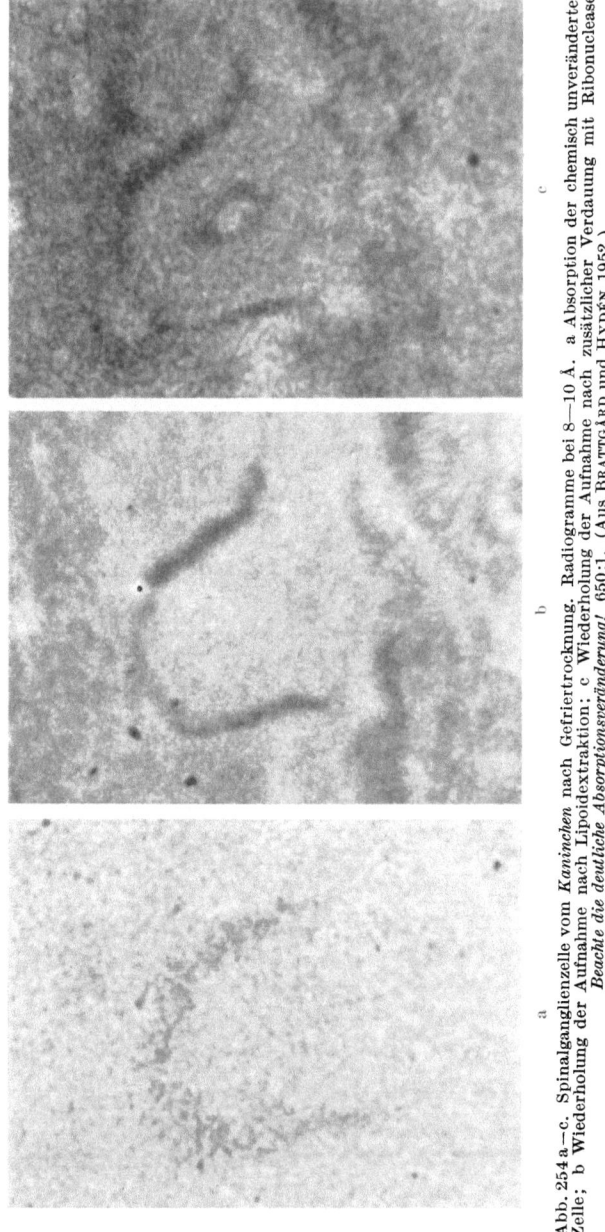

Abb. 254 a—c. Spinalganglienzelle vom *Kaninchen* nach Gefriertrocknung. Radiogramme bei 8—10 Å. a Absorption der chemisch unveränderten Zelle; b Wiederholung der Aufnahme nach Lipoidextraktion; c Wiederholung der Aufnahme nach zusätzlicher Verdauung mit Ribonuclease. *Beachte die deutliche Absorptionsveränderung!* 650:1. (Aus BRATTGÅRD und HYDÉN 1952.)

wesentlich höhere Werte (++ bis +++) ermittelt werden, die nur noch von den zugehörigen Axonen übertroffen wurden.

Bei *Hunden* wies SULKIN (1955) ein bisher unbeachtetes *Mucoprotein* nach. Zuerst hatte der Autor perjodsäure-leukofuchsin-positive Substanzen nur in den

Zellen seniler *Hunde* gefunden, wo sie in großen Mengen eingelagert werden und gröbere Granula bilden. Im Gegensatz zu Lipofuscin färbten sich die fraglichen Körnchen nicht mit Sudanschwarz, wohl aber metachromatisch rot mit Toluidinblau (Lipofuscin dagegen orthochromatisch blau). Lipofuscin gibt mit Schiffschem Reagens positiven, die Sulkinschen Granula aber negativen Ausfall der Reaktion. Um Lipoide dürfte es sich hiernach kaum handeln, jedenfalls nicht um das Lipopigment Lipofuscin. *Glykogen*reaktionen blieben ebenfalls erfolglos. Eine weitere Untersuchungsreihe brachte den Beweis, daß die fragliche Substanz auch in den Zellen junger Hunde von der 2. Lebenswoche an vorhanden ist,

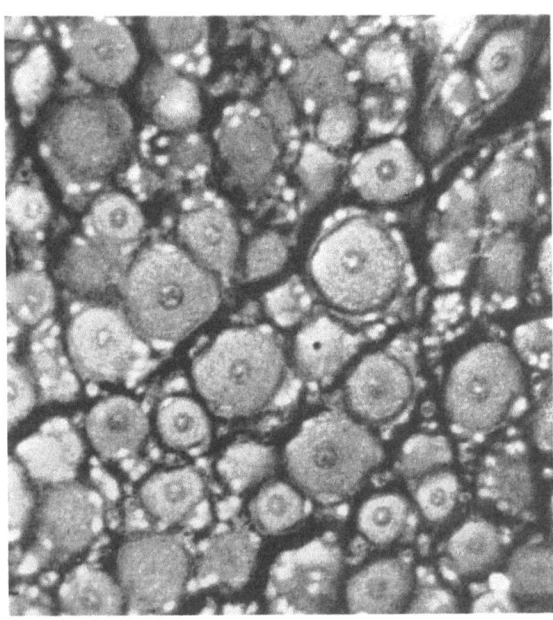

Abb. 255. Übersichtsaufnahme eines Spinalganglions vom *Kaninchen* bei 8—10 Å. Scharf definierte Nucleoli und Kerne, relativ geringeres Absorptionsvermögen des Cytoplasmas. Näheres im Text. Carnoy-Fix., etwa 180:1. (Original von H. HYDÉN-Göteborg.)

jedoch in wesentlich geringerer Konzentration und nur in Form feinster, sehr locker verteilter Granula. Bei Jungtieren mußte das fragliche Mucoprotein jedoch zuerst sulfatiert werden, ehe es mit Toluidinblau metachromatisch reagierte. Nach Oxydation mit Perjodsäure gelang dann auch Aldehydfuchsinfärbung, wobei neben der granulären auch diffuse Substanz demonstriert werden konnte. SULKIN hält mit dieser Reaktion den *Aldehydnachweis* für erbracht. Positive Aldehydfuchsinfärbung nach Sulfatierung wertet er als sicheres Zeichen für die Anwesenheit von *Schwefelsäuregruppen*.

Wie KLENK (1952) mitteilte, beträgt die Kohlenhydratkonzentration der Hirnrinde 80—100 mg-%, was gegenüber Muskulatur oder Leberparenchym mehr als nur wenig ist. Dabei sind in diesen Werten vermutlich auch schon die Kohlenhydratgruppen der Ganglioside miterfaßt. Für sensible Ganglien wurden solche Bestimmungen bisher offenbar nicht durchgeführt, doch zeigen histochemische Glykogendarstellungsversuche nur immer ganz geringfügig positiven Ausfall der Reaktion in den Perikarya, wobei „helle" und „dunkle" Zellen im Sinne fast glykogenfreier und glykogenarmer Elemente unterschieden werden können (Abb. 256, 257).

Ältere Untersuchungen zur Topochemie der Kohlenhydrate liegen vor von SCHABADASCH (1939). Danach enthalten bei der *Katze* 53,5% aller Perikarya im Spinalganglion L_1 Glykogen, nur der Rest soll glykogenfrei sein. Innerhalb der 3 Größenklassen der *Katzen*spinalganglienzelle geben nach SCHABADASCH (1939) folgende Prozentanteile positive Glykogenreaktion:

13—20 μ Durchmesser 17,5%; 25—40 μ Durchmesser 35%; 45—60 μ Durchmesser 89,35%.

Ob diese Werte bei *Nagern* zutreffen, müßte nachuntersucht werden, beim *Rind* liegen sie jedenfalls wesentlich niedriger und sind überdies zugunsten der kleinen Zelldurchmesser verschoben (SCHARF und ROWE 1958). SCHUBEL (1954/55)

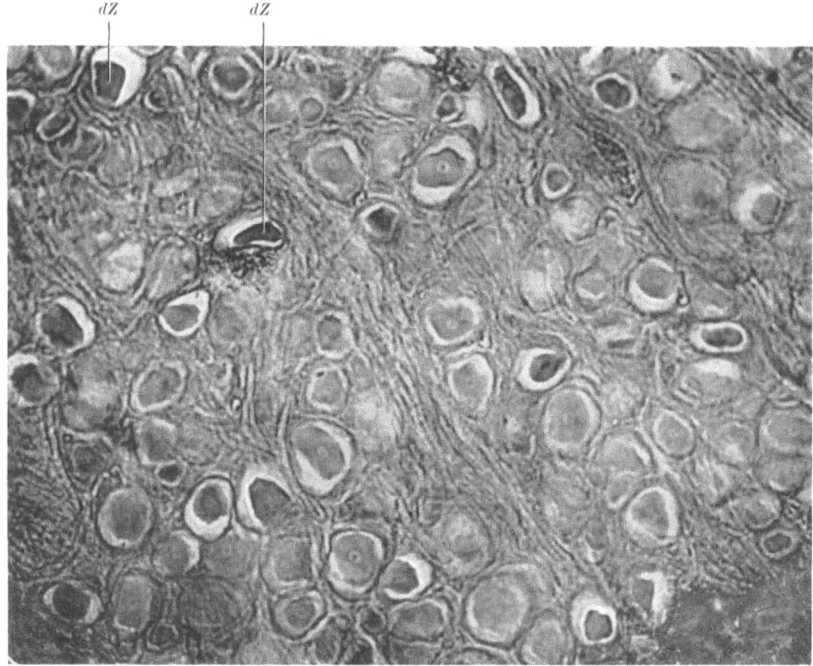

Abb. 256. Ganglion semilunare vom *Rind*: Glykogennachweis in den Satelliten und den „dunklen" Zellen (*dZ*). In den „hellen" Zellen zeigen nur Nucleolus und Kernmembran eine Reaktion. Glykogenfärbung nach BAUER. 92:1. (Nach SCHARF und ROWE 1958.)

fand die Perikarya (Dorsalzellen!) des Nucleus mesencephalicus nervi trigemini („Nucleus magnocellularis" der Autorin) bei *Rana temporaria* und *Xenopus laevis* reich an Glykogen. Diese intracellulären Polysaccharide waren durch Speichel oder Diastase nicht auflösbar, wurden jedoch in einem polyvalenten Enzymgemisch aus amylolytischen, proteolytischen und lipolytischen Fermenten verdaut.

DICULESCU, BORDA, PAŞTEA und OPRESCU (1957) möchten die positive Reaktion der „Kissschen Polygonalzellen" (multangulären Elemente) mit Perjodsäure-Leukofuchsin deren Gehalt an Galaktolipiden zuordnen. Diese Meinung ist vom histochemischen Standpunkt durchaus als naheliegend anzuerkennen, jedoch kann den Autoren nicht darin zugestimmt werden, daß die multangulären Elemente *selektiv* durch die PAS-Reaktion darstellbar sind. Es färben sich auch andere Elemente (SCHARF und ROWE 1958).

Als die am längsten bekannten Fermente der Spinalganglienzelle beschrieb BIELSCHOWSKY (1928, 1935, Literatur) eingehend die *Oxydasen*, wobei er ältere

Bearbeiter wie PIGHINI (1912), MARINESCO (1924) u. a. zitierte. Da den Schilderungen BIELSCHOWSKYs nicht mit Sicherheit zu entnehmen war, ob labile und/oder stabile Oxydasen vorkommen, versuchten SCHARF und ROWE (1958) in eigenen Untersuchungen diese Frage am Ganglion semilunare des *Hausrindes* zu klären.

Stabile Oxydasen konnten nicht mit Sicherheit nachgewiesen werden, wohl aber labile, die freilich vorsichtiger als ,,labile Phenolasen" bezeichnet werden sollten[1]. Abb. 258 und 259 demonstrieren den Erfolg der Reaktion (,,Nadi-

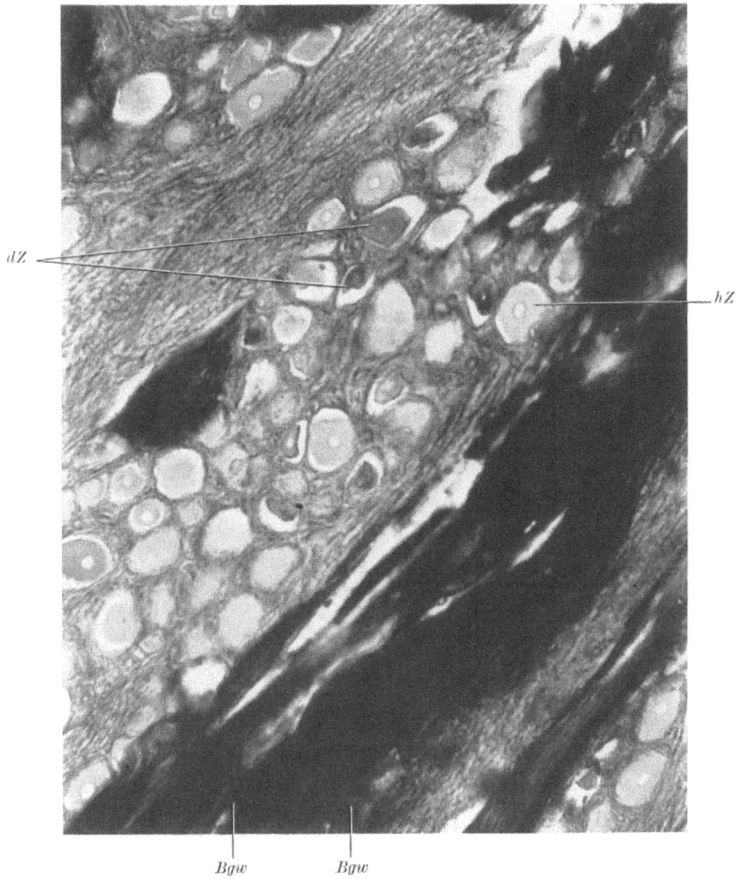

Abb. 257. Verteilung der perjodsäure-leukofuchsin-positiven Substanzen im Ganglion semilunare vom *Rind*. Das Bindegewebe (*Bgw*) reagiert wesentlich kräftiger als die Satelliten und die ,,dunklen" Zellen (*dZ*). Angefärbt sind ferner die Nervenfasern, dagegen reagieren in den ,,hellen" Zellen (*hZ*) nur schwach die Kernmembran und bisweilen der Nucleolus. McManus-Hotchkiss-Methode. 92:1. (Präparat von C. P. ROWE.)

Reaktion" nach GRÄFF). Die höchsten Aktivitäten zeigten im allgemeinen die großen ,,hellen" Zellen des Nissl-Bildes und der allgemeinen Färbehistologie, die nach SCHARFs (1951b) Befunden nur wenig Lipoide enthalten. Geringere Massierung der Fermentgranula fand sich in den kleinen, sonst ,,dunklen" Zellen, sehr schwache in Nervenfasern. Die Satelliten verhielten sich unterschiedlich;

---

[1] Über die Nadi-Reaktion besteht noch keine einheitliche Auffassung. Andere Autoren (z. B LISON, SCHÜMMELFEDER) vertreten die Meinung, die G-Nadi-Oxydase sei mit der Cyto.chromoxydase (WARBURG-KEILIN) identisch (hierzu s. Literaturübersicht bei HARMS 1957).

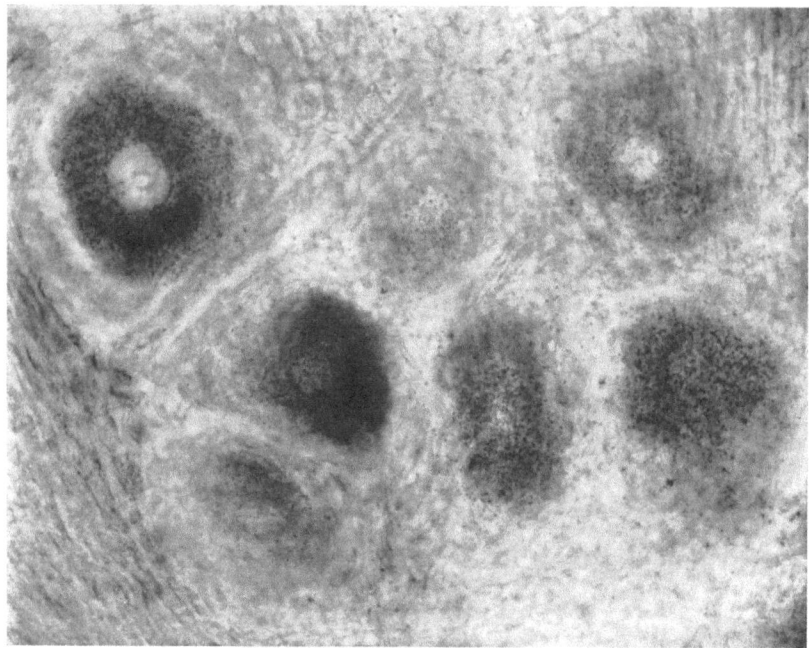

Abb. 258. Oxydasen-Verteilung („Labile Phenolasen") im Ggl. semilunare des *Rindes*. Die höchste Fermentaktivität ist in den großen sog. „hellen" Zellen lokalisiert. Die Kerne enthalten keine Fermenteiweiße. Schwache Reaktion auch der Nervenfasern. Unfix. Gefrierschnitt, α-Naphthol-Dimethyl-p-phenylendiamin·HCl nach GRÄFF bei pH 7,8, 265:1. (Aus SCHARF und ROWE 1958.)

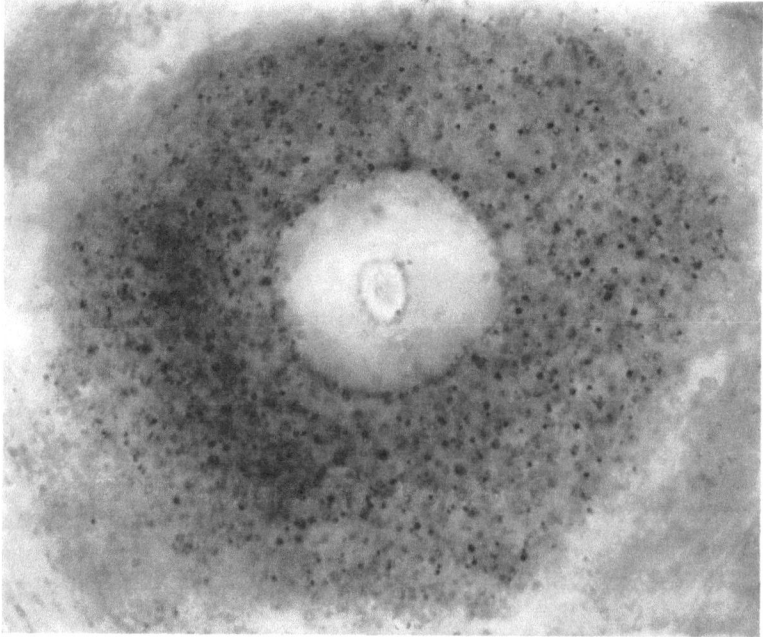

Abb. 259. Große Spinalganglienzelle aus dem Ggl. semilunare vom *Rind* mit typischer diffuser Verteilung der Oxydasegranula. Der Kern enthält nur zwei bis drei Fermenteiweißgranula, die meist an der Nucleolarmembran liegen. Das Satellitenzellprotoplasma tritt nicht in Erscheinung. Unfix. Gefrierschnitt, Oxydase-Reaktion nach GRÄFF (wie Abb. 258), 935:1. (Präp. von C. P. ROWE.)

meist waren sie fast fermentfrei, wie auch die Kerne regelmäßig ausgespart blieben und höchstenfalls 2—3 Granula am Nucleolus zeigten.

Interessant sind die Befunde von SCHARF und ROWE (1958) über *Peroxydasen*. Typische runde Zellen enthielten, fast gleichmäßig im ganzen Protoplasten verteilt, schüttere Fermenteiweißkörnchen, die sich auch in den Conus erstreckten, im zellferneren Axon dagegen fehlten. Sehr dicht waren die Granula in den atypischen Elementen vertreten (Abb. 260), die bei älteren *Rindern* besonders in Gestalt der „gefensterten" Zellen im Trigeminusganglion häufig anzutreffen sind. Bei stärkerer Vergrößerung an nicht zu dicken Schnitten zeigt sich regelmäßig Aggregation der Peroxydasegranula zu Schollen, die oberflächlich an Tigroidballungen erinnern. Die Kerne der Ganglienzellen sind fast aktivitätsfrei. Dagegen kommt

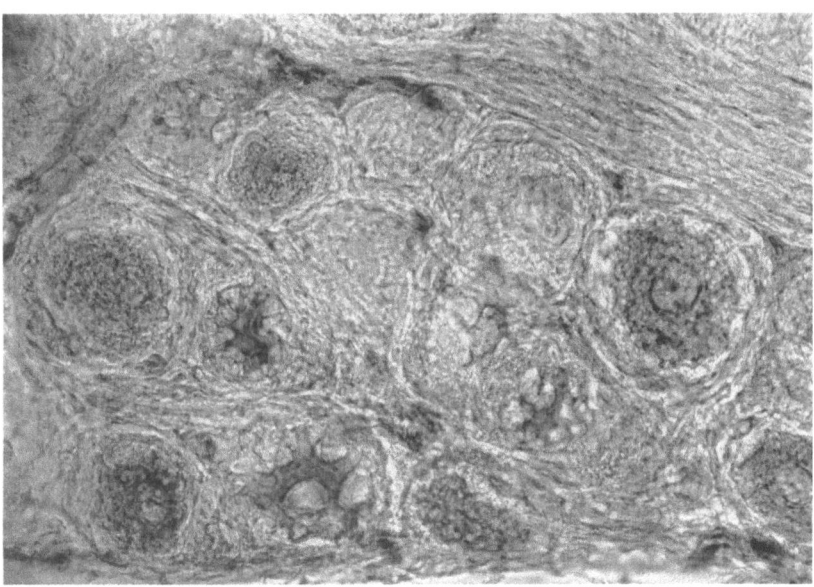

Abb. 260. Peroxydasen-Verteilung im Ganglion semilunare des *Hausrindes*. Die typischen runden Zellen zeigen geringere Fermentaktivität als die atypischen (pseudomultipolaren, gefensterten). Unfix. Gefrierschnitt, Peroxydase-Reaktion mit Ammoniummolybdat-Benzidin-H_2O_2 nach DE ROBERTIS und GRASSO, 230:1. (Aus SCHARF und ROWE 1958.)

es zur Anreicherung an der Außenseite der Kernmembran (Abb. 261), was wiederum Ähnlichkeit mit den Befunden HAMBERGERs (1949) und HYDÉNs (1952) über die Tigroid-Regeneration aufzeigt. Da Peroxydasen Fe enthalten (vgl. HIRSCH 1955, Literatur) und auch die Nissl-Substanz lange als eisenhaltig bekannt ist (MACALLUM 1898, SCOTT 1899), wäre es offenbar lohnend, die Zusammenhänge zwischen Peroxydaseaktivität und Tigroid zu erforschen. Die Peroxydasenkonzentration der Satelliten ist sehr geringfügig.

Bernsteinsäuredehydrogenase wurde durch SCHARF und ROWE (1958) ebenfalls in den sensiblen *Rinder*trigeminuszellen nachgewiesen. Die Konzentration dieses Fermentes läuft nicht den färbehistologischen Zelltypen oder Größenklassen parallel. Vielmehr gehören sowohl fermentreiche als granulaarme Elemente allen Kategorien an (Abb. 262). Enthält ein Perikaryon reichhaltig Fermentkörnchen, so verdecken diese oft in dickeren Schnitten den Kern, der selbst frei von Aktivitäten bleibt, wie auch die Circumnuclearzone des Endoplasmas (Abb. 263, 264). Die Zellmembran färbt sich stellenweise im Farbton der Fermentgranula an, was offenbar damit zusammenhängt, daß die Grenzschicht der Diffusion des

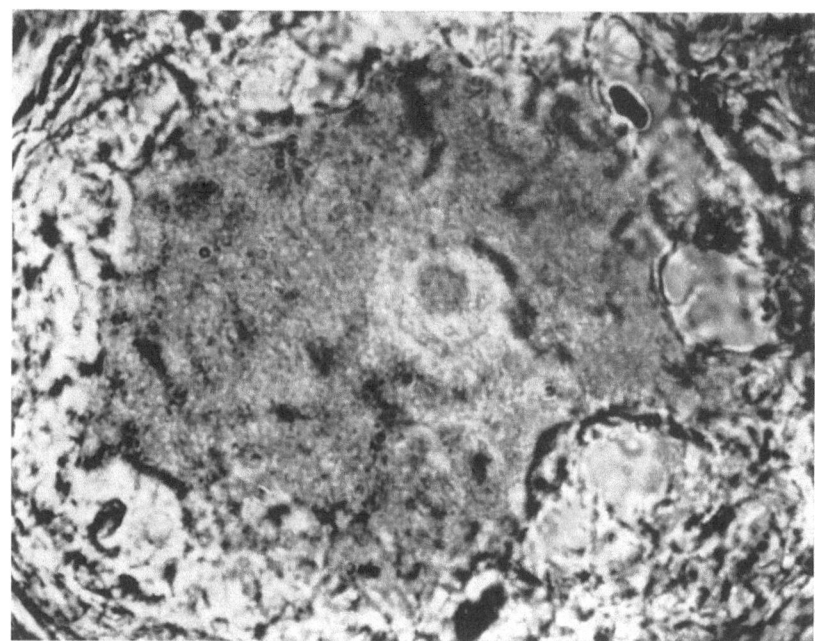

Abb. 261. Gefensterte Zelle aus dem Ggl. semilunare des *Rindes*. Die Fermenteiweißgranula sind in der ganzen Zelle verteilt und zeigen stellenweise Aggregation. Das Karyoplasma enthält nur spärlich Peroxydasen. Unfix. Gefrierschnitt, Peroxydase-Reaktion nach DE ROBERTIS und GRASSO (wie Abb. 260). 935:1. (Präp. von C. P. ROWE.)

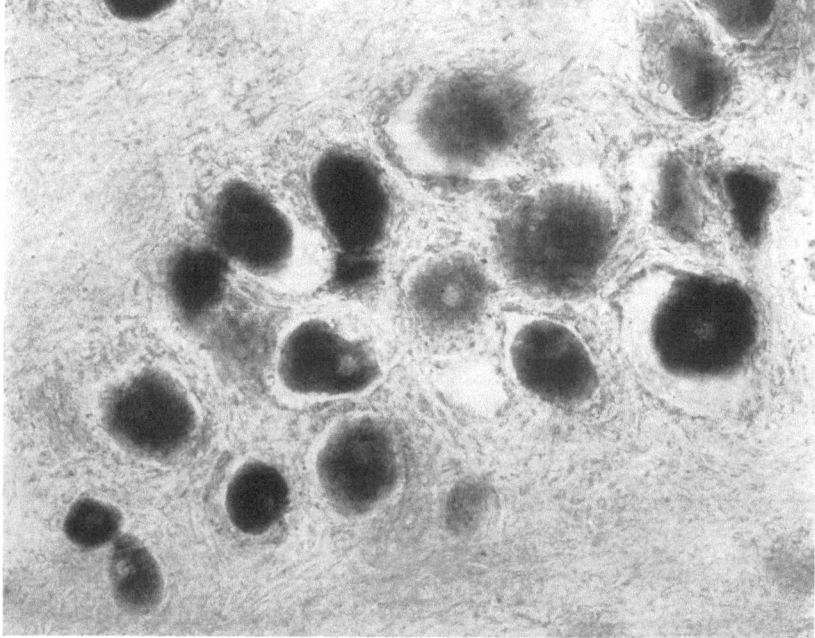

Abb. 262. Die Dichte der Fermentgranula als Maß für die Bernsteinsäuredehydrogenaseaktivität ist nicht typisch an eine der Zellgrößenklassen gebunden. Es gibt große und kleine fermentarme Zellen wie auch große und kleine fermentreiche. Ganglion semilunare vom *Rind*. Reaktion nach NEUMANN, 230:1. (Aus SCHARF und ROWE 1958.)

Fermentes Widerstand entgegensetzt; eine primäre Aktivität der Membran ist indes unwahrscheinlich. Satelliten und Interstitium weisen nur sporadisch einzelne Granula auf (Abb. 263).

Phosphatasen (Abb. 265, 266) wurden häufiger bestimmt; es sei an die Untersuchungen von ROSSI, PESCETTO und REALE (1951, 1953, s. S. 90) erinnert. An Spinalganglien der *Taube* bemerkten SHIMIZU, HANDA, HANDA und KUMAMOTO (1950) ein Überwiegen der sauren Phosphatase über die alkalische in Perikarya, Achsenzylindern und Neurokeratinresten der Markscheiden beim Normaltier. Unter *Vitamin B-Mangel* stieg das alkalische Ferment zu Lasten des sauren an,

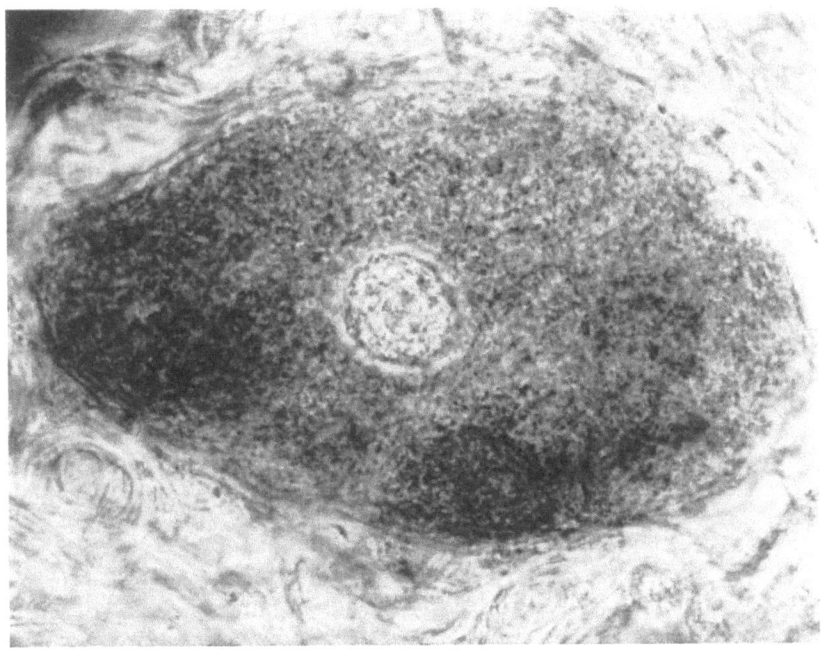

Abb. 263. Große Spinalganglienzelle aus dem Ganglion semilunare vom *Ochsen*. Bernsteinsäuredehydrogenase-Granula liegen dicht im ganzen Protoplasten verteilt, nur der Kern bleibt frei. Um die Kernmembran eine schmale fermenteiweißfreie Zone. Die Satelliten zeigen keine Aktivität. Bernsteinsäuredehydrogenase nach NEUMANN, 935:1. (Präp. von C. P. ROWE.)

Substitution mit Vitamin B stellte bei diesen Tieren die normalen Verhältnisse rasch wieder her. Allgemein fanden die Autoren größeren Fermentreichtum in Nervenzellen als in deren Fortsätzen.

Um mühelos an Stelle von Silberreduktionsmethoden die Neurone sensibler Ganglien bei *Mensch*, *Rind* und *Hund* anfärben zu können, bediente sich BURKHARDT (1953) des Phosphatasenachweises. Histochemische Auswertung der Präparate unterblieb. Immerhin ist der Studie zu entnehmen, daß die saure Glycerophosphatase streng auf die spezifisch nervösen Strukturen der Ganglien beschränkt war, während das alkalische Ferment auch in Satelliten, Endoneuralscheiden der Perikarya und interstitiellem Bindegewebe auftritt. Die Autorin stellte fest, daß die „multangulären Zellen" im Sinne von BLAIR, BACSICH und DAVIES (1935) nur einen Fortsatz entsenden. Bei einem Kind von 2 Jahren fand BURKHARDT auch eine echte Multipolare in der Kapsel eines Spinalganglions, beim *Rind* überdies häufig *runde* Zellen mit Paraphyten.

Während SCHARF und ROWE (1958) die Befunde BURKHARDTs (1953) bestätigten, wonach die Aktivität der *sauren* Phosphatase in allen Zellen eines Ganglions gleich hoch ist, fanden sie im Gegensatz zu IRAZOQUE und DEMAY (1951) Uneinheitlichkeit in der Verteilung der *alkalischen* Phosphatase ohne eindeutige Beziehung zu den Zellgrößenklassen. Die beiden französischen Autoren stellten an allen Zellen positive Reaktion fest, sie sollte aber an den kleinen „dunklen" Zellen deutlich intensiver ausfallen als an den großen „hellen", die nur im peripheren Cytoplasmasaum eine tiefere Schwärzung zeigten. SCHARF und ROWE (1958) bestätigen zwar die Intensitätsunterschiede, betonen aber, daß eine Regelhaftigkeit im Sinne des „Hell"-„Dunkel"-Dualismus keineswegs sicher ist. Da diese Regellosigkeit auch für andere untersuchte Fermente gilt, sehen SCHARF und ROWE (1958) in unterschiedlicher Enzymaktivität von Zelle zu Zelle verschiedene Stoffwechselfunktionsphasen der Perikarya, dagegen halten sie den mit anderen Methoden nachweisbaren, größenklassenabhängigen „Hell"-„Dunkel"-Gegensatz für eine Differenz im physikochemischen und topochemischen Aufbau der Protoplasten. Die Satelliten enthalten eindeutig Phosphatasen.

Zum Nachweis *mineralischer Bestandteile* bedient man sich gewöhnlich der Mikroveraschung. G. H. SCOTT (1933) stellte Spodogramme von Spinalganglien her. Trotz erheblicher Schrumpfung während der Incineration konnten Zellformen und -bestandteile gut identifiziert werden. Der Nucleolus trat als mineralienreichster Zellbestandteil besonders deutlich hervor, seine weiße Asche war anisotrop. Reichlich anorganische Substanzen enthielten auch die freilich nur spärlichen Chromatinbröckel des Kernes; die Nuclearmembran trat deutlich in Erscheinung. Das Tigroid war zu gelber eisenoxydhaltiger Asche verbrannt, der Conus frei von Mineralrückständen. Der letztere Befund wurde auch von KRUSZYŃSKI (1938) vermerkt, der Spodogramme der Ganglien von *Säugern (Katze, Meerschweinchen, Ratte, Kaninchen)* und *Amphibien (Amblystoma, Rana esculenta, Salamandra maculosa, Triton)* präparierte. Neuroblasten führten mineralienreiche Kerne und -armes Plasma, während reife Neurone Asche vor allem von Plasma, Nucleolus, Kernmembran und Tigroid zurückließen. In den Ascheresten wurde Ca, Mg, Fe und K nachgewiesen. Die Unterschiede zwischen „hellen" und „dunklen" Perikarya im Spodogramm nach BLAIR, BACSICH und DAVIES (1936, *Katze*) wurden bereits auf S. 206 referiert (Abb. 155A und B). Im übrigen sei auf die Darstellungen HINTZSCHEs (1938, 1956) verwiesen.

Während SULKIN und KUNTZ (1948) in vegetativen Zellen regelmäßig Ascorbinsäure nachweisen konnten, vermißten sie eine positive Reaktion in einem Teil der Perikarya des Ganglion nodosum bei *Mensch, Katze, Meerschweinchen* und *Ratte*. Im Spinalganglion war überhaupt kein Vitamin C zu finden, auch nicht nach Zufuhr hoher Dosen.

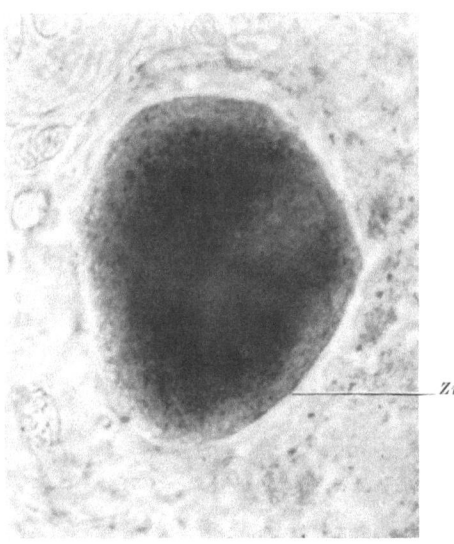

Abb. 264. Kleine Spinalganglienzelle mit Bernsteinsäuredehydrogenasegranula. *Ochse*, Ggl. semilunare. Außerordentlich hohe Aktivität, die Zelle ist so mit Fermenteiweiß vollgepfropft, daß der Kern fast völlig verdeckt wird. Scharfe Abbildung der Zellmembran (*Zm*), die sich ebenfalls rot färbte, möglicherweise bot sie ausdiffundierenden Fermenteiweißen eine Barriere. Reaktion nach NEUMANN, 935:1. (Präp. von C. P. ROWE.)

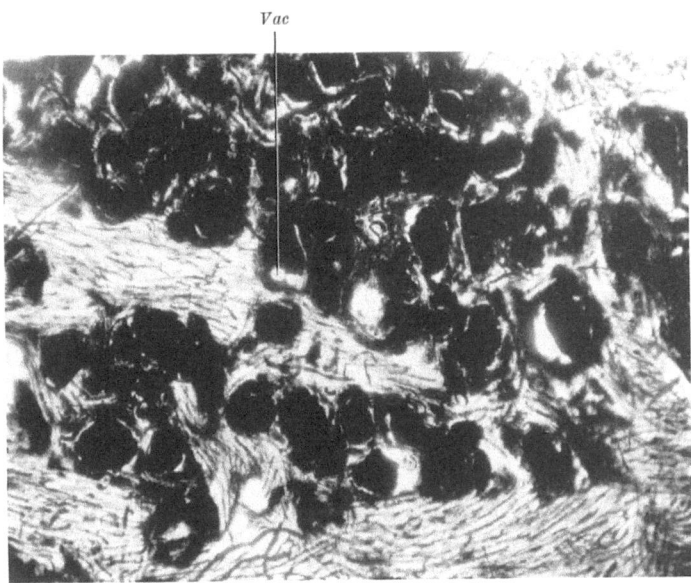

Abb. 265. Nachweis der sauren Phosphatase im Ganglion semilunare des *Rindes*. Alle Perikarya zeigen etwa gleiche Aktivität, so daß „helle" und „dunkle" Zellen nicht unterscheidbar sind. Hohe Aktivität auch in den Satelliten und in allen Achsenzylindern. *Vac* eine vacuolisierte Zelle. Saure Phosphatase (Blei-Methode) nach GOMORI, 92:1. (Aus SCHARF und ROWE 1958.)

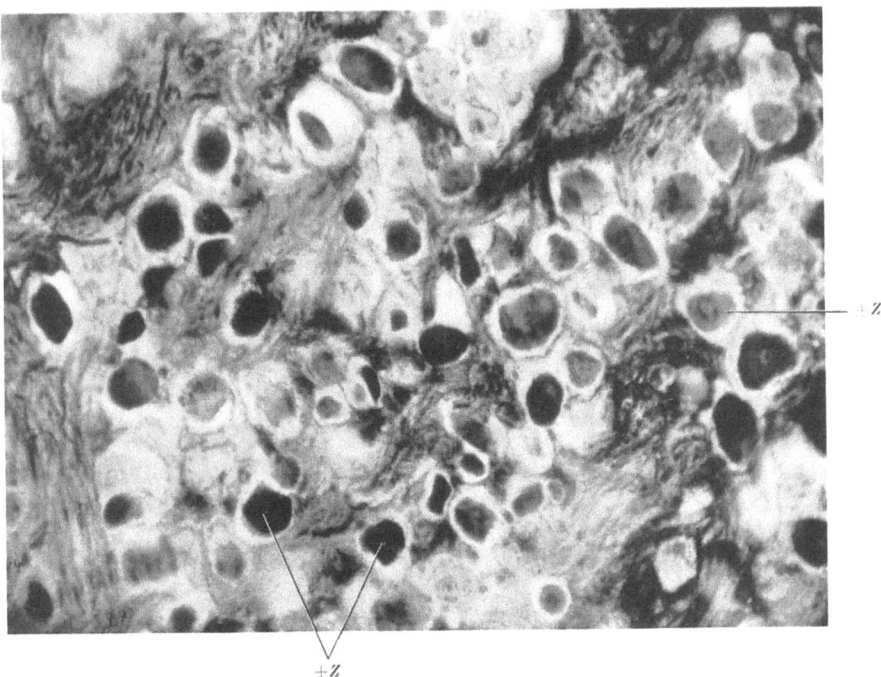

Abb. 266. Nachweis der alkalischen Phosphatase im Ganglion semilunare des *Rindes*. Neben den Achsenzylindern zeigen zahlreiche Spinalganglienzellen (+Z) sehr hohe Fermentaktivität, so daß diese von fermentarmen Zellen (±Z) deutlich abgrenzbar sind. Die Satelliten sind arm an alkalischer Phosphatase. Alkalische Phosphatase (Calcium-Kobalt-Methode) nach GOMORI, 92:1. (Aus SCHARF und ROWE 1958.)

V. Vitalfärbung.

Ein bedauerlicherweise gröblich vernachlässigtes, trotzdem aber sehr wichtiges Gebiet ging TSCHETSCHUJEVA (1930) an. Die älteren Methylenblaufärbungen meist supravitaler Ganglien, nur selten lebender Tiere, können nicht hierher gerechnet werden. TSCHETSCHUJEVA beschrieb eine bevorzugte Trypanblauspeicherung in den ,,dunklen" Neuronen, während die Satelliten auch ,,heller" Perikarya generell stark den Farbstoff aufnahmen. NAWZATZKY (1934) injizierte *Mäusen* 5—6mal im Abstand von jeweils 48 Std 1%ige Trypanblaulösung. Die Ergebnisse der Studie stimmen im wesentlichen mit denen der Voruntersucherin überein. Große ,,helle" Zellen blieben farblos, dagegen speicherten große ,,dunkle" Neurone die Farbanionen in feinen granulären Zusammenballungen, die kleinen ,,dunklen" Perikarya dagegen grobe blaue Granula. Grundsätzlich fand sich diffuse Ablagerung im gesamten Cytoplasma. Intensiver als die Nervenzellen waren die Satelliten gefärbt, wobei speichernde über farblose der Zahl nach überwogen. NAWZATZKY glaubte, die Satelliten schützten die Perikarya nicht, eher sei dies von seiten des Bindegewebes zu erwarten. Als Begründung hierfür zog die Autorin die stärkere Ausbildung der Endoneuralhülle der großen ,,hellen" Zellen heran. Da sich Sympathicus-Neurone wie kleine ,,dunkle" Spinalganglienzellen verhielten, dachte NAWZATZKY daran, daß auch diese vegetative Funktionen ausüben könnten. Dieser Schluß ist keineswegs als zwangsläufig zu bezeichnen (vgl. den ähnlichen Irrtum bei KISS 1932, 1957).

SELL (1935) arbeitete nach gleichem Plan ebenfalls mit *Mäusen*. Nur $1/6$ aller Zellen des Ganglion semilunare hatte gespeichert; meist waren dies große und mittelgroße Elemente mit diffuser Granulierung im ganzen Cytoplasma. Die Farbkörner zeigten stets gröberes Kaliber als in vegetativen Zellen. Oft färbte sich nur ein Keil des Protoplasten, die Spitze zeigte zum Kern. An der Basis der tingierten Sektoren fand sich kräftige Vitalfärbung der Satelliten und des umgebenden Bindegewebes. Wie TSCHETSCHUJEVA (1930) und NAWZATZKY (1934) beobachtete auch SELL (1935) intensive Speicherung in den Satelliten, auch in denjenigen, die farblos gebliebene Neurone einhüllten. In vegetativen Ganglien war die Ausbeute vitalgefärbter Perikarya weitaus reichlicher als in sensiblen. Wie NAWZATZKY stellte SELL die Ähnlichkeit des Verhaltens von vegetativen und kleinen sensiblen Ganglienzellen heraus, ohne jedoch auf gleiche Funktion beider Typen zu schließen. Die allerkleinsten Elemente speicherten nach SELLs Befunden meistens nicht.

CHRIST (1937) injizierte *Mäusen* 1—30mal innerhalb von 1 bis zu 71 Tagen variierter Versuchsdauer vier verschiedene anodische (saure) Vitalfarbstoffe. Am kräftigsten wurde Trypanblau gespeichert, ein Drittel von dessen Intensität erreichten Diaminblau und Diaminschwarz, ohne Erfolg wurde Lithioncarmin angewandt. Die Speicherung erfolgte stets granulär. Mantelzellen und Neuroplasma wiesen gleich intensive Farbtönung auf. Chondriosomen wurden weder in Neuronen noch in Amphicyten tingiert.

CHRIST (1937) beobachtete so gründlich und ging nach einem so günstigen Zeitplan vor, daß ihm Einzelheiten auffielen, die von allen Voruntersuchern übersehen worden waren. In der frühesten Phase waren nur Elemente des Bindegewebes mit Farbstoffpartikeln beladen, später nahmen die Mantelzellen die Farbstoffmolekülionen auf und erst nach längerer Zeit die Ganglienzellen selbst. CHRIST lehnte die Ansicht TSCHETSCHUJEVAs (1930) ab, nach der eine Bevorzugung der ,,dunklen" Perikarya bestehen sollte; die Speicherung erfolge vielmehr völlig regellos und auch Unterschiede in der Ablagerungsform seien nicht nachzuweisen. Typenunterschiede sollen nach CHRIST nicht in Erscheinung treten. Die erwähnte Zeitenfolge der Speicherung in den drei konzentrisch geordneten Geweben kann nach CHRIST im Sinne des Stöhrschen Begriffes der „funktionellen Einheit" nur erklärt werden, wenn man Rückresorption der Granula aus der Ganglienzelle in die Satelliten annehme. Erst wenn die Mantelzellen erschöpft seien, stagniere die Elimination und das Neuroplasma halte dann die Farbstoffteilchen fest. Näher liege freilich die Vorstellung, daß zwischen Satelliten und Ganglioplasma eine Grenze (semipermeable Membran) existiere, die dem *Eindringen* der Farbstoffionen entgegenwirke.

Mit Vitalfarbstoffen, vor allem radioaktivem Dijodfluorescein (ein erythrosinähnlicher Farbstoff), hat BRIERLEY (1955) neuerlich interessante Untersuchungen über die Verteilungskoeffizienten Zentralnervensystem/peripheres Nervensystem durchgeführt. Eine ausführliche Abhandlung dieser Untersuchungen würde indes den Rahmen dieser Handbuchdarstellung sprengen, weshalb auf das Original verwiesen sei.

Die Vitalfärbung wäre zweifellos ein dankbares Arbeitsgebiet, das sehr viele neue Gesichtspunkte ergeben und alte Polemiken beschließen könnte, nicht zuletzt durch Einführung der noch viel empfindlicheren Vitalfluorochrome.

VI. Altersveränderungen.

Am längsten bekannt ist die Zunahme der *Pigmentation* sensibler Nervenzellen mit fortschreitendem Alter des Individuums. Hierüber wurde schon eingehend berichtet (s. S. 267 ff.). Wenn man sich MÜHLMANNs (1901) Auffassung zu eigen machen wollte, nach der die Pigmentbildung eine Altersveränderung im Sinne einer Fettmetamorphose sein soll, käme man zu der These, daß die Altersveränderungen der sensiblen Ganglien beim Menschen schon in frühester Kindheit einsetzen, nämlich sofort nach der Geburt (HERMANN 1951: 1% pigmentierte Zellen), spätestens aber im 7. Lebensjahr (PILCZ 1895, ZEGLIO 1936: 17% pigmentierte Zellen). Diese Annahme dürfte wenig sinnvoll sein, denn zu diesem Zeitpunkt hat ein großer Teil der sensiblen Perikarya überhaupt noch nicht seine definitive Größe erreicht. Daher scheinen neuere Vermutungen eher zuzutreffen, wonach das Lipofuscin als eine stoffwechselwichtige Substanz gelten soll (s. S. 271). Eine wirkliche Altersveränderung scheint dagegen der abundante Anstieg des Lipofuscin-Pigmentationsgrades jenseits des 50. Lebensjahres (PILCZ 1895, ZEGLIO 1936, HERMANN 1951) zu sein, wozu noch das Auftreten von Melanin zu rechnen wäre (PILCZ 1895). Die frühe Lipofuscineinlagerung wäre dann eher ein Reifezeichen, fällt sie doch mit der letzten Wachstumsphase der großen Perikarya vom 6.—10. Lebensjahr (HERMANN 1951) zusammen.

Eine Erfahrungstatsache ist die leichtere *Versilberbarkeit* der Spinalganglienzellen seniler Individuen als der Jugendlicher (s. HERMANN 1951). Hierfür kann eine Änderung des kolloidchemischen Zustandes des Neuroplasmas im Alter als Ursache angenommen werden; freilich fehlen noch spezielle Untersuchungen hierüber.

Es ist seit BÜHLER (1898) bekannt, daß bei allen Wirbeltieren stets ein geringfügiger Teil des Zellbestandes sensibler Ganglien *Degenerationsmerkmale* aufweist, ohne daß Gründe hierfür bekannt wären. Schon während der Embryonalperiode gehen Neuroblasten zugrunde. Da andererseits nach HARMS (1924) bei senilen *Hunden* auffallend viele Zellen bis zum physiologischen Tode „scheinbar ganz normal" bleiben, was mit Ausnahme der Pigmentierung auch für den *Menschen* gilt, können regressive Zellveränderungen bei jugendlichen Individuen nicht einfach als „Altersveränderungen" bezeichnet werden. Vielleicht trifft RAMÓN Y CAJALs (1935) gewollt paradoxe Formulierung „normale Pathologie des Nervensystems" den Sachverhalt am besten. Auch der Begriff der „Physiologischen Degeneration" (STÖHR jr. 1949/50, HAGEN 1951) läßt sich hierfür anwenden, wenn man für die sensiblen Ganglien von vornherein verneint, daß beim Zerfall spezifische Wirkstoffe frei werden sollen.

Wirkliche Altersveränderungen liegen vor, wenn im Senium größere Zahlen degenerierender Zellen auftreten, etwa solche mit Knitterkernen, abnorm geschwollene Nucleoli, Pyknosen oder Plasmahomogenisierung (z. B. HARMS 1924: alte *Hunde*).

Bereits HODGE (1894) stellte fest, daß alte Individuen oft unscharf begrenzte Nucleoli in ebenfalls nicht mehr klar konturierten Kernen besitzen; die Kernkörperchen zerfallen schließlich. Allgemein tritt eine Verminderung der chromatischen Substanz (Tigroid) auf (HODGE 1894, MÜHLMANN 1901, HARMS 1924), während Zellpigment und Kernchromatin (ANDREW 1952) rapid zunehmen.

Wirkliche Altersveränderungen sind auch darin zu sehen, daß TRUEX (1940) beim *Menschen* und *Huhn* im Senium *hyperplastische Neurofibrillen* fand, sicher ein Äquivalent für die Änderung des kolloidchemischen Zustandes. Die Zunahme von *abnormen Zellformen* dürfte auch zur Senilität gehören, worauf im nächsten Abschnitt noch eingegangen wird. TRUEX (1940) sowie TRUEX und ZWEMER (1942) beobachteten wirkliche *fettige Altersdegeneration* in sensiblen Ganglien bei *Mensch, Katze, Ratte* und *Huhn*. Diese Erscheinung darf *nicht* mit der Hyperpigmentation verwechselt werden, da die Kerne bei letzterer intakt bleiben (vgl. Abb. 213, 214). Die wirkliche fettige Degeneration ist durch große fettgefüllte Vacuolen charakterisiert (auch ANDREW 1952).

ANDREW (1941) stellte Ganglienpräparate junger (40. Lebenstag) und seniler *Mäuse* (693 Tage alt) gegenüber. Die Jungtiere zeigten helle, blasige Zellkerne im Ganglion semilunare, die senilen dagegen deutlich basophile. NISSL-Substanz in jugendlichen Zellen war reichlich, in senilen dagegen nur noch spärlich vorhanden, das Cytoplasma der Alterszellen vacuolisiert. Aber auch die Satelliten beteiligten sich an den Altersveränderungen. Im jugendlichen Ganglion semilunare der Maus fand ANDREW (1941) kurze Amphicyten mit sphäroiden Kernen. Im senilen Zustand hatten die Mantelzellen ausgeprägter polygonale Form angenommen und die Kerne waren irregulär („Knitterkerne"). Wenn die Spinalganglienzelle endgültig untergeht, hat sie ihren Kern eingebüßt und wird von Neuronophagen eingehüllt, die als modifizierte, aktivierte Satelliten an großen, hellen, ovalen Zellkernen kenntlich sind.

Daß bei senilen *Hunden* vermehrt *Mucoproteine* von SULKIN (1955) nachgewiesen werden konnten, wurde bereits erwähnt (s. S. 315).

Sehr wichtig scheint ein Befund LEVIS (1925) zu sein, nach dem beim Menschen vom 30. Lebensjahre an ein leichtes, aber signifikantes Absinken der *Volumina* sensibler Zellen erfolgt. Erst später treten dann die Alterszellen RAMÓN Y CAJALS (1905: „células desgarradas", alsbald bestätigt von MARINESCO [1906] und O. ROSSI [1906]) in Erscheinung (Abb. 272). LEVIS Beobachtung verdient Beachtung, weil G. H. J. PEARSON (1928) vom Ende des 3. Dezenniums an graduelles Absinken der Sensibilität als normales, regelmäßiges Vorkommnis feststellen konnte, mit dem partielle motorische Funktionsrückbildungen gepaart sind. CORBIN und GARDNER (1937) ermittelten parallel zu den protoplasmatischen Veränderungen an den Spinalganglienzellen nach Abschluß des 3. Lebensjahrzehntes Verringerung der Nervenfaserzahlen in den Hinterwurzeln.

Nach KISS (1933) verwandeln sich im vorgerückten Alter zunehmend typische runde, sensible Perikarya in irreguläre (polymorphe, „multanguläre") Zellen, die nichtgranuläre osmiophile Substanzen speichern. Im hohen Senium können diese Stoffe nach KISS wieder verschwinden.

Allgemein sei auf die Monographie ANDREWS (1952) verwiesen, wo auch zentrales und vegetatives Nervensystem sowie die Alterung nichtnervöser Gewebe abgehandelt sind. Ohne Zweifel sind die Ganglienzellen die längstlebigen Zellen des Organismus, aber viele von ihnen gehen vor dem Tode des Individuums zugrunde, ohne daß hieraus schwere Schäden erwüchsen. Ersatz für solche „physiologische Degenerationen" gibt es de novo nicht, da Zellteilungen regelmäßig nur sicher an Proneuroblasten und *gelegentlich* an Neuronen Neugeborener beobachtet wurden, später nicht mehr. Die wirkliche Altersinvolution des peripheren sensiblen Nervensystems setzt nach den bisherigen Erfahrungen etwa mit dem 30. Lebensjahre allmählich ein, um sich dann im Senium zu beschleunigen.

VII. Atypische Perikarya sensibler Ganglien.
1. Entdeckung und Vorkommen atypischer multipolarer Elemente.

Neben den pseudounipolaren Perikarya des Prototypus sensitivus und dessen Nebenformen (bipolare, Abb. 146, 147, 224, 225, 227—229; Relaiszellen, Abb. 143 usw.) sowie gelegentlich beobachteten wirklichen multipolaren (sympathischen)

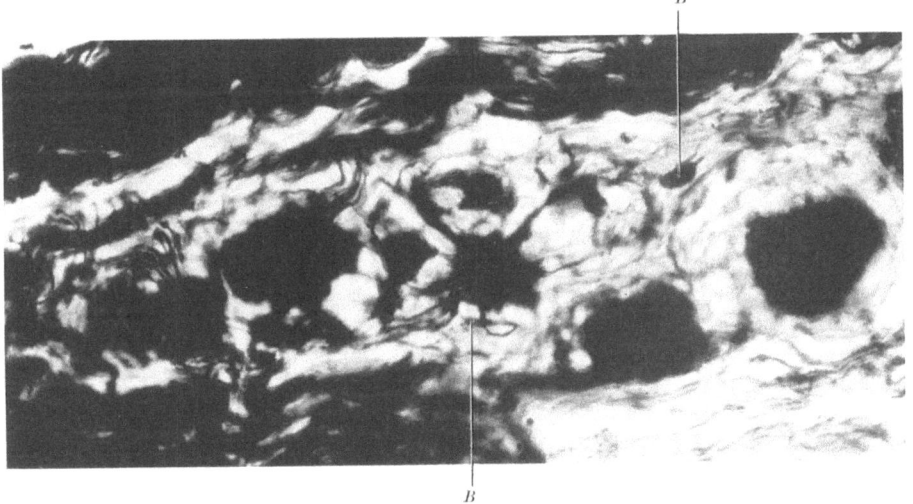

Abb. 267. Gruppe pseudomultipolarer Ganglienzellen aus dem Ganglion nodosum eines 18jährigen *Mannes*. Die Zelle rechts im Bilde zeigt nur eine feine Zähnelung des Protoplasmas, während sich die Zelle in Bildmitte schon sehr der Form des Deitersschen Typs nähert. B = Bolas. Bielschowsky-Methode, 935:1.
(Nach einem Präparat von H. HERMANN aus SCHARF 1957.)

Neuronen (Abb. 113, 131, 288), beherbergt fast jedes sensible Ganglion einige Elemente, die gestaltlich vom Prototyp abweichen, ohne jedoch morphologisch und funktionell einem anderen Typ zu entsprechen.

Oft sind diese Elemente äußerlich multipolar (Abb. 267). Sie wurden daher früher häufig für vegetativ gehalten, was indes nicht oder meist nicht zutrifft. Auch mit den Relaiszellen (DOGIELs Typ II, Abb. 143; Neuron D in Abb. 142) wurden diese Elemente von verschiedenen Autoren zusammengebracht, was ebenfalls nicht bestätigt werden konnte. Viele Anwürfe gegen die Autoren, die im Anschluß an DOGIEL (1896) für synaptische Funktionen sensibler Ganglien eintraten, beruhen auf Mißverständnissen im Hinblick auf atypische Zellen.

Ebenso müssen die schon abgehandelten „multangulären" oder polygonalen Zellen von atypischen Elementen abgetrennt werden (BLAIR, BACSICH und DAVIES (1936).

Es sei also von vornherein betont: Die im folgenden zu besprechenden Zellen sind nicht identisch mit Relaiszellen, vegetativen Neuronen oder multangulären Zellen, sondern Formvariationen spezieller Art des sensiblen Grundtypus. Es gilt nun die Gründe für das Auftreten dieser Elemente zu besprechen.

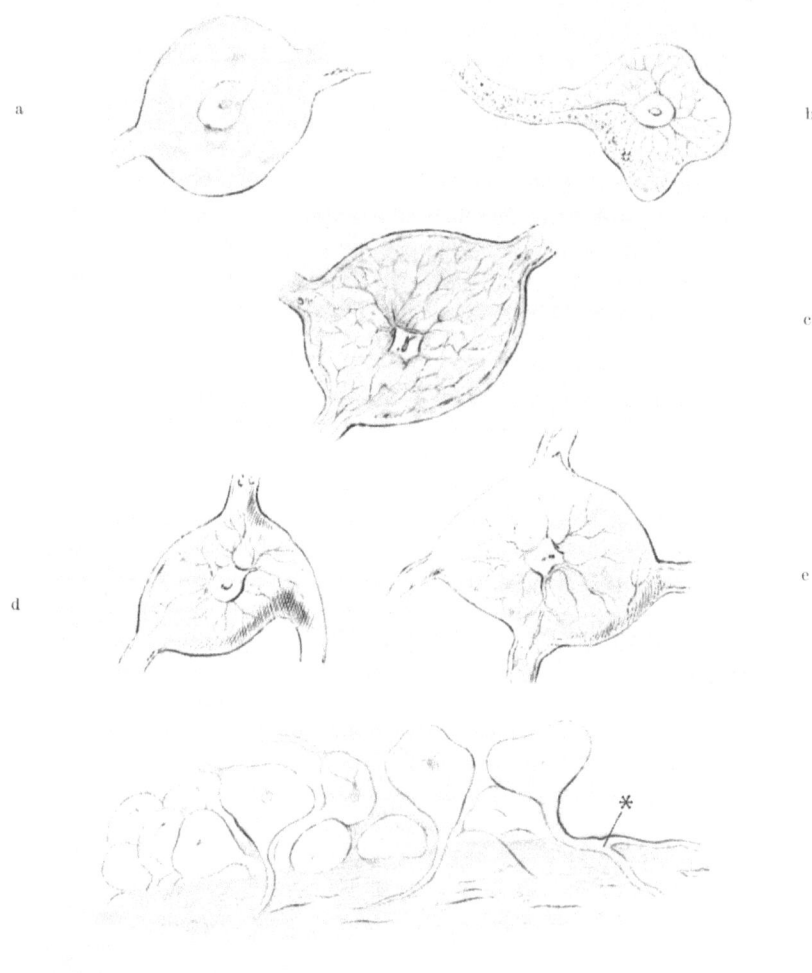

Abb. 268a—f. Erstabbildung multipolarer Spinalganglienzellen aus der völlig vergessenen Dissertation von BOSSE (1859). a Bipolare Zelle aus einem Spinalganglion vom *Frosch*, mit verdünnter NaOH isoliert (500:1); b unipolare Nervenzelle aus einem *Rinder*spinalganglion (500:1); c Nervenzelle mit drei Ausläufern aus einem in Chromsäure gehärteten *Rinder*spinalganglion (230:1); d tripolare *Frosch*spinalganglienzelle (500:1); e tetrapolare Spinalganglienzelle eines *Frosches* (500:1); f aus einem mit NaOH behandelten Sympathicusganglion vom *Frosch*. Bei * eine T-Teilung des Ausläufers (230:1). Da nicht anzunehmen ist, daß alle diese Abbildungen nur auf Fehlbeobachtungen beruhen, scheint BOSSE vor DISSE die atypischen Elemente gesehen zu haben. (Aus BOSSE 1859.)

Anläßlich ultramikroskopischer Untersuchungen beobachtete MARINESCO (1912) Lappenbildung überlebender sensibler Zellen auf mechanischen Druck. Waren die so erzeugten „Ausläufer" nur kurz, so handelte es sich um reversible Bildungen, die wieder eingezogen wurden, längere dagegen erwiesen sich als irreversibel. Trotz dieser Befunde vertrat MARINESCO nicht etwa eine grobmechanische Anschauung der kausalen Genese solcher akzessorischer Fortsätze in vivo.

Die erste Nachricht vom Vorkommen multipolarer Elemente in sensiblen Ganglien gab BOSSE (1859), jedoch ist schwer zu entscheiden, was der Autor damals beobachtet hat. Immerhin lassen die Abbildungen des Autors die Deutung zu, daß er der eigentliche Entdecker der atypischen Elemente ist (Abb. 268). FRITSCH (1886), der Entdecker der vascularisierten Zellen von *Lophius*, hat auch bei diesem *Teleostier* die multipolaren Spinalganglienzellen als erster beobachtet. GITISS (1888) beschrieb bei der *Taube* Multipolare; möglicherweise handelte es sich aber in Wahrheit um „multanguläre" Zellen, die bis heute oft miteinander verwechselt werden. Eine sehr sichere Beobachtung bei *Kaulquappen* legte dagegen DISSE (1893) vor (Abb. 269), der meist als Entdecker dieser Zellform angesprochen wird. DISSE faßte die Fortsätze als echte Dendriten auf, die mit anderen Spinalganglienzellen in Kontakt treten sollten. In der Diskussion zu DISSES Vortrag verfocht v. LENHOSSÉK (s. DISSE 1893) die Ansicht, solche Gebilde seien auf die Embryonalperiode beschränkt. Jedoch hat der ungarische Autor

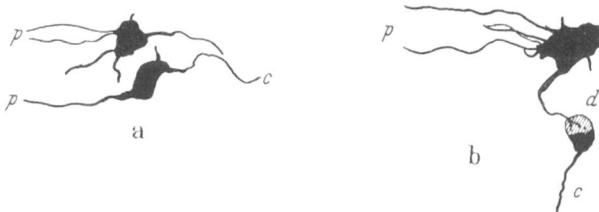

Abb. 269 a u.b. Abbildung multipolarer Elemente aus dem Spinalganglion von DISSE (1893). *Kaulquappe*. *p* peripherer Fortsatz; *c* zentraler Fortsatz; *d* Nebenfortsatz (Dendrit), „bei der rechten Zelle in Synapse mit Nachbarzelle".

(v. LENHOSSÉK 1894) selbst beim *Hühnchen* Multipolare beobachtet und ihre Ähnlichkeit mit sympathischen Zellen hervorgehoben. Nach diesen Untersuchungen weisen die fraglichen Elemente außer den Dendriten aber *zwei* Neuriten auf; überdies seien sie selten. Bei *Säugern* vermißte VAN GEHUCHTEN (1892) die fraglichen Typen, RAMÓN Y CAJAL (1893, 1909—1911) bestätigte dagegen die anderen Autoren. Bei der *Ziege* hat SPIRLAS (1896) multipolare sensible Zellen gesehen, bei *Hund, Katze, Kaninchen* und *Meerschweinchen* DOGIEL (1896), ferner sei an die Befunde v. KÖLLIKERS (1896) erinnert. Leider hat damals DOGIEL (1896) die von ihm entdeckten Relaiszellen mit atypischen Elementen zusammengeworfen und damit bis heute große Verwirrung gestiftet, wie der russische Meister leider auch sympathische Zellen mit den beiden erwähnten Typen in einem Atemzuge nannte. HUBER (1896) beobachtete im gleichen Jahre beim *Frosch* multipolare Formen, deren akzessorische Ausläufer mit kolbenartigen Auftreibungen („end-discs") blind endigten, ferner knäuelartige Bildungen des Neuriten. HUBERS Befund wurde bald von HOLMGREN (1899 b, c) und WARFWINGE (1906) bestätigt. Der letztere Autor wollte die pericellulären Faserspiralen mit Spiralfasern der Grenzstrangneurone des *Frosches* identifizieren, was freilich ein Unding ist. Bei *Lophius* sah HOLMGREN (1899) in Hirnnerven- und Spinalganglien multipolare Elemente, in deren Dendriten Tigroid enthalten war. Strukturell fand der Autor die Zellen „normalen" gleich. Auch betonte er, daß keineswegs alle Zellen Dendriten aufwiesen. RAMÓN Y CAJAL und OLORIZ (1897) beobachteten atypische Elemente bei *Säugern*, insbesondere *Hunden*, BARKER (1903) bei *Mensch* und *Säugern*, LEVI (1905) bei *Taube*nembryonen.

Alle bisher erwähnten Autoren beschrieben Elemente, die außer dem normalen Axon vom Zellkörper Fortsätze entsandten, die sich entweder strahlenförmig von der Zelle entfernten oder in kürzerer oder weiterer Entfernung von der Zelle blind in Endkolben endigten. Neben diesen Elementen beobachtete erstmals DAAE (1888) bei *Säugern* anläßlich einer gründlichen Durchuntersuchung des Initialglomerulum, wie aus einem Perikaryon mehrere Axone entlassen wurden, die sich nach kürzerer Verlaufsstrecke zum eigentlichen Crus commune vereinigten. Dieser Zelltyp besitzt also mehrere Achsenhügel, im Endeffekt aber doch nur einen Ausläufer. HUBER (1896) konnte DAAEs Befund bestätigen. RAMÓN Y CAJAL und DALMACIO GARCÍA (1904) haben solche Gebilde unabhängig beim *Hund* entdeckt und ihnen die Bezeichnung ,,corpúsculo con cordones extracelulares

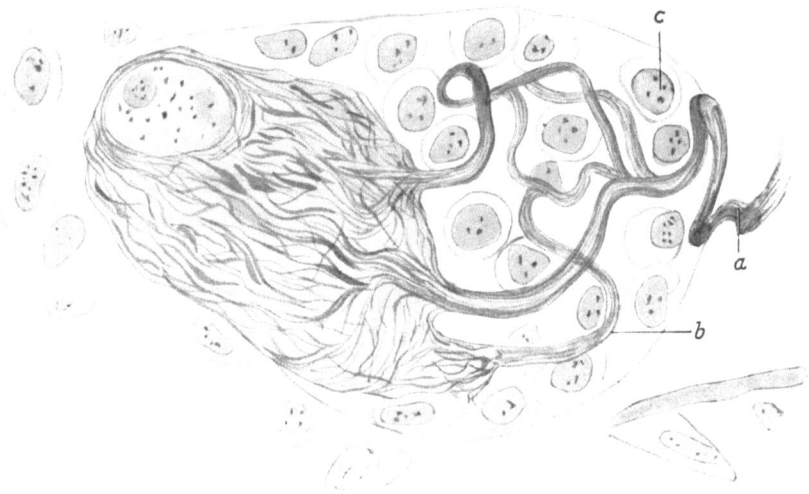

Abb. 270. Pseudomultipolare Zelle aus dem Ganglion nodosum vagi eines an Lyssa erkrankten *Hundes* (Stadium terminale), deren drei Fortsätze sich extracellulär zum Neuriten verbinden (,,corpúsculo con cordones extracelulares anastomosados''). *a* vereinigter Neurit; *b* Primärneurit; *c* Satellit. Silberimprägnation, Methode von RAMÓN Y CAJAL, etwa 800:1. (Aus RAMÓN Y CAJAL und DALMACIO GARCÍA 1904.)

anastomosados'' (Abb. 270) gegeben. Die beiden Autoren glaubten auch, zum ersten Male ,,células fenestradas'' oder ,,células con protoplasma fenestrado'' beschrieben zu haben. Nun, der Name ist originell, aber der Zelltyp identisch mit HOLMGRENs (1899) Spinalganglienneuronen von *Lophius*, die ein ,,Delta'' ausbilden. Die Spanier hielten alle diese Bildungen für typisch pathologisch, da sie besonders reichlich bei lyssa-(= rabies-)kranken *Hunden* auftraten. Später zog RAMÓN Y CAJAL (1905: gesunde *Kaninchen*) diese Aussage zurück, weil er die betreffenden Elemente für normal erachtete. Noch später (1935) prägte der spanische Meister für diese atypischen Perikarya den schon erwähnten Begriff der ,,normalen Pathologie''. BIELSCHOWSKY (1908) beobachtete gefensterte Zellen, Bolas und Faserkörbe bei multipler Sklerose, Myelomalacie, Tabes (Abb. 271), Lues spinalis und Polyneuritis alcoholica.

Besonders eingehend hat neben RAMÓN Y CAJAL (1905, 1907, 1911) v. LENHOSSÉK (1906) bei einer Reihe von *Säugern* atypische Zellen bearbeitet. Der ungarische Autor fand die postnatale Entstehung des Initialglomerulum und das fast konstante Fehlen gefensterter Zellen beim Kinde. HUBERs (1896) ,,enddiscs'' konnte v. LENHOSSÉK ebenfalls beim *Menschen* beobachten, auch RAMÓN Y CAJAL, der sie als ,,bolas'' bezeichnete. Wichtig ist v. LENHOSSÉKs Feststellung des *gehäuften* Vorkommens solcher ,,bolas'' beim *Pferd* als einem ausgesprochenen

Großsäuger. Später zählte BUCCIANTE (1926) beim *Elefanten* 50% atypische (gefensterte) Spinalganglienzellen.

Die Systematik der atypischen Zellen wurde durch DOGIEL (1908) und RAMÓN Y CAJAL (1907, 1911) gefördert. Es erscheint heute überflüssig, die vielen Typen und Untertypen (insgesamt 23) des russischen Forschers in ein Handbuch aufzunehmen, da der spezielle Interessent doch die Lektüre des Originals nicht vermeiden kann; von allgemeinem Interesse ist die Skala heute nicht mehr. RAMÓN Y CAJALs Einteilungsprinzip ist weniger detailliert und weicht vom Dogielschen ab, da es nur die Grundtypen erfaßt, minutiöse Unterschiede aber ausläßt. Die nachfolgende Aufstellung zeigt eine Zusammenfassung aus ver-

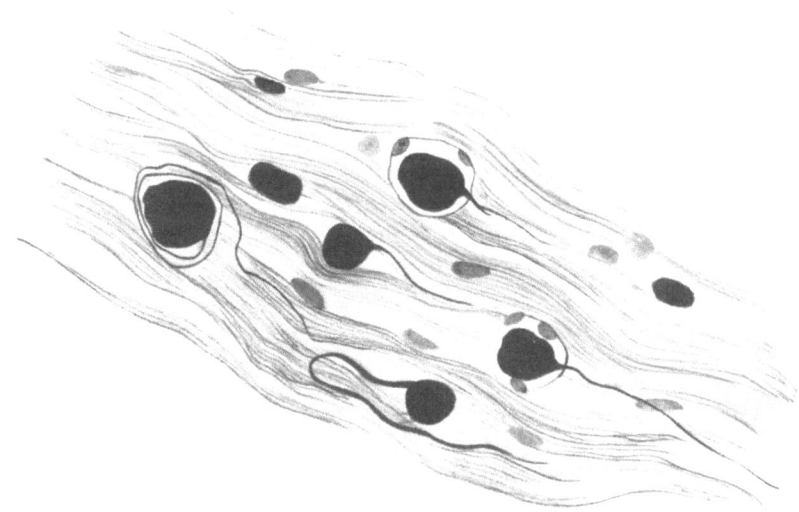

Abb. 271. Hintere Wurzel eines *Menschen*, dicht am proximalen Ganglienpol, bei Tabes dorsalis. Marklose Fäserchen mit Endkugeln („bolas"). Silberimprägnation nach BIELSCHOWSKY, etwa 1000:1.
(Aus BIELSCHOWSKY 1908.)

schiedenen Ansätzen CAJALs, die größtenteils in spanischer, teilweise aber auch in deutscher und französischer Sprache veröffentlicht wurden.

Zelltypen nach RAMÓN Y CAJAL (1899—1911)[1]:

A. Große pseudounipolare Zellen ⎫ Prototypus
   α) mit ⎫ Glomerulum   ⎬ sensitivus
   β) ohne ⎭   ⎪ (DE CASTRO
B. Kleine pseudounipolare Zellen mit marklosen Fortsätzen ⎭ 1921/22)

C. DOGIELs Typ II (1896), nach RAMÓN Y CAJAL ist die Existenz jedoch fraglich

D. Multipolare mit α) intra- ⎫ capsulären Dendriten
               β) extra- ⎭

E. Typ von HUBER (1896) mit Dendriten vom Axon
   α) „Bolas" vom Zellkörper
   β) Mischtypen, „bolas" auch vom Axon

F. Gefensterte Zellen einschließlich Typ von DAAE (1888)

---

[1] Die Bezeichnungen A—H sind nicht mit den Typenbezeichnungen zu Abb. 142 oder 188 identisch.

G. Bipolare Zellen beim Erwachsenen

H. Degenerierende, hyperpigmentierte Alterszellen, die durch Neuronophagen zu ,,Zahnradformen" angenagt sind (Abb. 272).

Die Typen A α, β, B, C und G wurden schon eingehend in vorhergehenden Abschnitten behandelt, ebenso Typ H als Altersform. Im folgenden wird daher nur von den Typen D (Zellen ,,E" und ,,G" in Abb. 273), E (Abb. 274) und F (Abb. 275) noch die Rede sein. Das Einteilungsprinzip DE CASTROs (1921/22) ist ähnlich, weicht jedoch geringfügig ab.

Nach RAMÓN Y CAJAL (1907) existiert beim *Esel* eine spezielle Variation von Typ E mit Serien von Endkugeln auf einem Ausläufer (Abb. 276). DE CASTRO (1921/22, 1932) bestätigte die Existenz der Typen D, E und F bei *Mensch* und *Wirbeltieren*. Er lehnte alle Versuche ab, diese atypischen Formen als

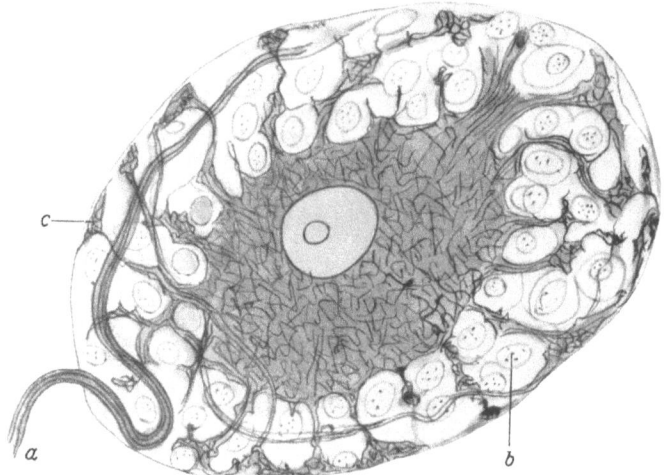

Abb. 272. ,,Zerrissene" Zelle (,,célula desgarrada") eines 70jährigen *Mannes*. *a* Axon; *b* gewucherte Satelliten; *c* Endverdickungen der Pseudodendriten. Silberimprägnation. (Aus RAMÓN Y CAJAL 1907.)

Sympathicus-Elemente deklarieren zu wollen. In Übereinstimmung mit einigen Voruntersuchern fand DE CASTRO (1921/22) die Zunahme atypischer Zellen im Alter und während pathologischer Zustände. Normal ist nach Meinung des Autors ein Gehalt von 1—4% gefensterter Zellen (,,modalidad perforada" und Variationen der ,,modalidad fenestrada") im Ganglion nodosum und jugulare beim Kind und Erwachsenen; höhere Werte seien pathologisch. Der Autor gibt eine Tabelle über einige Hundert Krankheitsfälle verschiedener Diagnose, in der alle Altersklassen erfaßt sind. Der Maximalwert lag bei 35% atypischer Zellen in einem Osteomalacie-Fall. Die ,,cellules monstrueuses" von NAGEOTTE (Abb. 98) beobachtete DE CASTRO (1921/22) bei gesunden und kranken *Menschen* von der Kindheit bis ins Greisenalter, er benannte sie ,,células eretizadas" (von ἐρεθίζειν = reizen) oder ,,células irritadas", wobei die Namen schon die genetischen Vorstellungen erläutern.

BARRIS (1934) fand unter 31 000 Spinalganglienzellen bei der *Katze* nur 95 atypische, wobei solche mit ,,bolas" über die in Faserknäuel eingehüllten überwogen. Weder nach Rhizo- noch nach Neurotomie fand der Autor eine zweifelsfreie Zunahme dieser Elemente. Dagegen stieg ihre Zahl nach Einschnitt direkt ins Ganglion rasch und deutlich an. Bei der *Katze* sind alle diese Zellformen pathologische Bildungen als Antwort auf Traumen bzw. toxische oder alimentäre Noxen. Bei großen Tieren allein könnten sie auch sonst gefunden werden. BARRIS und RANSON (1933) zählten 1% atypische Zellen im *Katzen*spinalganglion; die Zahl erhöhte sich nach verschiedenen Noxen.

Wie schon auf S. 205 erwähnt wurde, hatte KISS (1932) die „multangulären" Zellen als multipolare, vegetative deklariert. Dagegen traten FISHER und RANSON (1934) auf, die stets nur 0,5—4% atypische Multipolare fanden und für pathologisch hielten. Mit Hinweis auf RAMÓN Y CAJAL (1928) bezeichneten die beiden britischen Autoren atypische Neurone als „Eintagsfliegen", um deren transitorischen Charakter zu karikieren. Zweifellos schossen FISHER und RANSON (1934) aber weit über das Ziel hinaus, als sie DOGIELS Typ II (Neuron D in Abb. 142) in diese Liste einbezogen.

HERMANN (1951, 1952) zählte beim *Menschen* in den Vagusganglien 1—4% gefensterte Zellen

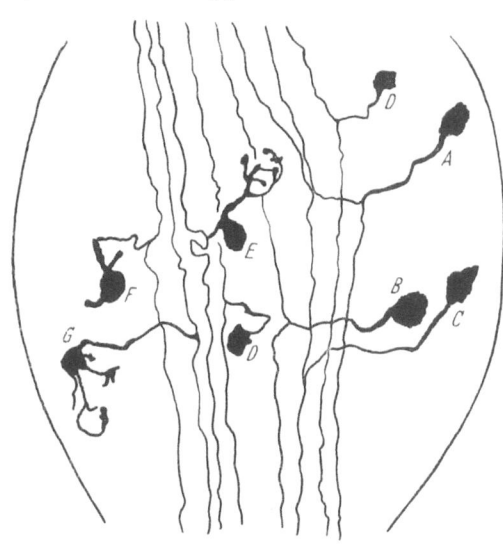

Abb. 273. Zellen im Spinalganglion eines fast ausgetragenen *Katzen*feten. *A, B, C* einfache pseudounipolare Zellen; *D* kleine pseudounipolare Form (Retziussche Zelle); *E, F, G* Zellen mit Dendriten (pseudomultipolare Zellen). Silberimprägnation nach GOLGI. (Aus RAMÓN Y CAJAL 1909—1911.)

als Maximum, das bei Gesunden zwischen dem 2. und 4. Lebensjahr erreicht werden soll, während beim Erwachsenen die Zahl auf 0,3—0,6% absinkt. Vom 15. Lebensjahr an fand der Autor regelmäßig Multipolare, die er als Reizformen verstanden haben will. Mit „bolas" sah HERMANN die Zellen junger *Menschen* bis zum 25. Lebensjahre zu etwa 0,5% versehen, bei Greisen zu etwa 1,2%. Gruppen Multipolarer vom Gestaltungstyp des Sympathicus faßte HERMANN aber als in den Vagus verlagerte Grenzstrangelemente auf, also nicht als atypische, worin ihm beizustimmen ist (Abb. 113, 131, 288).

In Fällen von hereditärer dorsaler Wurzeldegeneration (HICKsche Krankheit), die als primäre endogene Spinalgangliendegeneration unter Mitbeteiligung des N. statoacusticus zu totalem Sensibilitätsverlust und Vertaubung führt, bildeten sich vor dem Zelluntergang stets erst multipolare Ausläufer aus, wie DENNY-BROWN (1951) nach Auswertung des Materials von 34 Mitgliedern einer Familie aus vier Generationen berichtete.

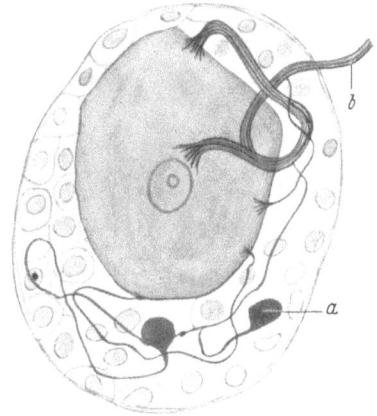

Abb. 274. Sensible Ganglienzelle aus einem Spinalganglion vom *Schaf*. *a* Pseudodendriten mit Endkugeln („bolas"); *b* Neurit mit zwei Wurzeln und Initialschlinge. Silberimprägnation. (Aus RAMÓN Y CAJAL 1907.)

BURKHARDT (1953) vertrat wieder die unglückliche Meinung einer Identität von Relaiszellen mit Elementen, die dem Typ von DEITERS ähnlich sehen müßten. Die Autorin fand aber bei mehreren *Menschen, Hunden* und *Rindern* nur eine einzige versprengte Grenzstrangzelle und beim *Rinde* regelmäßig gefensterte sensible Elemente. Diese Befunde zieht die Autorin heran, um das

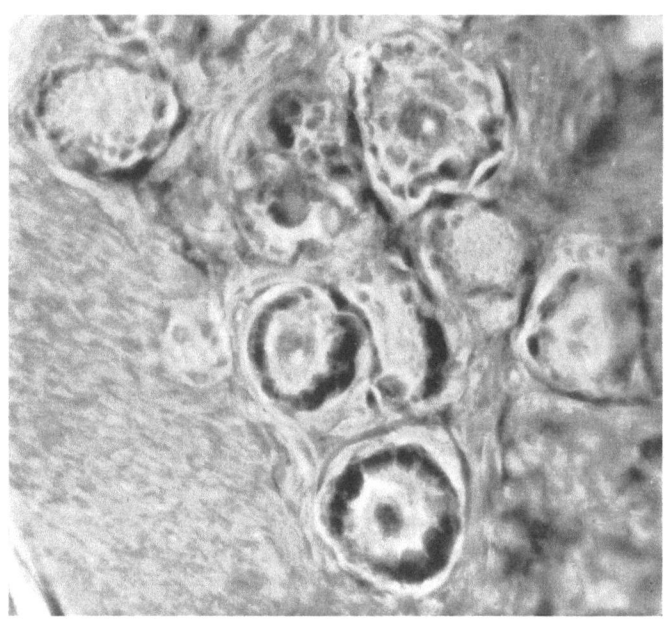

Abb. 275. Gruppe hochgradig gefensterter Zellen aus dem Ggl. semilunare des *Rindes*. Die Zellen mit Vacuolen durchsetzt und zahlreichen „Pseudodendriten" versehen. Die Kernstrukturen sind durchaus normal. Da mit anodischem Fluorescein fluorochromiert (schwache Farbsäure), betonte Darstellung von Proteinen. Lipoide werden nicht besonders hervorgehoben. Formolfix., Fluorescein-Färbung bei p_H 4,96. UV-Erregung. 332:1.

Relaiszellenproblem abzulehnen. Da DOGIELs Relaiszellen pseudounipolare Elemente mit Seriendichotomie (im Effekt also Polytomie) des Fortsatzes sind, ist BURKHARDT in Wirklichkeit völlig am Problem vorbeigegangen. Wie Relaiszellen aussehen, scheint in neuerer Zeit außer FOERSTER (1927ff.) sowie SUNDERLAND und LAVARACK (1953) kaum jemandem klar geworden zu sein. Auch HIRTS (1928) Schema enthält sie verfälscht als Deiters-ähnliche Multipolare.

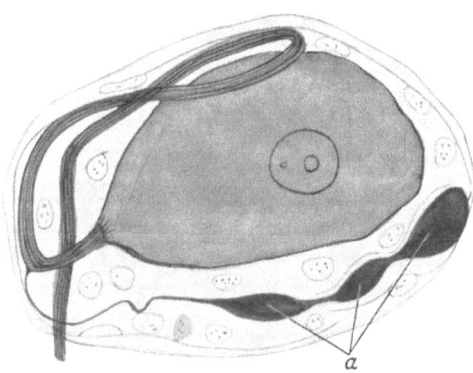

Abb. 276. Pseudomultipolare Vagusganglienzelle vom *Esel*. Während beim *Menschen* jeder Paraphyt meist am Ende nur eine kugelige Auftreibung trägt („bola"), finden sich beim *Esel* ganze Endkugelserien. Silberimprägnation.
(Aus RAMÓN Y CAJAL 1907.)

PALUMBI (1939) fand angeblich keine multipolaren Zellen im Spinalganglion, im Grenzstrang keinerlei bi- und pseudounipolare, was zahlreichen anderen Autoren widerspricht. Dagegen hat KNOCHE (1955) im menschlichen Ganglion semilunare zahlreiche atypische Formen beschrieben (Abb. 277), wo sie auch TAKEDA (1924) zählte. KNOCHE fand an einzelnen Zellen bis zu 20, ja 30 Ausläufer, wobei es sich nur um Neubildungen handeln könne. Auch „bolas" wurden beobachtet. Mit STÖHR jr. (1949/50) und HERMANN (1952) macht der Autor eine Mitbeteiligung der Satelliten bei der Ausbildung dieser Fortsätze geltend. HERMANN (1955) bohrte bei einer Reihe von Kaninchen Zähne auf und führte einen in Formalin

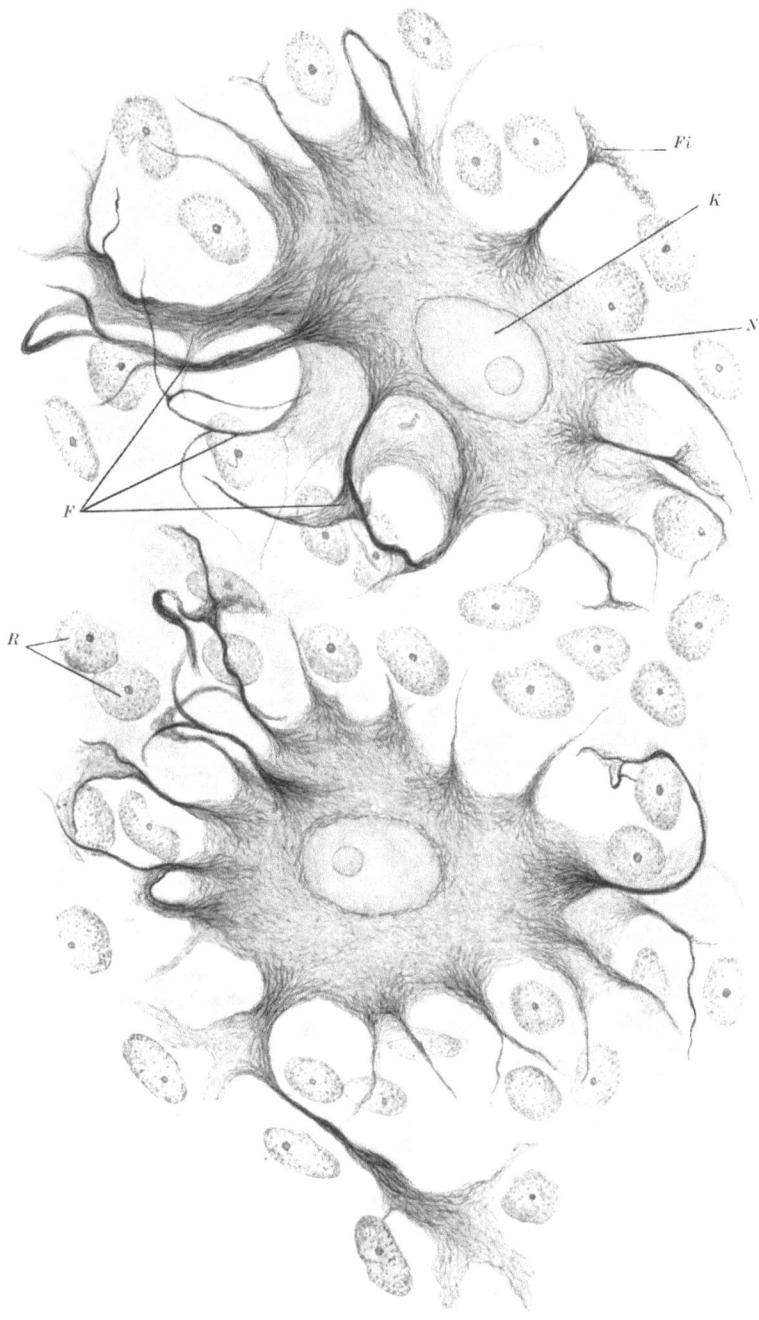

Abb. 277. Zwei pseudomultipolare Nervenzellen aus dem Ganglion semilunare eines 48jährigen an Hirntumor verstorbenen Patienten. *K* Ganglienzellkern; *N* Neurofibrillengerüst; *F* Fortsätze (Pseudodendriten); *Fi* fibrilläre Verbreiterung eines Fortsatzes. Silberimprägnation nach BIELSCHOWSKY, 1710:1. (Aus KNOCHE 1955.)

getränkten Wattepfropf in die Kavität ein: Im Ganglion semilunare zeigten sich Reizformen mit Paraphyten.

In mehreren Arbeiten untersuchte STÖHR jr. (1941, 1943, 1943/44, 1949/50, 1951/53) die atypischen Zellen, bevorzugt in den Vagusganglien des *Menschen*. Fensterzellen wurden nur vereinzelt beobachtet, häufiger Fortsätze mit Endplättchen („bolas"). Letztere können in das Cytoplasma der Mutterzelle einwachsen, nach STÖHR jr. parallel mit zunehmender Zellauflösung, eine auch von HERMANN (1952) vertretene Meinung. Alle diese atypischen Elemente sieht STÖHR jr. als pathologisch an, jedoch nicht als spezifisch für bestimmte Krankheiten (so auch HERMANN 1952, 1956). Die Reaktion der Ganglienzelle ist auf alle Noxen nach DE CASTRO (1921/22, 1932) und STÖHR jr. stets die gleiche.

Nach diesen Untersuchungen dürfte feststehen, daß atypische Zellen zwischen normale und ausgesprochen pathologische Formen einzuordnen sind. Ihr, wenn auch geringfügiges, Vorkommen bei Gesunden scheint eine apodiktische Einstufung in das Ressort der Pathohistologie nicht zu rechtfertigen. Das Paradoxon der „normalen Pathologie" RAMÓN Y CAJALs (1935) bezeugt dies sehr treffend. Wie noch später erläutert wird, darf die Ausbildung akzessorischer Fortsätze nicht als Degenerationsmerkmal, sondern im Gegenteil als das Kennzeichen einer hohen Regenerabilität der sensiblen Neurone betrachtet werden.

2. Stoffwechseltheorie der Paraphytenbildung (LEVI).

Zur Genese des Fensterapparates seien noch folgende Befunde angezogen. HOLMGREN (1899), STUDNIČKA (1904) und ANTONI (1907) beobachteten übereinstimmend an sensiblen Neuronen von *Lophius* Fenster im Cytoplasma, die mit dem Eindringen von Capillaren vergesellschaftet waren. HOLMGREN (1899) prägte für diese Bildungen, die meist den Conus betrafen, den Terminus „Delta". Spezielle Untersuchungen scheinen zwar nicht vorzuliegen, doch dürfte anzunehmen sein, daß die Capillaren den auslösenden Faktor darstellen.

Gefensterte Zellen fand MARINESCO (1906) in Fällen von Polyneuritis alcoholica vermehrt. Der Autor glaubte, es handele sich um einen pathologischen Reizzustand und Mitbeteiligung der Satelliten bei der Ausbildung der Perforationen etwa im Sinne einer partiellen Neuronophagie. Gegen diese Auffassung trat LEVI (1907, 1925, 1931) in aller Schärfe auf. Im Hinblick auf ältere Befunde v. LENHOSSÉKs (1906) bei *Pferden* und eigene systematische Untersuchungen konnte LEVI die Abhängigkeit der Zahl akzessorischer Fortsätze von der Neuronund damit von der Körpergröße nachweisen (Abb. 149, 280). „Paraphyten", wie die zusätzlichen Zellanhänge mit einem auf NAGEOTTE (1906) zurückgehenden Terminus zusammengefaßt werden, kommen bei kleinen Tieren (z. B. *Maus*) nach LEVI nicht vor, selten bei *Kaninchen, Hund* und anderen Tieren mittlerer Körpergröße, zahlreich sind sie dagegen bei Großtieren wie *Homo, Pferd* und *Riesenfischen*. Diese Erhebungen wurden ergänzt, als BUCCIANTE (1926) beim *Elefanten* als größtem Landtier 50% aller Zellen mit Paraphyten versehen fand, sowie durch die Untersuchungen von SCHARF und OSTER (1957) an *Rinder*-Ganglien (Abb. 275). LEVI nahm an, die Paraphytenbildung sei eine Notwendigkeit zur Wahrung der physiologisch tragbaren Relation zwischen stoffwechselaktiver Oberfläche und Volumen des Perikaryons. Sehr große Protoplasten können offenbar durch eine einfache Kugeloberfläche nicht mehr genügend versorgt werden, so daß durch Fenster- und Bola-Bildung die Oberfläche vergrößert werden muß. Ältere Tiere sind stets größer als Jungtiere, so daß Fehlen oder Seltenheit von Paraphyten in der Kindheit im Gegensatz zu häufigem Vorkommen in adultem Status als Funktion des Körperwachstums erklärt werden können. Die Zunahme der akzessorischen Ausläufer im Senium dürfte mit der angespannten Stoffwechsellage des vergreisten Nervensystems zusammenhängen;

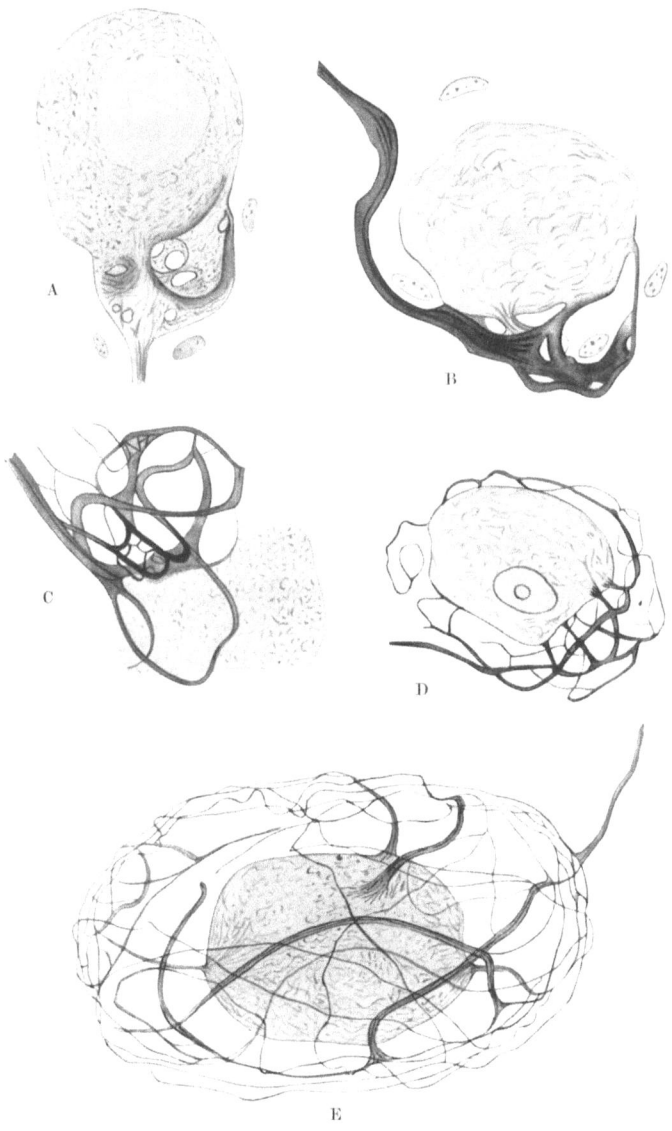

Abb. 278A—E. Verschiedene Stadien im Wachstum von gefensterten sensiblen Zellen. A Durchlöcherung eines Abschnittes der Zelle in der Nähe des Ursprunges des Neuriten (*Schafs*fetus von 19 cm Länge). B Die Trabekel des gefensterten Apparates sehen wie starke Fasern aus, die Fenster haben an Ausdehnung zugenommen (*Schafs*fetus von 28 cm SSL). C Der gefensterte Apparat ist komplizierter geworden, die Trabekel sind schmäler (*Schafs*fetus von 35 cm Länge). D Der gefensterte Apparat hat an Ausdehnung zugenommen (vom 1jährigen *Schaf*). E Erwachsenes *Schaf*; die Fasern des komplizierten gefensterten Apparates sind vielfach gewunden, die Fenster sehr weit. Silberimprägnation nach RAMÓN Y CAJAL, 1000:1. (Aus LEVI 1925.)

hier sei an die Ausführungen im Anschluß an die Besprechung der Alterspigmentation erinnert (s. S. 271 und 325). Gegen eine pathologische Natur der Paraphyten spricht ihr — zwar seltenes — Vorkommen während der Embryonalentwicklung, wo sie ebenfalls stets erst spät entstehen, wenn sich andere Teile des Neurons bereits differenziert haben (Abb. 278). Zuerst entsteht ein Lappen, der sich sekundär zum gestielten Endplättchen (,,bola'') umbildet (Abb. 279 a—c).

Die LEVIsche Theorie der Paraphyten hat viel Gewinnendes und wurde auch von zahlreichen Autoren bestätigt. AGOSTI (1909, 1911) konnte früheste Fenster an besonders schnell gereiften Neuronen menschlich-embryonaler Spinalganglien (98 mm SSL) als feine periphere Plasmalöcher beobachten. Für LEVIs Theorie sprechende Vergleiche zog der Autor zwischen *Meerschweinchen, Kaninchen, Katze, Schaf, Rind* und *Mensch*. Die Embryonalentwicklung der Paraphyten

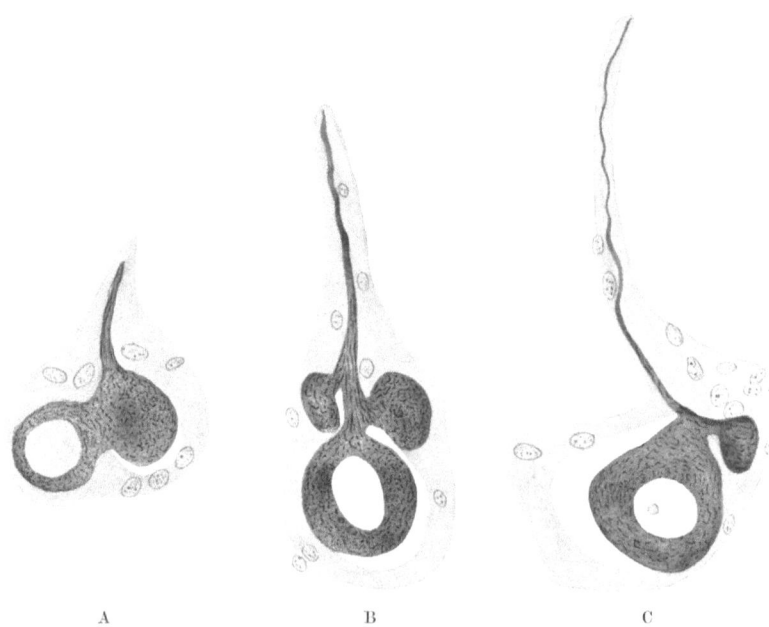

Abb. 279 A—C. Differenzierung der Fasern mit Endlappen beim *Schweinefetus*; aus einem Spinalganglion eines 11 cm langen Keimlings. In A erste Andeutung der Lappenbildung durch Einschnürung der Plasmamasse des Perikaryon; B und C weitere Stadien sog. ,,gestielter Lappen''. Je nach der Lage der Abschnürung entstehen entweder Axonkollateralen mit Endlappen (B) oder gestielte Lappen direkt am Perikaryon (C). Silberimprägnation nach RAMÓN Y CAJAL, 1030:1. (Aus LEVI 1925.)

untersuchten gründlich HUBER und GUILD (1913) bei *Kaninchen, Schwein* und *Schaf*: Am frühzeitigsten fanden sich embryonal bei großen *Säugern* solche Bildungen, niemals jedoch bei Embryonen kleiner Mammalier. Die Fenster entstanden stets so, daß zuerst kleine periphere Protoplasmakanälchen sichtbar wurden, in welche Satelliten einwuchsen. Nach Erweiterung dieser Perforationen war das periphere Gangliplasma zu einem regelrechten Netz umgelagert worden. Sollte HOLMGRENs (1899ff.) ,,Trophospongien''-Hypothese auf der Basis der Beobachtung atypischer Zellen gebaut worden sein, was heute nicht mehr sicher festgestellt werden kann, so hat HOLMGREN die extracelluläre Lage der Satelliten fälschlicherweise für intraplasmatisch erachtet. Alle Hilfszellen in ,,Fenstern'' liegen eindeutig außerhalb des Neurons, wie letztlich auch die ,,intracellulären'' Capillarschlingen von FRITSCH (1886) und Nachuntersuchern, da mit Sicherheit anzunehmen ist, daß vom Neuroplasma eine Grenzmembran um die Capillarwand gelegt wird (s. auch S. 310).

Interessanterweise bilden wirklich multipolare Ganglienzellen keine Paraphyten, wovon sich LEVI und andere Autoren wiederholt überzeugten. Offenbar reicht die durch Dendriten a priori sehr vergrößerte Zelloberfläche für alle mit dem Leben zu vereinbarenden Situationen aus. Ausnahmen scheinen nach

O. Rossi (1908) jedoch auch von dieser Regel möglich zu sein. Im Zentralnervensystem gibt es daher meist keine ,,bolas" oder ,,Fensterapparate", jedoch

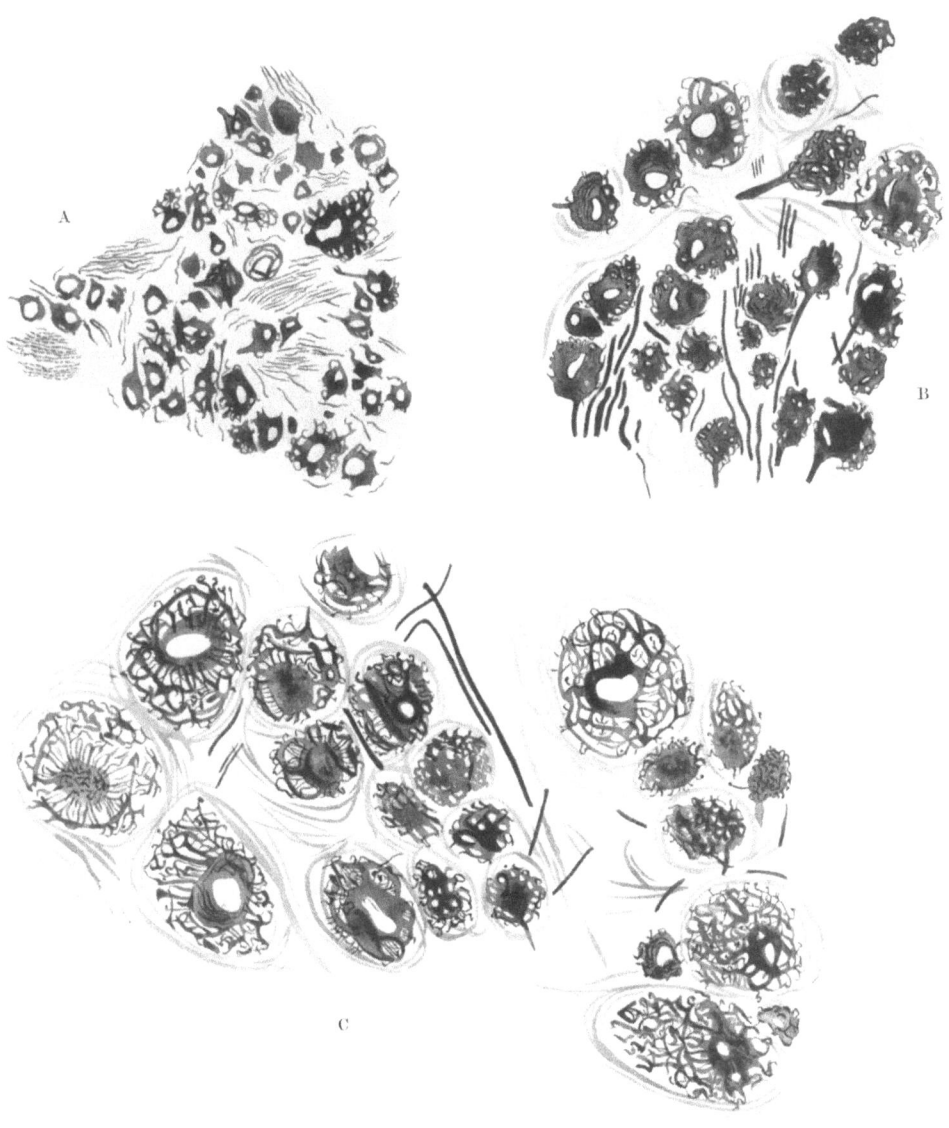

Abb. 280. Spinalganglienzellen von *Orthagoriscus mola* von drei Tieren verschiedener Körpergröße bei gleicher Vergrößerung gezeichnet. Dieser Fisch gehört zu den Vertebraten mit stark verzögertem Körperwachstum, d. h. er wächst bis zum Tode. A *Orthagoriscus mola*, Tier von 3 kg. Das Spinalganglion enthält zahlreiche sehr kleine Zellen, bei den größeren Elementen beginnt die Differenzierung der Randfenster. B *Orthagoriscus* von 20 kg. Alle Zellen haben sich vergrößert. Die größten Perikarya besitzen einen hochentwickelten Fensterapparat, bei den kleineren ist dieser noch in Entwicklung begriffen. C *Orthagoriscus*, Exemplar von 80 kg. Alle Zellen haben sich weiterhin vergrößert und die Fensterung hat zugenommen. Der Fensterapparat der größeren Zellen ist außerordentlich kompliziert, bei den kleineren Elementen hat die Durchlöcherung des Plasmas das Stadium der größeren von Tier B erreicht. Silberimprägnation nach Ramón y Cajal. A bis C: 75:1. (Aus Levi 1925.)

mit einer auffälligen Ausnahme, den unipolaren Neuronen des Nucleus mesencephalicus nervi trigemini. Die Dorsalzellen aller *Wirbeltiere* einschließlich des

Menschen verhalten sich in bezug auf die Paraphytenbildung wie Spinalganglienzellen (ROSSI 1913).

Während bei *Säugern* und *Fischen* Paraphyten gewöhnlich die Gestalt von „Henkeln" um die „Fenster" oder von „bolas" annehmen, beobachtete LEVI (1897) bei *Cheloniern* eine grobe Lappung des Protoplasten, wie sie bei reifen *Säugern* nur als Nekrobiosestadium bekannt ist. PUGNAT (1898) hat diese Beobachtung bestätigt, wie später auch BECCARI (1917) bei der besonders großen *Testudo calcarata*. Eine Nachprüfung durch LEVI (1931) selbst an *Testudo nigrita* von 135 cm Schildlänge zeigte jedoch, daß die Zellen des untersuchten Exemplares wenig Lappung, aber dafür außerordentlich zahlreiche kurze Bolas ausgebildet hatten. Der Fensterapparat war außerdem vorhanden. Nach LEIDLER (1937/38) existieren bei *Testudo graeca* vier verschiedene Zelltypen:

    a) große „helle" mit Paraphyten,
    b) kleine „dunkle" mit Fensterapparat, ferner
    c) Tigroid-„Stippchenzellen" und
    d) sehr kleine Elemente.

    v. PODHRASZKY (1933) unterschied nur zwei Arten.

LEVI (1931) faßte die Verhältnisse für Species mit „unbegrenztem" Wachstum (einige *Fische* [Abb. 280], alle *Chelonier*) dahingehend zusammen, daß er während des jugendlichen raschen Wachstumsablaufs Protoplasmalappung, dagegen während des späteren langsamen Dauerwuchsprozesses bis zum Tode Paraphytenbildung (Bolas, Fensterung) als adäquaten Modus der Oberflächenvergrößerung erachtete. Bei den nur in der Jugend rasch wachsenden *Säugern* mit festgelegter Maximalgröße konnte LEVI (1931) zeigen, daß Lappung transitorisch bei Embryonen als Vorstufe der Paraphyten zur Regel gehört. SMITH (1913) beschrieb bei alten *Vögeln*, besonders *Hühnern*, ebenfalls Paraphyten und Fensterapparate, dagegen fehlten in sensiblen Ganglien wirkliche multipolare Zellen.

Eine abweichende Meinung liegt in KNOCHES (1955) Vermutung vor, wonach diese Art „multipolarer" Zellen junge, im Differenzierungsstadium stehende Elemente als Ersatz für degenerierte Zellen darstellen sollen. DOGIEL (1908) hat diese Meinung für einen einzigen Typ ebenfalls vertreten, dem er die Nr. X. gab. Nach STÖHR (1943/44) dagegen sind die Fensterzellen als pathologisch zu bewerten.

RAMÓN Y CAJAL (1935) erkannte die Theorie LEVIS für „Riesenneurone" an, in anderen Fällen hielt er jedoch Paraphyten und Fensterapparate für senil bzw. „normal-pathologisch". Die exzentrische Lage des „rein trophischen" Perikaryons weit seitwärts vom eigentlichen Axon dagegen betrachtete RAMÓN Y CAJAL (1935) als eine stoffwechselbedingte Notwendigkeit zur besseren Versorgung des Neurons. Mit anderen Worten kommt nach Meinung des Autors die Pseudounipolarisation einer Art Arbeitsteilung gleich, nämlich in einen trophischen Teil, bestehend aus Perikaryon und Crus commune, und einen leitenden Teil, das Axon, bestehend aus dem am T zusammenhängenden peripheren und zentralen Fortsatz.

3. Das Kugelphänomen.

RAMÓN Y CAJAL (1907) scheint zum ersten Male den heute geläufigen Terminus „Kugelphänomen" gebraucht zu haben. Im Ganglion semilunare und nodosum von Menschen beobachtete er besonders zahlreiche „bolas", deren Faserstiele entweder vom Perikaryon direkt oder auch — oft weit distalwärts des Conus — vom Axon entsprangen. Diese Paraphytenbildung faßte der Autor als Beweis für autonome Regenerationsvorgänge des Neurons auf, konnte sich jedoch nicht entscheiden, ob er sie für sinnlos oder sinnvoll erachten sollte. Für die *Überfülle* der Bolas in *einem* Ganglion war der Ausdruck „Kugelphänomen" geprägt worden.

Bei LAWRENTJEW und LASOWSKY (1931) taucht dieser Begriff im Sinne seines Schöpfers wieder auf. Die russischen Autoren konzidieren das Vorkommen von Bola-Paraphyten unter musterhaften Bedingungen, fanden sie jedoch signifikant nach verschiedensten inadäquaten Reizen und während der Regeneration vermehrt. Nach den Erfahrungen der Autoren trat das „Kugelphänomen" nach Axondurchtrennung, Druckreiz auf den Nerven, mechanischer Verschiebung und Intoxikation im Ganglion semilunare von *Mensch, Katze* und *Hund* sowie im Ganglion nodosum der *Katze* auf. Die Bolas sensibler Zellen werden von LAWRENTJEW und LASOWSKY als Überschußregenerate, wirklich multipolare Zellen dagegen als während der ontogenetischen Zellwanderung zurückgebliebene vegetative Neurone aufgefaßt. Nach Meinung der beiden Autoren handelt es sich bei der „*normalen*" Regeneration nur um *einen* Spezialfall der vielfältigen Nervenzellreaktion.

Beim *Kaninchen* zählte HARTING (1944) im Ganglion nodosum durchschnittlich $20^0/_{00}$ „Kugelzellen", die sich nach Vagotomie auf $74^0/_{00}$ erhöhten. Individuelle und zeitliche Faktoren beeinflußten die Relationen. Das „Kugelphänomen" wurde vom Autor als Neubildungsvorgang aufgefaßt, der vermutlich außer durch Neurotomie auch durch inadäquate Reize ausgelöst werden könne. Nach STÖHR (1949/50) gehört das „Kugelphänomen", dem pathologische Bedeutung beizumessen sei, in den Sektor der Individualanatomie. HERMANN (1952) schloß sich dieser Ansicht an.

4. Faserkörbe und Knäuelbildungen.

EHRLICH (1886) und ARONSON (1886) scheinen erstmals mit der Methylenblaumethode knäuelartig um einzelne Spinalganglienzellen gewundene Fasern beobachtet zu haben, die nicht mit dem Initialglomerulum identisch waren, da sie konstant marklos und außerhalb der Satellitenschicht gefunden wurden. Beide Autoren glaubten, die schon lange vermuteten Synapsen zwischen Grenzstrangsystem und sensiblen Zellen gesehen zu haben.

RAMÓN Y CAJAL (1890) bestätigte diese Befunde, wie auch v. LENHOSSÉK (1894), der an einen Kontakt dieser „Faserkörbe" mit den Dendriten der soeben entdeckten „multipolaren" (atypischen!) Spinalganglienzellen glaubte. DOGIEL (1896) hatte allen Grund, die von Relaiszellen (Typ II) ausgehenden Faserknäuel für Synapsen zu halten, da sie an Perikarya vom Typ I (Prototypus sensitivus) „eine Menge höchst wunderlicher Windungen ausführen". Der Zahl nach seien Relaiszellen zwar selten, aber ihre polytome Verzweigung gestatte ihnen, mit *vielen* anderen Zellen vom Prototypus sensitivus in Beziehung zu treten. Freilich sei die wahre Endigung vieler Kollateralen nicht immer feststellbar. KAMKOFF (1897) unterschied bei der *Katze* ebenfalls sehr genau zwischen Initialglomerula und Faserkörben, deren Synapsennatur er für möglich hielt; RETZIUS (1899) bestätigte nach Untersuchung junger und alter *Katzen* seine Vorgänger. Während RAMÓN Y CAJAL (1907) die pericellulären Faserkörbe (Abb. 281) für *Mensch* und *Pferd* bestätigte, betonte er die Seltenheit der von RAMÓN Y CAJAL und OLORIZ (1897), RETZIUS (1899), sowie v. LENHOSSÉK (1906) beschriebenen periglomerulären Faserkörbe beim *Menschen*; bei der *Katze* sei dagegen das Initialglomerulum häufig von einem solchen Faserkorb umgeben. Bei Greisen beobachtete RAMÓN Y CAJAL (1907) sog. „interstitielle Knäuel", das sind Faserknäuel mit einer Kugel am distalsten Ende ohne Beziehung zu Nachbarzellen oder -axonen (Abb. 282). Oft nahmen die letztgenannten Knäuelbildungen ihren Ursprung von sensiblen Nervenfasern, weshalb der Autor sie als Überschußbildungen wertete. Hierfür sprach das gehäufte Auftreten bei Tabikern. Ähnliche Gebilde hatten auch RETZIUS und DOGIEL schon beobachtet. Gegen DOGIEL (1896, 1897) und ROSSI (1906, 1908) betonte der spanische Histologe jedoch, daß pericelluläre Faserknäuel *nicht* von sensiblen, sondern von sympathischen Neuronen abstammen, womit er also EHRLICH und ARONSON bestätigte. Nach RAMÓN Y CAJAL (1907) berühren die Fibrillenkörbe nie direkt die Zelloberfläche, sondern nur die Außenseite der Satelliten. Umgekehrt bestätigte der Autor (1911) aber auch v. KÖLLIKERS (1894) Befund vom Einwachsen sensibler Spinalganglienfasern in den Grenzstrang.

SMITH (1913) beschrieb pericelluläre Faserkörbe bei *Vögeln*, deren sympathische Natur er nicht in Frage stellte. DE CASTRO (1921/22, 1932) schloß sich im wesentlichen RAMÓN Y CAJAL (1907, 1911) an. Auch STÖHR (1928, 1941) hielt die Faserkörbe teils für Bildungen sensibler, teils sympathischer Neurone. Eine Verknüpfung zu Systemen höherer Ordnung sei auf diese Weise möglich. In späteren Publikationen wendet sich STÖHR (1941) jedoch gegen eine Interpretation als Synapsen und hält die sympathischen Fasern für Teile des Gefäßnervensystems. Außerdem sollen sie die „Hüllplasmodien" (Satelliten) innervieren. Später (STÖHR 1943/44) vertrat der Autor die Auffassung, Faserkörbe seien

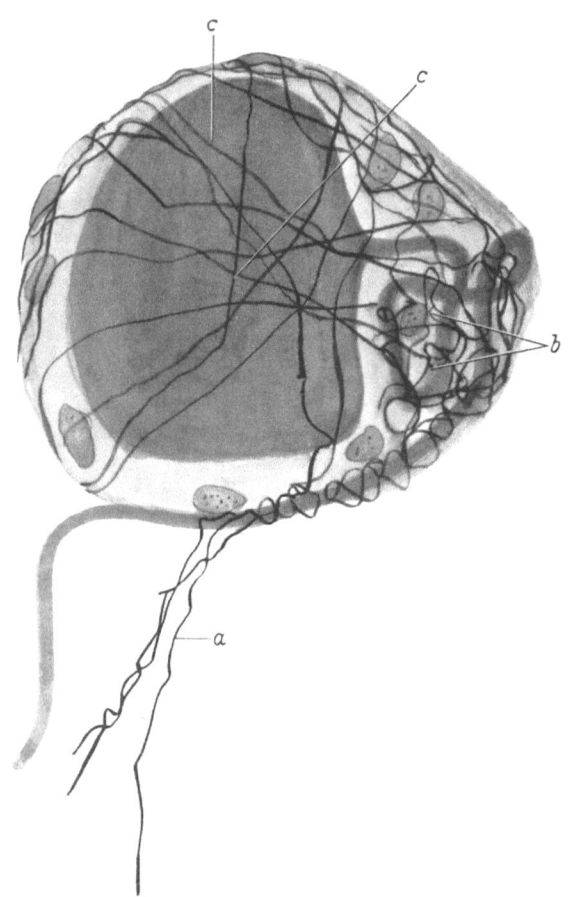

Abb. 281. Sensible Nervenzelle aus dem Ganglion nodosum vagi vom *Menschen* mit pericellulärem und periglomerulärem Faserkorb. *a* afferente Nervenfaser; *b* periglomerulärer Faserkorb; *c* pericelluläres Fibrillennetz. Silberimprägnation. (Aus RAMÓN Y CAJAL 1907.)

pathologische Bildungen, die aus gewöhnlichen Bolas entstünden, gewissermaßen als höherer Grad der krankhaften Veränderung. Diese könne aber noch gesteigert werden, wie das Auftreten hyperplastischer Faserkörbe (Abb. 283) beweise. Oft seien diese letzteren nach Alkohol- und Nicotin-Abusus zu finden. Gegen DOLGO-SABUROFF (1936, 1937, 1938) wendet STÖHR ein, Faserkörbe seien pathologisch und könnten daher nicht Synapsen repräsentieren. Hiergegen ergibt sich aber der berechtigte Einwand, daß die Befunde beider Autoren nicht verglichen werden können, denn DOLGO-SABUROFF (1936, 1937) berichtete über das (vermutlich parasympathische) vegetativ-multipolare Ganglion trunci vagi der *Katze*, während STÖHR (1943/44) das sensible Ganglion nodosum des *Menschen* untersuchte.

Ähnlich den interstitiellen Knötchen von DOGIEL, RETZIUS und RAMÓN Y CAJAL (1907) fand STÖHR (1949/50) im Ganglion nodosum beim *Menschen* eigentümliche Faserknäuel, die sich in Ansammlungen gewucherter Satelliten gebildet hatten, sog. TERPLANsche *Knötchen* (Abb. 284, 285). Wie RAMÓN Y CAJAL hält sie auch STÖHR für pathologische Bildungen, die nicht mit den in der Ganglienkapsel vorhandenen Krauseschen Endkolben verwechselt werden dürften. Die Existenz sensibler Endorgane im Inneren des Ganglion stellt STÖHR (1949/50) entgegen älteren Autoren (DE CASTRO, MICHAILOW) grundsätzlich in Abrede. Als Grundlage der Terplanschen Knötchen nimmt der Autor das „Hüllplasmodium", nicht Schwannsche Zellen an. Ob dies indes klar unterschieden werden kann, sei dahingestellt, teilt doch STÖHR selbst mit, auf dem Boden degenerierender Zellen entstünden nie Terplansche Knötchen, sondern unscharf umschriebene Gebilde (Restknötchen).

Faserknäuel in der Capsula fibrosa (sog. Fibrae aberrantes), von älteren Autoren wie DOGIEL (1908) für Endorgane gehalten, reihen STÖHR (1949/50) und HERMANN (1952: „Schlingenterritorien") ebenfalls unter die pathologischen Knäuel ein, dagegen stärkere Schlingenbildung des Initialglomerulum unter die Senilitätsmerkmale. Kommen aber zu solchen Altersglomerula noch Satellitenhyperplasien hinzu, dann sind für STÖHR ebenfalls die Bedingungen für eine Einstufung ins Pathologische

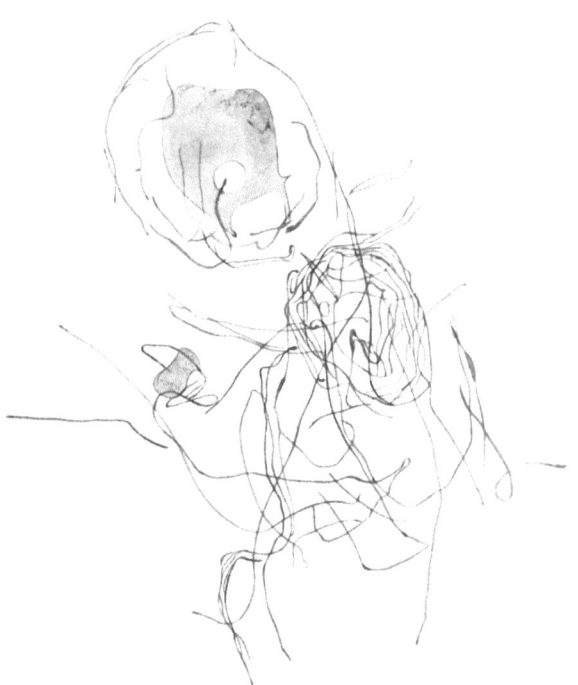

Abb. 282. Peri- und juxtacelluläres Geflecht aus dem Spinalganglion eines *Greises* von 75 Jahren. Silberimprägnation nach RAMÓN Y CAJAL. (Aus ROSSI 1908.)

gegeben. Indessen scheinen hier doch die wichtigsten Bedingungen, nämlich degenerative Kernveränderungen, Hyperbasophilie oder Tigrolyse und Protoplasmaalteration zu fehlen.

Es kann nicht bezweifelt werden, daß DOGIEL (1896, 1897) auch Gebilde für Synapsen hielt, die in Wirklichkeit ins Ressort der Neurohistopathologie gehören. RAMÓN Y CAJAL (1905, 1906, 1907) hat in frühen Jahren in der gleichen Richtung tendiert. Er hielt es später jedoch (1935) durchaus für möglich, daß „typische" Faserkörbe existieren. Nur sei eben die Grenze sehr schwer zu ziehen, wo das Normale aufhöre und das „Normal-Pathologische" beginne. Wenn STÖHR aber generell das Neuron als „romantisches Kunstprodukt" und alle pericellulären Faserknäuel als pathologisch abtun will, schüttet er das Kind mit dem Bade aus. Gegenüber RAMÓN Y CAJAL (1935) ist hierin ein Rückschritt zu sehen.

WEIN (1943), ein von STÖHR und Schülern oft als Kronzeuge angezogener Autor, lehnt jedenfalls Synapsen *keineswegs* ab. Der Autor betont, alle Knäuel seien Geflechte, nie Netze und lägen *im* Cytoplasma der Amphicyten. Oft endigen die Knäuel mit Ösen oder Endkolben (Bolas). WEIN meinte, da er diese Knäuel 120 Std nach Sympathektomie noch frei von Degenerationsmerkmalen fand, könnten sie keine sympathico-spinalganglionären Synapsen repräsentieren.

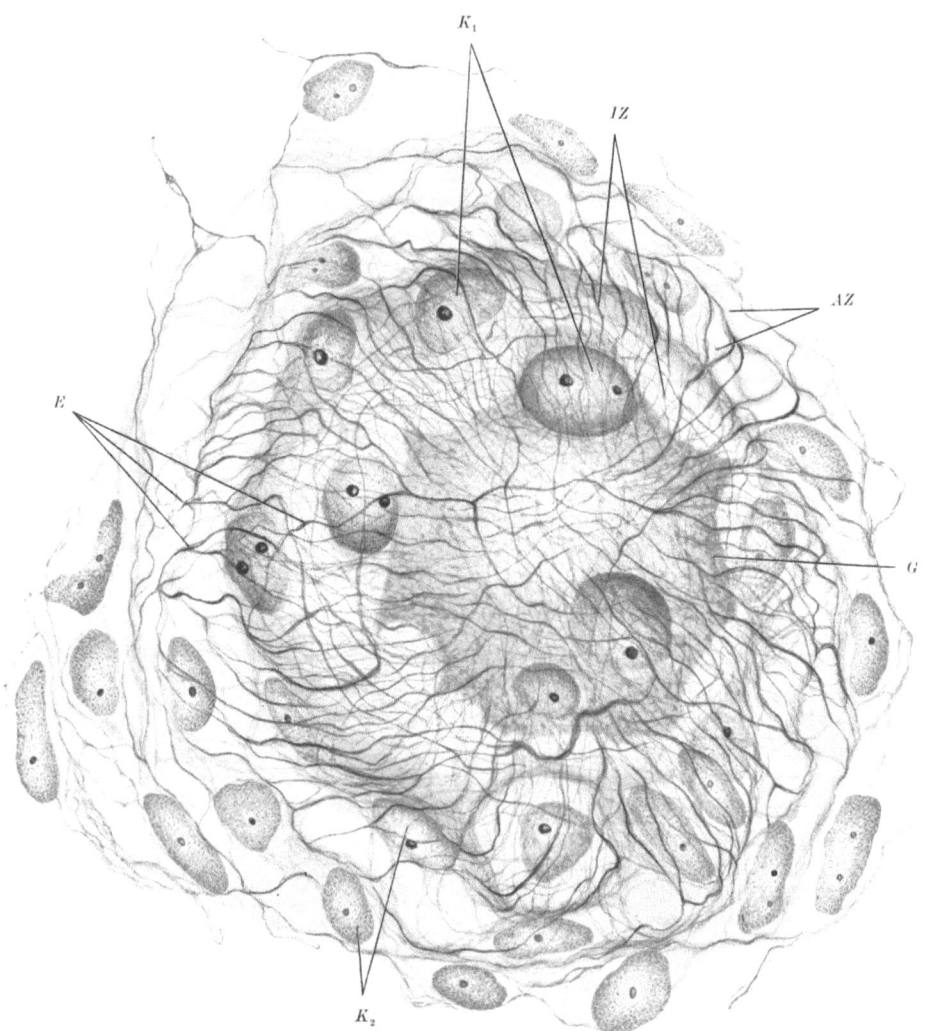

Abb. 283. Geschädigte Nervenzelle mit hyperplastischem (pathologischem) Faserkorb aus dem Ganglion semilunare eines an Hirntumor verstorbenen 48jährigen *Mannes*. *G* Ganglienzelle; *IZ* Inneres Satellitenlager; *AZ* äußere Schicht der Satelliten; K_1 geschwollene Kerne der inneren Satelliten (Reaktionsform); K_2 kleine (normale) Kerne der äußeren Satelliten; *E* Fibrillenelemente des Faserkorbes; etwa 2000:1. Bielschowsky-Methode. (Aus KNOCHE 1955.)

Jedoch erkannte er intraspinalganglionäre Synapsen an. WEIN hält diese Gebilde für ausgesprochene Binnenstrukturen. Ob WEINs Angriffe gegen HIRT (1928) gerechtfertigt sind, müßte geprüft werden. Die Degenerationserwartung nach 5 Tagen muß noch nicht groß sein, da es sich um „marklose" Strukturen handelt! Nach Rhizotomie waren die Knäuel nämlich auch in WEINs Experimenten vermehrt. Einer Prüfung bedarf dringend WEINs Befund der Darstellbarkeit eines

Nervenfasergeflechtes, das diffus das ganze Ganglion durchsetze, ohne mit Spinalganglienzellen in Konnex zu treten und das nur die Amphicyten innervieren soll.

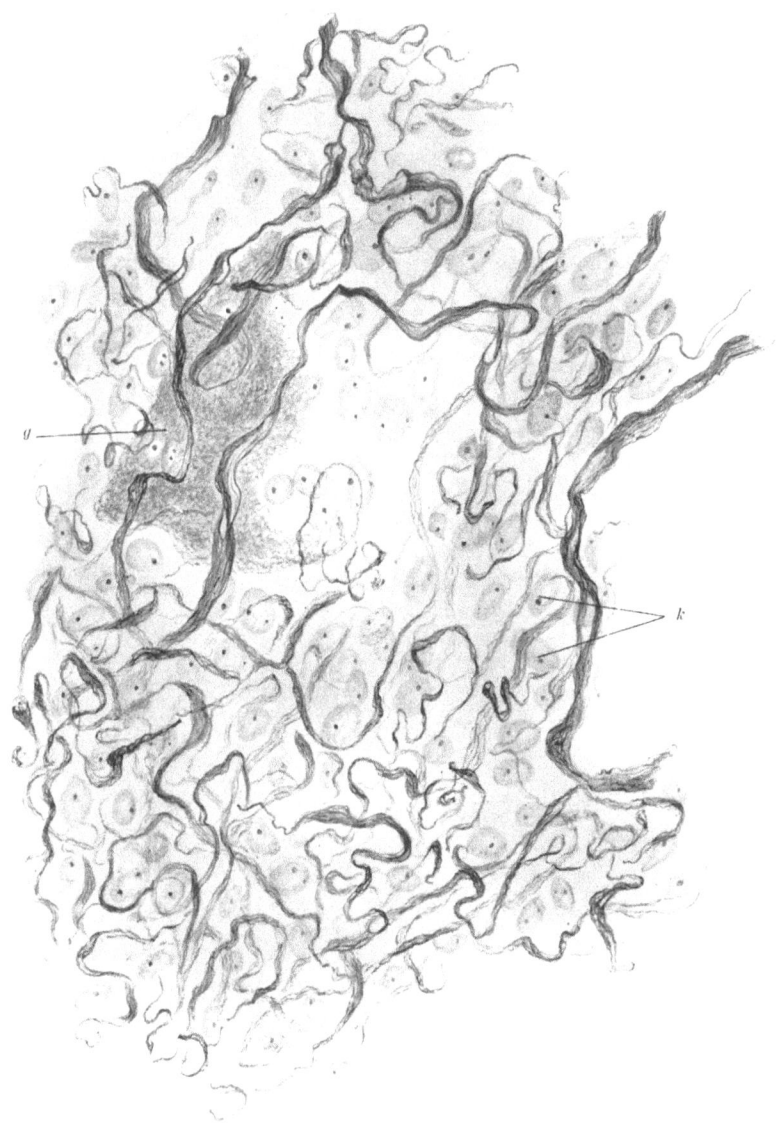

Abb. 284. Nervöse Wucherung in Gestalt eines Endbäumchens. *k* Kerne des „Hüllplasmodiums"; *g* Rest einer Ganglienzelle. Ganglion nodosum eines 51jährigen *Mannes*, Alkoholabusus. Bielschowsky-Methode, 1200:1 auf $^3/_4$ verkleinert. (Aus STÖHR 1949/50.)

DÖRING (1948, 1955) fand Faserkörbe unter normalen Bedingungen selten, vermehrt jedoch nach Transplantation, Faserläsionen, lokaler chemischer oder physikalischer Schädigung, sowie bei Infekten, Tumoren und Intoxikationen. Als pathologisch spricht der Autor sie an bei Parenchymuntergang. Dann seien sie stets mit Satellitenhyperplasien gemeinsam vorhanden. Nicht vermehrt sind Faserkörbe während Krankheiten ohne Beteiligung der Spinalganglien und im physiologischen Altersprozeß, gering vermehrt nach peripherer Nervenläsion. DÖRING lehnt eine sympathische oder parasympathische Synapsenfunktion ab, deklariert jedoch nur Faserkorb*vermehrung* als pathologisch. SETO (1951) dagegen spricht sich wieder mehr für die Endorganhypothese aus, HERMANN (1951, 1952, 1956) lehnt Afferenzfunktion ab. KNOCHE (1955) hält Faserkörbe für nicht vollwertige Überschußbildungen, offenbar im Zuge eines Regenerations*versuches* des Zellausläufers. Synapsen- oder Endapparat-Interpretation lehnt KNOCHE ab.

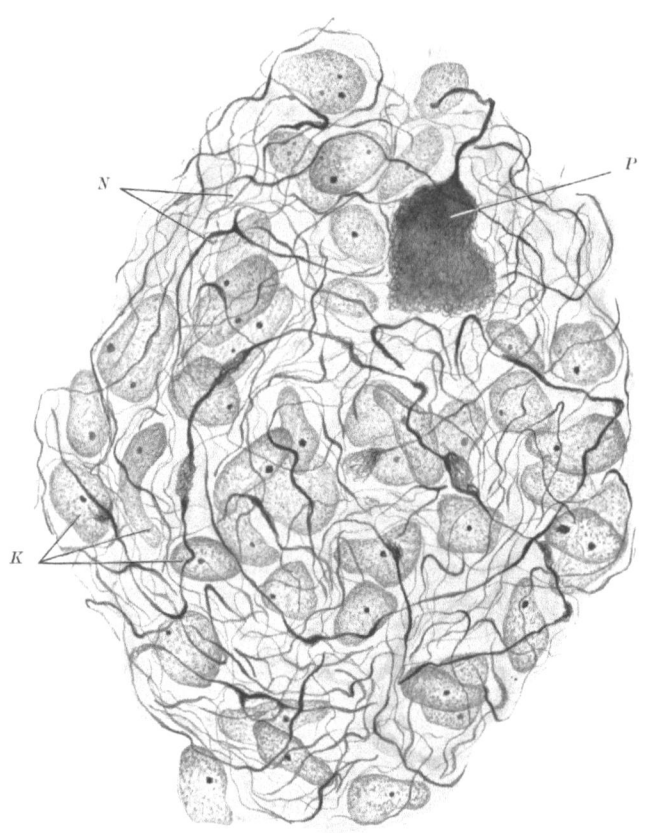

Abb. 285. Nervöses Faserknötchen aus dem Ganglion semilunare eines 48jährigen *Mannes*. Hirntumor-Erkrankung. *N* Nervenfasern; *K* Satellitenzellkerne; *P* nervöser Fibrillenkolben (Bola). Bielschowsky-Methode. 2000:1. (Aus KNOCHE 1955.)

5. Theorie der Kollateralregeneration (NAGEOTTE).

Während der Streit der Meinungen hin und her geht, übersehen viele Autoren eine ganze Gruppe von Arbeiten, die durch eine geniale Theorie NAGEOTTES (1906), die „régénération collatérale", angeregt wurden. Einigen neueren Autoren, die zahlreiche Arbeiten über Faserkörbe und das „Kugelphänomen" veröffentlichten, ist die Theorie NAGEOTTES offenbar völlig unbekannt geblieben, obwohl sich bedeutende Histologen mit ihr auseinandergesetzt haben. Der französische Forscher hatte wiederholt in den dorsalen Wurzeln Tabes-Kranker eigentümliche dünne Fortsätze beobachtet, die teils als Ausläufer von Spinalganglienzellen, teils aber als auswachsende Kollateralen von Nervenfasern identifiziert werden konnten. Das Ende jeder dieser Fasern trug eine Verdickung ähnlich der S. Mayerschen Wachstumskeule. NAGEOTTE (1906) stellte sich vor, daß im Gegensatz zur „normalen" Regeneration vom Faserende (End-Regeneration) hier die Regeneration von einer bzw. als eine Kollaterale, also von irgendeinem Punkt des Neurons erfolge. Da das sensible Neuron sich schon während der Embryogenese als sehr kollateralenbildungsfreudig erweist (s. S. 178ff. und 186), wurde diese Vorstellung durchaus nicht als abwegig empfunden. RAMÓN Y CAJAL (1907) räumte ein, NAGEOTTE könne durchaus recht haben. In einer vorzüglichen Studie setzte sich O. ROSSI (1908) mit NAGEOTTES Theorie auseinander und erkannte sie an (Abb. 286).

NAGEOTTES (1906) Konzeption entsprang nun die Vorstellung, daß alle „bolas", „Pseudodendriten" (wie RAMÓN Y CAJAL 1935 formulierte), Faserkörbe usw. fruchtlose Regenerate geschädigter oder irritierter Zellen seien, begründet in der hohen Regenerationsfähigkeit des sensiblen Neurons. Vergleichbar sei als fruchtloses „End"-Regenerat etwa das Amputationsneurom. Die Grundzüge der Theorie zeigt Abb. 287. Alle „paraphytes" sind nach NAGEOTTE bar jeglicher Leitungsfunktion.

RAMÓN Y CAJAL (1907) sprach von akzidentellen Fortsätzen, die primitiven embryonalen Nervenfasern ohne Markscheide nicht unähnlich seien, manchmal könnten sie sich jedoch wie Remaksche Fasern mit Schwannschen Scheiden umgeben. „Intracapsuläre Bolas" (d. h. solche einwärts der Satellitenscheide) seien sehr unbeständig, nur die ins Interstitium ausgewachsenen „bolas" könnten zeitlich etwas länger bestehen. RAMÓN Y CAJAL hielt es

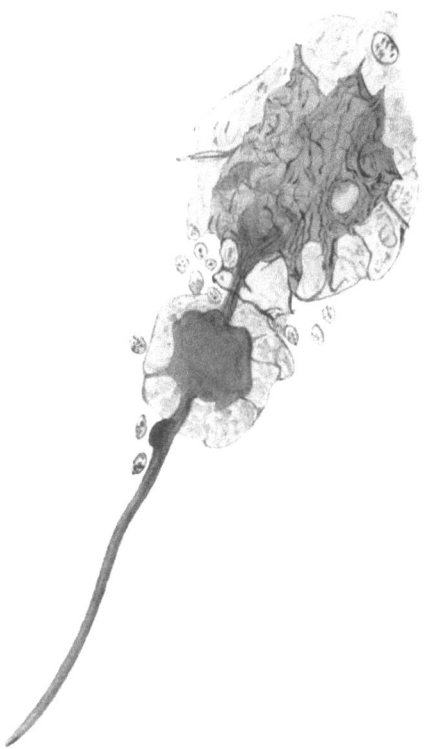

Abb. 286. Schwellung längs eines Achsenzylinders, vermutlich von einer Zelle herrührend, die sich in Degeneration befindet. *Greis* von 75 Jahren. (Aus ROSSI 1908.)

allerdings nicht für ausgeschlossen, daß auch einmal eines dieser „zwecklosen" Regenerate zum Leiter werde. Für pathologisch hielt er diese Bildung jedenfalls nicht. Ähnliche Ansichten vertrat MARINESCO (1906).

Nach ROSSI (1908) konnten Bolas seltener auch im Kleinhirn und im Rückenmark gefunden werden, am häufigsten seien sie aber in den Cerebralnervenganglien der Primaten zu finden. Paraphyten in Rückenmark und Kleinhirn könnten Ausnahmen von der Regel darstellen, nach welcher wirklich multipolare Zellen keine solchen Auswüchse differenzieren (s. S. 338—339). Sehr nahe liegt aber die Annahme, daß es sich hierbei um Paraphyten, also Kollateralregenerate, der zentralen Spinalganglienzellausläufer handelt, die bekanntlich als Fasern der Kleinhirnseitenstrangbahnen bis ins Cerebellum aufsteigen. Untersuchungen hierüber sind notwendig.

Die schon besprochenen Transplantations- und Kulturversuche mit sensiblen Ganglien (s. S. 107ff. und 110ff.) schienen die Theorie NAGEOTTES zu bestätigen. Einen direkten Nachweis für ihre Richtigkeit erblickte RAMÓN Y CAJAL (1910) darin, daß bei *Hunden* und *Katzen*, die normalerweise nur wenige Paraphyten ausbilden, nach Rhizotomia dorsalis massenhaft Bolas gebildet werden. Daß trotzdem nach Wurzeldurchschneidung gewöhnlich keine Regeneration der Hinterstrangbahnen erfolgt, erklärte der spanische Histologe zum ersten durch das Fehlen eines Wachstumsreizes auf die neurotropen (im Sinne eines zum Zentralorgan gerichteten Tropismus) Regenerate, wenn sie erst einmal das Rückenmark erreicht hätten, zum anderen aber durch grob-mechanische Hindernisse (Glianarbe usw.). Die Kollateral-Regenerate wüchsen daher nur verzögert und meist retrograd in die Grenzgebiete der Hinterstränge. Erfolg sei der Kollateral-Regeneration stets dann beschieden, wenn bei jungen Tieren eine Hinterwurzeldegeneration ohne Kontinuitätstrennung vorläge. RAMÓN Y CAJAL (1910) konnte diese Behauptung tatsächlich durch Tierexperimente beweisen, nachdem

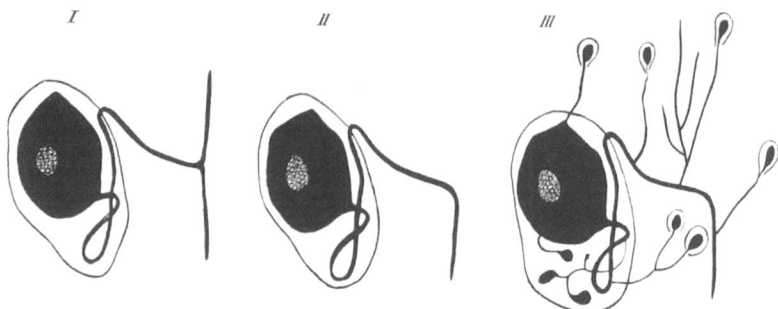

Abb. 287. Schema der „Kollateralregeneration" (NAGEOTTE) eines Spinalganglien-Neurons, wie sie bei Tabes dorsalis erfolgt. *I* Normalzustand; *II* nach dem Zugrundegehen des zentralen Fortsatzes; *III* nach dem Auftreten der Ersatzaxone = Ersatzkollateralen. (Verändert nach NAGEOTTE 1906.)

ihm gelungen war, experimentell-entzündliche Hinterwurzel- und Hinterstrang-Degenerationen zu setzen. Die Kollateral-Regenerate wuchsen in die Fasciculi dorsales ein und regenerierten sich dort ebenfalls kollateral zu auf- und absteigenden Faserbündeln! Einige dieser Regenerate verlieren transitorisch ihre Individualität, indem sie Heldschen Plasmabrücken (s. S. 75ff.) ähnliche Anastomosen bilden; jedoch scheint es sich hierbei vor allem um solche Bolas zu handeln, die ihren Neurolemmschlauch verfehlten und sich daher im Subarachnoidalraum verzweigten. RAMÓN Y CAJAL (1913) hat diese Untersuchungen noch erweitert, so fand er Wallersche Degeneration der durchtrennten Hinterwurzeln binnen 9 Tagen bis in die Hinterstränge und die Substantia Rolandi, in deren Nähe (Regio juxtafissuralis) jedoch intakte Bündelchen zu beobachten seien, die caudaleren unversehrten Wurzeln entstammen. Diese Fasern dürfen freilich nicht mit Regeneraten im Sinne NAGEOTTEs verwechselt werden. Degeneration mit anschließender Kollateral-Regeneration sei vor allem schon durch mechanische Vibrationen *distal* vom Ganglion hervorzurufen.

RANSON (1914b) knüpfte mit Transplantationen von *Ratten*-Spinalganglien (über die schon auf S. 107 berichtet wurde) an ältere Beobachtungen von BABES und KREMNITZER (1896: Degenerationen bei Tabes), MARINESCO und MINEA (1907: Tumormetastasen), BIELSCHOWSKY (1908: s. S. 330) sowie DÉJÉRINE und THOMAS (1907: Friedreichsche Ataxie, Wurzelläsion, Herpes zoster) an. Einzelheiten brauchen hier nicht wiederholt zu werden, es genügt, zu sagen, daß sich aus RANSONs Experimenten eindeutig die Reversibilität der pseudounipolaren Zelle ⇌ multipolare Reizform ergab. Die äußere Gestalt des sensiblen Neurons ist daher nach RANSON nicht fixiert, sondern kann sich unter kräftiger Stimulation rapid aus der des Prototypus sensitivus in komplizierteste Gebilde transformieren. Beim *Menschen* seien die Regenerationsprodukte wesentlich vielgestaltiger als etwa beim *Hunde*, ohne daß deswegen fundamentale Unterschiede bestünden. Alle Bolas und ähnlichen Gebilde sind nach RANSON Kollateral-Regenerate im Sinne NAGEOTTES. Dies gelte auch für die von LEVI (1907) sowie HUBER und GUILD (1913) beobachteten Zellen mit Endknospen beim älteren Feten und Neugeborenen der ersten Lebenstage. Diese Reizformen mit Kollateral-Regeneration stellte RANSON den „multipolaren" Elementen normaler Ganglien gegenüber, die mit ihnen größte Ähnlichkeit gemein hätten, wenn nicht gar völlige Identität bestünde. Die Überzeugung RANSONs spiegelt sich am deutlichsten in der Aussage wider, multipolare Spinalganglienzellen seien keine charakteristischen speziellen Neurone, sondern transitorische Funktionszustandsformen der sensiblen Zelle.

Mit *Kaulquappen* experimentierte LORENTE DE NÓ (1921/22). Nach Querschnittstrennung des Rückenmarkes reagierten die Spinalganglienzellen aller caudal von der Läsion liegenden Segmente mit Retraktion der zentralen Ausläufer zu einer „Bola" (Phase 1). In Phase 2 traten Fensterung in Gestalt feinster Ösen im Perikaryon auf, im Axon verdickte „stäbchenförmige" Abschnitte. Bildung plumper Keulen vom Protoplasten aus schilderte der Autor als 3. Phase, die durch kollaterale *oder* terminale Sprossung nach dem Trauma in die Regenerations-Phase (4. Phase) überging. Bereits 24 Std nach Beginn der 4. Phase waren die Knospen, oft mit komplizierten Büscheln ausgestattet, weit vorangetrieben. LORENTE DE NÓ (1921/22) unterscheidet nun in den untersuchten Spinalganglien der *Frosch*larven zwei Zelltypen: „Reife" und „embryonale". Die „reifen" Neurone waren meist schon voluminös und standen nach Schnittserienuntersuchung mit ihren Endorganen (Muskelspindeln, Haut) in Kontakt, während es sich bei den „embryonalen" um Neuroblasten im Stadium der Fortsatzbildung (akute Differenzierungsphase, vgl. S. 74) handelte. Diese vom Eingriff nicht betroffenen Neuroblasten verhielten sich so, als sei nichts geschehen, sie setzten einfach den Differenzierungsprozeß fort. Dagegen reagierten die „reifen" Neurone in der oben referierten Weise (Phasen 1—4), die Kollateral-Regenerate wuchsen in das Rückenmark unter Durchbrechung der Bindegewebsnarbe (!) ein und mischten sich intrazentral mit motorischen Fasern. Trotz des entstehenden Fasergewirrs fanden die Knospen mit erstaunlicher Sicherheit wieder ihren Weg in die sensiblen Bahnen, um schließlich in diese einzuwachsen. Jedoch kam es nicht mehr zur Kollateralenteilung, so daß entweder nur aufsteigende oder nur absteigende Bahnen entstanden. Die Wachstumsrichtung (ob nach kranial oder caudal) wurde nach dem Prinzip des geringsten Widerstandes durch die Lage zur Glianarbe bestimmt. Diese Befunde sind besonders im Vergleich mit den Untersuchungen HAMBURGERs (1955, s. S. 105) über das gänzlich andersartige Verhalten der „reifen" Zellen nach Extremitätenknospen-Exstirpation interessant: Nach Neurotomie trat letale Degeneration der großen „reifen" Elemente ein (HAMBURGER 1955).

HERZOG (1951) betonte gegen STÖHR, daß proliferative Prozesse (z. B. Paraphytenbildung) nicht degenerativ, sondern im Gegenteil als Zeichen erhöhter Aktivität des Neurons auf vermehrte *oder* krankhafte Reize hin zu bewerten seien. KNOCHE (1955) sieht in Kernpyknose und peripherer Fibrillenverlagerung pathologische Erscheinungen, in Vacuolisation und Kernverlust die Zeichen irreversibler Zellschädigung. Paraphyten-, Faserkorb- und Pseudodendritenbildung faßt der Autor als regenerative Versuche der Ganglienzelle auf, einen — freilich nicht vollwertigen — Ausgleich für degenerierte Partien des Neurons zu schaffen. Alle diese Überschußbildungen seien Ausdruck der hohen Regenerationsfähigkeit der sensiblen Ganglienzelle, aber pathologisch!

6. Zur Trennung von Relaiszellen, multipolaren, multangulären und pseudomultipolaren Neuronen.

Die Diskussion um die ,,multipolaren" Elemente hält noch an. Es sei hier betont, daß wirkliche multipolare Elemente vom Sympathicus-Typ zwar selten, aber doch immer wieder in Spinalganglien und sogar häufig in den sensiblen Vagusganglien (Abb. 113, 131, 288) gefunden wurden. Sie sind als verlagerte vegetative Neurone von vornherein auszuklammern, wie auch die Relaiszellen von DOGIEL (Typ II; Neuron D in Abb. 142). Relaiszellen können in Silberpräparaten nicht identifiziert werden (Abb. 143)!

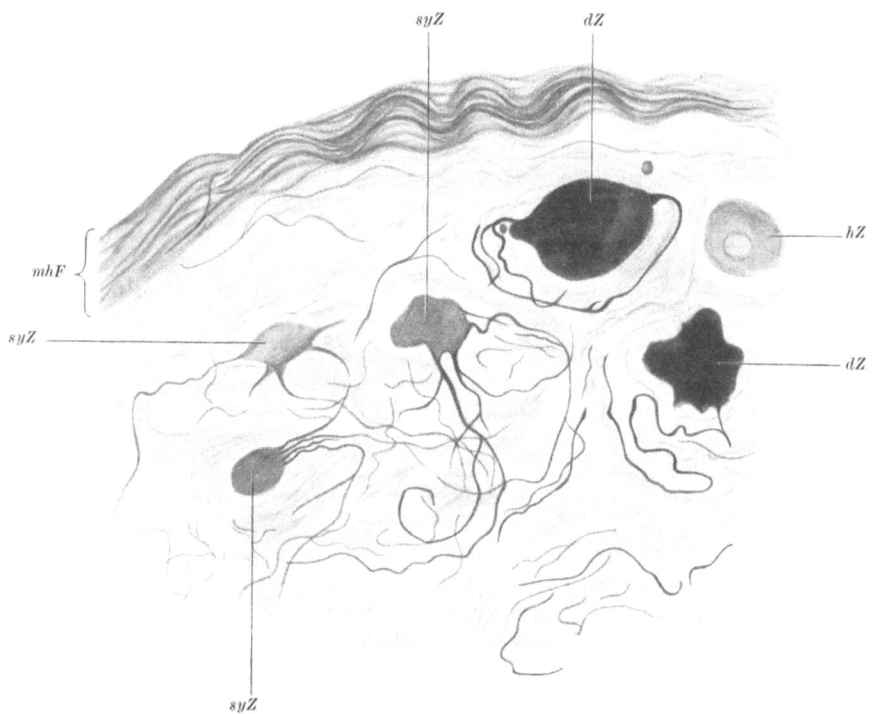

Abb. 288. Ganglion nodosum vagi eines *Mädchens* von 2 Jahren. ,,Dunkle" pseudounipolare Spinalganglienzellen (*dZ*), helle pseudounipolare (*hZ*) und Gruppe von drei multipolaren, offenbar dislozierten Sympathicus-Ganglienzellen (*syZ*). *mhF* markhaltige Nervenfasern. (Teil aus Abb. 131. BIELSCHOWSKY-GROS, Präparat von H. HERMANN, Erlangen), 750:1. (Zeichnung: Frl. U. OVERBECK.)

Rätselhaft bleiben vorläufig die ,,multangulären" Zellen (Abb. 289, s. ferner S. 203ff. und Abb. 130, 156, 160, 215, 216), von denen bis heute die hier eingehend besprochenen Reizformen abzugrenzen sind. Ob sie später einmal zusammengefaßt werden können, bleibt abzuwarten. Alle ,,multangulären" als ,,células desgarradas" (Alterszellen) abtun zu wollen, erscheint verfehlt.

Die Reizformen aller Kategorien (mit Bolas, Faserkörben, Fensterapparaten, ,,Dendriten") über einen Kamm zu scheren, dürfte ebensowenig angängig sein. Es sind ohne Zweifel krankhafte Formen unter ihnen, aber *nicht alle* sind pathologisch. Bei großen Tieren hat sicherlich LEVIS Theorie der Oberflächenvergrößerung (s. S. 336ff.) ihre Berechtigung, indes erklärt sie nicht alles. Die Kollateral-Regeneration NAGEOTTES (s. S. 346ff.) trifft zu, wie experimentell bewiesen wurde, aber sicherlich auch nicht für alle atypischen Elemente. Wenn nicht sicher ist (Anamnese, Experiment), wie die Formen im Einzelfall entstanden, sollte man von apodiktischen Behauptungen in der einen oder anderen Richtung absehen. Die „Reizformen" sind heterogener Natur und nicht immer durch definierte „Reize" zu erklären. Um einmal die sinnlose Polemik um das Relaiszellen-Problem in fruchtbare Bahnen zu lenken, sollte man diese künftig nicht als „Multipolare" bezeichnen, sondern sie beim Namen nennen. Nachuntersuchungen sind sehr notwendig, aber nicht so simpel, wie sich das etwa BURKHARDT (1953) vorgestellt hat!

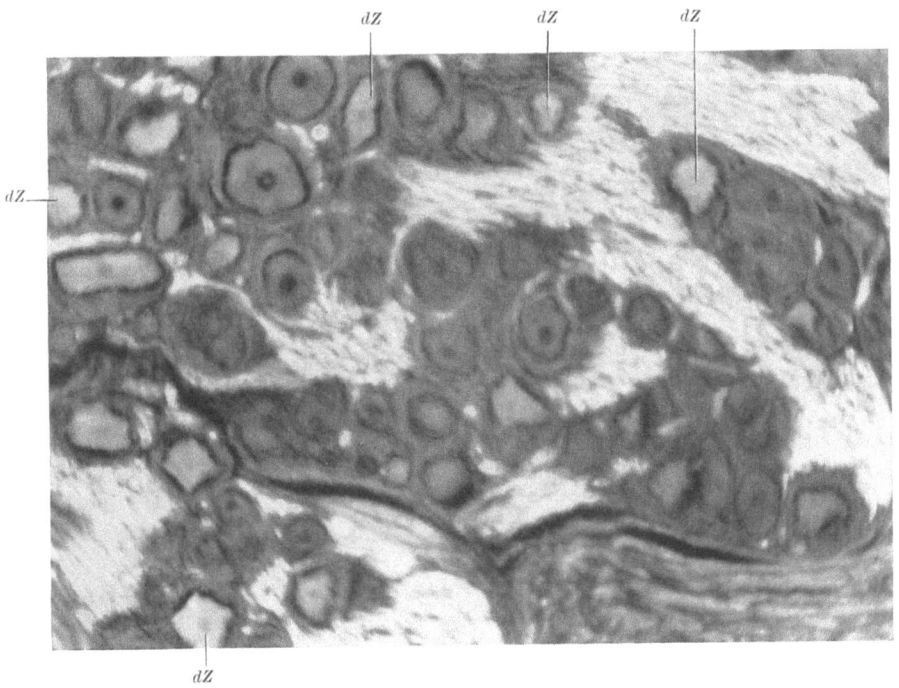

Abb. 289. Übersichtsbild eines Ganglion semilunare vom *Rind* im Luminescenzmikroskop. Strahlend goldgelbe Markscheiden, hellgelb leuchtende multanguläre Zellen (*dZ*) (kleiner „dunkler" Typ der Hellfeldmikroskopie) und dumpf-khakifarbene reguläre Zellen (große runde „helle" Zellen der Hellfeldmikroskopie). Die Satelliten fluorescieren je nach ihrem Gehalt an Cytolipoiden dumpf bis hellgelb, das Bindegewebe dunkelgrün. Formolfix., Gefrierschnitt in Glycerin, Eosin S Äthylester (Kalle & Co.) bei pH 4,4 gefärbt, Filter-UV-Erregung. 130:1.

Wenn man in Routine-Präparaten „multanguläre" Zellen sieht, sollte man sie ebenfalls nicht als multipolar deklarieren, denn solche können nur in Silber- und Methylenblaupräparaten (Gold, Rongalitweiß, Phosphatasefärbung als vergleichbare Methoden eingeschlossen!) identifiziert werden. Die Angabe „multangulär" nach einem Nissl- oder Azanpräparat ist ehrlicher!

Da Bolas und andere ähnliche Fortsätze keine echten Dendriten sind, sollte für sie „Paraphyten" als Terminus gebraucht werden; sind die „Paraphyten" einmal *sehr* dendritenähnlich, kommt „Pseudodendriten" in Frage.

„Multipolar" sind nur solche Elemente, die neben der Gestalt auch multipolare Funktion aufweisen: Vegetative Neurone, Deiterssche Zellen usw. Nur für sie sollte dieser Terminus gebraucht werden.

Für atypische sensible Zellen wird hiermit (in Anlehnung an die Bezeichnung „pseudounipolar" für die Normalform) der Terminus „pseudomultipolare" Zelle vorgeschlagen. Wer im speziellen Falle die Genese *wirklich* kennt, möge „Reizform", „Kollateral-Regenerat" usw. setzen, aber mit Kritik! Vielleicht werden dann unfruchtbare Polemiken etwas seltener, die seit 70 Jahren (FRITSCH 1886, KONEFF 1886) nicht zum Ziele geführt haben.

Ein wichtiger Punkt wurde bisher offenbar im Hinblick auf pseudomultipolare Zellen nicht diskutiert: Der Zusammenhang mit der Kern-Plasma-Relation! Hier könnte der Schlüssel für das Verständnis verborgen liegen. Jedenfalls spricht vieles dafür, daß Tigrolyse eine Reaktion auf gestörte Gleichgewichte in der Relation ist (s. S. 177 und 247). Die Paraphytenbildung könnte der reziproke Vorgang sein.

VIII. Degenerative Veränderungen an sensiblen Ganglienzellen.

Über pathologische Histologie der sensiblen Ganglien kann hier nicht berichtet werden, es sei dazu auf die Handbücher der Pathologie verwiesen (BIELSCHOWSKY 1935, DÖRING 1955, HERZOG 1955). Hier seien nur einige cytologische Beobachtungen herausgegriffen, die sich in jedem *normalen* Ganglion wiederholen, die aber für die Einzelzelle als pathologisch gelten müssen.

KONEFF (1887) erwähnte bei verschiedenen *Wirbeltieren* vacuolisierte Zellen (Abb. 290, 291), ohne sich näher mit ihnen zu beschäftigen. Dagegen sah STROEBE (1894) in vacuolisierten Zellen bei Tabikern krankhafte Elemente, wie auch in geschrumpften, hyperchromatischen, hyperpigmentierten und solchen mit zerklüftetem Protoplasten. Der Autor rechnete auch zackige und eckige Deformation oder Lappung der Zellkerne zu den krankhaften Merkmalen sowie Kernhyperchromasie (Abb. 292). Als stärkste Veränderung galt dem Autor totaler Kernschwund, der zur Neuronolyse führen müsse. Parallel zu dieser Cytoplasma- und Kernveränderung sei eine Reaktion der Satelliten zu beobachten, die mäßige Wucherungsgrade erreiche. Aufgelöste Perikarya werden durch ein Restknötchen aus Satelliten (Abb. 237, 241, 242, 243) noch längere Zeit markiert, das schließlich den gesamten Zellscheidenraum erfülle. Diese am ektodermalen Anteil ablaufenden Veränderungen werden durch Wucherung des interstitiellen Bindegewebes unterstrichen. Bei Tabes incipiens sind nach STROEBE (1894) nur wenige Zellen betroffen, später — nach vollständiger Entwicklung des Krankheitsbildes — sehr viele.

Zu diesen Merkmalen fügte NISSL (1894) die Tigrolyse nach Trauma hinzu, FLEMMING (1897) die exzentrische Verlagerung der Kerne. Nach CASSIRER (1899) ist eine Restitution vieler Zellen noch aus dem Stadium partieller Tigrolyse (Abb. 293) nach Trauma möglich, ein gewisser Anteil solcher Zellen sei dagegen schon zum Untergang verurteilt. Sehr genau beobachtete Cox (1898) die Zellveränderungen nach peripherer Neurotomie. Nach Coxs Angaben erkranken die großen Perikarya nicht bis zum 4. Tage nach dem Eingriff, sondern später, die kleineren dagegen frühzeitig. Die Tigrolyseformen der kleinen Zelle teilte der Autor in solche ohne (oder nur mit einzelnen) Nissl-Granula, solche mit perinucleärem Schollenrest und solche mit diffuser, schütterer (sporadischer) Granulierung ein. An älteste Befunde von WALLER (1852, s. S. 171) sei hier erinnert. Die Regenerationsrate hielt Cox für hoch; man könne nach 5 bis 6 Monaten nur wenige Verluste buchen, die meisten Zellen seien dann regeneriert. In normalen *Reptilien*ganglien vermißte PUGNAT (1898) im Gegensatz zu denen von *Säugern* stets Vacuolen.

Große Verdienste um die Systematik der Degenerationsformen erwarb LUGARO (1900—1903) nach ausgedehnten Experimentalstudien. Auch dieser Autor fand die größere Anfälligkeit der kleinen Spinalganglienzelle und die von Cox betonte geringe *wahre* Verlustrate. Auch ohne Nervennaht (Neurosynthese) regeneriert der Nerv, wenn auch nur zu einem Neurom, jedoch komme es dann anschließend zur Ganglienatrophie. Für eine Dauerwiederherstellung sei offenbar normaler Funktionseintritt notwendig (vgl. die Experimente von CAVANAUGH 1951, s. S. 178).

Nach LUGARO zeigen die kleinen Zellen zugleich die größere Restitutionsfähigkeit. Die Ganglien des Vagus reagierten in LUGAROs Experimenten schneller als die Spinalganglien, sie seien jedoch letzteren an Regenerationskraft unterlegen. Nach Neurotomie sah der Autor keine Satelliten zu Neuronophagen werden; hierzu sei offenbar eine zusätzliche Noxe erforderlich. Während Dege-

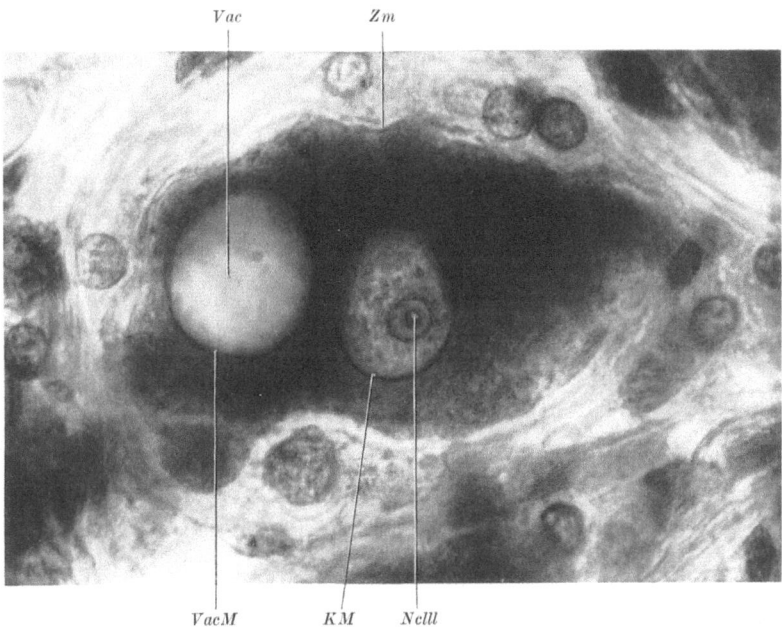

Abb. 290. Große Ganglienzelle aus dem Ganglion semilunare einer 62jährigen Frau mit großer lipoidfreier Vacuole (*Vac*), die durch eine lipoidhaltige Membran (*VacM*) ähnlich dem Karyoplasma gegen das Cytoplasma abgegrenzt ist. *ZM* die stellenweise sichtbare Zellmembran; *KM* Kernmembran; *Nclll* Nucleolus mit sehr deutlichem Nucleololus. Das Cytoplasma des Perikaryon ist intensiv dunkel dargestellt, das Satellitenplasma hell. Darstellung der sog. „cyanochromen Lipoide" (Phosphatide) und Lipoproteide mit Weinsteinsäure-Kresylechtviolett nach FEYRTER. 935:1.

ration und Atrophie reagiert nach LUGARO der Nucleolus infolge Hyperfunktion mit Hypertrophie. Die exzentrische Verlagerung des ganzen Kernes sei dagegen eine Maximalreaktion, die nicht einzutreten brauche. Die normalen Abläufe der Tigrolyse, die nicht zum Zelltod führen, entsprechen nach Meinung des italienischen Autors einer Zellverjüngung, d. h. die tigroidarme Zelle repräsentiere die onto- und phylogenetisch ältere (Früh-)Form. Randschollenkranz, Eindringen von Satelliten ins Neuroplasma und alle Grade der Vacuolisierung bis zum Auftreten der Siegelringzellen (Abb. 294—298) hat LUGARO minutiös beschrieben und abgebildet. Auf die Befunde von KLEIST (1903, 1904) soll nicht noch einmal eingegangen werden (s. Abb. 137 und S. 175—176). ATHIAS (1905, 1906) hielt Vacuolisation und Leukocyteneinwanderung für normale Vorkommnisse, da er sie bei gesunden Säugern beobachtete, wogegen MENCL (1906) heftig argumentierte. MENCL (1906) faßte Vacuolisation und Lymphocyten-Immigration als zwei verschiedene krankhafte Ereignisse auf, die nur zufällig zusammen beobachtet würden. Nach neueren Untersuchungen können aber keine Zweifel mehr daran gehegt werden, daß zumindest zwischen Mastzellenimmigration und Degeneration ursächliche Zusammenhänge bestehen (BRUSA 1953; Lit.).

Auf eine völlig in Vergessenheit geratene, aber recht interessante alte Experimentalarbeit sei hier die Aufmerksamkeit gelenkt, nämlich BLAUs (1904) Studien zur Salicylat-Vergiftung der Octavus-Ganglien bei *Maus, Meerschweinchen* und *Kaninchen*. Die Untersuchungen deuten auf eine primäre Empfindlichkeit der bipolaren Nervenzellen gegenüber Salicylaten hin, im pharmakologisch-toxikologischen Lager scheint hierüber nicht viel bekannt zu sein. Das gilt auch für WITT-

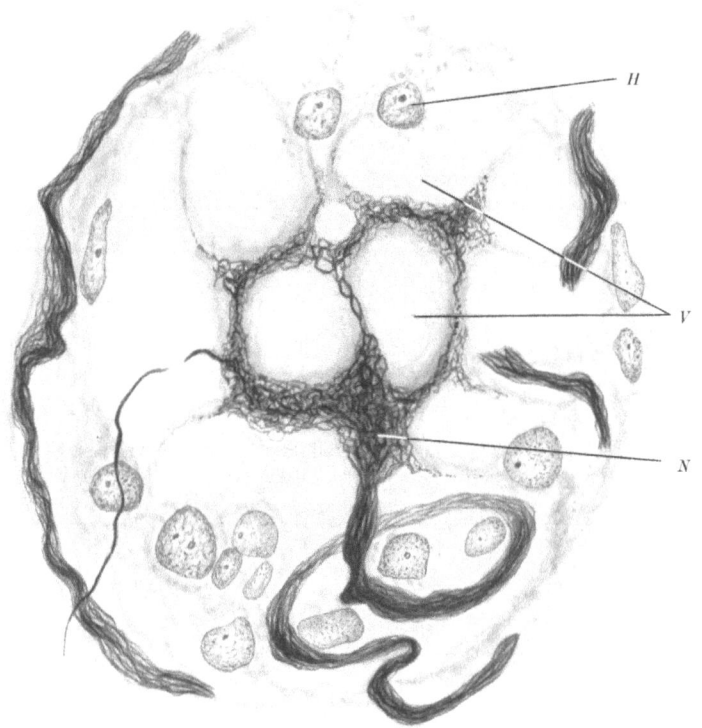

Abb. 291. Erkrankte Nervenzelle aus dem Ganglion semilunare eines an Hirntumor verstorbenen 48jährigen *Mannes*. *V* Vacuolen; *N* Neurofibrillen; *H* Kerne der Satelliten. Bielschowsky-Methode. 1350:1. (Aus KNOCHE 1955.)

MAACKs (1903, 1906) entsprechende Untersuchungen mit Chinin. Beide Autoren zitieren ältere Literatur und fanden übereinstimmend bei akuter Vergiftung Tigrolyse, Kern- und Satelliten-Reaktion, bei chronischer schließlich Vacuolisation bis zum Zelluntergang. Degenerative Veränderungen an den Spinalganglienzellen des *Pferdes* fand DEXLER (1897) nach Arsenikvergiftung mittels der Nissl-Methode. Die Arbeiten wären zweifellos eine Nachuntersuchung wert, denn die praktische Bedeutung liegt auf der Hand.

ALLEN (1925) untersuchte mittels der Nissl-Methode das Ganglion semilunare von *Hunden* nach totaler Zahnextraktion. Ein Achtel aller Perikarya zeigte Chromatolysen. Die betroffenen Zellen gehörten zu 75% dem „großen" (besser: mittelgroßen!), zu 25% dem kleinen Typus an und waren im ganzen Ganglion verstreut, während PERNA (1914) für *Affen* an bevorzugte Lagerung nahe den Abgängen der Nn. V_1 und V_2 glaubte. Nach Neurotomie des R. alveolaris mandibulae waren die Tigrolysen kräftiger. Da zwei Zelltypen reagierten, sei auf die

Arbeit von GRAF und BJÖRLIN (1951) hingewiesen. Faseranalysen nach HÄGG-QVIST legten zwei Kaliberklassen der Pulpanervenfasern dar, so daß die beiden Autoren an protopathische und epikritische Zahninnervation dachten.

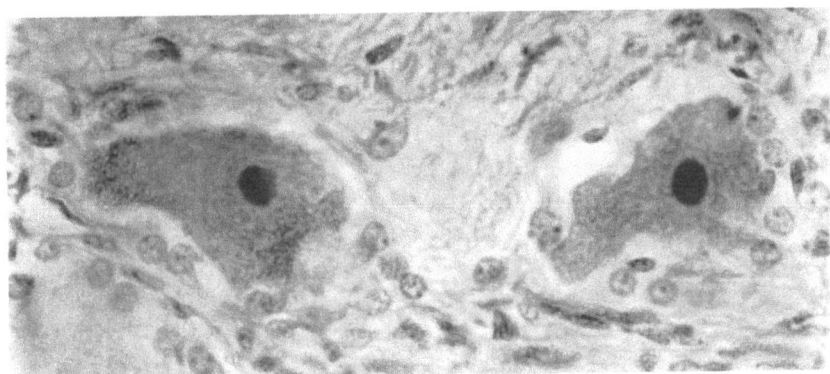

Abb. 292. Gelappte Spinalganglienzellen mit Kernpyknosen aus einem Spinalganglion einer 42jährigen justifizierten Frau. Nur staubförmige Nissl-Substanz und rundlich angeschwollene Satellitenzellkörper. Es handelt sich zweifellos um geschädigte Zellen. Formolfix., Hämatoxylin-Eosin, 570:1.

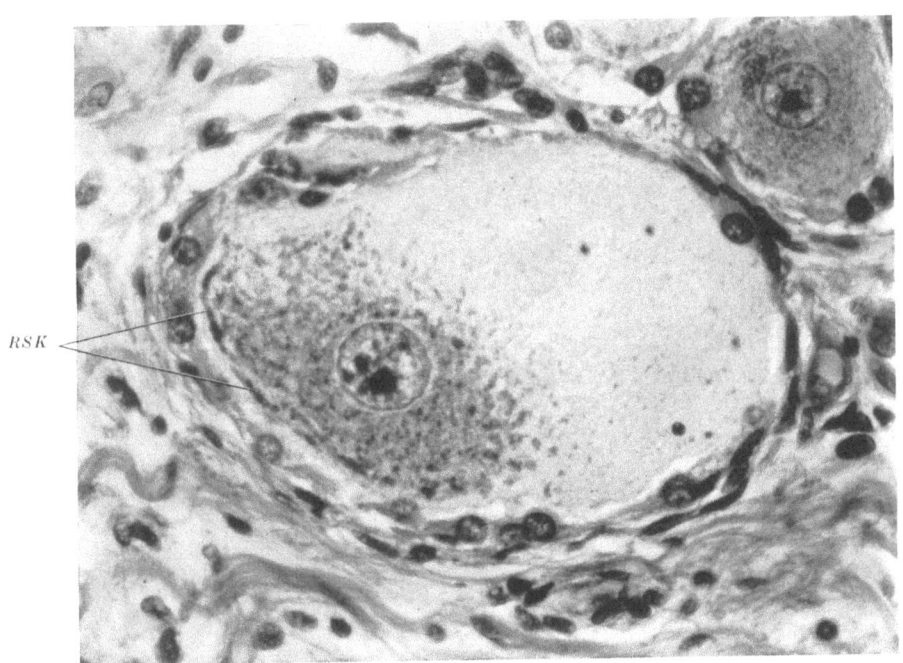

Abb. 293. Pseudounipolare Riesenzelle von 140 μ Länge aus dem Ggl. semilunare eines 37jährigen Justifizierten mit Zeichen der frühen Tigrolyse: Kern exzentrisch, Nissl-Substanz nur noch in einem Drittel des Perikaryons vorhanden. An der Ektoplasmagrenze des kernhaltigen Zellabschnittes Randschollenbildung (RSK). Beachte die verstärkte Färbbarkeit des Satellitenzellprotoplasmas. Oben rechts eine kleine normale Zelle mit diffuser Nissl-Granulation. Susafix., Azan. 570:1.

Typische Tigrolysen und Degenerationen beobachtete LANGWORTHY (1930) nach Elektro-Trauma, WEXBERG (1935) in manchen Fällen von Trigeminusneuralgie (s. hierzu besonders auch DÖRING 1955). In Neurofibromatose-Knötchen (Recklinghausensche Krankheit) beschrieb GAGEL (1936) Ganglienzellen, die nach

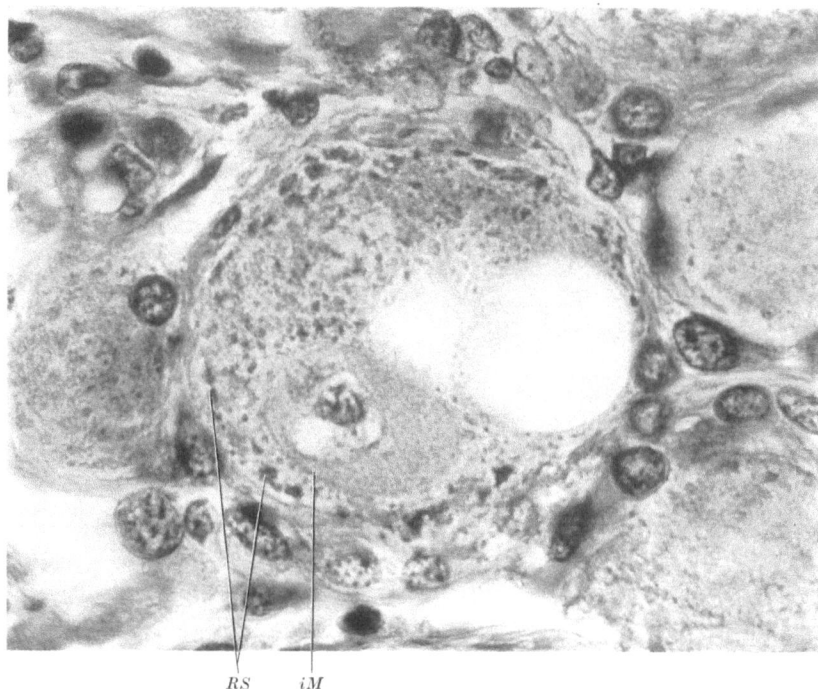

Abb. 294. Mittelgroße Spinalganglienzelle aus dem Ggl. semilunare eines 37jährigen Justifizierten. Frühe Phase der Schädigung, eine sich ausbreitende Vacuole, durch die noch eine zarte Plasmabrücke mit Resten von Nissl-Substanz zieht. Beachte die Randschollen (*RS*) und die Reaktion der Satelliten (Kernschwellung!). Das unmittelbar um den Kern liegende Endoplasmagebiet hat sich vom übrigen Protoplasten durch eine intracelluläre Membran abgegrenzt (*iM*). (Solche Zwischenmembranen sind bisher nur an den Neuronen von Wirbellosen bekannt geworden.) Susafix., Azan. Fluorit-Ölimm. 1000:1.

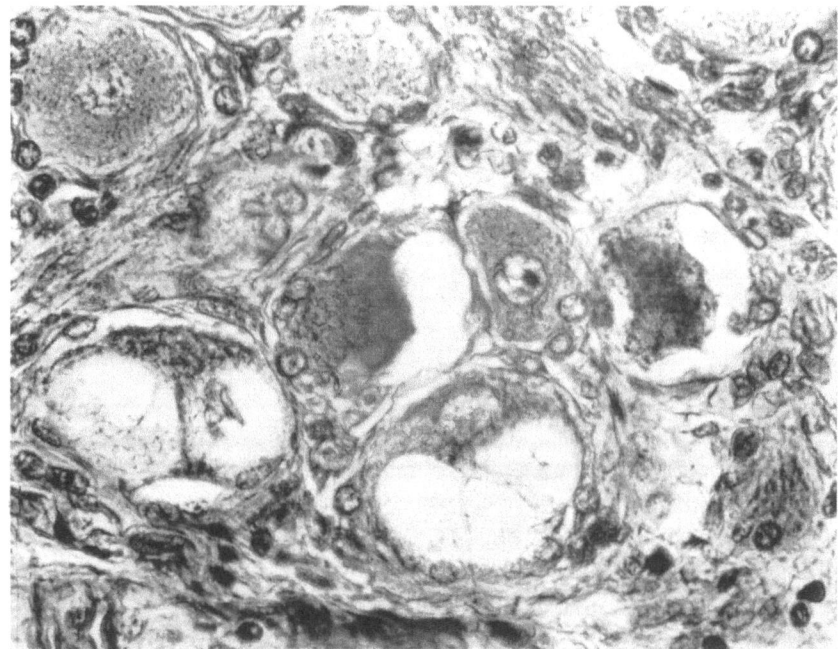

Abb. 295. Vacuolisierte Ganglienzellen (kleiner Typ) aus dem Ggl. semilunare eines 37jährigen Justifizierten. Es finden sich verschiedene Stadien der Zelldestruktion auf engstem Raum. In den übrigen Bezirken des Ganglions finden sich nur vereinzelte Zellen mit Vacuolen. Susafix., Azan. 570:1.

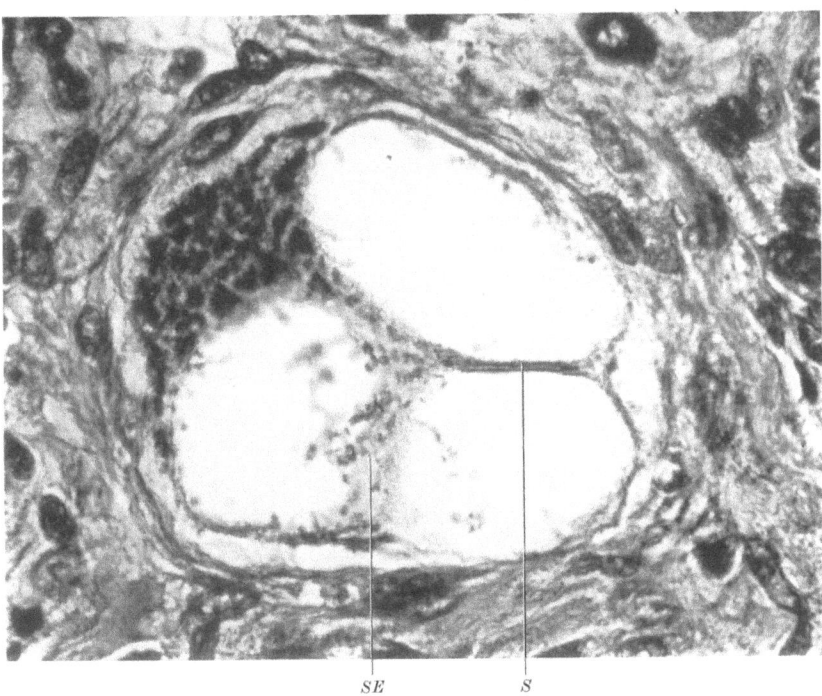

SE   *S*

Abb. 296. Plurivacuoläre Zelle aus dem gleichen Ganglion wie Abb. 297. Zwischen den Vacuolen ein membranartiges Septum (*S*), das andere Septum wird eingeschmolzen (*SE*). Verbackenes Tigroid im Restplasma. Susafix., Azan. Fluorit-Imm. $^1/_{16}$. 1000:1.

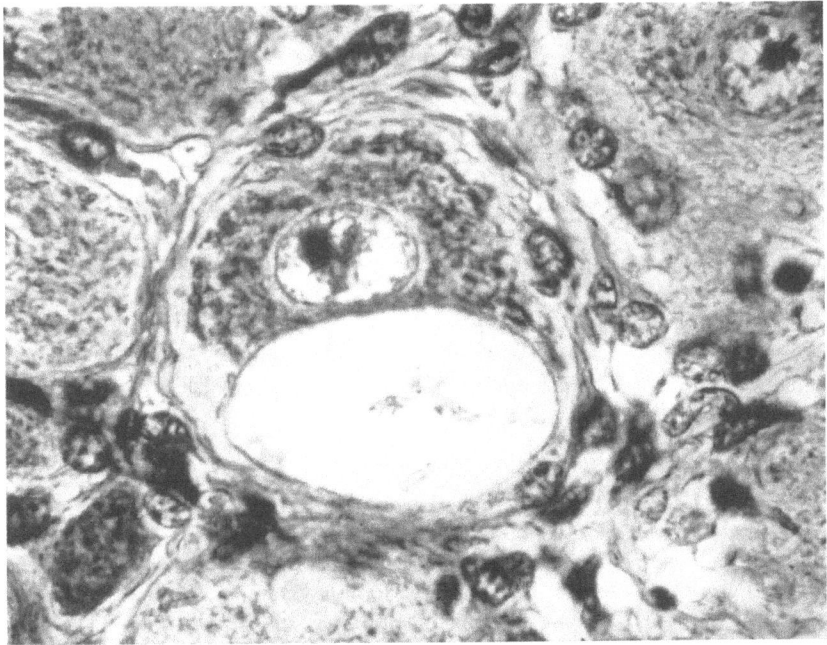

Abb. 297. Univacuoläre Ganglienzelle, sog. „Siegelringzelle", aus dem Ggl. semilunare eines 37jährigen Justifizierten. In der Vacuole Eiweißpräcipitat von fädiger Struktur, um die Vacuole eine deutliche Membranbildung. Beachte die bizarre Form des akzessorischen Nucleolus und das verklumpte Tigroid im Restplasma. Die Anschnitte der Nachbarzellen zeigen normale Struktur. Susafix., Azan. Fluorit-Ölimm. $^1/_{16}$. 1000:1.

Nissl-Bildern nicht degenerierten Spinalganglienzellen verschiedenster Differenzierungsgrade entsprachen, jedoch stets das Neuroblastenstadium überschritten hatten. HORÁNYI-HECHST (1936/37) beobachtete Degenerationen bis zum Restknötchen unter anderem in Spinalganglien von *Katze* und *Kaninchen* nach längerer Thyroxinzufuhr.

Die meisten Autoren der letzten 60 Jahre, die sich mit degenerierenden Spinalganglienzellen beschäftigt haben, werten als Tigroid-Reaktion auf Trauma (Zeichen der sekundären Degeneration) nur gröbere Veränderungen, so totale oder subtotale Tigrolyse des einzelnen Perikaryons. Sehr feine Verschiebungen im Nissl-Bild der Einzelzelle („Wellenbildung", „fleckförmige Partial-Tigrolyse", leichte Zellschwellung *und* Hypochromasie einzelner Schollen bei zentraler Kern-

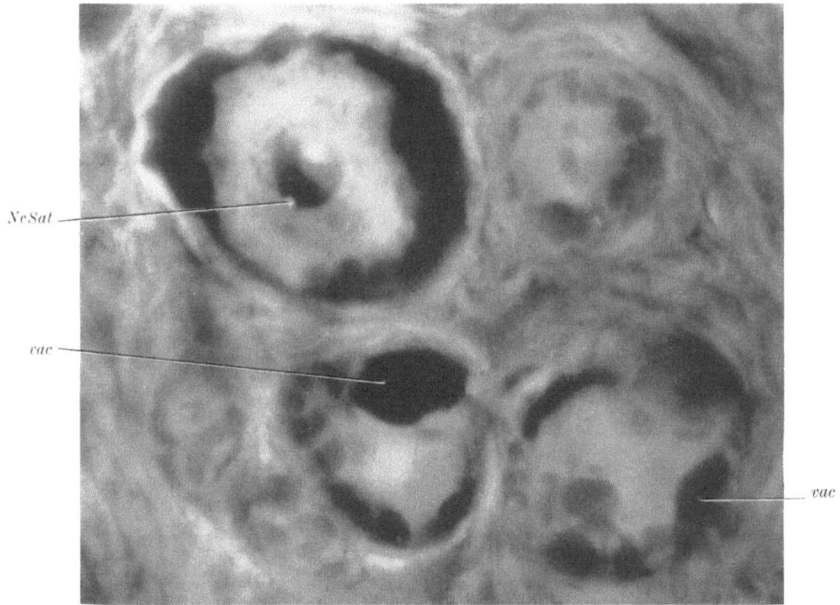

Abb. 298. Vacuolisierte Nervenzellen aus dem Ggl. semilunare einer *Kuh* (*vac*). Die größere, noch wenig zerklüftete Zelle und ihre Satelliten auffällig hell. Beachte den Nucleolarsatelliten an der Innenseite der Kernmembran (*NcSat*). Formolfix., Fluorescein bei pH 2,1. 480:1.

lage) haben eigentlich nur KLEIST (1903, 1904) sowie KURÉ, MURAKAMI und OKINAKA (1935) systematisch ausgewertet. Diese Versuche sind durchaus zu begrüßen und waren auch von Erfolg gekrönt. Selbst wenn KURÉ unbewußt übertrieben hat (und welcher Forscher ist davor gefeit?), bleibt doch eine beachtungswürdige Entdeckung übrig („Spinalparasympathicus" s. S. 153). KLEIST war seinen Zeitgenossen weit voraus.

Auch HOWE (1935) hat sich um die Grundsätzlichkeiten der Degeneration verdient gemacht. Ausgehend von der Untersuchung hereditär tauber *Katzen*. deren Cochlearis-Veränderungen der Autor für sekundär erachtete, knüpfte er Überlegungen an die Tatsache, daß sich nach Traumen im sensiblen Nervensystem stets schwerere Degenerationsmerkmale als im motorischen zeigen. HOWE (1935) kam zu dem Ergebnis, das sensible Spinalsystem sei durch Differenzierung hochspezialisierter Endorgane (Muskelspindeln; diverse Haut- und Tiefensinnesorgane, spezielle Sinnesepithelien) empfindlicher und anfälliger als das stereotype Vorderhornsystem. Für die Richtigkeit dieser Hypothese sprechen zahlreiche Beobachtungen der Entwicklungsphysiologie, der Degenerationsforschung und der Pathologie.

Die Reaktion im einzelnen ist trotzdem stets gleichartig. Ob Fälle von spastischer Spinalparalyse (K. SCHAFFER 1936), Lepra (LOWELL, PUCHOL und PEREZ 1948), Poliomyelitis beim Menschen und Schimpansen (BODIAN und HOWE 1947, BRASS und BRÜCKEL 1949, STAEMMLER 1949, TATSUMI und KAWAKAMI 1954), Tabes (s. oben und S. 173ff.), Zoster (s. oben), Spinalganglien-Diphtherie (HECHST 1931, 1934, VEITH 1949), Neurotomie (ŽABOTINSKIJ 1951), Rabies (= Lyssa) und Pseudorabies (FIELD 1952), Pemphigus (BALÓ und FÖLDVARI 1952, FÖLDVARI und BALÓ 1954), Höhenkrankheit und experimenteller O_2-Mangel (KURKOVSKIJ 1955), Asthma bronchiale, Lungentuberkulose, Kardiospasmus oder Tumoren (STÖHR 1943, 1943/44, 1949/50, 1951/53, HERMANN 1952, 1956, KNOCHE 1955), ferner HERZOG (1955) und DÖRING (1955), untersucht wurden, hatte auf die Befunde wenig Einfluß. Leichtere Schäden rufen leichte Tigroidalteration, schwere Noxen Tigrolyse hervor. Ist die Einzelzelle nur leicht getroffen, so regeneriert sie sich, gewöhnlich unter Paraphytenbildung. Liegt ein tiefgreifender Zellschaden vor, so folgen aufeinander Vacuolisation und Neuronophagie. Die Reaktion ist mithin „unspezifisch" im Sinne der Speziellen Pathologie. Für die Perikarya des Ganglion semilunare ist eine Zahnextraktion offenbar schon eine kräftige Noxe, noch empfindlicher reagieren die sensiblen Zellen des N. vagus.

J. Rückblick und Ausblick.

In der Zeitspanne zwischen Entdeckung der Spinalganglien durch COITER (1572) und Entdeckung der Spinalganglienzelle durch EHRENBERG (1833) war das Wissen über das sensible Nervensystem gering. Seit EHRENBERG wurde die Forschung am System der sensiblen Ganglien zu einer umfangreichen Teildisziplin der Histologie aufgebläht. Nun gilt dies freilich auch für andere Organe. Während aber in anderen Sparten Forschungsergebnisse weitgehend Allgemeingut der Fachwelt geworden sind, herrschen über die sensiblen Ganglien heute oft noch wunderliche Vorstellungen. Vielleicht kann dieser Beitrag zu einer Verbreitung der angesammelten Kenntnisse beisteuern.

Ungeklärte Fragen lassen die bisherigen Forschungen in großer Zahl offen, sie können hier nicht alle aufgezeigt werden, der Text gibt zahlreiche Hinweise. Einige ungeklärte Hauptprobleme sollen am Schluß aber noch einmal herausgestellt werden. Es sind dies vor allem:

a) Was ist der Sinn des Dualismus „helle" und „dunkle" Zelle?
b) Endgültige Klärung des Synapsenproblems, vor allem der Relaiszellen.
c) Welche Parallelen bestehen zwischen „multangulären" und „pseudomultipolaren" Zellen?
d) Welche Funktion haben die „multangulären" Zellen, wenn sie einen Typus sui generis darstellen?
e) Welche Bedeutung kommt dem Pigment zu?
f) Zu welchem Erfolge führen Mitosen in Spinalganglien Neugeborener?

Diese sechs Punkte verdienen in Zukunft einer besonderen Beachtung und Bearbeitung, andere Fragen dürften erst von untergeordneter Wichtigkeit sein.

Auf jeden Fall aber scheint „das einfachste Schema des Ganglion spinale ...... (aus) ...... lauter bipolaren bzw. pseudounipolaren Elementen ......, von denen aus eine Faser, und zwar ein Neurit, nach der Peripherie, und eine zweite, wiederum ein Neurit, ins Rückenmark zu verfolgen ist" (BURKHARDT 1953) dem tatsächlichen Aufbau der sensiblen Ganglien nicht gerecht zu werden.

Literatur.

Adamkiewicz, A.: Der Blutkreislauf der Ganglienzelle. Berlin: August Hirschwald 1886. ~ Zum Blutgefäßapparat der Ganglienzelle. Anat. Anz. **17**, 44—48 (1900). — **Adamstone, F. B.:** Structure of the Golgi apparatus of spinal ganglion cells as shown by the application of desilvering methods to standard da Fano preparations. J. of Morph. **90**, 201—215 (1952). — **Adamstone, F. B., and A. B. Taylor:** Identity of Golgi bodies in standard da Fano preparations vs. frozen sections. Anat. Rec. **101**, 703—704 (1948). ~ A study of the Golgi apparatus in spinal ganglion cells of the pig using fresh frozen sections. J. of Morph. **90**, 217—241 (1952. ~ Structure and physical nature of the cytoplasm of living spinal ganglion cells of the adult rat. J. of Morph. **92**, 513—529 (1953). ~ The effect of various chemical substances on cytoplasmic activity in living spinal ganglion cell of the rat. Anat. Rec. **115**, 383 (1953). ~ Cytoplasmic activity in living spinal ganglion cells of the rat. Anat. Rec. **118**, 440 (1954). — **Addens, J. L.:** The motor nuclei and roots of the cranial and first spinal nerves of vertebrates. Part I. Introduction. Cyclostomes. Z. Anat. **101**, 307—410 (1933). — **Adelmann, H. B.:** The development of the neural folds and cranial ganglia of the rat. J. Comp. Neur. **39**, 19—171 (1925). — **Adrian, E. D.:** The response of human sensory nerves to currents of short duration. J. of Physiol. **53**, 70—85 (1919/20). — **Adrian, E. D., and A. Forbes:** The all-or-nothing response of sensory nerve fibres. J. of Physiol. **56**, 301—330 (1903). — **Agar, W. E.:** The spiracular gill cleft in Lepidosiren and Protopterus. Anat. Anz. **28**, 298—304 (1906). — **Agduhr, E.:** Studien über die postembryonale Entwicklung der Neuronen und die Verteilung der Neuriten in den Wurzeln der Spinalnerven. J. Psychol. u. Neur. **25**, 463—626 (1919/20). ~ Über die plurisegmentale Innervation der einzelnen quergestreiften Muskelfasern. Anat. Anz. **52**, 273—291 (1919/20). ~ Vergleich der Neuritenzahl in den Wurzeln der Spinalnerven bei Kröte, Maus Hund und Mensch. Z. Anat. **102**, 194—210 (1934). — **Agosti, F.:** Le forme cellulari atipiche nei gangli spinali dei feti di alcuni mammiferi. Riv. ital. Neuropat., Psichiatr. ed Elettroter. **2**, 105—126 (1909). ~ I fenomeni di reazione delle cellule nervose nei gangli spinali trapiantati. Anat. Anz. **39**, 424—432, 473—486 (1911). — **Ahlborn, F.:** Über den Ursprung und Austritt der Hirnnerven von Petromyzon. Z. wiss. Zool. **40**, 286—308 (1884). — **Alagna, G.:** Beitrag zur normalen und pathologischen Histologie der Ganglien des Akustikus (Ganglion spirale und vestibulare). Z. Ohrenheilk. **59**, 347—368 (1909). — **Alcock, R.:** The peripheral distribution of cranial nerves of Ammocoetes. J. Anat. a. Physiol. **33**, 131—153 (1898/99). — **Alexander, G.:** Zur Kenntnis des Ganglion vestibulare der Säugetiere. Sitzgsber. Akad. Wiss. Wien, math.-naturwiss. Kl., III. Abt. **108**, 449—469 (1899). — **Alexenko, B.:** Die Morphogenese des „Apparato reticulare interno" Golgi der Nervenzellen der Rückenmarkganglien des Hühnchens. Z. Zellforsch. **11**, 658—699 (1930). — **Allen, W. F.:** Application of the Marchi method to the study of the radix mesencephalica trigemini in the guinea-pig. J. Comp. Neur. **30**, 169—216 (1918/19). ~ Localization in the ganglion semilunare of the cat. J. Comp. Neur. **38**, 1—25 (1924). ~ Function of the cells in the motor root of the nervus trigeminus in the cat. J. Comp. Neur. **38**, 349—368 (1924/25). ~ Identification of the cells and fibers concerned in the innervation of the teeth. J. Comp. Neur. **39**, 325—343 (1925). — **Allis jr., E. P.:** The ophthalmic nerves of the gnathostome fishes. J. Comp. Neur. **30**, 69—79 (1918/19). — **Altenburger, H.:** Spezielle Reizphysiologie des gesunden Menschen. In Bumke-Foersters Handbuch der Neurologie, Bd. 3, S. 775—821. Berlin: Springer 1935. — **Altmann, R.:** Bemerkungen zur Hensenschen Hypothese von der Nervenentstehung. Arch. Anat. u. Physiol., Anat. Abt. **1885**, 344—348. ~ Die Elementarorganismen und ihre Beziehungen zu den Zellen. Leipzig: Veit & Co. 1890. — **Andersch, K. S.:** Tractatio anatomico-physiologica de nervis humani corporis aliquibus, quam ed. E. Ph. Andersch. Regiomonti 1797. — **Andrejew, I. D.:** Über den Verlauf der sensiblen Leitungsbahnen der Bauchhöhle. Z. mikrosk.-anat. Forsch. **24**, 17—23 (1931). — **Andres, K. H., u. R. Kautzky:** Die Frühentwicklung der vegetativen Hals- und Kopfganglien des Menschen. Z. Anat. **119**, 55—84 (1955). ~ Kleine vegetative Ganglien im Bereich der Schädelbasis des Menschen. Dtsch. Z. Nervenheilk. **174**, 272—282 (1956). — **Andrew, W.:** Phagocytic activity of the oligodendroglia and amphicytes in the brain, spinal cord, and semilunar ganglion of the mouse during inanition. Amer. J. Path. **17**, 421—436 (1941). ~ Cytological changes in senility in the trigeminal ganglion, spinal cord and brain of the mouse. J. of Anat. **75**, 406—418 (1941). ~ Cellular changes with age. Springfield, Ill. u. Toronto: Ch. C. Thomas 1952. — **Andrzejewski, C.:** Über die feinere Histologie des Nervengewebes in der Membrana tympani, Membrana tympani secundaria und Mucosa der Paukenhöhle von Mensch und Hund. Z. Zellforsch. **39**, 447—469 (1954). ~ Histologische Studien zur vegetativen und cerebralen Innervation des Innenohres und seiner Gefäße beim Menschen und Hund. Z. Zellforsch. **42**, 1—18 (1955). — **Angulo y Gonzales, A. W.:** A comparison of the growth and differentiation of the trigeminal ganglia with the ganglia of the cervical region in albino rat embryos. Anat. Rec. Suppl. **109**, 131 (1951a). ~ A comparison of the growth and differentiation of the trigeminal ganglia with the cervical spinal ganglia in albino rat embryos. J. Comp. Neur. **95**, 53—71 (1951b). — **Antoni, N.:** „Deltabildungen" (Holmgren) und derartige Strukturen bei den Ganglienzellen von Lophius. Anat. Anz. **31**, 214—219 (1907). — **v. Apáthy, St.:** Das leitende Element des Nervensystems und seine topographischen Beziehungen zu den Zellen. Mitt. zool. Stat. Neapel **12**, 495—748 (1897). — **Arai, S.:** Über die Genese und Entstehung der Nissl-Schollen in den Nervenzellen; Demonstration der sogenannten Nucleoproteid-artigen Granula (Marui) in den Embryonalzellen; zugleich ein Beitrag zur biologischen Bedeutung der Gliazellen und Körnchenzellen im embryonalen Zentralnervensystem. Mitt. Path. (Sendai) **2**, 27—40 (1923/26). — **Arey, L. B.:** Development anatomy. Philadelphia: W. B. Saunders Company 1923. — **Ariëns Kappers, C. U.:** Die vergleichende Anatomie des Nervensystems der Wirbeltiere und des Menschen, Bd. II/1. Haarlem: de Erven F. Bohn 1920. ~ Principles of development of the nervous system (neurobiotaxis). In Penfields Cytology and cellular pathology of the nervous system, vol. I, p. 43—89. New York: P. B. Hoeber 1932. — **Ariëns Kappers, C. U., G. C. Huber** and **E. C. Crosby:** The comparative anatomy of the nervous system of vertebrates including man. New York: Macmillan & Co. 1936. — **Ariëns, Kappers, J.:** Kopfplakoden bei Wirbeltieren. Erg. Anat. **33**, 370—412 (1941). ~ Placodes contributing to the cranial ganglia in Reptilia. Acta néerl. Morph. **5**, 280—281 (1943—1945). — **Arloing, S., et L. Tripier:** Des conditions de la persistance de la sensibilité dans le bout périphérique des nerfs sectionnés. Arch. Physiol. norm. et path., II. sér./T. III 8, 11—44, 105—132 (1876). — **Arndt, R.:** Untersuchungen über die Ganglienkörper der Spinalganglien. Arch. mikrosk. Anat. **11**, 140—168 (1875). — **Arnold, J.:** Zur Histologie der Lunge. Virchows Arch. **28**, 433—473 (1863). ~ Über die feineren histologischen Verhältnisse der Ganglienzellen in dem Sympathicus des Frosches. Virchows Arch. **32**, 1—45 (1865). ~ Ein Beitrag zu der feineren Struktur der Ganglienzellen. Virchows Arch. **41**, 178—220 (1867). — **Aronson, H.:** Beiträge zur Kenntnis der zentralen und peripheren Nervenendigungen. Inaug.-Diss. Berlin 1886. ~ Über die Anwendung des Gallein zur Färbung des Centralnervensystems. Zbl. med. Wiss. **28**, 577—579, 593—595 (1890). — **Åström, K. E.:** On the central course of afferent fibres in the trigeminal, facial, glossopharyngeal, and vagal nerves and their nuclei in the mouse. Acta physiol. scand. (Stockh.) **29**, Suppl. 106, 209—320 (1953). — **Athias, M.:** La vacuolisation des cellules des ganglions spinaux chez les animaux à l'état normal. Anat. Anz. **27**, 9—13 1905. ~ Sur la vacuolisation des cellules nerveuses. Anat. Anz. **28**, 492—495 (1906). — **Auerbach, R.:** Analysis of the developmental effects of a lethal mutation in the house mouse. J. of Exper. Zool. **127**, 305—329 (1954). — **Axmann, K. F.:** De gangliorum systematis structura penitiori eiusque functionibus. Diss. Med. Berolini 1847. ~ Beiträge zur mikroskopischen Anatomie und Physiologie der Gangliennervensystems. Berlin 1853. — **Ayers, H.:** Vertebrate cephalogenesis. II. A contribution to the morphology of the vertebrate ear, with a reconsideration of its functions. J. of Morph. **6**, 1—360 (1892). — **Azoulay, L.:** Bipolarité des cellules des ganglions rachidiens chez le fœtus humain de deux mois et demi. Fibre ou collatérale commissurale des racines postérieures pour la collonne de Clarke des deux moitiés de la moëlle, chez le fœtus humain. C. r. Soc. Biol. Paris, X. sér. **1**, 404—405 (1894). — **Babes, V., et F. Kremnitzer:** L'anatomie microscopique des ganglions spinaux et la pathogénie du Tabes. Arch. des Sci. Méd. **1**, 134—145 (1896). — **Bachmann, K. D.:** Über das Lipofuscin der Leber. Virchows Arch. **323**, 133—142 (1953). — **Bacsich, P.:** Theoretische und praktische Beiträge zur Untersuchung der Zellen der peripherischen Ganglien. Acta litt. sci. Reg. Univ. Hung. Francisco-Joseph. Szeged, Sect. Med. **6**, 27—36 (1932). — **Bacsich, P., and G. M. Wyburn:** Formalin-sensitive cells in spinal ganglia. Quart. J. Microsc. Sci. **94**, 89—92 (1953). — **v. Baerensprung, F. W. F.:** Beiträge zur Kenntniß des Zoster. Ann. Charité-Krh. Berlin **11** (II), 96—116 (1863). — **Baffoni, G. M.:** Il nucleo della cellula nervosa dei Vertebrati. Osservazioni sui Mammiferi. Rend. Accad. Lincei, Cl. fis., mat. e nat., ser. VIII **20**, 125—129 (1956). — **Baker, J. R.:** The structure and chemical composition of the Golgi elements. Quart. J. Microsc. Sci., N. S. **85**, 1—71 (1945). ~ The histochemical recognition of lipine. Quart. J. Microsc. Sci., N. S. **87**, 441—470 (1946). — **Baldwin, W. M.:** The topography of spinal nerve roots. Anat. Rec. **2**, 155—156 (1908). — **Balfour, F. M.:** The development of elasmobranch fishes. J. Anat. a. Physiol. **11**, 128—172, 406—490, 674—706 (1877). ~ On the development of the spinal nerves in Elasmobranch fishes. Philosophic. Trans. Roy. Soc. Lond. **166**, 175—195 (1877). ~ A monograph of the development of Elasmobranch fishes. London 1878. ~ A teatise on comparative embryology, vol. 1 and 2. London 1880—1881. ~ Handbuch der vergleichenden Embryologie, Bd. II. Aus dem Englischen von B. Vetter. Jena: Gustav Fischer 1881. — **Ballowitz, E.:** Über polytome Nervenfaserteilung. Anat. Anz. **16**, 541—546 (1899). — **Baló, J., u. F. Földvari:** Untersuchung von spinalen Ganglien in Pemphigusfällen. Börgyögy. Szemle **6**, 75—81 u. dtsch. Zus.fass. 96 (1952) [Ungarisch]. — L'examen des ganglions spinaux dans des cas de pemphigus. Ann. de Dermat. **79**, 626—640 (1952). — **Bammer, H.:** Die UV-Absorption in Spinalganglienzellen vom Hühnerembryo in vitro. Z. Zellforsch. **43**, 64—81 (1955). ~ Qualitative Studien zum Wirkungsunterschied von Ultraviolettlicht verschiedener Wellenlängen auf regenerierende Nervenzellen in vitro. Z. Zellforsch. **44**, 175—184 (1956). — **Barbieri, C.:** Ricerche sullo sviluppo dei nervi cranici nei teleostei. Morph. Jb. **37**, 161—201 (1908). — **Barbieri, N. A.:** Les ganglions nerveux des racines postérieures appartiennent au système du grand sympathique. C. r. Acad. Sci. Paris **130**, 1039—1041 (1900). ~ Les racines dorsales au postérieures des nerfs spinaux sont centrifuges, motrices et trophiques. Verh. anat. Ges. **23**, 77—82 (1909). — **Barbosa, R. T.:** Região lombo-sacra: Considerações sobre as relações das raizes nervosas com os discos intervertebrais. Estudo anatómico-radiológico. Rev. brasil. Cir. **32**, 429—433 (1956). — **Barfurth, D.:** Die Regeneration peripherer Nerven. Verh. anat. Ges. **19**, 160—175 (1905). — **Bargmann, W.:** Histologie und mikroskopische Anatomie des Menschen, Bd. I u. II. Stuttgart: Georg Thieme 1948—1951. 2. Aufl., Stuttgart: Georg Thieme 1956. ~ Über Feinbau und Funktion des Saccus vasculosus. Z. Zellforsch. **40**, 49—74 (1954). — **Bargmann, W.,** u. **Th. H. Schiebler:** Histologische und cytochemische Untersuchungen am Subkommissuralorgan von Säugern. Z. Zellforsch. **37**, 583—596 (1952). — **Barker, L. F.:** The nervous system and its constituent neurones. New York: G. E. Stecher & Co. 1903. Rev. Neuauflage 1909. — **Barnes, J. F.:** Cell to fiber rations in the upper thoracic nerves of cat. Anat. Rec. **61**, Suppl. 3 (1935). — **Barnes, J. F.,** and **H. A. Davenport:** Cells and fibers in spinal nerves. III. Is a 1:1 ratio in the dorsal root the rule? J. Comp. Neur. **66**, 459—469 (1937). — **Baron, M.:** Histophysiologische Forschung des heterogenen Regenerationsprozesses der perizellulären Apparate (Synapse). Z. mikrosk.-anat. Forsch. **35**, 331—361 (1934). — **Barr, M. L., L. F. Bertram** and **H. A. Lindsay:** The morphology of the nerve cell nucleus, according to sex. Anat. Rec. **107**, 283—297 (1950). — **Barratt, J. O. W.:** On the anatomical structure of the ninth, tenth, eleventh and twelfth cranial nerves. Brit. Med. J. **1899**, 2ndpart 837—840. — **Barris, R. W.:** The frequency of atypical neurones in the spinal ganglia under normal conditions and after lesions of the roots, nerves or ganglia. J. Comp. Neur. **59**, 325—339 (1934). — **Barron, D. H.:** A note on the course of the proprioceptive fibers from the tongue. Anat. Rec. **66**, 11—15 (1936). ~ The early development of the motor cells and columns in the spinal cord of the sheep. J. Comp. Neur. **78**, 1—26 (1943). ~ Observations on the early differentiation of the motor neuroblasts in the spinal cord of the chick. J. Comp. Neur. **85**, 149—170 (1946). ~ Some effects of amputation of the chick wing bud on early differentiation of the motor neuroblasts in the associated segments of the spinal cord. J. Comp. Neur. **88**, 93—127 (1948). — **Barron, D. H.,** and **B. H. C. Matthews:** Dorsal root fibres. J. of Physiol. **83**, 5P—6P (1935). ~ ,,Recurrent fibres" of the dorsal roots. J. of Physiol. **85**, 104—108 (1935). — **Barry, M.:** Researches in embryology, First series. Philosophic. Trans. Roy. Soc. Lond. **1838 II**, 301—341. ~ Researches in embryology, Second series. Philosophic. Trans. Roy. Soc. Lond. **1839 II**, 307—380. — **Bartelmez, G. W.:** The origin of the otic and optic primordia in man. J. Comp. Neur. **34**, 201—232 (1922). ~ Ectodermal areas of the head in young human embryos. Anat. Rec. **29**, Suppl. 109 (1924). — **Bartelmez, G. W.,** and **H. M. Evans:** Development of human embryos during periods of somite formation, including embryos with two to sixteen pairs of somites. Contrib. to Embryol. **17**, 1—67 (1925). — **Bartholdy, K.:** Die Arterien der Nerven. Morph. Arb. **7**, 393—458 (1897). — **Batten, E. H.:** The activity of the trigeminal placode in the sheep embryo. J. of Anat. **91**, 174—187 (1957). ~ The epibranchial placode of the vagus nerve in the sheep. J. of Anat. **91**, 471—489 (1957). — **Bau, K. T.:** Über den feineren Bau des Ganglion prooticum des Frosches. Anat. Anz. **57**, 193—205 (1923/24). — **Baud, Ch. A.:** Ultrastructure de la fibre nerveuse en rapport avec sa fonction. Bull. Acad. suisse Sci. Méd. **8**, 426—434 (1952). ~ Le chondriome du cylindraxe dans les fibres nerveuses des vertébrés. C. r. Assoc. Anat. **39**, 614—616 (1952). ~ Recherches sur la structure de la membrana nucléaire. Acta anat. (Basel) **17**, 113—174 (1953). — **Bauer, J.:** Vergleichend-anatomische Untersuchungen der hinteren Rückenmarkswurzeln der Säugetiere nebst Bemerkungen zur tabischen Hinterwurzelerkrankung. Arb. neur. Inst. Wien **17**, 98—117 (1908). — **Bauer, K. F.:** Prinzipien der Histologie. Z. Zellforsch. **32**, 341—365 (1943). ~ Das Reliefbild des Nervengewebes. Ein Beitrag zur Kenntnis der Struktur des Integrationsorgans nach Anwendung der Metallbeschattung. Acta anat. (Basel) **13**, 351—370 (1951). ~ Organisation des Nervengewebes und Neurencytiumtheorie. München u. Berlin: Urban & Schwarzenberg 1953. — **Baumann, L.,** and **W. Landauer:** Polydactyly and anterior horn cells in fowl. J. Comp. Neur. **79**, 153—163 (1943). — **Bayliss, W. M.:** On the origin from the spinal cord of the vasodilatator fibres of the hind limb, and on the nature of these fibres. J. of Physiol. **26**, 173—209 (1901). ~ Further researches on antidromic nerve-impulses. J. of Physiol. **28**, 276—299 (1902). ~ The excitation of vaso-dilatator nerve-fibres in depressor reflexes. J. of Physiol. **37**, 264—277 (1908). ~ Principles of general physiology, 4th edit. London 1924. — **Beale, L. S.:** On the anatomy of nerve-fibres and cells, and the ultimate distribution of nerve-fibres. Quart. J. Microsc. Sci., N. S. **3**, 97—105 (1863). ~ On the structure of the so-called apolar, unipolar, and bipolar nerve-cells of the frog. Quart. J. Microsc. Sci., N. S. **3**, 302—307 (1863). ~ New observations upon the structure and formation of certain nervous centres. London 1864. ~ On the structure and formation of the so-called apolar, unipolar, and bipolar nerve-cells of the frog. Philosophic. Trans. Roy. Soc. Lond. **153**, 543—571 (1864). — **Beams, H. W.:** A cytological study of the spinal-ganglion cells of the rat, with special reference to the Golgi apparatus, vacuome, canalicular apparatus (Saftkanälchen), mitochondria, clear canals of Penfield, and Nissl bodies. Anat. Rec. **49**, 309—343 (1931). — **Beams, H. W.,** and **R. L. King:** The effects of ultracentrifuging the spinal ganglion cells of the rat, with special reference to Nissl bodies. J. Comp. Neur. **61**, 175—189 (1935). — **Beams, H. W.,** and **H. W. Kirshenblit:** Ultracentrifugation of the rat spinal ganglion cells, with special reference to neurofibrillae. Anat. Rec. **76**, 95—101 (1940). — **Beams, H. W., V. L. van Breemen, D. M. Newfang** and **T. C. Evans:** A correlated study on spinal ganglion cells and associated nerve fibers with the light and electron microscopes. J. Comp. Neur. **96**, 249—281 (1952). — **Beard, J.:** On the segmental sense organs of the lateral line, and on the morphology of the vertebrate auditory organ. Zool. Anz. **7**, 123—126, 140—143 (1884). ~ On the cranial ganglia and segmental sense organs of fishes. Zool. Anz. **8**, 220—223 (1885). ~ The system of branchial sense organs and their associated ganglia in Ichthyopsida. A contribution to the ancestral history of vertebrates. Quart. J. Microsc. Sci., N. S. **26**, 95—156 (1886). ~ The ciliary or motoroculi ganglion and the ganglion of the ophthalmicus profundus in sharks. Anat. Anz. **2**, 565—575 (1887). ~ The old mouth and the new. A study in vertebrate morphology. Anat. Anz. **3**, 15—24 (1888). ~ A contribution to the morphology and development of the nervous system of vertebrates. Anat. Anz. **3**, 874—884, 899—905 (1888). ~ Morphological studies. II. The development of the peripheral nervous system of vertebrates. Part 1. Elasmobranchii and aves. Quart. J. Microsc. Sci N. S. **29**, 153—227 (1889). ~ The early development of Lepidosteus osseus. (Preliminary paper.) Proc. Roy. Soc. Lond. **46**, 108—118 (1889). ~ Prof. Rabl and the mode of development of the vertebrate peripheral nervous system. Anat. Anz. **5**, 125—128 (1890). ~ The transient ganglion cells and their nerves in Raja batis. Anat. Anz. **7**, 191—206 (1892). ~ The histogenesis of nerve. Anat. Anz. **7**, 290—302 (1892). ~ The history of a transient nervous apparatus in certain Ichthyopsida. Zool. Jb., Anat. u. Ontog. Abt. **9**, 319—426 (1896). ~ On the disappearance of the transient nervous apparatus in the series: Scyllium, Acanthias, Mustelus, and Torpedo. Anat. Anz. **12**, 371—374 (1896). — **Beattie, T.:** The oculomotor nerv. Verh. anat. Ges. **39**, 168 (1931). — **Bechterew, W.:** Über die hinteren Nervenwurzeln, ihre Endigung in der grauen Substanz des Rückenmarkes und ihre centrale Fortsetzung im letzteren. Arch. Anat. u. Physiol., Anat. Abt. 1887, 126—136. — **Bechterew, W.,** u. **P. Rosenbach:** Über die Bedeutung der Intervertebralganglien. Neur. Zbl. **3**, 215—223 (1884). ~ Nachtrag zu der Mittheilung „Über die Bedeutung der Intervertebralganglien" in Nr. 10 dieses Blattes. Neur. Zbl. **3**, 320—322 (1884). — **Becker, A.:** Über Lageveränderungen der Spinalnervenwurzeln und der Spinalnerven während der ontogenetischen Entwicklung. Morph. Jb. **84**, 17—38 (1939). — **Becker, H.:** Retrograde und transneurale Degeneration der Neurone. Abh. Math.-natwiss. Kl. Akad. Wiss. u. Lit. Mainz **1952**, 651—811. — **Bedot, M.:** Recherches sur le développement des nerfs spinaux chez les Tritons. Rec. zool. suisse, I. sér. **1**, 161—188 (1884). — **Bell, C.:** Idea of a new anatomy of the brain submitted for the observations of his friends. London 1811. ~ The nervous system of the human body. Embracing the papers delivered to the Royal Society on the subject of the nerves. London 1830. ~ Karl Bells physiologische und pathologische Untersuchungen des Nervensystems. Deutsch von M. H. Romberg. Berlin 1832. — **Benda, C.:** Über eine neue Färbemethode des Centralnervensystems und Theoretisches über Hämatoxylinfärbungen. Verh. physiol. Ges. Berlin **11**, XII—XIV, 5—8 (1886). — **Benninghoff, A.:** Lehrbuch der Anatomie des Menschen. Bd. II/2. Nervensystem, Haut und Sinnesorgane, 2. Aufl. Berlin-München-Wien: Urban & Schwarzenberg 1946. — **Bensley, R. R.:** On the nature of the canalicular apparatus of animal cells. Biol. Bull. Mar. Biol. Labor. Wood's Hole **19**, 180—194 (1910). ~ Facts versus artefacts in cytology: The Golgi apparatus. Exper. Cell. Res. **2**, 1—9 (1951). — **Bensley, R. R.,** and **I. Gersh:** Studies on cell structure by the freezing drying method. III. The distribution in cells of the basophile substances, in particular the Nissl substance of the nerve cell. Anat. Rec. **57**, 369—385 (1933). — **Béraneck, E.:** Recherches sur le développement des nerfs crâniens chez les Lézards. Rec. zool. suisse, I. sér. **1**, 519—603 (1884). ~ Étude sur les replis médullaires du poulet. Rec. zool. suisse, I. sér. **4**, 305—364 (1888). — **Berg, N. O.:** Tumours arising from the tympanic gland (Glomus jugularis) and their differential diagnosis. Acta path. scand. (Københ.) **27**, 194—221 (1950). — **Bergen, F. v.:** Zur Kenntnis gewisser Strukturbilder („Netzapparate", „Saftkanälchen", „Trophospongien") im Protoplasma verschiedener Zellenarten. Arch. mikrosk. Anat. **64**, 498—574 (1904). — **Bergmann, L.,** and **L. Alexander:** Vascular supply of the spinal ganglia. Arch. of Neur. **46**, 761—782 (1941). — **Bergqvist, H.,** u. **B. Källén:** Studies on the topography of the migration areas in the vertebrate brain. Acta anat. (Basel) **17**, 353—369 (1953). — **Berkelbach van der Sprenkel, H.:** The hypoglossal nerve in an embryo of Erinaceus europaeus. J. Comp. Neur. **36**, 219—270 (1923/24). — **Berliner, K.:** Die „Hofmannschen Kerne" (Koelliker) im Rückenmarke des Hühnchens. Anat. Anz. **21**, 273—278 (1902). — **Bernard, Cl.:** Leçons sur la physiologie et la pathologie du système nerveux. Paris: J. B. Baillière et Fils 1858. — **Bertacchini, P.:** Intorno alla struttura anatomica dei centri nervosi di un embrione umano lungo 4,5 mm. Internat. Mschr. Anat. u. Physiol. **14**, 217—246 (1897). ~ Descrizione di un giovanissimo embrione umano con speciale riguardo allo sviluppo dei centri nervosi. Internat. Mschr. Anat. u. Physiol. **15**, 1—24 (1898). — **Bertram, E. G., L. F. Bertram** and **H. A. Lindsay:** The nucleolus-associated chromatin in nerve cells of cat and man. Anat. Rec. **106**, 299 (1950). — **Bertrand, I.,** et **J. Guillain:** La microglie et l'oligodendroglie ganglionnaires. C. r. Soc Biol. Paris 113, 382—383 (1933). ~ L'oligoglie interfasciculaire des ganglions rachidiens. Revue neur. 67, 312—323 (1937). — **Besta, C.:** Ricerche intorno al modo con cui si stabiliscono i rapporti mutui tragli elementi nervosi embrionali e sulla formazione del reticulo interno della cellula nervosa. Riv. sper. Freniatr. 30, 1—18 (1904). ~ Sull' apparato reticolare interno (apparato del Golgi) della cellula nervosa. Anat. Anz. 36, 476—486 (1910). — **Bethe, A.:** Über die Primitivfibrillen in den Ganglienzellen vom Menschen und anderen Wirbeltieren. Morph. Arb. 8, 95—116 (1898). ~ Die von M. v. Lenhossék gewünschten Aufklärungen. Neur. Zbl. 18, 538—540 (1899). ~ Über die Neurofibrillen in den Ganglienzellen von Wirbeltieren und ihre Beziehungen zu den Golgi-Netzen. Arch. mikrosk. Anat. 55, 513—558 (1900a). ~ Einige Bemerkungen über die ,,intracellulären Kanälchen" der Spinalganglienzellen und die Frage der Ganglienzellenfunction. Anat. Anz. 17, 304—309 (1900b). ~ Das Molybdänverfahren zur Darstellung der Neurofibrillen und Golgi-Netze im Centralnervensystem. Z. wiss. Mikrosk. 17, 13—35 (1900). ~ Allgemeine Anatomie und Physiologie des Nervensystems. Leipzig: Georg Thieme 1903. ~ Die historische Entwicklung der Ganglienzellhypothese. Erg. Physiol., II. Abt. 3, 195—213 (1904). — **Bethe, A.,** u. **M. Fluck:** Über das gelbe Pigment der Ganglienzellen, seine kolloid-chemischen und topographischen Beziehungen zu andern Zellstrukturen und eine elektive Methode zu seiner Darstellung. Z. Zellforsch. 27, 211—221 (1938). — **Bichat, X.:** Anatomie générale appliquée à la physiologie et à la médecine. Nouvelle édit. par F. Blandin. Tome I. Paris, Montpellier et Bruxelles: J. S. Chaude 1830. — **Bickel, A.:** Zur Anatomie des accessorischen Trigeminuskerns. Arch. mikrosk. Anat. 59, 270—285 (1902). — **Bidder, F. H.:** Zur Lehre von dem Verhältnis der Ganglienkörper zu den Nervenfasern. Neue Beiträge, nebst einem Anhange von A. W. Volkmann. Leipzig: Breitkopf & Haertel 1847. ~ Die Nervi splanchnici und das Ganglion coeliacum. Arch. Anat., Physiol. u. wiss. Med. 1869, 472—518. — **Bielschowsky, M.:** Über den Bau der Spinalganglien unter normalen und pathologischen Verhältnissen. J. Psychol. u. Neur. 11, 188—227 (1908). ~ Morphologie der Ganglienzelle. In v. Möllendorffs Handbuch der mikroskopischen Anatomie des Menschen, Bd. IV/1, S. 55 bis 96. Berlin: Springer 1928. ~ Histopathology of nerve cells. In Penfield, Cytology and cellular pathology of the nervous system, vol. I, p. 45—188. New York- P. B. Hoeber 1932. Allgemeine Histologie und Histopathologie des Nervensystems. In Bumke-Foersters Handbuch der Neurologie, Bd. 1, S. 35—226. Berlin: Springer 1935. — **Bikeles, G.:** Über das Verhalten des proximalsten Teiles der hinteren Wurzeln bei Degeneration und Regeneration. Neur. Zbl. 26, 951—952 (1907). — **Bikeles, G.,** u. **M. Franke:** Zur Frage einer peripheren Abstammung sensibler Nervenfasern bei Säugethieren. Neur. Zbl. 22, 386—388 (1903). — **Billingsley, P. R.,** and **S. W. Ranson:** On the number of nerve cells in the ganglion cervicale superius and of the nerve fibers in the cephalic end of the truncus sympathicus in the cat and on the numerical relations of preganglionic and postganglionic neurones. J. Comp. Neur. 359—366 (1918). ~ Branches of the ganglion cervicale superius. J. Comp. Neur. 29, 367—384 (1918). — **Birge, E. A.:** Die Zahl der Nervenfasern und der motorischen Ganglienzellen im Rückenmark des Frosches. Arch. Anat. u. Physiol., Physiol. Abt. 1882, 435—480. — **Bishop, G. H., P. Heinbecker** and **J. L. O'Leary:** Function of the non-myelinated fibers of the dorsal roots. Amer. J. Physiol. 106, 647—669 (1933). — **Blair, D. M., P. Bacsich** and **F. Davies:** The nerve cells in the spinal ganglia. J. of Anat. 70, 1—9 (1936). — **Blasius, G.** (= Gerhard Blaes): Anatome animalium terrestrium variorum, volatilium, aquitilium, serpentum, insectorum ovorumque structuram naturalem..... proponens. Amstelodami 1681. — **Blau, A.:** Experimentelle Studien über die Veränderungen im Gehörorgan nach Vergiftung mit salizylsaurem Natrium. Arch. Ohr- usw. Heilk. 61, 220—233 (1904). — **Blechschmidt, E.:** Entwicklungsfunktionelle Untersuchungen am Nervensystem. Entstehung von Wachstumskoordinationen. Z. Anat. 119, 112—130 (1955). — **Blunt, M. J.:** The blood supply of the facial nerve. J. of Anat. 88, 520—526 (1954). — **Bodian, D.:** Further notes on the vertebrate synapse. J. Comp. Neur. 73, 323—343 (1940). — The virus, the nerve cell and paralysis. Bull. Johns Hopkins Hosp. 83, 1—107 (1948). — **Bodian, D.,** and **H. A. Howe:** The significance of lesions in peripheral ganglia in chimpanzee and in human poliomyelitis. J. of Exper. Med. 85, 231—242 (1947). — **Boeke, J.:** Die Innervierung der Muskelsegmente des Amphioxus (Branchiostoma lanceolatum), nebst einigen Bemerkungen über die Endigungsweise der motorischen Nerven bei den Vertebraten. Anat. Anz. 33, 273—290 (1908). ~ Über die Regenerationserscheinungen bei der Verheilung von motorischen mit sensiblen Nervenfasern. Anat. Anz. 43, 366—378 (1913). ~ Studien zur Nervenregeneration. II. Die Regeneration nach Vereinigung ungleichartiger Nervenstücke (heterogene Regeneration), und die Funktion der Augenmuskel- und Zungennerven. Die allgemeinen Gesetze der Nervenregeneration. Verh. Kon. Akad. Wetensch., Amsterdam, Sect. II 19, Nr 5 (1917). ~ Nervenregeneration und verwandte Innervationsprobleme. Erg. Physiol. 19, 448—593 (1921). ~ Die morphologische Grundlage der sympathischen Innervation der quergestreiften Muskelfasern. Z. mikrosk.-anat. Forsch. 8, 561—639 (1927). ~ De- und Regeneration des peripheren Nervensystems. Dtsch. Z. Nervenheilk. 115, 160—197 (1930). ~ Nervenregeneration. In Bumke-Foersters Handbuch der Neurologie, Bd. 1, S. 995—1122. Berlin: Springer

1935. ~ Nerve regeneration. In P. Weiss, Genetic Neurology. Problems of the development, growth, and regeneration of the nervous system and of its functions, p. 78—91. Chicago: University Chicago Press 1950. — **Bötner, V.:** Studio anatomo-comparativo sulle anastomosi vestibolo-faciali. Valsalva **31**, 187—191 (1955). — **Bötner, V.,** ed A. **Ancetti:** La istomorfologia dei gangli timpanici nell'uomo. Minerva otorinolaringol. (Torino) **6**, 106—109 (1956). — **Boisacq, É.:** Dictionnaire étymologique de la langue grecque. Heidelberg: C. Winter 1950. — **Bok, S. T.:** Das Rückenmark. In v. Möllendorffs Handbuch der mikroskopischen Anatomie des Menschen. Bd. IV/1, S. 478—578. Berlin: Springer 1928. — **Bonin, W.:** Contribution à l'étude de l'origine du ganglion de Locy chez Amia calva. Archives de Biol. **50**, 321—342 (1939). — **Bosse, C. H.:** De gangliorum spinalium vi in nutriendas radices posteriores nervorum spinalium. Med. Diss. Dorpat 1859. — **Botár, J.:** Der Truncus sympathicus lumbalis. Acta litt. sci. Reg. Univ. Hung. Francisco-Joseph. Szeged, Sect. Med. **6**, 151—222 (1932). — **Botár, J., D. Afra, P. Móritz, E. Schiffmann et M. Scholtz:** Note préliminaire sur les cellules végétatives dans le nerf pneumogastrique. C. r. Assoc. Anat. **53**, 98—105 (1949). ~ Die Nervenzellen und Ganglien des N. vagus. Acta anat. (Basel) **10**, 284—314 (1950). — **Bowen, R. H.:** The methods for the demonstration of the Golgi apparatus. I. Intra-vitam observations. Vital staining. Fresh preparations and tissue cultures. Anat. Rec. **38**, 293—320 (1928). ~ II. Silver and gold methods. Anat. Rec. **39**, 85—136 (1928). ~ III. Methods of osmic impregnation. Anat. Rec. **39**, 231—284 (1928). ~ IV. Chrome-osmic-stain-methods. Miscellaneous fixing and staining methods. Ammonium-molybdate methods. Anat. Rec. **39**, 365—394 (1928). ~ V. The idiosomic component. Methods for lipoids. Trophospongium, lacunome, and chromidia. Anat. Rec. **40**, 103—131 (1928). ~ VI. Protozoa. The vacuome. Plant tissues. Anat. Rec. **40**, 225—276 (1928). — **Boyd, J. D.:** The sensory component of the hypoglossal nerve in the rabbit. J. of Anat. **75**, 330—345 (1941). ~ Some aspects of the early development of the nervous system. In: Biochemistry of the developing nervous system, edit. by H. Waelsch, p. 3—27. New York: Academic Press 1955. — **Brachet, A.:** Recherches sur l'ontogénèse de la tête chez les amphibiens. Archives de Biol. **23**, 165—259 (1908). ~ Sur l'origine des ganglions du trijumeau chez Chrysemys marginata. Ann. Soc. roy. Zool. et Malacol. Belg. **48**, 31—47 (1914). — **Bradley, O. C.:** Neuromeres of the rhombencephalon of the pig. Rev. Neur. a. Psychiatry **2**, 625—635 (1904). — **Braeunig, K.:** Über Degenerationsvorgänge im motorischen Teleneuron nach Durchschneidung der hinteren Rückenmarkswurzeln. Arch. Anat. u. Physiol., Physiol. Abt. **1903**, 480—486. — **Brandt, W.:** Lehrbuch der Embryologie. Basel: S. Karger 1949. — **Brante, G.:** Gargoylism — a mucopolysaccharidosis. Scand. J. Clin. a. Labor. Invest. **4**, 43—46 (1952). — **Brass, K., u. K. Brückel:** Spinalganglienveränderungen bei Poliomyelitis. Dtsch. Arch. klin. Med. **194**, 205—214 (1949). — **Brattgård, S. O.:** The importance of adequate stimulation for the chemical composition of retinal ganglion cells during early post-natal development. Acta radiol. (Stockh.) Suppl. **96**, 1—80 (1952). — **Brattgård, S. O., and H. Hydén:** Mass, lipids, pentose nucleoproteins and proteins determined in nerve cells by X-ray microradiography. Acta radiol. (Stockh.) Suppl. **94**, 1—48 (1952). — **Bregman, E.:** Über experimentelle aufsteigende Degeneration motorischer und sensibler Hirnnerven. Arb. neur. Inst. Wien **1**, 73—97 (1892). ~ Jb. Psychiatr. **11**, 73—97 (1892). — **Bremer, J. L.:** Aberrant roots and branches of the abducent and hypoglossal nerves. J. Comp. Neur. **18**, 619—639 (1908). — **Brierley, J. B.:** The penetration of particulate matter from the cerebrospinal fluid into the spinal ganglia, peripheral nerves and perivascular spaces of the central nervous system. J. Neurol., Neurosurg. a. Psychiatr., N. S. **13**, 203—215 (1950). ~ The sensory ganglia: Recent anatomical, physiological and pathological contributions. Acta psychiatr. (København) **30**, 553—576 (1955). — **Brierley, J. B., and E. J. Field:** The connexions of the spinal subarachnoid space with the lymphatic system. J. of Anat. **82**, 153—166 (1948). — **Brodski, V. J.:** Über die Verteilung der Ribonucleinsäure in motorischen und sensiblen Nervenzellen auf Grund cytophotometrischer Untersuchungen. Dokl. Akad. Nauk. SSSR **112**, 336—339 (1957) [Russisch]. Ref. Ber. Biol. A **115**, 113 (1957). — **Bron, A.:** L'innervation primitive des membres chez l'embryon de Poulet. Archives Anat. microsc. **29**, 373—388 (1933). — **v. Brücke, E. Th.:** Dorsale und ventrale Wurzeln (Bellsches Gesetz). In Bethe-v. Bergmann-Embden-Ellingers Handbuch der normalen und pathologischen Physiologie, Bd. 10, S. 29—34. Berlin: Springer 1927. ~ Einflüsse des vegetativen Nervensystems auf Vorgänge innerhalb des animalischen Systems. Erg. Physiol. **34**, 220—252 (1932). ~ Die Leistungen des normalen Rückenmarks. In Bumke-Foersters Handbuch der Neurologie, Bd. II, S. 88—186. Berlin: Springer 1937. — **v. Brücke, E. Th., M. Early and A. Forbes:** Recovery of responsiveness in motor and sensory fibers during the relative refractory period. J. of Neurophysiol. **4**, 80—91 (1941). — **v. Brücke, E. Th., u. E. Krannich:** Über den Einfluß des Sympathicus auf die Sensibilität. Pflügers Arch. **228**, 267—280 (1931). — **Brusa, A.:** À propos de la structure du noyau de la cellule nerveuse. Anat. Anz. **98**, 343—352 (1951/52). ~ Ulteriori contributi sperimentali e considerazioni sulle classi cellulari presenti nei gangli spinali di vertebrati. Boll. Soc. ital. Biol. sper. **28**, 988—990 (1952). ~ Ultérieure contribution à la recherche de la signification fonctionnelle des mastocytes. Les mastocytes du système nerveux périphérique. C. r. Assoc.

Anat. **40**, 611—622 (1953). ~ Nucleo e radice mesencefalica del trigemino; nucleo intratrigeminale (del Kohnstamm). Atti Soc. ital. Anat. (Monit. zool. ital. **63**, Suppl.) **1955**, 159—162. ~ Il nucleo intratrigeminale. Contributo alla conescenza della struttura della radice mesencefalica del nervo trigemino. Z. Anat. **119**, 389—398 (1955). — **Brusa, A.**, et **S. Caffarello:** Études chez l'homme du rapport entre le volume du pyrénophore et la longueur de la fibre nerveuse, dans des cellules de type différent. C. r. Assoc. Anat. **38**, 233—246 (1951). — **Brusa, A., G. Galli** et **A. Palazzi:** Recherches sur les ganglions spinaux après d' amples démolitions des muscles squelettiques. Complément des investigations précédentes après l'extirpation du revêtement cutané (Morin et Brusa). C. r. Assoc. Anat. **39**, 454—465 (1953). — **Bucciante, L.:** La struttura del ganglio del Gasser di Elefante. Arch. ital. Anat. **23**, 691—707 (1926). — **Budde, M.:** Die Bedeutung des Canalis neurentericus für die formale Genese der Rhachischisis anterior. Beitr. path. Anat. **52**, 91—129 (1912). ~ Beitrag zur Kenntnis der sensiblen Hypoglossusbahn. Anat. Anz. **52**, 158—160 (1919/20). — **Bühler, A.:** Strukturelemente in Nervenzellen. Verh. schweiz. naturforsch. Ges. **79**, 170—173 (1896). ~ Untersuchungen über den Bau der Nervenzellen. Verh. physik.-med. Ges. Würzburg, N. F. **31**, 285—392 (1898). — **Bueker, E. D.:** Intracentral and peripheral factors in the differentiation of motor neurons in transplanted lumbosacral cords of chick embryos. J. of Exper. Zool. **93**, 99—129 (1943). ~ The influence of a growing limb on the differentiation of somatic motor neurons in transplanted axion spinal segments. J. Comp. Neur. **82**, 335—361 (1945). ~ Limb ablation experiments on the embryonic chick and its effect as observed on the mature nervous system. Anat. Rec. **97**, 157—174 (1947). ~ Implantation of tumors in the hind limb field of the embryonic chick and the developmental response of the lumbo-sacral nervous system. Anat. Rec. **102**, 369—389 (1948). ~ Hypertrophy and hyperplasia of sympathetic and spinal ganglia in the chick embryo induced by sarcoma. I. Anat. Rec. **112**, 317 (1952). — **Bueker, E. D.**, and **H. L. Hilderman:** Growth-stimulating effects of mouse sarcomas, I, 37, and 180 on spinal and sympathetic ganglia of chick embryos as contrasted with effects of other tumors. Cancer (N. Y.) **6**, 397—415 (1953). — **Bumm, A.:** Die experimentelle Durchtrennung der vorderen und hinteren Wurzel des zweiten Halsnerven bei der Katze und ihre Atrophiewirkung auf das zweite spinale Halsganglion. Sitzgsber. Ges. Morph. u. Physiol. Münch. **18**, 65—74 (1903). — **Burckhardt, K. R.:** Histologische Untersuchungen am Rückenmark der Tritonen. Arch. mikrosk. Anat. **34**, 131—156 (1889). — **Burckhardt, R.:** Das Centralnervensystem von Protopterus annectens. Berlin: Friedländer & Sohn 1892. — **Burkhardt, E. G.:** Zur Frage der multipolaren Zellen in den Spinalganglien. Acta anat. (Basel) **17**, 253—263 (1953). — **Burns, B. I.:** The distribution of sympathetic nerve fibers to the hind limb of the cat. J. Comp. Neur. **61**, 191—219 (1935). — **Busana, A.:** L' apparato mitocondriale nelle cellule nervose adulte. Anat. Anz. **42**, 620—622 (1912).

Caglieris, A. N.: Ancora sul nucleo mesencefalico del trigemino. Riv. Pat. nerv. **76**, 1—8 (1955). — **Cajal, S. Ramón y:** Siehe Ramón y Cajal, S. — **Carlson, A. J.:** Changes in the Nissl substance of the ganglion and bipolar cells of the retina of the Brandt cormorant during prolonged normal stimulation. Amer. J. Anat. **2**, 341—347 (1902/03). — **Carmichael, E. A.**, and **H. H. Woollard:** Some observations on the fifth and seventh cranial nerves. Brain **56**, 109—125 (1933). — **Carpenter, F. W.:** The development of the oculomotor nerve, the ciliary ganglion, and the abducent nerve in the chick. Bull. Mus. of Comp. Zool. Harvard Coll. **48**, 141—229 (1905/07). ~ The ciliary ganglion of birds. Fol. neuro-biol. **5**, 738—754 (1911). — **Carpenter, F. W.**, and **J. L. Conel:** A study of ganglion cells in the sympathetic nervous system with special reference to intrinsic sensory neurones. J. Comp. Neur. **24**, 269—281 (1914). — **Carpenter, F. W.**, and **R. C. Main:** The migration of medullary cells into the ventral nerve-roots of pig embryos. Anat. Anz. **31**, 303—306 (1907). — **Casasco, E.:** Ulteriori osservazioni sulla componente sensitiva del nervo ipoglosso. Boll. Soc. med.-chir. Pavia **67**, 1149—1156 (1953). — **Caspersson, T. O.:** Cell growth and cell function. A cytochemical study. New York: Norton & Co. 1950. — **Cassirer, R.:** Über Veränderungen der Spinalganglienzellen und ihrer centralen Fortsätze nach Durchschneidung der dazugehörigen peripheren Nerven. Dtsch. Z. Nervenheilk. **14**, 150—166 (1899). — **Cavanaugh, M. W.:** Quantitative effects of the peripheral innervation area on nerves and spinal ganglion cells. J. Comp. Neur. **94**, 181—219 (1951). — **Celestino da Costa, A.:** Os problemas morfológicos da cabeça dos vertebrados e a formação dos ganglions nos mamíferos. Arqu. Anat. e Anthrop. **8**, 487—523 (1923). ~ Sur la constitution et le développement des ébauches ganglionnaires craniennes chez les mammifères. Archives de Biol. **62**, 71—105 (1931). ~ Mésenchyme céphalique et crête ganglionnaire chez les mammifères (cobaye). C. r. Assoc. Anat. **27**, 110 bis 114 (1931). — **Chabarova, A. Ja.:** Über die Natur pericapsulärer Nervenendigungen von Ganglienknoten. Dokl. Akad. Nauk SSSR., N. S. **102**, 629—631 (1955) [Russisch]. Ref. Ber. Biol., Abt. A **101**, 173 (1956). — **Chacon, J. P.:** Contribuição para o estudo da anatomia do simpático lombar. Seára Méd. **9**, 139—195 (1954); **10**, 1—110 (1955). — **Chang, H. T.**, and **T. C. Ruch:** Organization of the dorsal columns of the spinal cord and their nuclei in the spider monkey. J. of Anat. **81**, 140—149 (1947). ~ Morphology of the spinal cord, spinal nerves, caudal plexus, tail segmentation, and caudal musculature of the spider monkey.

Yale J. Biol. a. Med. **19**, 345—377 (1947). — **Chase, M. R.,** and **S. W. Ranson:** The structure of the roots, trunk and branches of the vagus nerve. J. Comp. Neur. **24**, 31—60 (1914). ~ **Chen, P. S.:** Xenoplastische Transplantationen des Chorda- und Myotommaterials zwischen Triton alpestris und Bombinator pachypus im Gastrula- und Neurulastadium. Roux' Arch. **147**, 634—686 (1955). — **Cheng, Y. M.:** A histological study on the afferent innervation of the large blood vessels. Arch. jap. Chir. **26**, 75—94 (1957). — **Chesley,P.:** Development of the short-tailed mutant in the house mouse. J. of Exper. Zool. **70**, 429—459 (1935). — **Chiarugi, G.:** Sullo sviluppo di alcuni nervi cerebrali e spinali. Anat. Anz. **4**, 31—32 (1889). ~ Anatomie d'un embryo humain de la longueur de mm. 2.6 en ligne droite. Arch. ital. Biol. **12**, 273—291 (1889). ~ Sui miotomi e sui nervi della testa posteriore e della regione prossimale del tronco negli embrioni degli Anfibi anuri. Monit. zool. ital. **1**, 22—28, 59—64 (1890). ~ Osservazioni intorno alle prime fasi di sviluppo dei nervi encefalici nei mammiferi e in particolare sulla formazione del nervo olfattivo. Monit. zool. ital. **2**, 47—60 (1891). ~ Ulteriori osservazioni sullo sviluppo dell' XI^0. e del XII^0. paio di nervi cranici nei mammiferi. Monit. zool. ital. **3**, 57—60 (1892). ~ Contribuzioni allo studio dello sviluppo dei nervi encefalici nei mammiferi in confronto con altri vertebrati. I. Sulla prima comparsa del sistema gangliare nella testa. ~ II. Sviluppo del nervo olfattivo, ~ III. Sviluppo dei nervi vago, accessorio ed ipoglosso e dei primi cervicali. Pubbl. R. Istit. Studi sup. Firenze, Sez. med. chir. **1894**, 1—71. ~ Contribuzioni allo studio dello sviluppo dei nervi encefalici nei mammiferi in confronto con altri vertebrati. IV. Sviluppo dei nervi oculomotore e trigemello. Pubbl. R. Istit. Studi sup. Firenze, Sez. med. chir. **1897**, 99. — **Chinn, P.:** On the birefringence of nerve cells. Amer. J. Physiol. **119**, 287—288 (1937). ~ Polarization optical studies of the structure of nerve cells. J. Cellul. a. Comp. Physiol. **12**, 1—21 (1938). — **Christ, H.:** Der Nervus vagus und die Nervengeflechte der Vormägen der Wiederkäuer, speziell der Haube. Z. Zellforsch. **11**, 342—374 (1930). — **Christ, H. G.:** Untersuchungen über die Speicherung von sauren vitalen Farbstoffen in den Spinalganglienzellen der weißen Maus. Z. Anat. **107**, 83—90 (1937). — **Christensen, K.:** The cranial nerves. In C. G. Hartman and W. L. Straus jr., The anatomy of the Rhesus monkey, Chap. 15. Baltimore: Williams & Wilkins 1933. — **Chu, C. H. U.:** The effect of a carbohydrate diet on the Golgi apparatus in the spinal ganglion cells of albino mice (Mus musculus). Chin. J. Physiol. **12**, 417—424 (1937). — **Chu, L.-W.:** A cytological study of anterior horn cells isolated from human spinal cord. J. Comp. Neur. **100**, 381—413 (1954). — **Ciaccio, C.:** Contributo alla conoscenza dei lipoidi cellulari. Anat. Anz. **35**, 17—31 (1910). — **Clara, M.:** Die Anatomie der Sensibilität unter besonderer Berücksichtigung der vegetativen Leitungsbahnen. Acta neurovegetativa (Wien) **7**, 4—31 (1953). ~ Das Nervensystem des Menschen, 2. Aufl. Leipzig: Johann Ambrosius Barth 1953. ~ Untersuchungen über die tropfigen Einschlüsse in menschlichen Nervenzellen. Psychiatr., Neurol. u. med. Psychol. **5**, 108—120 (1953). — **Clark, S. L.:** Nissl granules of primary afferent neurones. J. Comp. Neur. **41**, 423—451 (1926). — **Clark, W. E. Le Gros:** Siehe Le Gros Clark, W. E. — **Cleveland, D. A.:** Afferent fibers in the cervical sympathetic trunk, superior cervical ganglion, and internal carotid nerve. J. Comp. Neur. **54**, 35—43 (1932). — **Coco, A. Motta:** Siehe Motta-Coco, A. — **Coggi, A.:** Über die sog. Kalksäckchen an den Spinalganglien des Frosches und ihre Beziehungen zum Ductus endolymphaticus. Anat. Anz. **5**, 177—178 (1890). — **Coghill, G. E.:** The rami of the fifth nerve in Amphibia. J. Comp. Neur. **11**, 48—60 (1901). ~ The cranial nerves of Amblystoma tigrinum. J. Comp. Neur. **12**, 205—289 (1902). ~ Recent studies on the finer structure of the nerve cell. J. Comp. Neur. **14**, 171—202 (1904). ~ The cranial nerves of Triton taeniatus. J. Comp. Neur. **16**, 247—264 (1906). ~ The reaction to tactile stimuli and the development of the swimming movement in embryos of Diemyctylus torosus Eschscholtz. J. Comp. Neur. **19**, 83—105 (1909). ~ The primary ventral roots and somatic motor column of Amblystoma. J. Comp. Neur. **23**, 121 bis 143 (1913). ~ Correlated anatomical and physiological studies of the growth of the nervous system of Amphibia. I. The afferent system of the trunk of Amblystoma. J. Comp. Neur. **24**, 161—233 (1914). ~ II. The afferent system of the head of Amblystoma. J. Comp. Neur. **26**, 247—340 (1916). ~ III. The floor plate of Amblystoma. J. Comp. Neur. **37**, 37—69 (1924). IV. Rates of proliferation and differentiation in the central nervous system of Amblystoma. J. Comp. Neur. **37**, 71—120 (1924). ~ VI. The mechanism of integration in Amblystoma punctatum. J. Comp. Neur. **41**, 95—152 (1926). ~ XI. The proliferation of cells in the spinal cord as a factor in the individuation of reflexes of the hind leg of Amblystoma punctatum Cope. J. Comp. Neur. **57**, 327—360 (1933). ~ XII. Quantitative relations of the spinal cord and ganglia correlated with the development of reflexes of the leg in Amblystoma punctatum Cope. J. Comp. Neur. **64**, 135—167 (1936). — **Coidan, R. S.:** The paranucleolar bodies in spinal neurons of mammals. J. Comp. Neur. **97**, 61—71 (1952). — **Coiter Frisius, Volcher:** Externarum et internarum principalium humani corporis partium tabulae, atque anatomicae exercitationes observationesque variae, novis, diversis, ac artificiosissimis figuris illustratae. p. 108. Noribergae, in officina Theodorici Gerlatzeni 1572. (Das vom Autor dem Nürnberger Sena or Christopher Kreßen handschriftlich gewidmete Exemplar der UB Erlangen ist 1572, ein anderes Exemplar 1573 datiert.) — **Cole, F. J.:** The peripheral distribution of the cranial nerves of Ammocoetes. Anat. Anz. 15, 195—200 (1899). ~ On the cranial nerves and sense organs of fishes. Anat. Anz. 16, 40—48 (1899). — **Cole, F. J.**, and **W. J. Dakin:** Further observations on the cranial nerves of Chimaera. Anat. Anz. 28, 595—599 (1906). — **Collier, W. D.:** The experimental production of functional hypertrophy in the nerve cell. J. Med. Res. 42, 439—454 (1920/21). — **Collin, R.:** Sur l'évolution de la substance chromatophile dans la cellule nerveuse (à propos d'une note M. J. Lache). C. r. Soc. Biol. Paris 61, 244—246 (1906). — **Collin, R., et M. Lucien:** Sur les rapports du réseau interne de Golgi et des corps de Nissl dans la cellule nerveuse. Bibliogr. anatomique 19, 123—126 (1909). — **Corbin, K. B.:** Observations on the peripheral distribution of fibers arising in the mesencephalic nucleus of the fifth cranial nerve. J. Comp. Neur. 73, 153—177 (1940). — **Corbin, K. B., and E. D. Gardner:** Decrease in number of myelinated fibers in human spinal roots with age. Anat. Rec. 68, 63—74 (1937). — **Corbin, K. B., and F. Harrison:** Function of mesencephalic root of the fifth cranial nerve. J. of Neurophysiol. 3, 423—435 (1940). — **Corbin, K. B., and J. C. Hinsey:** Intramedullary course of the dorsal root fibers of each of the first four cervical nerves. J. Comp. Neur. 63, 119—126 (1935). — **Corbin, K. B., W. T. Lhamon and D. W. Petit:** Peripheral and central connections of the upper cervical dorsal root ganglia in the Rhesus monkey. J. Comp. Neur. 66, 405—414 (1937). — **Cords, E.:** Die Kopfnerven der Petromyzonten. Z. Anat. 89, 201—249 (1929). — **Corner, G. W.:** A well-preserved human embryo of 10 Somites. Contrib. to Embryol. 20, 81—101 (1929). — **Corning, H. K.:** Lehrbuch der topographischen Anatomie, 23. Aufl. Berlin: Springer 1946. — **Courvoisier, L. G.:** Beobachtungen über den sympathischen Gränzstrang. Arch. mikrosk. Anat. 2, 13—45 (1866). ~ Über die Zellen der Spinalganglien, sowie des Sympathicus beim Frosch. Arch. mikrosk. Anat. 4, 125—145 (1868). — **Couvreur, E.:** Pneumogastrique et sympathique. C. r. Assoc. Anat. 18, 153—157 (1923). — **Couvreur, E., et J. Duculthy:** Signification des ganglions plexiforme et jugulaire. C. r. Assoc. Anat. 18, 159—161 (1923). — **Covell, W. P.:** A quantitative study of the Golgi apparatus in spinal ganglion cells. Anat. Rec. 35, 149—159 (1927). — **Covell, W. P., and G. H. Scott:** An experimental study of the relation between granules stainable with neutral red and the Golgi apparatus in nerve cells. Anat. Rec. 38, 377—399 (1928). — **Cowdry, E. V.:** Mitochondria and other cytoplasmic constituents of the spinal ganglion cells of the pigeon. Anat. Rec. 6, 33—38 (1912). ~ The relations of mitochondria and other cytoplasmic constituents in spinal ganglion cells of the pigeon. Internat. Mschr. Anat. u. Physiol. 29, 473—504 (1912). ~ The development of the cytoplasmic constituents of the nerve cells of the chick. I. Mitochondria and neurofibrils. Amer. J. Anat. 15, 389—429 (1913/14). ~ The comparative distribution of mitochondria in spinal ganglion cells of vertebrates. Amer. J. Anat. 17, 1—29 (1914/15). ~ Surface film theory of the function of mitochondria. Amer. Naturalist 60, 157—165 (1926). ~ The neurone. General character. In Penfield, Cytology and cellular pathology of the nervous system. vol. I., p. 1—41. New York: P. B. Hoeber 1932. — **Cox, W. H.:** Der feinere Bau der Spinalganglienzelle des Kaninchens. Anat. H., 1. Abt. 10, 73—103 (1898). ~ Die Selbständigkeit der Fibrillen im Neuron. Eine Studie über das Granulanetz und die Fibrillen der Spinalganglienzelle. Internat. Mschr. Anat. u. Physiol. 15, 209—218 (1898a). ~ Beiträge zur pathologischen Histologie und Physiologie der Ganglienzellen. Internat. Mschr. Anat. u. Physiol. 15, 241—258 (1898b). — **Crile, G. W., and W. E. Lower:** Surgical shock and the shocking operation. Philadelphia: W. B. Saunders Company 1920. — **Cunningham, D. J.:** The spinal nervous system of the porpoise and dolphin. J. Anat. a. Physiol. 11, 209—228 (1877). ~ Note on a connecting twig between the anterior divisions of the first and second dorsal nerves. J. Anat. a. Physiol. 11, 539—540 (1877).

Daae, H.: Zur Kenntnis der Spinalganglienzellen beim Säugetier. Arch. mikrosk. Anat. 31, 223—235 (1888). — **Da Fano, C.:** Changes of Golgi's apparatus in nerve cells of the spinal cord following exposure to cold. J. Nerv. Dis. 53, 353—360 (1921). ~ Canalicular appearances within nerve cells of the spinal cord, spinal and sympathetic ganglia in vitamin B deficiency. J. of Physiol. 57, LIV (1923). — **Dahlgren, U.:** A centrosome artifact in the spinal ganglion of the dog. Anat. Anz. 13, 149—151 (1897). ~ The giant ganglion cells in the spinal cord of the order Heterosomata Cope (Anacanthini Pleuronectoidei Guenther). Anat. Anz. 13, 281—293 (1897). — **Dahlström, G., u. Å. Swensson:** Über das Vorkommen von myelinfreien Nervenfasern in den hinteren Rückenmarkswurzeln. Anat. Anz. 87, 360—364 (1938/39). — **Dalcq, A.:** La détermination de la vésicule auditive chez le discoglosse. Archives Anat. microsc. 29, 389—420 (1933). — **Dale, H. H.:** On some numerical comparisons of the centripetal and centrifugal medullated nerve-fibres arising in the spinal ganglia of the mammal. J. of Physiol. 25, 196—206 (1900). — **Damas, H.:** Recherches sur le développement de Lampetra fluviatilis L. Archives de Biol. 55, 1—284 (1944). ~ Observations sur le développement des ganglions crâniens chez Lampetra fluviatilis L. Archives de Biol. 62, 65—95 (1951). **Danchakoff, V.,**[*] and **A. Agassiz:** Growth and development of the neural plate in the allantois. J. Comp. Neur. 37, 397—437 (1924). — **Dandy, W. E.:** Hirnchirurgie. Leipzig: Johann

[*] Der russische Name der Verfasserin in englischen Publikationen Vera Danchakoff, in deutschen Wera Dantschakoff transcribiert.

Ambrosius Barth 1938. — **Dantschakoff, W.***: Wachstum transplantierter embryonaler Gewebe in der Allantois. Z. Anat. 74, 401—431 (1924). — **Darkschewitsch, L.:** Über den Ursprung und den centralen Verlauf des Nervus accessorius Willisii. Arch. Anat. u. Physiol., Anat. Abt. 1885, 361—378. — **Davenport, H. A.:** Staining nerve fibers in mounted sections with alcoholic silver nitrate solution. Arch. of Neur. 24, 690—695 (1930). — **Davenport, H. A.,** and **J. F. Barnes:** The strip method for counting nerve fibers or other microscopic units. Stain Technol. 10, 139—143 (1935). — **Davenport, H. A.,** and **R. T. Bothe:** Cells and fibers in spinal nerves. II. A study of C_2, C_6, T_4, T_9, L_3, S_2, and S_5 in man. J. Comp. Neur. 59, 167—174 (1934). — **Davenport, H. A.,** and **S. W. Ranson:** Ratios of cells to fibers and of myelinated to unmyelinated fibers in spinal nerve roots. Amer. J. Anat. 49, 193—207 (1931/32). **Davenport, H. A., S. W. Ranson** and **E. H. Terwilliger:** Nuclear changes simulating inclusion bodies in dorsal-root ganglion cells. Anat. Rec. 48, 251—255 (1931). — **Davis, C. L.:** Description of a human embryo having twenty paired somites. Contrib. to Embryol. 15, 1—51 (1923). — **Davis, L.,** and **H. A. Haven:** Surgical anatomy of the sensory root of the trigeminal nerve. Arch. of Neur. 29, 1—15 (1933). — **Davis, L.,** and **L. J. Pollock:** The peripheral pathway for painful sensations. Arch. of Neur. 24, 883—898 (1930). — **Dawson, I. M., J. Hossack** and **G. M. Wyburn:** Observations on the Nissl's substance, cytoplasmic filaments and the nuclear membrane of spinal ganglion cells. Proc. Roy. Soc. Lond., Ser. B 144, 132—142 (1955). — **Dean, B.:** On the embryology of Bdellostoma stouti. A general account of Myxinoid development from the egg and segmentation to hatching. In Festschrift zum 70. Geburtstag von C. v. Kupffer. S. 221—276. Jena: Gustav Fischer 1899. — **De Castro, F.:** Estudio sobre los ganglios sensitivos del hombre en estado normal y pathológico. Trab. Labor. Invest. Biol. Univ. Madrid 19, 241—340 (1921/22). Evolución de los gánglios vertebrales y prevertebrales. Conexiones y citoarquitectonia de algunos grupos de gánglios en el niño y hombre adulto. Trab. Labor. Invest. Biol. Univ. Madrid 20, 175—191 (1923). ~ Sensory ganglia of the cranial and spinal nerves. Normal and pathological. In Penfield's Cytology and cellular pathology of the nervous system, vol. I., Sect. 3, p. 91—143. New York: P. B. Hoeber 1932. ~ Sobre el comportamiento y significación de la oligodendroglía en la substancia gris central y de los gliocitos en los gánglios nerviosos periféricos. Arch. Histol. norm. y pat. (Buenos Aires) 3, 317—343 (1946). ~ Die normale Histologie des peripheren vegetativen Nervensystems. Das Synapsenproblem: Anatomisch-experimentelle Untersuchungen. Verh. dtsch. Ges. Path. 34, 1—52 (1951). — **De Gennaro, I.:** Il numero dei neuroni sensitivi nei due antimeri dello stesso soggetto ed in varii individui della stessa specie. Ricerche sul ganglio del trigemello di Mus musculus. Monit. zool. ital. 46, 108—110 (1935). — **Dehler, A.:** Beitrag zur Kenntnis vom feineren Bau der sympathischen Ganglienzelle des Frosches. Arch. mikrosk. Anat. 46, 724—739 (1895). — **Deitch, A. D.,** and **M. J. Moses:** The Nissl substance of living and fixed spinal ganglion cells. II. An ultraviolet absorption study. J. Biophys. a. Biochem. Cytology 3, 449—456 (1957). — **Deitch, A. D.,** and **M. R. Murray:** The Nissle substance of living and fixed spinal ganglion cells. I. A phase contrast study. J. Biophysic. a. Biochem. Cytol. 2, 433—444 (1956). — **Déjérine, J.,** et **A. Thomas:** Les lésions des racines, des ganglions rachidiens et des nerfs dans un cas de maladie de Friedreich. Examen par la méthode de Ramón y Cajal. (Imprégnation à l'argent.) Revue neur. 15, 41—54 (1907). ~ Les lésions radiculo-ganglionnaires du Zona. Revue neur. 15, 469—472 (1907). — **Della Pietra, V.:** Contributo allo studio istológico dei gangli spinali. Riv. Neur. 10, 588—595 (1937). — **Delmas, J.,** et **A. Delmas:** Voies et centres nerveux. Introduction systématique à la neurologie. Paris: Masson & Cie. 1954. — **Delorenzi, E.:** Numero e grandezza delle cellule dei gangli spinali di pollo nei vari individui e nei due antimeri dello stesso soggetto. Bull. Histol. appl. 9, 145—152 (1932a). ~ Numero e grandezza delle cellule nervose in gangli di segmenti contigui dell'uomo. Boll. Soc. ital. Biol. sper. 7, 677—679 (1932b). ~ Numero e grandezza delle cellule nervose. Monit. zool. ital. 43, Suppl., 154—157 (1932c). ~ Variazioni nel numero dei neuroni sensitivi spinali nei due antimeri e nei vari metameri. Ricerche quantitative sul sistema nervoso. Roux' Arch. 130, 187—201 (1933). ~ Bilateral inequality in the number of sensory neurons in the trunk of vertebrates. J. Comp. Neur. 66, 301—305 (1937). — **Delorenzi, E.,** e **C. Fazio:** Limitate variazioni nel numero complessivo dei neuroni sensitivi in individui della specie Rana. Boll. Soc. ital. Biol. sper. 9, 111—112 (1934). ~ Ricerche quantitative sul numero dei neuroni sensitivi spinali in Rana esculenta. Riv. Pat. nerv. 46, 531—542 (1935). — **Del Río Hortega, P.:** Estudios sobre el centrosoma de las células nerviosas y neuróglicas de los vertebrados, en sus formas normal y anormales. Trab. Labor. Invest. Biol. Univ. Madrid 14, 117—153 (1916). ~ Son homologables la glía de escasas radiaciones y la célula de Schwann. Bol. Soc. españ. Biol. 10, 25—28 (1922). ~ Tercera aportación al conocimiento morfológico e interpretación funcional de la oligodendroglía. Mem. Soc. españ. Histor. Natur. 14, 1—122 (1928). ~ El método del carbonato argéntico. Coloración de la neuroglía ganglionar. Arch. Histol. norm. y pat. (Buenos Aires) 2, 587—590 (1945). — **Del Río Hortega, P., M. Polak** y **J. M. Prado:** Estudios sobre la neuroglía periférica. II. La neuroglía de los gánglios sensitivos.

---
* Siehe Fußnote S. 368.

Rev. Soc. argent. Biol. 18, 159—168 (1942a). ~ Investigaciones sobre la neuroglía de los gánglios sensitivos. Arch. Histol. norm. y pat. (Buenos Aires) 1, 233—275 (1942b). — **Del Río Hortega, P., y J. M. Prado:** Estudios sobre la neuroglía periférica. I. La neuroglía de los gánglios simpáticos. Rev. Soc. argent. Biol. 17, 512—521 (1941). ~ Investigaciones sobre la neuroglía de los gánglios simpáticos. Arch. Histol. norm. y pat. (Buenos Aires) 1, 83—138 (1942). — **De Moulin, F.:** Beiträge zur Kenntnis des Baues der Ganglienzellen. Arch. Zellforsch. 17, 389—396 (1923). — **Denny-Brown, D.:** Hereditary sensory radicular neuropathy. J. of Neur. N. S. 14, 237—252 (1951). — **De Regt, J.:** La distribution des fibres nerveuses dans les racines et les branches spinales. Comm. prés. 3 mes Journées cyto-embryol. Belgo-Néerl. (Gand), p. 16—17, 1949. — **De Rényi, G. S.:** Architecture of the nerve cell as revealed by microdissection. In Special Cytology, edit. by E. V. Cowdry, vol. 3, p. 1371—1402. New York: Hoeber 1932. — **De Robertis, E. D. P.:** The nucleo-cytoplasmic relationship and the basophilic substance (ergastoplasm) of nerve cells (electron microscope observations). J. Histochem. a. Cytochem. 2, 341—345 (1954). — **De Robertis, E. D. P., and H. S. Bennett:** A submicroscopic vesicular component of Schwann cells and nerve satellite cells. Exper. Cell Res. 6, 543—545 (1954). ~ Some features of the submicroscopic morphology of synapses in frog and earthworm. J. Biophys. a. Biochem. Cytology 1, 47—58 (1955). — **Detwiler, S. R.:** On the hyperplasia of nerve centers resulting from excessive peripheral loading. Proc. Nat. Acad. Sci. 6, 96—101 (1920). ~ Further observations on proliferation of nerve cells in grafted units of spinal cord. Anat. Rec. 27, 87—94 (1924). ~ The effects of bilateral extirpation of the anterior limb rudiments in Amblystoma embryos. J. Comp. Neur. 37, 1—14 (1924). ~ The effects of replacing the cephalic end of the embryonic spinal cord by an extraneous medulla in Amblystoma. Proc. Nat. Acad. Sci. 10, 64—68 (1924). ~ Experimental studies on morphogenesis in the nervous system. Quart. Rev. Biol. 1, 61—86 (1926). ~ The effect of reduction of skin and of muscle on the development of spinal ganglia. J. of Exper. Zool. 45, 399—414 (1926). ~ The effects of extensive muscle loss upon the development of spinal ganglia in Amblystoma. J. of Exper. Zool. 48, 1—14 (1927). ~ Experimental studies on Mauthner's cell in Amblystoma. J. of Exper. Zool. 48, 15—30 (1927). ~ The development of the spinal cord in Amblystoma embryos following unilateral myotomectomy. J. of Exper. Zool. 52, 325—349 (1928/29). ~ Further experiments upon the development of spinal ganglia in Amblystoma. J. Comp. Neur. 54, 173—193 (1932). ~ An experimental study of spinal nerve segmentation in Amblystoma with reference to the plurisegmental contribution to the brachial plexus. J. of Exper. Zool. 67, 395—441 (1934). ~ Neuroembryology. New York: McMillan & Co. 1936, — **De Vries, E.:** Description of a young human anencephalic and amyelic embryo. Anat. Rec. 36, 293—317 (1927). — **De Winiwarter, H.:** Origine et développement du ganglion carotidien. Appendice: Participation de l'hypoblaste à la constitution des ganglions crâniens. Archives de Biol. 50, 67—94 (1939). — **Dexler, H.:** Zur Histologie der Ganglienzellen des Pferdes in normalem Zustande und nach Arsenikvergiftung. Arb. Inst. Anat. u. Physiol. Z.nervensyst. Wien. Univ. 5, 165—178 (1897). — **Diculescu, I., Gh. Borda, Z. Paştea u. M. Opreseu:** Histochemische Untersuchungen über die Kissschen Polygonalzellen. Anat. Anz. 104, 251—263 (1957). — **Diezel, P.B.:** Die Stoffwechselstörungen der Sphingolipoide. Eine histochemische Studie an den primären Lipoidosen und den Entmarkungskrankheiten des Nervensystems. Monogr. Neur. 80 (1957). — **Disse, J.:** Über die Spinalganglien der Amphibien. Verh. anat. Ges. 7, 201—204 (1893). ~ Die erste Entwicklung des Riechnerven. Anat. H., 1. Abt. 9, 255—300 (1897).— **Döring,G.:** Über die sog. „Faserkörbe" der Spinalganglien. Allgemein-path. Schriftenreihe 7, 26—31 (1948). ~ Pathologische Anatomie der Spinal- und Hirnnervenganglien, einschließlich der Wurzelnerven. In Lubarsch-Henke-Rössles Handbuch der speziellen pathologischen Anatomie und Histologie, Bd. 13/V, S. 249—356. Berlin-Göttingen-Heidelberg: Springer 1955.— **Dogiel, A. S.:** Zur Frage über das Verhalten der Nervenzellen zu einander. Arch. Anat. u. Physiol., Anat. Abt. 1893, 429—434. ~ Zur Frage über den feineren Bau des sympathischen Nervensystems bei den Säugetieren. Arch. mikrosk. Anat. 46, 305—344 (1895). ~ Zwei Arten sympathischer Nervenzellen. Anat. Anz. 11, 679—687 (1896). ~ Der Bau der Spinalganglien bei den Säugetieren. Anat. Anz. 12, 140—152 (1896). ~ Zur Frage über den feineren Bau der Spinalganglien und deren Zellen bei Säugetieren. Internat. Mschr. Anat. u. Physiol. 14, 73—116 (1897). ~ Zur Frage über den Bau der Spinalganglien beim Menschen und bei den Säugetieren. Internat. Mschr. Anat. u. Physiol. 15, 345—352 (1898). ~ Das periphere Nervensystem des Amphioxus (Branchiostoma lanceolatum). Anat. H., 1. Abt. 21, 145—213 (1903). ~ Zur Frage über den fibrillären Bau der Sehnenspindeln oder der Golgischen Körperchen. Arch. mikrosk. Anat. 67, 638—646 (1906). ~ Die Endigungen der sensiblen Nerven in den Augenmuskeln und deren Sehnen beim Menschen und den Säugetieren. Arch. mikrosk. Anat. 68, 501—526 (1906). ~ Der Bau der Spinalganglien des Menschen und der Säugetiere. Jena: Gustav Fischer 1908. ~ Zur Frage über den Bau der Kernkörperchen und Nebenkernkörperchen (nucleoli und paranucleoli). Russk. Arch. Anat. (Moskva) 3, 125—190 (1924/25) [Russisch u. dtsch. Übersetzung S. 369—406]. — **Dohrn, A.:** Studien zur Urgeschichte des Wirbeltierkörpers. VII. Entstehung und Differenzierung des Zungenbein- und Kiefer-Apparates des Selachier. Mitt. zool. Stat. Neapel 6, 1—48 (1886). ~ VIII. Die Thyreoidea bei Petromyzon, Amphioxus und den Tunicaten. Mitt. zool. Stat. Neapel 6, 49—92 (1886). ~

IX. Die Bedeutung der unpaaren Flosse für die Beurteilung der genealogischen Stellung der Tunicaten und des Amphioxus, und die Reste der Beckenflosse bei Petromyzon. Mitt. zool. Stat. Neapel **6**, 399—432 (1886). ~ X. Zur Phylogenese des Wirbeltierauges. Mitt. zool. Stat. Neapel **6**, 432—480 (1886). ~ XIII. Über Nerven und Gefäße bei Ammocoetes und Petromyzon Planeri. Mitt. zool. Stat. Neapel **8**, 233—306 (1888). ~ XVI. Über die erste Anlage und Entwicklung der Augenmuskelnerven bei Selachiern und das Einwandern von Medullarzellen in die motorischen Nerven. Mitt. zool. Stat. Neapel **10**, 1—40 (1891—1893). ~ XVII. Nervenfaser und Ganglienzelle. Histogenetische Untersuchungen. Mitt. zool. Stat. Neapel **10**, 255—341 (1891—1893). — **Dolgo-Saburoff, B.:** Zur Lehre vom Aufbau des Vagussystems. I. Mitt. Über die Nervenzellen in den Stämmen des N. vagus. Z. Anat. **105**, 79—93 (1936). ~ II. Mitt. Über die pericellulären Apparate an den Nervenzellen in den Stämmen des N. vagus. Z. Anat. **106**, 637—647 (1937). — **Dolgo-Saburov, B. A.:** The structure of the N. vagus system. (Third report). Recurrent centrifugal fibres in the abdominal portion of n. n. vagi. Arch. Anat., Gistol. i Embriol. (Leningrad) **18**, 83—99 (1938) [Russisch u. engl. Zus.fass. S. 139—141]. — **Dolley, D. H.:** The neurocytological reaction in muscular exertion. Amer. J. Physiol. **25**, 151—171 (1909). ~ The morphological changes in nerve cells resulting from over-work in relation with experimental anemia and shock. J. Med. Res. **21**, 95—113 (1909). ~ Studies on the recuperation of nerve cells after functional activity from youth to senility. I. J. Med. Res. **24**, (N. S. **19**), 309—343 (1911). ~ The morphology of functional depression in nerve cells and its significance for the normal and abnormal physiology of the cell. J. Med. Res. **29**, 65—129 (1913). — **Donaldson, H. H.:** The nervous system of the american leopard frog, Rana pipiens, compared with that of the european frogs, Rana esculenta and Rana temporaria (fusca). J. Comp. Neur. **18**, 121—148 (1908). — **Donaldson, H. H., and G. Nagasaka:** On the increase in the diameters of nerve-cell bodies and of the fibers arising from them, during the later phases of growth. (Albino rat). J. Comp. Neur. **29**, 529—552 (1918). — **Dorello, P.:** Descrizione di un embrione umano di mm. 8,6. Ric. Labor. Anat. norm. Univ. Roma **6**, 267—299 (1897/98). — **Dorn, E.:** Der Saccus vasculosus. In v. Möllendorffs Handbuch der mikroskopischen Anatomie des Menschen, Bd. IV/2, S. 140—185. Berlin-Göttingen-Heidelberg: Springer 1955. — **Dräseke, J.:** Über einen bisher nicht beobachteten Nervenkern (Hofmann-Koelliker) im Rückenmark bei Chiropteren. Anat. Anz. **23**, 571—576 (1903). — **Droogleever Fortuyn, Æ. B.:** Vergleichende Anatomie des Nervensystems, Bd. 1. Haarlem: de Erven F. Bohn 1920. — **Du Bois, F. S.:** The tractus solitarius and attentand nuclei in the Virginian opossum (Didelphis virginiana). J. Comp. Neur. **47**, 189—224 (1929). — **Du Bois, F. S., and J. O. Foley:** Experimental studies on the vagus and the spinal accessory nerves in the cat. Anat. Rec. **64**, 285—307 (1936). ~ **Du Bois, F. S., and J. O. Foley:** Quantitative studies of the vagus nerve in the cat. II. The ratio of jugular to nodose fibers. J. Comp. Neur. **67**, 69—87 (1937). — **Dürken, B.:** Über frühzeitige Exstirpation von Extremitätenanlagen beim Frosch. Ein experimenteller Beitrag zur Entwicklungsphysiologie und Morphologie der Wirbeltiere unter besonderer Berücksichtigung des Nervensystems. Z. wiss. Zool. **99**, 189—355 (1912). — **Duesberg, J.:** Les chondriosomes des cellules embryonnaires et leur rôle dans la genèse des myofibrilles avec quelques observations sur le developpement des fibres musculaires striées. Arch. Zellforsch. **4**, 602—671 (1910). ~ Plastosomen, „Apparato Reticolare Interno" und Chromidialapparat. Erg. Anat. **20**, 567—916 (1912). ~ Trophospongien und Golgischer Binnenapparat. Verh. anat. Ges. **28**, 11—80 (1914). ~ La régénération des tissus dans la queue des Urodèles. La régénération du système nerveux. Cellule **35**, 27—46 (1925). — **Dulbecco, R., e L. Magri:** Ricerche sul numero dei neuroni sensitivi nei gangli dei metameri toracici dell'uomo. Monit. zool. ital. **44**, 126—131 (1933). — **Dun, F. T.:** Studies on the conduction of sensory impulses through the dorsal root ganglion in the frog. J. Cellul. a. Comp. Physiol. **38**, 131—133 (1951). — **Duncan, D.:** The incidence of secondary (Wallerian) degeneration in normal mammals compared to that in certain experimental and diseased conditions. J. Comp. Neur. **51**, 197—228 (1930). ~ A determination of the number of nerve fibers in the eighth thoracic and the largest lumbar ventral roots of the albino rat. J. Comp. Neur. **59**, 47—60 (1934). — **Duncan, D., and R. Eanes:** Observations on substitutions of the phrenic nerve in cats. Anat. Rec. **112**, 324—325 (1952). — **Duncan, D., and L. L. Keyser:** Some determinations of the ratio of nerve fibers to nerve cells in the thoracic dorsal roots and ganglia of the cat. J. Comp. Neur. **64**, 303—311 (1936). ~ Further determinations of the numbers of fibers and cells in the dorsal roots and ganglia of the cat. J. Comp. Neur. **68**, 479—490 (1937/38). — **Dunn, E. H.:** On the number and the relation between diameter and distribution of the nerve fibers innervating the leg of the frog. J. Comp. Neur. **12**, 297—328 (1902). ~ The nerve supply to the leg of the frog after complete degeneration of the motor fibers. Amer. J. Anat. **5**, Suppl., 8—9 (1906). ~ A statistical study of the medullated nerve fibers innervating the legs of the leopard frog, Rana pipiens, after unilateral section of the ventral roots. J. Comp. Neur. **19**, 685—720 (1909). ~ The presence of medullated nerve fibers passing from the spinal ganglion to the ventral root in the frog, Rana pipiens. J. Comp. Neur. **24**, 429—436 (1914). — **Dunning, H. S., and H. G. Wolff:** The relative vascularity of various parts of the central and peripheral nervous system of the cat and its relation to function. J. Comp. Neur. **67**, 433—450 (1937). —

Duval, M.: Recherches sur l'origine réelle des nerfs crâniens. J. Anat. et Physiol. **15**, 492—514 (1879). — **v. Dydyński, L.:** Ein Beitrag zum Studium des Verlaufes einiger Rückenmarksstränge. Neur. Zbl. **22**, 898—910 (1903).
Earle, K. M.: The tract of Lissauer and its possible relation to the pain pathway. J. Comp. Neur. **96**, 93—111 (1952). — **Ebbecke, U.:** Schmerz. Acta neurovegetativa (Wien) **7**, 40—57 (1953). — **Eccles, J. G.**, and **C. S. Sherrington:** Number and contraction values of individual motor units examined in some muscles of the limb. Proc. Roy. Soc. Lond., Ser. B **106**, 326—357 (1930). — **Edinger, L.:** Einiges vom „Gehirn" des Amphioxus. Anat. Anz. **28**, 417—428 (1906). — **Edström, J. E.:** Ribonucleic acid mass and concentration in individual nerve cells. A new method for quantitative determinations. Biochem. et Biophysica Acta **12**, 361—386 (1953). — **Edström, J. E.**, and **H. Hydén:** Ribonucleotide analysis of individual nerve cells. Nature (Lond.) **174**, 128 (1954). — **Ehrenberg, C. G.:** Nothwendigkeit einer feineren mechanischen Zerlegung des Gehirns und der Nerven vor der chemischen, dargestellt aus Beobachtungen. Ann. Physik **28**, 449—473 (1833). ~ Beobachtung einer bisher unbekannten auffallenden Structur des Seelenorgans bei Menschen und Thieren. Abh. physik.-math. Kl. kgl. Akad. Wiss. Berlin **1834**, 665—721 (1836). — **Ehrenritter, J.:** Erste Beobachtung über den Willisischen Beynerve. Med.-chir. Ztg (Salzburg) **4**, 319—320 (1790). — **Ehrlich, P.:** Über die Methylenblaureaction der lebenden Nervensubstanz. Dtsch. med. Wschr. **1886**, 49—52. — **Eichner, D.:** Zur Frage der Neurofibrillen. Z. Zellforsch. **43**, 501—512 (1956). — **Einarson, L.:** Notes on the morphology of the chromophil material of nerve cells and its relation to nuclear substances. Amer. J. Anat. **53**, 141—175 (1933). ~ Histological analysis of the Nissl-pattern and -substance of nerve cells. J. Comp. Neur. **61**, 101—133 (1935). — **Eisig, H.:** Die Segmentalorgane der Capitelliden. Auszug aus einer Monographie der Capitelliden. Mitt. zool. Stat. Neapel **1**, 93—118 (1879). ~ Die Seitenorgane und becherförmigen Organe der Capitelliden. Zweiter Auszug aus einer Monographie der Capitelliden. Mitt. zool. Stat. Neapel **1**, 278—343 (1879). ~ Monographie der Capitelliden des Golfes von Neapel und der angrenzenden Meeres-Abschnitte nebst Untersuchungen zur vergleichenden Anatomie und Physiologie. (Fauna und Flora des Golfes von Neapel und der angrenzenden Meeresabschnitte. Herausgeg. von der Zoologischen Station zu Neapel, Bd. 16. Berlin: R. Friedländer & Sohn 1887. — **Eisler, P.:** Kollaterale Innervation. Anat. Anz. **43**, 96—110 (1913). — **Elze, C.:** Beschreibung eines menschlichen Embryo von zirka 7 mm größter Länge, unter besonderer Berücksichtigung der Frage nach der Entwicklung der Extremitätenarterien und nach der morphologischen Bedeutung der lateralen Schilddrüsenanlage. Anat. H., 1. Abt. **35**, 409—492 (1908). ~ Untersuchungen am sympathischen Nervensystem des Frosches, besonders über seinen Einfluß auf die Skelettmuskelkontraktion. Pflügers Arch. **198**, 349 bis 358 (1923). ~ Kurze Mitteilung über ein Ganglion am Nervus laryngeus superior des Menschen. Z. Anat. **69**, 630 (1923). ~ Nervensystem. In H. Braus' Anatomie des Menschen, 1. Aufl., Bd. III u. IV. Berlin: Springer 1932 u. 1940. — **Erlanger, J., G. H. Bishop** and **H. S. Gasser:** The action potential waves transmitted between the sciatic nerve and its spinal root. Amer. J. Physiol. **78**, 574—591 (1926). — **Ernst, P.:** Mißbildungen des Nervensystems. In Schwalbe, Die Morphologie der Mißbildungen des Menschen und der Tiere, Teil III, 2. Abt. Kap. II, S. 67—250. Jena: Gustav Fischer 1909—1912. — **Ernyei, S.:** Ein Beitrag zur Kenntnis der Nerven und Ganglien der Zunge. Anat. Anz. **83**, 274—281 (1936/37). — **Esaki, S.:** A sure method for the elective staining of neurofibrillae in tissues cultivated „in vitro". Z. Mikrosk. **46**, 369—376 (1929). ~ New studies of nervous tissues cultivated in vitro. C. r. Assoc. Anat. **24**, 223—235 (1929). — **Esterman, B.**, and **A. J. Gitlitz:** Notes on the Golgi apparatus in spinal-ganglion cells of the cat. Anat. Rec. **36**, 319—324 (1927). — **Evans, D. H. L.**, and **J. G. Murray:** Histological and functional studies on the fibre composition of the vagus nerve of the rabbit. J. of Anat. **88**, 320—337 (1954). — **Evans, L. T.:** Epibranchial and lateral line placodes of the cranial ganglia in the gecko, Gymnodactylus kotschyi. J. Comp. Neur. **61**, 371—393 (1935). — **Eve, F. C.:** Sympathetic nerve cells and their basophil constituent in prolonged activity and repose. J. of Physiol. **20**, 334—353 (1896). — **Ewald, A.:** Über den Modus der Nervenverbreitung im elektrischen Organ von Torpedo. Habil.Schr. Heidelberg 1881. — **Exner, S.:** In welcher Weise tritt die negative Schwankung durch das Spinalganglion? Arch. f. Physiol. **1877**, 567—570. — **Eymann, H.:** Weitere Untersuchungen an xenoplastischen Neuralchimären von Triton und Bombinator. Roux' Arch. **149**, 267—332 (1957). — **Eymann, H.,** u. **H. Roth:** Über das Wachstum junger, xenoplastischer Neuralimplantate (Triton alpestris — Bombinator pachybus) und den Einfluß des Wirtes. Rev. suisse Zool. **61**, 381—387 (1954).

Fagnart, J. R.: Le système nerveux périphérique crânien d'un embryon humain de 29 mm. Archives de Biol. **61**, 151—186 (1950). — **Fahmy, N.:** A note in the intracranial and extracranial parts of the ninth, tenth and eleventh nerves. Amer. J. Anat. **61**, 298—301 (1927). — **Fahrenholz, C.:** Über die Entwicklung des Gesichtes und der Nase bei der Geburtshelferkröte (Alytes obstetricans). Morph. Jb. **54**, 421—503 (1925). — **Falloppio, G.:** Observationes anatomicae. In quinque libros digestae, certisque capitibus distinctae, et illustratae: Opera et studio M. Iohannis Sigfridi Margsulensis, cum praefatione Iohannis Bokelii, Med. Helmstadii: I. Lucius 1588. — **Fañanás, J. R.:** Nota preventiva sobre el aparato reticular de Golgi en el embrión de pollo. Trab. Labor. Invest. Biol. Univ. Madrid **10**, 247—252 (1912). — **Fazio, C.:** Numero e grandezza delle cellule nervose in larve di Anuri di diversa mole corporea. Monit. zool. ital. **46**, 11—20 (1935). — **Ferner, H.:** Über den Bau des Ganglion semilunare (Gasseri) und der Trigeminuswurzel beim Menschen. Z. Anat. **110**, 391—404 (1940). ~ Zur Anatomie der intrakranialen Abschnitte des Nervus trigeminus. Z. Anat. **114**, 108—122 (1949/50). — **Feyrter, F.:** Zur Frage der Tay-Sachs-Schafferschen amaurotischen Idiotie. Virchows Arch. **304**, 480—512 (1939). ~ Über eine neue Lipoid- bzw. Lipoproteidfärbung. Mikroskopie (Wien) **1**, 49—55 (1946). ~ Über das Problem des Zoster. Zbl. Path. **91**, 279—301 (1954). — **Fick, W.:** Beitrag zur Kenntnis der Vagus-Sympathikus-Verbindungen unterhalb der Schädelbasis. Z. mikrosk.-anat. Forsch. **2**, 429—457 (1925). — **Field, E. J.:** Vacuolated cells in the dorsal root ganglion of the rabbit. J. Comp. Path. a. Ther. **62**, 249—251 (1952). Ref. Ber. Path. **17**, 135—136 (1953). — **Field, E. J.,** and **J. B. Brierley:** The lymphatic drainage of the spinal nerve roots in the rabbit. J. of Anat. **82**, 198—206 (1948). — **Filogamo, G.,** e **F. Viglione:** Caratteri citologici e numero dei neuroni esterocettivi nei gangli spinali destinati all'innervazione dell'arto anteriore, nel cane. Atti Accad. naz. Lincei, Ser. VIII, **18**, 226—229 (1955). — **Fischer, J.:** Vergleichend-anatomische und histologische Untersuchungen über den Nervus sympathicus einiger Tiere, insbesondere der Katze und der Ziege. Inaug.-Diss. Zürich 1904. — **Fisher, C.,** and **S. W. Ranson:** On the so-called sympathetic cells in the spinal ganglia. J. of Anat. **68**, 1—10 (1934). — **Fisk, A.:** The early development of the ear and acousticofacialis complex of ganglia in the Lamprey Lampetra planeri Bloch. Proc. Zool. Soc. Lond. **124**, 125—150 (1954). — **Fitzgerald, J. E.,** and **W. F. Windle:** Some observations on early human fetal movements. J. Comp. Neur. **76**, 159—167 (1942). — **Fleckenstein, A.:** Der Kalium-Natrium-Austausch als Energieprinzip in Muskel und Nerv. Berlin-Göttingen-Heidelberg: Springer 1955. — **Fleischer, H.:** Über ein regelmäßig vorhandenes Ganglion accessorium trigemini und seine Lage im Cavum trigemini. Z. Anat. **110**, 755—766 (1940). — **Fleischhauer, K.:** Muskelspindeln, Tonus und Reflexerregbarkeit. Dtsch. med. Wschr. **1957**, 783—785. — **Fleming, R. A.:** „Ascending degeneration" in mixed nerves: A critical sketch, with experimental results. Edinburgh Med. J. **43** (N. S. 1), 49—60 (1897). ~ The effect of „ascending degeneration „on the nerve cells of the ganglia, on the posterior nerve roots, and the anterior cornua of the cord. Edinburgh Med. J. **43** (N. S. 1), 174—182, 279—288 (1897). — **Flemming, W.:** Zellsubstanz, Kern und Zellteilung. Leipzig: F. C. W. Vogel 1882. ~ Vom Bau der Spinalganglienzellen. In Beiträge zur Anatomie und Embryologie als Festgabe für Jacob Henle, S. 12—25. Bonn: Cohen 1882. ~ Über die Struktur der Spinalganglienzellen. Verh. anat. Ges. **9**, 19—25 (1895). ~ Über den Bau der Spinalganglienzellen bei Säugethieren, und Bemerkungen über den der centralen Zellen. Arch. mikrosk. Anat. **46**, 379—394 (1895). ~ Die Struktur der Spinalganglienzellen bei Säugetieren. Arch. f. Psychiatr. **29**, 969—974 (1897). ~ Morphologie der Zelle. Erg. Anat. **7**, 403—485 (1898). — **Flesch, M.:** Über die Verschiedenheiten im chemischen Verhalten der Nervenzellen. Mitt. naturforsch. Ges. Bern 1887, 192—199 (1888). ~ Microchemistry of nerve cells. J. Roy. Microsc. Soc. **2**, 712—713 (1888). ~ Bemerkungen zur Histochemie der Nervenzellen. (Im Anschluß an die Untersuchungen W. Blotevogels über die zyklischen Veränderungen im Ganglion cervicale der Maus.) Anat. Anz. **62**, 335—338 (1926/27). — **Flesch, M., u. H. Koneff:** Bemerkungen über die Struktur der Ganglienzellen. Neur. Zbl. **5**, 145—147 (1886). — **Flexner, L. B.:** The development of the meninges in Amphibia: A study of normal and experimental animals. Contrib. to Embryol. **20**, 31—50 (1929). — **Földvari, F., et J. Baló:** Les altérations du ganglion de Gasser dans des cas de pemphigus de la bouche. Ann. de Dermat. **81**, 507—520 (1954). — **Foerster, O.:** Die Leitungsbahnen des Schmerzgefühls und die chirurgische Behandlung der Schmerzzustände. Sonderbd. zu Bruns' Beitr. klin. Chirurgie. Berlin u. Wien: Urban & Schwarzenberg 1927. ~ Über die Vasodilatatoren in den peripheren Nerven und hinteren Rückenmarkswurzeln beim Menschen. Verh. Ges. dtsch. Nervenärzte **18**, 251—266 (1929). ~ Dtsch. Z. Nervenheilk. **107**, 41—56 (1929). — **Foerster, O., H. Altenburger u. F. W. Kroll:** Über die Beziehungen des vegetativen Nervensystems zur Sensibilität. Z. Neur. **121**, 139—185 (1929). — **Foerster, O., O. Gagel u. D. Sheehan:** Veränderungen an den Endösen im Rückenmark des Affen nach Hinterwurzeldurchschneidung. Z. Anat. **101**, 553—565 (1933). — **Fol, H.:** Description d'un embryon humain de cinq millimètres et six dixièmes. Rec. zool. suisse, I. sér. **1**, 357—401 (1884). — **Foley, J. O.:** Functional components of the greater superficial petrosal nerve. Proc. Soc. Exper. Biol. a. Med. **64**, 158—162 (1947). — **Foley, J. O.,** and **F. S. Du Bois:** Quantitative studies of the vagus nerve in the cat. J. Comp. Neur. **67**, 49—67 (1937). — **Fontana, F.:** Abhandlung über das Vipergift. Aus dem Französischen. Berlin 1787. — **Fraentzel, O.:** Beitrag zur Kenntnis von der Structur der spinalen und sympathischen Ganglienzellen. Virchows Arch. **38**, 549—558 (1867). — **Fraisse, P.:** Die Regeneration von Geweben und Organen bei den Wirbeltieren, besonders Amphibien und Reptilien. Kassel u. Berlin: Fischer 1885. — **Franz, V.:** Morphologie der Akranier. Erg. Anat. **27**,

464—692 (1927). — **Frazier, C. H.**: The relief of gastric crises in tabes dorsalis by rhizotomy. Amer. J. Med. Sci. **145**, 116—123 (1913). ~ Subtotal resection of sensory root for relief of major trigeminal neuralgia. Arch. of Neur. **13**, 378—384 (1925). — **Frazier, C. H.**, and **W. G. Spiller**: Physiologic extirpation of the ganglion of Gasser. J. Amer. Med. Assoc. **43**, 943—947 (1904). — **Frazier, C. H.**, and **E. Whitehead**: The morphology of the Gasserian ganglion. Brain **48**, 458—475 (1925). — **Freerksen, E.**: Ein neuer Beweis für das rhythmische Wachstum der Kerne durch vergleichende volumetrische Untersuchungen an den Zellkernen vom Meerschweinchen und Kaninchen. Z. Zellforsch. **18**, 362—399 (1933). — **Freud, S.**: Über den Ursprung der hinteren Nervenwurzeln im Rückenmark von Ammocoetes (Petromyzon Planeri). Sitzgsber. Akad. Wiss. Wien, Math.-naturwiss. Kl., III. Abt. **75**, 15—27 (1877). ~ Über Spinalganglien und Rückenmark des Petromyzon. Sitzgsber. Akad. Wiss. Wien, Math.-naturwiss. Kl., III. Abt. **78**, 81—167 (1879). — **Frey, H.**: Handbuch der Histologie und Histochemie, 5. Aufl. Leipzig: Wilhelm Engelmann 1876. — **Frick, E.**, u. **F. Lamp'l**: Lokal-anaphylaktische Entzündungsvorgänge am peripheren Nervensystem. Dtsch. Z. Nervenheilk. **170**, 274—284 (1953). — **Friedländer, C.**, u. **F. Krause**: Über Veränderungen der Nerven und des Rückenmarks nach Amputationen. Fortschr. Med. **4**, 749—764 (1886). — **Frisk, H.**: Griechisches etymologisches Wörterbuch, 3. Liefg. Heidelberg: C. Winter 1955. — **Fritsch, G.**: Über einige bemerkenswerte Elemente des Centralnervensystems von Lophius piscatorius L. Arch. mikrosk. Anat. **27**, 13—31 (1886). — **Frommann, C.**: Über die Färbung der Binde- und Nervensubstanz des Rückenmarkes durch Argentum nitricum und über die Struktur der Nervenzellen. Virchows Arch. **31**, 129—151 (1864). — **Froriep, A.**: Über ein Ganglion des Hypoglossus und Wirbelanlagen in der Occipitalregion. Beitrag zur Entwicklungsgeschichte des Säugethierkopfes. Arch. Anat. u. Physiol., Anat. Abt. **1882**, 279 bis 302. ~ Über Anlagen von Sinnesorganen am Facialis, Glossopharyngeus und Vagus, über die genetische Stellung des Vagus zum Hypoglossus und über die Herkunft der Zungenmuskulatur. Arch. Anat. u. Physiol., Anat. Abt. **1885**, 1—55. ~ Zur Entwicklungsgeschichte der Kopfnerven. Verh. anat. Ges. **5**, 55—65 (1891). — **Froriep, A.**, u. **W. Beck**: Über das Vorkommen dorsaler Hypoglossuswurzeln mit Ganglion, in der Reihe der Säugetiere. Anat. Anz. **10**, 688—696 (1895). — **Frühwald, F.**: Über die Verbindung des Nervus petrosus superficialis major mit dem Genu Nervi facialis. Sitzgsber. Akad. Wiss. Wien, Math.-naturwiss. Kl., III. Abt. **74**, 9—12 (1877). — **Fuchs, H.**: Über die Spinalganglienzellen und Vorderhornganglienzellen einiger Säuger. Anat. H., I. Abt. **21**, 97—120 (1903). — **Fürst, C. M.**: Ringförmige Bildungen in Kopf- und Spinalganglienzellen bei Lachsembryonen. Anat. Anz. **18**, 253—255 (1900). ~ Ringe, Ringreihen, Fäden und Knäuel in den Kopf- und Spinalganglien beim Lachse. Anat. H. **19**, 389—420 (1902). — **Fulton, J. F.**: Physiologie des Nervensystems. (Deutsch von H. Förster und P. Glees.) Stuttgart: Ferdinand Enke 1952. — **Funaoka, S.**, u. **S. Shinozaki**: Untersuchungen über das periphere Nervensystem. Nr. 44. Über die Anastomosen zwischen dem N. vagus und dem sympathischen Grenzstrang am Hals. Fol. anat. jap. **6**, 599—616 (1928). — **Fusari, R.**: Beitrag zum Studium des peripherischen Nervensystems von Amphioxus lanceolatus. Internat. Mschr. Anat. u. Physiol. **6**, 120—140 (1889).

Gabri, H.: À-propos des cellules radiculaires postérieures de v. Lenhossék et Ramón y Cajal. Arch. ital. Biol. **26**, 115—119 (1896). Ref. Zbl. Physiol. **10**, 871 (1897). — **Gad, J.**, u. **M. Joseph**: Anatomie und Physiologie der Spinalganglien. Arch. Anat. u. Physiol., Physiol. Abt., 1887, 570—575. ~ Über Versuche, welche die Anatomie und Physiologie der Spinalganglien betreffen. Verh. physiol. Ges. Berlin **13** (I), 1—7 (1888). ~ Über die Beziehung der Nervenfasern zu den Nervenzellen in den Spinalganglien. Arch. f. Physiol. **1889**, 199 bis 237. — **Gärtner, G.**: Über den Verlauf der Vasodilatatoren. Wien. klin. Wschr. **1889**, Nr 51. Ref. Zbl. med. Wiss. **28**, 447—448 (1890). — **Gagel, O.**: Zur Frage der Existenz efferenter Fasern in den hinteren Wurzeln des Menschen. Z. Neur. **126**, 405—416 (1930a). ~ Ganglienzellveränderungen im Rückenmarksgrau nach Hinterwurzeldurchschneidung. Z. Neur. **130**, 371—384 (1930b). ~ Tumoren der peripheren Nerven. In Bumke-Foersters Handbuch der Neurologie, Bd. 9, S. 216—240. Berlin: Springer 1935. ~ Neurofibromatose (Recklinghausensche Krankheit). In Bumke-Foersters Handbuch der Neurologie, Bd. 16, S. 289—318. Berlin: Springer 1936. ~ Mißbildungen des Rückenmarks. In Bumke-Foersters Handbuch der Neurologie, Bd. 16, S. 182—221. Berlin: Springer 1936. ~ Die Bedeutung des vegetativen Nervensystems im Rahmen neurologischer Krankheitsbilder. Regensburger Jb. ärztl. Fortbildg **2**, 224—233 (1951/53). ~ Vegetatives System. In v. Bergmann-Frey-Schwiegks Handbuch der inneren Medizin, 4. Aufl., Bd. V/1, S. 453—703. Berlin-Göttingen-Heidelberg: Springer 1953. ~ Entstehung und Auswirkung der Schmerzempfindung. Regensburger Jb. ärztl. Fortbildg **4**, 13—32 (1954). — **Gairns, F. W.**, and **H. S. D. Garven**: Ganglion cells in the mammalian tongue. J. of Physiol. **118**, 53P—54P (1952). — **Galambos, R.**, and **H. Davis**: Action potentials from single auditory-nerve fibers? Science (Lancaster, Pa.) **108**, 513 (1948). — **Galenus**: Sieben Bücher Anatomie des Galen. Aus dem Arabischen übersetzt von M. Simon. I. u. II. Bd. Buch XIV. (Nach der arabischen Übersetzung des Ḥunain Ibn Isḥâk.) Leipzig: J. C. Hinrichssche Buchhandlung 1906. ~ De usu partium libri XVII.

(Vol. II, Lib. 16.5 [p. 396,6].) Vol. I et II ed. G. Helmreich. Lipsiae: B. G. Teubner 1907/09. ~ Über die medizinischen Namen. Arabisch und Deutsch herausgeg. nach der arabischen Übersetzung des Ḥubaiš Ibn al Ḥassân von M. Meyerhof u. J. Schacht. Abh. preuß. Akad. Wiss., Phil.-hist. Kl. 1931, Nr 3. — **Garzin, R.:** Nerf trijumeau. Traité de Physiologie normale et pathologique. Paris 1935. Zit. nach Ferner 1949/50. — **Gaskell, W. H.:** On the vasomotor nerves of striated muscles. J. of Anat. 11, 720—753 (1877). ~ On the structure, distribution and function of the nerves which innervate the visceral and vascular system. J. of Physiol. 7, 1—80 (1886). ~ On a segmental group of ganglion cells in the spinal cord of the alligator. J. of Physiol. 7, Suppl. IV/1885, XXIX—XXX (1886). ~ On the relation between the structure, function, distribution and origin of the cranial nerves; together with a theory of the origin of the nervous system of Vertebrata. J. of Physiol. 10, 153—211 (1888). — **Gatenby, J. B.:** The Golgi apparatus of liver and nerve. Nature (Lond.) 167, 185—188 (1951). — **Gatenby, J. B., T. A. Moussa** and **F. Dosekun:** The cytoplasmic inclusions of the fixed spinal cord cells of the kitten with the Zernicke microscope and sudan dyes. Cellule 53, 15—32 (1950). — **Gaule, J. u. T. Lewin:** Über die Zahlen der Nervenfasern und Ganglienzellen in den Spinalganglien des Kaninchens. Zbl. Physiol. 10, 437—440, 465—471 (1897). — **Gaupp, E.:** Die Metamerie des Schädels. Erg. Anat. 7, 793—885 (1898). ~ Configuration des häutigen Labyrinthes. In Ecker-Wiedersheims Anatomie des Frosches, Bd. III/2, S. 682—703. Braunschweig: Vieweg & Sohn 1904. — **Gedigk, P.,** u. **E. Bontke:** Über den Nachweis von hydrolytischen Enzymen in Lipopigmenten. Z. Zellforsch. 44, 495—518 (1956). — **Gegenbaur, C.:** Über die Kopfnerven von Hexanchus und ihr Verhältnis zur „Wirbeltheorie" des Schädels. Jena. Z. Med. u. Naturwiss. 6, 497—559 (1871). ~ Die Metamerie des Kopfes und die Wirbeltheorie des Kopfskeletes. Morphol. Jb. 13, 1—114 (1888). — **Gellért, A.:** Das Verhältnis des Sympathicus zu den Hirnnerven beim Menschen und bei einigen Tieren. Acta litt. sci. Reg. Univ. Hung. Francisco-Joseph. Szeged, Sect. Med. 6, 37—128 (1932). ~ Ganglia of the internal carotid plexus. J. of Anat. 68, 318—322 (1934). — **Gemelli, A.:** Sulla origine delle radici posteriori del midollo spinale dei mammìferi. Anat. Anz. 43, 401—410 (1913). — **Gentele, H.,** u. **Å. Swensson:** Über die Kaliberverhältnisse der hinteren Rückenmarkswurzeln beim Menschen. Z. mikrosk.-anat. Forsch. 50, 190—206 (1941). — **Gerard, M. W.:** Afferent impulses of the trigeminal nerve. Arch. of Neur. 9, 306—338 (1923). — **Gerebtzoff, M. A.,** et **M. J. Dallemagne:** Démonstration expérimentale indirecte de l'individualité morphologique de l'appareil de Golgi. C. r. Assoc. Anat. 68, 507—510 (1952). — **Geren, B. B.:** The formation from the Schwann cell surface of myelin in the peripheral nerves of chick embryos. Exper. Cell. Res 7, 558—562 (1954). — **Gerini, C.:** Quelques recherches sur les premières phases de développement des neurofibrilles primitives chez l'embryon du poulet. Anat. Anz. 33, 178 bis 189 (1908). — **Gesenius, W.:** Hebräisches und Aramäisches Handwörterbuch, 17. Aufl. Leipzig: F. C. W. Vogel 1921. — **Giglio-Tos, E.:** Sull' origine embrionale del nervo trigemino nell' uomo. Anat. Anz. 21, 85—105 (1902). ~ Sui primordi dello sviluppo del nervo acusticofaciale nell' uomo. Anat. Anz. 21, 209—225 (1902). — **Girgis, A.:** Description of a human embryo of twenty-two paired somites. J. of Anat. 60, 382—410 (1926). — **Gitiss, A.:** Beiträge zur vergleichenden Histologie der peripheren Ganglien. Mitt. naturforsch. Ges. Bern 1887, 24—39 (1888). — **Glees, P.,** y **J. Soler:** Sobre la sistematización de las raíces sensibles raquídeas en el cordón medular posterior humano y sus areas de terminación nuclear. Un estudio comparativo con la raíces sensibles del gato. An. Anat. (Granada) 2, 83—96 (1953). — **Glimstedt, G.,** u. **S. Lagerstedt:** Weitere Untersuchungen über die Ultrastruktur isolierter Mitochondrien. Verh. anat. Ges. 51, 97—101 (1954). ~ Die Mitochondrien. In Ergebnisse der medizinischen Grundlagenforschung, herausgeg. von K. F. Bauer, Bd. 1, S. 83—107. Stuttgart: Georg Thieme 1956. — **Gluecksohn-Waelsch, S.:** Genetic factors and the development of the nervous system. In Biochemistry of the developing nervous system, edit. by H. Waelsch, p. 375—396. New York: Academic Press 1955. — **Goette, A.:** Die Entwicklungsgeschichte der Unke als Grundlage einer vergleichenden Morphologie der Wirbelsäule. Leipzig: Voß 1875. ~ Die Entwicklung der Kopfnerven bei Fischen und Amphibien. Arch. mikrosk. Anat., 1. Abt. 85, 1—165 (1914). — **Goldby, F.:** On the presence of a series of ectodermal placodes in the head region of a sparrow embryo. J. of Anat. 62, 135—138 (1928). — **Goldscheider, A.,** u. **E. Flatau:** Normale und pathologische Anatomie der Nervenzellen. Berlin 1898. — **Golgi, C.:** Intorno all' orìgine del quarto nervo cerebrale (patetico o trocleare) e di una questione di Isto-fisiologia generale che a questo argomento si collega. Atti Accad. Lincei, V. ser. 2 (I. Sem.) 379—389, 443—450 (1893). ~ Untersuchungen über den feineren Bau des centralen und peripherischen Nervensystems. Aus dem Italienischen von R. Teuscher. 272 S., 30 Tafeln. Jena: Gustav Fischer 1894. ~ Intorno alla struttura delle cellule nervose. Boll. Soc. med.-chir. Pavia 1898, 1—14 (1899). ~ Sulla struttura delle cellule nervose dei gangli spinali. Boll. Soc. med.-chir. Pavia 1898, 53—63 (1899). ~ Sur la structure des cellules nerveuses. Arch. ital. Biol. 30, 60—71 (1898). — **Golowine, E.:** Sur le développement du système ganglionnaire chez le poulet. Anat. Anz. 5, 119—124 (1890). — **Golub, D. M.:** Über beim Embryo des Huhnes an der Peripherie des Rückenmarks verlaufende Nervenfasern. Anat. Anz. 78, 53—55 (1934). — **Goronowitsch, N.:** Das

Gehirn und die Cranialnerven von Acipenser ruthenus. Ein Beitrag zur Morphologie des Wirbeltierkopfes. Morph. Jb. 13, 427—514, 515—574 (1888). ~ Die axiale und die laterale (A. Goette) Kopfmetamerie der Vogelembryonen. Die Rolle der sog. ,,Ganglienleiste" im Aufbaue der Nervenstämme. Anat. Anz. 7, 454—464 (1892). ~ Untersuchungen über die Entwicklung der sog. ,,Ganglienleisten" im Kopfe der Vögelembryonen. Morph. Jb. 20, 186—259 (1893). ~ Weiteres über die ektodermale Entstehung von Skeletanlagen im Kopfe der Wirbeltiere. Morph. Jb. 20, 425—428 (1893). — **Gottschick, J.:** Die Leistungen des Nervensystems. Auf Grund anatomischer, experimenteller und klinischer Tatsachen dargestellt. Jena: Gustav Fischer 1952. 2. verb. u. erg. Aufl. Jena: Gustav Fischer 1955. — **Graf, W.,** and **G. Björlin:** Diameters of nerve fibers in human tooth pulps. J. Amer. Dent. Assoc. 43, 186—193 (1951). — **Graham, M. A.:** Sex chromatin in cell nuclei of the cat from the early embryo to maturity. Anat. Rec. 119, 469—491 (1954). — **Graumann, W.:** Das Vorkommen von perjodsäure-leukofuchsin-(PSL-)positiven Substanzen im embryonalen Organismus. Anat. Anz. 99, 19—20 (1952/53). — **Gray, A. A.:** On the occurence of a ganglion in the human temporal bone not hitherto described. Proc. Roy. Soc. Lond., Ser. B 86, 323—327 (1913). — **Greving, R.:** Makroskopische Anatomie und Histologie des vegetativen Nervensystems. In Bumke-Foersters Handbuch der Neurologie, Bd. 1. Berlin: Springer 1935. — **Grigorowsky, I. M.:** Zur Anatomie der die Kopfnerven ernährenden Arterien. Z. Anat. 87, 728—740 (1928). — **Grimm, U.:** Über die Größenbeziehungen zwischen Kern und Nucleolus menschlicher Ganglienzellen. Med. Inaug.-Diss. Bern 1949. — **Gros Clark, W. E. le:** Siehe le **Gros Clark, W. E.** — **Groth, W.:** Der Ursprung der Labyrinthplacode und des Ganglion statoacusticum im Vergleich zur Genese des Riechorgans beim Kaninchen. Z. mikrosk.-anat. Forsch. 45, 393—442 (1939). — **Gruss, W.:** Über Ganglien im Ramus communicans. Z. Anat. 97, 464—471 (1932). — **Grzycki, St.,** and **J. Staszyc:** On the spheroidal system and the Golgi zone in the ganglion cells of the snails. Ann. Univ. Mariae Curie-Sklodowska, Sect. D 6, 251—269 (1951) [Polnisch mit engl. Zus.fass.]. Ref. Ber. Path. 16, 91—92 (1953). — **Gudden, H. v.:** Beitrag zur Kenntnis der Wurzeln des Trigeminusnerven. Allg. Z. Psychiatr. 48, 16—33 (1892). — **Guenin, R.:** Führt der Nervus phrenicus marklose Nervenfasern? Z. Anat. 92, 73—92 (1930). — **Guild, S. R.:** A hitherto unrecognized structure, the glomus jugularis, in man. Anat. Rec. 79, Suppl. 2, 28 (1941). — **Guilliermond, A.:** Recherches sur l'appareil de Golgi et ses relations avec le vacuome. Archives Anat. microsc. 23, 1—98 (1927). — **Guilliermond, A.,** et **G. Mangenot:** Sur la signification des canalicules de Holmgren. C. r. Acad. Sci. Paris 174, 485—487 (1922). ~ Sur la signification de l'appareil réticulaire de Golgi. C. r. Acad. Sci. Paris 174, 692—694 (1922). — **Gutner, I. I.:** Über die Entwicklung der peripheren markhaltigen Nervenfasern. Z. Zellforsch. 25, 259—282 (1937). — **Guttman, L.:** Die Schweißsecretion des Menschen in ihren Beziehungen zum Nervensystem. Z. Neur. 135, 1—8 (1931).

Haase, J. G.: Dissertatio nevrologica de gangliis nervorum. Lipsiae: Officina Langenhemia 1772. — **Hadorn, E.:** Letalfaktoren in ihrer Bedeutung für Erbpathologie und Genphysiologie der Entwicklung. Stuttgart: Georg Thieme 1955. — **Häggqvist, G.:** Fasernanalyse der vorderen Spinalwurzeln des Macacus rhesus. Z. mikrosk.-anat. Forsch. 42, 33—69 (1937). ~ Die tonische Innervation der Skeletmuskeln. Eine experimentell-histologische Untersuchung. Z. mikrosk.-anat. Forsch. 44, 169—186 (1938). — **Hagen, E.:** Beobachtungen zur pathologischen Histologie des vegetativen Nervensystems bei verschiedenen Erkrankungen des Gefäßapparates. Z. Anat. 114, 420—437 (1949/50). ~ Weitere histologische Befunde an der Neurohypophyse und dem Zwischenhirn des Menschen. Verh. anat. Ges. 48, 200—202 (1951). — **Haller, A. v.:** Bibliotheca anatomica. Bd. 1. Zürich 1774. — **Hamberger, C. A.:** Cytochemical investigations on N. vestibularis. Acta oto-laryng. (Stockh.) Suppl. 78, 55—65 (1949). — **Hamberger, C. A.,** and **H. Hydén:** Production of nucleoproteins in the vestibular ganglion. Acta oto-laryng. (Stockh.) Suppl. 75, 53—81 (1949). ~ Über einige zellphysiologische Daten, die spezifische Reaktionen des Nervus vestibularis hervorrufen können. Mschr. Ohrenheilk. 87, 253—256 (1953). — **Hamberger, C. A., H. Hydén** and **G. Nilsson:** The correlation between cytochemical changes in the cochlear ganglion and functional tests after acoustic stimulation and trauma. Acta oto-laryng. (Stockh.) Suppl. 75, 124—133 (1949). — **Hamburger, V.:** The effects of wing-bud extirpation on the development of the central nervous system in chick embryos. J. of Exper. Zool. 68, 449—494 (1934). ~ Motor and sensory hyperplasia following limb-bud transplantations in chick embryos. Physiologic. Zool. 12, 268—284 (1939). ~ The mitotic patterns in the spinal cord of the chick embryos and their relation to histogenic processes. C. Comp. Neur. 88, 221—284 (1948). ~ Trends in experimental neuroembryology. In: Biochemistry of the developing nervous system, edit. by H. Waelsch, p. 52—73. New York: Academic Press 1955. — **Hamburger, V.,** and **E. L. Keefe:** The effects of peripheral factors on the proliferation and differentiation in the spinal chick under normal and experimental conditions. J. of Exper. Zool. 96, 223—242 (1944). — **Hamburger, V.,** and **R. Levi-Montalcini:** Proliferation, differentiation and degeneration in the spinal ganglia of the chick under normal and experimental conditions. J. of Exper. Zool. 111, 457—501 (1949). ~ Some aspects of neuroembryology. In Genetic neurology, edit. by P. Weiss, p. 128—160. Chicago-London-Toronto: University of Chicago Press 1950. — **Hammond, W. S.,** and **C. L. Yntema:** Depletions in the thoraco-lumbar sympathetic system following removal of neural crest in the chick. J. Comp. Neur. **86**, 237—265 (1947). — **Hannover, A.:** Die Chromsäure, ein vorzügliches Mittel bei mikroskopischen Untersuchungen. Arch. Anat., Physiol. u. wiss. Med. **1840**, 549—558. ~ Recherches microscopiques sur le système nerveux. Copenhague-Paris-Leipzig: Philipsen, Brockhaus & Avenarius 1844. — **Hanström, B.:** Vergleichende Anatomie des Nervensystems der wirbellosen Tiere unter Berücksichtigung seiner Funktion. Berlin: Springer 1928. — **Hardesty, I.:** The number and arrangement of the fibers forming the spinal nerves of the frog (Rana virescens). J. Comp. Neur. **9**, 64—112 (1899). ~ Further observations on the conditions determining the number and arrangement of the fibers forming the spinal nerves of the frog (Rana virescens). J. Comp. Neur. **10**, 323—354 (1900). ~ On the number and relations of the ganglion cells and medullated nerve fibres in the spinal nerves of frogs of different ages. J. Comp. Neur. **15**, 17—56 (1905). — **Hare, W. K.,** and **J. C. Hinsey:** Reactions of dorsal root ganglion cells to section of peripheral and central processes. J. Comp. Neur. **73**, 489—502 (1940). — **Harless, E.:** Briefliche Mitteilung über die Ganglienkugeln der Lobi electrici von Torpedo Galvanii. Arch. Anat., Physiol. u. wiss. Med. **1846**, 283—291. — **Harms, H.:** Handbuch der Farbstoffe für die Mikroskopie. Kamp-Lintford: Staufen-Verlag 1957/58. — **Harms, W.:** Morphologische und experimentelle Untersuchungen an alternden Hunden. Z. Anat. **71**, 319—381 (1924). — **Harris, A. J., R. Hodes** and **H. W. Magoun:** The afferent path of the pupillodilator reflex in the cat. J. of Neurophysiol. **7**, 231—243 (1944). — **Harrison, R. G.:** Über die Histogenese des peripheren Nervensystems bei Salmo salar. Arch. mikrosk. Anat. **57**, 354—444 (1901). ~ Neue Versuche und Beobachtungen über die Entwicklung der peripheren Nerven der Wirbeltiere. Sitzgsber. Niederrhein. Ges. Nat. u. Heilkde. Bonn 11. Juli 1904. 7 S. ~ Experimentelle Untersuchungen über die Entwicklung der Sinnesorgane der Seitenlinie bei den Amphibien. Arch. mikrosk. Anat. **63**, 35—149 (1904). ~ Further experiments on the development of peripheral nerves. Amer. J. Anat. **5**, 121—131 (1906). ~ The outgrowth of the nerve fiber as a mode of protoplasmic movement. J. of Exper. Zool. **9**, 787—846 (1910). ~ The development of peripheral nerve fibers in altered surroundings. Roux' Arch. **30**, Teil II, 15—33 (1910). ~ Neuroblast versus sheath cell in the development of peripheral nerves. J. Comp. Neur. **37**, 123—205 (1924). ~ Die Neuralleiste. Verh. anat. Ges. **45**, 4—30 (1938). — **Harting, K.:** Beitrag zur Kenntnis des „Kugelphänomens" (Cajal) im Ganglion nodosum des Vagus. Z. Anat. **113**, 174—179 (1944). — **Hartmann, J. F.:** Mitochondria in nerve cell bodies following section of axones. Anat. Rec. **100**, 49—59 (1948). — **Hartmann, O.:** Über den Einfluß der Temperatur auf Größe und Beschaffenheit von Zelle und Kern im Zusammenhang mit der Beeinflussung von Funktion, Wachstum und Differenzierung der Zellen und Organe. Roux' Arch. **44**, 114—195 (1918). ~ Über das Verhalten der Zell-, Kern- und Nucleolengröße und ihrer gegenseitigen Beziehungen bei Cladoceren während des Wachstums, des Generationszyklus und unter dem Einfluß äußerer Faktoren. Eine zellphysiologische Studie. Arch. Zellforsch. **15**, 1—94 (1921). — **Harvey, S. C.,** and **H. S. Burr:** An experimental study of the origin of the meninges. Proc. Soc. Exper. Biol. a. Med. **22**, 52—53 (1925). ~ The development of the meninges. Arch. of Neur. **15**, 545—567 (1926). — **Hatai, S.:** The finer structure of the spinal ganglion cells in the white rat. J. Comp. Neur. **11**, 1—24 (1901). ~ On the presence of the centrosome in certain nerve cells of the white rat. J. Comp. Neur. **11**, 25—39 (1901). ~ Number and size of the spinal ganglion cells and dorsal root fibers in the white rat at different ages. J. Comp. Neur. **12**, 107—124 (1902). ~ On the increase in the number of medullated nerve fibers in the ventral roots of the spinal nerves of the growing white rat. J. Comp. Neur. **13**, 177—183 (1903). ~ A note on the significance of the form and contents of the nucleus in the spinal ganglion cells of the foetal rat. J. Comp. Neur. **14**, 27—48 (1904). — **v. Hayek, H.:** Darmdach, Chorda und Hypochorda, Bursa pharyngea und ähnliche Bildungen in der Reihe der Wirbeltiere. Z. Anat. **97**, 293—344 (1931). — **Heidenhain, M.:** Neue Untersuchungen über die Zentralkörper und ihre Beziehungen zum Kern und Zellenprotoplasma. Arch. mikrosk. Anat. **43**, 423—758 (1894). ~ Über die Mikrocentren mehrkerniger Riesenzellen sowie über die Centralkörperfrage im allgemeinen. Morph. Arb. **7**, 225—280 (1897). ~ Neue Erläuterungen zum Spannungsgesetz der centrierten Systeme. Morph. Arb. **7**, 281—365 (1897). ~ Plasma und Zelle, Bd. I. Jena: Gustav Fischer 1907. ~ Plasma und Zelle, Bd. II. 6. Abschnitt: Die nervöse Substanz, S. 687—944. Jena: Gustav Fischer 1911. ~ Über Zwillings-, Drillings- und Vierlingsbildungen der Dünndarmzotten, ein Beitrag zur Teilkörpertheorie. Anat. Anz. **40**, 102—147 (1912). ~ Über die Noniusfelder der Muskelfaser. Beitrag IV zur synthetischen Morphologie (Teilkörpertheorie). Anat. H., 1. Abt. **56**, 321—402 (1919). ~ Formen und Kräfte in der lebendigen Natur. Beitrag VII zur synthetischen Morphologie. (Vorträge und Aufsätze über Entwicklungsmechanik der Organismen, herausgeg. von W. Roux **32**.) Berlin: Springer 1923. ~ Die Spaltungsgesetze der Blätter. Jena: Gustav Fischer 1932. — **Held, H.:** Beiträge zur Struktur der Nervenzellen und ihrer Fortsätze. I. Arch. Anat. u. Physiol., Anat. Abt. **1897**, 204—289. ~ Beiträge zur Struktur der Nervenzellen und ihrer Fortsätze. II. Abhandlung. Arch. Anat. u. Physiol., Anat. Abt. **1897**, 204—294. ~ Beiträge zur Struktur der Nervenzellen und ihrer Fortsätze. III. Arch. Anat. u. Physiol., Anat. Abt. Suppl. **1897**, 273—312. ~ Die Entwicklung des Nervengewebes bei den Wirbeltieren. Leipzig: Johann Ambrosius Barth 1909. — v. **Helmholtz, H.:** De fabrica systematis nervosi evertebratorum. Inaug.-Diss. Berlin 1842. — **Helmreich, G. (Ed.):** Galeni de usu partium libri XVII. Vol. I et II. — II, Lib. 16.5 [p. 396,6]. Lipsiae: B. G. Teubner 1907—1909. — **Helson, H.,** and **C. H. Frazier:** The part played by the sympathetic system as an afferent mechanism in the region of the trigeminus. Brain **55**, 114—121 (1932). — **Hempel, A. F.:** Anfangsgründe der Anatomie, 2. Aufl. Göttingen: J. C. D. Schneider 1811. — **Henschen, C., u. J. Klingler:** Neuro-anatomische Studie zu den Entschmerzungsoperationen in der medullo-pontinen Schmerzbahn. Acta anat. (Basel) **11**, 19—49 (1950—51). — **Hensel, H.:** Physiologie der Thermorezeption. Erg. Physiol. **47**, 166—368 (1952). — **Hensen, V.:** Zur Entwickelung des Nervensystems. Virchows Arch. **30**, 176—186 (1864). ~ Beobachtungen über die Befruchtung und Entwickelung des Kaninchens und Meerschweinchens. Z. Anat. **1**, 213—273, 353—423 (1876). — **Hermann, H.:** Mikroskopische Studien über Altersveränderungen am Ganglion nodosum n. vagi des Menschen. Z. Zellforsch. **36**, 151—170 (1951). ~ Histologische Beobachtungen am Ganglion nodosum Nervi vagi des Menschen bei verschiedenen Erkrankungen. Acta neurovegetativa (Wien) **4**, 354—380 (1952). ~ Zusammenfassende Ergebnisse über Altersveränderungen am peripheren Nervensystem. Z. Altersforsch. **6**, 197—214 (1952). ~ Versuche zur Erzeugung pathologischer Veränderungen an den Nervenzellen des Ganglion Gasseri beim Kaninchen. Anat. Anz. **101**, 229—232 (1954/55). ~ Über nervöse Knötchenfasern. Z. mikrosk.-anat. Forsch. **61**, 204—308 (1955). ~ Pathologische Histologie des peripheren vegetativen Nervensystems. Berlin: Berliner Medizinische Verlagsanstalt 1956. — **Herrick, C. J.:** The cranial nerve components of Teleosts. Anat. Anz. **13**, 425—431 (1897). ~ The cranial nerves and cutaneous sense organs of the North American siluroid fishes. J. Comp. Neur. **11**, 177—249 (1901). ~ On the phylogenetic differentiation of the organs of smell and taste. J. Comp. Neur. **18**, 157—166 (1908). ~ The nervus terminalis (nerve of Pinkus) in the frog. J. Comp. Neur. **19**, 175—190 (1909). ~ The criteria of homology in the peripheral nervous system. J. Comp. Neur. **19**, 203—209 (1909). — **Herrlinger, R.:** Eigennamen in Anatomie und Physiologie, Histologie, Embryologie und physiologischer Chemie. Stuttgart: Piscator-Verlag 1949. ~ Volcher Coiter 1534—1576. Beiträge zur Geschichte der medizinischen und naturwissenschaftlichen Abbildung, Bd. 1. Nürnberg: M. Edelmann 1952. — **Herter, K.:** Ein Beitrag zum Kalksackproblem der Frösche. Anat. Anz. **55**, 530—536 (1922). — **Hertwig, G.:** Allgemeine mikroskopische Anatomie der lebenden Masse. In v. Möllendorffs Handbuch der mikroskopischen Anatomie des Menschen, Bd. I/1, S. 1—420. Berlin: Springer 1929. ~ Die Kerngröße der Spinalganglienzellen, ein weiteres Beispiel für das rhythmische Wachstum der Zellkerne durch Verdoppelung ihres Volumens. Sitzgsber. u. Abh. naturforsch. Ges. Rostock, III. F. **3**, 22—23 (1930/32). ~ Das Verhalten der Nervenzellen gegenüber der Nuclealreaktion. Sitzgsber. u. Abh. naturforsch. Ges. Rostock, III. F. **3**, 24—25 (1930 bis 1932). — **Hertwig, R.:** Über Korrelation von Zell- und Kerngröße und ihre Bedeutung für die geschlechtliche Differenzierung und die Teilung der Zelle. Biol. Zbl. **23**, 49—62, 108—119 (1903). — **Herzog, E.:** Die Pathologie der peripheren vegetativen Ganglien. Verh. dtsch. Ges. Path. **34**, 52—86 (1951). ~ Histopathologie des vegetativen Nervensystems. In Henke-Lubarsch-Rössles Handbuch der speziellen pathologischen Anatomie und Histologie, Bd. XIII/5, S. 357—542. Berlin-Göttingen-Heidelberg: Springer 1955. — **Hess, A.:** The fine structure of young and old spinal ganglia. Anat. Rec. **123**, 399—423 (1955). — **Heuser, C. H.,** and **G. L. Streeter:** Early stages in the development of pig embryos, from the period of initial cleavage to the time of the appearance of limb-buds. Contrib. to Embryol. **20**, 1—30 (1929). — **Heymans, J. F.,** et **van der Stricht, O.:** Sur le système nerveux de l'Amphioxus et en particulier sur la constitution et la genèse des racines sensibles. Mém. couronn. Acad. roy. Belg. **56**, Nr 3 (1897/98), 74 S. — **Hibbard, H.:** Contribution à l'étude de l'ovogenèse, de la fécondation et de l'histogenèse chez Discoglossus pictus Otth. Archives de Biol. **38**, 251—326 (1928). ~ A demonstration of the intimate penetration of tracheal tubules into the deep cytoplasm of gland cells. Anat. Rec. **47**, 337 (1930). ~ Comments on cell nomenclature according to Gatenby. Anat. Rec. **47**, 344—345 (1930). — **Hilbert, R.:** Zur Kenntnis der Spinalnerven. Inaug.-Diss. Königsberg: Hartung 1878. — **Hild, W.:** Observations on neurons and neuroglia from the area of the mesencephalic fifth nucleus of the cat in vitro. Z. Zellforsch. **47**, 127—146 (1957). — **Hill, C.:** Developmental history of primary segments of the vertebrate head. Zool. Jb., Abt. Anat. u. Ontog. **13**, 393—446 (1900). — **Hinsey, J. C.:** The innervation of skeletal muscle. Physiologic. Rev. **14**, 514—585 (1934). ~ Are there efferent fibers in the dorsal roots? J. Comp. Neur. **59**, 117—137 (1934). — **Hinsey, J. C.,** and **K. B. Corbin:** Observations on the peripheral course of the sensory fibers in the first four cervical nerves of the cat. J. Comp. Neur. **60**, 37—44 (1934). — **Hinsey, J. C., K. Hare** and **G. A. Wolf jr.:** Structure of the cervical sympathetic chain in the cat. Anat. Rec. **82**, 175—183 (1942). — **Hinsey, J. C., M. A. Krupp** and **W. T. Lhamon:** Reaction of spinal ganglion cells to section of dorsal roots. J. Comp. Neur. **67**, 205—214 (1937). — **Hintzsche, E.:**

Das Aschenbild tierischer Gewebe und Organe. Methodik und Ergebnisse. Erg. Anat. **32**, 63—136 (1938). ~ Gabriel Gustav Valentin (1810—1883). Versuch einer Bio- und Bibliographie. Berner Beiträge zur Geschichte der Medizin und der Naturwissenschaften Nr. 12. Bern: Paul Haupt 1953. ~ Über die Wirkung von Succinodinitril auf Kulturen isolierter Spinalganglienzellen. Z. mikrosk.-anat. Forsch. **60**, 75—80 (1953). ~ Das Aschebild tierischer Gewebe und Organe. Methodik, Ergebnisse und Bibliographie. Berlin-Göttingen-Heidelberg: Springer 1956. — **Hirsch, G. C.:** Form- und Stoffwechsel der Golgi-Körper. Protoplasma-Monographien 18. Berlin: Gebrüder Bornträger 1939. ~ Allgemeine Stoffwechselmorphologie des Cytoplasmas. In Büchner-Letterer-Roulets Handbuch der allgemeinen Pathologie, Bd. II/1, S. 92—212. Berlin-Göttingen-Heidelberg: Springer 1955. — **Hirt, A.:** Der Grenzstrang des Sympathicus bei einigen Sauriern. Z. Anat. **62**, 536—551 (1921). ~ Über den Faserverlauf der Nierennerven. Z. Anat. **78**, 260—276 (1926). ~ Zur Analyse des Spinalganglions. Der Anteil des Spinalganglions an der Innervation der Niere. Verh. anat. Ges. **36**, 165—171 (1927). ~ Über den Aufbau des Spinalganglions und seine Beziehungen zum Sympathicus. Z. Anat. **87**, 275—318 (1928). — **His, W.:** Untersuchungen über die erste Anlage des Wirbelthierleibes. Die erste Entwicklung des Hühnchens im Ei. Leipzig: F. C. W. Vogel 1868. ~ Über die Anfänge des peripherischen Nervensystems. Arch. Anat. u. Physiol., Anat. Abt. **1879**, 455—482. ~ Zur Geschichte des menschlichen Rückenmarks und der Nervenwurzeln. Abh. sächs. Ges. Wiss., Math.-physik. Kl. **13**, 477—514 (1887). ~ Die Entwickelung der ersten Nervenbahnen beim menschlichen Embryo. Übersichtliche Darstellung. Arch. Anat. u. Physiol., Anat. Abt. **1887**, 368—378. ~ Die morphologische Betrachtung der Kopfnerven. Eine kritische Studie. Arch. Anat. u. Physiol., Anat. Abt. **1887**, 379—453. ~ Über die embryonale Entwicklung der Nervenbahnen. Anat. Anz. **3**, 499—506 (1888). ~ Histogenese und Zusammenhang der Nervenelemente. Arch. Anat. u. Physiol., Anat. Abt. **1890**, Suppl., 95—117. ~ Die Entwicklung des Herznervensystems bei Wirbeltieren. Abh. sächs. Ges. Wiss. Leipzig, Math.-naturwiss. Kl. **18**, 1—64 (1893).— **Hjiang, S. H.:** Über die Faserzahl und die Faserdicke in den Wurzeln des zweiten Thorakalnerven beim Menschen. Acta anat. (Basel) **11**, 50—82 (1950/51). — **Hoadley, L.:** The independent differentiation of isolated chick primordia in chorio-allantoic grafts. I. The eye, nasal region, otic region, and mesencephalon. Biol. Bull. **46**, 281—315 (1924). ~ II. The effect of the presence of the spinal cord, i. e., innervation, on the differentiation of the somitic region. J. of Exper. Zool. **42**, 143—162 (1925). ~ III. The differentiation of isolated chick primordia in chorio-allantoic grafts. J. of Exper. Zool. **42**, 163—182 (1925). — **Hoag, L. A.:** Histology of the sensory root of the trigeminal nerve of the rat (Mus norvegicus). Anat. Rec. **14**, 165—182 (1918). — **Hoche, A.:** Über die Vertheilung der Ganglienzellen im untersten Abschnitte des Wirbelcanales beim Menschen. Neur. Zbl. **10**, 100—102 (1891). ~ Über die Ganglienzellen der vorderen Wurzeln im menschlichen Rückenmark. Neur. Zbl. **10**, 407 (1891). ~ Beiträge zur Kenntnis des anatomischen Verhaltens der menschlichen Rückenmarkswurzeln im normalen und im krankhaft veränderten Zustande. Heidelberg 1891. ~ Über die Ganglienzellen der vorderen Wurzeln im menschlichen Rückenmarke. Arch. f. Psychiatr. **23**, 586—588 (1892). — **Hochstetter, F.:** Über die Entwicklung und Differenzierung der Hüllen des menschlichen Gehirnes. Morph. Jb. **83**, 359—494 (1939). — **Hodge, C. F.:** Some effects of stimulating ganglion cells. Amer. J. Psychol. **1**, 479—486 (1888). ~ Some effects of electrically stimulating ganglion cells. Amer. J. Psychol. **2**, 376—402 (1889). ~ The process of recovery from the fatigue occassioned by the electrical stimulation of cells of the spinal ganglia. Amer. J. Psychol. **3**, 530—543 (1891). ~ A microscopical study of changes due to functional activity in nerve cells. J. of Morph. **7**, 95—168 (1892). ~ Changes in ganglion cells from birth to senile death. Observations on man and honey-bee. J. of Physiol. **17**, 129—134 (1894/95). — **Höber, R.:** Physikalische Chemie der Zellen und Gewebe. Bern: Stämpfli & Co. 1947. — **Höpker, W.:** Über den Nucleolus der Nervenzelle. Z. Zellforsch. **38**, 218—229 (1953). — **Hörstadius, S.:** The neural crest. Its properties and derivatives in the light of experimental research. London-New York-Toronto: Oxford University Press 1950. — **Hoff, H., K. Pateisky** u. **Th. Wanko:** Thalamus und Schmerz. Acta neurovegetativa (Wien) **7**, 277—300 (1953). — **Hoffmann, C. K.:** Zur Ontogenie der Knochenfische. Verh. Kon. Akad. Wetensch., Amsterdam **23**, A 1—60 (1883). ~ Die Bildung des Mesoderms, die Anlage der Chorda dorsalis und die Entwickelung des Canalis neurentericus bei Vogelembryonen. Verh. Kon. Akad. Wetensch., Amsterdam **23**, C 1—107 (1883). ~ Über die Beziehung der ersten Kiementasche zu der Anlage der Tuba Eustachii und des Cavum tympani. Arch. mikrosk. Anat. **23**, 525—530 (1884). ~ Weitere Untersuchungen zur Entwicklungsgeschichte der Reptilien. Morph. Jb. **11**, 176—219 (1886). — **Hofmann, J. B.:** Etymologisches Wörterbuch des Griechischen. München: R. Oldenbourg 1949. — **Hogg, I. D.:** Sensory nerves and associated structures in the skin of human fetuses of 8 to 14 weeks of menstrual age correlated with functional capability. J. Comp. Neur. **75**, 371—410 (1941). — **Holl, M.:** Über den Bau der Spinalganglien. Sitzgsber. Akad. Wiss. Wien, Math.-naturwiss. Kl., III. Abt. **72**, 31—37 (1876). — **Holmdahl, D. E.:** Die erste Entwicklung des Körpers bei den Vögeln und Säugetieren, inkl. dem Menschen, besonders mit Rücksicht auf die Bildung des Rückenmarks, des Zöloms und der entodermalen Kloake nebst einem Exkurs über die Entstehung der Spina bifida in der Lumbosakralregion. I. Morph. Jb. **54**, 333—384 (1925). ~ Die Entstehung und weitere Entwicklung der Neuralleiste (Ganglienleiste) bei Vögeln und Säugetieren. Z. mikrosk.-anat. Forsch. **14**, 99—298 (1928). ~ Die Lage der sakralen und kaudalen Spinalganglien. Anat. Anz. **68**, 242—247 (1929/30). ~ Die zweifache Bildungsweise des zentralen Nervensystems bei den Wirbeltieren. Eine formgeschichtliche und materialgeschichtliche Analyse. Roux' Arch. **129**, 206—254 (1933). ~ Neuralleiste und Ganglienleiste beim Menschen. Z. mikrosk.-anat. Forsch. **36**, 137—178 (1934). ~ Rhachischisis. Eine vom entwicklungsgeschichtlichen Gesichtspunkt lehrreiche Mißbildung. Roux' Arch. **144**, 626—642 (1949/51). — **Holmes, F. W.**, and **H. A. Davenport:** Cells and fibres in spinal nerves. IV. The number of neurites in dorsal and ventral roots of the cat. J. Comp. Neur. **73**, 1—5 (1940). — **Holmgren, E.:** Kurze vorläufige Mitteilung über die Spinalganglien der Selachier und Teleostier. Anat. Anz. **15**, 117—125 (1899a). ~ Zur Kenntnis der Spinalganglienzellen des Kaninchens und des Frosches. Anat. Anz. **16**, 161—171 (1899b). ~ Weitere Mitteilungen über den Bau der Nervenzellen. Anat. Anz. **16**, 388—397 (1899c). ~ Zur Kenntnis der Spinalganglienzellen von Lophius piscatorius Lin. Anat. H., 1. Abt. **12**, 71—154 (1899d). ~ Noch weitere Mitteilungen über den Bau der Nervenzellen verschiedener Tiere. Anat. Anz. **17**, 113—129 (1900a). ~ Einige Worte in Veranlassung der von Prof. Adamkiewicz veröffentlichten letzten Mitteilung. Anat. Anz. **17**, 267—270 (1900b). ~ Weitere Mitteilungen über die „Saftkanälchen" der Nervenzellen. Anat. Anz. **18**, 290—296 (1900). ~ Studien in der feineren Anatomie der Nervenzellen. Anat. H., 1. Abt. **15**, 1—89 (1900c). ~ Einige Worte über das „Trophospongium" verschiedener Zellarten. Anat. Anz. **20**, 433—440 (1902). ~ Einige Worte zu der Mitteilung von Kopsch: „Die Darstellung des Binnennetzes in spinalen Ganglienzellen und anderen Körperzellen mittels Osmiumsäure." Anat. Anz. **22**, 374—381 (1903). ~ Über die Trophospongien der Nervenzellen. Anat. Anz. **24**, 225—244 (1904). ~ Trophospongium und Apparato reticolare per spinalen Ganglienzellen. Anat. Anz. **46**, 127—138 (1914). — **Holtz, P.:** Physiologie und Pharmakologie der synaptischen Erregungsübertragung. Regensburger Jb. ärztl. Fortbildg **2**, 212—223 (1951/53). — **Holzmann, K., u. J. Dogiel:** Über die Lage und den Bau des Ganglion nodosum n. vagi bei einigen Säugetieren. Arch. Anat. u. Physiol., Anat. Abt. **1910**, 33—44. — **Honjin, R.:** Ultrastructure of the Golgi apparatus of the nerve cells. Fol. anat. jap. **29**, 117—131 (1956). — **Hooker, D.:** The development and function of voluntary and cardiac muscle in embryos without nerves. J. of Exper. Zool. **11**, 159—186 (1911). — **Hopkins, A. E.:** The appearance of Nissl substance in nerve cells following variations in fixation. Anat. Rec. **28**, 157—163 (1924). — **Horányi-Hechst, B.:** Neurohistologische Untersuchungen bei experimentellem Hyperthyreoidismus. Beitr. path. Anat. **98**, 163—177 (1936/37). — **Hortega, P. del Río:** Siehe Del Río Hortega, P. — **Horton-Smith, R. G.:** On efferent fibers in the posterior roots of the frog. J. of Physiol. **21**, 101—111 (1897). — **Hossack, J.,** and **G. M. Wyburn:** Electron microscopic studies of spinal ganglion cells. Proc. Roy. Soc. Edinburgh, Sect. B **65** (II), 239—250 (1954). — **Houssay, B. A. (Ed.), J. T. Lewis, O. Orías, E. Braun-Menéndez, E. Hug, V. G. Foglia** and **L. F. Leloir:** Human Physiology. (Translated by J. T. and O. T. Lewis.) New York-Toronto-London: McGraw-Hill Book Co. 1951. — **Hoven, H.:** Sur l'histogenèse du système nerveux périphérique chez le poulet et sur le rôle des chondriosomes dans la neurofibrillation. Archives de Biol. **25**, 427—491 (1910). — **Howe, H. A.:** The reaction of the cochlear nerve to destruction of its end organs: A study on deaf albino cats. J. Comp. Neur. **62**, 73—79 (1935). — **Howell, A. B.,** and **W. L. Straus jr.:** The spinal nerves. In C. G. Hartman and L. W. Straus, The anatomy of the Rhesus monkey, Chap. 16. Baltimore: Williams & Wilkins Company 1933. — **Ḥubaiš Ibn al Ḥassân:** Siehe Galenus. ~ Siehe Meyerhof u. Schacht. — **Huber, G. C.:** The spinal ganglia of amphibia. Anat. Anz. **12**, 417—425 (1896). ~ A contribution on the minute anatomy of the sympathetic ganglia of the different classes of vertebrates. J. of Morph. **16**, 27—90 (1899). ~ The morphology of the sympathetic system. XVII. Internat. Congr. of Med. London, Sect. I, p. 211, 1913. — **Huber, G. C.,** and **S. R. Guild:** Observations on the histogenesis of protoplasmic processes and of collaterals terminating in end bulbs, of the neurons of peripheral sensory ganglia. Anat. Rec. **7**, 331—347 (1913). — **Hugosson, R.:** Studien über die Entwicklung der longitudinalen Zellsäulen und der Anlagen der Gehirnnervenkerne in der Medulla oblongata bei verschiedenen Vertebraten. Z. Anat. **118**, 543—566 (1955). — **Hulles, E.:** Beiträge zur Kenntnis der sensiblen Wurzeln der Medulla oblongata beim Menschen. Arb. neur. Inst. Wien. **13**, 392—398 (1906). — **Humphrey, T.:** The spinal tract of the trigeminal nerve in human embryos between $7^1/_2$ and $8^1/_2$ weeks of menstrual age and its relation to early fetal behavior. J. Comp. Neur. **97**, 143—209 (1952). — **Hunain Ibn Isḥâk:** Siehe Galenus. ~ Siehe M. Simon. — **Hunt, J. R.:** The sensory field of the facial nerve: A further contribution to the symptomatology of the geniculate ganglion. Brain **38**, 418—446 (1915). — **Huzella, Th.:** Experimentelle Untersuchungen über Beziehungen der Nervenelemente. Verh. anat. Ges. **45**, 91—100 (1938). — **Hydén, H.:** Protein and nucleotide metabolism in the nerve cell under different functional conditions. Symposia Soc. Exper.

Biol. **1**, 152—162 (1947). ~ The nucleoproteins in virus reproduction. Cold Spring Harbor Symp. Quant. Biol. **12**, 104—114 (1947). ~ Spectroscopic studies on nerve cells in development, growth, and function. In Genetic neurology, edit. by P. Weiss, p. 177—193. Chicago-London-Toronto: University of Chicago Press 1950. ~ Chemische Komponenten der Nervenzelle und ihre Veränderungen im Alter und während der Funktion. In Die Chemie und der Stoffwechsel des Nervengewebes. 3. Colloquium der Gesellschaft für physiol. Chemie, S. 1 bis 26. Berlin-Göttingen-Heidelberg: Springer 1952. ~ Determination of mass of nerve-cells components. J. Embryol. a. Exper. Morph. **1**, 315—317 (1953). ~ The chemistry of single neurons: A study with new methods. In Biochemistry of the developing nervous system, edit. by H. Waelsch, p. 358—371. New York: Academic Press 1955. — **Hydén, H.**, and **B. Lindström:** Microspectrographic studies on the yellow pigment in nerve cells. Discuss. Faraday Soc. **9**, 436—441 (1951). — **Hyrtl, J.:** Neue Beobachtungen aus dem Gebiethe der menschlichen und vergleichenden Anatomie. Med. Jb. österr. Staat. **19** (N.F. 10), 446 bis 466 (1836). ~ Lehrbuch der Anatomie des Menschen, 4. Aufl. Wien: W. Braumüller 1855. ~ Das Arabische und Hebräische in der Anatomie. Wien: W. Braumüller 1879.

Ikeda, Y.: Beiträge zur normalen und abnormalen Entwicklungsgeschichte des caudalen Abschnittes des Rückenmarks bei menschlichen Embryonen. Z. Anat. **92**, 380—490 (1930). — **Ingalls, N. W.:** Beschreibung eines menschlichen Embryos von 4,9 mm. Arch. mikrosk. Anat. **70**, 506—576 (1907). — **Ingbert, C. E.:** An enumeration of the medullated nerve fibers in the ventral roots of the spinal nerves of man. J. Comp. Neur. **14**, 209—270 (1904). — **Ingvar, S.:** Centrifugation of the nervous system, a method of neurocytologic study. Arch. of Neur. **10**, 267—287 (1923). ~ Zur Morphogenese der Tabes. Acta med. scand. (Stockh.) **65**, 645—674 (1926/27). — **Irazoque, J.,** et **M. Demay:** Les phosphatases alcalines dans les cellules nerveuses. Bull. Microsc. appl. (2) **1**, 102—104 (1951). — **Iri, A.:** Experimentelle Beiträge zur Anatomie des Trigeminus. Z. Anat. **70**, 336—346 (1924). — **Ito, T.:** Zytologische Untersuchungen über die Ganglienzellen des japanischen Blutegels, Hirudo nipponica, mit besonderer Berücksichtigung auf die „dunkle Ganglienzelle". Fol. anat. jap. **14**, 111—170 (1936). ~ Zytologische Untersuchungen über die intramuralen Ganglienzellen des Verdauungstraktes. Über die Ganglienzellen der menschlichen Wurmfortsätze, mit besonderer Berücksichtigung auf Golgi-Apparat, Mitochondrien, Nissl-Substanz und Pigmentgranula. Fol. anat. jap. **14**, 621—663 (1936). — **Ito, T.,** u. **K. Nagahiro:** Zytologische Untersuchungen über die intramuralen Ganglienzellen des Verdauungstraktes. Über die Ganglienzellen der Darmwand der Ratte, mit besonderer Berücksichtigung auf die Sekretkörnchen ähnlichen Granula in den normalen Ganglienzellen. Fol. anat. jap. **15**, 609—634 (1937). — **Iwama, Y.:** Untersuchungen über die periphere Bahn des N. vagus. I. Mitt. Die markhaltigen Fasern des rechten Vagus. Fol. anat. jap. **3**, 215—227 (1925). ~ II. Mitt. Über den gegenseitigen Austausch der markhaltigen Nervenfasern der beiderseitigen Vagi am Brustteil. Fol. anat. jap. **3**, 281—290 (1925). ~ III. Mitt. Die markhaltigen Fasern des linken Vagus. Fol. anat. jap. **6**, 129—145 (1928). — **Iwanow, G.:** Über die Abflußwege aus den submeningealen Räumen des Rückenmarks. Z. exper. Med. **58**, 1—21 (1928). — **Iwanow, G.,** u. **K. Romodanowsky:** Über den anatomischen Zusammenhang der cerebralen und spinalen submeningealen Räume mit dem Lymphsystem. Z. exper. Med. **58**, 596—607 (1928). — **Iwata, T.:** Zur Frage der trophischen Zentren der Radialisfasern in den Spinalganglien mit Rücksicht auf die Art des innervierten Organs. Jap. J. Med. Sci., I. Anat. **3**, 263—293 (1933). — **Izawa, Y.:** Histological changes of the nerve cells under the influence of the powerful electric currents. J. Okayama Med. Soc. 1—6, (1920). Ref. Physiol. Abstr. **6**, 249 (1921/22).

Jablonski, W., and **H. Meyer:** The occurence of wandering cells in cultures of nervous tissue in vitro, and the changes in their form in various media. J. of Anat. **73**, 130—134 (1938). — **Jacob, H.:** Zur Histopathologie der retrograden und transneuralen Degeneration. Dtsch. Z. Nervenheilk. **166**, 146—165 (1951). — **Jacobi, R.:** Die Collateral-Innervation der Haut. Arch. f. Psychiatr. **15**, 540—546 (1884). — **Jacobj, W.:** Über das rhythmische Wachstum der Zellen durch Verdoppelung ihres Volumens. Roux' Arch. **106**, 124—192 (1925). ~ Volumetrische Untersuchungen an den Zellkernen des Menschen und das allgemeine Problem der Zellkerngröße. Verh. anat. Ges. **40**, 236—247 (1931). ~ Die Zellkerngröße beim Menschen. Ein Beitrag zur quantitativen Cytologie. Z. mikrosk.-anat. Forsch. **38**, 161—240 (1935). — **Jacobsohn, L.:** Struktur und Funktion der Nervenzellen. Neur. Zbl. **29**, 1074—1083 (1910). — **Jaekel, O.:** Der Kopf der Wirbeltiere. Erg. Anat. **27**, 815—974 (1927). — **Jerusalem, C.:** Wachstum und funktionelle Größenänderungen der Nucleolen. Roux' Arch. **149**, 504—527 (1957). — **Johnson, A.,** and **L. Sheldon:** Notes on the development of the newt (Triton cristatus). Quart. J. Microsc. Sci., N. S. **26**, 573—589 (1886). ~ On the development of the cranial nerves of the newt. Proc. Roy. Soc. Lond. **40**, 94—95 (1886). — **Johnston, J. B.:** Hind brain and cranial nerves of Acipenser. Anat. Anz. **14**, 580—602 (1898). ~ The giant ganglion cells of Catostomus and Coregonus. J. Comp. Neur. **10**, 375—381 (1900). ~ The brain of Petromyzon. J. Comp. Neur. **12**, 1—86 (1902). ~ An attempt to define the primitive functional divisions of the central nervous system. J. Comp. Neur. **12**, 87—106 (1902). ~ The cranial nerve compounds of Petromyzon. Morph. Jb. **34**, 149—203 (1905). ~ The radix mesencephalica trigemini. The ganglion isthmi. Anat. Anz. **27**, 364—379 (1905). ~ Cranial and spinal ganglia and the viscero-motor roots in Amphioxus. Biol. Bull. Mar. Biol. Labor. Wood's Holle **9**, No 2 (1905). ~ Additional notes on the cranial nerves of Petromyzonts. J. Comp. Neur. **18**, 569 bis 608 (1908). ~ The radix mesencephalica trigemini. J. Comp. Neur. **19**, 593—644 (1909). — **Johnstone, J.:** An essay on the use of the ganglions of the nerves. Shrewsbury 1771. — **Jones, D. S.:** The origin of the vagi and the parasympathetic ganglion cells of the viscera of the chick. Anat. Rec. **82**, 185—197 (1942). — **Jones, R. L.:** Cell fiber ratios in the vagus nerve. J. Comp. Neur. **67**, 469—482 (1937). — **Joseph, H.:** Über eigentümliche Zellstrukturen im Zentralnervensystem von Amphioxus. Verh. anat. Ges. **18**, 16—26 (1904). — **Joseph, M.:** Zur Physiologie der Spinalganglien. Arch. Anat. u. Physiol., Physiol. Abt. **1887**, 296—315.— **Juba, A.:** Beiträge zur Anatomie der Rami communicantes. Z. Anat. **92**, 224—238 (1930). — **Julin, C.:** Recherche sur l'appareil vasculaire et le système nerveux périphérique de l'Ammocoetes (Petromyzon planeri). Archives de Biol. **7**, 759—899 (1887). ~ Les deux premières fentes branchiales des Poissons Cyclostomes sont-elles homologues respectivement à l'évent et à la fente hyobranchiale des Sélaciens ? Bull. Acad. roy. Belg., III. sér., **13**, 275—293 (1887). ~ De la valeur morphologique du nerf latéral du Petromyzon. Bull. Acad. roy. Belg., III. sér., **13**, 300—309 (1887). — **Jung, R.:** Allgemeine Neurophysiologie. Die Tätigkeit des Nervensystems. In v. Bergmann-Frey-Schwiegks Handbuch der inneren Medizin, 4. Aufl., Bd. V/1, S. 1—181. Berlin-Göttingen-Heidelberg: Springer 1953.

Kahr, S., and **D. Sheehan:** The presence of efferent fibres in the posterior spinal roots. Brain **56**, 265—281 (1933). — **Kamkoff, G.:** Zur Frage über den Bau des Ganglion Gasseri bei den Säugetieren. Internat. Mschr. Anat. u. Physiol. **14**, 16—20 (1897). — **Kaplan, L.:** Nervenfärbungen. (Neurokeratin, Markscheide, Achsenzylinder.) Ein Beitrag zur Kenntnis des Nervensystems. Arch. f. Psychiatr. **35**, 825—869 (1902). — **Karplus, J. P.:** Die Physiologie der vegetativen Zentren. In Bumke-Foersters Handbuch der Neurologie, Bd. II, S. 402—475. Berlin: Springer 1937. — **Kashiwamura, T.:** Über die Zahlenschwankung der Nervenfasern im Verlauf des peripheren Nerven. Jap. J. Med. Sci., I. Anat. **5**, 163—182 (1935). — **Kastschenko, N.:** Das Schicksal der embryonalen Schlundspalten bei Säugethieren. Arch. mikrosk. Anat. **30**, 1—26 (1887). ~ Das Schlundspaltengebiet des Hühnchens. Arch. Anat. u. Physiol., Anat. Abt. **1887**, 258—300. ~ Zur Entwicklungsgeschichte des Selachierembryos. Anat. Anz. **3**, 445—467 (1888). — **Kautzky, R.:** Ein Grundplan der cerebrospinalen Innervation der Hirnhäute und Hirngefäße. Z. Anat. **115**, 570—583 (1951). ~ Kritische Betrachtungen über den Begriff der sogenannten peripheren und segmentalen Innervationsfelder im Bereiche des Kopfes. Dtsch. Z. Nervenheilk. **171**, 148—160 (1953). — **Kazzander, J.:** Sulla radice dorsale del nervo ipoglosso nell'uomo e nei mammiferi domestici. Anat. Anz. **6**, 444—450 (1891). ~ Intorno al nervo accessorio del Willis ed ai suoi rapporti coi nervi cervicali superiori nell'uomo ed in alcuni mammiferi domestici. Monit. zool. ital. **3**, 27—35, 45—52, 64—79 (1892). — **Keibel, F.,** u. **C. Elze:** Normentafel zur Entwicklungsgeschichte des Menschen. Jena: Gustav Fischer 1908. — **Keller, C.:** Vergleichende Zellen- und Kernmessungen bei großen und kleinen Hühnerrassen zur Prüfung der genetisch bedingten Wachsunterschiede. Zugleich ein Beitrag zur Frage des rhythmischen Wachstums der Kerne. Z. Zellforsch. **19**, 510—536 (19à3). — **Key, A.,** u. **G. Retzius:** Studien in der Anatomie des Nervensystems und des Bindegewebes. 1. Hälfte. Stockholm: Samson & Wallin 1875. 2. Hälfte. Stockholm: Samson & Wallin 1876. — **Khalil, F.,** and **S. Malek:** The anatomy of the vago-sympathetic system of Uromastyx aegyptia (Forskal) and the significance of its union on the heart beat. J. Comp. Neur. **96**, 497—517 (1952). — **Kibjakow, A. W.:** Zur Frage des Vasodilatationsmechanismus bei der Reizung antidromer Nerven. Pflügers Arch. **228**, 30—39 (1931). — **Kidd, L. J.:** Afferent fibers in ventral spinal roots. Brit. Med. J. **1911**, No 2642, 359. — **Kimata, H.:** Ein Beitrag zum autonomen Nervensystem, besonders über spinalefferente Fasern am Pferde. Z. Zellforsch. **27**, 430—436 (1938). — **Kimmel, D. L.,** and **E. K. Moyer:** Dorsal roots following anastomosis of the central stumps. J. Comp. Neur. **87**, 289—321 (1947). — **Kimura, C.:** The problems of abdominal pain. Arch. jap. Chir. **22**, 59—66 (1953). ~ Einiges über viscerale Sensibilität. Arch. jap. Chir. **24**, 439—442 (1955). ~ Vascular sensitivity. Acta neurovegetativa (Wien) **14**, 170—189 (1955). — **Kinkel, H.:** Der mikroskopische Aufbau der Vagusganglien bei den Vögeln. Z. Anat. **98**, 375—379 (1932). — **Kipkie, G. F.:** Simultaneous chromaffin tumors of the carotid body and of the glomus jugularis. Arch. of Path. **44**, 113—118 (1947). — **Kirchberg, H.:** Experimentelle Untersuchungen über die Auswirkung chemischer und hormonaler Einflüsse auf die Kalksäckchen der Froschlurche. Med. Diss. Leipzig 1940. — **Kirsche, W.:** Histologische Untersuchungen über das peripherische Nervensystem der Teleostier. Anat. Anz. **96**, 419—454 (1947/48). ~ Die Innervation der Augenmuskulatur des Menschen. Verh. dtsch. Ges. Path. **34**, 109—112 (1951) (Kurzfassung!). Z. mikrosk.-anat. Forsch. **57**, 402—450 (1951) (ausführliche Darstellung!). ~ Über den feingeweblichen Aufbau der peripheren cerebrospinalen Nerven. Psychiatr. Neur. u. med. Psychol. **3**, 363—368 (1951). — **Kiss, F.:** Le rapport entre le pneumogastrique et le grand sympathique.

Arch. Mus. d'hist. natur. Paris, VI. sér. 7, 147—172 (1931). ~ Allgemeine Bemerkungen zu dem heutigen Stand der Sympathicus-Forschung. Acta litt. sci. Reg. Univ. Hung. Francisco-Joseph. Szeged, Sect. Med. **6**, 5—12 (1932). ~ Die sympathischen Elemente der kranialen und sympathischen Ganglien. Acta litt. sci. Reg. Univ. Hung. Francisco-Joseph. Szeged, Sect. Med. **6**, 13—26 (1932). ~ Das Verhältnis zwischen Vagus und Sympathicus. Acta litt. sci. Reg. Univ. Hung. Francisco-Joseph. Szeged, Sect. Med. **6**, 129—150 (1932). ~ Sympathetic elements in the cranial and spinal ganglia. J. of Anat. **66**, 488—498 (1932). ~ Senile und experimentelle Veränderungen an den Zellen der peripherischen Ganglien. Vorläufige Mitteilung. Beitr. path. Anat. **92**, 127—131 (1933). ~ Anatomie médico-chirurgicale des pédicules nerveux de l'appareil viscéral. Étude microscopique. Ann. d'Anat. path. **10**, 1078—1099 (1933). ~ Meine neurologischen Untersuchungen in den letzten 10 Jahren. Mschr. ung. Med. **10**, 1—3 (1936). ~ Multiplication expérimentale des cellules dans les ganglions périphériques. C. r. Assoc. Anat. (Programme de la réun. Budapest) **1939**, 169—178. ~ Der Zusammenhang zwischen Plexus splanchnici und den cerebrospinalen Nerven. Acta neurovegetativa (Wien) **16**, 48—56 (1957). — **Kiss, F., u. P. v. Mihálik:** Über die Zusammensetzung der peripherischen Nerven und den Zusammenhang zwischen Morphologie und Funktion der peripherischen Nervenfasern. Verh. anat. Ges. **37**, 298—301 (1928). ~ Z. Anat. **88**, 112—151 (1929). ~ Über die Markreifung im peripherischen Nervensystem. Anat. Anz. **69**, 433—444 (1930). — **Kiss, F., et L. O'Shaughnessy:** Recherches expérimentales sur les cellules des ganglions périphériques. C. r. Assoc. Anat. **29**, 316—326 (1934). — **Kiss, F., u. E. Zádory:** Experimentell-morphologische Analyse der Rami communicantes. Anat. Anz. **91**, 209—225 (1941). — **Kiss, T.:** Die radikuläre sensible Versorgung der Baucheingeweide. Anat. Anz. **98**, 291—295 (1951/52). — **Kleinenberg, N.:** Die Entstehung des Annelids aus der Larve von Lopadorhynchus. Nebst Bemerkungen über die Entwicklung anderer Polychaeten. Z. wiss. Zool. **44**, 1—227 (1886). — **Kleist, K.:** Die Veränderungen der Spinalganglienzellen nach der Durchschneidung des peripheren Nerven und der hinteren Wurzel. Virchows Arch. **173**, 466—485 (1903). ~ Experimentell-anatomische Untersuchungen über die Beziehungen der hinteren Rückenmarkswurzeln zu den Spinalganglien. Virchows Arch. **175**, 381—407 (1904). — **Klenk, E.:** Der chemische Aufbau der Nervenzelle und der Nervenfaser. In Die Chemie und der Stoffwechsel des Nervengewebes. 3. Kolloquium der Ges. Physiol. Chem., S. 27—40. Berlin-Göttingen-Heidelberg: Springer 1952. — **Kljatschkin, G.:** Experimentelle Untersuchungen über den Ursprung des Nervus trigeminus. Neur. Zbl. **16**, 204—205 (1897). — **Knoche, H.:** Pathologische Veränderungen im Ganglion Gasseri des Menschen. Morph. Jb. **95**, 426—446 (1955). — **Knouff, R. A.:** The origin of the cranial ganglia of Rana. J. Comp. Neur. **44**, 259—361 (1927). ~ The developmental pattern of ectodermal placodes in Rana pipiens. J. Comp. Neur. **62**, 17—71 (1935). — **Koch, S. L.:** The structure of the third, fourth, fifth, sixth, ninth, eleventh and twelfth cranial nerves. J. Comp. Neur. **26**, 541—552 (1916). — **Kocher, R. A.:** The effect of activity on the histological structure of nerve cells. J. Comp. Neur. **26**, 341—357 (1916). — **v. Kölliker, A.:** Die Selbständigkeit und Abhängigkeit des sympathischen Nervensystems, durch anatomische Beobachtungen bewiesen. Ein akademisches Programm. Zürich: Meyer & Zeller 1844. ~ Neurologische Bemerkungen. Z. wiss. Zool. **1**, 135—163 (1849). ~ Mikroskopische Anatomie oder Gewebelehre des Menschen Bd. II/1. Leipzig: Wilhelm Engelmann 1850. 5. Aufl. 1867. ~ Über die feinere Anatomie und die physiologische Bedeutung des sympathischen Nervensystems. Verh. Ges. dtsch. Naturforsch. **66** (I), 97—120 (1894). ~ Über das Vorkommen von Nervenzellen in den vorderen Wurzeln der Rückenmarksnerven der Katze. Neur. Zbl. **13**, 744 (1894). ~ Verh. Ges. dtsch. Naturforsch. **66** (II/2), 363 (1894). ~ Über einen noch unbekannten Nervenzellenkern im Rückenmark der Vögel. Anz. Akad. Wiss. Wien, Math.-naturwiss. Kl. **1901**, Nr 25, 273—277. ~ Weitere Beobachtungen über die Hofmannschen Kerne am Mark der Vögel. Anat. Anz. **21**, 81—84 (1902). — **Körner, F.:** Variationsstatistische Untersuchungen über die Größe der Kerne und der Kernkörperchen menschlicher Nervenzellen. Z. mikrosk.-anat. Forsch. **42**, 81—115 (1937a). ~ Beobachtungen über den Austritt geformter Substanzen aus dem Kernkörperchen bei menschlichen Nervenzellen. Z. mikrosk.-anat. Forsch. **42**, 362—378 (1937b). — **Köster, G.:** Über die verschiedene biologische Wertigkeit der hinteren Wurzel und des sensiblen peripheren Nerven. Neur. Zbl. **22**, 1093—1102 (1903). ~ Zur Physiologie der Spinalganglien und der trophischen Nerven, sowie zur Pathogenese der Tabes dorsalis. Leipzig 1904. — **Kohn, A.:** Über die Entwicklung des peripheren Nervensystems. Verh. anat. Ges. **19**, 145—150 (1905). ~ C. r. Assoc. Anat. **7**, 162—163 (1905). ~ Über die Entwicklung des sympathischen Nervensystems der Säugetiere. Arch. mikrosk. Anat. **70**, 266—317 (1907). ~ Über die Scheidenzellen (Randzellen) peripherer Ganglienzellen. Anat. Anz. **30**, 154—159 (1907). — **Kohnstamm, O.:** Die absteigende Tectospinalbahn, der Nucleus intratrigeminalis und die Lokalzeichen der Netzhaut. Neur. Zbl. **22**, 514—520 (1903). — **Kollmann, J., u. C. Arnstein:** Die Ganglienzellen des Sympathicus. Z. Biol. **2**, 271—288 (1866). — **Kollros, J. J., and V. M. McMurray:** The mesencephalic V nucleus in anurans. I. Normal development in Rana pipiens. J. Comp. Neur. **102**, 47—63

(1955). ~ II. The influence of thyroid hormone on cell size and cell number. J. of Exper. Zool. **131**, 1—26 (1956). — **Kolmer, W.:** Über Kristalle in Ganglienzellen. Anat. Anz. **25**, 618—621 (1904). ~ Beiträge zur Kenntnis des feineren Baues des Gehörorgans mit besonderer Berücksichtigung der Haussäugetiere. Arch. mikrosk. Anat. **70**, 695—767 (1907). ~ Gerucshorgan. Sinneszellen. Stützelemente und übrige Bestandteile. Innervation. In v. Möllendorffs Handbuch der mikroskopischen Anatomie des Menschen, Bd. III/1, S. 194—211. Berlin: Springer 1927. ~ Nervus terminalis (Nervus primus). In v. Möllendorffs Handbuch der mikroskopischen Anatomie des Menschen, Bd. III/1, S. 211—216. Berlin: Springer 1927. ~ Entwicklung des Gehörorgans. In v. Möllendorff-Bargmanns Handbuch der mikroskopischen Anatomie des Menschen, Bd. III/1, S. 367—413. Berlin: Springer 1927. ~ Die Innervation der Schnecke. In v. Möllendorff-Bargmanns Handbuch der mikroskopischen Anatomie des Menschen, Bd. III/1, S. 351—362. Berlin: Springer 1927. ~ Innervation des Vorhofabschnittes. In v. Möllendorff-Bargmanns Handbuch der mikroskopischen Anatomie des Menschen, Bd. III/1, S. 306—312. Berlin: Springer 1927. ~ Über die Entwicklung der peripheren Nerven bei jugendlichen menschlichen Embryonen. Z. Anat. **87**, 354—366 (1928). — **Kolmer, W., u. H. Lauber:** Auge. In v. Möllendorff-Bargmanns Handbuch der mikroskopischen Anatomie des Menschen, Bd. III/2. Berlin: Springer 1936. — **Kolossow, N. G., u. G. A. Polykarpowa:** Über einige efferente Fasern der hinteren Wurzeln. Anat. Anz. **80**, 339—347 (1935). — **Kolossow, N. G., u. G. H. Sabussow:** Beiträge zum Studium der sympathischen und spinalen Ganglien einiger Reptilien und Vögel. Die Ganglien von Emys europaea L., Anser cinereus L. und Columba livia L. Z. mikrosk.-anat. Forsch. **18**, 5—36 (1929). — **Kolster, R.:** Über bemerkenswerte Ganglienzellen im Rückenmark von Perca fluviatilis. Anat. Anz. **14**, 250—253 (1898). ~ Über das Vorkommen von Centralkörpern in den Nervenzellen von Cottus scorpius. Anat. Anz. **17**, 172—173 (1900). — **Koltzoff, N. K.:** Entwicklungsgeschichte des Kopfes von Petromyzon Planeri. Bull. Soc. Imp. Natur. Moscou, N. S. **15**, 259—589 (1901). ~ Metamerie des Kopfes von Petromyzon Planeri. Anat. Anz. **16**, 510—523 (1899). — **Komatsu, H.:** Untersuchung über die Ursprungsverhältnisse der Femoralisfasern unter Berücksichtigung des von ihnen innervierten Organs. Jap. J. Med. Sci., I. Anat. **4**, 439—532 (1934). ~ Über den Überschuß und Ausfall der Wurzelfasern beim Zusammenfließen der vorderen und hinteren Wurzeln. Jap. J. Med. Sci., I. Anat. **5**, 183—228 (1935). — **Konaschko, P. I.:** Die Arteria auditiva interna des Menschen und ihre Labyrinthäste. Z. Anat. **83**, 241—268 (1927). — **Koneff, H.:** Beiträge zur Kenntnis der Nervenzellen in den peripheren Ganglien. Med. Inaug.-Diss. Bern 1886. ~ Beiträge zur Kenntnis der Nervenzellen der peripheren Ganglien. Mitt. naturforsch. Ges. Bern **1886**, 13—44 (1887). — **Kopczyński, S.:** Experimentelle Untersuchungen aus dem Gebiete der Anatomie und Physiologie der hinteren Spinalwurzeln. Neur. Zbl. **25**, 297—300 (1906). — **Kopsch, F.:** Die Darstellung des Binnennetzes in spinalen Ganglienzellen und anderen Körperzellen mittels Osmiumsäure. Sitzgsber. preuß. Akad. Wiss. **1902**, 929—935. — **Kornmüller, A. E.:** Die Elemente der nervösen Tätigkeit. Stuttgart: Georg Thieme 1947. ~ Ansatz zu einer spezifischen Therapie von Neurosen. Dtsch. med. Wschr. **1950**, 994—995 ~ Erregbarkeitssteuernde Elemente und Systeme des Nervensystems Grundriß ihrer Morphologie, Physiologie und Klinik. Fortschr. Neur. **18**, 437—467 (1950). — **Kosaka, K.:** Zur Frage der physiologischen Natur der zerebralen Trigeminuswurzel. Fol. neurobiol. **6**, 1—14 (1912). — **Kotlarewsky, A.:** Physiologische und mikrochemische Beiträge zur Kenntnis der Nervenzellen in den peripheren Ganglien. Mitt. naturforsch. Ges. Bern **1887**, 3—23 (1888). — **Kowalewsky, A.:** Entwicklungsgeschichte des Amphioxus lanceolatus. Mém. Acad. Imp. Sci. St. Pétersbourg, VII. sér. **11**, Nr 4, 1—17 (1867). — **Kraus, L. A.:** Kritisch-etymologisches medicinisches Lexikon, 3. Aufl. Göttingen: Deuerlich & Dieterich 1844. — **Krause, D. K.:** Experimentelle Untersuchungen über die Funktion der Kalksäckchen bei Froschlurchen. Z. vergl. Physiol. **22**, 346—358 (1935). — **Krause, F.:** Resection des Trigeminus innerhalb der Schädelhöhle. Arch. klin. Chir. **44**, 821—832 (1892). — **Krause, W.:** Handbuch der menschlichen Anatomie. Bd. 1: Allgemeine und mikroskopische Anatomie, 3. Aufl., S. 378. Hannover: Hahnsche Hofbuchhandlung 1876. — **Kronenberg:** Versuche über motorische und sensible Nervenwurzeln. Arch. Anat., Physiol. u. wiss. Med. **1839**, 360—362. — **Kruszyński, J.:** Neue Ergebnisse cytochemischer Untersuchungen bei Mikroveraschung von Epithel-, Muskel- und Nervenzellen. Z. Zellforsch. **28**, 35—48 (1938). — **Kubota, K., u. K. Hioki:** Zytologische Untersuchungen der Mantelzellen im menschlichen Spinalganglion. Fol. anat. jap. **22**, 111—126 (1943). — **Kühn, A.:** Vorlesungen über Entwicklungsphysiologie. Berlin-Göttingen-Heidelberg: Springer 1955. — **Küttner, C.:** De origine nervi sympathici ranarum, ex nervorum dissectorum mutationibus diindicata. Med. Diss. Dorpat 1854. — **Kuhlenbeck, H.:** Vorlesungen über das Zentralnervensystem der Wirbeltiere. Jena: Gustav Fischer 1927. ~ Über die morphologische Bewertung der sekundären Neuromerie. Anat. Anz. **81**, 129—148 (1935/36). — **Kulenkampff, H.:** Das Verhalten der Vorderwurzelzellen der weißen Maus unter dem Reiz physiologischer Tätigkeit. Eine quantitativ-morphologische Untersuchung. Z. Anat. **116**, 143—156 (1951). ~ Das Verhalten der Neuroglia in den Vorderhörnern des Rückenmarks der weißen Maus unter dem

Reiz physiologischer Tätigkeit. Z. Anat. **116**, 304—312 (1952). — **Kunert, W.:** Brustwirbelsäule und Nervensystem. Klin. Wschr. **1956**, 1071—1076. ~ Klinische Betrachtungen auf Grund topographisch-anatomischer und röntgenologischer Studien an der Brustwirbelsäule. Dtsch. Arch. klin. Med. **203**, 217—233 (1956). — **Kuntz, A.:** The role of the vagi in the development of the sympathetic nervous system. Anat. Anz. **35**, 381—390 (1910). ~ On the innervation of the digestive tube. J. Comp. Neur. **23**, 173—192 (1913). ~ The development of the cranial sympathetic ganglia in the pig. J. Comp. Neur. **23**, 71—96 (1913). ~ Further studies on the development of the cranial sympathetic ganglia. J. Comp. Neur. **24**, 235—267 (1914). ~ Origin and early development of the pelvic neural plexuses. J. Comp. Neur. **96**, 345—357 (1952). — **v. Kupffer, C.:** Die Entwicklung von Petromyzon Planeri. Arch. mikrosk. Anat. **35**, 469—558 (1890). ~ Die Entwicklung der Kopfnerven der Vertebraten. Verh. anat. Ges. **5**, 22—54 (1891). ~ Development of the cranial nerves of vertebrates. J. Comp. Neur. **1**, 246—265, 315—333 (1891). — **Kuré, K.:** Über den Spinalparasympathikus. Basel: Benno Schwabe & Co. 1931. — **Kuré, K.**, u. **T. Kusunoki:** Die marklose Faser in der hinteren Rückenmarkswurzel. Z. Zellforsch. **27**, 125—132 (1938). — **Kuré, K., S. Murakami** u. **S. Okinaka:** Die spinalparasympathischen Ganglienzellen in den Spinalganglien und der Spinalparasympathicus des Halssegmentes. Z. Zellforsch. **22**, 54—79 (1935). — **Kuré, K., Y. Nitta, M. Tsuji, K. Shiraishi** u. **B. Suenaga:** Die histologische Darstellung der parasympathischen Fasern in den hinteren Rückenmarkswurzeln der Lumbalsegmente. Pflügers Arch. **218**, 573—585 (1928). — **Kuré, K., G. I. Saégusa, K. Kawaguzi** u. **K. Shiraishi:** Über die parasympathischen Fasern in den hinteren Rückenmarkswurzeln und deren Kerne im Rückenmark. Über „Spinal-Parasympathicus". I. Mitt. Z. Zellforsch. **9**, 229—244 (1929). — **Kuré, K., G. I. Saégusa, K. Kawaguzi** u. **K. Yamagata:** Über den Spinalparasympathicus. II. Mitt. Z. Zellforsch. **13**, 249—275 (1931). — **Kuré, K.**, u. **F. Sakurasawa:** Über die parasympathischen Fasern für das Ganglion sphenopalatinum und über den Verlauf der Sekretionsfasern für die Tränendrüse. Z. Zellforsch. **9**, 245—255 (1929). — **Kuré, K.**, u. **T. Sano:** Faserarten im N. facialis und die funktionelle Bedeutung des Ganglion geniculi. Z. Zellforsch. **23**, 495—509 (1936). — **Kure, S.:** Die normale und pathologische Struktur der Zellen an der cerebralen Wurzel des Nervus trigeminus, die Kreuzungsfrage der letzteren und der motorischen Trigeminuswurzel. Arb. Inst. Anat. u. Physiol. Zentralnervensyst. Wien. Univ. **6**, 158—181 (1899). — **Kurkovskij, V. P.:** Über den morphologischen Zustand des Rückenmarks und der Rückenmarksganglien bei Sauerstoffhunger. (Experimentell-morphologische Untersuchung.) Arch. Pat. (Moskau) **17**, H. 1, 10—22 (1955) [Russisch]. Ref. Ber. Path. **28**, 281 (1955). — **Kurkowsky, W.:** Beiträge zur Architektonik der peripheren Nerven. II. Über die gegenseitige Lage der sensiblen und motorischen Fasern im N. ischiadicus und N. femoralis des Frosches und über die efferenten Bahnen der dorsalen Wurzeln. Z. Anat. **105**, 116—141 (1936). — **Kurus, E.:** Über die Morphologie des Ganglion ciliare. Beitrag zur Ätiologie des primären Glaukoms. Klin. Mbl. Augenheilk. **129**, 183—196 (1956). — **Kutschin, K.:** Über den Bau des Rückenmarks der Neunaugen. Inaug.-Diss. Kasan 1863. [Russisch.] Referat von L. Stieda in Arch. mikrosk. Anat. **2**, 525—530 (1866).

Lache, I. G.: L'aspect du noyau de la cellule nerveuse dans la méthode à l'argent réduit. Anat. Anz. **28**, 161—168 (1906). — **Lachi, P.:** Intorno ai nùclei di Hofmann-Koelliker o lobi accessori del midollo spinale degli uccelli. Anat. Anz. **21**, 7—8 (1902). — **Lahousse, E.:** La cellule nerveuse et la névroglie. Anat. Anz. **1**, 114—116 (1886). — **Laidlaw, G. F.:** Silver staining of the endoneural fibers of the cerebrospinal nerves. Amer. J. Path. **6**, 435—444 (1930). — **Lambert, M.:** Note sur les modifications produites par l'excitation électrique dans les cellules nerveuses des ganglions sympathiques C. r. Soc. Biol. Paris **45**, 879—881 (1893). — **Landacre, F. L.:** Origin of cranial ganglia in Ameiurus. J. Comp. Neur. **20**, 309—411 (1910). ~ The epibranchial placodes of Lepidosteus osseus and their relation to the cerebral ganglia. J. Comp. Neur. **22**, 1—69 (1912). ~ The fate of the neural crest in the head of the urodeles. J. Comp. Neur. **33**, 1—43 (1921). ~ The primitive lines of Amblystoma. Anat. Rec. **27**, 207—208 (1924). ~ The primitive lines of Amblystoma jeffersonianum. J. Comp. Neur. **40**, 471—495 (1926). ~ The differentiation of the preauditory and postauditory placodes, lateralis ganglia, and migratory lateral line placodes in Amblystoma jeffersonianum. J. Comp. Neur. **44**, 29—59 (1927). ~ Epibranchial placode of the seventh cranial nerve of the rat. J. Comp. Neur. **56**, 215—257 (1932). ~ Epibranchial placode of the seventh cranial nerve in Amblystoma jeffersonianum. J. Comp. Neur. **58**, 289—311 (1933). — **Landacre, F. L.**, and **A. C. Conger:** Origin of the lateral line primordia in Lepidosteus osseus. J. Comp. Neur. **23**, 575—633 (1913). — **Landacre, F. L.**, and **M. F. McLellan:** The cerebral ganglia of the embryo of Rana pipiens. J. Comp. Neur. **22**, 461—486 (1912). — **Langerhans, P.:** Untersuchungen über Petromyzon Planeri. Freiburg 1873. ~ Zur Anatomie des Amphioxus lanceolatus. Arch. mikrosk. Anat. **12**, 290—348 (1876). — **Langley, J. N.:** On the course and connections of the secretory fibres supplying the sweat glands of the feet of the cat. J. of Physiol. **12**, 347—374 (1891).~ Note on the connection with nerve cells of the vaso-motor nerves for the feet. J. of Physiol. **12**, 375—377 (1891). ~ Das sympathische und verwandte nervöse Systeme der Wirbeltiere (autonomes nervöses System). Erg. Physiol., II. Abt. **2**, 818—872 (1903). ~ The autonomic nervous system. Brain **26**, 1—26 (1903). ~ The origin and course of the vaso-motor fibres of the frog's foot. J. of Physiol. **41**, 483—498 (1910/11). ~ The secretion of sweat. Part I. Supposed inhibitory nerve fibres on the posterior nerve roots. Secretion after denervation. J. of Physiol. **56**, 110—119 (1922). ~ The nerve fibre constitution of peripheral nerves and of nerve roots. J. of Physiol. **56**, 382—395 (1922). ~ Antidromic action. J. of Physiol. **57**, 428—446 (1923a). ~ Antidromic action. J. of Physiol. **58**, 49—69 (1923b). — **Langley, J. N.**, and **K. Uyeno:** The secretion of sweat. Part II. The effect of vaso-constriction and of adrenaline. J. of Physiol. **56**, 206—226 (1922). — **Langworthy, O. R.:** A study of the innervation of the tongue musculature, with particular reference to the proprioceptive mechanism. J. Comp. Neur. **36**, 273—297 (1923/24). ~ Problems of tongue innervation: Course of proprioceptive nerve fibers, autonomic innervation of skeletal musculature. Bull. Johns Hopkins Hosp. **35**, 239—246 (1924). ~ A correlated study of the development of reflex activity in fetal and young kittens and the myelinization of tracts in the nervous system. Contrib. to Embryol. **20**, 127—172 (1929). ~ Histological changes in nerve cells following injury. Bull. Johns Hopkins Hosp. **47**, 11—21 (1930). — **v. Lanz, T.:** Über die Rückenmarkshäute. I. Die konstruktive Form der harten Haut des menschlichen Rückenmarkes und ihrer Bänder. Roux' Arch. **118**, 252—307 (1929). — Ref. zu **W. Kunert**, in Ber. Biol. A **110**, 18 (1957). — **Larsell, O.:** Studies in the Nervus terminalis: Mammals. J. Comp. Neur. **30**, 1—68 (1918/19). ~ Turtle. J. Comp. Neur. **30**, 423—443 (1918/19). — **Laruelle, L., et M. Reumont:** Démonstration commentée concernant le nerf spinal (XI). C. r. Assoc. Anat. **54**, 259—260 (1949). — **Lattes, R.:** Nonchromaffin paraganglioma of ganglion nodosum, carotid body, and aortic-arch bodies. Cancer (N. Y.) **3**, 667—694 (1950). — **Lattes, R.**, and **J. G. Waltner:** Nonchromaffin paraganglioma of the middle ear. Cancer (N. Y.) **2**, 447—468 (1949). — **Lauber, H.:** Das Ciliarganglion. In v. Möllendorffs Handbuch der mikroskopischen Anatomie des Menschen, Bd. III/2, S. 617—623. Berlin: Springer 1936. — **Lauth, E. A.:** Recherches sur l'organisation du tissu nerveux. L'Institut **2**, 324—325 (1834). — **Lavarack, J. O., S. Sunderland** and **L. J. Ray:** The branching of nerve fibres in human cutaneous nerves. J. Comp. Neur. **94**, 293—311 (1951). — **Lawrentjew, B. I.:** Über die Erscheinungen der Degeneration und Regeneration im sympathischen Nervensystem. Z. mikrosk.-anat. Forsch. **2**, 201—223 (1925). — **Lawrentjew, B. I.**, u. **J. M. Lasowsky:** Über die Reizerscheinungen im autonomen Nervensystem. Die Natur des sog. ,,Kugelphänomens". Z. Neur. **131**, 585—601 (1931). — **Lazorthes, G.:** Le système nerveux périphérique. Description, systématisation, exploration clinique, abord chirurgical. Paris: Masson & Cie. 1955. — **Lazorthes, G., et Ch. Bimes:** Remarques sur la constitution du cavum de Meckel. C. r. Assoc. Anat. **34**, 312—316 (1947). — **Lazorthes, G., J. Poulhès et S. Gaubert:** La signification et la hauteur des arcades du ligament dentelé. C. r. Assoc. Anat. **39**, 303—311 (1952). — **Lee, I. M.:** A histological study of sensory nerves in the ascending, transverse, and descending colon. Arch. jap. Chir. **25**, 241—262 (1956). — **Legendre, R.:** Recherches sur le réseau interne de Golgi des cellules nerveuses des ganglions spinaux. Anat. Anz. **36**, 207—217 (1910). — **Legendre, R., et H. Minot:** Formation de nouveaux prolongements par certaines cellules nerveuses des ganglions spinaux conservés hors de l'organisme. Anat. Anz. **38**, 554—560 (1911). — **Le Gros Clark, W. E.:** The problem of neuronal regeneration in the central nervous system. I. The influence of spinal ganglia and nerve fragments grafted in the brain. J. of Anat. **77**, 20—48 (1943). ~ The problem of neuronal regeneration in the central nervous system. II. The insertion of peripheral nerve stumps into the brain. J. of Anat. **77**, 251—259 (1943). ~ Immediate problems of the anatomy of the thalamus. IV. Congr. Neur. internat. Paris **1949**, 49. — **Le Gros Clark, W. E.**, and **R. H. Boggon:** On the connections of the medial cell groups of the thalamus. Brain **56**, 83—98 (1933). — **Le Gros Clark, W. E.**, and **M. Meyer:** Anatomical relationships between the cerebral cortex and the hypothalamus. Brit. Med. Bull. **6**, 341—345 (1950). — **Lehmann, F. E.:** Einführung in die Physiologische Embryologie. Basel: Birkhäuser 1945. ~ Der Feinbau von Kern und Zytoplasma in seiner Beziehung zu generellen Zellfunktionen. In Ergebnisse der medizinischen Grundlagenforschung, herausgeg. von K. F. Bauer, Bd. 1, S. 109—137. Stuttgart: Georg Thieme 1956. — **Lehmann, W.:** Über die sensiblen Fasern in den vorderen Wurzeln und ihre Beziehung zur Sensibilität der visceralen Organe. Z. exper. Med. **12**, 331—410 (1921). ~ Über die sensiblen Fasern der vorderen Wurzeln. Klin. Wschr. **1924**, 1895—1898. — **Leidler, F.:** Funktion und morphologische Struktur der Spinalganglienzellen bei der Schildkröte. Anat. Anz. **85**, 82—88 (1937/38). — **Lemere, F.:** Innervation of the larynx. II. Ramus anastomoticus and ganglion cells of the superior laryngeal nerve. Anat. Rec. **54**, 389—407 (1932). — **v. Lenhossék, M.:** Untersuchungen über die Spinalganglien des Frosches. Arch. mikrosk. Anat. **26**, 370—453 (1886). ~ Über den Verlauf der Hinterwurzeln im Rückenmark. Arch. mikrosk. Anat. **34**, 157—197 (1889). ~ Über Nervenfasern in den hinteren Wurzeln, welche aus dem Vorderhorn entspringen. Anat. Anz. **5**, 360—362 (1890). ~ Die Entwicklung der Ganglienanlagen bei dem menschlichen Embryo.

Arch. Anat. u. Physiol., Anat. Abt. **1891**, 1—25. ~ Beobachtungen an den Spinalganglien und dem Rückenmark von Pristiurusembryonen. Anat. Anz. **7**, 519—539 (1892). ~ Der feinere Bau des Nervensystems im Lichte neuester Forschungen. Berlin 1893. ~ Die Nervenendigungen in den Maculae und Cristae acusticae. Anat. H., 1. Abt. **3**, 229—266 (1894). ~ Beiträge zur Histologie des Nervensystems und der Sinnesorgane. Wiesbaden: J. F. Bergmann 1894. ~ Centrosom und Sphäre in den Spinalganglienzellen des Frosches. Arch. mikrosk. Anat. **46**, 345—369 (1895). ~ Der feinere Bau des Nervensystems im Lichte neuester Forschungen, 2. Aufl. Berlin 1895. ~ Über Nervenzellenstrukturen. Verh. anat. Ges. **10**, 15—21 (1896). ~ Über den Bau der Spinalganglienzellen des Menschen. Arch. f. Psychiatr. **29**, 345—380 (1897). ~ Nervensystem. Erg. Anat. **7**, 110—207 (1898). ~ Bemerkungen über den Bau der Spinalganglienzellen. Neur. Zbl. **17**, 577—593 (1898). ~ Kritisches Referat über die Arbeit A. Bethes, Die anatomischen Elemente des Nervensystems und ihre physiologische Bedeutung. [Biol. Zbl. Bd. 18, S. 843 (1898).] Neur. Zbl. **18**, 242—246, 301—308 (1899). ~ Zur Kenntnis der Spinalganglienzellen. Arch. mikrosk. Anat. **69**, 245—263 (1906). ~ Zur Frage nach der Entwicklung der peripherischen Nervenfasern. Anat. Anz. **28**, 287—297 (1906). ~ Über das Ganglion ciliare. Verh. anat. Ges. **24**, 137—143 (1910). ~ Zu Salas Mitteilung über das Ganglion ciliare. Anat. Anz. **38**, 607—608 (1911). ~ Das Ganglion ciliare der Vögel. Arch. mikrosk. Anat. **76**, 745—769 (1911). ~ Das Ciliarganglion der Reptilien. Anat. Anz. **40**, 74—80 (1912). — **v. Leonowa, O.:** Die Sinnesorgane und die Ganglien bei Anencephalie und Amyelie. Neur. Zbl. **13**, 729—730 (1894). ~ Verh. Ges. dtsch. Naturforsch. **66** (II/2), 176—178 (1894). — **Leriche, R.:** Qu'est-ce que la douleur? Acta neurovegetativa Wien) **7**, 205—217 (1953). — **Levi, E.:** Studien zur normalen und pathologischen Anatomie der hinteren Rückenmarkswurzeln. Arb. neur. Inst. Wien **13**, 62—77 (1906). — **Levi, G.:** Su alcune particolarità di struttura del nucleo delle cellule nervose. Riv. Pat. nerv. **1**, 141 bis 149 (1896). ~ Contributo alla fisiologia della cellula nervosa. Riv. Pat. nerv. **1**, 169—180 (1896). ~ Ricerche sulla capacità proliferativa della cellula nervosa. Riv. Pat. nerv. **1**, 385 bis 386 (1896). ~ Ricerche citologiche comparate sulla cellula nervosa dei vertebrati. Riv. Pat. nerv. **2**, 193—225, 244—255 (1897). ~ Sulla cariocinesi delle cellule nervose. Riv. Pat. nerv. **3**, 97—112 (1898). ~ Considerazioni sulla struttura del nucleo delle cellule nervose. Riv. Pat. nerv. **3**, 289—295 (1898). ~ Sulle modificazioni morfologiche delle cellule nervose di animali a sangue freddo durante l'ibernazione. Riv. Pat. nerv. **3**, 443—459 (1898). ~ Beitrag zur Kenntnis der Struktur des Spinalganglions. Verh. anat. Ges. **19**, 158—159 (1905). ~ La capsula delle cellule dei gangli sensitivi. Penetrazione di fibre collagene nel loro protoplasma. Monit. zool. ital. **18**, 153—158 (1907). — Struttura ed istogenesi dei gangli cerebrospinali dei Mammiferi. Anat. Anz. **30**, 180—196 (1907). ~ I gangli cerebrospinali. Studî di istologia comparata e di istogenesi. Arch. ital. Anat. **7**, Suppl. 1—392 (1908). ~ Connessioni e struttura degli elementi nervosi sviluppati fuori dell'organismo. Mem. Accad. Lincei **12**, IV, 6—46 (1917). ~ Wachstum und Körpergröße. Die strukturelle Grundlage der Körpergröße bei vollausgebildeten und im Wachstum begriffenen Tieren. Erg. Anat. **26**, 87—342 (1925). ~ Neue Angaben über die Umwandlungen der Neuronen der sensiblen und sympathischen Ganglien der Chelonier in Beziehung mit dem Körperwachstum. Verh. anat. Ges. **39**, 156—158 (1931). ~ Über das mutmaßliche Bestehen von sympathischen Zellen in den kranialen und spinalen Ganglien. Anat. Anz. **75**, 187—190 (1932/33). ~ Explantation, besonders die Struktur und die biologischen Eigenschaften der in vitro gezüchteten Zellen und Gewebe. Erg. Anat. **31**, 125—707 (1934). Aus diesem Beitrag besonders: G.) Nervengewebe, S. 593—670. ~ Tessuto nervoso. In: Trattato di Istologia, Bd. II, S. 694—954. Torino: Unione Tipografico-Editrice Torinese 1954. — **Levi, G., u. L. Bucciante:** Das Wesen der Vitalfärbung mit sauren Farbstoffen der „in vitro" gezüchteten Zellen. Verh. anat. Ges. **37**, 263—269 (1928). — **Levi, G., u. H. Meyer:** Die Struktur der lebenden Neuronen. Die Frage der Präexistenz der Neurofibrillen. Anat. Anz. **83**, 401—422 (1936/37). — **Levi, G., u. S. Mossa:** Explantate von Spinalganglien des Hühnerembryos. Verh. anat. Ges. **37**, 295 (1928). — **Levi, R., ed E. Sacerdote:** Ricerche quantitative sul sistema nervoso di Mus musculus. Variazioni nel numero dei neuroni sensitivi spinali in esemplari della stessa famiglia e della stessa specie. Monit. zool. ital. **45**, 162—172 (1934). — **Levi-Montalcini, R.:** The development of the acoustico-vestibular centers in the chick embryo in the absence of the afferent root fibers and of descending fiber tracts. J. Comp. Neur. **91**, 209—242 (1949). — **Levi-Montalcini, R., and V. Hamburger:** Selective growth stimulation effects of mouse sarcoma on the sensory and sympathetic nervous system of the chick embryo. J. of Exper. Zool. **116**, 321—361 (1951). — **Lewis, F. T.:** The mixed cerebral nerves in mammals. J. Comp. Neur. **16**, 177—182 (1906). — **Lewis, W. H.:** Motion picture of neurons and neuroglia in tissue culture. In Genetic neurology, edit. by P. Weiss, S. 53—65. Chicago-London-Toronto: University Chicago Press 1950. — **v. Leydig, F.:** Zur Anatomie und Histologie der Chimaera monstrosa. Arch. Anat., Physiol. u. wiss. Med. 1851, 241—271. ~ Lehrbuch der Histologie des Menschen und der Thiere. Frankfurt a. M.: Meidinger Sohn & Co. 1857. — **Liddell, H. G., and R. Scott:** A Greek-English Lexicon, 9. Aufl., Bd. 1. Oxford: Clarendon Press 1948. — **Lieberkühn, N.:**

25*

De gangliorum structura penitiori. Inaug.-Diss. Berolini 1849. — **Limarenko, I. M.:** Über die chemische Zusammensetzung der Tigroide im Kern von Nervenzellen. Dokl. Akad. Nauk SSSR. **107**, 859—861 (1956) (Russisch). Ref. Ber. Biol. A **108**, 27 (1957). — **Lindström, T.:** On the cranial nerves of the cyclostomes with special reference to Nervus trigeminus. Acta zool. (Stockh.) **30**, 315—458 (1949). — **Lissauer, H.:** Beitrag zur pathologischen Anatomie der Tabes dorsalis und zum Faserverlauf im menschlichen Rückenmark. Neur. Zbl. **4**, 245—246 (1885). — **Lloyd, D. P. C.,** and **H. T. Chang:** Afferent fibres in muscle nerves. J. of Neurophysiol. **11**, 199—207 (1948). — **Lockhart, R. D.:** The dural relations of the Gasserian ganglion with reference to a new method of surgical approach. J. of Anat. **62**, 105—107 (1928). — **Locy, W. A.:** New facts regarding the development of the olfactory nerve. Anat. Anz. **16**, 273—290 (1899). ~ On a newly recognized nerve connected with the fore-brain of Selachians. Anat. Anz. **26**, 33—63, 111—123 (1905). — **Lorente de Nó, R.:** La regeneración de la medula espinal en las larvas de batracio. Trab. Labor. Invest. Biol. Univ. Madrid **19**, 147—183 (1921/22). ~ The synaptic delay of the motoneurons. Amer. J. Physiol. **111**, 272—282 (1935). — **Lorente de Nó, R.,** y **F. de Castro:** A propósito de la homología entre la glía de escasas radiaciones y las células de Schwann y endocapsulares. Bol. Soc. españ. Biol. **10**, 63—68 (1923). — **Lorin-Epstein, M. J.:** Das ätiologische Grundprinzip. Über die Gesetzmäßigkeit der Erkrankungs- und Wiederherstellungssukzession der Organe, ihrer Teile oder Funktionen je nach ihrem gegenseitigen phylogenetischen Alter. Erg. Anat. **27**, 975—1089 (1927). — **Lowell, L. A., J. R. Puchol** y **A. P. R. Perez:** Aportación al conocimiento histopatológico. Sistema nervioso periférico en la lepra. Internat. J. Leprosy **16**, 459—464 (1948). — **Lowenberg, K.:** Contribution to the knowledge of the structure of the glia of the human Gasserian ganglion. Arch. Histol. norm. y pat. (Buenos Aires) **3**, 145—151 (1946). — **Lubosch, W.:** Drei kritische Beiträge zur vergleichenden Anatomie des N. accessorius. Anat. Anz. **19**, 461—478 (1901). ~ Über Plexusbildung zwischen systemfremden Nerven (Glossopharyngeus-Hypoglossus bei Sauropsiden). Morph. Jb. **70**, 343—363 (1932). — **Lucas, A. N.,** and **J. E. Miksicek:** Nerve cells without central processes in the fourth spinal ganglion of the bullfrog. Science (Lancaster, Pa.) **84**, 207—208 (1936). — **Lugaro, E.:** Sull' orìgine di alcuni nervi encefalici, V., VI., VII., VIII. Arch. Ottalm. **2**, 181—186 (1894/95). ~ Sulle cellule d'origine della radice discendente del trigemino. Arch. Ottalm. **2**, 116—119 (1894/95). ~ Sur les modifications des cellules nerveuses dans les divers états functionnels. Arch. ital. Biol. **24**, 258—281 (1895). ~ Sul valore rispettivo della parte cromàtica e della acromàtica nel citoplasma delle cellule nervose. Riv. Pat. nerv. **1**, 1—11 (1896). ~ Su di un presunto nuovo reperto nel nucleo delle cellule nervose. Riv. Pat. nerv. **1**, 149—150 (1896). ~ Nuovi dati e nuovi problemi nella patologia della cellula nervosa. Riv. Pat. nerv. **1**, 303—322 (1896). ~ Sulle alterazioni delle cellule nervose per mutilazione parziale del prolungamento nervoso. Riv. Pat. nerv. **1**, 432—435 (1896). ~ Sulle alterazioni delle cellule nervose dei ganglî spinali in seguito al taglio della branca perifèrica o centrale del loro prolungamento. Riv. Pat. nerv. **1**, 457—470 (1896). ~ Sulle alterazioni degli elementi nervosi negli avvelenamenti per arsenico e per piombo. Riv. Pat. nerv. **2**, 49—64 (1897). ~ Alterazioni delle cellule nervose nella peste bubbonica sperimentale. Riv. Pat. nerv. **2**, 241—244 (1897). ~ Sul comportamento delle cellule nervose dei ganglî spinali in seguito al taglio della branca centrale del loro prolungamento. Riv. Pat. nerv. **2**, 541—543 (1897). ~ Questioni spicciole sulla patologia delle cellula nervosa. Riv. Pat. nerv. **3**, 125—130 (1898). ~ Sulle alterazioni delle cellule nervose nell'ipertermia sperimentale. Riv. Pat. nerv. **3**, 193—209 (1898). ~ A proposito di un presunto rivestimento isolatore della cellula nervosa. Risposta al Prof. C. Golgi. Riv. Pat. nerv. **3**, 265—271 (1898). ~ Sulla struttura delle cellule dei ganglî spinali nel cane. Riv. Pat. nerv. **3**, 433—443 (1898). ~ Sulla patologia delle cellule dei ganglî sensitivi. I., II., III. Riv. Pat. nerv. **5**, 145—161, 241—253, 396—411 (1900). ~ IV. Riv. Pat. nerv. **6**, 433—458 (1901). ~ V., VI., VII., VIII. Riv. Pat. nerv. **7**, 97—120 (1902). ~ IX.—XIX. Riv. Pat. nerv. **8**, 481—515 (1903). ~ Sulla legge di Waller. Riv. Pat. nerv. **6**, 193—208 (1901). ~ On the pathology of the cells of the sensory ganglia. (Sammelreferat.) Rev. of Neur. a. Psych. **2**, 228—232 (1904). — **Lugaro, E.,** e **L. Chiozzi:** Sulle alterazioni degli elementi nervosi nell'inanizione. Riv. Pat. nerv. **2**, 394—400 (1897). — **Lumsden, C. E., M. F. Orr** and **D. Robbins:** Aspects of neurite outgrowth in tissue culture. Anat. Rec. **110**, 145—179 (1951). — **Luna, E.:** I condriosomi nelle cellule nervose. Anat. Anz. **44**, 142—144 (1913). ~ Sulle modificazioni dei plastosomi delle cellule nervose nel trapianto ed in seguito al taglio dei nervi. Anat. Anz. **44**, 413—415 (1913). — **Luria, S.:** La grandezza delle cellule nervose in animali ad accrescimento artificialmente arrestato. Z. Zellforsch. **22**, 724—734 (1935).

Macallum, A. B.: Some points in the microchemistry of nerve cells. Brit. Med. J. **1898 II**, 778. — **Magendie, F.:** Expériences sur les fonctions des racines des nerfs rachidiens. J. Physiol. expér. path. **2**, 276—279 (1822). ~ Expériences sur les fonctions des racines des nerfs qui naissent de la moëlle épinière. J. Physiol. expér. **2**, 366—371 (1822). — **Magnus, R.:** Körperstellung. Monographien aus dem Gesamtgebiet der Physiologie der Pflanzen und der Tiere, Bd. 6. Berlin: Springer 1924. — **Makarov, P. V.:** The problem of general and cellular narcosis. Arch. Anat., Gistol. i Embriol. (Leningrad) **19**, 5—104 (1938) [Russisch u. engl. Zus.fass.

S. 269—295]. ~ Über ungelöste Probleme der gegenwärtigen Zytologie. Wiss. Z. Univ. Halle, Math.-nat. Reihe 6, 549—568 (1957). — **Malaisse, E., et A. Gerebtzoff:** Les inclusions basophiles des histiocytes des ganglions nerveux. C. r. Assoc. Anat. 69, 676—678 (1952). — **Malone, E. F.:** Recognition of members of the somatic motor chain of nerve cells by means of a fundamental type of cell structure, and the distribution of such cells in certain regions of mammalian brain. Anat. Rec. 7, 67—82 (1913). ~ The nucleus cardiacus nervi vagi and three distinct types of nerve cells which innervate the three different types of muscle. Amer. J. Anat. 15, 121—129 (1913/14). ~ The cell structure of the superior olive in man. J. Comp. Neur. 35, 205—211 (1922/23). ~ Efferent characteristics of reception centers. Science (Lancaster, Pa.) N. S. 57, 449—450 (1923). — **Mangold, O.:** Kopfformen von Triton-Larven nach teilweiser und ganzer Entfernung der Gehirnplatte und des angrenzenden Medullarwulstes im Neurulastadium. Roux' Arch. 148, 123—178 (1955). — **Mann, G.:** Histological changes induced in sympathetic, motor, and sensory nerve cells by functional activity. J. of Anat. 29, 100—108 (1895). ~ Die fibrilläre Structur der Nervenzellen. Verh. anat. Ges. 12, 39—42 (1898). — **Manz, W.:** Das Auge der hirnlosen Mißgeburten. Virchows Arch. 51, 313—349 (1870). — **Marburg, O.:** Die absteigenden Hinterstrangbahnen. (Referat.) Neur. Zbl. 22, 19 (1903). — **Marcora, F.:** Über die Beziehungen zwischen dem Binnennetze und den Nisslschen Körperchen in den Nervenzellen. Anat. Anz. 35, 65—69 (1910). — **Marie, P.:** Leçons sur les maladies de la moëlle. Paris 1892. — **Marinesco, G.:** Sur la branche descendante des racines postérieures. Semaine méd. 14, 274 (1894). ~ Mécanisme de la sénilité et de la mort des cellules nerveuses. C. r. Acad. Sci. Paris 130, 1136—1139 (1900). ~ Sur la présence de granulations oxynentrophiles dans les cellules nerveuses. C. r. Soc. Biol. Paris 54, 1289—1291 (1902). ~ Recherches sur le noyeau et le nucléole de la cellule nerveuse à l'état normale et pathologique. J. Psychol. u. Neur. 5, 151—172 (1905). ~ Quelques recherches sur la morphologie normale et pathologique des cellules des ganglions spinaux et sympathiques de l'homme. Névraxe 8, 7—38 (1906). ~ Quelques recherches sur la transplantation des ganglions nerveux. Revue neur. 15, 241—252 (1907). ~ Quelques mots à propos du travail de M. Nageotte: Recherches expérimentales sur la morphologie des cellules et des fibres des ganglions rachidiens. Revue neur. 15, 537—543 (1907). ~ Plasticité et amiboïsme des cellules des ganglions sensitifs. Revue neur. 15, 1109—1125 (1907). ~ La cellule nerveuse, Bd. 1 u. 2. In Encyclopédie scientifique publiée sous la direction du Dr. Toulouse. Paris: O. Doin Fils 1909. ~ Étude ultramicroscopique des cellules des ganglions spinaux des animaux nouveau-nés. C. r. Soc. Biol. Paris 70, 1057—1060 (1911). ~ Des changements, qu'impriment à la luminosité et à l'état colloïdal des cellules nerveuses vivantes certains agents physico-chimiques. C. r. Soc. Biol. Paris 70, 1061—1063 (1911). ~ Des changements que les agents physico-chimiques exercent sur la luminosité et sur l'état colloïdal des cellules des ganglions spinaux. C. r. Soc. Biol. Paris 71, 667—669 (1911). ~ Forschungen über den kolloidalen Bau der Nervenzellen und ihre erfahrungsgemäßen Veränderungen. Kolloid-Z. 11, 209—225 (1912). ~ Le rôle des ferments oxydants dans les phénomènes de la vie du neurone. Encéphale 19, 3—5 (1924). **Marinesco, G., et J. Minea:** Nouvelles recherches sur l'histologie fine des ganglions et des racines postérieures dans le Tabes. Encéphale 2 (II), 243—244 (1907). ~ Étude des ganglions spinaux dans un nouveau cas de Tabes. Revue neur. 15, 418—419 (1907). ~ Nouvelles recherches sur l'histologie fine des ganglions et des racines postérieures dans le Tabes. Revue neur. 15, 909 (1907). ~ Über die mikro-sympathischen, hypospinalen Ganglien. Neur. Zbl. 27, 147—150 (1908). ~ Sur la survivance des cellules des ganglions spinaux greffés à différentes intervalles après la mort. C. r. Soc. Biol. Paris 64, 86—87 (1908). ~ Note sur les changements morphologiques des cellules des ganglions greffés sur des animaux privés de leur appareil thyroparathyroïdien. C. r. Soc. Biol. Paris 65, 239—241 (1908). ~ Recherches expérimentales et anatomopathologiques sur les lésions consécutives à la compression et à l'écrasement des ganglions sensitifs. Folia neuro-biol. 1, 4—13, 153—156 (1908). ~ Études des cellules des ganglions spinaux de grenouille à l'aide du paraploïde de Zeiss. C. r. Soc. Biol. Paris 71, 202—204 (1911). ~ Essai de culture des ganglions spinaux de mammifères in vitro. Contribution à l'étude de la neurogénèse. Anat. Anz. 42, 161—176 (1912). ~ La culture des ganglions spinaux des Mammifères in vitro. Revue neur. 20, 469 (1912). ~ Culture des ganglions spinaux des mammifères „in vitro" suivant la méthode de Harrison et Montrose T. Burrows. C. r. Soc. Biol. Paris 73, 346—348 (1912). ~ Sur le rejeunissement des cultures las ganglions spinaux. C. r. Soc. Biol. Paris 74, 299—301 (1913). ~ Nouvelles recherches sur la culture ‚in vitro' des ganglions spinaux de Mammifères. Anat. Anz. 46, 529—547 (1914). — **Marini, M.:** Aspetti della cromatina nei nuclei 'delle cellule nervose di un anfibio urodelo (Triturus cristatus carnifex Laur.) Riv. di Neurobiol. 2, 495—516 (1956). — **Marschall, A.:** Über den Einfluß des Nervus vagus auf die Bewegungen des Magens der Wiederkäuer und über das Auftreten einer Antralfurche am Labmagen dieser Tiere. Inaug.-Diss. Bern 1910. — **Marshall, A. M.:** On the early stages of development of the nerves in birds. J. of Anat. 11, 491—515 (1877). ~ Note on the early stages of development of the nerves in the chick. Proc. Roy. Soc. Lond. 26, 47—50 (1878). ~ The development of the cranial nerves in the chick. Quart. J. Microsc. Sci., N. S. 18, 10—40 (1878). ~ On the head cavities and associated nerves of elasmobranchs. Quart. J. Microsc. Sci., N. S. 21, 72—97 (1881). — **Marshall, A. M.,** and **W. B. Spencer:** Observations on the cranial nerves of Scyllium. Quart. J. Microsc. Sci., N. S. 21, 469—499 (1881). — **Martin, P.:** Die erste Entwicklung der Kopfnerven bei der Katze. Österr. Mschr. Tierheilk. 14, 337—363, 385—396 (1890). ~ Die Entwickelung des neunten bis zwölften Kopfnerven bei der Katze. Anat. Anz. 6, 228—232 (1891). — **Martinotti, C.,** et **V. Tirelli:** La microphotographie appliquée à l'étude des cellules nerveuses des ganglions spinaux. Anat. Anz. 17, 369—380 (1900). ~ La microphotographie appliquée à l'étude de la structure des cellules nerveuses dans les ganglions intervertébraux d'animaux morts d'inanition. Verh. anat. Ges. 14, 89—96 (1900). — **Maruhashi, J., K. Mizuguchi** and **J. Tasaki:** Action currents in single afferent nerve fibres elicited by stimulation of the skin of the toad and the cat. J. of Physiol. 117, 129—151 (1952). — **Marui, K.:** Further study on the micro-histio-chemical nature of the Nissl body and the „nucleoproteid-like granule" (Marui); a contribution to the structure of liver cells. Mitt. Path. (Sendai) 1, 413—419 (1919/22). — **Marx, V.** u. **Höpker, W.:** Zum Problem der Nebennukleolen in Nervenzellkernen. Z. Zellforsch. 47, 43—52 (1957). — **Matsui, T.:** Über den Verlauf der spinalen Nervenfasern im Sympathicus. Fol. anat. jap. 3, 267—280 (1925). — **Matsuo, H.:** Studien über das Golgis Binnennetz der Nervenzellen. III. Über die Veränderungen der Golgischen Binnennetze der Spinalganglienzellen nach der Durchschneidung des N. ischiadicus bei Ratten. Jap. J. Med. Sci., I. Anat. 3, 245—261 (1933). — **Mauthner, L.:** Beiträge zur näheren Kenntnis der morphologischen Elemente des Nervensystems. Sitzgsber. Akad. Wiss. Wien, Math.-naturwiss. Kl. 39, 583—589 (1860). ~ Denkschr. Akad. Wiss., Math.-naturwiss. Kl., II. Abt. Wien 21, 1—56 (1863). — **Mawas, J.:** Sur la structure des cellules nerveuses ganglionnaires de la moëlle amyélinique des cyclostomes. C. r. Acad. Sci. Paris 150, 126—127 (1910). — **May, O.,** and **V. Horsley:** The mesencephalic root of the fifth nerve. Brain 33, 175—203 (1910). — **Mayer, A. F. J. K.:** Über das Gehirn, das Rückenmark und die Nerven. Eine anatomisch-physiologische Untersuchung. Nova Acta physico-med. Acad. Caes. Leopold.-Carol. natur. cur., II. Abt. 16, 679—770 (1832). ~ Ganglion des Nerv. hypoglossus. Not. Geb. Natur- u. Heilk. ges. v. L. F. v. Froriep 47, 330 (1836). — **Mayer, S.:** Die peripherische Nervenzelle und das sympathische Nervensystem. Eine histologisch-physiologische Studie. Arch. f. Psychiatr. 6, 353—446 (1876). ~ Wachstumsendkugeln und Ganglienzellen. Anat. Anz. 30, 536—543 (1907). — **McKinniss, M. E.:** The number of ganglion cells in the dorsal root ganglia of the second and third cervical nerves in human fetuses of various ages. Anat. Rec. 45, 255—259 (1936). — **Meek, A.:** The segments of the vertebrate brain and head. Anat. Anz. 31, 408—415 (1907). ~ The cranial segments and nerves of the rabbit with some remarks on the phylogeny of the nervous system. Anat. Anz. 36, 560—572 (1910). — **Menel, E.:** Zur Vakuolisation der Ganglienzellen. Anat. Anz. 28, 216—222 (1906). ~ Une petite notice sur la vacuolisation des cellules nerveuses. Anat. Anz. 29, 62—64 (1906). ~ Einige Beobachtungen über die Roncoronischen Fibrillen der Nervenzellkerne. Arch. mikrosk. Anat. 68, 527—539 (1906). — **Meyer, A. W.:** Verlaufen sensible Fasern in den vorderen Wurzeln? Zbl. Chir. 48, 1790—1793 (1921). ~ Über die fraglichen sensiblen Fasern der vorderen Wurzeln. Dtsch. Z. Chir. 199, 38—65 (1926). — **Meyer, E.:** Plasmazellen im normalen Ganglion Gasseri des Menschen. Anat. Anz. 28, 81—83 (1906). — **Meyer, H.:** Zur Theorie der Alkoholnarkose. Arch. exper. Path. u. Pharmakol. 42, 109—118 (1899). — **Meyer, H.:** (a) Neuere Beobachtungen bei der Züchtung von Rautenhirn-Explantaten aus Hühnerembryonen vorgerückter Stadien. Riv. Biol. 26, fasc. III, 1—11 (1938). ~ (b) Culturas de tecido nervoso infectadas por Schizotripanum Cruzi. An. Acad. brasil. Ci. 14, 253—256 (1942). ~ (c) The cultivation of protozoa in tissue cultures. (Publ. Inst. de Biofísica 5.) Rio de Janeiro: Instituto de Biofísica 1949. ~ (d) Estudo sôbre a presença e a distribuição de fibras colágenas e reticulares em culturas de gânglio espinhal de embrião de galinha. An. Acad. brasil. Ci. 24, 281—282 (1952). ~ (e) Células nervosas com dois núcleos em culturas de gânglio espinhal. An. Acad. brasil. Ci. 24, 283—285 (1952). ~ (f) Electron microscope study of nerve fibres grown in vitro. Exper. Cell Res. 7, 15—22 (1954). — **Meyer, L.:** Handbuch der griechischen Etymologie, Bd. 3. Leipzig 1901—1902. — **Meyer, S.:** Über eine Verbindungsweise der Neuronen. Arch. mikrosk. Anat. 47, 734—748 (1896). — **Meyerhof, M.,** u. **J. Schacht:** Galen über die medizinischen Namen. Arabisch und deutsch herausgegeben. Abh. preuß. Akad. Wiss., Phil.-hist. Kl. 1931, Nr 3. (Auch als Einzelausgabe im Verlag W. de Gruyter & Co. Berlin 1931.) — **Michailow, S.:** Die Regeneration des Neurons. J. Psychol. u. Neur. 18, 247—272 (1911). — **Michotte, A.:** La fibre nerveuse et sa bifurcation dans les ganglions (Methode de Cajal). Névraxe 6, 201 bis 215 (1904). — **Milovidov, P. F.:** Physik und Chemie des Zellkernes, Bd. I u. II. (Protoplasma-Monographien Bd. 20 u. 21.) Berlin: Gebrüder Borntraeger 1949. — **Minea, I.:** Rapports des fibroblastes et des fibres nerveuses néoformées dans les cultures in vitro des ganglions spinaux. C. r. Soc. Biol. Paris 103, 1354—1356 (1930). — **Minker, E.:** Beiträge zur Kenntnis des vegetativen Nervensystems der Katze. Acta biol. (Szeged.), N. S. 2, 209—217 (1956). — **Misch, J.:** Das Binnennetz der spinalen Ganglienzellen bei verschiedenen Wirbeltieren. Internat. Mschr. Anat. u. Physiol. 20, 329—414 (1903). — **Mjassojedoff, S. W.:** Das Kernkörperchen und seine Beziehung zu den Chromatinelementen des Kernes. Z. mikrosk.-anat. Forsch. 9, 404—467

(1927). — **Möllgaard, H.:** Eine morphologische Studie über den Nervenkomplex Vago-glossopharyngeo-accessorius. Skand. Arch. Physiol. (Berl. u. Lpz.) **25**, 69—80 (1911). — **Molhant, M.:** Le nerf vague. Étude anatomique et expérimentale. Partie 1: Le noyau dorsal du vague, ses connections anatomiques et sa valeur fonctionelle. Névraxe **11**, 137—244 (1910). ~ Le nerf vague. Étude anatomique et expérimentale. Partie 3: Les ganglions périphériques du vague. Localisation des noyaux de sensibilité et distribution périphérique des fibres qui en émanent. Névraxe **14/15**, 521—579 (1913). — **Monakow, C. v.:** Das Nervensystem eines anencephalischen siebenmonatlichen Foetus. Korresp.bl. Schweiz. Ärzte **22**, 252 (1892). — **Moodie, R. L.:** Lateral line in extinct Amphibia. J. of Morph. **19**, 511—540 (1908). ~ Contribution to the knowledge of lateral line system in extinct Amphibia. J. Comp. Neur. **25**, 317—329 (1915). — **Moore, B.,** and **H. W. Reynolds:** The rate of transmission of nerve impulses through the spinal ganglion. Zbl. Physiol. **12**, 501 (1898/99). — **Moore, K. L.,** and **M. L. Barr:** Morphology of the nerve cell nucleus in mammals, with special reference to the sex chromatin. J. Comp. Neur. **98**, 213—231 (1953). — **Morganti, G.:** Anatomia del ganglio genicolato. Ann. Univ. Med. comp. A. Omodei (Milano) **114** (III. ser. **18**), 449—528 (1845). — **Morin, F.,** e **A. Brusa:** Alterazioni strutturali dei gangli spinali conseguenti ad asportazione del territorio cutaneo. Boll. Soc. ital. Biol. sper. **26**, 1580—1582 (1950). ~ Réponse des neurones sensitifs à ,,la perte du territoire cutané" pendant la croissance. C. r. Assoc. Anat. **38**, 736—739 (1951). — **Morpurgo, B.,** e **V. Tirelli:** Sullo sviluppo dei ganglii intervertebrali del coniglio. Ann. Fren. e Sci. aff. **3**, 225—256, (1892). ~ Sur le développement des ganglions intervertébraux du lapin. Arch. ital. Biol. **18**, 413—435 (1893). — **Mossa, S.:** Ulteriori studi sulla rigenerazione dei neuriti e sulle modificazioni dei neuroblasti dei gangli spinali di embrione di pollo coltivati ,,in vitro". Arch. exper. Zellforsch. **7**, 413—443 (1929). — **Mosse, M.:** Über Silberimprägnation der Nervenzellen und der Markscheiden. Arch. mikrosk. Anat. **59**, 401—406 (1902). — **Mott, F. W.:** The bio-physics and bio-chemistry of the neurone. Brit. Med. J. **1912 II**, 780—784 (1912). — **Motta-Coco, A.:** Nuovo contributo sulle granulazioni fucsinofile delle cellule dei gangli spinali. Anat. Anz. **25**, 97—102 (1904). — **Motta-Coco A.,** e **G. Lombardo:** Contributo allo studio delle granulazioni fucsinofile e della struttura della cellula dei gangli spinali. Anat. Anz. **23**, 635—640 (1903). — **Mottet, K.:** The effect of the removal of somatopleur on the development of motor and sensory neurons in the spinal cord and ganglia. J. Comp. Neur. **96**, 519 bis 553 (1952). — **Mountcastle, V. B.,** and **E. Hennemann:** The representation of tactile sensibility in the thalamus of the monkey. J. Comp. Neur. **97**, 409—439 (1952). — **Moussa, T. A.,** and **J. B. Gatenby:** Neutral red and the Golgi apparatus of sympathetic neurones, and the Zernicke microscope. Cellule **53**, 271—284 (1950). — **Mühlmann, M.:** Weitere Untersuchungen über die Veränderungen der Nervenzellen in verschiedenem Alter. Arch. mikrosk. Anat. **58**, 231—247 (1901). ~ Die Veränderungen der Nervenzellen in verschiedenem Alter beim Meerschweinchen. Anat. Anz. **19**, 377—383 (1901). ~ Wachstum, Altern und Tod. Über die Ursache des Alterns und des Todes. Erg. Anat. **27**, 1—245 (1927). ~ Neueste Forschungsergebnisse über Wachstum, Altern und Tod. Erg. Anat. **28**, 594—653 (1929). — **Mühlmann, M., u. W. Popowa:** Über die Natur der Tigroidsubstanz der Nervenzellen. Z. Zellforsch. **9**, 297—312 (1929). — **Müller, E.:** Studien über die Spinalganglien. Biol. Förening. Förh. Stockh. **2**, 125—134 (1889/90). ~ Untersuchungen über den Bau der Spinalganglien. Nord. med. Ark. **23** (N. F. 1), Nr 26, 1—55 (1891). — **Müller, H.:** Zur Histologie des Ganglion nodosum bei Haustieren. Beitr. path. Anat. **103**, 1—10 (1939). — **Müller, J.:** Vergleichende Anatomie der Myxinoiden, der Cyclostomen mit durchbohrtem Gaumen. Erster Teil: Oesteologie und Myologie. Abh. kgl. Akad. Wiss. Berlin, Physik.-math. Kl. **1834**, 65—340 (1836). ~ Vergleichende Neurologie der Myxinoiden. Abh. Akad. Wiss. Berlin, Physik. Abh. **1838**, 171—251 (1839/40). — **Müller, L. R.:** Studien über die Anatomie und Histologie des sympathischen Grenzstranges insbesondere über seine Beziehungen zu dem spinalen Nervensysteme. Verh. Kongr. inn. Med. **26**, 658—681 (1909). ~ Beiträge zur Anatomie, Histologie und Physiologie des Nervus vagus; zugleich ein Beitrag zur Neurologie des Herzens, der Bronchien und des Magens. Dtsch. Arch. klin. Med. **101**. 421—481 (1911). ~ Über die Gegensätzlichkeit in der Lebensinnervation. Verh. Ges. dtsch. Nervenärzte **19**, 220—228 (1929). ~ Die Einteilung des Nervensystems nach seinen Leistungen. Stuttgart: Georg Thieme 1950. — **Münzer, F. Th.:** Über markhaltige Ganglienzellen. Z. mikrosk.-anat. Forsch. **24**, 286—362 (1931). — **v. Muralt, A.:** Die Signalübermittlung im Nerven. Basel: Birkhäuser 1946. — **Murnaghan, D. P.:** Studies on living spinal ganglion cells. Anat. Rec. **81**, 183—203 (1941).

Nageotte, J.: Note sur les lésions radiculaires et ganglionnaires du Tabes. (Réponse à Mm. André Thomas et Georges Hauser.) C. r. Soc. Biol. Paris **54**, 1080—1081 (1902). ~ À propos des lésions radiculaires du Tabes. (Deuxième réponse à Mm. Thomas et Hauser.) C. r. Soc. Biol. Paris **54**, 1226—1228 (1902). ~ Note sur les formations cavitaires par périnévrite dans les nerfs radiculaires. C. r. Soc. Biol. Paris **54**, 1443—1445 (1902). ~ Note sur les foyers d'endonévrite dans les nerfs radiculaires. C. r. Soc. Biol. Paris **54**, 1445—1447 (1902). ~ Note sur la régénération amyélinique des racines postérieures dans le tabes et sur les ,,massues d'accroissement" qui terminent les fibres néoformées. C. r. Soc. Biol. Paris

60, 477—479 (1906). ∼ Note sur la régénération collatérale des neurones radiculaires postérieurs dans le tabes. C. r. Soc. Biol. Paris 60, 745—747 (1906). ∼ Régénération collatérale de fibres nerveuses terminées par des massues de croissance, à l'état pathologique et à l'état normal; lésions tabétiques des racines médullaires. Nouv. Iconogr. Salpêtrière 19, 217—238 (1906). ∼ Étude sur la greffe des ganglions rachidiens; variations et tropismes du neurone sensitif. Anat. Anz. 31, 225—245 (1907). ∼ Recherches expérimentales sur la morphologie des cellules et des fibres des ganglions rachidiens. Revue neur. 15, 357—368 (1907). ∼ Neurophagie dans les greffes de ganglions rachidiens. Revue neur. 15, 933—944 (1907). ∼ Greffe de ganglions rachidiens suivie des éléments nobles et transformation des cellules unipolaires en cellules multipolaires. C. r. Soc. Biol. Paris 62, 62—64 (1907). ∼ Deuxième note sur la greffe des ganglions rachidiens. C. r. Soc. Biol. Paris 62, 289—292 (1907). ∼ Note sur l'apparition précoce, d'arborisations périglomérulaires dans les ganglions rachidiens greffés. C. r. Soc. Biol. Paris 62, 580—582 (1907). ∼ Mitochondries du tissu nerveux. C. r. Soc. Biol. Paris 66, 825—828 (1909). ∼ Mitochondries et neurokeratine de la gaine de myeline. C. r. Soc. Biol. Paris 67, 472—475 (1909). ∼ Sheaths of the peripheral nerves. Nerve degeneration and regeneration. In Penfield, Cytology and cellular pathology of the nervous system, vol. I., p. 189—239. New York: P. B. Hoeber 1932. — **Naglieri, F.:** Il plesso lombo-sacro nel Canis familiaris. Arch. ital. Anat. 17, 65—102 (1919/20). — **Nansen, F.:** The structure and combination of the histological elements of the central nervous system. Bergens Mus. Aarsberetning for 1886, 29—214 (1887). — **Nawzatzky, I.:** Zur Kenntnis der Farbspeicherung in peripherischen Ganglien der Maus. Z. Zellforsch. 20, 229—236 (1934). — **Neal, H. V.:** A summary of studies on the segmentation of the nervous system in Squalus acanthias. Anat. Anz. 12, 377—391 (1896). — **Nemiloff, A.:** Beobachtungen über die Nervenelemente bei Ganoiden und Knochenfischen. Teil I.: Bau der Nervenzellen. Arch. mikrosk. Anat. 72, 1—46 (1908). ∼ Teil II: Der Bau der Nervenfasern. Arch. mikrosk. Anat. 72, 575—606 (1908). ∼ Über die Beziehungen der sog. „Zellen der Schwannschen Scheide" zum Myelin in den Nervenfasern von Säugetieren. Arch. mikrosk. Anat. 76, 329—348 (1910/11). — **Netto, A. Sp. F.:** Dimensioni e numero dei neuroni in relazione alla mole somatica. Confronti tra due roditori di mole somatica molto differente. Z. Zellforsch. 36, 222—234 (1951). — **Neumann, K. H.:** Eine neue Methode zur histochemischen Lokalisation des Bernsteinsäure dehydrierenden Fermentes Succinodehydrase. Klin. Wschr. 30, 605—606 (1952). — **Neumayer, L.:** Über den Schluß der sekundären Medullarfurche und die Genese der Neuralleiste. Verh. anat. Ges. 27, 96—101 (1913). — **Newth, D. R.:** Experiments on the neural crest of the Lamprey embryo. J. of Exper. Biol. 28, 247—260 (1951). — **Nicholas, J. S.,** and **D. H. Barron:** Limb movements studied by electrical stimulation of nerve roots and trunks in Amblystoma. J. Comp. Neur. 61, 413—431 (1935). — **Nicholas, J. S.,** and **D. Rudnick:** The organization and proliferation of nervous tissues in rat embryos developing upon the chick chorio-allantois. Anat. Rec. 54, Suppl. 74 (1932). — **Nicholson, F. M.:** The changes in amount and distribution of the iron-containing proteins of nerve cells following injury to their axons. J. Comp. Neur. 36, 37—87 (1923/24). — **Nicholson, H.:** On the presence of ganglion cells in the third and sixth nerves of man. J. Comp. Neur. 37, 31—36 (1924). — **Niessing, C.:** Die Entwicklung der kranialen Ganglien bei Amphibien. Morph. Jb. 70, 472—530 (1932). — **Nieuwkoop, P. D.:** Neural competence and neural fields. Rev. suisse Zool. 57, Suppl. 1, 23—40 (1950). ∼ Activation and organization of the central nervous system in Amphibians. Part III. Synthesis of a new working hypothesis. J. of Exper. Zool. 120, 83—108 (1952). — **Nieuwkoop, P. D.** u. Mitarb.: Activation and organization of the central nervous system in Amphibians. Part I. Induction and activation. J. of Exper. Zool. 120, 1—31 (1952). ∼ Part II. Differentiation and organization. J. of Exper. Zool. 120, 33—81 (1952). — **Nilsson, F.:** Die Segmentierung des Gehirns bei Menschenembryonen. Z. mikrosk.-anat. Forsch. 7, 191—230 (1926). — **Nishi, S.:** Zur vergleichenden Anatomie der eigentlichen (genuinen) Rückenmuskeln. (Spinodorsale Muskeln der tetrapoden Wirbeltiere.) Morph. Jb. 50, 167—318 (1919). — **Nissl, F.:** Über den Zusammenhang von Zellstruktur und Zellfunktion in der centralen Nervenzelle mit Demonstrationen. Tagebl. 61. Verslg Dtsch. Naturforsch. u. Ärzte Köln, S. 194, 1889. ∼ Über Rosins neue Färbemethode des gesamten Nervensystems und dessen Bemerkungen über Ganglienzellen. Neur. Zbl. 13, 98—106, 141—144 (1894). ∼ Über die sogenannten Granula der Nervenzellen. Neur. Zbl. 13, 676—685, 781—789, 810—814 (1894). ∼ Mitteilungen zur Anatomie der Nervenzelle. Allg. Z. Psychiatr. 50, 370—376 (1894). ∼ Über eine neue Untersuchungsmethode des Centralorgans speciell zur Feststellung der Localisation der Nervenzellen. Zbl. Nervenheilk. u. Psychiatr. (Koblenz-Leipzig) 17 (N. F. 5), 337—344 (1894). ∼ Über die Nomenklatur in der Nervenzellanatomie und ihre nächsten Ziele. Neur. Zbl. 14, 66, 104 (1895). ∼ Die Beziehungen der Nervenzellensubstanzen zu den thätigen, ruhenden und ermüdeten Zellzuständen. Allg. Z. Psychiatr. 52, 1147—1154 (1896). ∼ Die Hypothese der spezifischen Nervenzellenfunction und Beiträge zur Anatomie und Histopathologie der Nervenzellen mit besonderer Rücksicht auf die Nervenzellenveränderungen in Folge von experimentell erzeugten Vergiftungen. Allg. Z. Psychiatr. 54, 1—107 (1898). ∼

Die Neuronenlehre und ihre Anhänger. Jena: Gustav Fischer 1903. ~ Technik der Nervenzellendarstellung. In Krauses Enzyklopädie der mikroskopischen Technik, S. 252—280. Berlin u. Wien: Urban & Schwarzenberg 1910. — **Nittono, K.**: On the growth of the neurons composing the Gasserian ganglion of the albino rat, between birth and maturity. J. Comp. Neur. **32**, 231—269 (1920). — **Nó, R. Lorente de:** Siehe Lorente de Nó, R. — **Nonidez, J. F.:** Innervation of the thyroid gland. Origin and course of the thyroid nerves in the dog. Amer. J. Anat. **48**, 299—329 (1931). — **Nordkemper, M.:** Zur Frage der Umschaltung der parasympathischen Vagusanteile im Ggl. nodosum und Ggl. jugulare. Anat. Anz. **53**, 501—503 (1920/21). — **Norris, H. W.:** Studies on the development of the ear of Amblystoma. Part I.: Development of the auditory vesicle. J. of Morph. **7**, 23—34 (1892). ~ The cranial nerves of Amphiuma means. J. Comp. Neur. **18**, 527—568 (1908). ~ Observations upon the peripheral distribution of the cranial nerves of certain ganoid fishes (Amia lepidosteus, Polyodon, Scaphirhynchus and Acipenser). J. Comp. Neur. **39**, 345—432 (1925).

Obersteiner, H.: Bemerkungen zur tabischen Hinterwurzelerkrankung. Arb. Inst. Anat. u. Physiol. Centralnervensyst. Wien **3**, 192—209 (1895). ~ Bemerkung zu dem Aufsatze des Herrn Vlasdislav Růžička zur Histologie der Nucleolen der centralen Nervenzellen. Z. wiss. Mikrosk. **15**, 60—61 (1898). ~ Über das hellgelbe Pigment in den Nervenzellen und das Vorkommen weiterer fettähnlicher Körper im Centralnervensystem. Arb. neur. Inst. Wien **10**, 245—273 (1903). ~ Weitere Bemerkungen über die Fett-Pigmentkörnchen im Centralnervensystem. Arb. neur. Inst. Wien **11**, 400—406 (1904). — **Obersteiner, H., u. F. K. Redlich:** Über Wesen und Pathogenese der tabischen Hinterstrangsdegeneration. Arb. neur. Inst. Wien **2**, 158—172 (1894). — **Oddi, R., e U. Rossi:** Sulle degenerazioni consecutive al taglio delle radici posteriori. Contributo allo studio delle vie sensitive nel midollo spinale. (1) Monit. zool. ital. **1**, 55—58 (1890). — **Okelberry, A. M.:** Efferent nerve fibers in the lumbar dorsal roots of the dog. J. Comp. Neur. **62**, 1—15 (1935). — **Ono, N.:** Über die Zahlenverhältnisse der Nervenfasern der spinalen Nervenwurzeln der Katze. I. Mitt. Jap. J. Med. Sci., I. Anat. **3**, 1—26 (1933). ~ Beiträge zur Morphologie der spinalen Wurzelfäden. Jap. J. Med. Sci., I. Anat. **3**, 27—61 (1933). ~ Segmental-anatomische Studien über die Ursprungszellen der spinalen Nerven. Jap. J. Med. Sci., I. Anat. **3**, 143—205 (1933). ~ Über die Zahlenverhältnisse der Nervenfasern der spinalen Nervenwurzeln der Katze. II. Mitt. Jap. J. Med. Sci., I. Anat. **3**, 207—227 (1933). ~ Untersuchung über die Ursprungszellen des N. radialis im Rückenmark und in den sympathischen Ganglien mit Rücksicht auf die Art des innervierten Organs. Jap. J. Med. Sci., I. Anat., **4**, 319—364 (1934). ~ Untersuchung und Studien über die Ursprungszellen des N. phrenicus. Jap. J. Med. Sci., I. Anat **5**, 1—34 (1935). ~ Rückenmark und Spinalganglien der obersten zwei Halssegmente. Jap. J. Med. Sci., I. Anat. **5**, 69—123 (1935). — **Onodi, A. D.:** Über die Entwickelung der Spinalganglien und der Nervenwurzeln. Internat. Mschr. Anat. u. Histol. **1**, 204—209, 255—284 (1884). ~ (a) Über die Ganglienzellengruppen der hinteren und vorderen Nervenwurzeln. Zbl. med. Wiss. **23**, 275—277, 291—294 (1885). ~ (b) Notiz über zwei embryologische Anomalien. Zbl. med. Wiss. **23**, 657—659 (1885). ~ Über die Entwickelung des sympathischen Nervensystems. Arch. mikrosk. Anat. **26**, 61—81, 553—580 (1886). ~ Neurologische Mitteilungen. Verh. physiol. Ges. Berlin **12**, XI—XII, 1—8 (1887). Dieselbe Arbeit auch: Arch. Anat. u. Physiol., Physiol. Abt. **1887**, 357—363. ~ Das Ganglion ciliare. Anat. Anz. **19**, 118—124 (1901). — **Opitz, E., u. M. Schneider:** Über die Sauerstoffversorgung des Gehirns und den Mechanismus von Mangelwirkungen. Erg. Physiol. **46**, 126—260 (1950). — **Oppel, A.:** Beiträge zur Anatomie des Proteus anguineus. Arch. mikrosk. Anat. **34**, 511—572 (1889). — **Oppenheim, H.:** Die Nervenzelle, ihr feinerer Bau und seine Bedeutung. Eine kritische Darstellung des jetzigen Zustandes unserer Kenntnis. Anat. Anz. **41**, 241—251, 271—287 (1912). — **Orr, D., and R. G. Rows:** The nerve-cells of the human posterior root ganglia and their changes in general paralysis of the insane. Brain **24**, 286—309 (1901). — **Ortiz-Picón, J. M.:** La oligodendroglía de los gánglios sensitivos. Rev. españ. Biol. **1**, 19—24 (1932). ~ Nouvelle contribution à l'étude de la névroglie (oligodendroglie) des ganglions sensitifs. Bull. Histol. appl. **26**, 113 bis 123 (1949). ~ Contribución de la Escuela histológica española al conocimiento de la neuroglía. La glía central y la glía periférica. Rev. de Diagnóst. biol. **1**, 325—354 (1952). ~ The neuroglia of the sensory ganglia. Anat. Rec. **121**, 513—529 (1955). — **Ortmann, R.:** Über Placoden und Neuralleiste beim Entenembryo, ein Beitrag zum Kopfproblem. Z. Anat. **112**, 537—587 (1943). — **Orts Llorca, F.:** Über die Entwicklung der caudalen Spinalganglien beim Menschen. Z. Anat. **102**, 462—480 (1934). — **Osawa, G.:** Zur Geschichte der Anatomie in Japan. Anat. Anz. **11**, 489—504 (1896). — **Otsuji, S.:** A histological study of the afferent innervation of the testis of the dog. Arch. jap. Chir. **24**, 358—364 (1955). — Supplementary studies on the sensory innervation of the parietal peritoneum. Arch. jap. Chir. **24**, 373—376 (1955). — **Overton, E.:** Studien über die Narkose. Jena: Gustav Fischer 1901. — **Owens, H. B., and R. R. Bensley:** On osmic acid as a microchemical reagent, with special reference to the reticular apparatus of Golgi. Amer. J. Anat. **44**, 79—109 (1929). — **Owsjannikow, Ph.:** Disquisitiones microscopicae de medullae spinalis textura, imprimis in piscibus factitatae.

Inaug.-Diss. Dorpati Livonorum 1854. ~ Über das Centralnervensystem des Amphioxus lanceolatus. Bull. Acad. St. Petersbourg **6**, 287—302 (1867).
Paarmann, H. F.: Zur Frage der afferenten vegetativen Fasern. Z. Neur. **185**, 13—21 (1950). — **Pack, G. T., J. M. Ariel** and **T. R. Miller:** Malignant ganglioneuroma of the ganglion nodosum of the vagus nerve. Arch. Surg. **67**, 645—660 (1953). — **Palade, G. E.:** An electron microscope study of the mitochondrial structure. J. Histochem. a. Cytochem. **1**, 188—211 (1953). — **Palay, S. L.,** and **G. E. Palade:** The fine structure of neurons. J. Biophys. a. Biochem. Cytology **1**, 69—88 (1955). — **Palumbi, G.:** Contributo allo studio dei tipi cellulari rappresentati nei gangli sensitivi e nei gangli simpatici. Anat. Anz. **87**, 292—305 (1938/39). ~ Osservazioni sulla struttura dei gangli del simpatico dei mammiferi. Z. Anat. **109**, 398—422 (1939). — **Panschin, B. A.:** Die peripheren Nerven des Hechtes. Anat. Anz. **35**, 443—467 (1910). — **Pappenheim:** Beiträge zur Kenntniß der Structur des gesunden Ohres. Neue Notizen Geb. Natur- u. Heilk. ges. v. L. F. v. Froriep **7**, 129—136 (1838). — **Pappenheimer, A. M.:** The Golgi apparatus. Personal observations and a review of the literature. Anat. Rec. **11**, 107—148 (1916/17). — **Parat, M.:** Contribution a l'étude morphologique et physiologique du cytoplasme, chondriome, vacuome (appareil de Golgi), enclaves, etc., p_H, oxydases, peroxydases, r_H de la cellule animale. Archives Anat. microsc. **24**, 73—357 (1928). — **Parsons, W.:** Neuroglia and non-myelinated fibres in nerves. J. of Physiol. **53**, 135—140 (1919/20). — **Parvis, V. P.:** s. **Preto Parvis, V.** — **Patten, B. M.:** The early embryology of the chick, III. edit. Philadelphia a. Toronto: Blakiston & Co. 1948. — **Pearson, A. A.:** The spinal accessory nerve in human embryos. J. Comp. Neur. **68**, 243—266 (1937/38). ~ The development of the nervus terminalis in man. J. Comp. Neur. **75**, 39—66 (1941). ~ The development of the olfactory nerve in man. J. Comp. Neur. **75**, 199—217 (1941). ~ The roots of the facial nerve in human embryos and fetuses. J. Comp. Neur. **87**, 139—159 (1947). — **Pearson, G. H. J.:** Effect of age on vibratory sensibility. Arch. of Neur. **20**, 482 bis 496 (1928). — **Pease, D. C.,** and **R. F. Baker:** Electron microscopy of nervous tissue. Anat. Rec. **110**, 505—529 (1951). — **Penfield, W. G.:** Alterations of the Golgi apparatus in nerve cells. Brain **43**, 290—305 (1920). ~ The Golgi apparatus and its relationship to Holmgren's trophospongium in nerve cells. Comparison during retispersion. Anat. Rec. **22**, 57—80 (1921). ~ Tumors of the sheaths of the nervous system. In Cytology and cellular pathology of the nervous system, vol. 3, sect. 19, p. 953—990. New York: P. B. Hoeber 1932. — **Penta, P.:** Osservazioni sulla capsula nei gangli spinali. Riv. Pat. nerv. **43**, 509—513 (1934). — **Penzo, R.:** Über das Ganglion geniculi und die mit demselben zusammenhängenden Nerven. Anat. Anz. **8**, 738—744 (1893). — **Perna, A.:** Sulle alterazioni del ganglio di Gasser in seguito all'avulsione dei denti. Ric. Labor. Anat. norm. Univ. Roma **17**, 81—107 (1914). — **Pesonen, N.:** Über die intraependymalen Nervenelemente. Anat. Anz. **90**, 193—223 (1940/41). — **Peter, K.:** Normentafel zur Entwicklungsgeschichte der Zauneidechse (Lacerta agilis). Jena: Gustav Fischer 1904. — **Peters, G. A.:** The presence of sensory nerve cells in the central root of the trigeminal nerve. J. Comp. Neur. **62**, 349—360 (1935). — **Peterson, E. R.,** and **M. R. Murray:** Myelin sheath formation in cultures of avian spinal ganglia. Amer. J. Anat. **96**, 319—355 (1955). — **Petrén, K.,** u. **G. Petrén:** Beiträge zur Kenntnis des Nervensystems und der Netzhaut bei Anencephalie und Amyelie. Virchows Arch. **151**, 346—379, 438—470 (1898). — **Pfuhl, W.:** Die gedankenmäßige Verlagerung unserer Sinnesempfindungen und die Bedeutung dieses Vorganges für das Leib-Seele-Problem. Med. Mschr. **9**, 721—727 (1955). — **Piatt, J.:** Form and causality in neurogenesis. Biol. Rec. **23**, 1—45 (1948). ~ Differentiation and growth of nerve cells and fibers. In Genetic neurology, edit. by P. Weiss, p. 166—173. Chicago-London-Toronto: University Chicago Press 1950. — **Picard, D.,** et **G. Chambost:** Mise en évidence des cellules polygonales de Kiss dans les ganglions sympathiques et spinaux après chromisation. C. r. Assoc. Anat. **36**, 724—726 (1949). — **Pick, J.:** Myelinated fibers in gray rami communicantes. Anat. Rec. **126**, 395—423 (1956). — **Pieraccini, G.:** L'accessorio del Willis è un nervo misto. Considerazioni critiche intorno a recenti studii di anatomia. Sperimentale (Arch. di Biol.) **53**, 344—359 (1899). — **Pilati, L.:** Ricerche sull'accrescimento delle cellule nervose dei gangli spinali nell'uomo prima della nascita. Arch. ital. Anat. **35**, 130—145 (1936). ~ Statistische Untersuchungen über das Wachstum der Nervenzellen der menschlichen Spinalganglien. Z. mikrosk.-anat. Forsch. **44**, 1—32 (1938). — **Pilcz, A.:** Beitrag zur Lehre von der Pigmententwicklung in den Nervenzellen. Arb. Inst. Anat. u. Physiol. Centralnervensyst. Wien. Univ. **3**, 123—139 (1895). — **Pines, J. L.:** Zur Morphologie des Ganglion ciliare beim Menschen. Z. mikrosk.-anat. Forsch. **10**, 313—380 (1927). — **Pines, L.,** u. **K. Narowtschatowa:** Über die Innervation der Nebennieren. Z. mikrosk.-anat. Forsch. **25**, 518—538 (1931). ~ Über die Morphologie des Ganglion oticum. Weiterer Beitrag zur Frage der vegetativen Kopfganglien. Z. Zellforsch. **20**, 764—778 (1934). — **Pinkus, F.:** Über einen noch nicht beschriebenen Hirnnerven des Protopterus annectens. Anat. Anz. **9**, 562—566 (1894). — **Piolti, M.:** Sur la présence de cellules sensitives dans les racines antérieures de la moelle épinière. Revue neur. **37** (I), 1146—1148 (1930). — **Platt, J. B.:** A contribution to the morphology of the vertebrate head, based on a study of Acanthias vulgaris. J. of Morph. **5**, 79—112 (1891). ~ Ontogenetische Differenzierung des Ektoderms in Necturus. I. Studie. Arch. mikrosk. Anat. **43**, 911—966 (1894). ~ Ontogenetic differentiations of the

ectoderm in Necturus. II. On the development of the peripheral nervous system. Quart. J. Microsc. Sci., N. S. **38**, 485—547 (1896). — **Plenk, H.:** Über Änderungen der Zellgröße im Zusammenhang mit dem Körperwachstum der Tiere. Arb. zool. Inst. Wien **19**, Heft 2, 42 S. (1911). ~ Über argyrophile Fasern (Gitterfasern) und ihre Bildungszellen. Erg. Anat. **27**, 302—412 (1927). ~ Die Schwannsche Scheide der markhaltigen Nervenfasern. Z. mikrosk.-anat. Forsch. **36**, 191—214 (1934). — **v. Podhradszky, L.:** Über die Zahl der Spinalganglienzellen und der Hinterwurzelfasern. Z. Anat. **100**, 281—294 (1933). — **Polaillon, J. F. B.:** Études sur la texture des ganglions nerveux périphériques. J. Anat. et Physiol. **3**, 43—70, 130—147, 243—270 (1866). — **Polak, M.:** Sobre la microglia periférica. Microglia de los ganglios simpáticos. Acta neur. Latinoamer. **1**, 16—23 (1955). — **Polak, M., y J. E. Azcoaga:** Sobre la microglía periférica. Microglía de los nervios periféricos. Arch. Histol. norm. y pat. (Buenos Aires) **6**, 318—330 (1956). — **Polak, M., y H. Christiansen:** Sobre la microglía periférica. Microglía de los ganglios raquídeos. Arch. Histol. norm. y pat. (Buenos Aires) **6**, 307 bis 317 (1956). — **Polak, M., R. Jufe y E. Puy:** Movilización experimental de la microglia en el ganglio simpático del perro. Acta neurol. lat.-amer. **1**, 265—268 (1955). — **Politzer, G.:** Über einen menschlichen Embryo mit 18 Ursegmentpaaren. Z. Anat. **87**, 674—727 (1928). ~ Über einen menschlichen Embryo mit sieben Urwirbelpaaren. Z. Anat. **93**, 386—428 (1930). ~ Die Entstehung des Ganglion acusticum beim Menschen. Acta anat. (Basel) **26**, 1—13 (1956). — **Pollak, E.:** Anatomie des Rückenmarks, der Medulla oblongata und der Brücke (Pons). In Bumke-Foersters Handbuch der Neurologie, Bd. 1, S. 265—424. Berlin: Springer 1935. — **Poniatowsky, A.:** Über die Trigeminuswurzel im Gehirn des Menschen, nebst einigen vergleichend-anatomischen Bemerkungen. Arb. Inst. Anat. u. Physiol. Centralnervensyst. Wien. Univ. **1**, 98—110 (1892). ~ Jb. Psychiatr. **11**, 98—110 (1892). — **Popoff, M.:** Zur Frage der Homologisierung des Binnennetzes der Ganglienzellen mit den Chromidien (Mitochondrien, etc.) der Geschlechtszellen. Anat. Anz. **29**, 249—258 (1906). — **Portal, M.:** Histoire de l'Anatomie et de la Chirurgie, Bd. 7. Paris: P. Fr. Didot le jeune 1770—1773. — **Prellwitz, W.:** Etymologisches Wörterbuch der griechischen Sprache. Göttingen: Vandenhoeck & Rupprecht 1892. 2. Aufl. 1905. — **Prenant, A., B. Bouin** et **L. Maillard:** Traité d'histologie, vol. II, p. 377. Paris: Masson & Co. 1911. — **Prentiss, C. W.:** The development of the hypoglossal ganglia of pig embryos. J. Comp. Neur. **20**, 265—282 (1910). — **Preto Parvis, V.:** Fenomeni nucleari e modificazioni citochimiche nello sviluppo di grandi neuroni. Z. Zellforsch. **39**, 550—587 (1954). ~ Acides nucléiques et morphologie du noyau pendant le développement des cellules du ,,N. mesencephalicus trigemini." C. r. Assoc. Anat. **41**, 850—852 (1955). — **Prince, R. H., M. A. Graham** and **M. L. Barr:** Nuclear morphology, according to sex, in Macacus rhesus. Anat. Rec. **122**, 153—171 (1955). — **Puder, S.:** Experimentelle Untersuchungen über die dermatopulmonale Reaktion. II. Mitt. Veränderungen des Nervensystems bei der dermatopulmonalen Reaktion. Virchows Arch. **308**, 161—170 (1942). — **Pugnat, C. A.:** Recherches sur la structure des cellules des ganglions spinaux de quelques reptiles. Anat. Anz. **14**, 89—96 (1898). — **v. Purkinje, J. E. Ritter:** Neueste Untersuchungen aus der Nerven- und Hirnanatomie. Ber. Verslg dtsch. Naturforsch. u. Ärzte Prag **1837**, 177—180 (1838).

Quatrefages, A. de: Mémoire sur le système nerveux et sur l'histologie du Branchiostome ou Amphioxus (Branchiostoma lubricum Costa; Amphioxus lanceolatus Yarrell). Ann. Sci. natur., III. sér. Zool. **4**, 197—248 (1845). — **Quincke, H.:** Zur Physiologie der Cerebrospinalflüssigkeit. Arch. Anat., Physiol. u. wiss. Med. **1872**, 153—177.

Rabl, C.: Bemerkung über die Segmentirung des Hirnes. Zool. Anz. **8**, 192—193 (1885). — **Ralph, P. H.:** Demonstration of some structures from the nervous system of the rat with the light microscope. Anat. Rec. **112**, 378 (1952). — **Ramón, P.:** Origen del nervio masticador en las aves, reptiles y batracios. Trab. Labor. Invest. Biol. Univ. Madrid **3**, 153—162 (1904). — **Ramón y Cajal, S.:** A quelle époque apparaissent les expansions des cellules nerveuses de la moëlle épinière du poulet ? Anat Anz. **5**, 609—613, 631—639 (1890). ~ Pequeñas comunicaciones anatómicas. Barcelona 1890. ~ Nuevo concepto de la histología de los centros nerviosos. Barcelona 1893. Deutsche Übersetzung (wesentlich erweitert!) von H. Held Neue Darstellung vom histologischen Bau des Centralnervensystems. Arch. Anat. u. Physiol., Anat. Abt. **1893**, 319—428. ~ Apuntes para el estudio del bulbo raquídeo, cerebelo y orígen de los nervios encefálicos. An. Soc. españ. Histor. natur. (Madrid), Ser. II/4 **24**, 5—118 (1895). ~ Allgemeine Betrachtungen über die Morphologie der Nervenzelle. Arch. Anat. u. Physiol., Anat. Abt. **1896**, 187—201. ~ Die Struktur des nervösen Protoplasma. Mschr. Psychiatr. **1**, 156—167, 210—229 (1897). ~ Textura del sistema nervioso del hombre y de los vertebrados. Estudios sobre el plan estructural y composición histológica de los centros nerviosos adicionados de consideraciones fisiológicas fundadas en los nuevos descubrimientos. Madrid: N. Moya 1899. ~ Consideraciones críticas sobre la teoría de A. Bethe, acerca de la estructura y conexiones de las células nerviosas. Trab. Labor. Invest. Biol. Univ. Madrid **2**, 101—128 (1903). ~ Asociación del método del nitrato de plata con el embrionario. Trab. Labor. Invest. Biol. Univ. Madrid **3**, 65—96 (1904). ~ Tipos celulares de los ganglios sensitivos del hombre y mamíferos. Trab. Labor. Invest. Biol. Univ. Madrid **4**, 1—28 (1905). ~ Rev. Acad. Ciencias exact., físic. y. natur. Madrid **2**, 99—133 (1905). ~ Die histogenetischen Beweise der Neuronentheorie von His und Forel. Anat. Anz. **30**

113—144 (1907). ~ Die Struktur der sensiblen Ganglien des Menschen und der Tiere. Erg. Anat. **16**, 177—215 (1907). ~ Nouvelles observations sur l'évolution des neuroblastes, avec quelques remarques sur l'hypothèse neurogénétique de Hensen-Held. Anat. Anz. **32**, 1—25, 65—87 (1908). ~ Histologie du système nerveux de l'homme et des vertébrés. Tome 1: Généralités, moelle, ganglions rachidiens, bulbe et protubérance. Paris: Maloine 1909. ~ Tome 2: Cervelet, cerveau moyen, rétine, couche optique, corps strié, écorce cérébrale générale et régionale, grand sympathique. Paris: Maloine 1911. ~ El núcleo de las células piramidales del cerebro humano y de algunos mamíferos. Trab. Labor. Invest. Biol. Univ. Madrid **8**, 27—62 (1910). ~ Algunas observaciones favorables á la hipótesis neurotrópica. Trab. Labor. Invest. Biol. Univ. Madrid **8**, 63—134 (1910). ~ Algunos experimentos de conservación y autolisis del tejido nervioso. Trab. Labor. Invest. Biol. Univ. Madrid **8**, 137—147 (1910). ~ Observaciones sobre la regeneración de la porción intramedular de las raíces sensitivas Trab. Labor. Invest. Biol. Univ. Madrid **8**, 177—196 (1910). ~ Fenómenos de excitación neurocládica en los ganglios y raíces nerviosas consecutivamente al arrancamiento del ciático. Trab. Labor. Invest. Biol. Univ. Madrid **11**, 103—112 (1913). ~ Algunas variaciones fisiológicas y patológicas del aparato reticular de Golgi. Trab. Labor. Invest. Biol. Univ. Madrid **12**, 127—227 (1914). ~ Degeneration and regeneration of the nervous system, vol. II. London: Oxford University Press 1928. ~ Die Neuronenlehre. In Bumke-Foersters Handbuch der Neurologie, Bd. 1, S. 887—994. Berlin: Springer 1935. — **Ramón y Cajal, S., y D. Dalmacio García:** Las lesiones del retículo de las células nerviosas en la rabia. Trab. Labor. Invest. Biol. Univ. Madrid **3**, 213—266 (1904). — **Ramón y Cajal, S., y F. Oloriz:** Los gánglios sensitivos craneales de los mamíferos. Rev. trimestr. microgr. **2**, 129—151 (1897). — **Ransom, W. B., and d'Arcy W. Thompson:** On the spinal and visceral nerves of Cyclostomata. Zool. Anz. **9**, 421—426 (1886). — **Ranson, S. W.:** Retrograde degeneration in the spinal nerves. J. Comp. Neur. **16**, 265—293 (1906). ~ Some new facts touching the architectur of the spinal ganglion in mammals. Amer. J. Anat. **5**,Suppl. 13 (1906). ~ The architectural relations of the afferent elements entering into the formation of the spinal nerves. J. Comp. Neur. **18**, 101—119 (1908). ~ Alterations in the spinal ganglion cells following neurotomy. J. Comp. Neur. **19**, 125—153 (1909). ~ Non-medullated nerve fibers in the spinal nerves. Amer. J. Anat. **12**, 67—87 (1911/12). ~ The structure of the spinal ganglia and of the spinal nerves. J. Comp. Neur. **22**, 159—175 (1912). ~ Degeneration and regeneration of nerve fibers. J. Comp. neur. **22**, 487—545 (1912). ~ The course within the spinal cord of the non-medullated fibers of the dorsal roots: a study of Lissauer's tract in the cat. J. Comp. Neur. **23**, 259—281 (1913). ~ The tract of Lissauer and the substantia gelatinosa Rolandi. Amer. J. Anat. **16**, 97—126 (1914). ~ An experimental study of Lissauer's tract and the dorsal roots. J. Comp. Neur. **24**, 531—545 (1914a). ~ Transplantation of the spinal ganglion, with observations on the significance of the complex types of spinal ganglion cells. J. Comp. Neur. **24**, 547—558 (1914b). ~ The structure of the vagus nerve of man as demonstrated by a differential axon stain. Anat. Anz. **46**, 522—525 (1914). ~ Unmyelinated nerve-fibres as conductors of protopathic sensation. Brain **38**, 381—398 (1915). ~ An introduction to a series of studies on the sympathetic nervous system. J. Comp. Neur. **29**, 305—312 (1918). ~ The sensory fibers in the spinal nerves. Arch. of Neur. **26**, 886 (1931). ~ Cutaneous sensory fibers and sensory conduction. Arch. of Neur. **26**, 1122—1144 (1931). — **Ranson, S. W., and P. R. Billingsley:** The superior cervical ganglion and the cervical portion of the sympathetic trunk. J. Comp. Neur. **29**, 313—358 (1918). ~ The thoracic truncus sympathicus, rami communicantes and splanchnic nerves in the cat. J. Comp. Neur. **29**, 405—439 (1918). ~ An experimental analysis of the sympathetic trunk and greater splanchnic nerve in the cat. J. Comp. Neur. **29**, 441—456 (1918). — **Ranson, S. W., and H. K. Davenport:** Sensory unmyelinated fibers in the spinal nerves. Amer. J. Anat. **48**, 331—353 (1931). — **Ranson, S. W., H. K. Davenport and E. A. Doles:** Intramedullary course of the dorsal-root fibers of the first three cervical nerves. J. Comp. Neur. **54**, 1—12 (1932). — **Ranson, S. W., W. H. Droegmueller, H. K. Davenport and C. Fisher:** Number, size, and myelination of the sensory fibers in the cerebrospinal nerves. Proc. Assoc. Res. Nerv. a. Ment. Dis. **23**, 44—62 (1934). — **Ranson, S. W., J. O. Foley and C. D. Alpert:** Observations on the structure of the vagus nerve. Amer. J. Anat. **53**, 289—315 (1933). — **Ranson, S. W., and C. L. v. Hess:** The conduction within the spinal cord of afferent impulses producing pain and the vasomotor reflexes. Amer. J. Physiol. **38**, 128—152 (1915). — **Ranson, S. W., and J. C. Hinsey:** The contralateral flexor reflex, rebound phenomena, co-contraction and reciprocal innervation in spina and in decerebrate cats. Arch. of Neur. **26**, 247—267 (1931). — **Ranson, S. W., and P. Mihálik:** The structure of the vagus nerve. Anat. Rec. **54**, 355—360 (1932). — **Ranvier, L.:** Des tubes nerveux en T et de leurs relations avec les cellules ganglionnaires. C. r. Acad. Sci. Paris **81**, 1274—1276 (1875). ~ Leçons sur l'histologie du système nerveux. Paris: F. Savy 1878. ~ Traité technique d'histologie. Paris 1880. Deutsche Ausgabe von Nicati-Wyss. Ranviers technisches Lehrbuch der Histologie. Leipzig: F. C. W. Vogel 1888. ~ Des modifications de structure qu'éprouvent les tubes nerveux en passant des racines spinales dans la moelle épinière. C. r. Acad. Sci. Paris **95**, 1066—1070 (1882a). ~

Sur les ganglions cérébro-spinaux. C. r. Acad. Sci. Paris **95**, 1165—1168 (1882b). — **Rattone, G.:** Sur l'existence de cellules ganglionaires dans les racines postérieures des nerfs rachidiens de l'homme. Internat. Mschr. Anat. u. Histol. **1**, 53—68 (1884). — **Rauber, A.:** Die letzten spinalen Nerven und Ganglien. Morph. Jb. **3**, 603—624 (1877). — **Rauber, A.,** u. **F. Kopsch:** Lehrbuch und Atlas der Anatomie des Menschen. 19. Aufl. Stuttgart: Georg Thieme 1955. — **Raven, C. P.:** Die eigentümliche Bildungsweise des Neuralrohrs beim Axolotl und die Lage des Ganglienleistenmaterials. Verh. anat. Ges. **39**, 161—166 (1931). ~ Zur Entwicklung der Ganglienleiste. I. Die Kinematik der Ganglienleistenentwicklung bei den Urodelen. Roux' Arch. **125**, 210—292 (1932). ~ II. Über das Differenzierungsvermögen des Kopfganglienleistenmaterials von Urodelen. Roux' Arch. **129**, 179—198 (1933). ~ III. Die Induktionsfähigkeit des Kopfganglienleistenmaterials von Rana fusca. Roux' Arch. **130**, 517—561 (1933). ~ IV. Untersuchungen über Zeitpunkt und Verlauf der „materiellen Determination" des präsumptiven Kopfganglienleistenmaterials der Urodelen. Roux' Arch. **132**, 509—575 (1935). ~ V. Über die Differenzierung des Rumpfganglienleistenmaterials. Roux' Arch. **134**, 122—146 (1936). ~ Experiments on the origin of the sheath cells and sympathetic neuroblasts in amphibia. J. Comp. Neur. **67**, 221—240 (1937). — **Raven, C. P.,** and **J. Kloos:** Induction by medial and lateral pieces of the archenteron roof, with special reference to the determination of the neural crest. Acta néerl. Morph. **5**, 348—362 (1943/45). — **Rawitz, B.:** Über den Bau der Spinalganglien. I. Die Struktur der Zellen. Arch. mikrosk. Anat. **18**, 283—301 (1880). ~ II. Die Gliederung des Organs und vergleichende Anatomie desselben. Arch. mikrosk. Anat. **21**, 244—290 (1882). ~ Das centrale Nervensystem der Acephalen. Jena. Z. Naturwiss. **20** (N. F. 13), 384—460 (1887). ~ Zwei Fälle von absonderlichem Verlauf dorsaler spinaler Wurzeln. Anat. Anz. **33**, 10—12 (1908). — **Redlich, F. K.:** Die hinteren Wurzeln des Rückenmarks und die pathologische Anatomie der Tabes dorsalis. Jb. Psychiatr. **11**, 1—52 (1892). ~ Arb. Inst. Anat. u. Physiol. Centralnervensyst. Wien. Univ. **1**, 1—52 (1892). — **Redlich, E.:** Die Pathologie der tabischen Hinterstrangserkrankung. Ein Beitrag zur Anatomie und Pathologie der Rückenmarkshinterstränge. Jena: Gustav Fischer 1897. — **Reichert, K. B.:** Bericht über die Fortschritte der mikroskopischen Anatomie im Jahre 1850. Arch. Anat., Physiol. u. wiss. Med. **1851**, Suppl., 1—75. — **Rein, H.:** Einführung in die Physiologie des Menschen, 8. Aufl. Berlin-Heidelberg: Springer 1947. — **Reissner, E.:** Beiträge zur Kenntniss vom Bau der Rückenmarkes von Petromyzon fluviatilis L. Arch. Anat., Physiol. u. wiss. Med. **1860**, 545—588. — **Remak, R.:** Weitere mikroskopische Beobachtungen über Primitivfasern des Nervensystems der Wirbeltiere. Neue Not. Geb. Natur- u. Heilk. ges. v. L. F. v. Froriep **3**, 35—41 (1837). ~ Über die Structur des Nervensystems. Neue Not. Geb. Natur- u. Heilk. ges. v. L. F. v. Froriep **6**, 342—346 (1838). ~ Neurologische Erläuterungen. Arch. Anat., Physiol. u. wiss. Med. **1844**, 463—472. ~ Function und Entwickelung des oberen Keimblattes im Ei der Wirbelthiere. Ber. Verh. kgl. preuß. Akad. Wiss. Berlin **1848**, 362—365. ~ Über die genetische Bedeutung des oberen Keimblattes im Eie der Wirbelthiere. Arch. Anat. Physiol. u. wiss. Med. **1851**, 209—210. ~ Über die Ganglien der Zunge bei Säugethieren und beim Menschen. Arch. Anat., Physiol. u. wiss. Med. **1852**, 58—62. ~ Über multipolare Ganglienzellen. Ber. Verh. kgl. preuß. Akad. Wiss. Berlin **1854**, 26—32. — **Retzius, G.:** Untersuchungen über die Nervenzellen der cerebrospinalen Ganglien und der übrigen peripherischen Kopfganglien mit besonderer Berücksichtigung auf die Zellenausläufer. Arch. Anat. u. Entw.gesch. **1880**, 369—402. ~ Über die Ganglienzellen der Cerebrospinalganglien und über subcutane Ganglienzellen bei Myxine glutinosa. Biol. Unters., N. F. **1**, 97—99 (1890). ~ Zur Kenntnis des centralen Nervensystems von Amphioxus lanceolatus. Biol. Unters., N. F. **2**, 29—46 (1891). ~ Zur Kenntnis des centralen Nervensystems von Myxine glutinosa. Biol. Unters., N. F. **2**, 47—53 (1891). ~ Die sensiblen Nervenendigungen in der Haut des Petromyzon. Biol. Unters., N. F. **3**, 37—40 (1892). ~ Über die sensiblen Nervenendigungen in den Epithelien bei den Wirbelthieren. Biol. Unters., N. F. **4**, 37—44 (1892). ~ Über die neuen Prinzipien in der Lehre von der Einrichtung des sensiblen Nervensystems. Biol. Unters., N. F. **4**, 49—56 (1892). ~ Zur Kenntnis der Ganglienzellen der Spinalganglien. Biol. Unters., N. F. **4**, 59—62 (1892). ~ Zur Frage von der Endigungsweise der peripherischen sensiblen Nerven. Biol. Unters., N. F. **8**, 114—117 (1898). ~ Die Methylenblaufärbung bei dem lebenden Amphioxus. Biol. Unters., N. F. **8**, 118—122 (1898). ~ Was ist die Henlesche Scheide der Nervenfasern? Anat. Anz. **15**, 140—146 (1899). — Weiteres zur Frage von den freien Nervenendigungen und anderen Structurverhältnissen in den Spinalganglien. Biol. Unters., N. F. **9**, 69—76 (1900). — **Rexed, B.:** Über die Kaliberverhältnisse im peripheren Nervensystem beim Neugeborenen. Z. mikrosk.-anat. Forsch. **55**, 531—542 (1950). — **Rexed, B.,** and **P. O. Therman:** Calibre spectra of motor and sensory nerve fibres to flexor and extensor muscles. J. of Neurophysiol. **11**, 133—139 (1948). — **Rhinehart, D. A.:** The nervus facialis of the albino mouse. J. Comp. Neur. **30**, 81—125 (1918/19). — **Richardson, A. P.,** and **J. C. Hinsey:** A functional study of the nodose ganglion of the vagus with degeneration methods. Proc. Soc. Exper. Biol. a. Med. **30**, 1141—1143 (1933). — **Richter, H.:** Tabes. Pathologische Anatomie und Pathogenese der Tabes dorsalis.

In Bumke-Foersters Handbuch der Neurologie, Bd. 12, S. 443—536. Berlin: Springer 1935. — **Ries, E.,** u. **M. Gersch:** Biologie der Zelle. Leipzig: B. G. Teubner 1953. ~ **Río Hortega, P. del:** Siehe Del Río Hortega, P. — **Robertson, J. D.:** The ultrastructure of adult vertebrate peripheral myelinated nerve fibers in relation to myelinogenesis. J.Biophys. a. Biochem. Cytology **1,** 271—278 (1955). — **Robin, Ch.:** Sur la structure des ganglions nerveux des vertébrés. L'Institut, I. Sect. **15,** 74—77 (1847). ~ Sur la structure des ganglions nerveux des Raies. L'Institut, I. Sect. **15,** 171 (1847). — **Rogalski, T.:** Das Ausreifen der Gehirnnerven bei Knochenfischen (Salmo trutta). Im Zusammenhang mit dem Eintritt der Nervenfunktionen. Z. Anat. **101,** 480—510 (1933). — **Rohde, E.:** Histologische Untersuchungen über das Nervensystem von Amphioxus lanceolatus. Zool. Beitr. (Breslau) **2,** 169—211 (1887). ~ Ganglienzelle und Neuroglia. Arch. mikrosk. Anat. **42,** 423—442 (1893). ~ Untersuchungen über den Bau der Zelle. I. Kern und Kernkörper. Z. wiss. Zool. **73,** 497—682 (1903). — **Rohon, J. V.:** Das Centralorgan des Nervensystems der Selachier. Denkschr. Akad. Wiss. Wien, Math.-naturwiss. Kl. **38 (II),** 43—108 (1878). ~ Untersuchungen über Amphioxus lanceolatus. Ein Beitrag zur vergleichenden Anatomie der Wirbeltiere. Denkschr. Akad. Wiss. Wien, Math.-naturwiss. Kl. **45 (II),** 1—64 (1882). ~ Zur Histiogenese des Rückenmarks der Forelle. Sitzgsber. bayr. Akad. Wiss., Math.-physik. Kl. **14,** 39—56 (1884). — **Romberg, M. H.:** Karl Bell's physiologische und pathologische Untersuchungen des Nervensystems. Aus dem Englischen von M. H. Romberg. Berlin 1832. — **Rondinini, R.:** Modalità di accrescimento delle cellule nervose dei gangli spinali nei mammiferi, prima e dopo la nascita (Mus musculus). Arch. ital. Anat. **36,** 145—172 (1936). — **Rondolini, G.:** Numero dei neuroni sensitivi nei gangli della regione lombosacrale dell'uomo. Monit. zool. ital. **45,** 193—196 (1934). — **Rose, J. E.,** and **V. B. Mountcastle:** The thalamic tactile region in rabbit and cat. J. Comp. Neur. **97,** 441—489 (1952). — **Rose, M.:** Ontogenie des Zentralnervensystems. In Bumke-Foersters Handbuch der Neurologie, Bd. 1, S. 1—10. Berlin: Springer 1935. — **Rosenthal, D.:** De numero atque mensura microscopica fibrillarum elementarium systematis cerebro-spinalis symbolae. Inaug.-Diss. Vratislaviae 1845. — **Rosenthal, J. F.:** De formatione granulosa in nervis aliisque partibus organismi animalis. Med. Inaug.-Diss. Vratislaviae 1839. — **Rosin, H.:** Entgegnung auf Nissls Bemerkungen: Über Rosins neue Färbemethode des gesamten Nervensystems und dessen Bemerkungen über Ganglienzellen. Neur. Zbl. **13,** 210 bis 214 (1894). — **Roskin, G. I.:** Vergleichende Cytochemie des Glutathions in den sensiblen Zellen der Spinalganglien und den motorischen Zellen des Rückenmarks. Dokl. Akad. Nauk SSSR., N. S. **97,** 733—735 (1954) [Russisch]. Ref. Ber. wiss. Biol. A **98,** 302 (1955). — **Roskin, G. I.,** u. **M. V. Sornikowa:** Histochemische Unterschiede der sensorischen und motorischen Nervenzellen. Dokl. Akad. Nauk SSSR., N. S. **93,** 349—352 (1953) [Russisch]. Ref. Ber. wiss. Biol. A **93,** 18 (1955). — **Rossi, E.:** Alterazioni minime degli elementi nervosi nell'avvelenamento per fosforo. Riv. Pat. nerv. **2,** 535—540 (1897). — **Rossi, F.:** Neue Befunde über die Entwicklung des Sympathicus. Verh. anat. Ges. **40,** 89—94 (1931). — **Rossi, F., G. Pescetto** ed **E. Reale:** La localizzazione istochimica della fosfatasi alcalina e le sue variazioni nel corso dello sviluppo prenatale dell'uomo. Z. Anat. **115,** 500—528 (1951). ~ La reazione istochimica per la fosfatasi acida nello studio dello sviluppo prenatale dell'uomo. Z. Anat. **117,** 36—69 (1953). — **Rossi, O.:** Intorno ad alcune particolarità morfologiche delle cellule dei gangli spinali nei mammiferi. Atti Soc. ital. Pat. (Pavia) **4,** 172—174 (1906). ~ Über einige morphologische Besonderheiten der Spinalganglien bei den Säugetieren. J. Psychol. u. Neur. **11,** 1—25 (1908). ~ Contributo alla conoscensa dei nuclei meso- e romboencefalico. Riv. Pat. nerv. **18,** 537—576 (1913). ~ On the afferent path of the sympathetic nervous system, with special references to nerve cells of spinal ganglia sending their peripheral processes into the rami communicantes. J. Comp. Neur. **34,** 493—505 (1922). — **Rossi, U.:** Ancora sul probàbile compito funzionale del tigroide e dell'apparato reticolare (Golgi). Ann. facoltà med. e chir. Perugia (Ser. V., 1) **26,** 59—71 (1921). Ref. Physiol. Abstr. **7,** 90 (1922/23). — **Rossolymo, G.:** Zur Frage über den weiteren Verlauf der Hinterwurzelfasern. Neur. Zbl. **5,** 391—395 (1886). — **Roth, H.:** Die Entwicklung xenoplastischer Neuralchimaeren. Rev. suisse Zool. **57,** 621—686 (1950). — **Roux, J. Ch.:** Note sur l'origine et la terminaison des grosses fibres à myéline du grand sympathique. C. r. Soc. Biol. Paris **52,** 735—736 (1900). — **Rubaschkin, W.:** Über die Beziehungen des Nervus trigeminus zur Riechschleimhaut. Anat. Anz. **22,** 407—415 (1903). — **Rüdinger, N.:** Die Anatomie des peripheren Nervensystems des menschlichen Körpers. Abt. 1A: Die Anatomie der menschlichen Gehirnnerven. Stuttgart 1870. — **Růžička, V.:** Ein Beitrag zur Untersuchungsmethodik und zur Histologie der Nucleolen der centralen Nervenzellen. Z. wiss. Mikrosk. **14,** 452—455 (1897). ~ Zur Geschichte und Kenntnis der feineren Structur der Nucleolen centraler Nervenzellen. Anat. Anz. **16,** 557—563 (1899). ~ Struktur und Plasma. Erg. Anat. **16,** 452—618 (1907). ~ Das Chromatin und Plastin in ihren Beziehungen zur Regsamkeit des Stoffwechsels. Nebst Bemerkungen über den physikalischen Zustand dieser Substanzen, ihre Bedeutung als Zellkomponenten und über die Vorgänge der Strukturbildung. Descriptiv-experimentelle Studie. Festschr. zum 60. Geburtstage R. Hertwigs. Bd. 1, S. 51—72. Jena: Gustav Fischer 1910.

Sachs, E., and **B. Y. Alvis:** Anatomic and physiologic studies of the eighth nerve. Arch. of Neur. **6**, 119—145 (1921). — **Sadovnikov, M. M.:** On the relation of the size of the nervous cell nucleus to the cell's physiological condition. Arch. Anat., Gistol. i Embriol. (Leningrad) **19**, 446—455 (1938) [Russisch u. engl. Zus.fass. S. 488—489]. — **Sagemehl, M.:** Untersuchungen über die Entwicklung der Spinalnerven. Med. Diss. u. Gekrönte Preisschrift. Dorpat 1882. — **Saguchi, S.:** Ein Fall von absonderlichem Verlauf der Hinterwurzeln im menschlichen verlängerten Mark. Anat. Anz. **33**, 619—620 (1908). — **Sala, G.:** Meine Arbeit „Über den feineren Bau des Ganglion ciliare" betreffend. Anat. Anz. **38**, 461 (1911). — **Sala, L.:** Sull'origine del nervo acustico. Nota preventa. Monit. zool. ital. **2**, 2191—228 (1891). — **Sampaio, P.:** Beitrag zur Kenntnis des Nervus glossopharyngicus. J. brasil. Neurol. **6**, 143—199 (1954) [Portugiesisch mit dtsch. u. engl. Zus.fass.). — **Santos Gutiérrez, L.:** Algunos aspectos precoces de la gangliogénesis de los pares VII, XIII y VIII en el raton blanco. Trab. Inst. Cajal invest. biol. **48**, 53—80 (1956). — **Sapolini, G.:** Études anatomiques sur le nerf de Wrisberg et la corde du tympan ou un treizième nerf crânien. J. Méd. (Bruxelles) **77**, 337—344, 460—470, 570 (1883). — **Sargent, P. E.:** The giant ganglion cells in the spinal cord of Ctenolabrus coeruleus. Anat. Anz. **15**, 212—225 (1899). — **Sawatari, T.:** Marklose Fasern in der hinteren Rückenmarkswurzel bei der Katze. Z. Zellforsch. **27**, 637—639 (1938). — **Schaarschmidt, A.:** Sämtliche Anatomische Tabellen. 4.: Nevrologische Tabellen. Frankfurt u. Leipzig 1759. — **Schabadasch, A. L.:** Morphology of distribution and transformation of glycogen. V. Gradient of glycogen accumulation as an index of the histochemical architectonics of the sensory ganglia. Bull. Biol. et Méd. expér. URSS. **8**, 146—150 (1939). Ref. Ber. Biol. **54**, 633 (1940). — **Schäfer, E. A.:** Note on the occurrence of ganglion cells in the anterior roots of the cat's spinal nerves. Proc. Roy. Soc. Lond. **31**, 348 (1881). — **Schäfer, E. A.**, and **B. Moore:** On the spinal-root connections and ganglion-cell connections of the nerve-fibres which produce contraction of the spleen. Proc. Roy. Soc. Lond. **59**, 287—290 (1896). — **Schaffer, J.:** Über einen neuen Befund von Centrosomen in Ganglien- und Knorpelzellen. Sitzgsber. Akad. Wiss. Wien, Math.-naturwiss. Kl. III. Abt. **105**, 21—28 (1896). ~ Lehrbuch der Histologie und Histogenese, 3. Aufl. Berlin u. Wien: Urban & Schwarzenberg 1933. — **Schaffer, K.:** Spastische Spinalparalyse. In Bumke-Foersters Handbuch der Neurologie, Bd. 16, S. 605—628. Berlin: Springer 1936. — **Schaltenbrand, G.:** Über den anatomischen Befund bei Trigeminusneuralgie. Dtsch. Z. Nervenheilk. **170**, 95—105 (1953). ~ Plexus und Meningen. In v. Möllendorff-Bargmanns Handbuch der mikroskopischen Anatomie des Menschen, Bd. IV/2, S. 1—139. Berlin-Göttingen-Heidelberg: Springer 1955. — **Schaper, A.:** Die frühesten Differenzierungsvorgänge im Centralnervensystem. Kritische Studie und Versuch einer Geschichte der Entwicklung nervöser Substanz. Roux' Arch. **5**, 81—132 (1897). — **Scharenberg, K.:** Glia and the elements of Schwann of the human Gasserian ganglion. Trab. Inst. Cajal Invest. Biol. **44**, 75—94 (1952). — **Scharf, J. H.:** Untersuchungen an markhaltigen Ganglienzellen in der Wirbeltierreihe und beim Menschen. Verh. anat. Ges. **48**, 207—213 (1951a). ~ Die markhaltigen Ganglienzellen und ihre Beziehungen zu den myelogenetischen Theorien. Zugleich ein Beitrag zur Morphologie der opposito-bipolar-dineuritischen Ganglienzelle. Morph. Jb. **91**, 187—252 (1951b). ~ Lipoid-Grenzmembranen multipolarer Ganglienzellen (dargestellt am Nucleus olivae des Menschen). Verh. anat. Ges. **49**, 108—119 (1951c). ~ Zur Frage der Grenzmembran der Spinalganglienzellen. Acta neurovegetativa (Wien) **3**, 498—506 (1951d). ~ Zur Morphologie der Grenzmembran an bi-, pseudo-uni- und multipolaren Ganglienzellen. (Autoreferat Mainzer Med. Ges.) Münch. med. Wschr. **1951**e, 1824. ~ Untersuchungen über Nervenlipoide unter besonderer Berücksichtigung der Milznerven des Hausrindes und des Menschen. Acta neurovegetativa (Wien) **4**, 31—62 (1952a). ~ Polarisationsoptische Untersuchungen an markhaltigen Ganglienzellen in der Wirbeltierreihe und beim Menschen. Zugleich 2. Beitrag zur Morphologie der opposito-bipolar-dineuritischen Ganglienzelle. Mikroskopie (Wien) **7**, 174—190 (1952b). ~ Hüllstrukturen, Grenzmembranen und Lipoide der Ganglienzellen bei einigen Wirbellosen. Verh. anat. Ges. **50**, 363—364 (1952c). ~ Die Beziehungen der Lipoide zu den perizellulären Strukturen der Ganglienzellen bei einigen Wirbellosen im Vergleich zu Wirbeltieren. Z. Zellforsch. **38**, 526—570 (1953). ~ Zur Mikro- und Makromikrophotographie im polarisierten Licht. Naturwiss. Rdsch. **7**, 431—435 (1954). ~ Fluoreszenz und Fluoreszenzpolarisation myelotroper Nervenfasern nach Fluorochromierung in der Umgebung des IEP des Fluoresceins. Z. Naturforsch. **10**b, 355—356 (1955). ~ Observations on methods of polarization photomicrography. Med. a. Biol. Illustr. (Lond.) **6**, 112—122 (1956a). ~ Fortschritte in der Lipoidlokalisation an der mit Phenyloxyfluoronen fluorochromierten Nervenfaser. Acta histochem. (Jena) **2**, 291—292 (1956b). ~ Fluoreszenz und Fluoreszenzpolarisation der Nervenfaser nach Färbung mit Phenyloxyfluoronen. Versuch einer Interpretation. Mikroskopie (Wien) **11**, 261—319, 349—397 (1956c). ~ Zur Frage der Fortleitung und Umschaltung der Sensibilität der periarteriellen Geflechte der Viscera. Acta neurovegetativa (Wien) **16**, 57—70 (1957). — **Scharf, J. H.**, u. **K. Oster:** Zur fluoreszenzmikroskopischen Unterscheidbarkeit "heller" und "dunkler" pseudounipolarer Ganglienzellen im Ganglion semilunare des Rindes. Acta histochem. (Jena) 4, 65—89 (1957). — **Scharf, J. H.,** u. **C. P. Rowe:** Zur Verteilung der Kohlenhydrate und einiger Fermente im Ganglion semilunare des Rindes. Acta histochem. (Jena) 5, 129—144 (1958). — **Scharrer, E.:** Gefäß und Nervenzelle. Z. Neur. 158, 93—101 (1937). — **Scheftel, M. A.:** Über die Spinalinnervation der männlichen Geschlechtsdrüse. Anat. Anz. 75, 104—114 (1932/33). — **Schenk, S. L.:** Die Entwicklungsgeschichte der Ganglien und des Lobus electricus. Sitzgsber. Akad. Wiss. Wien, Math. naturwiss. Kl., III. Abt. 74, 13—38 (1877). — **Schiff, E.:** Physiologie der peripheren Apparate (periphere Nerven und Wurzeln). In Bumke-Foersters Handbuch der Neurologie, Bd. II, S. 359—401 Berlin: Springer 1937. — **Schimert, J.:** Die Markscheidenbildung in den vegetativen Nerven. Z. mikrosk.-anat. Forsch. 37, 581—594 (1935). ~ Das Verhalten der Hinterwurzelkollateralen im Rückenmark. Z. Anat. 109, 665—687 (1939). — **Schirokogoroff, J. J.:** Die Mitochondrien in den erwachsenen Nervenzellen des Zentralnervensystems. Anat. Anz. 43, 522—524 (1913). **Schlesinger, H.:** Beitrag zur Physiologie des Trigeminus und der Sensibilität der Mundschleimhaut. Neur. Zbl. 18, 391—397 (1899). — **Schneider, A.:** Beiträge zur vergleichenden Anatomie und Entwickelungsgeschichte der Wirbeltiere. Berlin 1879. — **Schneider, A. J.:** The histology of the radix mesencephalica n. trigemini in the dog. Anat. Rec. 38, 321—339 (1928). — **Schnitzer, K. L.:** Über ein Kalkdepot. Pflügers Arch. 225, 705—709 (1930). — **Schramm, J.:** Neue Untersuchungen über den Bau der Spinalganglien. Med. Inaug.-Diss. Würzburg 1864. — **Schrön, O.:** Über das Korn im Keimflecke und in dem Kernkörperchen der Ganglienzellen bei Säugetieren. Unters. Naturlehre 9, 209—216 (1865). — **Schubel, A. L.:** Topochemische Untersuchungen über das Vorkommen von Glycogen im Zentralnervensystem von Amphibien. Acta histochem. (Jena) 1, 204—220 (1954/55). — **Schultze, Fr.:** Einige Bemerkungen zu der Mitteilung von Dr. Bechterew u. Rosenbach, Über die Bedeutung der Intervertebralganglien in Nr. 10 dieses Blattes. Neur. Zbl. 3, 265—268 (1884). — **Schultze, O.:** Grundriß der Entwicklungsgeschichte des Menschen und der Säugetiere. Leipzig: Wilhelm Engelmann 1897. ~ Beiträge zur Histogenese des Nervensystems. I. Über die multicelluläre Entstehung der peripherischen sensiblen Nervenfaser und das Vorhandensein eines allgemeinen Endnetzes sensibler Neuroblasten bei Amphibienlarven. Arch. mikrosk. Anat. 66, 41—110 (1905). — **Schulze, F. E.:** Zellmembran, Pellicula, Cuticula und Crusta. Verh. anat. Ges. 10, 27—32 (1896). — **v. Schumacher, S.:** Der Nervus mylohyoideus des Menschen und der Säugetiere. Sitzgsber. Akad. Wiss. Wien, Math.-naturwiss. Kl., III. Abt. 113, 241 bis 272 (1904). ~ Die segmentale Innervation des Säugetierschwanzes als Beispiel für das Vorkommen einer „collateralen Innervation". Anat. H., 1. Abt. 40, 47—93 (1909). ~ Bemerkungen zur P. Eislerschen Kritik meiner Arbeit über „kollaterale Innervation". Anat. Anz. 41, 651—655 (1912). — **Schwadron, L.,** and **B. N. Moffett:** Relationship of cranial nerves to Meckels cave and the cavernous sinus. Anat. Rec. 106, 131—139 (1950). — **Schwalbe, G.:** Über den Bau der Spinalganglien nebst Bemerkungen über die sympathischen Ganglienzellen. Arch. mikrosk. Anat. 4, 45—72 (1868). ~ Lehrbuch der Neurologie. Erlangen: E. Besold 1881. — **Schwann, Th.:** Mikroskopische Untersuchungen über die Übereinstimmung in der Struktur und dem Wachstum der Tiere und Pflanzen. Berlin 1828. ~ Über die Analogie in der Structur und dem Wacsthume der Thiere und Pflanzen. Neue Not. Geb. Natur- u. Heilk. ges. v. L. F. v. Froriep 5, 33—36 (1838). — **Schwartz, H. G.,** and **J. L. O'Leary:** Section of the spinothalamic tract in the medulla with observations on the pathway for pain. Surgery 9, 183—193 (1941). — **Schwehr, L.:** Das vor- und nachgeburtliche Wachstum der Nerven- und Mantelzellen des Menschen im Trigeminusganglion und in den segmentalen Spinalganglien. Z. mikrosk.-anat. Forsch. 60, 158—191 (1954). — **Sclavunos, G.:** Über Keimzellen in der weißen Substanz des Rückenmarks von älteren Embryonen und Neugeborenen. Anat. Anz. 16, 467—473 (1899). — **Scott, F. H.:** On the structure, micro-chemistry and development of nerve cells, with special reference to their nuclein compounds. Trans. Canad. Inst. (Toronto) 6, 405—438 (1899). — **Scott, G. H.:** The localization of mineral salts in cells of some mammalian tissues by micro-incineration. Amer. J. Anat. 53, 243—287 (1933). — **Sehrt, E.:** Die chemische Substanz des Altmannschen Granulums. Z. Zellforsch. 13, 523—539 (1931). — **Sell, W.:** Die Trypanblauspeicherung in verschiedenen peripherischen Ganglien der weißen Maus. Z. Zellforsch. 22, 310—317 (1935). — **Semper, C.:** Die Stammesverwandschaft der Wirbelthiere und Wirbellosen. Arb. Zool.-Zootom. Inst. Würzburg 2, 25—76 (1875). — **Seto, H.:** On the special nerve terminations in ganglion semilunare and ganglion nodosum. Tohoku J. Exper. Med. 54, 175—179 (1951). — **Seto, H., S. Yamamoto** and **T. Fujii:** On the paraganglia in the ganglion of the vagus nerve. Tohoku J. Exper. Med. 52, 39—42 (1950). — **Shaw, R. C.:** A study of intractable pain relative to rhizotomy and spinal section. Brit. J. Surg. 11, 648—675 (1923/24). — **Shdanow, D. A.:** Der Entwicklungszustand der Kopfnerven bei Anenzephalen. Morph. Jb. 64, 532—540 (1930). — **Sheehan, D.:** Spinal autonomic outflows in man and monkey. J. Comp. Neur. 75, 341—370 (1941). — **Sheehan, D.,** and **J. Pick:** The rami communicantes in the Rhesus monkey. J. of Anat. 77, 125—139 (1943). — **Sheinin, J. J.:** On changes in the size, shape, and distribution of the basophil substance in the neurocytosome after fixation in different fluids. Anat. Rec. 52, 83—96 (1932). — **Sheldon,**

R. E.: The nervus terminalis in the carp. J. Comp. Neur. **19**, 191—201 (1909). — **Sherrington, C. S.:** On the anatomical constitution of nerves of skeletal muscles; with remarks on recurrent fibres in the ventral spinal nerve-root. J. of Physiol. **17**, 211—258 (1894/95). ~ On the question whether any fibers of the mammalian dorsal (afferent) spinal root are of intraspinal origin. J. of Physiol. **21**, 209—212 (1897). ~ Experiments in examination of the peripheral distribution of the fibres of the posterior roots of some spinal nerves. Part II. Philosophic. Trans. Roy. Soc. Lond., Ser. B **190**, 45—185 (1898). — **Shimada, K.:** Über die Segmentierung des eigentümlichen Rückenmarksbandes und die „Hofmannschen Kerne" (Kölliker) des Rückenmarkes von einigen Schlangen (Trigonocephalus; Tropidonotus tigrinus). Anat. Anz. **42**, 417—430 (1912). — **Shimizu, N.:** Histochemical studies on the phosphatase of the nervous system. J. Comp. Neur. **93**, 201—217 (1950). — **Shimizu, N., Y. Handa, J. Handa** and **T. Kumamoto:** Histochemical studies of phosphatases in the nervous system of thiamine deficient pigeons. Proc. Soc. Exper. Biol. a. Med. **75**, 696—699 (1950). — **Shorey, M. L.:** The effect of the destruction of peripheral areas on the differentiation of the neuroblasts. J. of Exper. Zool. **7**, 25—64 (1909). — **Siemerling, E.:** Anatomische Untersuchungen über die menschlichen Rückenmarkswurzeln. Berlin: August Hirschwald 1887. — **Simarro, L.:** Nuevo método histológico de la impregnación por las sales fotográficas de plata. Riv. trimestr. microgr. **5**, H. 2/3 (1900). — **Simon, M.:** Sieben Bücher Anatomie des Galen aus dem Arabischen, Bd. I u. II. Leipzig: J. C. Hinrichs 1906. — **Simpson, W. L.:** The application of the Altmann method to the study of the Golgi apparatus. Anat. Rec. **80**, 329—345 (1941). — **Singer, J.:** Über secundäre Degeneration im Rückenmarke des Hundes. Sitzgsber. Akad. Wiss. Wien, Math.-naturwiss. Kl. III. Abt. **84**, 390—419 (1882). — **Siwe, S. A.:** The cervical part of the gangliated cord, with special reference to its connections with the spinal nerves and certain cerebral nerves. Amer. J. Anat. **48**, 479—497 (1931). — **Sjövall, E.:** Über die Spinalganglienzellen des Igels. Anat. H., I. Abt. **18**, 239—266 (1901). ~ Die Bedeutung der Altersveränderungen im Zentralnervensystem. Verh. anat. Ges. **41**, 37—46 (1932). — **Smallwood, W. M.:** Preliminary report on the cytology of molluscan nerve cells. J. Comp. Neur. **16**, 183—188 (1906). — **Smallwood, W. M., and C. G. Rogers:** Studies on nerve cells. I. The molluscan nerve cell, together with summaries of recent literatur on the cytology of invertebrate nerve cells. J. Comp. Neur. **18**, 45—86 (1908). — **Smirnova, S. N.:** Die Embryogenese der Nervenzellen der Ganglia nodosum, semilunare (Gasseri) und cervicalia beim Menschen. Dokl. Akad. Nauk. SSSR., N. S. **101**, 355—358 (1955) [Russisch]. Ref. Ber. Biol., Abt. A **99**, 168 (1955). — **v. Smirnow, A. E.:** Einige Beobachtungen über den Bau der Spinalganglienzellen bei einem viermonatlichen menschlichen Embryo. Arch. mikrosk. Anat. **59**, 459—470 (1902). — **Smith, E. V.:** Histology of the sensory ganglia of birds. Amer. J. Anat. **14**, 251—297 (1912/13). — **Sobotta, J.:** Beiträge zur Histogenese der sogenannten Ganglienleiste der Wirbeltiere. Neue Untersuchungen an Selachiern und Amphibien. Z. mikrosk.-anat. Forsch. **38**, 660—688 (1935). — **v. Soemmerring, S. Th.:** Lehre vom Hirne und von den Nerven, 2. Aufl. Frankfurt a. M.: Varrentrapp & Wenner 1800. — **Sokolansky, G.:** Die Morphogenese der Markscheide der peripherischen Nervenfaser bei manchen Wirbeltieren und beim Menschen. Anat. Anz. **69**, 161—184 (1930). — **Solger, B.:** Neue Untersuchungen zur Anatomie der Seitenorgane der Fische. I. Die Seitenorgane von Chimaera. Arch.mikrosk. Anat. **17**, 95—113 (1880). ~ Die Seitenorgane der Selachier. Arch. mikrosk. Anat. **17**, 458—479 (1880). ~ III. Die Seitenorgane der Knochenfische. Arch. mikrosk. Anat. **18**, 364—390 (1880). ~ Ganglienzellen des Lobus electricus von Torpedo. Verh. med. Ver. Greifswald **1897/99**, 12. — **Spalteholz, W., u. R. Spanner:** Handatlas und Lehrbuch der Anatomie des Menschen, 15. Aufl. Amsterdam-Zürich-Stuttgart: Scheltema & Holkema und S. Hirzel 1954. — **Spatz, H.:** Über die Kernauflagerungen der Nervenzellen. Verh. anat. Ges. **32**, 160—163 (1923). ~ Anatomie des Mittelhirns. In Bumke-Foersters Handbuch der Neurologie, Bd. I, S. 474—540. Berlin: Springer 1935. ~ Neuronenlehre und Zellenlehre. Zur 100. Wiederkehr des Geburtstages von S. Ramón y Cajal am 1. Mai 1952. Münch. med. Wschr. **1952**, 1153—1164, 1209—1218, 1255—1262. — **Speidel, C. C.:** Studies of living nerves. I. The movements of individual sheath cells and nerve sprouts correlated with the process of myelin-sheath formation in amphibian larvae. J. of Exper. Zool. **61**, 279—331 (1932). ~ Studies of living nerves. II. Activities of ameboid growth cones, sheath cells, and myelin segments, as revealed by prolonged observation of individual nerve fibers in frog tadpoles. Amer. J. Anat. **52**, 1—79 (1933). ~ Studies of living nerves. III. Phenomena of nerve irritation and recovery, degeneration and repair. J. Comp. Neur. **61**, 1—80 (1935). ~ Studing of living nerves. IV. Growth, regeneration, and myelination of the peripheral nerves in salamanders. Biol. Bull. **68**, 142—163 (1935). ~ Adjustments of peripheral nerve fibers. In P. Weiss, Genetic neurology. Problems of the development, growth, and regeneration of the nervous system and of its functions, p. 66—77. Chicago: University Chicago Press 1950. — **Sperry, R. W.:** Neuronal specificity. In Genetic neurology, edit. by P. Weiss, p. 232 bis 239. Chicago-London-Toronto: University Chicago Press 1950. ~ Problems in the biochemical specification of neurons. In Biochemistry of the developing nervous system, edit. by H.

Waelsch, p. 74—84. New York: Academic Press 1955. — **Spiegel, E. A.:** Die Zentren des autonomen Nervensystems. (Anatomie, Physiologie und topische Diagnostik.) Monographien Neur. **54** (1928). — **Spirlas, A.:** Zur Kenntnis der Spinalganglien der Säugetiere. Anat. Anz. **11**, 629—634 (1896). — **Spitzer, H.:** Zur Pathogenese der Tabes dorsalis. Arb. neur. Inst. Wien **28**, 227—290 (1926). — **Sprague, J. M.:** A study of motor cell localization in the spinal cord of the Rhesus monkey. Amer. J. Anat. **82**, 1—26 (1948). ~ Motor and propriospinal cells in the thoracic and lumbar ventral horn of the Rhesus monkey. J. Comp. Neur. **95**, 103—123 (1951). — **Staderini, R.:** Contributo allo studio del tessuto interstiziale di alcuni nervi craniensi dell'uomo. Monit. zool. ital. **1**, 232—242 (1890). — **Staderini, R., e G. Pieraccini:** Sopra la origine reale e piú particolarmente sopra le radici posteriori del nervo accessorio dell'uomo. Ric. labor. Anat. norm. Univ. Roma **6**, 89—101 (1897/98). — **Staemmler, M.:** Der Entwicklungszustand des peripheren Nervensystems bei Anencephalie und Amyelie. Virchows Arch. **251**, 702—708 (1924). ~ Die Spinalganglien und Rückenmarkswurzeln bei Poliomyelitis und Polyneuritis. Klin. Wschr. **1949**, 56—59. — **Stämpfli, R.:** Bau und Funktion isolierter markhaltiger Nervenfasern. Erg. Physiol. **47**, 70—165 (1952). — **Stankewitsch, E.:** Pulsationserscheinungen in den Nukleolen der Spinalganglien des Meerschweinchens. Anat. Anz. **67**, 220—229 (1929). — **Stankiewitsch, E.:** Vom Lebensalter abhängige Nervenzellenveränderungen beim Menschen. Z. Zellforsch. **22**, 80—88 (1935). — **Stannius, H.:** Das peripherische Nervensystem der Fische, anatomisch und physiologisch untersucht. Rostock: Stillersche Hofbuchhandlung 1849. ~ Neurologische Untersuchungen. Göttingische gelehrte Anz. **1850 (II)**, Suppl.-Nachr. 89—99. ~ Über die gangliöse Natur des Nervus acusticus. Göttingische gelehrte Anz. **1850 (III)**, Suppl.-Nachr. 243—248. ~ Neurologische Erfahrungen. Göttingische gelehrte Anz. **1851 (III)**, Suppl.-Nachr. 235—238. — **Starck, D.:** Über einige Entwicklungsvorgänge am Kopf der Urodelen. Morph. Jb. **79**, 358—435 (1937). ~ Embryologie. Ein Lehrbuch auf allgemein biologischer Grundlage. Stuttgart: Georg Thieme 1955. — **Steinach, E.:** Über die motorische Innervation des Darmtractus durch die hinteren Spinalnervenwurzeln. Lotos, N. F. **14**, 193—197 (1894). ~ Über die viscero-motorischen Functionen der Hinterwurzeln und über die tonische Hemmungswirkung der Medulla oblongata auf den Darm des Frosches. Pflügers Arch. **71**, 523—554 (1898). ~ Über die centripetale Erregungsleitung im Bereiche des Spinalganglions. Pflügers Arch. **78**, 291—314 (1899). — **Steinach, E., u. H. Wiener:** Motorische Functionen hinterer Spinalnervenwurzeln. Pflügers Arch. **60**, 593—622 (1895). — **Sternschein, E.:** Über Anastomosen zwischen Vagus und Sympathicus der Katze. Z. Anat. **64**, 441—444 (1922). — **Sterzi, A. I.:** I gruppi midollari perifèrici degli uccelli. C. r. Assoc. Anat. **7**, 134—135 (1905). — **Stieda, L.:** Studien über das centrale Nervensystem der Wirbeltiere. Z. wiss. Zool. **20**, 273—456 (1870). ~ Studien über den Amphioxus lanceolatus. Mém. Acad. Imp. Sci. St. Pétersbourg, VII. sér. **19**, Nr 7, 1—71 (1873). ~ Geschichte der Entwickelung der Lehre von den Nervenzellen und Nervenfasern während des 19. Jahrhunderts. I. Teil: Von Sömmering bis Deiters. In Festschrift zum 70. Geburtstag von C. v. Kupffer, S. 79—196. Jena: Gustav Fischer 1899. — **Stilling, B.:** Sur la structure de la fibre nerveuse primitive. C. r. Acad. Sci. Paris **41**, 827—830 (1855). ~ Sur la structure de la cellule nerveuse. C. r. Acad. Sci. Paris **41**, 898—900 (1855). ~ Untersuchungen über den feineren Bau der Nerven-Primitivfaser und der Nervenzelle. Frankfurt: J. Rütten 1856. ~ Neue Untersuchungen über den Bau des Rückenmarks. Cassel 1859. — **Stoeckenius, W., u. K. Zeiger:** Morphologie der segmentierten Nervenfaser. Erg. Anat. **35**, 420—534 (1956). — **Stöhr jr., Ph.:** Beobachtungen über die Innervation der Pia mater des Rückenmarkes und der Telae chorioideae beim Menschen. Z. Anat. **64**, 555—564 (1922). ~ Zur Architektur der Nervenzellen im ultravioletten Mikrophotogramm. Verh. anat. Ges. **32**, 154—157 (1923). ~ Studien am menschlichen Kleinhirn mit O. Schultzes Natronlauge-Silbermethode und mit der ultravioletten Mikrophotographie. Z. Anat. **69**, 181—204 (1923). ~ Beobachtungen und Bemerkungen über den Aufbau des sympathischen Grenzstranges. Z. Zellforsch. **5**, 117—149 (1927). ~ Mikroskopische Anatomie des vegetativen Nervensystems. Berlin: Springer 1928. ~ Das peripherische Nervensystem. A. Die Anteile des cerebrospinalen Nervensystems. In v. Möllendorffs Handbuch der mikroskopischen Anatomie des Menschen, Bd. IV/1, S. 202—264. Berlin: Springer 1928. ~ Zusammenfassende Ergebnisse über die normale und pathologische Histologie der sympathischen Ganglienzelle und der Endapparate im vegetativen Nervensystem. Erg. Anat. **33**, 135—284 (1941). ~ Studien zur normalen und pathologischen Histologie vegetativer Ganglien. I. Z. Zellforsch. **32**, 587—635 (1943). ~ II. Z. Zellforsch. **33**, 109—142 (1943/44). ~ III. Z. Anat. **114**, 14—52 (1949/50). ~ Anatomische Grundlagen der Lehre vom vegetativen Nervensystem. Regensburger Jb. ärztl. Fortbildg **2**, 203—212 (1951/53). — **Stokes, J. H.:** The acoustic complex and its relation in the brain of the opossum (Didelphys virginiana). Amer. J. Anat. **12**, 401—445 (1911/12). — **Stone, L. S.:** Experiments on the development of cranial ganglia and the lateral line sense organs in Amblystoma punctatum. J. of Exper. Zool. **35**, 421—496 (1922). ~ Further experiments on the extirpation and transplantation of mesectoderm in Amblystoma punctatum. J. of Exper. Zool. **44**, 95—131 (1926). ~ Experiments on the transplantation of placodes of cranial ganglia in Amphibia I. Heterotopic transplantations of ophthalmic placode upon head of Amblystoma punctatum. J. Comp. Neur. **38**, 73—107 (1924). ~ II. Heterotopic transplantations of ophthalmic placodes upon head and body of Amblystoma punctatum. J. Comp. Neur. **47**, 91—117 (1928). ~ III. Preauditory and postauditory placodal materials interchanged. J. Comp. Neur. **47**, 117—155 (1928). ~ IV. Heterotopic transplantations of the postauditory placodal material upon head and body of Amblystoma punctatum. J. Comp. Neur. **48**, 311—331 (1929). ~ Primitive lines in Amblystoma and their relation to the migratory lateral line primordia. J. Comp. Neur. **45**, 169—190 (1928). ~ Development of the lateral line sense organs in amphibians observed in living and vital stained preparations. J. Comp. Neur. **57**, 507—541 (1933). — **Stopford, J. S. B.:** The anatomy of so-called deep sensibility. J. of Anat. **57**, 199—202 (1923). ~ The function of the spinal nucleus of the trigeminal nerve. Amer. J. Anat. **59**, 120—128 (1925). — **Stramignoni, A.:** Morfologia e struttura dei cosidetti satelliti perineuronali dei gangli spinali, loro alterazioni cadaveriche e comportamento in alcune condizioni patologiche. Arch. Sci. med. **96**, 231—255 (1953). — **Streeter, G. L.:** Concerning the development of the acoustic ganglion in the human embryo. Verh. anat. Ges. **19**, 16 (1905). ~ The development of the cranial and spinal nerves in the occipital region of the human embryo. Amer. J. Anat. **4**, 83—116 (1905). ~ Concerning the development of the acoustic ganglion in the human embryo. Amer. J. Anat. **5**, Suppl., 1—2 (1906). ~ Die Entwicklung des Nervensystems. In Keibel-Malls Handbuch der Entwicklungsgeschichte des Menschen, Bd. II, S. 1—156. Leipzig: S. Hirzel 1911. — **Stricker, S.:** Untersuchungen über die Gefäßnervenwurzeln des Ischiadicus. Sitzgsber. Akad. Wiss. Wien, Math.-naturwiss. Kl., III. Abt. **74**, 173—185 (1876). ~ Über die collaterale Innervation. Sitzgsber. Akad. Wiss. Wien, Math.-naturwiss. Kl., III. Abt. **75**, 83—92 (1877). — **Stroebe, H.:** Über Veränderungen der Spinalganglien bei Tabes dorsalis. Zbl. Path. **5**, 853—855 (1894). ~ Verh. Ges. dtsch. Naturforsch. **66** (II/2), 14—15 (1895). — **Studnička, F. K.:** Ein Beitrag zur vergleichenden Histologie und Histogenese des Rückenmarkes. (Über die sog. „Hinterzellen" des Rückenmarks.) Sitzgsber. böhm. Ges. Wiss. Prag, Math.-naturwiss. Kl. **1895**, Nr 51, 1—32 (1896). ~ Über das Vorkommen von Kanälchen und Alveolen im Körper der Ganglienzellen und in dem Achsenzylinder einiger Nervenfasern der Wirbeltiere. Anat. Anz. **16**, 397—401 (1899). ~ Beiträge zur Kenntnis der Ganglienzellen. II. Einige Bemerkungen über die feinere Struktur der Ganglienzellen aus dem Lobus electricus von Torpedo marmorata. Sitzgsber. böhm. Ges. Wiss. Prag, Math.-naturwiss. Kl. **1901**, Nr 15, 1—15 (1902). ~ Beiträge zur Kenntnis der Ganglienzellen. III. Über endocelluläre und pericelluläre Blutkapillaren der großen Ganglienzellen von Lophius. Sitzgsber. böhm. Ges. Wiss. Prag, Math.-naturwiss. Kl. **1903**, Nr 41, 1—13 (1904). — **Subba Rau, A.,** and **R. J. Ludford:** Variations in the form of the Golgi bodies during the development of neurons. Quart. J. Microsc. Sci., N. S. **69**, 509—518 (1925). — **Sulkin, N. M.:** Histochemical studies on mucoproteins in nerve cells of the dog. J. Biophys. a. Biochem. Cytology **1**, 459—468 (1955). — **Sulkin, N. M.,** and **A. Kuntz:** Distribution of ascorbic acid in autonomic ganglia and its alteration in experimental and pathological states. Anat. Rec. **101**, 33—45 (1948). ~ Histochemical alterations in autonomic ganglion cells associated with aging. J. of Gerontol. **7**, 533—543 (1952). — **Sulze, W.:** Über die physiologische Bedeutung des Kalksäckchenapparates der Amphibien. Pflügers Arch. **246**, 250—257 (1942/43). — **Sunderland, S.,** and **D. F. Cossar:** The structure of the facial nerve. Anat. Rec. **116**, 147—162 (1953). — **Sunderland, S.,** and **J. O. Lavarack:** The branching of nerve fibres. Acta anat. (Basel) **17**, 46—61 (1953). — **Suzuki, H.,** u. **H. Ookubo:** Zytologische Untersuchungen über die Ganglienzellen der Kaninchenzunge. Fol. anat. jap. **22**, 295—303 (1943). **Svaetichin, G.:** Analysis of action potentials from single spinal ganglion cells. Acta physiol. scand. (Stockh.) **24**, Suppl. 86, 23—57 (1951). — **Swensson, Å.:** Über die Kaliberverhältnisse in den vorderen Rückenmarkswurzeln bei Menschen. Z. mikrosk.-anat. Forsch. **44**, 187—206 (1938). ~ Über die Anzahl der markhaltigen Nervenfasern in verschiedenen Teilen der hinteren Rückenmarkswurzeln. Z. mikrosk.-anat. Forsch. **55**, 89—96 (1950). — **Szentágothai, J.,** and **Á. Albert:** The synaptology of Clarke's column. Acta morph. (Budapest) **5**, 43—51 (1955). — **Szepsenwol, J.:** Recherches sur les centres organisateurs des vésicules auditives chez des embryons de poulets omphalocéphales obtenu expérimentalement. Archives Anat. microsc. **29**, 5—94 (1933). ~ Causalité de la différenciation de la cellule nerveuse et détermination de la croissance de ses prolongements. Archives Anat. microsc. **32**, 1—104 (1936). — **Szymonowicz, L.,** u. **R. Krause:** Lehrbuch der Histologie und der mikroskopischen Anatomie mit besonderer Berücksichtigung des menschlichen Körpers, 6. Aufl. Leipzig: C. Kabitzsch 1930. **Tagliani, G.:** Über die Riesennervenzellen im Rückenmarke von Solea impar. Anat. Anz. **15**, 234—237 (1899). — **Takagi, J.:** Zur Zytoarchitektonik im Rückenmark und zur Bewertung der Gestalt und Größe der Nervenzellen. Jap. J. Med. Sci., I. Anat. **5**, 355—373 (1935). ~ Über die Bedeutung des Volums eines Neurons. Verh. anat. Ges. **81**, 206—212 (1936). — **Takeda, G.:** Beiträge zur histologischen Kenntnis des Nervus trigeminus. I. Über das sympathische Ganglion im Nervus ophthalmicus. Fol. anat. jap. **2**, 297—303 (1924). ~

II. Über das Vorkommen der Ganglienzellen in der Portio minor des Nervus trigeminus. Fol. anat. jap. **2**, 305—310 (1924). ~ III. Über die multipolaren Zellen im Ganglion semilunare. Fol. anat. jap. **2**, 311—324 (1924). ~ IV. Über die gefensterten Zellen und die Zellen mit Vakuolen im Ganglion semilunare. Fol. anat. jap. **3**, 17—29 (1925). ~ V. Nachtrag zur II. Mitt., Über das Vorkommen der Ganglienzellen in der Portio minor des Nervus trigeminus. Fol. anat. jap. **3**, 87—90 (1925). — **Tanaka, T.:** Die Verbindung des N. accessorius mit den oberen Halsnerven bei Macacus. Arb. anat. Inst. Kyoto, Ser. A **3**, 116—121 (1932). — **Tanzi, E.:** Sulla presenza di cellule gangliari nelle radici spinali anteriori del gatto. Riv. sper. Freniatr. **19**, 373—377 (1893). — **Tarkhan, A. A.:** The innervation of the extrinsic ocular muscles. J. of Anat. **68**, 293—313 (1934). ~ Ein experimenteller Beitrag zur Kenntnis der proprioceptiven Innervation der Zunge. Z. Anat. **105**, 349—358 (1936). ~ Über das Vorhandensein afferenter Fasern im Nervus hypoglossus. Arch. f. Psychiatr. **105**, 475—483 (1936). — **Tarkhan, A. A., and S. Abd El-Malek:** On the presence of sensory nerve cells on the hypoglossal nerve. J. Comp. Neur. **93**, 219—228 (1950). — **Tarkhan, A. A., and I. Abou-El-Naga:** Sensory fibres in the hypoglossal nerve. J. of Anat. **81**, 23—32 (1947). — **Tatsumi, M., and K. Kawakami:** On the histopathological changes of the peripheral nervous ganglia in experimental poliomyelitis. Bull. Osaka Med. School **1**, 17—23 (1954). — **Taylor, A. B., and F. B. Adamstone:** A study of the nature of periodide bodies and of phosphatase in nerve cells. Anat. Rec. **99**, 584 (1947). ~ A study of spinal ganglion cells using the phase microscope. Anat. Rec. **115**, 415—416 (1953). — **Tello, J. F.:** Las neurofibrillas en los vertebrados inferiores. Trab. Labor. Invest. Biol. Univ. Madrid **3**, 113—151 (1904). ~ Algunas observaciones con los rayos ultravioletas. Trab. Labor. Invest. Biol. Univ. Madrid **9**, 111—121 (1911). ~ Die Entstehung der motorischen und sensiblen Nervenendigungen. I. In dem lokomotorischen Systeme der höheren Wirbeltiere. Muskuläre Histogenese. Z. Anat. **64**, 348—440 (1922). ~ Les différenciations neuronales dans l'embryon du poulet, pendant les premiers jours de l'incubation. Trab. Labor. Invest. Biol. Univ. Madrid **21**, 1—93 (1923). ~ Genèse des terminaisons motrices et sensitives. II. Terminaisons dans les poils de la souris blanche. Trab. Labor. Invest. Biol. Univ. Madrid **21**, 257—384 (1923). ~ Lo evidente y lo dudoso en la génesis del simpático con nuevas observaciones. Trab. Inst. Cajal Invest. Biol. **41**, 1—107 (1949).— **Terni, T.:** Sulla correlazione fra ampiezza del territorio di innervazione e volume delle cellule gangliari. 1º. Ricerche sui ganglii spinali della coda nei Chelonii. Anat. Anz. **47**, 367—386 (1914/15). ~ 2º. Ricerche sui gangli spinali che innervano la coda rigenerata, nei Sauri (Gongylus ocellatus). Arch. ital. Anat. **17**, 507—543 (1919/20). ~ Sui nuclei marginali del midollo spinale dei Sauropsidi. Arch. ital. Anat. **23**, 610—628 (1926). ~ Il simpatico cervicale degli Amnioti. (Ricerche di morfologia comparata.) Z. Anat. **96**, 289—426 (1931). — **Terterjanz, M.:** Die obere Trigeminuswurzel. Arch. mikrosk. Anat. **53**, 632—659 (1899). — **Terzuolo, C.:** Ricerche sul ganglio ciliare degli uccelli. Connessioni, mutamenti in relazione all'età e dopo recisione delle fibre pregangliari. Z. Zellforsch. **36**, 255—267 (1951). — **Theiler, K.:** Studien zur Entwicklung der Ganglienleiste und doppelter Spinalganglien. Acta anat. (Basel) **5**, 206—216 (1948). ~ Studien zur Entwicklung der Ganglienleiste. II. Teil. Befunde zur Frühentwicklung der Ganglienleiste beim Menschen. Acta anat. (Basel) **8**, 96—112 (1949). ~ Die Auswirkung von partiellen Chordadefekten bei Triton alpestris. Beitrag zur Entwicklungsmechanik der Wirbelsäule. Roux' Arch. **144**, 476—490 (1950). ~ Beitrag zur Analyse von Wirbelkörperfehlbildungen: Experiment, Genetik und Entwicklung. Z. menschl. Vererbgs.- u. Konstit.lehre **31**, 271—322 (1952/53). — **Thelander, H. E.:** The course and distribution of the radix mesencephalica trigemini in the cat. J. Comp. Neur. **37**, 207—220 (1924). — **Thiel, W.:** Morphologische Ergebnisse an einzelnen markhaltigen Nervenfasern und ihre funktionelle Bedeutung. Acta anat. (Basel) **31**, 156—192 (1957). — **Thomas, A., et G. Hauser:** Note sur les lésions radiculaires et ganglionnaires du Tabes. C. r. Soc. Biol. Paris **54**, 979—981 (1902). ~ À propos des lésions radiculaires du Tabes. (Réponse à M. J. Nageotte.) C. r. Soc. Biol. Paris **54**, 1183—1186 (1902). ~ À propos des lésions radiculaires du Tabes. (Deuxième réponse à M. J. Nageotte.) C. r. Soc. Biol. Paris **54**, 1361—1362 (1902). **Thomas, V.:** Examen des ganglions rachidiens par la méthode de Ramón y Cajal (Imprégnation à l'argent) dans un cas d'amputation. C. r. Soc. Biol. **60**, 857—860 (1906). — **Thomsen, R.:** Über eigentümliche, aus veränderten Ganglienzellen hervorgegangene Gebilde in den Stämmen der Hirnnerven des Menschen. Virchows Arch. **109**, 459—465 (1887). — **Thyng, F. W.:** The anatomy of a 17,8 mm human embryo. Amer. J. Anat. **17**, 31—112 (1914/15). — **Tidd, C. W.:** The transplantation of spinal ganglia in the white rat. A study of the morphological changes in surviving cells. J. Comp. Neur. **55**, 531—543 (1932). — **Tigerstedt, R.:** Lehrbuch der Physiologie des Menschen, Bd. II. Leipzig: Hirzel 1908. — **Timofeew, D.:** Beobachtungen über den Bau der Nervenzellen der Spinalganglien und des Sympathicus beim Vogel. Internat. Mschr. Anat. u. Physiol. **15**, 259—268, 273—281 (1898). — **Tirelli, V.:** Dei processi riparativi nel ganglio intervertebrale. Ann. Fren. e Sci. aff. **5**, 9—26 (1895). ~ Des processus réparateurs dans le ganglion invertébral. Arch. ital. Biol. **23**, 301—316 (1895). — **Töndury, G.:** Die Embryologie im Dienste der Krankheitsforschung. In Ergebnisse der Medizinischen Grundlagenforschung, herausgeg. von K. Fr. Bauer, Bd. 1, S. 667—736. Stuttgart: Georg Thieme

1956. — **Toennies, J. F.**: Reflex discharges from the spinal cord over dorsal roots. J. of Neurophysiol. **1**, 378—390 (1938). ~ Conditioning of afferent impulses by reflex discharges over the dorsal roots. J. of Neurophysiol. **2**, 515—525 (1939). — **Tokura, R.**: Entwicklungsmechanische Untersuchungen über das Hörbläschen und das akustische, sowie faciale Ganglion bei den Anuren. Fol. anat. jap. **3**, 173—208 (1925). ~ Über das Vorkommen von Ganglienzellen von pseudounipolarem Typus im Ganglion cervicale superius. Fol. anat. jap. **3**, 209 bis 214 (1925). — **Toldt, C.**, u. **F. Hochstetter**: Anatomischer Atlas. 18. Aufl. Berlin u. Wien: Urban & Schwarzenberg 1940. — **Tomaselli, A.**: Alcune particolarità di struttura delle cellule nervose dei gangli spinali e cefalici di Ammocoetes branchialis e di Petromyzon Planeri. Anat. Anz. **30**, 229—232 (1907). — **Toni, G.** e **M. Trevisi**: Sulla posizione dei gangli spinali e delle radici motrici nei forami vertebrali del feto. Atti Soc. ital. Anat. **17** (Monit. zool. ital. **45**, Suppl.) 440—442 (1957). — **Tonkoff, W.**: Die Arterien der Intervertebralganglien und der Cerebrospinalnerven des Menschen. Internat. Mschr. Anat. u. Physiol. **15**, 353—401 (1898). — **Tooth, H. H.**: On the relation of the posterior root to the posterior horn in the medulla and cord. J. of Physiol. **13**, 773—785 (1892). — **Torvik, A.**: Afferent connections to the sensory trigeminal nuclei, the nucleus of the solitary tract and adjacent structures. An experimental study in the rat. J. Comp. Neur. **106**, 51—141 (1956). — **Tower, S.**: A search for trophic influence of posterior spinal roots on skeletal muscle, with a note on the nerve fibers found in the proximal stumps of the roots after excision of the root ganglia. Brain **54**, 99—110 (1931). ~ Regenerative capacity of ventral roots after avulsion from the spinal cord. Arch. of Neur. **49**, 1—12 (1943). — **Tozer, F. M.**: On the presence of ganglion cells in the roots of cranial nerves III, IV, VI. J. of Physiol. **45**, Suppl., XV—XVI (1912). — **Tozer, F. M.**, and **C. S. Sherrington**: Receptors and afferents of the third, fourth, and sixth cranial nerves. Proc. Roy. Soc. Lond., Ser. B **82**, 450—457 (1910). — **Tracy, H. C.**: The development of the nervous system and the early movements in the toadfish. Anat. Rec. **27**, 199 (1924). — **Tretjakoff, D.**: Nervus mesencephalicus bei Ammocoetes. Anat. Anz. **34**, 151—157 (1909). — **Treviranus, G. R.**: Über die organischen Elemente des tierischen Körpers. In Vermischte Schriften, Bd. I, S. 117—144. Göttingen 1816. — **Triepel, H.**, u. **H. Stieve**: Die anatomischen Namen, 23. Aufl. München: J. F. Bergmann 1946. — **Truex, R.**: Observations on the chicken Gasserian ganglion with special reference to the bipolar neurons. J. Comp. Neur. **71**, 473—486 (1939). — Morphological alterations in the Gasserian ganglion cells and their association with senescence in man. Amer. J. Path. **16**, 255—268 (1940). — **Truex, R.**, and **R. W. Zwemer**: True fatty degeneration in sensory neurons of the aged. Arch. of Neur. **48**, 988—995 (1942). — **Tschetschujeva, T.**: Über die Speicherung von Trypanblau in Ganglien verschiedener Gebiete des Nervensystems. Z. exper. Med. **69**, 208—219 (1930). — **Tsuji, R.**: Über den Einfluß der Sympathicus-Reizung auf die Erregbarkeit sensibler Ischiadicusfasern der Katze. Pflügers Arch. **228**, 434—456 (1931). — **Turner, J.**: An account of the nerve-cells in thirty-three cases of insanity, with special reference to those of the spinal ganglia. Brain **26**, 27—70 (1903).

Umrath, K., u. **H. F. Hellauer**: Über trophische Wirkungen sensibler Neurone im Nervensystem. Dtsch. Z. Nervenheilk. **165**, 409—429 (1951).

Vadillo, J. G.: Sur l'existence et l'évolution de certains éléments ganglionnaires hétérotopiques et d'autres anomalies du développement médullaire des mammifères. (Fibres de racines postérieures égarées, de la substance blanche disloquée, cylindre- axes aberrants, etc.). Trab. Labor. Invest. Biol. Univ. Madrid **22**, 235—259 (1924). — **Valentin, G.**: Über die Dicke der varicösen Fäden in dem Gehirn und dem Rückenmarke des Menschen. Arch. Anat., Physiol. u. wiss. Med. **1834**, 401—409. ~ Über den Verlauf und die letzten Enden der Nerven. Nova Acta physico-med. Acad. Caes. Leopold.-Carol. **18**, 51—240 (1836). ~ Über die Scheiden der Ganglienkugeln und deren Fortsetzungen. Arch. Anat., Physiol. u. wiss. Med. **1839**, 139—164. ~ Zur Entwickelung des Gewebe des Muskel-, des Blutgefäß- und des Nervensystems. Arch. Anat., Physiol. u. wiss. Med. **1840**, 194—235. ~ Erwiederung auf den in diesem Archiv 1844, S. 9—26 abgedruckten Volkmannschen Aufsatz über Nervenfasern etc. Arch. Anat., Physiol. u. wiss. Med. **1844**, 395—403. ~ Histologische und physiologische Studien. I. Das Verhalten einzelner Nervengewebe in polarisiertem Lichte. Z. ration. Med., III. Reihe **14**, 122—136 (1862). — **Van Campenhout, E.**: Sur l'origine des ganglions crâniens chez le porc et chez le poulet. C. r. Soc. Biol. Paris **118**, 1653—1654 (1935). ~ Origine du ganglion acoustique chez le porc. Archives de Biol. **46**, 273—286 (1935). ~ Origine du nerf olfactif chez le porc. Archives Anat. microsc. **32**, 391—407 (1936). ~ Contribution à l'étude de l'origine des ganglions des nerfs crâniens mixtes chez le porc. Archives de Biol. **47**, 585—604 (1936). ~ Le développement du système nerveux cranien chez le poulet. Archives de Biol. **48**, 611—666 (1937). — **Van den Broek, A. J. P.**: Untersuchungen über den Bau des sympathischen Nervensystems der Säugetiere. I. Teil: Der Halssympathicus. Morph. Jb. **37**, 202—288 (1908). ~ II. Teil: Der Rumpf- und Beckensympathicus. Morph. Jb. **38**, 532—589 (1908). — **Van der Stricht, N.**: La sphère attractive dans les cellules nerveuses des mammifères. Bull. Acad. roy. Méd. Belg., IV. sér. **20**, 275—304 (1906). — **van Gehuchten, A.**: La structure des centres nerveux. La moëlle épinière et le cervelet. Cellule **7**, 79—122 (1891). ~ Contribution à l'étude des ganglions cérébro-spinaux. Cellule **8**, 209—231

(1892). ~ Nouvelles recherches sur les ganglions cérébro-spinaux. Cellule **8**, 233—253 (1892). ~ Les éléments nerveux moteurs des racines postérieures. Anat. Anz. **8**, 215—223 (1893). ~ De l'origine du pathétique et de la racine supérieure du trijumeau. Bull. Acad. roy. Sci. Belg. (Bruxelles), III. sér. **29**, 417—441 (1895). ~ Anatomie du système nerveux de l'homme. Tome I. et II. Louvain 1896. Imprimerie des Trois Rois S. A. III. édit. 1900. ~ L'anatomie fine de la cellule nerveuse. Neur. Zbl. **16**, 905—911 (1897). ~ Contribution à l'étude des cellules dorsales (Hinterzellen) de la moëlle épinière des vertébrés inférieurs. Bull. Acad. roy. Sci. Belg. III. sér. **34**, 24—38, (1897). ~ Recherches sur la terminaison centrale des nerfs sensibles périphériques. IV. La racine postérieure des deux premiers nerfs cervicaux. Névraxe **2**, 227—256 (1901). ~ V. La racine postérieure du huitième nerf cervical et du premier nerf dorsal. Névraxe **4**, 55—75 (1902). — **van Gehuchten, A., et M. Molhant:** Contribution à l'étude anatomique du nerf pneumogastrique chez l'homme. Bull. Acad. roy. Méd. Belg., sér. IV. **25**, 859—900 (1911). ~ Névraxe **13**, 55—98 (1912). ~ Presse méd. Belg. **64**, 57—58 (1912). — **van Gehuchten, A., et C. Nelis:** Quelques points concernant la structure des cellules des ganglions spinaux. Trav. Labor. neur. Univ. Louvain **1**, 55—65 (1898). ~ Cellule **14**, 371—384 (1898). — **van Kampen, P. N.:** Gehör- und statische Organe. In Ihle-van Kampen-Nierstrasz-Versluys-Hirschs Vergleichende Anatomie der Wirbeltiere. Berlin: Springer 1927. — **van Nouhuys, F.:** Untersuchungen über die Zusammensetzung des Ganglion Gasseri im Hinblick auf die operative Behandlung der Trigeminusneuralgie. Dtsch. Z. Chir. **227**, 483—487 (1930). — **van Rynberk, G.:** Bausteine zu einer Segmentalphysiologie. Erg. Physiol. **12**, 660—764 (1912). — **van Wijhe, J. W.:** Über die Mesodermsegmente und die Entwickelung der Nerven des Selachierkopfes. Verh. Kon. Akad. Wetensch., Amsterdam **22**, E 1—50 (1883). ~ Über Somiten und Nerven im Kopfe von Vögel- und Reptilienembryonen. Zool. Anz. **9**, 657—660 (1886). ~ Über die Kopfsegmente und die Phylogenie des Geruchsorgans der Wirbelthiere. Zool. Anz. **9**, 678—682 (1886). ~ Über Amphioxus. Anat. Anz. **8**, 152—172 (1893). — **Vas, F.:** Studien über den Bau des Chromatins in der sympathischen Ganglienzelle. Arch. mikrosk. Anat. **40**, 375—389 (1892). — **Veit, O.:** Kopfganglienleisten bei einem menschlichen Embryo von 8 Somitenpaaren. Anat. H., I. Abt. **56**, 305—320 (1919). ~ Über einen menschlichen Embryo aus dem Anfang der 4. Woche. Sitzgsber. Ges. Naturwiss. Marburg **6**, 95—106 (1920). ~ Alte Probleme und neuere Arbeiten auf dem Gebiete der Primitiventwicklung der Fische. Erg. Anat. **24**, 414—490 (1922). ~ Beiträge zur Kenntnis des Kopfes der Wirbeltiere. II. Frühstadien der Entwicklung des Kopfes von Lepidosteus osseus und ihre prinzipielle Bedeutung für die Kephalogenese der Wirbeltiere. Morph. Jb. **53**, 319—390 (1924). ~ Über das Problem Wirbeltierkopf. Kempen-Niederrhein: Thomas-Verlag 1947. — **Veit, O., u. P. Esch:** Untersuchung eines in situ fixierten, operativ gewonnenen menschlichen Eies der vierten Woche. Z. Anat. **63**, 343—414 (1922). — **Veith, G.:** Untersuchungen über die Histologie der Polyneuritis diphtherica. Beitr. path. Anat. **110**, 567—606 (1949). ~ Über die unspezifische granulierende Entzündung der Wurzelnerven. Verh. dtsch. Ges. inn. Med. **55**, 157—159 (1949). ~ Über die unspezifische, interstitielle, granulierende Entzündung des Wurzelnerven. Arch. f. Psychiatr. u. Z. Neur. **182**, 400—418 (1949). — **Veith, G., u. W. Pietsch:** Zur Histologie des Nervus trigeminus mit besonderer Berücksichtigung des Gebietes des Duradurchtrittes. Beitr. path. Anat. **114**, 100—116 (1954). — **Vejas, P.:** Ein Beitrag zur Anatomie und Physiologie der Spinalganglien. Med. Inaug.-Diss. München 1883. — **Veratti, E.:** Alcune osservazioni sui processi concernati alle feriti dei gangli spinali. Atti Soc. ital. Pat. (Pavia) **4**, 175—176 (1906). — **Vesalius, A.:** De humani corporis fabrica Libri septem. Basileae 1542. — **Vieussens, R.:** Nevrographia universalis. Editio in Germania prima. Francofurti: G. W. Kühnius 1690. — **Völker, O.:** Normentafel zur Entwicklungsgeschichte des Ziesels (Spermophilus citillus). Jena: Gustav Fischer 1922. — **Vogt, C., u. O. Vogt:** Morphologische Gestaltungen unter normalen und pathogenen Bedingungen. Ein hirnanatomischer Beitrag zu ihrer Kenntnis. J. Psychol. u. Neur. **50**, 161—524 (1941/42). — **Vogt, W.:** Gestaltungsanalyse am Amphibienkeim mit örtlicher Vitalfärbung. II. Teil: Gastrulation und Mesodermbildung bei Urodelen und Anuren. Roux' Arch. **120**, 384—706 (1929). — **Voit, M.:** Zur Frage der Verästelung des Nervus acusticus bei den Säugetieren. Anat. Anz. **31**, 635—640 (1907). — **Volkmann, A. W.:** Über die Fasern des Rückenmarks und sympathischen Nerven in Rana esculenta. Arch. Anat., Physiol. u. wiss. Med. **1838**, 274—295. ~ Nervenphysiologie. In Wagners Handwörterbuch der Physiologie, Bd. 2, S. 476—627. Braunschweig 1844. ~ Siehe Bidder, F. H. 1847. — **Volkmann, H.:** Medizinische Terminologie, 33. Aufl. Berlin u. München: Urban & Schwarzenberg 1947. — **Voss, H.:** Untersuchungen über das Vorkommen und die Form intraarterieller Gebilde des Menschen und der Katze. Z. mikrosk.-anat. Forsch. **57**, 345—358 (1951).

Waelsch, H. (Ed.): Biochemistry of the developing nervous system. Proceedings of the First Internat. Neurochemical Symposium, Oxford 1954. New York: Academic Press 1955. — **Wagener, G.:** Über den Zusammenhang des Kernes und Kernkörpers der Ganglienzelle mit dem Nervenfaden. Z. wiss. Zool. **8**, 455—457 (1857). — **Wagner, R.:** Neue Untersuchungen über den Bau und die Endigungen der Nerven und die Struktur der Ganglien. Suppl. zu den

Icones Physiologicae. Leipzig: Voß 1847. ~ Neurologische Untersuchungen. Göttingen: G. H. Wigand 1854. — **Waibel, P.:** Ganglienzellen in der Pars spinalis Nervi accessorii des Menschen. Acta anat. (Basel) **16**, 433 (1952). ~ Über das Vorkommen von Ganglienzellen in der Pars spinalis nervi accessorii. Acta anat. (Basel) **20**, 128—154 (1954). — **Walde, A.,** u. **J. B. Hofmann:** Lateinisches etymologisches Wörterbuch. Heidelberg: C. Winter 1938. — **Wallenberg, A.:** Neue Untersuchungen über den Hirnstamm der Taube. III. Die cerebrale Trigeminuswurzel. Anat. Anz. **25**, 526—528 (1904). ~ Nachtrag zu meinem Artikel über die cerebrale Trigeminuswurzel der Vögel. Anat. Anz. **25**, 621—622 (1904). — **Waller, A.:** Sur la reproduction des nerfs et sur la structure et les fonctions des ganglions spinaux. Arch. Anat., Physiol. u. wiss. Med. 1852, 392—401. ~ Observations sur les effets de la section des racines spinales et du nerf pneumogastrique au-dessus de son ganglion inférieur chez les mammifères. C. r. Acad. Sci. Paris **34**, 582—587 (1852b). Eine ziemlich vollständige Zusammenstellung der Arbeiten Wallers führt M. Joseph (1887) auf! — **Wana, J.:** Über abnormen Verlauf einzelner motorischer Nervenfasern im Wurzelgebiet. Pflügers Arch. **71**, 555—559 (1898). — **Warfwinge, E.:** Beiträge zur Kenntnis der spinalen und sympathischen Ganglienzellen des Frosches (Rana temporaria). Arch. mikrosk. Anat. **68**, 432—440 (1906). — **Warrington, W. B.,** and **F. Griffith:** On the cells of the spinal ganglia and on the relationship of their histological structure to the axonal distribution. Brain **27**, 297—326 (1904). — **Wartenberg, R.:** Klinische Studien zur Frage der Geltung des Bell-Magendieschen Gesetzes. Z. Neur. **113**, 518—603 (1928). — **Watt, J. C.:** Description of two young twin human embryos with 17—19 paired somites. Contrib. to Embryol. **2**, 5—44 (1915). — **Watzka, M.:** Über das Vorkommen vielkerniger Ganglienzellen in den Nervengeflechten der Samenblase des Menschen. Anat. Anz. **66**, 321—334 (1928/29). ~ Veränderungen des Golgi-Netzapparates nach Chloroformnarkose. Z. mikrosk.-anat. Forsch. **46**, 622—626 (1939). ~ Die Paraganglien. In v. Möllendorffs Handbuch der mikroskopischen Anatomie des Menschen, Bd. IV/4, S. 262 bis 308. Berlin: Springer 1943. ~ Zellen mit speziellen Funktionen. In Büchner-Letterer-Roulets Handbuch der Allgemeinen Pathologie, Bd. II/1, S. 213—278. Berlin-Göttingen-Heidelberg: Springer 1955. — **Watzka, M.,** u. **J. H. Scharf:** Die Paraganglien am Ganglion nodosum vagi und dessen Umgebung beim erwachsenen Menschen. Z. Zellforsch. **36**, 141—150 (1951). — **Weber, M.:** Fluoreszenzmikroskopische Untersuchungen am fixierten Gewebe. Acta anat. (Basel) **31**, 112—123 (1957). — **Weddell, G.:** The pattern of cutaneous innervation in relation to cutaneous sensibility. J. of Anat. **75**, 346—367 (1941). ~ Axonal regeneration in cutaneous nerve plexuses. J. of Anat. **77**, 49—62 (1943). — **Weigner, K.:** Bemerkungen zur Entwicklung des Ganglion acustico-faciale und des Ganglion semilunare. Anat. Anz. **19**, 145 bis 155 (1901). ~ Beziehungen des Nervus accessorius zu den proximalen Spinalnerven. Anat. H., I. Abt. **17**, 549—587 (1901). ~ Über den Verlauf des Nervus intermedius. Anat. H., I. Abt. **29**, 97—128 (1905). — **Wein, D.:** Über die Nervenfaserkörbe der Spinalganglienzellen. Z. Zellforsch. **32**, 87—98 (1943). — **Weinberg, E.:** The mesencephalic root of the fifth nerve. A comparative anatomical study. J. Comp. Neur. **46**, 249—405 (1928). — **Weiss, P.:** Die Nervenversorgung der überzähligen Extremitäten an dem von Verzar und Weiss in Bd. 223 dieser Z. beschriebenen hypermelen Frosch. Pflügers Arch. **228**, 486—497 (1931). ~ Experimental innervation of muscles by the central ends of afferent nerves (establishment of a one-neurone connection between receptor and effector organ), with functional tests. J. Comp. Neur. **61**, 135—174 (1935). ~ An introduction to genetic neurology. In Genetic neurology. Problems of the development, growth, and regeneration of the nervous system and of its functions, edit. by P. Weiss, p. 1—39. Chicago-London-Toronto: University Chicago Press 1950. — **Weiss, P.,** and **H. B. Hiscoe:** Experiments on the mechanism of nerve growth. J. of Exper. Zool. **107**, 315—395 (1948). — **Weiss, P.,** and **H. Wang:** Neurofibrils in living ganglion cells of the chick cultivated in vitro. Anat. Rec. **67**, 105—117 (1936). — **v. Weizsäcker, V. Frhr.:** Reflexgesetze. In Bethe-v. Bergmann-Embden-Ellingers Handbuch der normalen und pathologischen Physiologie, Bd. 10, S. 35—102. Berlin: Springer 1927. — **Werziloff, M.:** Zur Frage über die vasomotorische Function der hinteren Wurzeln. Zbl. Physiol. **10**, 194—198 (1896). — **Wexberg, E.:** Neuralgien. In Bumke-Foersters Handbuch der Neurologie, Bd. 9, S. 192—215. Berlin: Springer 1935. — **Whiting, H. P.:** Functional development in the nervous system. In Biochemistry of the developing nervous system, edit. by H. Waelsch, p. 85—103. New York: Academic Press 1955. — **Wiemann, W.:** Studien am Zentralnervensystem des Menschen mit der Mikrophotographie im ultravioletten Licht. Z. Neur. **98**, 347—404 (1925). — **Wilbrandt, W.:** Die Permeabilität der Zelle. Erg. Physiol. **40**, 204—291 (1938). ~ Permeabilität, aktiver Transport und Trägermechanismus. Dtsch. med. Wschr. **1957**, 1153—1158. — **Will, F.:** Vorläufige Mitteilung über die Struktur der Ganglien und den Ursprung der Nerven bei wirbellosen Tieren. Arch. Anat., Physiol. u. wiss. Med. 1844, 76—93. — **Willems, E.:** Les noyaux masticateur et mesencéphalique du trijumeau chez le lapin. Nevraxe **12**, 1—229 (1911). — **Wilson, H. V.:** Embryology of sea-bass (Serranus atrarius). Bull. U.S. Fish Comm. **9**, 209—279 (1889/91). — **Wilson, H. V.,** and **J. E. Mattocks:** The lateral sensory anlage in the Salmon. Anat. Anz. **13**, 658—660 (1897). — **Wilson, M. E.:** Non-medullated fibres in the spinal ganglia. J. of Physiol. **53**, 446—449 (1919/20). — **Windle, W. F.:** Unmyelinated nerve fibres of the dorsal root. J. of Anat. **57**, 360—363 (1923). ~ Non-bifurcating nerve fibers of the trigeminal nerve. J. Comp. Neur. **40**, 229—240 (1926). ~ The distribution and probable significance of unmyelinated nerve fibers in the trigeminal nerve of the cat. J. Comp. Neur. **41**, 453—477 (1926). ~ The neurofibrillar structure of the spinal cord of cat embryos correlated with the appearance of early somatic movements. J. Comp. Neur. **53**, 71—113 (1931a). ~ The sensory components of the spinal accessory nerve. J. Comp. Neur. **53**, 115—127 (1931b). ~ Neurons of the sensory type in the ventral roots of man and of other mammals. Arch. of Neur. **26**, 791—800 (1931c). ~ Reflexes of mammalian embryos and fetuses. In Genetic neurology, edit. by P. Weiss, p. 214—222. Chicago-London-Toronto: University Chicago Press 1950. — **Windle, W. F.,** and **S. L. Clark:** Observations on the histology of the synapse. J. Comp. Neur. **46**, 153—171 (1928). — **Windle, W. F., C. D. Clemente** and **W. W. Chambers:** Inhibition of formation of a glial barrier as a means of permitting a peripheral nerve to grow into the brain. J. Comp. Neur. **96**, 359—369 (1952). — **Windle, W. F.,** and **L. C. de Lozier:** The absence of painful sensation in the cat during stimulation of the spinal accessory nerve. J. Comp. Neur. **54**, 97—101 (1932). — **Wintrebert, M. P.:** Sur l'existence d'une irritabilité excitomotrice primitive, indépendante des voies nerveuses chez les embryons ciliés des Batraciens. C. r. Soc. Biol. Paris **57**, 645—647 (1904). — **Wittmaack, K.:** Beiträge zur Kenntnis der Wirkung des Chinins auf das Gehörorgan. I. Sind die Wirkungen des Chinins am Gehörorgan auf Circulationsstörungen zurückzuführen. Pflügers Arch. **95**, 209—233 (1903). ~ II. Der Angriffspunkt des Chinins im Nervensystem des Gehörorgans. Pflügers Arch. **95**, 234—263 (1903). ~ Über Markscheidendarstellung und den Nachweis von Markhüllen der Ganglienzellen im Akustikus. Arch. Ohrenheilk. **61**, 18—23 (1904). ~ Zur histo-pathologischen Untersuchung des Gehörorgans mit besonderer Berücksichtigung der Darstellung der Fett- und Myelin-Substanzen. Z. Ohrenheilk. **51**, 148—161 (1906). ~ Über experimentelle degenerative Neuritis des Hörnerven. Z. Ohrenheilk. **51**, 161—178 (1906). — **Woerdeman, W. M.,** and **C. P. Raven:** Experimental embryology in the Netherlands. (Monogr. Progr. Res. Holland 10.) New York a. Amsterdam 1946. — **Wolff, D.:** The ganglion spirale cochleae. Amer. J. Anat. **60**, 55—57 (1936/37). — **Wrete, M.:** Zur Kenntnis des Plexus vertebralis beim Menschen. Anat. Anz. **78**, 1—15 (1934). ~ Über die Verbindungen der Cervikalnerven mit den sympathischen Grenzsträngen beim Menschen. Z. mikrosk.-anat. Forsch. **35**, 425—456 (1934). ~ Die kongenitalen Mißbildungen, ihre Ursachen und Prophylaxe. Stockholm: Almqvist & Wiksell 1955. — **Wundt, W.:** Untersuchungen zur Mechanik der Nerven und Nervencentren, Bd. 2. Stuttgart 1876.

Yntema, C. L.: An experimental study of the origin of the cells which constitute the VII. and VIII. cranial ganglia and nerves in the embryo of Amblystoma punctatum. J. of Exper. Zool. **75**, 75—101 (1937). ~ An experimental study on the origin of the sensory neurones and sheath cells of the IX. and X. cranial nerves in Amblystoma punctatum. J. of Exper. Zool. **92**, 93—119 (1943). ~ Experiments on the origin of the sensory ganglia of the facial nerve in the chick. J. Comp. Neur. **81**, 147—167 (1944). — **Yntema, C. L.,** and **W. S. Hammond:** Depletions and abnormalities in the cervical sympathetic system of the chick following extirpation of neural crest. J. of Exper. Zool. **100**, 237—263 (1945). ~ The development of the autonomic nervous system. Biol. Rev. **22**, 344—359 (1947). ~ The origin of intrinsic ganglia of trunk viscera from vagal neural crest in the chick embryo. J. Comp. Neur. **101**, 515—541 (1954). ~ Experiments on the origin and development of the sacral autonomic nerves in the chick embryo. J. of Exper. Zool. **129**, 375—413 (1955). — **Yoshida, I.:** Über die funktionelle Bedeutung der oberen Olive nebst ihren Faserbahnen. Fol. anat. jap. **3**, 111—136 (1925). — **Yoshida, T.:** A histological study of sensory nerves in the urinary organs. Arch. jap. Chir. **26**, 55—74 (1957). — **Young, J. Z.,** and **S. Zuckerman:** The course of fibres in the dorsal nerve roots of Macaca mulatta, the rhesus monkey. J. of Anat. **71**, 447—457 (1957).

Žabotinskij, Ju. M.: Über retrograde Veränderungen in den Nervenzellen der sensiblen Ganglien. Dokl. Akad. Nauk SSSR., **80**, 101—103 (1951) [Russisch]. Ref. Ber. Path. **16**, 368 (1953). ~ Der Einfluß der Ischämie auf die retrograden Veränderungen in den sensiblen Ganglien bei einem Trauma der peripheren Nerven. Dokl. Akad. Nauk SSSR., N. S. **80**, 249—252 (1951) [Russisch]. Ref. Ber. Path. **16**, 368 (1953). — **Zachariades, P. A.:** Sur l'existence de cellules ganglionnaires dans les racines antérieures sacrées de l'homme. Paris: G. Steinheil 1896. — **Zawarzin, A.:** Der Parallelismus der Strukturen als ein Grundprinzip der Morphologie. Z. wiss. Zool. **124**, 118—212 (1925). — **Zeglio, P.:** Ricerche sulla distribuzione del pigmento giallo nel sistema nervoso dell' uomo nelle varie età. Arch. ital. Anat. **35**, 371 bis 396 (1936). — **Zeiger, K.,** u. **H. Harders:** Über vitale Fluorochromfärbung des Nervengewebes. Z. Zellforsch. **36**, 62—78 (1951). — **Zietzschmann, O.,** u. **O. Krölling:** Lehrbuch der Entwicklungsgeschichte der Haustiere. 2. Aufl. Berlin u. Hamburg: Paul Parey 1955. — **Zülch, K. J.,** u. **E. E. Schmid:** Über die Schmerzarten und den Begriff der Hyperpathie. Acta neurovegetativa (Wien) **7**, 147—159 (1953).

Namenverzeichnis.

Die *kursiv* gedruckten Seitenzahlen beziehen sich auf die Literatur.

Abd El-Malek, S. s. Tarkhan, A. A. 132, *404*
Abou-El-Naga, I. s. Tarkhan, A. A. 132, *404*
Adamkiewicz, A. 149, 150, 307, 308, 309, 311, *360*
Adamstone, F. B. 255, 265, *360*
— u. A. B. Taylor 255, 264, 265, 270, *360*
— s. Taylor, A. B. 265, *404*
Addens, J. L. 71, 124, *360*
Adelmann, H. B. 44, 49, 50, 51, 53, *360*
Adrian, E. D. 160, *360*
— u. A. Forbes 160, *360*
Afra, D. s. Botár, J. 128, 129, *365*
Agar, W. E. 48, *360*
Agassiz, A. s. Danchakoff, V. 103, 104, *368*
Agduhr, E. 150, 157, 162, 177, 197, 198, 199, 200, *360*
Agosti, F. 107, 338, *360*
Ahlborn, F. *360*
Alagna, G. 217, 283, 285, *360*
Albert, Á. s. Szentágothai, J. 179, *403*
Alcala 91
Alcock, R. *360*
Alexander, G. *360*
— L. s. Bergmann, L. 135, 149, *363*
Alexenko, B. 82, 83, 84, 85, 111, 251, 253, 257, 262, 300, *360*
Allen, W. F. 33, 123, 133, 148, 158, 179, 242, 243, 354, *360*
Allis jr., E. P. *360*
Alpert, G. D. s. Ranson, S. W. 126, 179, 180, *396*
Altenburger, H. 154, *360*
— s. Foerster, O. 157, 168, 169, 187, *373*
Altmann, R. 262, 263, 265, 266, 272, *360*
Alvis, B. Y. s. Sachs, E. *399*
Ancetti, A. s. Bötner, V. *365*
Andersch, K. S. 7, 126, *360*
Andrejew, I. D. 168, 188, *360*
Andres, K. H., u. R. Kautzky 23, 91, 96, 123, *360*
Andrew, W. 326, 327, *360*
Andrzejewski, C. 125, 126, *360*

Angulo y Gonzales, A. W. 65, 78, *360*
Antoni, N. 309, 336, *360*
Apáthy, St. v. 25, *361*
Arai, S. *361*
Arey, L. B. 73, *361*
Ariel, J. M. s. Pack, G. T. *394*
Ariëns Kappers, C. U. 19, 21, 25, 26, 33, 71, 130, 275, *361*
— G. C. Huber u. E. C. Crosby 19, 64, 71, *361*
— J. 23, 37, 54, 55, 64, *361*
Arloing, S., u. L. Tripier 156, 172, 186, 188, *361*
Arndt, R. 145, 214, 267, *361*
Arnemann 18
Arnold, J. 12, 13, 15, 24, 124, 271, 274, 300, *361*
Arnstein, C. s. Kollmann, J. 24, *383*
Aronson, H. 38, 169, 186, 341, 342, *361*
Åström, K. E. 35, *361*
Athias, M. 149, 353, *361*
Auerbach, R. 107, *361*
Axmann, K. F. 12, 156, 185, *361*
Ayers, H. 195, *361*
Azcoaga, J. E. s. Polak, M. *395*
Azoulay, L. 78, *361*

Babes, V., u. F. Kremnitzer 173, 176, 187, 348, *361*
Bachmann, K. D. 271, *361*
Bacsich, P. 204, 209, *361*
— u. G. M. Wyburn 207, *361*
— s. Blair, D. M. 196, 206, 321, 322, 327, *364*
Baerensprung, F. W. F. v. 13, 14, 17, 77, 145, 146, *361*
Baffoni, G. M. 227, *361*
Baker, J. R. 272, *361*
— R. F. s. Pease, D. C. 276, *394*
Baldwin, W. M. 114, 115, *361*
Balfour, F. M. 27, 39, 40, 49, 57, 91, *361*
Ballowitz, E. 186, *361*
Baló, J., u. F. Földvari 359, *361*
— s. Földvari, F. 359, *373*

Bammer, H. 88, 89, 90, 112, *331*
Barbieri, C. 48, *361*
— N. A. 150, 165, *362*
Bardeen 62
Barbosa, R. T. *362*
Barfurth, D. 57, *362*
Bargmann, W. 22, 247, 248, 252, 264, 265, 274, 309, 310, *362*
— u. Th. H. Schiebler 22, *362*
Barker, L. F. 329, *362*
Barnes, J. F. 162, *362*
— u. H. A. Davenport 155, 163, *362*
— s. Davenport, H. A. *369*
Baron, M. 192, *362*
Barr, M. L., L. F. Bertram u. H. A. Lindsay 226, 227, *362*
— s. Moore, K. L. 225, *391*
— s. Prince, R. H. 226, 227, *395*
Barratt, J. O. W. 131, *362*
Barris, R. W. 332, 333, *362*
Barron, D. H. 105, 106, 132, *362*
— u. B. H. C. Matthews 154, 155, 187, *362*
— s. Nicholas, J. S. 105, *392*
Barry, M. 15, 217, *362*
Bartelmez, G. W. *362*
— u. H. M. Evans *362*
Bartholdy, K. 133, *362*
Bartholinus jr., C. 142
Batten, E. H. 64, *362*
Bau, K. T. 124, *362*
Baud, Ch. A. 215, 265, *362*
Bauer 305, 316
— J. 117, *362*
— K. F. 77, 111, 180, 181, 215, 216, 269, 275, 281, 285, *362*
Baumann, L., u. W. Landauer 105, *362*
Bayliss, W. M. 151, *362*
Beale, L. S. 12, 13, 18, 197, *362*
Beams, H. W. 218, 227, 245, 254, 255, 264, *362*
— u. R. L. King 215, 219, 234, 248, 249, 292, *362*
— u. H. W. Kirshenblit 272, *363*

Beams, H. W., V. L. van Breemen, D. M. Newfang u. T. C. Evans 235, 249, 255, 262, 264, 265, 269, 272, 292, *363*
Beard, J. 14, 19, 20, 27, 28, 30, 44, 45, 46, 49, 57, *363*
Beattie, T. 35, *363*
Beccari 340
Bechterew, W. *363*
— u. P. Rosenbach 180, *363*
Beck, W. s. Froriep, A. 72, 73, *374*
Becker, A. *363*
— H. 170, 172, 180, 181, *363*
Bedot, M. 40, *363*
Bell, C. 14, 17, 150, 159, *363*
Benda, C. 204, *363*
Bennett, H. S. s. De Robertis, E. D. P. 296, *370*
Benninghoff, A. 19, 28, 78, 121, *363*
Bensley, R. R. *363*
— u. I. Gersh 249, *363*
— s. Owens, H. B. 254, 264, *393*
Béraneck, E. 45, *363*
Berg, N. O. 301, *363*
Bergen, F. v. 255, 300, 306, *363*
Bergmann, L., u. L. Alexander 135, 149, *363*
Bergqvist, H., u. B. Köllén 44, *363*
Berkelbach van der Sprenkel, H. *363*
Berliner, K. 38, *363*
Bernard, Cl. 156, 171, 172, *363*
Bertacchini, P. 44, *363*
Bertram, E. G., L. F. Bertram u. H. A. Lindsay *363*
— L. F. s. Barr, M. L. 226, 227, *362*
— s. Bertram, E. G. *363*
Bertrand, I., u. J. Guillain 295, *363*
Besta, C. *364*
Bethe, A. 4, 181, 190, 271, 272, 308, *364*
— u. M. Fluck 235, 251, 269, *364*
Bichat, X. 2, 3, *364*
Bickel, A. 33, 35, *364*
Bidder, F. H. 9, 10, 11, 12, 13, 15, 24, 39, 91, 124, 138, 170, 183, 194, 214, 232, 280, *364*
Bielschowsky, M. 93, 129, 148, 193, 194, 205, 213, 219, 237, 248, 262, 263, 264, 268, 270, 271, 272, 275, 288, 296, 307, 316, 317, 330, 331, 335, 348, 350, 352, *364*
Bikeles, G. *364*
— u. M. Franke 172, *364*
Billingsley, P. R., u. S. W. Ranson 127, 168, *364*
— s. Ranson, S. W. 168, *396*

Bimes, Ch. s. Lazorthes, G. 121, 122, *386*
Birge, E. A. 140, 161, 186, *364*
Bishop, G. H., P. Heinbecker u. J. L. O'Leary 152, *364*
— s. Erlanger, J. 190, *372*
Blair, D. M., P. Bacsich u. F. Davies 196, 206, 321, 322, 327, *364*
Blandin 2, 3
Blasius, G. 142, *364*
Blau, A. 354, *364*
Blechschmidt, E. 63, *364*
Blochmann 220, 221, 223, 224
Blunt, M. J. *364*
Bodian, D. 159, *364*
— u. H. A. Howe 359, *364*
Boeke, J. 28, 131, 156, 170, 190, 191, 192, *364*
— u. A. Ancetti 365
Boggon, R. H. s. Le Gros Clark, W. E. *386*
Boisacq, É. 3, *365*
Björlin, G. s. Graf, W. 355, *376*
Bok, S. T. 178, *365*
Bonin, W. 23, *365*
Bontke, E. s. Gedigk, P. 271, *375*
Borda, Gh. s. Diculescu, I. 143, 205, 316, *370*
Bosse, C. H. 14, 328, 329, *365*
Botár, J. 166, *365*
— D. Afra, P. Móritz, E. Schiffmann u. M. Scholtz 128, 129, *365*
Bothe, R. T. s. Davenport, H. A. 163, *369*
Bouin, B. s. Prenant, A. 281, *395*
Bowen, R. H. 251, *365*
Boyd, J. D. 44, 54, 99, 132, *365*
Brace-Köhler 289, 313
Brachet, A. 48, *365*
Bradley, O. C. 44, *365*
Braeunig, K. 156, *365*
Brandt, W. 54, *365*
Brante, G. 278, 279, 313, *365*
Brass, K., u. K. Brückel 359, *365*
Brattgård, S. O. 311, *365*
— u. H. Hydén 311, 314, *365*
Braun-Menéndez, E. s. Houssay, B. A. (Ed.) 154, 278, *380*
Braus 57
Bregman, E. 31, *365*
Bremer, J. L. *365*
Brierley, J. B. 117, 118, 119, 149, 190, 325, *365*
— u. E. J. Field 118, *365*
— s. Field, E. J. 118, *373*
Brodski, V. J. *365*
Bron, A. 63, *365*

Brücke, E. Th. v. 150, 169, 187, 190, *365*
— M. Early u. A. Forbes 190, *365*
— u. E. Krannich 169, *365*
Brückel, K. s. Brass, K. 359, *365*
Brusa, A. 36, 37, 226, 353, *365*
— u. S. Caffarello 243, *366*
— G. Galli u. A. Palazzi 243, *366*
— s. Morin, F. 243, *391*
Bucciante, L. 331, 336, *366*
— s. Levi, G. *387*
Budde, M. 73, 131, *366*
Budgett 192
Bühler, A. 116, 135, 139, 140, 143, 145, 149, 161, 162, 199, 200, 201, 213, 234, 236, 237, 260, 261, 271, 325, *366*
Bueker, E. D. 105, 106, *366*
— u. H. L. Hilderman 106, *366*
Bufalini 178, 180
Bumm, A. 24, 115, 156, 174, 175, 185, 197, *366*
Burckhardt, K. R. 27, *366*
— R. *366*
— E. G. 163, 321, 322, 333, 334, 351, 359, *366*
Burns, B. I. 166, *366*
Burr, H. S. s. Harvey, S. G. 44, *377*
Busana, A. 263, *366*

Caffarello, S. s. Brusa, A. 243, *366*
Caglieris, A. N. 35, 36, *366*
Cajal, S. Ramón Y. s. Ramón y Cajal, S.
Carlson, A. J. 244, *366*
Carmichael, E. A., u. H. H. Woollard 123, 125, *366*
Carnoy 220, 221, 246
Carpenter, F. W. 24, 57, 105, *366*
— u. J. L. Conel 168, 242, *366*
— u. R. C. Main 59, 91, 116, *366*
Casasco, E. 72, 73, *366*
Caspersson, T. O. 227, 245, 246, *366*
Cassirer, R. 352, *366*
Cavanaugh, M. W. 106, 178, 353, *366*
Celestino da Costa, A. 51, 52, 92, *366*
Cestan 118
Chabarova, A. Ja. 169, *366*
Chacon, J. P. 93, 165, 166, *366*
Chambers, W. W. s. Windle, W. F. 109, *408*
Chambost, G. s. Picard, D. *394*
Champy 254

Chang 258, 259
— H. T., u. T. C. Ruch 115, 366
— s. Lloyd, D. P. C. 160, *388*
Chase, M. R., u. S. W. Ranson 127, 131, 160, *366*
Chen, P. S. 100, 101, 102, 103, *367*
Cheng, Y. M. 169, *367*
Chesley, P. 106, 107, *367*
Chiarugi, G. 44, 51, *367*
Chinn, P. 215, 272, 275, 276, 277, *367*
Chiozzi, L. s. Lugaro, E. *388*
Christ, H. 128, *367*
— H. G. 324, 325, *367*
Christensen, K. 131, *367*
Christiansen, H. s. Polak, M. *395*
Chu, C. H. U. *367*
— L.-W. 251, *367*
Ciaccio, C. 217, 285, *367*
Clara, M. 19, 22, 28, 63, 150, 158, 170, 177, 182, 187, 188, *367*
Clark, S. L. 34, 35, 37, 73, 126, 133, 149, 198, 205, 238, 239, 240, 242, 243, 244, *367*
— s. Windle, W. F. *408*
— W. E. Le Gros s. Le Gros Clark, W. E.
Clemente, C. D. s. Windle, W. F. 109, *408*
Cleveland, D. A. 166, *367*
Cloquet 124
Coco, A. Motta s. Motta-Coco, A.
Coggi, A. 142, *367*
Coghill, G. E. 29, 30, 61, 164, *367*
Coidan, R. S. 227, *367*
Coiter Frisius, Volcher 4, 6, 18, 359, *367*
Cole, F. J. *367*
— u. W. J. Dakin *368*
Collier, W. D. 244, *368*
Collin, R. 217, *368*
— u. M. Lucien 253, *368*
Conel, J. L. s. Carpenter, F. W. 168, 242, *366*
Conger, A. C. s. Landacre, F. L. 49, *385*
Corbin, K. B. *368*
— u. E. D. Gardner 326, *368*
— u. F. Harrison 35, 132, *368*
— u. J. C. Hinsey 179, *368*
— W. T. Lhamon u. D. W. Petit 113, 131, 179, *368*
— s. Hinsey, J. C. 131, *378*
Cords, E. 116, 124, *368*
Corner, G. W. 41, 42, 50, *368*
Corning, H. K. 119, 120, *368*
Cossar 125, 135
— D. F. s. Sunderland, S. *403*
Courvoisier, L. G. 13, 14, 15, 78, 202, 214, 234, 267, 280, 281, *368*

Couvreur, E. 130, *368*
— u. J. Duculthy 130, *368*
Covell, W. P. 253, *368*
— u. G. H. Scott 254, *368*
Cowdry, E. V. 84, 248, 253, 254, 263, 264, 265, 271, 281, *368*
Cox, W. H. 176, 181, 185, 238, 248, 271, 290, 352, *368*
Crile, G. W., u. W. E. Lower 244, *368*
Crosby, E. C. s. Ariëns Kappers, C. U. 19, 64, 71, *361*
Cunningham, D. J. 116, *368*
Cuvier 44

Daae, H. 202, 204, 303, 330, 331, *368*
Da Fano, C. 82, 83, 253, 254, 258, 265, *368*
Dahlgren, U. 27, 31, 259, *368*
Dahlström, G., u. Å. Swensson 153, *368*
Dakin, W. J. s. Cole, F. J. *368*
Dalcq, A. 103, *368*
Dale, H. H. 151, 161, 186, *368*
Dallemagne, M. J. s. Gerebtzoff, M. A. *375*
Dalmacio García, D. s. Ramón y Cajal, S. 330, *396*
Damas, H. *368*
Danchakoff, V., u. A. Agassiz 103, 104, *368*
Dandy, W. E. 148, *368*
Dantschakoff, W. 101, 103, 105, *368*
D'Arcy W. Thompson s. Ransom, W. B. 116, 137, *396*
Darkschewitsch, L. 130, *369*
Davenport, H. A. *369*
— u. J. F. Barnes *369*
— u. R. T. Bothe 163, *369*
— u. S. W. Ranson 162, *369*
— S. W. Ranson u. E. H. Terwilliger *369*
— s. Barnes, J. F. 155, 163, *362*
— s. Holmes, F. W. 150, 163, *380*
— H. K. s. Ranson, S. W. 160, 162, 176, *396*
Davida 116
Davies, F. s. Blair, D. M. 196, 206, 321, 322, 327, *364*
Davis, C. L. *369*
— H. s. Galambos, R. 125, *374*
— L., u. H. A. Haven 64, *369*
— u. L. J. Pollock 158, *369*
Dawson, I. M., J. Hossack u. G. M. Wyburn 202, 209, 216, 235, 250, 265, 266, 272, 277, 292, 294, *369*
Dean, B. 137, *369*
De Castro, F. 2, 24, 93, 149, 191, 192, 193, 195, 196, 197,

202, 203, 213, 261, 291, 292, 295, 297, 298, 331, 332, 336, 342, 343, *369*
De Castro, F. s. Lorente de Nó, R. 295, *388*
De Gennaro, I. 164, *369*
Dehler, A. *369*
Deitch, A. D., u. M. J. Moses 86, *369*
— u. M. R. Murray 86, 112, 251, *369*
Deiters 31, 333
Déjérine, J., u. A. Thomas 348, *369*
Delaney 264
Della Pietra, V. 295, *369*
Delmas, A. s. Delmas, J. *369*
— J., u. A. Delmas *369*
Delorenzi, E. 164, 165, *369*
— u. C. Fazio 164, *369*
Del Río Hortega, P. 259, 261, 262, 292, 293, 294, 295, 298, *369*
— M. Polak u. J. M. Prado 292, *369*
— u. J. M. Prado 292, *370*
Demay, M. s. Irazoque, J. 322, *381*
De Moulin, F. 248, *370*
Denny-Brown, D. 333, *370*
De Regt, J. 155, 161, *370*
De Rényi, G. S. 249, *370*
De Robertis, E. D. P. 247, 251, 319, 320, *370*
— u. H. S. Bennett 296, *370*
Detwiler, S. R. 100, 103, 105, *370*
De Vries, E. 98, *370*
De Winiwarter, H. 54, 96, *370*
Dexler, H. 354, *370*
Diculescu, I., Gh. Borda, Z. Paştea u. M. Oprescu 143, 205, 316, *370*
Diezel, P. B. 285, *370*
Disse, J. 23, 78, 140, 328, 329, *370*
Döring, G. 17, 113, 116, 117, 118, 119, 122, 124, 127, 168, 174, 291, 295, 345, 346, 352, 355, 359, *370*
Dogiel, A. S. 2, 18, 19, 37, 91, 127, 132, 152, 161, 162, 168, 169, 173, 176, 177, 179, 182, 184, 185, 186, 187, 188, 189, 194, 195, 196, 202, 217, 239, 242, 248, 271, 278, 327, 329, 331, 333, 334, 340, 341, 342, 343, 350, *370*
— J. s. Holzmann, K. 128, 147, 217, *380*
Dohrn, A. 19, 57, 290, *370*
Doles, E. A. s. Ranson, S. W. *396*
Dolgo-Saburoff, B. 128, 129, 130, 164, 342, *371*

Dolgo-Saburoff, B. A. s. Dolgo-Saburoff, B.
Dolley, D. H. 215, 236, *371*
Donaldson, H. H. 140, *371*
— u. G. Nagasaka 200, *371*
Dorello, P. 61, 77, *371*
Dorn, E. 22, *371*
Dornesco-Busnitza 254
Dosekun, F. s. Gatenby, J. B. *375*
Douglas 254
Dräseke, J. 38, *371*
Droegmueller, W. H. s. Ranson, S. W. 179, *396*
Droogleever Fortuyn, Æ. B. 21, *371*
Du Bois, F. S. 127, *371*
— u. J. O. Foley 71, 126, 127, *371*
— s. Foley, J. O. 126, *373*
Duculthy, J. s. Couvreur, E. 130, *368*
Dürken, B. 105, *371*
Duesberg, J. 56, 251, 252, 263, 272, 306, *371*
Dulbecco, R., u. L. Magri 164, *371*
Dun, F. T. 190, *371*
Duncan, D. *371*
— u. R. Eanes 191, *371*
— u. L. L. Keyser 163, 164, *371*
Dunn, E. H. 156, 159, 176, 185, *371*
Dunning, H. S., u. H. G. Wolff 149, *371*
Duthie 254
Duval, M. 31, *372*
Dydyński, L. v. 178, *372*

Eanes, R. s. Duncan, D. 191,*371*
Earle, K. M. 179, *372*
Early, M. s. Brücke, E. Th. v. 190, *365*
Ebbecke, U. *372*
Eccles, J. G., u. C. S. Sherrington 186, *372*
Edinger, L. 28, *372*
Edström, J. E. 246, *372*
— u. H. Hydén *372*
Ehrenberg, C. G. 8, 159, 359, *372*
Ehrenritter, J. 7, 126, *372*
Ehrlich, P. 169, 186, 194, 341, 342, *372*
Eichner, D. 216, 272, *372*
Einarson, L. 218, 219, 235, 236, 238, 244, 245, 248, *372*
Eisig, H. 19, 46, *372*
Eisler, P. 186, *372*
Elwyn 281
Elze, C. 44, 48, 70, 71, 73, 128, 130, 132, 152, 173, 187, 281, *372*

Elze, C. s. Keibel, F. 51, 57, *382*
Erlanger, J., G. H. Bishop u. H. S. Gasser 190, *372*
Ernst, P. 98, *372*
Ernyei, S. 132, *372*
Esaki, S. 110, *372*
Esch, P. s. Veit, O. 48, *406*
Esterman, B., u. A. J. Gitlitz *372*
Evans, D. H. L., u. J. G. Murray 127, *372*
— H. M. s. Bartelmez, G. W. *362*
— L. T. 53, *372*
— T. C. s. Beams, H. W. 235, 249, 255, 262, 264, 265, 269, 272, 292, *363*
Eve, F. C. 244, *372*
Ewald, A. 186, *372*
Exner, S. 190, 272, *372*
Eymann, H. 91, 103, *372*
— u. H. Roth *372*

Fagnart, J. R. 72, *372*
Fahmy, N. 130, *372*
Fahrenholz, C. 23, *372*
Falloppio, G. 4, 5, 6, *372*
Fañanás, J. R. *373*
Fazio, C. 164, *373*
— s. Delorenzi, E. 164, *369*
Ferner, H. 120, 121, 122, 123, 147, 148, 243, *373*
Feyrter, F. 202, 212, 213, 233, 234, 312, 353, *373*
Fick, W. 127, 128, *373*
Field, E. J. 359, *373*
— u. J. B. Brierley 118, *373*
— s. Brierley, J. B. 118, *365*
Filogamo, G., u. F. Viglione 184, *373*
Fischer, J. 128, *373*
Fish 70
Fisher, C., u. S. W. Ranson 196, 206, 236, 333, *373*
— s. Ranson, S. W. 179, *396*
Fisk, A. 54, 124, *373*
Fitzgerald, J. E., u. W. F. Windle 65, *373*
Flatau, E. s. Goldscheider, A. 176, *375*
Fleckenstein, A. 273, 274, 278, *373*
Fleischer, H. 123, *373*
Fleischhauer, K. 167, *373*
Fleming, R. A. 174, *373*
Flemming, W. 78, 196, 203, 217, 232, 234, 235, 237, 248, 260, 262, 271, 290, 352, *373*
Flesch, M. 204, 210, 217, 235, 236, *373*
— u. H. Koneff 203, 235, 236, *373*
Flexner, L. B. 44, *373*

Fluck, M. s. Bethe, A. 235, 251, 269, *364*
Földvari, F., u. J. Baló 359, *373*
— s. Baló, J. 359, *361*
Foerster, O. 123, 152, 157, 158, 168, 170, 185, 187, 188, 334, *373*
— H. Altenburger u. F. W. Kroll 157, 168, 169, 187, *373*
— O. Gagel u. D. Sheehan 178, 180, 181, *373*
Fogliar, V. G. s. Houssay, B. A. (Ed.) 154, 278, *380*
Fol, H. *373*
Foley, J. O. 125, *373*
— u. F. S. Du Bois 126, *373*
— s. Du Bois, F. S. 71, 126, 127, *371*
— s. Ranson, S. W. 126, 179, 180, *396*
Fontana, F. 7, *373*
Forbes, A. s. Adrian, E. D. 160, *360*
— s. Brücke, E. Th. v. 190, *365*
Fraentzel, O. 13, 14, 15, 202, 290, *373*
Fraisse, P. 56, *373*
Franke, M. s. Bikeles, G. 172, *364*
Franz, V. 19, 28, *373*
Frazier, C. H. 123, 156, *374*
— u. W. G. Spiller *374*
— u. E. Whitehead 65, 147, 148, *374*
— s. Helson, H. 123, *378*
Freerksen, E. 229, *374*
Freud, S. 19, 27, 28, 30, 78, 116, 136, 137, 139, 152, 160, 161, 177, 194, 202, *374*
Frey, H. 281, *374*
Frick, E., u. F. Lamp'l *374*
Friedländer, C., u. F. Krause 172, 187, *374*
Frisk, H. 3, *374*
Fritsch, G. 27, 194, 275, 277, 308, 310, 329, 338, 352, *374*
Frommann, C. 13, 15, 217, 271, *374*
Froriep, A. 44, 45, 49, 57, 72, 73, 91, 124, 131, *374*
— u. W. Beck 72, 73, *374*
Frühwald, F. 124, *374*
Fuchs, H. 248, 260, 261, 271, 290, 306, *374*
Fürst, C. M. 251, *374*
Fujii, T. s. Seto, H. 301, 302, *400*
Fulton, J. F. 115, 150, 154, 163, 168, *374*
Funaoka, S., u. S. Shinozaki 127, 164, *374*
Fusari, R. 18, 91, *374*

Gabri. H. 152, *374*
Gad, J., u. M. Joseph 173, 190, 272, *374*
Gärtner, G. 115, 151, *374*
Gage 92
Gagel, O. 97, 98, 100, 152, 153, 158, 168, 169, 181, 185, 187, 188, 291, 303, 304, 305, 355, *374*
— s. Foerster, O. 178, 180, 181, *373*
Gairns, F. W. u. H. S. D. Garven 132, *374*
Galambos, R., u. H. Davis 125, *374*
Galenus 2, 3, 4, 6, 150, *374*
Galli, G. s. Brusa, A. 243, *366*
Gardner, E. D. s. Corbin, K. B. 326, *368*
Garven, H. S. D. s. Gairns, F. W. 132, *374*
Garzin, R. 120, *375*
Gaskell, W. H. 38, 126, 131, 143, 165, 166, 167, *375*
Gasser 7
— H. S. s. Erlanger, J. 190, *372*
Gatenby, J. B. 254, *375*
— T. A. Moussa u. F. Dosekun *375*
— s. Moussa, T. A. *391*
Gaubert, S. s. Lazorthes, G. 114, *386*
Gaule, J., u. T. Lewin 161, 186, *375*
Gaupp, E. 44, 142, *375*
Gedigk, P., u. E. Bontke 271, *375*
Gegenbaur, C. 44, 124, 131, *375*
Gellért, A. 123, *375*
Gemelli, A. 63, *375*
Gentele, H., u. Å. Swensson *375*
Gerard, M. W. 179, *375*
Gerebtzoff, A. s. Malaisse, E. *389*
— M. A., u. Dallemagne, M. J. *375*
Geren, B. B. 285, *375*
Gerini, C. 84, *375*
Gerlach 305
Gersch, M. s. Ries, E. 215, 257, 261, 265, 270, *398*
Gersh, I. s. Bensley, R. R. 249, *363*
Gesenius, W. 3, *375*
Giacomini 116
Giglio-Tos, E. 51, *375*
Ginabredi 91
Girgis, A. *375*
Gitiss, A. 194, 204, 329, *375*
Gitlitz, A. J. s. Esterman, B. *372*
Glees, P., u. J. Soler 179, 325
Glimstedt, G., u. S. Lagerstedt 265, *375*

Gluecksohn-Waelsch, S. 107, *375*
Goette, A. 41, 91, *375*
Goldby, F. *375*
Goldscheider, A., u. E. Flatau 176, *375*
Golgi, C. 31, 32, 194, 251, 252, 253, *375*
Golowine, E. 47, *375*
Golub, D. M. 152, *375*
Gomori 323
Goronowitsch, N. 37, 41, *375*
Gottschick, J. 33, 35, 132, 133, 150, 154, 158, 160, 164, 181, 298, *376*
Gräff 317, 318
Graf, W., u. G. Björlin 355, *376*
Graham, M. A. 90, 226, *376*
— s. Prince, R. H. 226, 227, *395*
Grasso 319, 320
Graumann, W. 90, *376*
Gray, A. A. 125, *376*
Greving, R. 127, 129, 154, 165, 166, 168, *376*
Griffith, F. s. Warrington, W. B. 78, 131, 168, 176, 185, 198, 205, 238, 242, 244, *407*
Grigorowsky, I. M. 135, *376*
Grimm, U. 231, *376*
Gros 148
— Clark, W. E. le s. Le Gros Clark, W. E.
Groselj 22
Groth, W. 67, *376*
Gruss, W. 93, *376*
Grzycki, St., u. J. Staszyc *376*
Gudden, B. v. 31, *376*
Guenin, R. 160, *376*
Guerrier 135
Guild, S. R. 300, *376*
— s. Huber, G. C. 338, *380*
Guillain, J. s. Bertrand, I. 295, *363*
Guilliermond, A. *376*
— u. G. Mangenot *376*
Gutner, I. I. 81, *376*
Guttman, L. 152, *376*

Haase, J. G. 2, 4, 6, 18, *376*
Hadorn, E. 107, *376*
Häggqvist, G. 159, 160, 167, 355, *376*
Hagen, E. 326, *376*
Haller, A. v. 4, 18, *376*
Hamberger, C. A. 247, 319, *376*
— u. H. Hydén 246, *376*
— H. Hydén u. G. Nilsson 247, *376*
Hamburger, V. 105, 106, 178, 180, 197, 349, *376*
— u. E. L. Keefe 106, *376*
— u. R. Levi-Montalcini *376*

Hamburger, V. s. Levi-Montalcini, R. 103, 106, *387*
Hammond, W. S., u. C. L. Yntema 55, 91, 99, *377*
— s. Yntema, C. L. 55, 91, 96, 99, *408*
Handa, J. s. Shimizu, N. 321, *401*
— s. Shimizu, N. 321, *401*
Hannover, A. 9, 15, *377*
Hanström, B. 19, 21, 22, 25, *377*
Harders, H. s. Zeiger, K. 272, *408*
Hardesty, I. 161, 162, 186, 199, *377*
Hare, K. s. Hinsey, J. C. 24, 91, 92, 127, *378*
— W. K., u. J. C. Hinsey *377*
Harless, E. 9, 13, *377*
Harms, H. 317, *377*
— W. 325, 326, *377*
Harris, A. J., R. Hodes u. H. W. Magoun *377*
Harrison, F. s. Corbin, K. B. 35, 132, *368*
— R. G. 30, 39, 40, 41, 44, 58, 59, 91, 98, 99, 101, 103, 290, *377*
Harting, K. 341, *377*
Hartmann, J. F. 264, *377*
— O. 229, 230, 231, *377*
Harvey, S. C., u. H. S. Burr 44, *377*
Hatai, S. 149, 162, 186, 197, 200, 205, 210, 217, 219, 261, *377*
Hatschek 18
Hauser, G. s. Thomas, A. *404*
Haven, H. A. s. Davis, L. 64, *369*
Hayek, H. v. 40, *377*
Hechst 359
Heidenhain, M. 4, 30, 78, 197, 203, 229, 230, 231, 235, 247, 248, 260, 263, 271, 281, 303, *377*
Heinbecker, P. s. Bishop, G. H. 152, *364*
Held, H. 30, 74, 76, 199, 248, 249, 251, 263, *377*
Hellauer, H. F. s. Umrath, K. 180, *405*
Helmholtz, H. v. 9, *378*
Helmreich, G. (Ed.) 3, 4, *378*
Helson, H., u. C. H. Frazier 123, *378*
Hempel, A. F. 2, 17, *378*
Henle 114, 120, 303
Hennemann, E. s. Mountcastle, V. B. *391*
Henschen, C., u. J. Klingler 34, *378*
Hensel, H. 154, 186, *378*
Hensen, V. 15, 16, 39, *378*

Hermann, H. 92, 127, 148, 195, 200, 202, 203, 214, 269, 271, 301, 302, 325, 327, 333, 334, 335, 336, 341, 343, 346, 350, 359, *378*
Herrick, C. J. 23, 34, 243, *378*
Herrlinger, R. 4, 6, *378*
Herter, K. 142, *378*
Hertwig, G. 218, 227, 229, 231, 251, 263, *378*
— R. 229, *378*
Herzog, E. 125, 126, 130, 132, 147, 149, 165, 267, 268, 270, 271, 349, 352, 359, *378*
Hess, A. 209, 215, 227, 228, 247, 249, 251, 255, 265, 270, 277, 292, *378*
— C. L. v. s. Ranson, S. W. 179, *396*
Hesychius 3
Heuser, C. H., u. G. L. Streeter 51, *378*
Heymans, J. F., u. van der Stricht, O. 19, 28, *378*
Hibbard, H. 310, *378*
Hilbert, R. 151, 156, *378*
Hild 193, 246
Hild, W. 110, *378*
Hilderman, H. L. s. Bueker, E. D. 106, *366*
Hill, C. 44, 74, 83, 253, *378*
Hinsey, J. C. 152, *378*
— u. K. B. Corbin 131, *378*
— K. Hare u. G. A. Wolf jr. 24, 91, 92, 127, *378*
— M. A. Krupp u. W. T. Lhamon *378*
— s. Corbin, K. B. 179, *368*
— s. Hare, W. K. *377*
— s. Ranson, S. W. *396*
— s. Richardson, A. P. *397*
Hintzsche, E. 8, 112, 322, *378*
Hioki, K. s. Kubota, K. 254, 291, 292, 294, 296, 300, *384*
Hippokrates 2
Hirsch, G. C. 7, 82, 83, 251, 253, 254, 256, 257, 258, 259, 264, 265, 266, 267, 273, 298, 319, *379*
Hirt, A. 93, 162, 167, 168, 170, 177, 182, 185, 187, 188, 195, 197, 205, 238, 239, 241, 243, 244, 248, 334, 344, *379*
His, W. 15, 16, 39, 40, 43, 44, 46, 73, 74, 76, 77, 78, 91, 93, 111, 125, 127, *379*
Hiscoe, H. B. s. Weiss, P. *407*
Hjiang, S. H. 155, 161, *379*
Hoadley, L. 101, 103, *379*
Hoag, L. A. *379*
Hoche, A. 116, 117, 185, *379*
Hochstetter, F. 120, *379*
— s. Toldt, C. 114, *405*
Hodes, R. s. Harris, A. J. *377*

Hodge, C. F. 139, 140, 162, 213, 214, 215, 216, 235, 236, 244, 267, 290, 326, *379*
Höber, R. 273, *379*
Höpker, W. 217, *379*
— s. Marx, V. 225, *390*
Hörstadius, S. 37, 41, 44, 54, *379*
Hoff, H., K. Pateisky u. Th. Wanko *379*
Hoffmann, C. K. 44, *379*
Hofmann, J. B. 3, *379*
— s. Walde, A. 3, *407*
Hogg, I. D. 23, *379*
Holl, M. 71, 160, 161, 164, *379*
Holmdahl, D. E. 41, 42, 52, 53, 56, 98, 114, 115, *379*
Holmes, F. W., u. H. A. Davenport 150, 163, *380*
Holmgren, E. 213, 214, 215, 216, 217, 219, 233, 236, 244, 245, 252, 253, 255, 259, 283, 305, 306, 307, 308, 309, 329, 330, 336, 338, *380*
Holtz, P. 190, 278, *380*
Holzmann, K., u. J. Dogiel 128, 147, 217, *380*
Honjin, R. 255, *380*
Hooker, D. 30, 65, *380*
Hopkins, A. E. 248, *380*
Horányi-Hechst, B. 358, *380*
Horning, E. S. 206
Horsley, V. s. May, O. 33, *390*
Hortega, P. del Río s. Del Río Hortega, P.
Horton-Smith, R. G. 151, *380*
Hossack, J., u. G. M. Wyburn 200, 202, 208, 209, 214, 215, 227, 228, 235, 249, 264, 266, 272, 276, 290, 291, 292, 298, 304, 307, 308, *380*
Hossack, J. s. Dawson, I. M. 202, 209, 216, 235, 250, 265, 266, 272, 277, 292, 294, *369*
Houssay, B. A. (Ed.) J. T. Lewis, O. Orías, E. Braun-Menéndez, E. Hug, V. G. Foglia u. L. F. Leloir 154, 278, *380*
Hoven, H. 263, 272, *380*
Howe, H. A. 358, *380*
— s. Bodian, D. 359, *364*
Howell, A. B., u. W. L. Straus jr. 113, *380*
Hubaiš Ibn al Hassân 3, *380*
Huber, G. C. 24, 127, 140, 168, 202, 329, 330, 331, *380*
— u. S. R. Guild 338, *380*
— s. Ariëns Kappers, C. U. 19, 64, 71, *361*
Hug, E. s. Houssay, B. A. (Ed.) 154, 278, *380*
Hugosson, R. 44, 69, *380*
Hulles, E. *380*
Humphrey, T. 65, *380*

Hunain Ibn Ishâk 3, *380*
Hunt, J. R. 125, *380*
Huxley 44
Huzella, Th. 77, 111, *380*
Hydén, H. 227, 228, 246, 311, 315, 319, *380*
— u. B. Lindström 269, 270, *381*
— s. Brattgård, S. O. 311, 314, *365*
— s. Edström, J. E. *372*
— s. Hamberger, C. A. 246, 247, *376*
Hyrtl, J. 3, 7, 8, 12, 61, 71, 72, 113, 116, 120, 130, 131, 160, *381*

Ikeda, Y. 115, *381*
Ingalls, N. W. *381*
Ingbert, C. E. 160, *381*
Ingvar, S. 118, 174, 176, 179, 249, *381*
Irazoque, J., u. M. Demay 322, *381*
Iri, A. 149, *381*
Ito, T. 25, 212, 252, 254, *381*
— u. K. Nagahiro 254, 300, *381*
Iwama, Y. 127, 164, *381*
Iwanow, G. 118, *381*
— u. K. Romodanowsky 118, *381*
Iwata, T. 183, *381*
Izawa, Y. 244, *381*

Jablonski, W., u. H. Meyer *381*
Jacob, H. 180, *381*
Jacobi, R. 173, 186, *381*
Jacobj, W. 229, 230, 231, 232, 247, 248, *381*
Jacobsohn, L. 242, *381*
Jaekel, O. 44, *381*
Jerusalem, C. 231, *381*
Johnson, A., u. L. Sheldon 48, *381*
Johnston, J. B. 19, 28, 30, 31, 33, 37, 124, *381*
Johnstone, J. 18, *382*
Jones 156
— D. S. 54, 96, *382*
— R. L. *382*
Joseph, H. 28, *382*
— M. 116, 151, 152, 156, 170, 171, 172, 173, 186, 187, *382*
— s. Gad, J. 173, 190, 272, *374*
Juba, A. 166, *382*
Jufe, R. s. Polak, M. *395*
Julin, C. 46, *382*
Jung, R. 274, 278, 297, *382*

Källén, B. s. Bergqvist, H. 44, *363*
Kahr, S., u. D. Sheehan 152, *382*

Kamkoff, G. 205, 341, *382*
Kaplan, L. 276, 284, *382*
Karplus, J. P. 154, *382*
Kashiwamura, T. 183, *382*
Kastschenko, N. 37, 41, *382*
Kautzky, R. 44, 124, 126, 127, 132, 186, *382*
— s. Andres, K. H. 23, 91, 96, 123, *360*
Kawaguzi, K. s. Kuré, K. 153, *385*
Kawakami, K. s. Tatsumi, M. 359, *404*
Kazzander, J. 71, 130, *382*
Keefe, E. L. s. Hamburger, V. 106, *376*
Keibel, F., u. C. Elze 51, 57, *382*
Keller, C. 229, *382*
Key, A., u. G. Retzius 13, 114, 160, 186, 235, 281, 295, 300, 303, 305, *382*
Keyser, L. L. s. Duncan, D. 163, 164, *371*
Khalil, F., u. S. Malek 127, *382*
Kibjakow, A. W. 154, *382*
Kidd, L. J. 158, 159, *382*
Kimata, H. 154, *382*
Kimmel, D. L., u. E. K. Moyer *382*
Kimura, C. 169, *382*
King, R. L. s. Beams, H. W. 215, 219, 234, 248, 249, 292, *362*
Kinkel, H. 130, *382*
Kipkie, G. F. 301, *382*
Kirchberg, H. 142, *382*
Kirsche, W. 132, 160, 194, 199, *382*
Kirshenblit, H. W. s. Beams, H. W. 272, *363*
Kiss, F. 127, 129, 130, 161, 169, 188, 205, 206, 324, 326, 333, *382*
— u. L. O'Shaughnessy *383*
— u. P. v. Mihálik 81, 143, 159, 160, 166, *383*
— u. E. Zádory 151, 153, 154, 167, 177, *383*
— T. 167, *383*
Klebs 2
Kleinenberg, N. 19, 20, *383*
Kleist, K. 174, 175, 176, 181, 182, 185, 186, 187, 188, 241, 262, 353, 358, *383*
Klenk, E. 90, 315, *383*
Klingler, J. s. Henschen, C. 34, *378*
Kljatschkin, G. 31, *383*
Kloos, J. s. Raven, C. P. 98, *397*
Knoche, H. 271, 334, 335, 340, 344, 346, 349, 354, 359, *383*
Knoop 22
Knouff, R. A. 51, *383*

Koch, S. L. 131, *383*
Kocher, R. A. 244, *383*
Kölliker, A. v. 7, 8, 9, 10, 12, 13, 14, 17, 27, 31, 38, 40, 59, 113, 115, 116, 145, 149, 156, 158, 160, 167, 170, 185, 217, 232, 274, 281, 329, 342, *383*
Kopsch, F. s. Rauber, A. 119, 120, *397*
Körner, F. 197, 204, 213, 217, 219, 225, 226, 229, 230, 231, 232, 235, 239, 241, 242, 243, 271, *383*
Köster, G. 176, *383*
Kohn, A. 58, 59, 91, 290, *383*
Kohnstamm, O. 33, 36, *383*
Kolatschew 254, 258
Kollmann, J., u. C. Arnstein 24, *383*
Kollros, J. J., u. V. M. McMurray 34, *383*
Kolmer, W. 21, 23, 51, 125, 126, 132, 273, 283, *384*
— u. H. Lauber 23, *384*
Kolossow, N. G., u. G. A. Polykarpowa 154, *384*
— u. G. H. Sabussow 143, *384*
Kolster, R. 28, 38, 261, *384*
Koltzoff, N. K. 44, *384*
Komatsu, H. 183, *384*
Konaschko, P. I. 134, *384*
Koneff, H. 202, 203, 204, 210, 217, 232, 235, 236, 267, 290, 352, *384*
— s. Flesch, M. 203, 235, 236, *373*
Kopczyński, S. 149, 180, *384*
Kopsch, F. 83, 252, 253, 258, *384*
Kornmüller, A. E. 296, 297, *384*
Kosaka, K. 33, *384*
Kotlarewsky, A. 204, 210, 236, *384*
Krannich, E. s. Brücke, E. Th. v. 169, *365*
Kraus, L. A. 3, 24, *384*
Krause 121
— D. K. 142, *384*
— F. 120, *384*
— s. Friedländer, C. 172, 187, *374*
— R. s. Szymonowicz, L. 78, *403*
— W. 281, *384*
Kremnitzer, F. s. Babes, V. 173, 176, 187, 348, *361*
Krölling, O. s. Zietzschmann, O. 54, 63, *408*
Kroll, F. W. s. Foerster, O. 157, 168, 169, 187, *373*
Kronenberg 156, *384*
Krupp, M. A. s. Hinsey, J. C. *378*
Kruszyński, J. 322, *384*

Kubota, K., u. K. Hioki 254, 291, 292, 294, 296, 300, *384*
Kühn, A. 98, 99, 100, 105, *384*
Küttner, C. 12, *384*
Kuhlenbeck, H. 33, 44, *384*
Kuhlenkampff, H. 244, *384*
Kumamoto, T. s. Shimizu, N. 321, *401*
Kunert, W. 114, 115, 117, *385*
Kuntz, A. 91, 96, 149, 168, *385*
— s. Sulkin, N. M. 322, *403*
Kupffer, C. v. 39, 48, 91, 99, *385*
Kuré, K. 153, 154, 155, 164, 166, 167, 173, 176, 177, 185, 187, 197, 205, *385*
— u. T. Kusunoki 153, 159, *385*
— S. Murakami u. S. Okinaka 153, 176, 358, *385*
— Y. Nitta, M. Tsuji, K. Shiraishi u. B. Suenaga 153, *385*
— G. I. Saégusa, K. Kawaguzi u. K. Shiraishi 153, *385*
— G. I. Saégusa, K. Kawaguzi u. K. Yamagata 153, *385*
— u. F. Sakurasawa 153, 154, *385*
— u. T. Sano 124, 153, 154, *385*
Kure, S. 31, 123, *385*
Kurkovskij, V. P. 359, *385*
Kurkowsky, W. 153, *385*
Kurus, E. 25, *385*
Kusunoki, T. s. Kuré, K. 153, 159, *385*
Kutschin, K. 27, 160, *385*

Lache, I. G. 217, *385*
Lachi, P. 38, *385*
Lagerstedt, S. s. Glimstedt, G. 265, *375*
Lahousse, E. 275, 277, *385*
Laidlaw, G. F. 135, 304, *385*
Lambert, M. 236, *385*
Lamp'l, F. s. Frick, E. *374*
Landacre, F. L. 41, 49, 99, *385*
— u. A. C. Conger 49, *385*
— u. M. F. McLellan 49, *385*
Landauer, W. s. Baumann, L. 105, *362*
Langerhans, P. 19, 116, 137, *385*
Langley, J. N. 151, 154, 158, 164, 166, 167, 170, *385*
— u. K. Uyeno 151, *386*
Langworthy, O. R. 73, 131, 355, *386*
Lansing 265
Lanz, T. v. 115, 120, *386*
Larsell, O. *386*
Larulle, L., u. M. Reumont 130, *386*

Lasowsky, J. M. s. Lawrentjew, B. I. 341, *386*
Lattes, R. 301, 302, *386*
— u. J. G. Waltner 301, 302, *386*
Lauber, H. 25, *386*
— s. Kolmer, W. 23, *384*
Lauth, E. A. 8, *386*
Lavarack, J. O., S. Sunderland u. L. J. Ray *386*
— s. Sunderland, S. 186, 334, *403*
Lawrentjew, B. I. 166, *386*
— u. J. N. Lasowsky 341, *386*
Lazorthes, G. 12, 33, 34, 118, 120, 121, 122, 134, 135, 148, 195, *386*
— u. Ch. Bimes 121, 122, *386*
— J. Poulhès u. S. Gaubert 114, *386*
Lee, I. M. 169, *386*
Legendre, R. 257, *386*
— u. H. Minot 110, *386*
Le Gros Clark, W. E. 107, 108, 109, *386*
— u. R. H. Boggon *386*
— u. M. Meyer *386*
Lehmann 100, 157
— F. E. 100, 266, *386*
— H. J. 81, 159
— W. 156, 157, 185, 188, *386*
Leidler, F. 340, *386*
Leloir, L. F. s. Houssay, B. A. (Ed.) 154, 278, *380*
Lemere, F. 128, *386*
Lenhossék, M. v. 13, 24, 25, 44, 46, 47, 57, 59, 72, 78, 124, 133, 139, 140, 141, 142, 152, 160, 173, 180, 187, 195, 199, 202, 203, 204, 205, 214, 217, 218, 234, 235, 236, 237, 238, 248, 259, 260, 275, 281, 290, 295, 296, 297, 303, 329, 330, 336, 341, *386*
Leonowa, O. v. 96, *387*
Leriche, R. *387*
Levi 264, 350
— E. 78, *387*
— G. 110, 111, 112, 113, 127, 138, 139, 177, 185, 186, 189, 195, 197, 198, 199, 200, 205, 217, 218, 226, 229, 230, 259, 263, 304, 326, 329, 336, 337, 338, 339, 340, 349, *387*
— u. L. Bucciante *387*
— u. H. Meyer 112, 272, *387*
— u. S. Mossa *387*
— R., u. E. Sacerdote 164, *387*
Levi-Montalcini, R. *387*
— u. V. Hamburger 103, 106, *387*
— s. Hamburger, V. *376*
Lewin, T. s. Gaule, J. 161, 186, *375*

Lewis 62
— J. T. s. Houssay, B. A. (Ed.) 154, 278, *380*
— F. T. *387*
— W. H. 110, *387*
Leydig, F. v. 11, 137, 138, 139, 144, 202, 217, 271, 280, 281, *387*
Lhamon, W. T. s. Corbin, K. B. 113, 131, 179, *368*
— s. Hinsey, J. C. *378*
Libersa 134
Liddell, H. G., u. R. Scott *387*
Lieberkühn, N. 13, *387*
Limarenko, I. M. 217, 247, *388*
Lindsay, H. A. s. Barr, M. L. 226, 227, *362*
— s. Bertram, E. G. *363*
Lindström, B. s. Hydén, H. 269, 270, *381*
— T. *388*
Lison 317
Lissauer, H. 179, *388*
Lloyd, D. P. C., u. H. T. Chang 160, *388*
Lockhart, R. D. 120, *388*
Locy, W. A. 7, 23, *388*
Lombardo, G. s. Motta-Coco, A. 263, *391*
Longet 124
Lorente de Nó, R. 190, 349, *388*
— u. F. de Castro 295, *388*
Lorin-Epstein, M. J. 182, *388*
Lowell, L. A., J. R. Puchol u. A. P. R. Perez 359, *388*
Lowenberg, K. 295, *388*
Lower, W. E. s. Crile, G. W. 244, *368*
Lozier, L. C. de s. Windle, W. F. 71, 131, *408*
Lubosch, W. 71, 116, 126, 131, *388*
Lucas, A. N., u. J. E. Miksicek 163, 185, *388*
Lucien, M. s. Collin, R. 253, *368*
Ludford, R. J. 257
— s. Subba Rau, A. 82, 83, 84, 253, 254, 257, 300, *403*
Lugaro, E. 31, 116, 173, 178, 205, 213, 215, 236, 238, 241, 271, 352, 353, *388*
— u. L. Chiozzi *388*
Lumsden, C. E., M. F. Orr u. D. Robbins 112, *388*
Luna, E. 263, 264, *388*
Luria, S. 81, *388*

Macallum, A. B. 244, 319, *388*
Magendie, F. 17, 150, 156, 159, 170, *388*
Magnus, R. 179, *388*
Magoun, H. W. s. Harris, A. J. *377*

Magri, L. s. Dulbecco, R. 164, *371*
Maillard, L. s. Prenant, A. 281, *395*
Main, R. C. s. Carpenter, F. W. 59, 91, 116, *366*
Makarov, P. V. 228, 259, *388*
Malaisse, E., u. A. Gerebtzoff *389*
Malek, S. s. Khalil, F. 127, *382*
Mall 47, 48, 92
Malone, E. F. 242, *389*
Mangenot, G. s. Guilliermond, A. *376*
Mangold, O. 41, 103, *389*
Mann, G. 83, 213, 215, 235, 253, 271, *389*
Manz, W. 96, *389*
Marburg, O. 178, *389*
Marcora, F. *389*
Marie, P. 172, *389*
Marinesco, G. 173, 205, 215, 217, 219, 233, 234, 248, 267, 275, 296, 317, 326, 328, 336, 347, *389*
— u. J. Minea 93, 107, 110, 348, *389*
Marini, M. 225, *389*
Marshall, A. 128, *389*
— A. M. 39, 40, 41, *389*
— u. W. B. Spencer *390*
Martin, P. 37, 48, 57, *390*
Martinotti, C., u. V. Tirelli 234, 245, 249, *390*
Maruhashi, J., K. Mizuguchi u. J. Tasaki 158, *390*
Marui, K. 244, *390*
Marx, V., u. W. Höpker 225, *390*
Matsui, T. 153, *390*
Matsuo, H. 257, *390*
Matthews, B. H. C. s. Barron, D. H. 154, 155, 187, *362*
Mauthner, L. 15, 216, 217, *390*
Mattocks, J. E. s. Wilson, H. V. 48, *407*
Mawas, J. 263, *390*
May, O., u. V. Horsley 33, *390*
Mayer, A. F. J. K. 7, 73, 131, *390*
— S. 74, 107, 126, 195, 214, *390*
McKinniss, M. E. 164, *390*
McLellan, M. F. s. Landacre, F. L. 49, *385*
McMurray, V. M. s. Kollros, J. J. 34, *383*
Meckel 18, 120
Meek, A. 44, *390*
Mencl, E. 149, 219, 353, *390*
Metzger 18
Meyer 37, 112
— A. W. 158, *390*
— E. 149, *390*
— H. *390*

Meyer, H. 111, 112, 274, *390*
— s. Jablonski, W. *381*
— s. Levi, G. 112, 272, *387*
— L. 3, *390*
— M. s. Le Gros Clark, W. E. *386*
— S. 122, *390*
Meyerhof, M., u. J. Schacht 3, *390*
Meynert 31
Michailow, S. 107, 343, *390*
Michotte, A. *390*
Mihálik v. 91
— P. v. s. Kiss, F. 81, 143, 159, 160, 166, *383*
— s. Ranson, S. W. 128, 129, 179, *396*
Miksicek, J. E. s. Lucas, A. N. 163, 185, *388*
Miller, T. R. s. Pack, C. T. *394*
Milovidov, P. F. 213, 219, 228, 231, *390*
Minea, I. 110, *390*
— s. Marinesco, G. 93, 107, 110, 348, *389*
Minker, E. 127, 129, *390*
Minot, H. s. Legendre, R. 110, *386*
Misch, J. 252, 253, 305, *390*
Mislavsky 192
Mizuguchi, K. s. Maruhashi, J. 158, *390*
Mjassojedoff, S. W. 217, 219, 220, 221, 222, 223, 224, 225, 227, 228, 229, 231, *390*
Möllgaard, H. 55, 70, 126, 130, *391*
Moffett, B. C. s. Schwadron, L. 121, *400*
Molhant, M. 131, 242, *391*
— s. van Gehuchten, A. *406*
Monakow, C. v. 96, *391*
Monroe 17
Moodie, R. L. 48, *391*
Moore, B., u. H. W. Reynolds 190, *391*
— s. Schäfer, E. A. *399*
— K. L., u. M. L. Barr 226, *391*
Morganti, G. 7, *391*
Morin, F., u. A. Brusa 243, *391*
Moritz, P. s. Botár, J. 128, 129, *365*
Morpurgo, B., u. V. Tirelli 199, *391*
Moses, M. J. s Deitsch, A. D. 86, *369*
Mossa, S. 110, *391*
— s. Levi, G. *387*
Mosse, M. *391*
Mott, F. W. *391*
Motta-Coco, A. 263, *391*
— u. G. Lombardo 263, *391*

Mottet, K. 106, *391*
Mountcastle, V. B., u. E. Hennemann *391*
— s. Rose, J. E. *398*
Moussa, T. A., u. J. B. Gatenby *391*
— s. Gatenby, J. B. *375*
Moyer, E. K. s. Kimmel, D. L. *382*
Mühlmann, M. 218, 268, 269, 325, 326, *391*
— u. W. Popowa 84, *391*
Müller 160, 199, 275, 296
— E. 57, 78, 199, 202, 204, 205, 232, 275, 276, 290, 303, *391*
— H. 3, 126, 296, 297, *391*
— J. 8, 19, *391*
— L. R. 127, 129, 130, 154, 157, 166, 168, *391*
Münzer, F. Th. 81, 124, 125, 139, 143, 144, 255, 267, 275, 283, 285, 288, 295, *391*
Murakami, S. s. Kuré, K. 153, 176, 358, *385*
Muralt, A. v. 278, *391*
Murnaghan, D. P. 79, 80, 81, 110, 111, 112, 265, *391*
— J. G. s. Evans, D. H. L. 127, *372*
Murray, M. R. s. Deitch, A. D. 86, 112, 251, *369*
— M. R. s. Peterson, E. R. 285, *394*

Nagahiro, K. s. Ito, T. 254, 300, *381*
Nagasaka, G. s. Donaldson, H. H. 200, *371*
Nageotte, J. 57, 107, 108, 109, 117, 118, 119, 174, 295, 332, 336, 346, 347, 348, 349, 350, *391*
Naglieri, F. 115, *392*
Nansen, F. 57, 178, *392*
Narowtschatowa, K. s. Pines, L. 24, 25, *394*
Nawzatzky, I. 324, *392*
Neal, H. V. 44, *392*
— C. s. van Gehuchten, A. *406*
Nélis 173, 261
Nemiloff, A. 18, 139, 219, 281, 283, 284, 285, 290, 291, 295, *392*
Netto, A. Sp. F. 199, *392*
Neumann, K. H. 320, 321, 322, *392*
Neumayer, L. 49, *392*
Nevin 153
Newfang, D. M. s. Beams, H. W. 235, 249, 255, 262, 264, 265, 269, 272, 292, *363*
Newth, D. R. 44, *392*

Nicholas, J. S., u. D. H. Barron 105, *392*
— u. D. Rudnick 44, 112, *392*
Nicholson, F. M. 241, 244, *392*
— H. 133, *392*
Nicolas 128
Niessing, C. 52, *392*
Nieuwkoop, P. D. 98, *392*
— u. Mitarb. *392*
Nilsson, F. 44, *392*
— G. s. Hamberger, C. A. 247, *376*
Nishi, S. 131, *392*
Nissl, F. 32, 172, 185, 187, 204, 205, 217, 236, 237, 241, 264, 352, *392*
Nitta, Y s. Kuré, K. 153, *385*
Nittono, K. 179, 200, *393*
Nó, R. Lorente de s. Lorente de Nó, R.
Nonidez, J. F. 128, *393*
Nordkemper, M. 130, *393*
Norris, H. W. 47, *393*
Nouhuys 123
Nuhn 124

Obersteiner, H. 117, 174, 217, 269, *393*
— u. F. K. Redlich 117, *393*
Oddi, R., u. U. Rossi 178, *393*
Okelberry, A. M. 153, *393*
Okinaka, S. s. Kuré, K. 153, 176, 358, *385*
O'Leary, J. L. s. Bishop, G. H. 152, *364*
— s. Schwartz, H. G. *400*
Oloriz, F. s. Ramón y Cajal, S. 292, 295, 329, 341, *396*
Ono, N. 28, 161, 183, 238, *339*
Ónodi, A. D. 24, 37, 46, 61, 63, 91, 93, 95, 96, 116, 133, 143, 144, *393*
Ookubo, H. s. Suzuki, H. 132, *403*
Opitz, E., u. M. Schneider 309, 310, 311, *393*
Oppel, A. *393*
Oppenheim, H. 219, 233, 261, 269, *393*
Oprescu, M. s. Diculescu, I. 143, 205, 316, *370*
Orbely 151
Orías, O. s. Houssay, B. A. (Ed.) 154, 278, *380*
Orr, D., u. R. G. Rows 205, 238, *393*
— M. F. s. Lumsden, C. E. 112, *388*
Ortiz-Picón, J. M. 291, 293. 294, 295, 297, 298, *393*

Ortmann, R. 64, *393*
Orts Llorca, F. 56, *393*
Osawa, G. 7, *393*
O'Shaughnessy, L. s. Kiss, F. *383*
Oster, K. s. Scharf, J. H. 210, 214, 235, 251, 270, 277, 336, *399*
Otsuji, S. 169, *393*
Overton, E. 274, *393*
Owens, H. B., u. R. R. Bensley 254, 264, *393*
Owsjannikow, Ph. 14, 19, 27, *393*

Paarmann, H. F. 24, *394*
Pack, G. T., J. M. Ariel u. T. R. Miller *394*
Palade, G. E. *394*
— s. Palay, S. L. 247, 251, 265, *394*
Palay, S. L., u. G. E. Palade 247, 251, 265, *394*
Palazzi, A. s. Brusa, A. 243, *366*
Palumbi, G. 25, 334, *394*
Panschin, B. A. 124, *394*
Pappenheim 8, 12, 86, *394*
Pappenheimer, A. M. *394*
Parat, M. 251, 264, *394*
Parsons, W. 163, *394*
Parvis, V. P. s. Preto Parvis, V.
Paştea, Z. s. Diculescu, I. 143, 205, 316, *370*
Pateisky, K. s. Hoff, H. *379*
Patten, B. M. *394*
Patterson 91
Pearson, A. A. 23, 71, 125, *349*
— G. H. J. 326, *394*
Pease, D. G., u. R. F. Baker 276, *394*
Penfield, W. 255, 257, 290, 303, 304, 307, *394*
Penta, P. *394*
Penzo, R. 124, *394*
Perez, A. P. R. s. Lowell, L. A. 359, *388*
Perna, A. 354, *394*
Pescetto, G. s. Rossi, F. 90, 321, *398*
Pesonen, N. 22, *394*
Peter, K. 48, *394*
Peters, G. A. 122, 123, *394*
Peterson, E. R., u. M. R. Murray 285, *394*
Petit, D. W. s. Corbin, K. B. 113, 131, 179, *368*
Petrén, G. s. Petrén, K. 96, 98, *394*
— K. u. G. Petrén 96, 98, *394*
Pfitzner 205
Pfuhl, W. *394*
Piatt, J. *394*
Picard, D., u. Chambost, G. *394*

Pick, J. 166, *394*
— s. Sheehan, D. 165, *400*
Pieraccini, G. *394*
— s. Staderini, R. 71, *402*
Pietsch, W. s. Veith, G. 122, *406*
Pighini 317
Pilati, L. 197, 201, 230, *394*
Pilcz, A. 267, 268, 325, *394*
Pines, J. L. 25, 195, *394*
— L., u. K. Narowtschatowa 24, 25, *394*
Pinkus, F. 7, 23, *394*
Piolti, M. 116, *394*
Platt, J. B. 41, 57, *394*
Plenk, H. 200, 304, *395*
Podhradszky, L. v. 161, 162, 340, *395*
Polaillon, J. F. B. 4, 7, 131, 202, *395*
Polak, M. 295, *395*
— u. J. E. Azcoaga *395*
— u. H. Christiansen *395*
— R. Jufe u. E. Puy *395*
— s. Del Río Hortega, P. 292, *369*
Politzer, G. 44, 51, 53, *395*
Pollak, E. 178, 182, *395*
Pollock, L. J. s. Davis, L. 158, *369*
Polykarpowa, G. A. s. Kolossow, N. G. 154, *384*
Poniatowsky, A. 33, *395*
Popoff, M. *395*
Popowa, W. s. Mühlmann, M. 84, *391*
Portal, M. 4, *395*
Poulhès, J. s. Lazorthes, G. 114, *386*
Prado, J. M. s. Del Río Hortega, P. 292, *369*, *370*
Prellwitz, W. 3, *395*
Prenant, A., B. Bouin u. L. Maillard 281, *395*
Prentiss, C. W. 73, *395*
Preto Parvis, V. 84, 86, 87, 88, *395*
Prince, R. H., M. A. Graham u. M. L. Barr 226, 227, *395*
Puchol, J. R. s. Lowell, L. A. 359, *388*
Puder, S. 170, *395*
Pugnat, C. A. 184, 197, 205, 238, 244, 340, 352, *395*
Purkinje, J. E. Ritter v. 8, *395*
Puy, E. o. Polak, M. *395*

Quatrefages, A. de 19, *395*
Quincke, H. 118, *395*

Rabl, C. 44, *395*
Ralph, P. H. *395*
Ramón, P. 31, *395*

Ramón y Cajal, S. 2, 19, 21, 22, 26, 28, 31, 32, 33, 35, 36, 37, 51, 63, 78, 81, 87, 88, 94, 95, 100, 107, 110, 112, 126, 145, 152, 160, 168, 169, 173, 176, 178, 179, 181, 186, 187, 190, 194, 195, 196, 197, 198, 201, 202, 205, 217, 220, 225, 239, 242, 245, 248, 257, 258, 259, 262, 271, 272, 275, 290, 291, 295, 296, 298, 303, 306, 325, 326, 329, 330, 331, 332, 333, 334, 336, 337, 338, 339, 340, 341, 342, 343, 347, 348, *395*
— u. D. Dalmacio García 330, *396*
— u. F. Oloriz 292, 295, 329, 341, *396*
Ransom, W. B., u. d'Arcy W. Thompson 116, 137, *396*
Ranson, S. W. 24, 107, 108, 109, 131, 153, 154, 159, 161, 162, 163, 167, 168, 170, 175, 176, 177, 179, 182, 185, 197, 241, 333, 348, 349, *396*
— u. P. R. Billingsley 168, *396*
— u. H. K. Davenport 160, 162, 176, *396*
— H. K. Davenport u. E. A. Doles *396*
— W. H. Droegmueller, H. K. Davenport u. C. Fisher 179, *396*
— J. O. Foley u. C. D. Alpert 126, 179, 180, *396*
— u. C. L. v. Hess 179, *396*
— u. J. C. Hinsey *396*
— u. P. Mihálik 128, 129, 179, *396*
— s. Billingsley, P. R. 127, 168, *364*
— s. Chase, M. R. 127, 131, 160, *366*
— s. Davenport, H. A. 162, *369*
— s. Fisher, C. 196, 206, 236, 333, *373*
Ranvier, L. 13, 57, 171, 186, 194, 283, 303, *396*
Rapp, E. L. 3
Rattone, G. 116, 117, *397*
Rauber, A. 115, *397*
— u. F. Kopsch 119, 120, *397*
Raven, C. P. 37, 44, 91, *397*
— u. J. Kloos 98, *397*
— s. Woerdeman, W. M. 98, *408*
Rawitz, B. 12, 25, 73, 78, 131, 138, 139, 145, *397*
Ray, L. J. s. Lavarack, J. O. *386*

Reale, E. s. Rossi, F. 90, 321, *398*
Redlich, E. *397*
— F. K. 117, 174, *397*
— s. Obersteiner, H. 117, *393*
Régaud 264
Reichert, K. B. 12, *397*
Rein, H. 150, 154, 158, *397*
Reissner, E. 27, *397*
Remak, R. 8, 9, 12, 13, 14, 15, 24, 39, 91, 163, 183, 271, *397*
Retzius, G. 19, 21, 22, 28, 79, 124, 126, 137, 138, 139, 140, 143, 144, 152, 194, 195, 197, 230, 303, 341, 342, 343, *397*
— s. Key, A. 13, 114, 160, 186, 235, 281, 295, 300, 303, 305, *382*
Reumont, M. s. Laruelle, L. 130, *386*
Rexed, B. *397*
— u. P. O. Therman 160, *397*
Reynolds, H. W. s. Moore, B. 190, *391*
Rhinehart, D. A. 125, *397*
Richardson, A. P., u. J. C. Hinsey *397*
Richter, H. 117, 118, 119, 120, 174, *397*
Ries, E., u. M. Gersch 215, 257, 261, 265, 270, *398*
Río Hortega, P. del s. Del Río Hortega, P.
Robbins, D. s. Lumsden, C. E. 112, *388*
Robertson, J. D. 285, *398*
Robin, Ch. 9, 10, 15, 138, 183, 194, *398*
Rogalski, T. 81, *398*
Rogers, C. G. s. Smallwood, W. M. 261, *401*
Rohde, E. 18, 57, 217, 219, 305, 308, *398*
Rohon, J. V. 14, 19, 27, 30, 116, 124, 126, 130, *398*
Romberg, M. H. 17, *398*
Romeis 276
Romodanowsky, K. s. Iwanow, G. 118, *381*
Rondinini, R. 177, 197, 200, *398*
Rondolini, G. 164, *398*
Rose, J. E., u. V. B. Mountcastle *398*
— M. 44, *398*
Rosenbach, P. s. Bechterew, W. 180, *363*
Rosenthal, D. 17, *398*
— J. F. *398*
Rosin, H. 236, *398*
Roskin, G. I. 314, *398*

Roskin, G. I., u. M. V. Sornikowa *398*
Rossi 107, 178, 180
— E. *398*
— F. 93, *398*
— G. Pescetto u. E. Reale 90, 321, *398*
— O. 33, 107, 108, 167, 326, 339, 340, 342, 343, 347, *398*
— U. 244, *398*
— s. Oddi, R. 178, *393*
Rossolymo, G. 180, *398*
Roth, H. 103, *398*
— s. Eymann, H. *372*
Roux, J. Ch. 151, *398*
Rowe, C. P. 316, 317, 318, 320, 321, 322
— s. Scharf, J. H. 316, 317, 318, 319, 320, 322, 323, *400*
Rows, R. G. s. Orr, D. 205, 238, *393*
Rubaschkin, W. 23, *398*
Ruch, T. C. s. Chang, H. T. 115, *366*
Rudnick, D. s. Nicholas, J. S. 44, 112, *392*
Rüdinger, N. 147, *398*
Růžička, V. 217, 229, 231, *398*

Sabussow, G. H. s. Kolossow, N. G. 193, *384*
Sacerdote, E. s. Levi, R. 164, *387*
Sachs, E., u. Alvis, B. Y. *399*
Sadovnikov, M. M. 215, 229, *399*
Saégusa, G. I. s. Kuré, K. 153, *385*
Sagemehl, M. 40, 46, *399*
Saguchi, S. 73, 131, 219, *399*
Sakurasawa, F. s. Kuré, K. 153, 154, *385*
Sala, G. 25, *399*
— L. *399*
Sampaio, P. *399*
Sano, T. s. Kuré, K. 124, 153, 154, *385*
Santos Gutiérrez, L. 49, 54, *399*
Sapolini, G. 124, *399*
Sargent, P. E. 27, 31, *399*
Sawatari, T. 154, *399*
Scarpa 18
Schaarschmidt, A. 2, 17, *399*
Schabadasch, A. L. 316, *399*
Schacht, J. s. Meyerhof, M. 3, *390*
Schäfer, E. A. 59, 116, 156, *399*
— u. B. Moore *399*

Schaffer, J. 135, 260, 290, 303, *399*
— K. 195, 359, *399*
Schaltenbrand, G. 22, 38, 44, 118, 120, 122, 126, 135, *399*
Schaper, A. *399*
Scharenberg, K. 292, 293, 294, 297, 298, *399*
Scharf, J. H. 25, 26, 81, 125, 139, 143, 144, 153, 159, 160, 162, 195, 196, 199, 203, 204, 205, 206, 207, 208, 209, 211, 212, 214, 215, 217, 232, 233, 235, 252, 255, 256, 267, 269, 270, 272, 273, 274, 275, 276, 277, 282, 283, 284, 285, 287, 288, 290, 291, 295, 297, 305, 306, 307, 317, 327, *399*
— u. K. Oster 210, 214, 235, 251, 270, 277, 336, *399*
—, J. u. C. P. Rowe 316, 317, 318, 319, 320, 322, 323, *400*
— s. Watzka, M. 72, 299, 301, 302, *407*
Scharrer, E. 27, 310, *400*
Scheftel, M. A. 177, *400*
Schenk, S. L. 40, *400*
Schiebler, Th. H. s. Bargmann, W. 22, *362*
Schiff 171
Schiffmann, E. s. Botár, J. 128, 129, *365*
Schilf, E. 154, *400*
Schimert, J. 81, 179, *400*
Schirokogoroff, J. J. 263, *400*
Schlesinger, H. 148, *400*
Schmid, E. E. s. Zülch, K. J. *408*
Schneider, A. 18, *400*
— A. J. 34, 35, *400*
— M. s. Opitz, E. 309, 310, 311, *393*
Schnitzer, K. L. 142, *400*
Scholtz, M. s. Botár, J. 128, 129, *365*
Schramm, J. 13, 15, 24, 140, 183, 193, 195, 281, *400*
Schrön, O. 15, 217, *400*
Schubel, A. L. 316, *400*
Schümmelfeder 317
Schultze 282
— Fr. 180, *400*
— M. 11, 271, 274, 281, 283, 284, 295
— O. 57, 281, *400*
Schulze, F. E. 274, *400*
Schumacher, S. v. 57, 116, 173, 186, *400*
Schwadron, L., u. B. C. Moffett 121, *400*
Schwalbe, G. 12, 13, 15, 24, 37, 139, 145, 202, 217, 281, *400*

27*

Schwann, Th. 8, *400*
Schwartz, H. G., u. J. L. O'Leary *400*
Schwehr, L. 149, 214, 230, 232, 243, 248, 269, *400*
Sclavunos, G. 59, *400*
Scott, F. H. 218, 219, 227, 244, 319, *400*
— G. H. 322, *400*
— s. Covell, W. P. 254, *368*
— R. s. Liddell, H. G. *387*
Sehrt, E. 266, *400*
Sell, W. 324, *400*
Semper, C. 19, 41, *400*
Seto, H. 346, *400*
— S. Yamamoto u. T. Fujii 301, 302, *400*
Shaw, R. C. 157, 158, *400*
Shdanow, D. A. 98, *400*
Sheehan, D. 167, *400*
— u. J. Pick 165, *400*
—, D. s. Foerster, O. 178, 180, 181, *373*
— s. Kahr, S. 152, *382*
Sheinin, J. J. 248, *400*
Sheldon, R. E. 23, *400*
— L. s. Johnson, A. 48, *381*
Sherrington, C. S. 113, 116, 133, 151, 156, 157, 160, 185, 274, 278, *401*
— s. Eccles, J. G. *372*
— s. Tozer, F. M. 123, 133, *405*
Shimada, K. 38, *401*
Shimizu, N. *401*
— Y. Handa, J. Handa u. T. Kumamoto 321, *401*
Shinozaki, S. s. Funaoka, S. 127, 164, *374*
Shiraishi, K. s. Kuré, K. 153, *385*
Shorey, M. L. 105, *401*
Sicard 118
Siemerling, E. 114, 116, 160, *401*
Siggel, A. 3
Simarro, L. 217
Simon, M. 3, *401*
Simpson, W. L. 255, *401*
Singer, J. *401*
Siwe, S. A. 127, 128, 166, *401*
Sjövall, E. 252, 261, 273, *401*
Smallwood, W. M. *401*
— u. C. G. Rogers 261, *401*
Smirnova, S. N. 65, *401*
Smirnow, A. E. v. 217, 219, 261, 273, *401*
Smith, E. V. 340, 342, *401*
Snodgrass 192
Sobotta, J. 52, 282, *401*
Soemmerring, S. Th. v. 2, 17, 18, 124, *401*
Sokolansky, G. 81, *401*

Soler, J. s. Glees, P. 179, *375*
Solger, B. 45, 260, *401*
Sornikowa, M. V. s. Roskin, G. I. *398*
Spalteholz, W., u. R. Spanner 120, 177, *401*
Spanner, R. s. Spalteholz, W. 120, 177, *401*
Spatz, H. 4, 33, 37, 77, 181, 216, 219, 245, 305, *401*
Speidel, C. C. *401*
Spemann 103
Spencer, W. B. s. Marshall, A. M. *390*
Sperry, R. W. 192, 193, *401*
Spiegel, E. A. 150, 154, 158, *402*
Spiller, W. G. s. Frazier, C. H. *374*
Spirlas, A. 329, *402*
Spitzer, H. 119, *402*
Sprague, J. M. 159, *402*
Staderini, R. *402*
— u. G. Pieraccini 71, *402*
Staemmler, M. 98, 359, *402*
Stämpfli, R. 186, *402*
Stankewitsch, E. 225, *402*
Stankiewitsch, E. 201, 222, *402*
Stannius, H. 12, 13, 14, 139, 160, 183, 194, 281, *402*
Starck, D. 37, 41, 44, 54, 55, 56, 64, 73, 74, 81, 91, 96, 98, 131, *402*
Staszyc, J. s. Grzycki, St. *376*
Steinach, E. 150, 151, *402*
— u. H. Wiener 151, *402*
Sternschein, E. 127, *402*
Sterzi, A. I. 38, *402*
Stieda, L. 4, 19, 137, 194, 274, 280, *402*
Stiénon 161, 164, 172
Stieve, H. s. Triepel, H. 2, *405*
Stilling, B. 13, 27, 160, 271, *402*
Stoeckenius, W., u. K. Zeiger 81, 153, 159, 272, 276, 281, 284, 285, 303, 304, *402*
Stöhr jr., Ph. 1, 2, 4, 24, 25, 38, 78, 91, 126, 127, 128, 129, 132, 147, 159, 160, 165, 189, 195, 196, 197, 203, 205, 238, 248, 259, 270, 271, 285, 290, 291, 295, 296, 297, 300, 302, 303, 305, 307, 326, 334, 336, 340, 341, 342, 343, 345, 349, 359, *402*
Stokes, J. H. 125, *402*
Stone, L. S. 41, 52, 64, 99, *402*
Stopford, J. S. B. 179, *403*
Stramignoni, A. 291, 294, *403*

Straus jr., W. L. s. Howell, A. B. 113, *380*
Streeter, G. L. 33, 37, 46, 47, 48, 49, 57, 58, 59, 60, 61, 62, 63, 67, 68, 70, 71, 72, 73, 74, 78, 91, 92, 95, 106, *403*
— s. Heuser, C. H. 51, *378*
Stricker, S. 151, *403*
Stroebe, H. 173, 352, *403*
Strong 281
Studnička, F. K. 27, 28, 30, 261, 305, 306, 309, 310, 336, *403*
Subba Rau, A., u. R. J. Ludford 82, 83, 84, 253, 254, 257, 300, *403*
Suenaga, B. s. Kuré, K. 153, *385*
Sunderland 125, 135
— S. s. Lavarack, J. O. *386*
Sulkin, N. M. 314, 315, 326, *403*
— u. A. Kuntz 322, *403*
Sulze, W. 142, *403*
Sunderland, S., u. D. F. Cossar *403*
— u. J. O. Lavarack 186, 334, *403*
Suzuki, H., u. H. Ookubo 132, *403*
Svaetichin, G. 190, 279, 280, *403*
Swensson, Å. *403*
— s. Dahlström, G. 153, *368*
— s. Gentele, H. *375*
Sylvius 6
Szentágothai, J., u. Á. Albert 179, *403*
Szepsenwol, J. 52, *403*
Szymonowicz, L., u. R. Krause 78, *403*

Tagliani, G. 27, 30, 31, *403*
Takagi, J. 183, 186, 197, 243, *403*
Takeda, G. 116, 123, 149, 195, 196, 334, *403*
Tanaka, T. 131, *404*
Tanzi, E. 116, 117, *404*
Tarkhan, A. A. 35, 131, 132, 133, *404*
— u. S. Abd El-Malek 132, *404*
— u. I. Abou-El-Naga 132, *404*
Tasaki, J. s. Maruhashi, J. 158, *390*
Tatsumi, M., u. K. Kawakami 359, *404*
Taylor, A. B., u. F. B. Adamstone 265, *404*
— s. Adamstone, F. B. 255, 264, 265, 270, *360*

Tello, J. F. 30, 31, 35, 36, 37, 49, 74, 91, 92, 93, 94, 95, 215, 219, 306, *404*
Terni, T. 38, 91, 144, 183, 197, 201, 243, *404*
Terterjanz, M. 31, *404*
Terwilliger, E. H. s. Davenport, H. A. *369*
Terzuolo, C. 25, *404*
Theiler, K. 41, 50, 52, 61, 103, 106, 116, *404*
Thelander, H. E. 34, *404*
Therman, P. O. s. Rexed, B. 160, *397*
Thiel, W. 186, *404*
Thomas, A., u. G. Hauser *404*
— s. Déjérine, J. 348, *369*
— V. *404*
Thomsen, R. 133, *404*
Thyng, F. W. 65, 67, 68, 71, 72, *404*
Tidd, C. W. 107, 108, *404*
Tigerstedt, R. 190, *404*
Timofeew, D. 84, 143, 144, 203, 215, 217, 238, 267, *404*
Tirelli, V. 262, *404*
— s. Martinotti, C. 234, 245, 249, *390*
— s. Morpurgo, B. 199, *391*
Töndury, G. 107, *404*
Toennies, J. F. 187, *405*
Tokura, R. *405*
Toldt, C., u. F. Hochstetter 114, *405*
Tomaselli, A. 205, *405*
Toni, G., u. M. Trevisi 114, *405*
Tonkoff, W. 134, *405*
Tooth, H. H. *405*
Torvik, A. 33, 179, *405*
Tower, S. 152, 153, *405*
Tozer, F. M. 133, *405*
— u. C. S. Sherrington 123, 133, *405*
Tracy, H. C. 65, *405*
Tretjakoff, D. 57, *405*
Treviranus, G. R. 7, 159, *405*
Trevisi, M. s. Toni, G. 114, *405*
Triepel, H., u. H. Stieve 2, *405*
Tripier, L. s. Arloing, S. 156, 172, 186, 188, *361*
Truex, R. 81, 326, *405*
— u. R. W. Zwemer 326, *405*
Tschetschujeva, T. 324, *405*
Tsuji, M. s. Kuré, K. 153, *385*
— R. 169, *405*
Turner, J. 205, 238, *405*

Umrath, K., u. H. F. Hellauer 180, *405*
Unna 86
Uyeno, K. s. Langley, J. N. 151, *386*

Vadillo, J. G. 51, 116, *405*
Valentin, G. 8, 11, 14, 15, 124, 159, 274, 281, 285, 290, *405*
van Breemen, V. L. s. Beams, H. W. 235, 249, 255, 262, 264, 265, 269, 272, 292, *363*
van Campenhout, E. 50, 51, 52, 53, 91, *405*
van den Broek, A. J. P. 93, 127, 128, 165, 166, *405*
van der Sprenkel 130
van der Stricht, N. 261, 263, *405*
— O. s. Heymans, J. F. 19, 28, *378*
van Gehuchten, A. 26, 31, 33, 79, 137, 139, 149, 173, 187, 194, 195, 329, *405*
— u. M. Molhant *406*
— u. C. Nelis *406*
van Gieson 97
van Kampen, P. N. 142, *406*
van Nouhuys, F. 148, *406*
van Rynberk, G. *406*
van Wijhe, J. W. 24, 41, 44, 49, 152, *406*
Vas, F. 236, *406*
Veith, G. 118, 120, 359, *406*
— u. W. Pietsch 122, *406*
— O. 37, 41, 43, 44, 48, 49, 52, 74, 99, 124, 131, *406*
— u. P. Esch 48, *406*
Vejas, P. 96, 172, 185, 187, *406*
Veratti, E. 22, *406*
Vesal 4, 6
Vesalius, A. *406*
Vieussens, R. 5, 6, 17, 95, *406*
Viglione, F. s. Filogamo, G. 184, *373*
Völker, O. 51, *406*
Vogt, C., u. O. Vogt 181, *406*
— O. s. Vogt, C. 181, *406*
— W. 44, 98, *406*
Voit, M. 126, *406*
Volkmann, A. W. 8, 9, 10, 12, 138, 183, 194, *406*
— H. 2, 131, *406*
Voss, H. 149, *406*

Waelsch, H. (Ed.) *406*
Wagener, G. 13, 78, *406*
Wagner, R. 9, 10, 11, 12, 13, 14, 15, 138, 183, 186, 194, 280, 281, *406*
Waibel, P. 130, *407*
Walde, A., u. J. B. Hofmann 3, *407*
Wallenberg, A. 33, *407*
Waller, A. 13, 16, 17, 115, 151, 152, 170, 171, 172, 180, 183, 187, 352, *407*

Waltner, J. G. s. Lattes, R. 301, 302, *386*
Wana, J. 151, *407*
Wang, H. s. Weiss, P. 112, *407*
Wanko, Th. s. Hoff, H. *379*
Warburg-Keilin 317
Warfwinge, E. 140, 329, *407*
Warrington 168
— W. B., u. F. Griffith 78, 131, 168, 176, 185, 198, 205, 238, 242, 244, *407*
Wartenberg, R. 157, *407*
Watt, J. C. *407*
Watzka, M. 21, 22, 23, 72, 258, 300, 302, *407*
— u. J. H. Scharf 72, 299, 301, 302, *407*
Weber, M. 210, *407*
Weddell, G. 186, *407*
Weigert 32, 161
Weigner, K. 50, 71, 72, 124, 130, *407*
Wein, D. 185, 343, 344, *407*
Weinberg, E. 34, 35, *407*
Weiss, P. 192, *407*
— u. H. B. Hiscoe *407*
— u. H. Wang 112, *407*
Weizsäcker, Frhr. V. v. 190, *407*
Werziloff, M. 151, *407*
Wexberg, E. 355, *407*
Whitehead, E. s. Frazier, C. H. 65, 147, 148, *374*
Whiting, H. P. 28, *407*
Wiemann, W. 248, *407*
Wiener, H. s. Steinach, E. 151, *402*
Wiersma 190
Wilbrandt, W. 273, 274, *407*
Will, F. 9, *407*
Willems, E. 33, 158, *407*
Willis 17
Wilson, H. V. 48, *407*
— u. J. E. Mattocks 48, *407*
— M. E. 163, *407*
Winckler 33
Windle, W. F. 70, 71, 116, 130, 131, 176, 179, *408*
— u. S. L. Clark *408*
— C. D. Clemente u. W. W. Chambers 109, *408*
— u. L. C. de Lozier 71, 131, *408*
— s. Fitzgerald, J. E. 65, *373*
Winslow 18
Wintrebert, M. P. 30. *408*
Wittmaack, K. 281, 283, 285, 354, *408*
Woerdeman, W. M., u. C. P. Raven 98, *408*
Wolf jr., G. A. s. Hinsey, J. C. 24, 91, 92, 127, *378*
Wolff, D. 125, *408*
—, H. G. s. Dunning, H. S. 149, *371*

Woollard, H. H. s. Carmichael, E. A. 123, 125, *366*
Wrete, M. 95, 98, 165, *408*
Wundt, W. 190, 272, *408*
Wyburn, G. M. s. Bacsich, P. 207, *361*
— s. Dawson, I. M. 202, 209, 216, 235, 250, 265, 266, 272, 277, 292, 294, *369*
— s. Hossack, J. 200, 202, 208, 209, 214, 215, 227, 228, 235, 249, 264, 266, 272, 276, 290, 291, 292, 298, 304, 307, 308, *380*

Yamagata, K. s. Kuré, K. 153, *385*
Yamamoto, S. s. Seto, H. 301, 302, *400*
Yntema, C. L. 55, 56, 59, 96, 99, *408*
— u. W. S. Hammond 55, 91, 96, 99, *408*
— s. Hammond, W. S. 55, 91, 99, *377*
Yoshida, I. *408*
— T. 169, *408*
Young, J. Z., u. S. Zuckerman 154, *408*

Žabotinskij, Ju. M. 359, *408*
Zachariades, P. A. 116, *408*
Zádory, E. s. Kiss, F. 151, 153, 154, 167, 177, *383*
Zawarzin, A. 19, 25, *408*
Zeglio, P. 268, 269, 325, *408*
Zeiger, K., u. H. Harders 272, *408*
— s. Stoeckenius, W. 81, 153, 159, 272, 276, 281, 284, 285, 303, 304, *402*
Zietzschmann, O., u. O. Krölling 54, 63, *408*
Zinn 18
Zuckerman, S. s. Young, J. Z. 154, *408*
Zülch, K. J., u. E. E. Schmid *408*
Zwemer, R. W. s. Truex, R. 326, *405*

Sachverzeichnis.

Abbau der caudalen Ganglienanlagen 57
Abbauvorgänge an der Stelle der Nervenläsion 171
Aberrante Spinalganglien, Häufigkeit 61
— Spinalganglienzellen 51
Abnutzungspigment 270
Absorptionsbanden für UV-Absorption der Spinalganglienzelle 246
Absorptionskurve von Spinalganglienzellen 88
Abstammung der Satelliten 57, 290
Acanthias 14, 57, 124, 138, 186
Accessorius-Ganglion s. auch Ganglion nervi accessorii 71
Acetalphosphatide in Lipofuscingranula 270
Acetylcholin, Injektion 169
—, Produktion durch das Hüllplasmodium 297
—, Synapsensubstanz 297
Achsendeviation des Ganglienzellkörpers 195
Achsenhügel s. auch Conus (originis) 233
—, mehrere an einer Zelle 330
Achsenskelet, Defekte des 103
„Achsenteil" des „oberen" Keimblattes 15
Achsenzylinder s. auch Axon 11, 13, 234, 313
—, Ausfließen der 8
—, Endoplasma und 232
—, Erstbeschreibung der 8
—, Färbung nach KAPLAN 284
—, Fehlen von Tigroid im 244
—, Fortsetzung des Endoplasmas markhaltiger Perikarya in den 284
—, Mitochondrien im 264, 265
—, Phosphatasen im 321
—, Plastosomen im 265
—, Schwellung bei Degeneration der Zelle 347
—, Stäbchen im 272
Acipenser sturio 198
Acrania 18, 27, 38, 138, 152, 156
Actinien 21, 22
Acustico-Facialis-Komplex 53, 67, 124
—, unvollständige Trennung des 70

Acusticus-Ganglien 50, 124
—, Ganglienzellen im Polarisationsmikroskop 285
—, Scheiden 126
Äquivalent des Golgi-Apparates 255
Äquivalentbild, Multipolarität als 206
—, Neurofibrillen als 272
—, Tigroid-Anordnungsmuster als 236
Äquivalentcharakter der Artefakte 256
Affe 113, 130, 132, 156, 180, 186, 203
Affen, niedere 227
afferente Leitungsrichtung 37
Afferenz, Perikarya der ventralen — im Hinterhorn 159
—, ventrale 158
—, vordere 159
Afferenzfunktion der Faserkörbe 346
Agama 184, 205
Agglutination osmiophiler Körper 256
Aktionspotentiale 154
Aktivität, Zeichen erhöhter — des Neurons 349
Aktivitätsigrolyse 245
Alarmreaktion der Satelliten 307
Aldehydnachweis 315
Alkohol, Einführung ins Cytoplasma 264
Alkohol-Äther-Extraktion bei Ganglienzellen 212
Alkoholabusus, hyperplastische Faserkörbe nach 342
—, nervöse Wucherung im Ganglion nodosum nach 345
Allantois, Verpflanzung von Neuralrohr auf 103
Alles-oder-Nichts-Gesetz 160
Alligator 38
Allocortex 226
Alter, Zunahme atypischer Zellen 332
Altersdegeneration, fettige 326
Altersform der Spinalganglienzelle 332
Altersglomerula 343

Altersinvolution des peripheren sensiblen Nervensystems 327
Alterspigmentation 337
Altersprozeß und Faserkörbe 345, 346
Altersveränderungen 32, 325, 326
—, Auftreten von Melanin als 325
—, Hüllzellwucherung als 302
—, Lipofuscin 325
Alterung 327
Alterszellen 205, 350
—, degenerierende hyperpigmentierte 332
— RAMÓN y CAJALS 326
—, vacuolisiertes Cytoplasma 326
—, „Zahnradformen" 332
Altertum 17
Altmannsche Granula 263, 266
— —, Aufreihung zu Fibrillen 272
Alytes 23
Amaurotische Idiotie 313
Amblystoma 29, 30, 49, 52, 55, 56, 61, 96, 98, 100, 105, 164, 322
— *jeffersonianum* 47
— *punctatum* 47
Ameiurus 49, 53
Amia 41
— *calva* 23
Amitose 197, 247
Ammocoetes 57, 136, 200, 205, 263
Amnioten 30, 31, 47, 53
Amphibien 41, 44, 48, 52, 53, 55, 56, 74, 98, 100, 131, 139, 143, 144, 145, 194, 198, 229, 234, 255, 263, 267, 283, 309, 322
Amphibienchimären 101, 102
Amphicyten 290
— s. auch Hüllplasmodium, Hüllzellen, Mantelzellen, Satelliten(zellen)
—, Cytozentrum 300
—, Diplosomenpaar der 300
—, Fibrillen in 294
—, Fortsetzung ins Endoneurium 298
—, funktionelle Einheit von Neuron und 297
—, Golgi-Apparat 254

Amphicyten, Innervation 345
— im jugendlichen Ganglion semilunare 326
—, Knäuel im Cytoplasma der 343, 344
— -Membran 277
—, Plasmalreaktion 297
—, solitäres Centriol in 300
—, Speicherung 324
—, Stadien der Sekretbildung 296
— -Syncytium 292
—, Vergleich mit gelben Zellen des Darmes 296
— während vagaler Reizzustände 296
— -Wucherung bei letaler Schädigung der Nervenzelle 296
— -Zahl am Neuron 295
—, Zellmembran der 291
Amputationsneurom 106, 178, 193
—, ,,fruchtloses End-Regenerat" 347
Amyelie 96, 98, 99
Anaesthesie, völlige nach Rhizotomia posterior und anterior 157
Anaesthetica, Einführung ins Cytoplasma 264
Anamnier 26, 28, 30, 38
Anas boschas 252
Anastomosen 348
— zwischen Zellausläufern 76
Anastomosenbildung mit Nachbarfasern 111
Anatomie, abendländische 7
— des Barock 4
—, chinesische 7
—, experimentelle 16
— des GALEN 2
—, indische 7
—, ostasiatische 7
— des Rokoko 4
Anencephalie 96, 98
Anilinfarbstoffe, Pigmentgranula und 267
Anisotropie 286
— der Asche des Nucleolus 322
—, positive 288
—, Umkehr nach Extraktion 288
Anlage des Ganglion acusticum 53
Anneliden 19
Anodonta cygnea 283
Anordnung der Hüllzellen 294
Anschlußneurone, destruktive Erscheinungen bei transneuraler Degeneration 172
Anser 143
Anthracenblau 207
Antidromie-Hypothese 154

,,antimitosigenea stustancia" 296
Anuren 27, 164, 173
—, Dorsalzellen bei 28
Aorta 191
Apolare Ganglienzelle 12, 13
,,apparato reticolare interno" 251
— — —, Identifikation mit dem Binnennetz 253
— — —, ,,klassischer" 256
Apyknomorphie 236
Aquaeductus endolymphaceus 69
Äquatorialglia 292, 293
Arachnoidea 118, 135
— am Ganglion intracraniale 126
— auf der Radix nervi vagi 120
Arbeitsphase der osmiophilen Körper 256
,,arborizations periglomerulares" 295
Archaisches Nervensystem 38
Archicortex 226
Area medullo-vasculosa 98
Arginin im Nucleolus 247
— im Tigroid 247
Argyrophile Körner 220
Arion empiricorum 217
Armentwicklung und Spinalganglienzellkerngröße 232
Arsenikvergiftung, degenerative Veränderungen nach 354
Artefakt mit Äquivalentcharakter 256
—, Fibrillen als 272
—, histochemischer 305
—, Holmgren-System als 306
—, Neurokeratinfäden und 308
— -Theorie des Golgi-Apparates 255
—, Tigroid als 248
—, Zentralkörperchen 259
Artefaktbildung, Golgi-Netz als 256
Arteria auditiva interna 133, 135
— basialis 135
— carotis interna 121, 134, 135
— cerebelli posterior inferior 135
— cervicalis ascendens 134
— — —, Anastomose mit dem Ramulus posterior rami spinalis arteriae vertebralis 134
— — profunda 133, 134
— facialis 133
— labyrinthi 133, 135

Arteria labyrinthi, Verzweigungstypen der 134
— meningica media 133, 134, 135
— — —, Ramus petrosus aus der 133
— — parva 133, 134, 135
— — posterior 133
— nervomedullaris 133
— occipitalis 135
— ophthalmica 133
— petrosa 135
— pharyngica ascendens 133, 135
— — —, Rami pharyngici der 133
— radicularis posterior 133
— sacralis lateralis 133
— sinus cavernosi anterior 133
— — posterior 133
— spinalis anterior 135
— stylomastoidea 135
— subclavia 134
— thyreoidea caudalis 133, 134
— transversa colli 134
— vertebralis 133, 135, 308
— —, Ramus dorsalis 133
— —, — gangliaris ascendens 134
— —, — — descendens 134
— —, — spinalis 134
Arteriae intercostales 133
— lumbales 133
Arterie, ,,gestielte Spindel" in einer 150
—, Kaliber der zuführenden 133
—, Plasmal in elastischen Lamellen der 270
—, segmentale 133
Artiodactyla 226
Artunterschiede 60
Asche, anisotrope des Nucleolus 322
—, eisenoxydhaltige des Tigroids 322
Aschereste, Nachweis von Ca 322
—, — Fe 322
—, — K 322
—, — Mg 322
Ascorbinsäure in Perikarya des Ganglion nodosum 322
— in vegetativen Zellen 322
Asphyxie 154
—, Ausbildung der Trophospongien bei 307
—, Eindringen von Gliazellen ins Perikaryon bei 307
Asthma bronchiale 359
Astroglia, Homologie mit perisomatischer Glia 294, 295
—, Homologie mit Satelliten 294, 295

Asymmetrie des peripheren Nervensystems 164
— der Spinalganglien 164
— — —, Ursachen für 165
— der spinooccipitalen Nervengruppe 164
,,Asynaptische'' Spinalganglienzelle 278
Äther, Einführung ins Cytoplasma 264
Atemreflex 173
Atmungswert 311
Atrophie und Nucleolus 353
,,atypische Elemente'', Granula in 319
Aufbau des Plasmalemms 274
Aufhebung der polarisationsoptischen Effekte durch Alkohol 281
Aufrichtungsreflex 179
Auftreibungen, kolbenartige 329
Augenmuskeln 35
—, sensible Endorgane in 132
Augenmuskelnerven, sensible Zellen in den 132
Augenmuskelsensibilität 132
Ausfließen des Achsenzylinders 8
Ausläufer, akzessorische 329
—, Endkugeln auf 332
—, kurze als reversible Bildungen 328
—, längere als irreversible Bildungen 328
— nach mechanischem Druck 328
—, Zunahme der akzessorischen bei angespannter Stoffwechsellage 337
—, — — — im Senium 337
Ausschaltungsexperiment 59
— s. auch Ganglienleiste, Exstirpation
—, Spinalganglienzahl nach 165
Austausch von Plakoden 52
Auswachsen von Fortsätzen aus der Ganglienleiste 60
— von Neuriten aus dem Hirnstammgrau 45
Auswanderungsweg der Spinalganglioblasten 57
Axolotl 44
Axonachse 26
Axondurchtrennung, Kugelphänomen nach 341
Axone, Bildung und Zellgröße 198
—, Binnennetze bei Läsion der 307
—, Bolas 331
—, Dendriten vom 331

Axone, Fehlen von Fermenteiweißkörnchen 319
—, Glutathionreaktion der 314
—, Holmgren-Apparat bei Läsion der 307
—, Läsion der 307
—, marklose 162
—, Markscheiden der 276
—, mehrere aus einem Perikaryon 330
— von Neuronen der Typen F und H 188
—, Verdickungen der 349
Axonfragment, ,,distales'' 172
Axonreflex 151, 154, 190, 272
Axonteilung, H-förmige 140
Axoplasma 12
—, Penetration von Schwannschen Zellen ins 294

B-Vitamin, Phosphatasen bei Mangel an 321
—, — bei Substitution von 321
Babes-Kremnitzersches Neuron 187
— s. auch Spinalganglienzelle Typ G, Neuron vom Typ G, erstes Neuron des Spinalparasympathicus
Bahnen, absteigende 349
—, aufsteigende 349
—, sensible 349
Baker-Test am Ganglion semilunare 266
Bandscheiben der Wirbelsäule 117
,,basales Zellager'' des Hörbläschens 53
,,Basalmasse'' 99
Basalplasma, isoelektrischer Punkt 235
— s. auch Grundplasma
Basalschichten des Ektoderms 46, 52
Basichromatin 221, 228
— -Natur des Nucleolus 218
— -Schollen 222
Basophilie 225
— der Neuroblastenkerne 91
— des Nucleolus 217
— des Tigroids 217
bathochromer Effekt nach UV-Erregung 235
Bauchfell, oberes dorsales, sensible Innervation 169
Bauchmark-Ganglion 212
Bauchoperationen 296
Beinentwicklung und Spinalganglienzellkerngröße 232
Beinplexus 232
— s. auch Plexus lumbosacralis
Belegungsformation 8
—, Kugeln der 8

Belegungsformation, peripherische, interstitielle 8
Bell-Magendiesches Gesetz 17, 150, 152, 155, 188, 189
— — — und Faser-Zell-Proporz 164
Bellsches Gesetz 14
Beri-Beri, Golgi-Körper bei 258, 259
Bernsteinsäuredehydrogenase Aktivität der Zellmembran 319, 321
—, Fehlen in der Circumnuclearzone 319
—, — im Zellkern 319
—, — im Interstitium 321
—, Konzentration der 319
—, — im Protoplasten 321
— in Satelliten 321
— in Trigeminusganglienzellen 319
bilateral-symmetrische *Tiere* 57
Bilateralität 99
Bildung der Lipofuscingranula 270
Bindegewebe 324
—, interstitielles 305
—, intraganglionäres 143
—, Phosphatasen im interstitiellen 321
—, Wucherung des interstitiellen 352
Bindegewebshülle, mesodermale 304
Bindegewebskapseln 8
Bindegewebsmembran der Spinalganglienzelle 275
Bindegewebsnarbe, Durchbrechung bei Regeneration 349
Binnenapparat, fehlende Färbbarkeit durch Neutralrot 255
Binnenfortsatz, polytome Verzweigung des 177
Binnenkanälchen 305, 306
— s. auch Trophospongium
—, Identität mit dem Golgi-Apparat 305
—, Negativbild des Golgi-Apparates 305
— -System HOLMGRENS 253
Binnennetz 252, 253, 306
— bei Degenerationsexperimenten 257
—, Golgisches 306
— von HOLMGREN 306
—, Initialautolyse nach Transplantation 257
— bei Läsion des Axons 307
—, ,,Pulverisation'' 257
—, staubförmige Degeneration 259

Binnennetz, vitale Betrachtung im Phasenkontrast 255
Binnenneurone, sensible des Grenzstranges 168
Binnenstrukturen 344
Binnenzellen 177
— des Spinalganglions 176
Bipolare Neuroblasten 16
— — im III. Hirnnerven 57
— sensible Neurone 24
— Sinnesnervenzellen mit freien Nervenendigungen 21
Bipolarität der sensiblen Nervenzelle 9
—, prinzipielle der sensiblen Neurone 78
Blastula 98
Bleiacetatfixierung, Eosinophilie des Kernes nach 217
Blindschleiche 225
Blochmann-Färbung und Nucleolus 219
Blutcapillaren s. auch Capillaren
—, Einbuchtung der Kernmembran durch 309
— in Spinalganglienzellen 309
Blutdrucksteigerung 169
Blutgefäße in Ganglion 18
—, Realität intracellulärer 311
Blutversorgung der sensiblen Ganglien 133
Bogengänge 67
Bola, Retraktion des zentralen Ausläufers einer Spinalganglienzelle zur 349
Bola-Paraphyten, Vermehrung bei Regeneration 341
—, — nach Reizung 341
Bolas 107, 110, 140, 327, 330, 331, 332, 333, 340, 350
— s. auch Endkugeln
— s. auch "end-discs"
— am Axon 331, 340
—, Bildung zur Oberflächenvergrößerung 336
— in Cerebralnervenganglien 347
— am Conus 340
—, Entstehung der 338
— im Interstitium 347
—, ,,intracapsuläre" 347
— im Kleinhirn 347
—, Kollateral-Regenerate 349
—, Neurolemmschlauch 348
— im Nucleus mesencephalicus nervi trigemini 339
—, ,,Paraphyten" 351
— am Perikaryon 340
—, fruchtlose Regenerate 347
— nach Rhizotomia dorsalis 348
— im Rückenmark 347
— im Spinalganglion 333

Bolas im Subarachnoidalraum 348
—, Überfülle im Ganglion = Kugelphänomen 341
— als Überschußregenerate 341
—, Zahlen der Zellen mit 333
— vom Zellkörper ausgehend 331
— im Zentralnervensystem 339
Bombinator 101, 102, 103, 152
Bombinator-Triton-Chimäre 91, 101, 102
Bos taurus 198, 208, 229, 261 s. auch *Rind*
"bouquets de Wagner" 186
Bronchien 191
Branchiomerie 44, 48
Branchiostoma 22, 26, 27, 28, 64, 116, 124, 152, 156
Brownsche Molekularbewegung 205, 234
— — der Mitochondrien 264
— — der Pigmentgranula 270
Brustvagus 129
Büschel 349
Bufo 40, 152, 199
— *americanus* 192
— *fowleri* 192
— *vulgaris* 139, 199, 229
Bulbus venae jugularis und Paraganglien 301
Bumm-Dogielsches Neuron 185
Burdachscher Strang nach Rhizotomia posterior 180
Burckhardtsche Kerne 38
— Zellen 27, 38

C-Vitamin im Spinalganglion 322
Ca^{++} in Ascheresten 322
—, Ausscheidungsfähigkeit des Kalkdrüsenepithels für 142
— -Salze 142
,,Canalicular apparatus" von COWDRY 255
Canalis nervi facialis 124
— sacralis 114
— semicircularis 69
— — posterior 125
— vertebralis 114
Caniden 145
Canis familiaris 199 s. auch *Hund*
Capillaren, arterielle 308
— im Ganglion 149
— in gefensterten Neuronen 336
—, intracelluläre und Sauerstoffversorgung 310
—, perlschnurartige Erweiterung 149
— am Plasmalemm 311

Capillarisierung, Auslösung der — von Ganglienzellen 310
Capillarnetze, intracelluläre 309
Capillarpenetrationen am Polkegel 309
Capillarschlingen in Ganglienzellen 308
—, ,,intracelluläre" 338
—, pericelluläre 238, 310
—, semipermeable Membranen um penetrierende 311
Capillarversorgung der sensiblen Ganglien 149
— der Sympathicusganglien 149
— der Hirnrinde 149
Capsula fibrosa 140, 305
— —, Faserknäuel in der 343
— —, perjodsäure-leukofuchsin-positive Substanzen in der 135
— — — der sensiblen Ganglien 135
— — — — Spinalganglien 118, 120
Carminfärbung, Verhalten des Nucleolus bei 216
Carnivoren 115, 117, 128, 145, 156, 170, 226
Cauda equina 114
— —, Experimente an der 171
Caudale Kopfganglienleiste 49
— Spinalganglien 56
Caudaler Rückenmarksabschnitt 56
— Rumpfabschnitt 56
Cavia cobaya 199
Cavum extradurale 65
— leptomeningicum 119, 121, 127
— Meckeli 120
Cellulae intermediae 179, 189
— —, Endigung afferenter Hinterwurzelfasern an ipsilateralen 178
— —, transneurale Degeneration 180
— mastoideae, sensible Innervation 125
,,Cellule monstrueuse" 107, 108
,,Cellules monstrueuses" von NAGEOTTE 332
,,cellules en T" 13
,,célula desgarrada" 332
,,células con protoplasma fenestrado" 330
— desgarradas" 326, 350
— eretizadas" 332
— fenestradas" 330
— irritadas" 332
Centriolen 259
— s. auch Centrosomata, Diplosomata, Zentralkörperchen

Centriolen, Aufbau aus feinen Granula 260
—, Ausdehnung der 260
—, Durchmesser der 260
—, Lage der 260
—, pericellulärer Fibrillenapparat und 259
— in Pyramidenzellen 261
—, Querschnitte durch Trophospongien 259
— der Satelliten 300
—, solitäre 261
—, — in Amphicyten 300
—, zu Stäbchen deformierte Paare 261
—, Trophospongien und 259
— in zentralen Zellen 261
—, Zusammenhang mit Zweikernigkeit 260
„centriolos baciloides" bei Tabikern 261
Centrosomata 176, 259
— s. auch Centriolen, Diplosomata, Zentralkörperchen
—, Dauerfunktion 261
—, elektronenmikroskopische Befunde 262
—, Funktion 261
— in Ganglienzellen 261
— in Kernsichelzellen 262
—, Mitoseeinleitung durch 261
—, Strukturwandel 261
Centrosphäre 83, 260
— s. auch Sphäre
Cerebellum, zentrale Spinalganglienzellausläufer im 347
Cerebralganglien 26, 120
Cerebralnerven, motorische und sensible Wurzelfasern bei 124
Cerebralnervenganglien s. auch Hirnnervenganglien
— s. auch sensible Kopfganglien
—, Bolas in 347
—, Markhüllen an bipolaren Elementen in 283
Cerebralnervenganglienzellen, Fürstsche Ringe in 251
Cerebra secundaria subordinata seu paorva 18
Cerianthus 22
Cervicalganglion, Blutversorgung 134
—, erstes 113
—, Größe des ersten 113
—, Lage des ersten 113
—, zweites 115
Cervical-Spinalganglion 75
Cervicalwurzeln 63
Chelonier 340
Chemische Schädigungen, Faserkörbe nach 345

Chemismus der Mitochondrien 265
Chemoreceptoren, primäre 23
Chimaera 101, 102
— *monstrosa* 11
Chimären, experimentelle Erzeugung von 101
Chinin, Empfindlichkeit bipolarer Nervenzellen 354
Chininvergiftung, Kernreaktion nach 354
—, Octavus-Ganglion nach 354
—, Satellitenreaktion nach 354
—, Tigrolyse nach 354
—, Vacuolisierung nach chronischer 354
—, Zelluntergang nach chronischer 354
Chiropteren 38
Chloroform, Einführung ins Cytoplasma 264
Chlorom, Lipochrom im 268
Chondriokonten s. auch Mitochondrien
—, Verhalten nach Neurotomie 264
Chondriom der Mantelzellen 300
Chondriomiten, Länge 263
— s. auch Mitochondrien
Chondriosomen, „aktive", als Zwischenstadien für den Golgi-Apparat 264
— s. auch Mitochondrien 263
—, Deformation der 264
—, Verklumpung der 264
—, Vitalfärbung der 324
Chorda 100
— dorsalis 106
— tympani 124, 154
Chordamaterial, präsumptives 103
Chordamesoderm 107
—, neuralinduzierende Wirkung 103
Chordaten 18, 20
Chromaffine Paraganglien 55
Chromatin, Achromatin 225
—, Basichromatin 225
— in Kernschollen 218
—, kinetisches der indifferenten Neuroepithelzelle 218
— im Nucleolus 218
—, Oxychromatin 225
Chromatinbröckel, anorganische Substanzen der 322
—, multiple 226
Chromatinsichel 176
Chromatische Körner, Wachstum der — — durch Knospung 225
— Substanz 235, 236, 237, 305, 326

Chromatische Substanz, amphotere Färbeeigenschaften 251
— —, Anregung der Proteinsynthese 247
— —, Koagulation zu Nissl-Schollen 235
— —, Verminderung als Altersveränderung 326
— —, vitale Struktur 248
Chromatolyse 33, 241, 242
— nach Durchschneidung „rein motorischer" Nerven 242
— — — eines Hautnerven 242
— — — der Rami communicantes albi 242
— — — Exstirpation des Ganglion stellatum 242
— — — totaler Zahnextraktion 354
Chromonemata 228
Chromophile Elemente 205
Chromophilie, Erklärung durch künstliche Schrumpfung 236
—, Herabsetzung der 245
— des Kernes bei Zellaktion 236
Chromophobe Elemente 205
Chromophobie 236
Chromosomen, Reste der 228
Chronaxie 187
— der sensiblen Faser 169
Chronaxiewerte sensibler Fasern bei Grenzstrangreizung 169
Chymotrypsin 90
Ciliarganglienzellen 25
Circumnucleärzone und Kapselfortsätze 305
Cisterna basalis 121
— trigemini 121, 147
Cisternen 119
Clarkesche Säule 153, 159
— —, Endigung afferenter Hinterwurzelfasern an Zellen der 179
— —, transneurale Degeneration 180
"clear canals" von PENFIELD 255
Coccygealganglien, abweichende Entwicklung 60
—, Parallelität zur Normogenese 105
Coccygeale Spinalganglien 57
— —, Entwicklung aus dem Neuralrohr 56
Cochlear-Ganglien-Anlage 67
Cochlearis potentiale 247
Cochlearisveränderungen bei hereditärer Taubheit 358
Coelenteraten 21

Colon, sensible Innervation des
— transversum 169
—, — — des — descendens 169
—, — — des — ascendens 169
Coluber natrix 13
Columba 143
— *domestica* 199
Commissura anterior 179
— posterior 31, 179
Conus (originis) 233, 255
— s. auch Achsenhügel, Polkegel, Ursprungskegel
—, Eindringen von Capillaren 336
—, Fermenteiweißkörnchen 319
—, Fettkugeln 234
—, Granulierung 234
—, Mineralrückstände 322
—, Mitochondrien 263
—, osmiophile Körper 234
—, paraplastische Lipoidvacuolen 234
—, Plastosomen 265
— pseudounipolarer Spinalganglienzellen 237
—, Satelliten am 300
— und Schnürringe 284
—, Speicherung von Lipofuscingranula 269
—, Stäbchen 272
—, submikroskopische Granulationen 233, 234, 237
—, Tigroid-Freiheit 237
— terminalis 115
Cornea, Innervation 179
,,Corpúsculo con cordones extracellulares anastomosados'' 330
Corpus luteum, Lipochrom im 268
— olivare 5, 6
— paranucleolare, s. auch Nucleolarsatellit
— —, 225
— — bei beiden Geschlechtern 227
— —, Desoxyribonucleinsäure im 226
— —, elektronenmikroskopische Untersuchung des 227
— —, Geschlechtschromosomenkomplex XX 226
— — in ,,großen'' Neuronen 227
— — bei Kastraten 227
— — in ,,kleinen'' Neuronen 227
— —, Lage des 226
— — bei männlichem Geschlecht 227

Corpus paranucleolare, Wanderung bei elektrischer Reizung 227
— — beim weiblichen Geschlecht 227
Cortex, Centriolen in Zellen des 261
— cerebri, Capillarisierung 149
Corticales Zentrum für epikritische Sensibilität 182
Corvus 143
Cottus scorpius 28, 261
Crista neuralis 165
Crus commune 80, 190, 202, 206, 276, 303
— —, Fibrillen im 271
— —, Gliocytenarten am 204
— —, Hüllzell-Lagen am 294
— —, Initialschlingen 202
— —, Knäuelbildung 197
— —, Markscheide 81
— —, Schlingenbildung 197
— —, Schnürring 284
— —, Vereinigung mehrerer Axone zum 330
Ctenolabrus 27
— *coeruleus* 31
,,cuerpo accesorio'' s. auch Corpus paranucleolare 225
Cyanochrome Lipoide 213
Cyclostomata 23, 28, 46, 116, 124, 136, 137, 177, 283
Cyprinus 13
— *carpio* 199, 203
Cytochemie sensibler Ganglien 311
,,Cytochromatin'' 247
Cytochromoxydase (WARBURG-KEILIN) 317
Cytogenese der sensiblen Neurone 73
Cytologie 193
Cytoplasma, Eiweiße 311
—, Elektronendichte 209
—, Lipoidgehalt 311
—, Menge der Gesamtlipoide 311
—, — der Proteine 311
—, rhythmisches Verdoppelungswachstum 229
— -Schrumpfung 244
—, Turgescenz 236
—, vacuolisierte der Alterszellen 326
Cytoplasmabrücken, basophile 84
—, transitorischer Charakter 77
Cytoplasmaeinschlüsse, basophile 84
Cytoplasmamasse der Ganglienzelle 311
Cytotopographie der Ganglien nervi vagi 242

Cytotopographie des Ganglion semilunare 242
— der sensiblen Ganglien 197
—, Tigroiddarstellung 242
Cytozentrum der Amphicyten 300

,,Dachkern der Sylvischen Wasserleitung'' 30
Darm, gelbe Zellen 296
Darmkontraktionen 151
Darmtrakt, doppelte sensible Innervation 169
Dauerwachstum, Paraphytenbildung 340
Dauerwiederherstellung, Abhängigkeit vom Funktionseintritt 353
Definitive Neurone 56
— Plakoden 49
Deflexion, charakteristische, nach Depolarisation 279
Degeneration, antegrade 180
—, artspezifische Verschiedenheiten der 176
— nach Elektro-Trauma 355
— der epikritischen Leitungsbahn 182
—, Ersatz für ,,physiologische'' 327
—, indirekte Wallersche 172
—, intraneuronale 181
—, letale, nach Neurotomie 349
— und Mastzellimmigration 353
— und Nucleolus 353
— im Nucleus V 35
—, ,,physiologische'' 326
—, primäre 171, 172
— der protopathischen Leitungsbahn 182
—, retrograde 117, 171, 172, 181
—, sekundäre 117, 171, 172, 358
—, — ascendierende 172
— in Spinalganglien nach Thyroxinzufuhr 358
— bei Tabes 348
—, transneurale 153, 159, 171-172, 180, 181
—, Zeichen sekundärer — nach Trauma 358
—, Zeitdifferenzen beim Eintritt der verschiedenen Formen der 181
Degenerationsbegriff 176
Degenerationserwartung bei marklosen Strukturen 344
Degenerationsexperimente 33, 166
—, Binnennetz bei 257
— zum Beweis der Polytomie 178

Degenerationsexperimente und Neuronentheorie 180, 181
Degenerationsformen, Systematik 352
Degenerationsforschung 359
Degenerationsgesetz, Wallersches 117
Degenerationsmerkmale 35, 325
—, akzessorische Fortsätze als 336
Degenerationstypen 176
Degenerationszeichen an mehrkernigen Zellen 213
Degenerative Veränderungen nach Arsenikvergiftung 354
— — am normalen Ganglion 352
Delphin 116
,,Delta'' 336
— an Spinalganglienneuronen 330
,,Delta-Bildungen'' des Neuroplasmas 309
Deiterssche Zellen 351
— —, Identität mit Relaiszellen 333
Deitersscher Typ der Ganglienzelle 327
— —, motorische Zellen vom 311
Dendrit 9, 26
Dendriten vom Axon 331
—, Bolas und 351
—, Fortsätze der atypischen Elemente 329
— an multipolaren Elementen 329
— -Reizformen 350
—, Tigroid in 329
—, Vergrößerung der Zelloberfläche durch 338
Depigmentation 271
Depolarisation der Membran 278, 279
Depolarisationspotential 278
Depolarisationswelle 288
—, Fortpflanzung auf das sensible Perikaryon 280
Derivate der Ganglienleiste 44
Dermatome 151
—, Erhöhung der Sensibilität bei Grenzstrangausschaltung 169
—, sensible 151
—, vegetative 151
Dermato-Pulmonale-Reaktion 170
Desafferentierung, totale 157
Desoxyribonucleinsäure (DNS) 84
— im Corpus paranucleolare 226
— im Euchromatin 228
— im Karyoplasma 247

Desoxyribonucleinsäure im Nucleolus 247
— in Spinalganglien
— im Tigroid 247
Determination, irreversible 99
— des Neuralleistenmaterials 98
— der Plakoden 49
Diaminblau-Speicherung 324
Diaminblau, Vitalfärbung mit 324
Diaminschwarz-Speicherung 324
Diaminschwarz Vitalfärbung mit 324
Diaphragma, sensible Innervation der abdominalen Fläche des 169
—, Spontanrhythmik 191
Diastase, Auflösbarkeit von Polysacchariden durch 316
Dichotomie, periodische 186
Dichte der Satelliten 292
Dielektrizitätskonstante 211
Differenzierung der Fasern und Endlappen 338
— der Spinalganglienleiste 60
Differenzierungsphase, akute 349
Differenzierungsprozeß 349
Dijodfluorescein, radioaktives 325
—, Verteilungskoeffizient Zentralnervensystem/ peripheres Nervensystem 325
Diphtherie der Spinalganglien 359
Diplosomata, 259
— s. auch Centriolen, Centrosomata, Zentralkörperchen 259
—, Bedeutung 260
—, — für Regeneration 262
—, Degeneration der 84
—, Desintegration zu versprengten Centriolen 262
—, Existenz 262
—, Schwierigkeit der Darstellung 261
— mit Sphäre 261
Diplosomenpaare 260
— der Amphicyten 300
—, Lage 261
Dipnoer 27, 28, 138, 230, 237
Dipolmoment 211
Discoglossus 103
Discus intervertebralis 117
,,diverticula Spirituum animalium'' 17
DK s. Dielektrizitätskonstante 211
DNS s. auch Desoxyribonucleinsäure 84
Dogielsche Binnenzellen 176

Dogielsche Zellen, Typ II 168, 177, 185, 327, 331, 333
— —, s. auch Neurone Typ D
— — s. auch Relaiszellen
— — s. auch Spinalganglienzellen Typ D
Dohle 225
Doppelanastomose, heterogene 191
Doppelbrechung großer ellipsoider Zellen 288
— der Lipofuscinkörnchen 269
— markhaltiger kleiner Perikarya 286, 288
— der Zellmembran 212
Doppelmißbildung des Rückenmarkes 98
Doppelringzellen 239
Dorsale Wurzel 41
— — s. auch Hinterwurzel
— — s. auch Radix dorsalis
— Zellbrücken 57
Dorsalnerven 64
Dorsalwurzel s. Hinterwurzel 154
Dorsalzellen 1, 14, 19, 26, 38, 137
—, bipolare 28
—, Centrosomen in 261
— oder ,,dorsale Riesenzellen'' 27
—, exterozeptive Funktion 30
—, Gliafasern in 305, 306
—, Glykogen 316
—, Hauptfortsätze der 35
—, intraneuroplasmatische Gliazellen 306
— der Medulla oblongata 309
— des Mittelhirns 30
—, Nebenfortsätze der 35
—, ontogenetisch frühestes Auftreten der 28
—, Paraphytenbildung 339, 340
—, propriozeptive Funktion 30
—, Relikte bei *Amnioten* 30
—, Sauerstoffversorgung 310
—, vascularisierte 309, 310
Dorsalzellensystem 30, 35, 38, 132, 137
Dorsch 237
Dorsolaterale Plakoden 54
Dotter 59
Dotterpfropfstadium 98
Druck, mechanischer — auf überlebende Zellen 328
Druckfasern, Kaliber der 160
Druckreiz, Kugelphänomen nach 341
Drucksinn, Neurone für den 183
Drüsenzellen, ähnliches Verhalten der Amphicyten 296
Dualismus, ,,helle'' und ,,dunkle'' Zellen 205, 212, 359

Ductus endolymphaticus und Kalkdrüse 142
Dura mater 118, 135
— — am Ganglion intracraniale 126
— — spinalis 114
Duraausstülpung 120
Durasack 114, 118
Durchschnittsvolumen der Spinalganglienzellen 198
„Durchtretende Fasern" 164
— — s. auch Fasern, durchlaufende
— — s. auch Fasern, durchtretende
— — s. auch Nervenfasern, durchtretende

EAR s. Entartungsreaktion 180
Echinodermen 21
Edelmetallbeschattung der Kernmembran 215
Edentata 117
Efferenz, dorsale 155
Ehrlich-Ramón y Cajalsches Neuron 186
Eidechse s. auch *Lacerta* 45, 133, 144, 201, 232, 306
Eigenfarbe der Pigmente 267
Eigenfluorescenz der Lipoide vom Sphingomyelintyp 270
Eingeweidegeflechte, vegetative Ganglien der 188
Einhufer 156
Einschlüsse, paraplasmatische 273
—, unbelebte in sensiblen Ganglien 273
Einschlußfärbung mit Weinsteinsäure-Thionin 212
— mit Weinsteinsäure-Kresylechtviolett 212
Einschlußkörperchen 15
— im Nucleus, s. auch Nucleolus 217
Einsteckversuch 98
Einteilungsprinzip RAMÓN Y CAJALS 331
Einwachsen von Bindegewebe in die Anlage des Spinalganglions 61
Einzelfaser, Endoneuralscheide der 303
Einzelgranula 263
—, osmiophile 254
—, argentaffine 254
—, Konfluenz zum Golgi-Apparat 254
Eisen im Nucleolus 218
—, zweiwertiges — in Mikrosomen 266
Eisen-Gehalt der Peroxydasen 319

Eisen-Gehalt der Nissl-Substanz 319
Eisenoxydhaltige Asche des Tigroids 322
Eiweiße im Cytoplasma 311
— im Zellkern 311
Eiweißbausteine, kristallisierte 273
Eiweißgranula in „dunklen" Zellen 235
Eiweißsynthese 90
Eizelle, Nucleolus 15
—, — mit Einschlußkörperchen 217
Ektoderm 40, 41, 49, 98, 99
—, Basalschicht 46, 52
—, „sensibles" 47
Ektodermabstammung der Spinalganglien 39
Ektodermale Ganglienanlage 57
— Genese der Scheidenzellen 57
— Hüllzellen 59
Ektodermareale, neurogene 55
Ektodermgenese 41
Ektodermknospe 50
Ektodermplakoden 23, 38, 44, 45, 48, 49, 96
Ektodermverdickungen s. Ektodermplakoden
Ektomeninx 62
Ektomesenchym 44
Ektoplasma 232, 275
—, Bildung der Markscheide 285
—, Funktionsstrukturwechsel 233
—, Gitterfasern zwischen Mantelzellen und 292
—, Kapselfortsätze und 305
—, markhaltiges des Neuriten 284
—, — der Zelle 284
—, Markscheide als Differenzierung des 284
—, Membran 307
—, Mitochondrien im 233
—, Oberfläche des 275
Ektoplasmamembranen 275, 285
Ektoplasmazone 253
Elasmobranchier 45, 59, 138, 194
Elefant 331, 336
Elektrische Organe 186
— Reizung, Kern-Plasma-Relation nach 230
— —, Kernveränderungen nach 214, 215
— —, Wanderung des Corpus paranucleolare bei 227
— —, Zellveränderung nach 236
Elektrischer Lappen 260

Elektro-Trauma, Degenerationen nach 355
—, Tigrolyse nach 355
Elektronendichtigkeit, hohe — der Mitochondrien 264
Elektronendurchlässigkeit des Cytoplasmas 208
— des Karyoplasmas 208
Elektronenmikroskop, Golgi-Apparat 255
—, Untersuchung der Fibrillen 272
Elektronenmikroskopische Demonstration des Plasmalemms 273
— Untersuchungen der Satelliten 292, 296, 298
— — der Spinalganglienzellmembran 277
Elementarorganismen, Vereinigung zu Neurofibrillen 263
„Elemente" 182
— s. auch Ganglienzellen
— s. auch Neurone
— s. auch Spinalganglienzellen
— s. auch Zellen usw.
—, gefensterte 334
Elimination gespeicherter Farbstoffgranula 325
Embryologie, Schilderung der 15
Embryonalentwicklung der Paraphyten 338
—, Vorkommen von Paraphyten während der 337
Embryonalperiode, atypische Elemente in der 329
—, Zugrundegehen von Neuroblasten 325
Emissionsspektren, Pigment, 269
—, Pterine 269
Emys 143, 205, 252
— *europaea* 184
Endbäumchen im Ganglion nodosum 345
„end-discs" s. auch Bolas 329, 330
Endknöpfchen 38, 297
Endknötchen, nervöses — im Ganglion semilunare 346
Endknospen, Zellen mit 349
Endkolben 330
Endkugeln s. auch Bolas 333
— auf Ausläufern 332
—, Serien von 332
— an Pseudodendriten im Spinalganglion 333
Endkugelserien an pseudounipolaren Vagusganglienzellen 334
Endlappen, Differenzierung der Fasern mit 338
Endösen 297

„endokapsulärer Raum" 290
Endomeninx 62
Endoneuralhülle 324
Endoneuralscheide 118, 233, 304, 305
—, Entdeckung der 8
— der Einzelfaser 303
—, Phosphatasen in 321
Endoneuralzellen 291, 303
— nach GAGEL 305
Endoneurium, Amphicyten und 298
Endoplasma 232, 251
—, Circumnuclearzone, Gehalt an Bernsteinsäuredehydrogenase 319
— markhaltiger Perikarya, färberisches Verhalten 284
— — —, kontinuierliche Fortsetzung in den Achsenzylinder 284
Endoplasmareticulum, lamelläre Protein-Membranen 251
—, Proteinfilamente 251
Endorgane 349
—, hochspezialisierte sensible 358
—, sensible im Inneren des Ganglion 343
— in der Pia mater 38
„Endorganhypothese" für Faserkörbe 346
Endplättchen s. auch „Bolas" 336
—, Fortsätze mit 336
—, gestielte, Entstehung 338
„End"-Regenerat, Amputationsneurom als fruchtloses 347
End-Regeneration 347
Entartungsreaktion 180
Ente 24, 25, 64, 112, 167
Enteropneusta 20
Entoderm der Kiemenspalten 96
— der Schlundtaschen 54
Entstehung der Bola 338
— der gestielten Endplättchen 338
Entwicklung der coccygealen Spinalganglien 56, 60
— der motorischen und sensiblen Anteile der Spinalnerven 60
— des Nucleus nervi trigemini 37
— der Sacralganglien 60
— der Spinalganglien Co_3, Co_4 56
Entwicklungsphysiologie 359
— der sensiblen Ganglien 98
Entzündung 151

Enzymaktivität, Unterschiede der — bei Stoffwechselfunktionsphasen 322
Enzymgemisch, Auflösung von Polysacchariden durch ein polyvalentes 316
Eosine 210
Eosin S Äthylester, Färbung des Ganglion semilunare mit 351
Ependym 37, 59, 105
Ependymhomologa 197
Ependymzellen, modifizierte 22
Epibranchialplakoden 52, 54, 56, 60
Epidermis 46, 52, 73
—, präsumptive 44, 98
Epineurium 135, 305
— nervi spinalis 118
— — trigemini 121
Epithel, mesodermales 58, 303
Epithelknospen, basale 53
Ergänzungsplatten 51
Ergastoplasma, Gleichsetzung der Tigroidsubstanz mit dem 247
—, „lockeres" 251
Ermüdung, Wirkung auf die Protoplasten 213
—, Zellchromasie bei 235
Erregung, Zeitverlust beim Durchgang der — durch das Ganglion 272
Erregungsablauf im Nerven 278
Erregungsleitung, Verzögerung im Spinalganglion 190
Erregungsüberleitung, Satelliten und 297
Ersatz für degenerierende Zellen 340
Erschöpfung, Kernvolumenabnahme bei 215
—, Zellchromasie bei 235
Erythroblastenkern 213
Erythrocyten 278, 308
— in penetrierenden Gefäßen 309
Erythrocytenmembran 273
Erythrosine 210
Esel 332, 334
Esox 13, 124
— *lucius* 9, 10
Essigsäure, Einführung ins Cytoplasma 264
Esterase, unspezifische — im Lipofuscin 271
Euchromatin 228
Eunectes scytale 13
Eutaenia 263
Evertebraten 8, 9, 18, 20, 23, 25, 26, 185, 230, 253, 256, 261, 283, 305, 310
— Neurone 230
Experimente, Degenerations- 166

Experimente, Regenerations- 166
Explantatzellen, Regeneration der 113
Exstirpation der Ganglienleiste 59
— der Schlundtaschen 54
Exstirpationsversuche 55
Extensoren 160
Externum der osmiophilen Körper 256
Exterosensibilität aberranter Ganglien im N. trigeminus 123
extraradikal 38
Extremitätenknospen 61
—, Exstirpation 105, 349
—, Transplantation 105
Extremitätenplexus 183
—, Spinalganglien der 139
Extremitätennerven 243
Exzitation, Wirkung auf die Protoplasten 213

Facialiskomplex 124
Facialisleiste 65
Fällungsexperimente und Nissl-Bild 248
Fäulnis 12
Farbanionen, Speicherung der 324
Farbkörner in mittelgroßen Elementen 324
— in vegetativen Zellen 324
Farbmarkierung 55
Farbstoff, gelber, im Lipofuscin 269
Farbstoffe, basische 204
—, saure 204
Farbstoffionen, Eindringen der 325
Farbstoffmolekülionen und Speicherung 324
Fasciculus cuneatus und N. accessorius 130
— dorsalis 61
— —, Kollateral-Regenerate im 348
— opticus 1
— —, Tabes des 117
Faseranalysen 160
— nach HÄGGQVIST 355
—, statistische 155
Faseraufsplitterung, polytome 161
Faserdicke, Proportionalität von Zellgröße und 242
Faserknäuel 297, 332
— in Ansammlungen gewucherter Satelliten 343
— außerhalb der Satelliten 341
— in der Capsula fibrosa 343

Faserknäuel, pericelluläre, Abstammung 342
Faserkörbe 109, 330, 341, 350
—, Afferenzfunktion 346
— beim Altersprozeß 345, 346
—, Bildungen sensibler Neurone 342
—, — sympathischer Neurone 342
— nach chemischer Schädigung 345
—, „Endorgan-Hypothese" 346
—, Entstehung aus Bolas 342
—, Existenz „typischer" 343
— nach Faserläsion 345
—, fruchtlose Regenerate 347
—, hyperplastische nach Alkoholabusus 342
—, — im Ganglion semilunare 344
—, — nach Nicotinabusus 342
— bei Infekten 345
— bei Intoxikationen 345
—, Innervation der Hüllplasmodien durch 342
—, — der Satelliten durch 342
—, Interpretation als Synapsen 342
—, Kontakt mit Dendriten der atypischen Zellen 341
—, marklose 186
— und NAGEOTTES Theorie 346
— nach Nervenläsion 346
— und Parenchymuntergang 345
—, pathologische ·Bildungen 342
—, pericelluläre 297, 341
—, — im Ganglion nodosum vagi 342
—, — als pathologische Bildungen 343
—, — sympathische Natur 342
—, periglomeruläre 341
—, — im Ganglion nodosum vagi 342
— nach physikalischer Schädigung 345
— an Spinalganglienzellen 152
—, Synapsenfunktion 346
—, Synapsennatur der 341
—, Teile des Gefäßnervensystems 342
— nach Transplantation 345
— bei Tumoren 345
—, Überschußbildungen bei Regenerationsversuchen 346
—, Verknüpfung zu Systemen höherer Ordnung durch 342

Faserkorbbildung, regenerativer Versuch 349
Faserlänge, Abhängigkeit der Zellgröße von der 184
Faserläsion, Faserkörbe nach 345
Fasern, afferente, „durchtretende" 188
—, —, im Ramus communicans albus 168
—, akzessorische präganglionäre 167
—, Chronaxie der sensiblen 169
—, degenerationsresistente im peripheren Stumpf 188
—, Dicke der propriozeptiven in Abhängigkeit von der Art der Muskulatur 160
—, „durchlaufende" 12, 137, 172, 177
—, Nachweis „durchlaufender" 173
—, „durchtretende" 161, 191
—, — als Axone der Neurone vom Typ F und H 188
—, — afferente 187
—, — efferente 187
—, efferente, der Schmerzleitung 169
—, mit Endlappen, Differenzierung 338
—, Fluorescenz der kollagenen 211
—, hautsensible 242
—, marklose, der kleinsten Spinalganglienzellen 197
—, parasympathische 166
—, Perikaryen der „durchtretenden" im Vorderhorn 173
—, postganglionäre, vegetative 167
—, — aus Cervicalsegmenten 165
—, — aus Lumbalsegmenten 165
—, präganglionäre aus Thorakalsegmenten 165
—, schmerzfördernde 169
—, schmerzhemmende 169
—, Schmerz-sensible 242
—, somatosensible 242
—, T-förmig abgehende 303
—, topographische Ordnung der sensiblen — vor Eintritt in das Rückenmark 160
—, typische markhaltige in Rami communicantes 166
—, viscerosensible 242
Fasernarbe 298
Faserspiralen, pericelluläre 329
Faserüberschuß 163, 164

Faserüberschuß, distaler 161
—, peripherer 155
Faservaricosität, postmortale 2
Faserverhalten nach Rhizotomie 173
Faserverwirrung, chaotische, nach Regenerationsversuchen 173
Faserzählung 161
Faserzahl im Spinalnervenstamm 161
— in der hinteren Wurzel 161
— in der vorderen Wurzel 161
Faser-Zell-Proporz 163
Faser-Zell-Relation 162, 176
Fe in Ascheresten 322
Fe-Gehalt der Peroxydasen 319
— der Nissl-Substanz 319
Fe^{II} in Mikrosomen 266
Feinbau der Mitochondrien 265
Feliden 145, 179
Felis domestica s. *Katze* 115, 199
Felsenbein 124, 125
Fenster 340
— im Cytoplasma sensibler Neurone 336
— an schnell gereiften Neuronen 338
Fensterapparat 200, 340, 350
— in Abhängigkeit von der Körpergröße 339
—, Genese des 336
— im Nucleus mesencephalicus nervi trigemini 339
— im Zentralnervensystem 339
Fensterbildung 25
—, Oberflächenvergrößerung durch 336
Fensterung des Perikaryons in Ösenform 349
Fensterzellen in Vagusganglien 336
Ferkel 255
Fermente, hydrolytische im Lipofuscin 271
— der Spinalganglienzelle 209, 316
Fermentaktivität der „hellen" Zellen 318
Fermenteiweiße in Plastosomen 265
Fermenteiweißkörnchen im Conus 319
— im Protoplasten 319
Fermentgranula 317
Fermentmethoden, Mikrosomendarstellung 266
Fermentschädigung 90
Fettfarbstoffe, Verhalten der Pigmentgranula zu 267
Fettkugeln am Conus originis 234
Fettmetamorphose 269
—, Altersveränderung 325

Sachverzeichnis.

Fettsäureradikale, polyenähnliche Kohlenwasserstoffketten in 270
Fetttröpfchen im Grundcytoplasma 234
Fetttropfen 57
— im Satellitenplasma 296
Fettzellen 57
—, Lipochom in 268
Feulgensche Nuclealreaktion 218
Fibrae aberrantes 343
— recurrentes 156
Fibrilläre Strukturen in Spinalganglienzellen 235
Fibrillen 276
— in Amphicyten 294
—, Anastomosen der — innerhalb der Zelle 272
— als Artefakte 272
—, Aufreihung der Altmannschen Granula zu 272
—, — der Mitochondrien zu 272
—, Dislozierung durch Ultrazentrifugierung 272
—, elektronenmikroskopische Untersuchung 272
— als „leitendes Element" 272
—, phasenkontrastmikroskopische Untersuchung 272
— im peripheren Fortsatz des Neurons 271
— in vitalen Zellen 272
— im zentralen Fortsatz des Neurons 271
Fibrillenbilder, Äquivalentbilder 272
— bei neuropathologischen Zuständen 272
Fibrillenbündel, den T-Schenkeln entsprechende 271
— im Crus commune 271
Fibrillendichte im Perikaryon 183
Fibrillengitter 205
Fibrillenkörbe an Satelliten 342
—, Verhalten zur Zelloberfläche 342
Fibrillenverlagerung, periphere, pathologische Erscheinung 349
Fibrillenverlauf 271
Fibrocyten 281, 303
— der Endoneuralscheide 305
Fila olfactoria 1, 26
— radicularia 114, 147
— — nervi accessorii 130
— — — trigemini 121
— — und Pia mater 118
— — radicis dorsalis 62
— — — ventralis 62
— —, sagittale Einstellung der 64

Fila radicularia, transversale Einstellung der 65
— —, Tunica arachnoidea der 135
— —, Ursprung der 114
— — ventralia 61
Filamente in Spinalganglienzellen 235
Filum terminale 115
Fische 12, 14, 18, 22, 27, 45, 53, 116, 123, 130, 135, 139, 144, 156, 193, 198, 200, 216, 232, 237, 283, 311, 340
—, höhere 116, 138
—, *Knorpel-, Knochen-* 194
Flavine, Lipofuscin und 269
„Fleckförmige Partial-Tigrolyse" 358
Fledermaus 63, 225
Flexoren 160
Flügelplatte 37
Fluorochromierung von Ganglienzellen 210
Fluorescein 210, 214, 270, 334
—, Färbung der Lipofuscingranula mit 269
Fluorescein-Färbung der Membranen 277
Fluorescenz 211
—, bathochromer Effekt 211
—, Ganglion semilunare 312
— mit höherer Farbe 211
—, hypsochromer Effekt 211
— der Lipofuscingranula 270
— mit tiefer Farbe 211
Fluorescenzbanden des Lipofuscins 269
Fluorescenzfarbe 212
—, vertiefte 211
Fluorescenzhelligkeit 212
Fluorescenzmikroskopie an Ganglienzellen 211
Fluorescenzmikroskopische Untersuchung der Lipofuscin-Granula 269
— — des Trophospongiums sensibler Zellen 307, 308
Foerstersche intradurale Hinterwurzelresektion 120
Follikelepithel, ovarielles, — Vergleich mit Satelliten 296
Foramen intervertebrale 62, 113, 114, 117
— jugulare 126, 127, 301
— occipitale magnum, Meningen im Bereich des 132
— ovale 135
Forelle 27, 116
Formol, Einführung ins Cytoplasma 264

Formvariationen des sensiblen Grundtypus 328
—, Ursachen für 328
Fortsätze, Ähnlichkeit der akzidentellen — mit embryonalen Nervenfasern 347
—, akzessorische, als Degenerationsmerkmal 336
—, —, als Kennzeichen hoher Regenerabilität 336
—, akzidentelle 347
— mit Endplättchen 336
—, Genese akzessorischer 329
—, markhaltige der Spinalganglienzellen 182
— der Satelliten 300
—, Schwannsche Scheiden um akzidentelle 347
—, segmentierte der Spinalganglienzellen 182
—, Zahl der akzessorischen — und Körpergröße 336
—, — — und Neuronengröße 336
—, — der kanalisierten im Neuroplasma 305
Fossa cranii media (s. auch Schädelgrube, mittlere) 121
— — posterior (s. auch Schädelgrube, hintere) 121
— jugularis 125
Fossula petrosa 126
Freie Nervenendigungen 22
— sensible Nervenendigungen 19
Frettchen 226
Freudsche Zellen 27
Friedländer-Krausesches Neuron s. auch Neuron vom Typ H, Spinalganglienzelle Typ H 187
Friedreichsche Ataxie 348
Froriepsches Ganglion 7, 73, 131
Frosch 9, 10, 12, 24, 44, 124, 141, 142, 151, 153, 156, 159, 161, 162, 169, 170, 178, 186, 190, 192, 193, 194, 197, 199, 202, 213, 214, 215, 218, 228, 230, 249, 254, 259, 260, 262, 263, 267, 275, 279, 280, 328, 329, 349
Frühembryonale Ganglienanlagen 39
Fuchs 203
Fuchsinophilie vom Nucleolus 217
— vom Tigroid 217
„Fünfte Extremität" (Greifschwanz), Innervation der 115
Fürstsche Ringe 251, 255

Fürstsche Ringe und Mitochondrien 263
— —, Parallelen zum Golgi-Apparat 252
Funktion der sensiblen Ganglien 188
—, trophische — der Satelliten 298
— der Zellmembran 278
„funktionelle Einheit" 325
— — von Neuron und Amphicyten 297
„funktionelles Kernödem" 235
Funktionseintritt und Regeneration 353
Funktionsgruppe, sensible 25
Funktionsrückbildung, partielle motorische — im Alter 326
Funktionsstrukturwechsel 233
Funktionszustände, Nisslsche 212
Funktionszustandsformen der sensiblen Zellen 349

G-Nadi-Oxydase 317
Gadus lota 9
Galaktolipide in Kissschen Polygonalzellen 316
— in multangulären Elementen 316
— Perjodsäure-Leukofuchsin-Reaktion und 316
Gallenblase, sensible Innervation 169
Gallengänge, sensible Innervation 169
Gallus 46, 143
— s. auch Hühnchen
— s. auch Huhn
Gamma-Fasern 167
Ganglia aberrantia 116
— —, Beschreibung durch HYRTL 7
— accessoria 116
— —, Beschreibung durch HYRTL 7
— lateralia 45
— sinus cavernosi 123
— statoacustica, Entwicklung der 68
Ganglien, aberrante 116, 123, 125, 126
—, — nervi facialis 125
—, — — glossopharyngici 126
—, — — statoacustici 125
—, — — trigemini 123
—, akzessorische nervi vagi 128
—, — sympathische 93
—, Abhängigkeit der Differenzierungsgeschwindigkeit vom Myotomentwicklungsgrad 101

Ganglien, Anlage der parasympathischen 96
—, Anteile von Ganglienleiste und Plakoden 53
—, atypische Perikarya sensibler 327
—, — Zellen sensibler 327
—, Beziehungen der vegetativen zu den sensiblen 91
—, bilaterale Symmetrie der sensiblen 164
—, — Unterschiede 165
—, Bilateralität der sensiblen 99
—, Bindegewebe in 135
—, Blutversorgung der sensiblen 133
—, Capillarversorgung 149
—, Capsula fibrosa der sensiblen 135
—, Cytochemie sensibler 311
—, Cytologie der sensiblen 193
—, Degenerationsmerkmale sensibler 325
—, degenerierende Zellen in sensiblen 149
—, Entwicklungsphysiologie der sensiblen 98
—, erweiterte Vorstellungen vom Bau der sensiblen 189
—, Explantation 110
—, Feinbau der sensiblen und Degenerationsforschung 170
—, fettige Altersdegeneration sensibler 326
—, funktionelle Bedeutung der sensiblen 188
—, Gefäßversorgung der sensiblen 133
—, Größe der sensiblen 105
— der Hirnnerven s. auch Cerebralganglien, Hirnnervenganglien
— — IX 70, 72
— — X 70
— — XI 70
—, Histiocyten in peripheren 295
—, intramurale 55, 96
—, Kaliber der zuführenden Arterien 133
—, Kohlenhydratkonzentration in sensiblen 315
—, Kulturversuche mit sensiblen 347
—, Läppchengliederung der 77
— L₃—Co 114
—, Leukocyten in sensiblen 149
—, Lipoiduntersuchungen in sensiblen 311
—, Lymphocyten in sensiblen 149

Ganglien, Mesoglia sensibler 295
—, Methylenblaufärbung supravitaler 324
— multipolar geformte Zellen in 206
—, multipolare Elemente in 349
—, — — in sensiblen 329
— nervi accessorii (XI) s. auch Accessoriusganglien usw.
— — —, Blutversorgung 135
— — facialis (VII) s. auch Facialisganglien, Ganglion geniculi usw.
— — —, Blutversorgung 134
— — glossopharyngici (IX) s. auch Ganglion extracraniale
— — — s. auch Ganglion inferius
— — — s. auch Ganglion intracraniale
— — — s. auch Ganglion superius usw.
— — —, Blutversorgung 133, 135
— — —, Zelltypen im 239
— — hypoglossi (XII) s. auch Hypoglossusganglien usw.
— — —, Blutversorgung 135
— — statoacustici VIII 134, 195
— — — s. auch Ganglion nervi octavi
— — — s. auch Ganglion spirale cochleae
— — — s. auch Ganglion vestibuli
— — — s. auch Octavusganglien
— — —, Blutversorgung 134
— — vagi (X) 126, 216
— — — s. auch Ganglion inferius-jugulare
— — — s. auch Ganglion nodosum
— — — s. auch Ganglion superius
— — — s. auch Vagusganglien usw.
— — —, Blutversorgung 135
— — —, Lage der parasympathischen 129
— — —, Lage der sensiblen
— — —, Markhüllen an bipolaren Elementen der 283

Ganglien nervi vagi, parasympathische 129
— — —, Regenerationskraft 353
— — —, Zusammenfassung 130
—, Neurontypen der sensiblen 181
—, Nissl-Schollen-Systematik für sensible 237
—, Oligodendroglia in sensiblen 295
—, oppositobipolare Zellen in sensiblen 137
— der Papillae circumvallatae 132
— — foliatae 132
—, parasympathische Synapsen in sensiblen 154
—, pathologische Histologie sensibler 352
—, Pigmente in sensiblen 268
—, prävertebrale 169
—, prospektive 60
— pseudounipolare Zellen in sensiblen 137
—, Reticuloendothel-Elemente in sensiblen 295
—, Rudimente von Co_2 115
—, — von Co_3 115
— der Segmente 26—33, 57
— — 32 und 33 (Co_2 und Co_3) 57
— — 34 und 35 (Co_4 und Co_5) 57
— S_5 und Co, Fehlen der 115
—, sensible 192
—, —, Begriffsbestimmung 1
—, —, Behandlung durch STÖHR (1928) 2
—, —, bipolare Zellen in 144
—, —, Entdeckung 4
—, —, geminipole Zellen in 144
—, —, pseudounipolare Zellen in 144
—, — der Selachier 137
—, Sinusoide in sensiblen 149
—, Skeletmuskelfasern in 139
—, Sonderneurone der sensiblen 189
—, Stamm- 70
— des Sympathicus 4
—, sympathische am Hals 4
—, synaptische Funktion sensibler 327
—, System sensibler 1, 133, 242
—, Transplantationsversuche mit sensiblen 347
—, tripolare Zellen in sensiblen 137
—, unpaare sensible 99
—, Unterschiede prozentualer Verteilung der Zellgrößen in sensiblen 197
— der Vagusgruppe 54

Ganglien, Variabilität der Blutversorgung sensibler 134
—, vegetative 188
— des vegetativen Systems, Beziehungen zu sensiblen 1
—, Veränderungen an caudalen nach Kastration 177
—, — nach Hodenexstirpation 177
—, Vitalfärbung vegetativer 324
—, Wurzel- 70
—, Zellzahl der sensiblen 200
Ganglienanlage 37, 40, 46, 53, 77
— von C_1 72
— des letzten Occipital-Segmentes 73
—, ortsgemäße Entwicklung 100
Ganglienanlagen, caudale 57
—, Degeneration der Zellen der 106
—, exterozeptive Zellen in 105
—, Hemmung der Differenzierung der 100
— des N. hypoglossus 72, 73
Ganglienatrophie nach Neurombildung 352, 353
Ganglienentwicklung 52
—, Plakodenbeteiligung bei der 53
Ganglienfunktion, alte Hypothesen über die 17
—, Regenerationsversuche und 190
Gangliengröße, Abhängigkeit vom Segment 144
Gangliengrößenunterschiede zwischen Zwerg- und Normaltieren 229
Ganglienkapsel 51, 135
—, Lage der reiferen Neuroblasten unter der 77
Ganglienkörper, nackte 12
Ganglienkugel 8, 11
Ganglienleiste 39, 43, 48, 49, 56, 58, 60, 67, 92, 96, 293
—, Ableitung der peripheren Hilfszellen aus der 293
—, Auswachsen von Fortsätzen aus der 60
—, Differenzierungsgeschwindigkeit 101
—, Exstirpation der 59
— des Halses 55
— als Indukt 103
—, Induktion der 99
—, Kompetenz der — der Neurula 99
— des Lumbalbereiches 55
—, mesencephale 37, 64
— des N. vagus 96

Ganglienleiste als Organisator 103
—, postotische 55
—, „primäre Organanlage" 44
—, primär unsegmentierte Anordnung der 98
— als Reaktionssystem 101
—, Realisation der Potenzen bei der Entwicklung 99
—, segmentale Gliederung der 60
—, sekundäre Segmentation 100
—, Spuren beim *Hühnchen* 46
— des Thorax 55
—, Verschmelzung der linken und rechten 46
Ganglienleistenanlage, Zellen der frühesten 73
Ganglienleistenbildung 49
Ganglienleistenderivate, sekundäre Segmentation der 95
Ganglienleistenzellen, primitive 83
—, Phasen der Teilung 84
—, Teilung und Golgi-Apparat 84
Ganglienresektion, extradurale 120
Ganglienstrang 40
Ganglienstumpf, Überkappung des distalen 178
Gangliensystem, sensibles 19
Ganglienzelldurchmesser, Tabelle der 199
— bei verschiedenen Species 199
Ganglienzellen, Achsendeviation 195
—, Alkohol-Ätherextraktion 212
—, Altersveränderungen 325
—, apolare 12, 13
—, atypische pseudounipolare 196
—, Auslösung der Capillarisierung 310
—, bathochromer Effekt nach UV-Erregung 211
—, Bernsteinsäuredehydrogenase 319
—, Bindegewebskapsel 291
—, bipolare 10, 12, 14, 201, 280
—, — in den Ganglien N. statoacustici 195
—, — markhaltige 232
—, — sensible 194
—, Capillarschlingen in 308
—, Centrosom und Sphäre in 260
—, Crus commune 137
—, Cytoplasmamasse 311

28*

Ganglienzellen, Degenerationsmerkmale 140
—, degenerative Veränderungen 352
—, Deitersscher Typ 139, 327
—, Dichte der Pigmentation 269
—, Differenzierung unter veränderten Bedingungen 101
—, doppelte Umhüllung der sensiblen 291
—, „dunkle" 211
—, — der Hinterzunge 132
—, — bei Wirbellosen 212
—, Ektoplasma 304
—, Entdeckung der markhaltigen 10
—, Fehlen der Paraphytenbildung bei multipolaren 338
— nach Fluorochromierung 210
—, Fluorochromierung mit Acridingelb 210
—, — mit Acridinorange 210
—, — mit Eosin 210
—, — mit Erythrosin 210
—, — mit Fluorescin 210
—, — mit Phenyloxyfluoronen 210
—, Funktionszustände 212
—, gefensterte 201
—, glykogenarme 315
—, glykogenfreie 315
—, Glykogenreaktion sensibler 315
—, Golgi-Apparat in intramuralen 300
—, Grenzmembran 304
—, — der sensiblen 273
—, Größe und Innervationsfläche 231
—, große, mit Glomerulum 202
—, —, ohne Glomerulum 202
—, Grundcytoplasma der sensiblen 232
—, „helle" 211
—, — der Vorderzunge 132
—, — bei *Wirbellosen* 212
—, Herkunft aus dorsolateralen Plakoden 54
—, intracelluläre Capillarnetze 309
—, irreguläre 196
—, karyochrome 207
—, Kernmasse 311
—, Kernmembran 313
—, kleine sichelförmige 199
—, kleinste, mit Glomerulum 203
—, — im Spinalganglion 176
—, Kontakt mit dem Bindegewebe 298

Ganglienzellen, Kristalleinschlüsse in sensiblen 273
—, längstlebige Zellen 327
—, Lage des penetrierenden Gefäßes 309
—, Lagerung der Golgi-Körper in intramuralen 254
—, v. Lenhossékscher pericellulärer Raum 290
—, Lipofuscin-Speicherung in sensiblen 268
—, Lipoide 213
—, Lipoidkonzentration der sensiblen 311
—, lipophile 268
—, lipophobe 268
—, Lipoproteine 213
—, markhaltige 12, 81, 280, 282, 285
—, —, bipolare 284
—, — als Mittelstück eines Ranvierschen Segmentes 283
—, Massenbestimmungen 311
—, Membran der 299
—, — der sensiblen 274
— in Meningen 38
—, „mesodermale Kapselzellen" um 291
—, Mikrosomen in 266
—, Morphologie der Membran 274
— in der motorischen Trigeminuswurzel, Nissl-Typen 243
—, Mucoproteine in 314
—, multanguläre 196, 206, 212
—, — bei Fluorescenzbetrachtung 211
—, multipolare 12, 14, 196, 206
—, — mit einem Ausläufer 206
—, echte multipolare in sensiblen Ganglien 196
—, multipolare vom sympathischen Typ 196
—, Nachweis von multangulären 212
—, — von polygonalen 212
— in Neurofibromatose-Knötchen 355
—, O_2-Empfindlichkeit 310
—, Oberfläche der sensiblen 290
—, oppositobipolare 137
—, „Organe" 308
—, penetrierende Gefäße 309
—, pericellulärer Lymphraum 290
—, perivasculäre Glia um Capillarschlingen in 308
—, Phosphatide 213
—, polygonale 206, 212
—, Protoplasten der 291

Ganglienzellen, protoplasmatische Symbiose zwischen Satelliten und 291
—, pseudomultipolare 327
—, — mit Pseudodendriten 196
—, pseudounipolare 137
—, Reaktion auf Noxen 336
—, Regenerationsfähigkeit der sensiblen 349
—, regenerative Versuche 349
—, Reifezeichen 325
—, Reifung der 77
—, Reizformen 333
—, „Rinde" 290
—, Satelliten nach Untergang der 298
—, Schrumpfung sensibler 205
—, Sekundär-Fluorescenz nach UV-Erregung 210
—, sensible 278
—, —, achromatisches Plasma 253
—, —, Färbbarkeit 193
—, —, Form 193
—, —, Golgi-Apparat 253
—, —, Größe 193
—, —, Größenklassen 193
—, —, im III., IV., VI. und XI. Hirnnerven 1
—, —, Neurofibrillen 253
—, —, Nissl-Schollen 253
—, Steuerung der Erregbarkeit durch Hüllzellen 297
—, Stielfortsatz 137
—, Strukturen mit niedriger Dielektrizitätskonstante 211
—, — mit hohem Dipolmoment 211
—, — mit Hydrophilie 211
—, — mit Hydrophobie 211
—, supramedulläre 27
—, sympathische, multipolare 212
—, Synapse im Inneren 297
—, Tigroid in Ringzonen 239
—, Tigroidanordnungsmuster 236
—, tripolare 14, 137
—, Typ von HUBER 331
—, — zwei 184
—, Überschußbildung der sensiblen 349
—, unipolare 10, 12
—, Untersuchung im Elektronenmikroskop 209
—, — im Luminescenzmikroskop 210
—, — mit polarisiertem Licht 210
—, vascularisierte 27, 310
—, — sensible 308
—, Verbrauch von Proteinen nach Belastung 247

Ganglienzellen, Verbrauch von Ribonucleinsäuren nach Belastung 247
—, Vermischung der Zelltypen 143
—, Volumenschwankung und Größenklasse 213
—, Wirkung der Ermüdung 213
—, — der Exzitation 213
—, Zahl der pigmentierten 269
—, Zeitpunkt der irreversiblen Determination 105
—, Zellkörper der sensiblen 232
—, zentrale Ausläufer der sensiblen 1
—, „Zentralvenen" in 150
Ganglienzellerschöpfung 247
Ganglienzellkern 15
—, Elektronendichte der 209
—, Peroxydaseaktivität 319
Ganglienzellkörper, ideale Kugelgestalt 311
Ganglienzellmembran, Ableitung des Depolarisationspotentials von einer 278
—, zottenförmige Fortsätze 277
Ganglienzellpol 9
Ganglienzellstoffwechsel, Tigroid im 245
Ganglienzelltypen nach Einschlußfärbung 212
— im Elektronmikroskop 212
— im Fluorescenzmikroskop 212
— nach Osmierung 212
— im polarisierten Licht 212
Ganglienzellwachstum und Körperwachstum 200
Ganglion, Ableitung des Wortes 2
—, — aus dem Hebräischen 3
—, — aus dem Indogermanischen 3
—, aberrantes am Abgang des N. laryngicus cranialis 128
— acusticum 199
— s. auch Ganglion spirale cochleae
—, arabische Umschreibung mit „derber Knoten" 3
—, Bedeutung und Herkunft des Terminus 2
— cardiacum Wrisbergi 129
— cervicale I 73
— — caudale trunci sympathici 6
— — craniale, künstliche Synapsen im 192
— — —, Degeneration von Zellen 131

Ganglion cervicale, rudimentäres 71
— — superius 72, 95, 143, 166, 188
— — —, Anastomosen mit dem Ganglion nodosum 127
— — —, Blutversorgung des 135
— — —, Fasern vom Ganglion petrosum 126
— — —, Verschmelzung mit dem Ganglion nodosum 127
— — supremum 127
— ciliare 24, 96, 149
— —, Nissl-Typen 243
— —, pseudounipolare Zellen im 133
— —, synaptische Zellen des 189
— —, Zellarten im 205
— cochleae 12, 15
— — s. auch Ganglion spirale (cochleae) usw.
— coeliacum 168
— —, diffuses Nervenfasergeflecht im 345
— —, durchlaufende Fasern 137
— —, epithelausgekleideter Hohlraum im 144
— —, etymologische Ableitung 3
— extracraniale (= petrosum) 48, 54, 55, 72, 126
— —, Entdeckung 7
— —, Zellarten im 205
— Gasseri, Geschichte der Entdeckungen des 7
— geniculi 53, 54, 55, 56, 69, 70, 73, 96, 124, 125, 154, 195, 197
— —, Blutversorgung des 133, 135
— —, Entdeckung des 7
— —, Stammganglienanteil 70
— —, Wurzelganglienanteil 70
— —, Zellarten im 205
— —, Gesamtfaserzahl 140
— hypoglossi 71
— intracraniale (= superius) 49, 55, 126
— —, Arachnoidea 126
— —, Dura 126
— —, Entdeckung des 7
— —, Zellarten im 205
— jugulare 49, 55, 71, 96, 126, 127, 128, 129, 149, 173, 195, 197, 199
— —, Beziehung des parasympathischen Vagusanteils zum 130

Ganglion jugulare, Demonstration der sensiblen Funktion des 173
— —, dunkle Zellen im 147
— —, Entwicklung des 54
— —, Gehalt an gefensterten Zellen 332
— —, gewucherte Hüllzellen 299
— —, Kapsel 135
— —, „Läppchenbau" des 146
— — nervi vagi 189
— — —, helle und dunkle Zellen 203
— —, Nissl-Typen im 243
— —, proprioceptive Neurone für den Larynx 127
— —, — für den Pharynx 127
— —, proximale Rhizotomie 173
— —, viscerosensible Funktion 130
— —, Zellarten im 205
— —, Zelltypen im 239
— lineae lateralis 55
— maxillo-mandibulare 64, 73, 96, 123, 124
—, myomandibulare 56
— nervi accessorii 72, 73, 130
— — facialis 12, 124
— — —, Centriolen 260
— — —, Markhüllen an bipolaren Elementen des 283
— — —, Zelltypen im 239
— — hypoglossi 73, 131
— — —, Lage des 131
— — —, Nissl-Typen im 243
— — —, Zelltypen im 239
— — —, Zellzahl im 131
— — intermedii 124
— — recurrentis 128
— — stato-acustici 49, 124
— — —, Blutversorgung des 133
— — —, Centriolen 260
— — —, konstantes Vorkommen markhaltiger Nervenzellen im 288
— — —, markhaltige Ganglienzellen im 281
— — trigemini 12, 15, 121, 197
— — — s. auch Ganglion semilunare
— — —, Markhüllen an bipolaren Elementen des 283
— — —, Zelltypen im 239
— — vagi 6, 12, 15, 48, 199
— — — bei Anencephalie 96

Ganglion nervi vagi, Blutversorgung des 133
— nodosum (plexiforme) 5, 48, 54, 55, 72, 126, 127, 129, 165, 191, 192, 195, 197
— — bei Alkoholabusus 345
— —, Anastomosen mit dem Ganglion cervicale superius 127
— —, — zum Spinalnerven C_1, C_2 127
— —, anastomosierende Zellen im 202
— —, Anlagematerial des embryonalen 302
— —, Ascorbinsäure der Perikarya 322
— —, Beziehung des parasympathischen Vagusanteiles zum 130
— —, bipolare Elemente beim Neugeborenen im 195
— —, Blutversorgung des 135
— —, ,,bolas" 340
— —, ,,dunkle" Zellen im 148
— —, Endbäumchen 345
— —, Faserkörbe 342
— —, Gehalt an gefensterten Zellen 332
— —, große Zellen im 200
— —, ,,helle" Zellen im 148
— —, Hüllzellwucherung 302
— —, interstitielle Knötchen 343
— —, Kugelphänomen im 341
— —, Lage des 127
— —, — bei *Rind* und *Pferd* 128
— —, lipofuscinhaltige Zellen 269
— — nervi vagi 143, 189
— —, nervöse Wucherung im 345
— —, Nissl-Bild der Zellen 198
— —, Nissl-Typen im 243
— —, Paraganglien im 300, 301
— —, parasympathische efferente Leitungswege und 180
— —, — Elemente im 129
— —, — Funktion 126
— —, Pigmente im 268
— —, Pigmentverteilung 267
— —, polarisationsoptisches Verhalten markhaltiger Zellen 281
— —, pseudomultipolare Ganglienzellen 327, 330
— —, Satelliten 296
— —, Sympathicusganglienzellen im 148

Ganglion nodosum, sympathische Einzelzellen im 129, 130
— —, — Funktion 126
— — — vagi 4, 72
— — —, dislozierte Sympathicusganglienzellen im 350
— — —, Faserkorb, pericellulärer 342
— — —, —, periglomerulärer 342
— — —, versprengte Zellen des 128
— —, Verhalten der parasympathisch-efferenten Fasern zum 126
— —, verschiedene Typen sensibler Perikarya im 201
— —, Verschmelzung mit dem Ganglion cervicale supremum 127
— —, versprengte Sympathicuszellen im 196
— —, viscerosensible Funktion 130
— —, Zahl der ,,Kugelzellen" 341
— — — — nach Vagotomie 341
— —, Zellarten im 205
— —, Zellreihen im 146, 148
— —, Zelltypen im 239
— octavum 124, 287
— —, markhaltige Perikarya 289
— —, Markscheiden 288
— —, — im gewöhnlichen Licht 286
— — — zwischen gekreuzten Nicols 286
— oculomotorii 24
— olfactorium nervi trigemini 23
— ophthalmicum 38, 64, 73, 96, 123, 124
— —, Weiterdifferenzierung des 65
— oticum 25, 96
— —, Zellarten im 205
— — und N. hypoglossus 132
—, peripheres, sensibles bei *Branchiostoma* 124
— petrosum = extracraniale 48, 54, 55, 72, 126
— —, Entdeckung des 7
— —, Faserverbindungen des 72
— plexiforme 55
— — s. auch Ganglion nodosum
— portionis minoris nervi ophthalmici 138, 194

Ganglion prooticum N. V, N. VII 124
—, vom Prototyp abweichende Elemente im sensiblen 327
— pterygopalatinum 96
— retinae, Kernvolumina der Neurone des 232
— des 31. Segmentes (Co_1) 57
— semilunare 23, 37, 50, 63, 65, 73, 78, 120, 138, 147, 195, 199, 209, 216, 218, 219, 230
— —, aberrante Knötchen 122
— —, Äquatorialglia 292
— —, akzessorisches, sensibles Ganglion zum 123
— —, alkalische Phosphatase 323
— — bei Anencephalie 96
— —, Anordnung topographisch-funktionell korrespondierender Anteile 148
— —, atypische Formen im 334
— —, Baker Test 266
— —, Bau des 147
— —, Bernsteinsäuredehydrogenase 320
— —, Bernsteinsäuredehydrogenasegranula 322
— —, — in einem Protoplasten 321
— —, Betrachtung im polarisierten Licht 210
— —, Bindegewebe im 135
— —, Blutversorgung des 133
— —, ,,bolas" 340
— —, Capillarreichtum 149
— — im Cavum Meckeli 122
— —, Cisterna trigemini 147
— —, Cytotopographie 242
— —, ,,dunkle" Zelle 351
— —, einseitige Wurzelaplasie des 96
— —, ektodermale Satellitenkapsel 304
— —, Exstirpation bei Pseudotrigeminusneuralgie 168
— —, — bei Trigeminusneuralgie 168
— —, Färbung mit Eosin S-Äthylester 351
— —, Fermenteiweißgranula 320
— —, Fila radicularia 147
— —, Gefäßversorgung 134, 135
— —, gefensterte Zellen 334
— —, Gesamtanlage des 64
— —, Glomerulum im 202
— —, Glykogennachweis 316

Ganglion semilunare, große Ganglienzelle mit Vacuole 353
— —, — Spinalganglienzelle 234
— —, Hauptmassierung der Nervenzellen im 148
— —, „helle" Zelle 351
— —, hyperplastischer Faserkorb 344
— — bei Jungtieren 326
— —, Kaplan-Färbung des 208
— —, Kapsel 135
— —, Kerngrößen 231, 232
— —, Kugelphänomen im 341
— —, labile Phenolasen 317, 318
— —, Lipofuscin-Granula 268
— —, lipophiler Farbstoff im 312
— — im Luminescenzmikroskop 351
— —, mesodermale Bindegewebshülle 304
— —, multanguläre Zellen 351
— —, — — bei Fluorescenzbeobachtung 211
— —, multipolare Zellen im 196
— —, native Darstellung der Nissl-Substanz 250
— —, nervöses Endknötchen 346
— —, Nissl-Substanz 249
— —, Nissl-Typen 241
— —, osmiophile Körper einer Ganglienzelle 277
— —, Oxydasen 317, 318
— —, Pars triangularis 147
— —, perjodsäure-leukofuchsinpositive Substanzen 317
— —, Peroxydasen 320
— —, phasenkontrastmikroskopische Untersuchungen 272
— —, Phosphatase, alkalische 323
— —, — saure 323
— —, Pigment 268, 270
— —, Plasmalemm der Ganglienzelle 277
— —, polarisationsoptisches Verhalten markhaltiger Zellen 281
— — in polarisiertem Licht 313
— —, pseudomultipolare Nervenzellen 335
— —, Reaktion auf Zahnextraktion 359
— —, Reizformen mit Paraphyten 336

Ganglion semilunare, Satelliten 351
— —, saure Phosphatase 323
— —, Schmerzrezidive nach Exstirpation des 123
— — bei senilen Tieren 326
— —, Sinus ganglii 147
— —, Speicherung im 324
— —, Tigroidtypen 239
— — trigemini, wahrscheinlich erste Abbildung des 7
— —, Trophospongium 305
— —, Übersichtsbild 213
— —, unfixierter Gefrierschnitt 277
— —, Vacuole 356
— —, Vacuolen in Zellen des 334
— —, Veränderungen nach totaler Zahnextraktion 354
— —, Volumen der Kerne im 229
— —, Volumenvergrößerung der Perikarya im 200
— —, Volumenverminderung der Perikarya 200
— —, Wurzelfaserung 148
— —, Wurzeltopographie 148
— —, Zellarten im 205
— —, Zellen und Pseudodendriten 334
— —, Zellgruppen im Inneren und Trigeminusäste 147
— —, regellose Zellhaufen 147
— —, Zellreihen 147
— — mit zweikerniger Ganglienzelle 214
—, sensible Endorgane im Inneren 343
—, sensibles, nervi vagi: jugulare 130
—, —, — — nodosum 130
—, —, — — thoracicum 130
— sphenopalatinum 149
— —, Zellarten im 205
— spinale 199, 230
— —, einfachstes Schema und tatsächlicher Bau 359
— —, Trophospongium 305
— —, Zelltypen in L_1, L_6, L_7, Th_{12} 239
— spirale 1, 55, 67, 70, 73, 78, 242
— — bei Anencephalie 96
— —, Entdeckung des 7
— —, Knallschädigung 247
— —, Marksscheiden 282

Ganglion spirale, Marküberzug der bipolaren Perikarya 283
— —, Veränderungen nach akustischer Reizung 247
— —, Zelltypen im 239
— stapedium 125
— staticum, Marksscheiden 284
— stato-acusticum 67, 73
— —, Markhüllen an bipolaren Elementen des 283
— stellatum, Anlage des 95
— —, Exstirpation 242
— —, Zellinfiltration im 170
— sublinguale 96
— submandibulare 96
— —, Zellarten im 205
— superius (= jugulare) 55, 243
— — (= intracraniale) 55, 243
— —, Entdeckung des 7
—, sympathische Wurzelzellen im sensiblen 161
— terminale 23
— thoracale IV trunci sympathici 129
— thoracicum Couvreuri 130
— trigemini I 57
— —, Marksscheiden 280
— trunci sympathici 64
— — vagi 129
— — —, Faserkörbe 342
—, vegetative Funktion des — cardiacum nervi vagi 310
— vestibuli (vestibulare) 1, 12, 55, 69, 70, 73, 78, 125, 144, 195, 199, 242
— —, Anastomose zwischen Ganglion geniculi und 70
— —, Belastung 246
— —, Entdeckung des 7
— —, Lipofuscin 269
— —, Zelltypen im 239
— —, Zahl der austretenden Fasern 140
— —, der eintretenden Fasern 140
— —, Zeitverlust beim Durchgang der Erregung 272
— —, Zellarten im sensiblen 205
— —, Zellkörper in der Peripherie des 139
„Ganglionäre Oligodendroglia" 295
Ganglioplasma, Capillarschlingen im 311
—, penetrierende Tracheen im — bei Heuschrecken 310
—, Perforationen im peripheren 338

Ganglioplasma, semipermeable Membran des — und Vitalfärbung 325
—, Umlagerung zum Netz 338
Ganglioplasmavolumen, Meßbarkeit des 230
Ganglioside, Kohlenhydratgruppen der 315
Gangliosid-Speicherung der Spinalganglienzelle 313
Ganglium und Ganglion 3
Ganoidei 27, 28
Gans 13
Gargoylismus 313
Gaskell-Langleysche Bauplantheorie 165
Gaskellsche Kerne 38
— Zellen 38
Gassersches Ganglion 7
Gastrula 99, 101, 103
Gastrulastadium 98
Gastrulation 98
Gaumen, sensible Innervation 125
Gaumenschleimhaut 35
Gecko 53
Gefäße der Ganglien 149
—, Lage der penetrierenden 309
—, penetrierende 308
Gefäßnervensystem, Faserkörbe als Teile des 342
,,Gefensterte Zellen'' im Trigeminusganglion 319
Geflechtganglien 169
Gefriertrocknung der Spinalganglienzelle 311
Gehörorgan 1
Gel, Kern als halbflüssiges 219
Gelbe Zellen des Darmes, Vergleich mit Amphicyten 296
Geminipolare Zwischenstufe 78
Geminipolarität 194
,,geminipole'' Form 13
Generationen des peripheren sensiblen Systems bei *Säugern* 38
— des sensiblen Nervensystems 30, 309
— der Seitenlinien 49
— der Spinalganglien 29
Genese, ektodermale — der Satelliten 290
— des Fensterapparates 336
Genetik 106
Genschädigung 107
Genu nervi facialis 124
Gesamtlipoide, Menge im Cytoplasma 311
Geschlechtschromatin 90
Geschlechtschromosomenkomplex XX 226
— XY 226
Geschmacksfasern 125

Geschmacksknospen der Zunge 191
Geschmackssinn 21
Geschmackssinnesneurone 55
Gewebekultur von Spinalganglien 110
Gewebslymphocyten in sensiblen Ganglien 149
Gitterfasern 276, 292
Gitterfasernetz der Fortsätze 304
— der Zellscheide 304
Gitterfaserscheide 304
Gleichgewichtsorgan 1
Glia 105
—, Gleichsetzung zwischen Satelliten und zentraler 292
—, Grenze zur Schwannschen Scheide 120
—, — zwischen Schwannscher Scheide und 117
—, Homologie der Astrocyten mit perisomatischer 294, 295
—, — der Oligodendroglia mit periaxonärer 295
—, mesodermatogene 295
— und Nebennierenrinde 109
—, periphere 292, 294
—, perisomatische 305
—, perivasculäres Gewebe 308
—, plasmatische Kontinuität 305
—, ,,reitende'' 294
—, zentrale 298
Gliabarriere 109
Gliafasern 163
— in Dorsalzellen 305, 306
Gliafibrillen 294
Gliafortsätze, kanalisierte 307
Glianarben 348, 349
Gliaschranke 109
Gliazellen 298
—, Eindringen ins Perikaryon bei Asphyxie 307
—, intraneuroplasmatische 306
Gliocyten 290, 292, 294, 298
— s. auch Satelliten
—, ,,äquatoriale'' 293
—, Arten von 294
—, bipolare 293
—, eingerollte Fortsätze 293
—, periaxonäre Typen 294
—, ,,perisomatische'' 293
—, perisomatische Typen 294
—, ,,polare'' 293
—, polarer Typ 293
—, ,,schwannoide'' 294
—, sternförmige 293
—, Typen der äquatorialen 293
—, der polaren 293
Gliöse Struktur, plasmatische Kontinuität 305
Glomerulum 294, 331
—, Bedeutung 203

Glomerulum, Oberflächenvergrößerung 203
—, sensible, pseudounipolare Zelle mit 201
— der Spinalganglienzelle 197
,,Glomus jugularis'' 300
Glossopharyngicusleiste 65, 70
Glutäalmuskulatur, Excision der 243
Glutathiongehalt motorischer Neurone 314
— sensibler Neurone 314
Glutathionreaktion der Axone 314
— der Rückenmarkszellen 314
— der Spinalganglienzellen 314
Glycerophosphatase in sensiblen Ganglien 321
Glykogen in Dorsalzellen 316
— im Spinalganglion 316
— in den Zellen des Nucleus mesencephalicus nervi trigemini 316
Glykogenarme Ganglienzellen 315
Glykogenfreie Ganglienzellen 315
Glykogenreaktion an sensiblen Ganglienzellen 315
— in Spinalganglienzellen verschiedener Größenklassen 316
Goethesche Wirbeltheorie des Schädels 44
Gold zur Identifizierung multangulärer Zellen 351
Goldbedampfung der Kernmembran 216
Goldhamster 225
Golgi-Apparat s. auch osmiophile Körper 251, 256, 285
—, ,,aktive Chondriosomen'' als Zwischenstadium 264
— in Amphicyten 254
—, Arbeitsstruktur 257
—, Artefaktinterpretation 255
—, Aufbau aus Fibrillen 251
—, Auftreten des — in Spinalganglienzellen 81
—, Ausbildung des 254
—, canaliculärer 265
—, cytoplasmatisches Netz mit Mitochondrien 255
—, Dauer des Aufbaues nach Degeneration 257
—, Diplosom als Zentrum des 86
—, in ,,dunklen'' Zellen 206, 252
—, Einwirkung von Kälte 258
— in embryonalen Spinalganglienzellen 254

Golgi-Apparat, fadenförmiger Fortsatz des 84
—, halbflüssige Konsistenz 253
— in „hellen" Zellen 206, 252
—, Identität mit den Binnenkanälchen 305
—, — mit dem Trophospongium 307
—, Initialautolyse 259
— intramuraler Ganglienzellen 254
—, kompakter 83
—, Konfluenz zum Netz 255
—, Konfluieren der Einzelgranula zum 254
—, Läppchenbildung 253
—, Lage 253
—, — in Hüllzellen 300
—, — zum Kern 253
— und Mitochondrien 265
— nach Narkose 258, 259
—, Negativ des 305, 306
—, Negativ-Bild des „canalicular apparatus" 255
—, — der Kanälchen vom Typ I 255
—, — der „Saftkanälchen" 255
—, geschlossene Netze 253
—, netzförmiger 83
—, Parallelen zu Fürstschen Ringen 252
—, perinucleäre Konzentration 258
—, perinucleär-konzentrischer 257
—, polare Lage in Satelliten 300
—, Primitivitätsmerkmal 300
—, Protuberanzen am 84
—, Pulverisation 259
—, Rekondensation der Partikel in der Telophase 84
— der Satelliten 297, 300
—, Schwärzung mit OsO$_4$ 254
—, sphärischer 83
— der Spinalganglioblasten 254
—, staubförmiger Zerfall 259
—, stoffwechselaktive Form des 86
—, Supravitalfärbung mit Neutralrot 254
—, Systematik des „klassischen" 257
—, Termini für das Negativ-Bild des 255
— nach Transplantation 257, 259
— im unfixierten Gefrierschnitt 255
—, Untersuchung mittels Elektronenmikroskop 255
—, — — Gefriertrocknung 255
—, — — Phasenkontrast 255

Golgi-Apparat, Variationsbreite des normalen 257, 258
—, Veränderungen mit dem Lebensalter 251
—, vergleichende Untersuchung 252
—, Verhalten während Teilung der Ganglienleistenzellen 84
—, Verklumpung 258
—, Wirkung einer Chloroformnarkose 258
—, Zellorganell 255
Golgi-Feld, Formwechsel in Neuroblasten 257
Golgi-Internum 256
Golgi-Körper 111, 263
—, Abgrenzung gegen Pigmentgranula 267
—, Aufbau des Tigroids 257
—, funktioneller Zusammenhang mit Mitochondrien 265
—, Produkt der 257
Golgi-Kopsch-Apparat 253
Golgi-Mazzonische Endorgane 132
Golgi-Netzapparat, Verflüssigung 305
Golgi-Netze 262, 265
—, Artefakt 256
—, „klassische" 256
—, pericelluläre 181, 285
—, —, Reste von Grenzmembranen 285
—, Restitution bei Zellregeneration 257
— und Zellmembran 252
—, Zerstreuung 257
Golgi-Netzstrukturen, Fehlen der — im Ektoplasma 253
Golgi-Präsubstanz und Mitochondrien 265
Golgi-Problem 256
Golgi-Sphäre 262
Golgi-Spindeln 132
Golgi-Substanz 91
—, absolute Menge der 253
—, Fehlen in irreversibel geschädigten Zellen 257
—, netzähnliche Form der Ausbreitung 83
Golgi-System 264
— s. Golgi-Apparat, Golgi-Substanz, Golgi-Feld usw.
—, Anschwellung 257
—, Entwicklung 257
—, funktionelle Belastung 257
—, Mitose 257
—, osmiophiles Externum 255
—, osmiophobes Internum 255
—, Proneuroblasten 257
Golgi-Zentrum, elliptisches 84
—, sphäroides 84

Gollscher Strang nach Rhizotomia posterier 180
Gongylus 38
Gorilla 227
Granula, Altmannsche 263, 266
— in atypischen Elementen 319
— -Dichte der Spinalganglienzellen 204
—, Einzel- 263
—, feinste, im Grundcytoplasma 233
— in „gefensterten" Zellen 319
—, gespeicherte Farbanionen in 324
—, mit Janusgrün färbbare 111
—, Ketten 263
—, metachromatische 315
—, Neutralrot speichernde 111
— im Nucleolus 219
—, perjodsäure-leukofuchsinpositive 314, 315
—, säurefuchsingefärbte 262
—, Sulkinsche 315
—, ultramikroskopisch kleine — im Grundplasma 205
Granular-Theorie von HELD 251
Granulationen, submikroskopische im Conus originis 234
Granulierung, diffuse schüttere 352
—, sporadische 352
Graue Substanz 8
Greifschwanz, Innervation des 115
Greis 347
—, interstitielle Knäuel beim 341
Greisenalter, „cellules monstrueuses" 332
Grenzflächenaktivität der Moleküle des Plasmalemms 274
Grenzmembran s. auch Plasmalemm 273
—, celluläre 303
—, Differenzierung des Ektoplasmas 304
—, Erklärung von Effekten der Vitalfärbung und 274
—, Ladungstheorie 274
—, Lipoidtheorie 274
— als Pellicula 274
—, Porentheorie 274
—, Reste zerstörter 285
— der sensiblen Ganglienzelle 273
—, siebartige, poröse Hülle 274
—, Trägermechanismus 274
—, Trägermoleküle 274
—, Vervielfachung der neuronalen 290
Grenzradius, Abhängigkeit vom Atmungswert 311

Grenzradius, Beziehung zur Vascularisation von Neuronen 310
Grenzstrang 2
—, bei Anencephalie 96
—, Ausschaltung des 169
—, Beziehung zum Vagus 165
—, bipolare Zellen im 334
—, innere sensible Zellen im 168
—, Lage der Perikarya der viscerosensiblen Neurone im 169
—, Leitung der Restsensibilität über den 157, 158
—, lumbaler 166
—, primärer 93
—, pseudounipolare Zellen im 334
—, Querverbindungen mit allen Spinalnerven 167
—, — mit vielen Kopfnerven 167
—, sekundärer 93
—, sensible Binnenneurone des 168
—, thorakaler 160
—, Umschaltung einer bineuronalen viscerosensiblen Bahn 188
—, vegetative Ganglien des 188
—, Verbindung zum Spinalnerven 92, 93
— und Viscerosensibilität 167
—, Zusammenhang mit Spinalganglien 158
Grenzstranganlage 93
— in der Halsregion 93
—, primäre, unsegmentierte 92
—, sekundäre, segmentierte 92
—, thorakale 94, 95
Grenzstrangelemente im Vagus 333
Grenzstrangexstirpation 177
Grenzstrangganglien 24, 55, 65
—, Entstehung aus Mesenchym 91
—, Lipofuscin in 271
—, synaptische Zellen der 189
—, Neurontypen 242
—, Verschmelzung von Spinalganglien mit 95
Grenzstrangknoten, synaptische Verbindungen zwischen segmentalen Spinalganglien und 170
Grenzstrangneuroblasten 93
Grenzstrangneurone, Spiralfasern 329
Grenzstrangsystem, Lage des Perikaryons vom Neuron vom Typ H im 188
—, Synapsen zwischen sensiblen Zellen und 341

Grenzstrangzelle, versprengte 334
Grenzstrukturen der Spinalganglienzelle 275
Größenklassen der Ganglienzellen 213
— der Spinalganglienzellen 193, 243
—, Glykogenreaktion in Spinalganglienzellen verschiedener 316
Größenvariabilität der Perikarya 230
Große Zellen mit perinucleärer, tigroidfreier Zone 239
— — mit Randschollenkranz 239
Großhirnpyramidenzellen, vascularisierte 310
Großsäuger 331
Großtiere 336
Großzellenast 136
Grundcytoplasma 232, 249
—, Alteration nach Neurotomie 175
—, Aufbau 233
—, Eigenschaften 235
—, elektrochemische Unterschiede 212
—, Färbbarkeit mit Gallocyanin-Chromalaun 235
—, feinste Granula im 233
—, Fetttröpfchen 234
—, isoelektrischer Punkt 269
—, kolloid-physikochemische Unterschiede 212
—, konzentrische Orientierung zum Kern 235
—, Phosphatide 211
—, Sphingomyelin 211
—, Untersuchung im Ultramikroskop 233
—, Verhalten wie ein negatives Kolloid 233
Grund-Gen zur Ausbildung segmentaler Ganglien 20
Grundlage der Neurofibrillen 273
Grundplasma, Brechungsindex 244
—, Chromophilie 238
—, Kohlenhydratreserven 233
—, Kugelmakromoleküle im 267
—, Lipoide 233
—, Lipoproteide 233
—, Phosphatide 233
—, spezifisches Gewicht 234
—, Struktur 235
—, Veränderung nach Hunger 234
Grundsubstanz, achromatische des Nucleolus 220
—, eiweißartige — des Lipofuscins 269

Grundtypus, Formvariationen des sensiblen 328
Gryochrome „helle" Zellen 206
Gulekesche Operation 120

Haarfollikel, Innervation 186
Händigkeit 165
Hai 10
Halsganglienleiste 55
Halsgrenzstrang, elektrische Reizung 166
Halsmuskeln, prävertebrale 165
Halssegmente, Vortäuschung des Austritts präganglionärer Fasern 165
Halsspinalganglien 179
Halssympathicus 191
Haltemuskeln 160
Hamster 226, 270
Hapalemur silvanus 203
Harnmenge nach Durchschneidung der Nierennerven 243
Harnqualität nach Durchschneidung der Nierennerven 243
Hase 221, 222
Haselmaus 168
Hauptkernkörperchen 223
Hauptneurit 201
Hauskatze 115
— s. auch *Katze*
Hausrind 317
— s. auch *Rind*
Haut 40, 349
—, lokale Reizung der —, Depolarisation der Membran der zugehörigen Ganglienzelle 279
—, Transplantation gestielter Lappen 192
Hautdefekte, Tigrolyse im Spinalganglion 243
—, Zelluntergang im Spinalganglion 243
Hautmuskulatur 191
Hautnerv, Chromatolyse nach Durchtrennung 242
Hautsensibilität 33
Hautsinnesorgane 358
— in mononeuraler Verbindung mit Muskulatur 192
Hautsinnesqualitäten 21
Hauttemperatur 153
Hauttemperaturerhöhung 151
Hauttemperatursenkung nach Rhizotomie 151
Headsche Zone 278
Hecht 186, 285
HEIDENHAINS Protomeren-Theorie 231
HELDS Granular-Theorie 251
Heldsche Plasmabrücken 348
Helix pomatia 21, 22, 26, 307

Sachverzeichnis.

Helix, sensible Innervation 125
„Hell"-„Dunkel"-Dualismus 322
„Hell"-„Dunkel"-Gegensatz 322
Hemichordata 20
Hemicranioten 137
Henlesche Scheide der Nervenfaser 303
Herpes zoster 348
Herzganglien, Umschaltung der sensiblen Herznerven in den 169
Herznerven, sensible 169
Herzschlagfolge nach Durchtrennung des Nervus vagus 173
Heterochromatin 228
Heterozygote $T/+$ 106
Heuschrecken 310
hexagonale Platten 15
Hexanchus 130
Hicksche Krankheit 333
Hilfsbahn, sensible, akzessorische 156
Hilfszellen, Ableitung der peripheren 293
— in „Fenstern" 338
—, Lage der 338
—, periphere 293
Hintere Wurzel bei Tabes dorsalis 331
Hinterhirnneurone 138
Hinterhorn 153, 189
—, antegrad-transneurale Degeneration 180
—, Perikarya der ventralen Afferenz im 159
—, Synapsen im 179
—, transneurale Degeneration nach Zerstörung des I. sensiblen Neurons 180
Hinterhornzellen 12, 138
—, Degeneration nach Rhizotomia posterior 180
—, Endigung der afferenten Hinterwurzelfasern an ipsilateralen 179
—, Neuriten der 178
—, II. sensible Neurone 182
Hinterstränge, Kollateralregenerate 348
—, Neuriten der Hinterhornzellen in den 178
—, — der Spinalganglienzellen in den 178
Hinterstrangbahnen, Ausläufer der pseudounipolaren Neurone in 182
— nach Wurzeldurchscheidung 348
Hinterstrangdegeneration bei Tabes 174

Hinterstrangdegeneration, experimentell-entzündliche 348
Hinterstrangerkrankung, sekundäre Degeneration bei tabischer 117
—, tabische 117
Hinterstrangfasern, Degeneration der 117
Hinterstrangkerne 182
Hinterwurzel s. auch Radix dorsalis
Hinterwurzeln 17, 38, 59, 114, 118, 136, 152, 188, 192
—, aberrante multipolare Zellen in 116
—, — tripolare Zellen in 116
—, Anastomose zwischen Vorderwurzel und 151
—, Beziehung zum Nervus accessorius 130
— bei *Branchiostoma* 28
—, darmmotorische Neurone in der 151
—, Degeneration des zentralen Stumpfes 171
—, Durchtritt durch die Pia mater 117
—, efferente Fasern in 152
—, elektrische Reizung der 105
—, Fasern der Neurone vom Typ H_1 in den 188
— in Höhe der Pyramidenkreuzung 131
—, intakte nach Neurotomie 172
—, laterale markarme Fasern 179
—, — marklose Fasern 179
—, markhaltige Fasern der 153
—, — der Rami communicantes in der 166
—, marklose Fasern der 153
—, mediale markhaltige Fasern 179
—, Nervenfaserzahl im Alter 326
— und Neuralrohr 46
—, der Occipital-Segmente 73
—, parasympathische Fasern in den 166
— bei *Petromyzon* 116
—, Qualitäten der 150
—, regenerierende Neuriten von Vorderwurzelzellen in 152
—, schweißdrüsenhemmende Funktion der 154
—, sensible Leitung durch die 150
—, skeletmuskelmotorische Fasern in 151
—, trophische Funktion der 154
—, vasodilatatorische Funktion der 154

Hinterwurzeln, Verringerung der Nervenfaserzahl der 326
—, viscerosensible Fasern in 168
Hinterwurzeldegeneration, experimentell-entzündliche 348
— ohne Kontinuitätstrennung 348
— nach Neurotomie 172
— bei Tabes 173
Hinterwurzelefferenz 152, 154
Hinterwurzelelemente, afferente 152
Hinterwurzelfasern 9, 12, 61, 63
—, „antidrome" Reizwirkung 151
—, artspezifische Endigungsunterschiede der 179
—, Degeneration der 151
—, degenerierte 171
—, Derivate der Ganglienleisten-Neuroblasten 152
—, „durchtretende" 149
—, — Zahl der 163
—, efferente 151, 175
—, — vegetative 155
—, Endigung der afferenten 178
—, Endigung afferenter mittels Kollateralen 179
—, — — — Riesensynapsen 179
—, marklose 162
—, parasympathische 154
—, Schema der zentrifugalen 155
—, Verzweigung im Rückenmark 178
—, Vorderwurzelfasern, relative Zahl 150
—, Zahl der 150
—, — der degenerierten — nach Neurotomie 162
—, — der marklosen 163
—, — der — und Körperoberfläche 150
—, — der — und Körpervolumen 150
—, — der — in Rumpfsegmenten 150
—, — der — in Segmenten, die Extremitätennerven bilden 150
—, Zahlenverhältnis zu Spinalganglienzellen 161
—, zentraler Ursprung der parasympathischen 154
Hinterwurzelleitung, zentrifugale 154
Hinterwurzelneurofibrome 153

Hinterwurzelpartie, proximale 51
Hinterwurzelreizung 153
Hinterwurzelstumpf, distaler 152
—, Osmiophilie nicht degenerierter Fasern im 153
—, proximaler 152
—, nach Rhizotomie 151
Hinterzellen 27, 30
—, Fortsätze der 30
Hinterzellenbahn, rostraler Teil der zentralen 30
Hinterzellsystem 30
Hippocampus guttatus 229
Hirnanlage, Rekonstruktion einer 66
—, Verhalten auf früher Stufe 98
Hirnganglienleiste 50
Hirnnerv, I 1
— s. auch Fila olfactoria
— s. auch Nervus olfactorius
Hirnnerv II 1
— s. auch Fasciculus opticus
— s. auch Nervus opticus
Hirnnerv III 45, 57
— s. auch Nervus oculomotorius
—, transitorische Anlage eines sensiblen Ganglions 57
Hirnnerv IV 45, 57
— s. auch Nervus trochlearis
—, transitorische Anlage eines sensiblen Ganglions 57
Hirnnerv V 1
— s. auch Nervus trigeminus
Hirnnerv VI 57
— s. auch Nervus abducens
Hirnnerv VII 1, 55
— s. auch Nervus facialis
Hirnnerv VIII 1
— s. auch Nervus stato-acusticus
— s. auch Nervus octavus
Hirnnerv IX 1, 55
— s. auch Nervus glossopharyngicus
— und Paraganglien 301
Hirnnerv X 1, 55, 301
— s. auch Nervus vagus
— und Paraganglien 301
Hirnnerv XI 1
— s. auch Nervus accessorius
Hirnnerv XII 1, 131
— s. auch Nervus hypoglossus
Hirnnerven 60
— s. auch Cerebralnerven
— s. auch Kopfnerven
—, marklose Fasern in den 159
—, motorische, bei Anencephalie 98
—, Paraganglien in den zum parasympathischen System gehörenden 300

Hirnnerven, parasympathische Anteile der sensiblen 154
—, sensible 41, 48
— -Ektodermplakoden 293
—, Ableitung der peripheren Hilfszellen aus den 293
Hirnnervenganglien 32, 45, 47, 48, 242
—, bipolare Elemente in 77, 195
—, Blutversorgung der sensiblen 133
—, Entwicklung der 78
— bei *Fischen* 139
—, frühembryonale, extrakraniale Lage der 120
—, Homologie der Stammganglienanteile der sensiblen 60
—, — der Wurzelganglienanteile der sensiblen 60
—, Kerngröße 232
—, Plakodenkontakt 50
— der *Säuger* 144
—, sensible 120
—, Stammganglienanteile 60
—, Wurzelganglienanteile 60
—, Zelltypen in 193
Hirnnervenneuronentyp, typischer visceroensibler 198
Hirnregion, präsumptive im Explantat 98
Hirnrinde, Kohlenhydratkonzentration 315
Hirn-Rückenmarksanlage 41
Hirnstamm 125
Hirnstammneuroblasten 53
Hirntumor 335, 344, 346
Hirsch 226
Hissches Prinzip, Abweichung vom 152
Histidin im Nucleolus 247
— im Tigroid 247
Histiocyten in peripheren Ganglien 295
Hirudineen 25
Hirudo medicinalis 9, 212
Hodenexstirpation, Veränderung an Ganglien nach 177
Höhenkrankheit 359
Hörbläschen 53, 60, 103
— s. auch Ohrbläschen
—, basales Zellager im 53
Hofmannsche Kerne 38
Holmgren-Apparat 253, 308
— im elektronenmikroskopischen Bild 308
— bei Läsion des Axons 307
Holmgren-Kanälchen 245, 252, 310
— in Spinalganglienzellen 306
Holmgren-System, Anteile des 306
—, Artefakte 306

Holmgren-Trophospongium 252
— s. auch Trophospongium
— -Hypothese und Paraphytenbildung 338
Homologie der Spinalganglien mit Stammganglienanteilen 60
— — mit Wurzelganglienanteilen 60
Homozygoten T/T 106
,,Hornblatt'' des ,,oberen'' Keimblattes 15
Hortega-Glia 295
Hühnchen 15, 16, 23, 37, 39, 40, 42, 43, 45, 46, 47, 49, 50, 52, 54, 55, 57, 59, 78, 79, 81, 82, 83, 84, 85, 88, 103, 104, 106, 110, 112, 144, 164, 251, 252, 253, 254, 257, 261, 262, 263, 329
Hühnerkeimscheiben 39
Hülle, doppelte der sensiblen Ganglienzelle 291
—, gliöse 212
—, kollagenfaserige — des Neurons 305
Hüllplasmodium 290, 291
— s. auch Mantelzellen
— s. auch Satelliten usw.
—, Acetylcholinproduktion 297
—, Grundlage Terplanscher Knötchen 343
—, Innervation 297
—, — durch Faserkörbe 342
—, Mitwirkung bei neuronaler Hyperplasie 296
—, — bei der Paraphytenbildung 296
Hüllstruktur, Beweis für die Markscheidennatur der pericellulären 285
—, Entwicklung der 14
—, Markscheidennatur der pericellulären 285
—, Schwärzung mit Os O_4 285
—, polarisationsoptische Untersuchungen pericellulärer 285
Hüllzellen 59, 275, 290
— s. auch Mantelzellen
— s. auch Satelliten usw.
—, Anordnung 294
—, Arten 290
—, gewucherte 299
—, ,,Drüsen'' 297
—, Lage des Golgi-Apparates 300
— der parasympathischen Nervenstämmchen 72
—, Reifung der 77
—, Steuerung der Erregbarkeit der Ganglienzelle durch 297

Hüllzellen, sympathische Innervation 295
—, Vacuolen in 294
—, Wanderzellen zwischen 294
Hüllzell-Lagen am Crus commune 294
—, Nervenmark in 294
Hüllzellwucherungen 302
Huhn, Hühner 12, 24, 38, 53, 82, 86, 111, 130, 144, 217, 238, 245, 252, 254, 259, 263, 267, 296, 326, 340
—, — s. auch *Gallus*
—, normalgroßes 229
—, zwergwüchsiges 229
Hund, Hunde 9, 34, 35, 36, 59, 73, 87, 93, 107, 115, 116, 123, 126, 128, 129, 131, 132, 133, 145, 150, 151, 152, 153, 154, 156, 157, 162, 169, 170, 171, 174, 176, 177, 184, 185, 188, 197, 203, 214, 217, 218, 220, 223, 226, 237, 239, 240, 243, 252, 253, 259, 261, 267, 283, 293, 295, 296, 314, 315, 321, 325, 326, 329, 330, 333, 336, 341, 348, 349
Hyaloplasma 233, 267
— s. auch Cytoplasma
— s. auch Grundplasma
Hydrochoerus capybara 199
Hydrophilie 211
Hydrophobie 211
Hyperämie 151
Hyperbasophilie 343
Hyperfunktion des Nucleolus 353
Hyperhydrosis bei Rhizotomie 153
Hyperpathie, protopathische 169
Hyperpigmentation 326
Hyperplasie, Mitwirkung des Hüllplasmodiums bei neuronaler 296
Hypertrophie des Nucleolus 353
— der Spinalganglienzelle 201
Hypochromasie einzelner Schollen 358
Hypoglossusganglion s. Ganglion nervi hypoglossi
Hypophysenplakode 54
Hypothesen, alte, über die Ganglienfunktion 17
Hypsochromer Effekt 211

Idiosom s. auch Sphäre 300
Idiotie, amaurotische 313
—, Tay-Sachs-Schaffersche 313
Igel 13, 130, 131, 252, 258, 259, 273

Immigration von Lymphocyten 353
Implantation heterotoper Ganglien 52
Imprägnierbarkeit von Satelliten 291
Impressio trigemini 121
Incineration 322
Induktion der Neuralleiste 44, 109
— der Neuralplatte 109
Induktionsfähigkeit der Satelliten 285
— der Schwannschen Zellen 285
Induktionsleistung, primäre 107
Induktordefekt 107
Induktoreinwirkung, Dauer der 98
Induktorleistung 98
Induktorstoff 98
— der Neuralleiste 109
Infekte, Faserkörbe bei 345
Infektionskrankheiten, Entzündung des N. radicularis bei 120
Initialglomerulum 32, 202, 330, 341
—, Entstehung des 330
—, Schlingenbildung 343
—, Unterschied zwischen Faserkörben und 341
Initialschlingen des Neuriten 25, 333
Innenohr, Acusticus-Scheide im 126
— und Meningealräume 126
—, sensible Innervation 125
Innenscheide, ektodermale Zellen 303
Innenzellen 140
Innervation, doppelte sensible
— der Viscera 169
— der Hüllzellen durch den Sympathicus 295
—, mononeurale 192
—, viscerosensible 168
Innervationsdichte 183
Innervationsfeld 183
—, Größe des 105, 110
Innervationsgebiet und Zahl der Neurone 101
Innervationszone 110
Insectivoren 117
Internum der osmiophilen Körper 256
„interstitielle Knäuel" 341
„interstitielle Knötchen" im Ganglion nodosum 343
„interstitielle Drüse" 295
„Interstitielle Radiculitis" 120
Interstitium, Bernsteinsäuredehydrogenase im 321
—, Bolas im 347

Intoxikationen, Faserkörbe bei 345
—, Kugelphänomen nach 341
Intracelluläre Membran 356
Intraependymale Sinneszellen 22
Intraepitheliale Ganglien im Riechepithel 23
— Neuroblasten 52
Intramurale Ganglien 55, 96
Involution der Spinalganglienzellen 201
Ionen-Permeabilität des Plasmalemms 274
Iris 191
Ischiadicotomie, Folgen der — an segmentalen Spinalganglien 173
Isoelektrische Zone 235
Isoelektrischer Punkt des Basalplasmas 235
— — des Grundcytoplasmas 269
— — der Lipofuscingranula 269
— — des Tigroids 235, 269

Jakobsonsches Organ 23
Janusgrün-Vitalfärbung der Mitochondrien 265
Jod, Einführung ins Cytoplasma 264
Jungtiere 336
—, Ganglion semilunare bei 326
Juxtaposition 8

K in Ascheresten 322
Kalb 9, 12, 13, 14, 96, 145, 261, 296
Kaliberklassen der Nervenfasern 160
Kalkdrüse 141
— s. auch Kalksäckchen
—, Ausführungsgang 142
—, Bedeutung der 141
—, — für den Ca^{++}-Stoffwechsel 142
—, Ca^{++}-Regulation 142
—, CO_3^{-}-Regulation 142
—, Lage der 141
—, des *Regenwurmes* 142
—, Zusammenhang mit den Ductus endolymphatici 142
Kalkdrüsenepithel 142
Kalkdepot bei der *Kaulquappe* 142
Kalksäckchen 141, 142
— s. auch Kalkdrüse
— der *Frösche* 8
„Kanälchen vom Typ I" nach v. BERGEN 255

„Kanälchen vom Typ II" nach v. BERGEN 255
Kanälchensystem in Spinalganglienzellen 252
Kaninchen 12, 14, 16, 24, 36, 61, 63, 81, 84, 107, 109, 110, 116, 123, 127, 128, 131, 132, 145, 149, 152, 156, 161, 162, 168, 170, 173, 174, 175, 176, 177, 186, 195, 199, 202, 203, 207, 218, 226, 229, 234, 237, 238, 245, 246, 247, 250, 252, 253, 254, 258, 259, 260, 261, 263, 265, 267, 275, 283, 292, 293, 309, 311, 314, 315, 322, 329, 330, 335, 336, 338, 341, 354, 358
Kaplan-blaue Zellen 208
— -Färbung 207
— —, Chemismus der 284
— — markhaltiger Perikarya 284
— -positiv s. Kaplan-blau 208
— -rote Zellen 208
Kapsel 303, 305, 308
—, ektodermale 140, 295
—, mesodermale 140, 295
—, — der Spinalganglienzelle 275
—, — der „Zwillinge" 295
Kapselendothel 275
Kapselfasern, kollagene 291
Kapselfortsätze, kanalisierte 305
— im Neuroplasma 305
— im Stadium der Ermüdung 305
Kapselmembran 290
Kapselnetze im Neuroplasma 305
Kapselraum 308
Kapselschichten 15
Kapselzellen 15, 32, 58, 290
— s. auch Satelliten
—, „endotheliale Natur" 290
—, Kerngröße der 290
—, „mesodermale" 291
Kardiospasmus 359
Karpfen 161
Karyoplasma 217, 219
— s. auch Kernplasma
—, Chromonemata 228
—, Desoxyribonucleinsäure 247
—, elektronenmikroskopische Untersuchung 228
—, homogenes 229
—, Lage des Corpus paranucleolare frei im 226
—, Netzstrukturen im 228
—, Plasmosomata im 222
—, basische Proteine im 217
—, saure Proteine im 217
—, Wechsel der Struktur 228, 229
—, Tyrosin im 247

Karyoplasma, Tryptophan im 247
Karyosoma 220, 222
Kastraten und Corpus paranucleolare 226
Kastration, Veränderungen an caudalen Ganglien nach 177
Kater 177, 227
Katze 9, 12, 24, 34, 35, 36, 37, 48, 54, 57, 59, 70, 81, 84, 87, 88, 90, 107, 109, 110, 116, 123, 125, 126, 127, 128, 129, 130, 131, 132, 133, 149, 150, 151, 152, 153, 154, 155, 156, 158, 161, 162, 163, 164, 166, 167, 168, 169, 170, 173, 174, 176, 179, 180, 183, 184, 185, 186, 190, 191, 198, 203, 205, 206, 207, 214, 218, 220, 223, 226, 227, 229, 233, 237, 242, 252, 253, 257, 260, 261, 282, 283, 293, 316, 322, 326, 329, 332, 333, 338, 341, 342, 348, 358
Katzen, hereditär-taube 358
*Katzen*weibchen 227
Kaulquappen 34, 78, 142, 164, 192, 329, 349
Kaumuskeln, propriozeptive Funktion der 33
Keimblätter 15, 44, 263
Keimblatt, Abstammung der Satelliten vom äußeren 290
—, Achsenteil des oberen 15
—, „Hornblatt des oberen" 15
—, „viertes" 44
Keimfleck 216
— s. auch Nucleolus
—, Korn des 217
„Keimzelle, indifferente" 74
— der weißen Substanz 59
Kephaline 211
Kerne, Alteration nach Neurotomie 175
—, Anstieg der Basophilie 244
—, Elektronendichte 209
—, exzentrische Verlagerung der 352
—, Fermentreaktionen 319
—, funktionelle Volumenschwankung 214
— Häufigkeitskurve der Volumina der 230
—, halbflüssiges Gel 219
—, Isolierbarkeit der 215
—. Kino-Chromatin 218
—, Kommunikation ihres Binnenraumes mit Gefäßen 308
—, Menge der Lipoide 311
—, Menge der Proteine 311
—, mehrere Nucleoli 217
— und osmiophile Körper 256
—, Oxydasegranula 319

Kerne, Protuberanzen 244
—, pyknotische 235
—, — in senilen Zellen 217
—, — in Zellen des Paraganglion nodosum vagi 301
—, restitutive Veränderungen 215
—, rhythmisches Verdoppelungswachstum 229, 231
—, Sexualdimorphismus in Spinalganglienzellen 90
—, Ultrazentrifugierung der 219
Kernauflagerungen 245
Kernchromatin 218, 237
—, Zunahme als Altersveränderung 326
Kerndurchmesser 213
Kernfarbstoffe, Färbbarkeit des Cytoplasmas der Ganglienzellen mit 204
—, Färbung von Cytoplasma 217
—, von Kernen 217
Kerngrenzen, sägeförmige 215
Kerngröße, Auswirkung des Wachstums der „Peripherie" auf die 232
— und Oxy-Chromatinmenge 229
—, relative 229
—, der Satellitenzellen 290
—, Segmentunterschiede 232
Kerngrößenklassen, Verteilungskurve der 230
Kernhäufigkeitsmaxima 229
Kernhyperchromasie 352
Kernkappen 245
Kern-Kernkörperchen-Relation 231
— — — der pseudounipolaren Nervenzelle 232
— — — der Spinalganglienzelle 229
Kernkörperchen 217
— s. auch Nucleolus
—, akzessorische 217
Kernkörperchenmembran s. auch Nucleolarmembran
—, elektronenmikroskopische Untersuchung 228
Kernkörperchenvolumen, Häufigkeitskurve 231
Kernkörperchenzerfall als Alterserscheinung 326
Kernmasse 311
Kernmembran 215, 219, 27
—, innere achromatische Schicht 215
—, äußere Schicht 215
—, Asche 322
—, Deformierbarkeit der 215
—, Dicke der 215, 276

Sachverzeichnis.

Kernmembran, durchtretende Lipoide 216
—, Edelmetallbeschattung 215
—, funktionelle Veränderungen 215
— der Ganglienzellen 313
— nach Goldbedampfung 216
—, innere Schicht 215
—, Lage des Corpus paranucleolare an der 226
—, Lipoproteidsystem 215
—, Metallbeschattung 275
—, Nucleoproteidregeneration von der Außenseite der 247
— und penetrierende Gefäße 309
—, äußere Perinuclearschicht 215
—, Peroxydasegranula an der 319
—, Phasengrenze 215
— im Phasenkontrast 216
— im polarisierten Licht 215
—, Proteinfolien 216
—, Proteinfolientextur 215
—, Proteinlamina 215
—, Punktierbarkeit der 215
—, Sphäritstruktur 313
—, Stoffaustausch durch die 215
— im Ultramikroskop 215
— nach Ultrazentrifugierung 215
— im UV-Licht 215
—, Veränderung nach elektrischer Reizung 214, 215
—, Verdichtung der 215
—, vitale Präexistenz der 215
—, vorgebildete Struktur 215
—, Zweischichtigkeit 215
Kernmembranlücken 244
Kernmembranporen 216
Kernmembranstrukturen 215
Kernödem, funktionelles 215, 235
Kern-Plasma-Relation 177
— nach elektrischer Reizung 230
—, funktionelle Änderung 230
— und Paraphytenbildung 352
— der pseudomultipolaren Zellen 352
— sensibler Neurone 232
— der Spinalganglienzelle 229
— und Tigroid 247
— und Tigrolyse 352
—, umgekehrte Proportionalität zum Körpervolumen 229
—, Verschiebung 230
Kern-Plasma-Stoffaustausch 215

Kernpyknose 34, 244
—, pathologische Erscheinung 349
Kernreaktion nach Chininvergiftung 354
— nach Salicylatvergiftung 354
Kernringzellen 174, 175
Kernsaft 219
Kernschollen 218, 225
Kernschwellung, funktionelle 244, 290
Kernschwund, totaler 352
Kernsekretion 88, 91
— und Nissl-Substanz 244
Kernsichelzellen 174
—, Centrosom 262
—, Restitution der 176
—, Sphäre 262
Kernstoffwechsel 222
Kernstrukturierung, Verwischung nach elektrischer Reizung 215
Kernveränderungen, degenerative 34
— im Tagesablauf 215
Kernvolumen 213, 229
—, Abnahme 215
— nach elektrischer Reizung 214
— bei der Erholung 215
Kernvolumenschwankungen, funktionelle 215
Kernverlust, Zeichen irreversibler Zellschädigung 349
Kettengranula 263
Kettentheorie der Nervenfaserbildung 111
Keulenbildung durch den Protoplasten 349
Key-Retziussche Scheide 303
Kiemendarm 99
Kiemendarmentoderm 99
Kiemendarmtransplantate 105
Kiemenknorpelbildung 99
Kiemennervengebiet, präotisches 125
Kiemensinnesorgane 45, 48
Kiemenspaltenektoderm 45
Kiemenspaltensinnesorgane 45
Kindheit, ,,cellules monstrueuses" 332
—, Fehlen von Paraphyten 336
Kino-Chromatin im Ganglienzellkern 218
— in Proneuroblasten 218
,,Kisssche Polygonalzellen" 143
— —, Galaktolipide in 316
Klassen- und Artunterschiede 60
Kleinhirn, Bolas im 347
—, Paraphyten im 347
Kleinhirnseitenstrangbahnen 183

Kleinhirnseitenstrangbahnen, zentrale Spinalganglienzellausläufer in 347
Kleinhirnzellen, Erstbeschreibung durch v. PURKINJE 8
Kleinzellenast 136
Knäuel im Cytoplasma der Amphicyten 343, 344
—, Endigung mit Bolas 344
—, Endigung mit Endkolben 344
—, Endigung mit Ösen 344
—, Geflechte 343, 344
—, ,,interstitielle" bei Tabikern 341, 342
—, — als Überschußbildungen 341, 342
—, Netze 343, 344
— nach Rhizotomie 344
— nach Sympathektomie 344
Knäuelbildungen 341
—, Methylenblaumethode 341
Knallschädigung des Ganglion spirale 247
Knitterkerne, Altersveränderung 326
Knötchen, interstitielle 343
—, —, und Krausesche Endkolben 343
—, — als pathologische Bildungen 343
—, Terplansche 343
Knochenfische 139, 160, 194, 260
Knorpelbildungskompetenz 99
Knorpelfische 194
Knorpelinduktion 105
Knospen 349
Koagulation der chromatischen Substanz 235
v. Kölliker-Langleysches Schema der viscerosensiblen Innervation 168
— — Theorie 168
Körperaufrichtungsreflex 70
Körpergröße, Arten mit unbegrenzter 200
— und Fensterapparat 339
— und relative Neurongröße 198
—, Zahl der akzessorischen Fortsätze und 336
Körperoberfläche 198
— und Hinterwurzelfasern 150
Körperoberflächenvergrößerung 200
Körpervolumen und Hinterwurzelfasern 150
—, umgekehrte Proportionalität der Kern-Plasma-Relation der Spinalganglienzelle zum 229
Körperwachstum, Paraphytenvorkommen als Funktion des 336

Körperwachstum, *Vertebraten* mit verzögertem 339
Körnerzellen, Nucleolus der zentralen 221
Kohlenhydrate 90
—, Mitochondrien und 265
—, Topochemie 316
Kohlenhydratgruppen der Ganglioside 315
Kohlenhydratkonzentration der Hirnrinde 315
— des Leberparenchyms 315
— der Muskulatur 315
— der sensiblen Ganglienzelle 315
Kohlenhydratreserven der Nervenzellen 233
Kohlenwasserstoffketten, polyenähnliche in Fettsäureradikalen 270
Kohnstammsche Kerne 36
Kollagene Fasern, Fluorescenz 211
— — in Spinalganglienkulturen 112
Kollagene Kapselfasern 291
Kollagenfaserscheide 305
Kollateralabgabe, polytome 26
Kollateralen 341
—, absteigende 178
— der afferenten Hinterwurzelfasern 179
—, aufsteigende 178
—, periphere 173
—, Reflex- 178
—, rekurrente 187
Kollateralenbildungsfreudigkeit des sensiblen Neurons in der Embryogenese 347
Kollateralinnervation 186
— des Säugerschwanzes 116
—, sensible 173
Kollateralregenerate 351
— in Fasciculi dorsales 348
— in Hintersträngen 348
— der zentralen Spinalganglienzellausläufer 347
Kollateralregeneration 108
— NAGEOTTES 350
—, Phasen der 349
—, Theorie der 346
Kollateralenteilung 349
Kolloid, polares Zwitterionen- 211
Kolloidchemische Unterschiede zwischen „dunklen" und „hellen" Zellen 206
— — des Grundplasmas 209
Kolloidchemischer Zustand des Neuroplasmas im Alter 325

Kolloidsystem, zweites — neben dem Grundcytoplasma 249
„Konnektive", zellige 61
Kontinuität, primäre 111
Konzentrationslöschung 211
Kopfganglien, parasympathische 25
—, — Beziehungen zu den sensiblen 96
—, Zusammensetzung der parasympathischen 96
Kopfganglienanlagen 41
Kopfganglienleiste 43, 49, 60, 74, 99
— s. auch Kopfneuralleiste
—, caudale 49, 64, 65
—, Entfernung der 54
—, Exstirpation der 99
—, „kranialer Faktor" für die Aktivierung der Knorpelbildungskompetenz aus der 99
—, postotische 55
—, rostrale 49, 64
—, Transplantation der 99
Kopfganglienleistenrinne 43
Kopfmetamerie 44
Kopfnerven, parasympathische 188
Kopfnervenwurzeln, primitive 56
Kopfneuralleiste s. auch Kopfganglienleiste
—, herkunftsgemäße Entwicklung der 99
—, ortsgemäße Entwicklung der präsumptiven 99
—, spezifische Differenzierungstendenz der präsumptiven 99
—, ventraler Abschnitt der 64
—, Weiterentwicklung der rostralen 63
Kopfproblem 44, 64
— und Nervus hypoglossus 131
KOPSCHS Binnennetz 252
Korbgeflechte um Spinalganglienzellen 169
„Korn des Keimflecks" 15, 217
„kranialer Faktor" KÜHNS 105
Krausesche Endkolben und interstitielle Knötchen 343
Kristalle 259
— in sensiblen Ganglienzellen 273
— im Zellkern 273
Kristallisierte Eiweißbausteine 273
Krönchenzellen des Saccus vasculosus 22
Kröte 65, 116, 151
Krokodile 49
Kücken 86, 243

Küstenseeschwalbe 221
Kugeln, gekernte 9
— der Belegungsformation 8
Kugelmakromoleküle des Grundplasmas 267
— und Mikrosomata 267
Kugeloberfläche 336
Kugelphänomen 340
— nach Axondurchtrennung 341
— nach Druckreiz 341
— im Ganglion nodosum 341
— im Ganglion semilunare 341
— nach Intoxikation 341
— und NAGEOTTES Theorie 346
— als Neubildungsvorgang 341
— = Überfülle von Bolas in einem Ganglion 341
„Kugelzellen" nach Vagotomie 341
—, Zahl im Ganglion nodosum 341
Kuh 296
— s. auch *Bos taurus*, *Rind*
Kulturversuche und NAGEOTTES Theorie 347

„Labile Phenolasen" im Ganglion semilunare 318
Laboratoriumstiere 73
Labyrinth 54
Labyrinthbläschen 52
Labyrinthepithel, Kalkausscheidung 142
Labyrinthganglien, Eintritt der Funktion 70
—, Entwicklung der 53
Lacerta 25, 46, 48, 143
— s. auch Eidechse
— *agilis* 199, 267, 284, 288, 289
Lachesche Krone 220, 222
Lachs 251, 263
Ladungstheorie der Grenzmembran 274
Läppchengliederung der Ganglien 77
— des Spinalganglions 17, 145
Lamellen der Lipoidscheide 277
Lamellibranchiaten 25
Lampetra 44, 54, 69
Landrysche Paralyse 120
Lappen, Entstehung bei der Paraphytenbildung 338
Lappenbildung auf mechanischen Druck 328
— überlebender sensibler Zellen 329
Lappung, grobe, der Protoplasten 340

Lappung, transitorische, bei *Säugern* mit festgelegter Maximalgröße 340
Larynx, propriozeptive Neurone für den 127
—, Verhalten nach Durchtrennung des N. vagus 173
Lateralganglion des VII. Hirnnerven 56
Lateralissystem 46
Laterallinien 51
— -Ganglien 55
Laterallinienplakoden 49
Latrunculus pellucidus 198
Lebermikrosomen 266
Leberparenchym, Kohlenhydratkonzentration 315
Leberpunktate, Pigmentationsverhältnisse 271
Leberzelle 278
—, Regelkerngröße der 232
Lebistes reticulatus 199
Lecithine 211
— in der Markscheide 283
,,leitendes Element", Fibrillen als 272
Leitung, viscerosensible über Grenzstrang und Spinalganglien 158
Leitungsapparat, somatosensibler 185
—, viscerosensibler 185
Leitungsfunktion, ,,paraphytes" 347
Leitungswege der Viscerosensibilität 167
Lemnoblasten 59, 111, 113
v. Lenhossékscher Raum 290
v. Lenhossék-Ramón y Cajalsche Neurone 38
Lepidosiren 48
Lepidosteus 49, 53
Lepra 359
leptomeningeales Bindegewebe 117
Leptomeningen 44
Lepus cuniculus 199
— — s. auch Kaninchen
Letalfaktoren 106
Leuciscus 139
— *rutilus* 199
Leukocyten in sensiblen Ganglien 149
Leukocyteneinwanderung 353
Levisches Gesetz 198, 201
— Perinuclearschollen 218
— -Plenksche Gitterfaserscheide des Neurons 304
— Theorie der Oberflächenvergrößerung 350
— — Scholle 220, 221, 222, 223, 224, 225
— der Paraphyten 338
Leydigsche Zellen 25
Licht, polarisiertes 11

Licht, polarisiertes, Untersuchung der Kernmembran 215
Ligamentum denticulatum 114, 130
Limax 21, 22
,,limiting envelop" 275
Linkshändigkeit 165
Linsenanlage 54
Lipochondrien, granuläre 265
—, Ultrazentrifugierung 265
—, vitale Darstellung und Neutralrot 265
Lipochrom 268
— im Chlorom 268
— im Corpus luteum 268
— in Fettzellen 268
Lipofuscin 34, 268, 275, 315
— s. auch Pigment, ,,hellgelbes"
—, Abnutzungspigment 270
— und Altersveränderungen 325
—, argentaffines 269
—, Färbung mit Fluoresceinen 269
—, Fettsäureradikale 270
— und Flavine 269
—, Fluorescenzbanden 269
—, gelber Farbstoff im 269
—, genetischer Zusammenhang mit Mitochondrien 270
—, in Grenzstrangganglien 271
—, hydrolytische Fermente im 271
—, Lipoidsubstanz im 269
— in parenchymatösen Organen 271
—, saure Phosphatase im 271
—, Primärfluorescenz 270
— in Satelliten 267, 270, 300
—, Schlacken-Theorie 269
—, Sekundärfluorescenz 70
—, ,,Stoffwechselhilfsstoff" der Nervenzelle 271
—, Stoffwechselprodukt 270
—, stoffwechselwichtige Substanz 325
—, unspezifische Esterase im 271
—, Verteilung in der Zelle 267
Lipofuscineinlagerung, Reifezeichen 325
Lipofuscingranula 267
—, Acetalphosphatide in 270
—, Bildung 270
—, eiweißartige Grundsubstanz 269
—, elektronenmikroskopische Untersuchung 270
—, Fluorescenz 269, 270
— im Ganglion semilunare 268
—, isoelektrischer Punkt 269
—, physikochemische Eigenschaften 269

Lipofuscingranula, radiärgerichtete Einlagerung der Lipoidmolekeln 269
—, Speicherung im Conus 269
—, — an tigroidfreien Zellorten 269
—, positive Sphäriten 269
—, Sphingomyelin in 270
—, Vorkommen bei *Wirbeltieren* 267
Lipofuscinkörnchen, Doppelbrechung der 269
Lipofuscinkomponenten 269
Lipofuscin-Pigment, Verwechslung mit cellulären Markscheiden 281
Lipofuscin-Pigmentationsgrad, abundanter Anstieg des 325
Lipofuscin-Speicherung 268
Lipoid-Albumin-Komplex in Mitochondrien 263
Lipoide 211, 213, 214, 317
—, Baustoffe der Membranen 277
—, cyanochrome 213
—, — im Ganglion semilunare 353
—, Eigenfluorescenz der — vom Sphingomyelintyp 270
— des Grundplasmas 233
—, durch die Kernmembran durchtretende 216
—, Menge der Gesamtlipoide im Cytoplasma 311
—, — im Kern 311
— in osmiophilen Körpern 256
Lipoidextraktion, Radiogramm nach 314
— aus Spinalganglienzellen 311
Lipoidgranula, Häufigkeit und Mitochondrien 263
Lipoidhülle der Nervenfaser 153
Lipoidkonzentration der sensiblen Ganglienzelle 311
Lipoidmembran 278
— zwischen Satelliten und Spinalganglienzelle 292
Lipoidmicellen der Kernmembran 215
Lipoid-Mikrovacuolen neben Golgi-Netz 255
Lipoidmolekel in Lipofuscingranula 269
Lipoidreichtum der ,,dunklen" Zellen 209
Lipoidscheide 277
—, lamellärer Bau 277
Lipoidsubstanz im Lipofuscin 269
Lipoidtheorie der Grenzmembran 274

Lipoiduntersuchungen an sensiblen Ganglien 311
Lipophiler Farbstoff, Ganglion semilunare 312
Lipophile Zellen 268
Lipophobe Zellen 268
Lipopigmente 267, 315
—, genetischer Zusammenhang mit Mitochondrien 270
Lipoproteide im Ganglion semilunare 353
— des Grundplasmas 233
— der Kernmembran 215
Lipoproteine 213
— und Mitochondrien 265
Liquor 110
— cerebrospinalis 121
Liquorraum 118
Lissauersches Bündel 176
— Randzone 179, 183
Lithioncarmin, Speicherung 324
—, Vitalfärbung mit 324
Lobulus auris, sensible Innervation 125
Locus coeruleus, Auftreten von Pigment im 268
— —, dunkel-schwarzbraunes Pigment im 267
Locysches Ganglion 23, 41
Lopadorhynchus 20
Lophius 27, 28, 214, 305, 308, 309, 311, 329, 330, 336
— *piscatorius* 252, 259, 310
Lues, Entzündung des N. radicularis bei 120
— spinalis 330
Lumbalganglion 75, 85
—, oberes 76
Lumbalganglienleiste 55
Lumbalsegment 93, 243
— eines menschlichen Embryos 62
— 1., präganglionäre, vegetative Fasern aus 165
Lumbal-Spinalganglion 74
Lumbal-Wurzeln 63
Lumbosacralganglien 61
Luminescenzmikroskop 210
—, Membranuntersuchung mit dem 277
Lungenanlage 64
Lungenschnecken 27, 138
Lungentuberkulose 359
Lymphgefäße 119
— und Trophospongien 306
Lymphknötchen in Spinalganglien 144
Lymphknoten 119
Lymphocyten in sensiblen Ganglien 149
Lymphocytenimmigration 353
Lymphraum, pericellulärer 290
Lymphspalten 119
—, extracelluläre 305
Lyssa 330, 359

Macaca mulatta 167
Magen 191
Malonodinitril 112
Malopterurus 186
Mammalia 197
—, kleine 338
Mantelzellen 290, 298, 300
—, Synonyme für 303
—, Chondriom der 300
—, Fehlen von 295
—, Gitterfasern zwischen Ektoplasma und 292
—, Homologie mit Schwannschen Zellen 300
— als „mesodermales Epithel" 303
—, Mikrosomen in 300
—, Sekretionsvermögen 296, 297
— im senilen Zustand 326
—, Speicherung in 324, 325
—, zweikernige 300
Mantelzone, Gefäßversorgung der 149
—, dorsale 140
—, subcapsuläre 145
—, ventrale 140
Marchi-Schollen 117
Marchi-Stadium der degenerierenden Faser 153
Marder 220
„Markarm" 290
Markbildung, Theorien 285
„Markhaltig" 290
Markhaltige Ganglienzellen 12
— —, Entdeckung der 11
— Nervenzellen, Vorkommen 283
— Perikarya, Doppelbrechung 286, 288
— Neurilemm 276
Markhüllen an bipolaren Elementen in Ganglien der Cerebralnerven 283
— — — — Spinalganglien 283
— um die Perikarya aller opposito-bipolar-dineuritischen Neurone 283
„Marklos" 290
Markreifung 81
Markscheiden 11, 81, 96, 304
—, äquivalente Membranen 81
—, Anisotropie-Umkehr nach Extraktion 288
—, Ausbildung der 81
—, Bildung des Ektoplasmas 285
— an bipolaren Elementen 280, 304
—, celluläre 280
—, Darstellungsmethoden 285

Markscheiden, Differenzierung des Ektoplasmas 284
—, Ektoplasma und 232
—, embryonale Nervenfasern ohne 347
—, Feinbau 288
—, Fortsetzung der cellulären in die der Fortsätze 284
—, gerichtete Osmiumdioxyhydrat-Einlagerung 288
—, internodales Segment 283
—, Phosphatasen in den Neurokeratinresten der 321
—, polarisationsoptische Befunde 276
— bei postganglionären vegetativen Fasern 167
—, Produkt des Axons 81
—, Produkt der Scheidenzellen 81
—, Reifung der 81
—, — an den Vorderwurzelfasern 81
—, vervielfachtes Plasmalemm 285
—, Verwechselung cellulärer mit Lipofuscin 281
Markscheidenlipoide 285
Markscheidennatur der pericellulären Hüllstruktur 285
Markscheidenproteine 285
Markscheidenzellen 291, 295
— Nemiloffs 284
Markstrukturen, Schwärzung mit OsO$_4$ 285
Marküberzug, Analyse mit cytochemischen Methoden 283
— auf bipolaren Perikarya 283
—, Lecithin 283
Markumhüllung des Perikaryon, Bedeutung 288
Markzellen der Nebenniere, Golgi-Apparat der 254
Marsupalia 117
Massazza-Waldeyerscher Kern 183
Masse der sensiblen Nervenfaser 247
— der Spinalganglienzelle 247
Massenbestimmungen für Ganglienzellen 311
Mastzellen zwischen Nervenfasern 149
— in den Vagusganglien 149
Mastzellimmigration und Degeneration 353
Maulwurf 261
Maus 13, 32, 35, 54, 63, 90, 92, 93, 94, 95, 103, 106, 116, 124, 150, 164, 168, 195, 198, 199, 200, 201, 216, 225, 226, 229, 243, 244, 252, 254, 261, 270, 272, 324, 326, 336, 354

Mäusestamm und Mutation
 ,,Splotch" 107
— mit Mutation ,,Tailles" 106
Mauthnersche Scheide 203
Maximalreaktion des Nucleolus
 353
Maximalvolumen der Ganglienzellen 200
S. Mayersche Wachstumskeule
 346, 347
Meatus acusticus internus 125,
 135
Medulla oblongata, große
 Ganglienzellen 308
— —, Hinterstrangkerne 182
— — bei *Lampetra*, Transversalschnitt 69
Medullaranlage, präsumptive
 44
*Meer*schweinchen 9, 12, 16, 52,
 54, 63, 81, 84, 116, 123, 132,
 168, 178, 180, 225, 226, 229,
 247, 252, 254, 260, 261, 263,
 264, 270, 277, 281, 283, 292,
 322, 329, 338, 354
Mehrkernigkeit 213
Melanin 268
— s. auch Pigment, dunkles
—, Altersveränderungen und
 Auftreten von 325
— im Nucleus niger 268
— in Spinalganglienzellen 268
— in sympathischen Zellen 268
— in zentralen Zellen 268
Membran 274
— s. auch Grenzmembran,
 Plasmalemm, Zellmembran usw.
—, achromatische des Nucleolus 219
— der Amphicyten 277
—, Bau aus Lipoiden 277
—, — — Proteinfolien 277
—, — — Proteinlamellen 277
—, bindegewebige der Spinalganglienzelle 275
—, Definition von F. E.
 SCHULZE 274
—, Depolarisation 278, 279
—, ektoplasmatische 212, 275,
 307
—, ,,endothelähnliche" des
 Perikaryons 291
—, elektronenmikroskopische
 Beobachtung 276
—, Färbung mit Fluorescein
 277
—, Färbung mit kolloidalem
 Sudanorange 276
—, der Ganglienzelle 299
—, intracelluläre 356
—, Ionenverschiebung 278
—, Kontinuität 277
—, lamellärer Bau 277
—, Lücken in der 299

Membran, mäanderähnliche
 Verzahnung 277
—, Morphologie 274
—, neuronale irritable 278
—, osmiophile 276
— aus perisomatischen Zellen
 291
—, vom Protoplasten abgesetzte Hülle 274
— zwischen Satelliten und
 Neuroplasma 298
— von Satelliten und
 Perikarya 292
—, semipermeable 278
—, — und Eindringen der
 Farbstoffionen 325
—, — um intracelluläre Capillarschlingen 311
—, — des Neurons 291
— der Spinalganglienzelle
 277
— an unfixierten Spinalganglienzellen 277
—, submikroskopische und
 Markscheide 81
—, Untersuchung mit dem
 Luminescenzmikroskop
 277
Membrandicke 274
Membrandepolarisation, Beschränkung auf das
 erregte Neuron 280
— von Perikaryon und Satelliten 292
Membranschädigung 89
Membransynapse, direkte 297
Membrantheorie 273, 278
— der Narkose 274, 278
— der nervösen Funktion
 275
— der Synapse 274, 278
Membrantheorien 274
—, Ladungstheorien 274
—, Lipoidtheorien 274
—, Porentheorien 274
—, Trägermechanismustheorien 274
Meningealanlage 112
Meningealräume und Acusticus-Scheide 126
— und Innenohr 126
Meningealscheiden 4
Meningen 65, 117
—, Beteiligung des Nervus intermedius an der sensiblen Versorgung der 125
— und Capsula fibrosa 135
—, Ganglienzellen in den 38
—, sensible Innervation durch
 den N. hypoglossus 132
—, — — durch den N. vagus
 127
—, — — der subtentoriellen
 126

Meningen, sensible Versorgung
 der 124
Mesektoderm 42, 44, 60, 91, 99
—, mandibulares 64
—, rostales 64
Mesektodermzellen 74
Mesencephale Ganglienleiste 37
Mesencephalon 41, 44, 49
Mesenchym 37, 39, 41, 49, 53,
 74, 91
—, mesektodermales 74
—, mesodermales 74
—, perineurales 51
Mesoderm 15, 91
—, Exstirpation von 100
Mesodermale Zellscheide 303
Mesodermaler Ursprung der
 Spinalganglien 39
Mesodermales Epithel 58
,,Mesodermatogene Glia" 295
Mesodermstrang, Implantation
 eines axialen 100
Mesoglia 295
Metachromasie 315
Metallbeschattung der Kernmembran 275
— der Zellmembran 275
Metamorphose 57, 192
—, regressive 245
Metaplasma 234
Metazoen höhere 192
Methylenblau-Färbung 204
— der Satelliten 285, 291
— der Schwannschen Zellen
 285
— supravitaler Ganglien 324
—, vitale 185, 194
Methylenblaugranula 265
Methylenblaupräparate, ,,multangulare" Zellen 351
Mg in Ascheresten 322
Mikroglia 295
Mikrosomata, Kugelmakromoleküle und 267
Mikrosomen 263, 266
—, Darstellung mit Fermentreaktionen 266
—, Fe^{II} in 266
— und granuläres Nissl-
 Material 266
—, Größe 266
— in Mantelzellen 300
— und osmiophile Körper 256
—, Oxydasegranula 266
—, Phosphatide in 266
—, Proteine 266
—, Ribonucleinsäuren 266
—, Untersuchung mit dem
 Elektronenmikroskop 266
Mikroveraschung 206
—, Pigment und 269
— der Spinalganglien 322
Mineralasche 206
Mineralien in osmiophilen
 Körpern 256

Mineralien in Spinalganglien 322
Mineralienkonzentration im Pigment 269
Mineralrückstände, Conus 322
Mißbildung, celluläre 137
Mittelhirn 37, 38, 57
—, Dorsalzellen des 30
Mittelhirnganglienleiste 30
Mittel-Hinterhirn-Grenzzone 49
Mittelohr, sensible Innervation 125
Mitochondrien 84, 255, 262
— s. auch die S. 263 angeführten Synonyma
— im Achsenzylinder 264, 265
— in atypischen Zellen 264
—, Aufreihung zu Fibrillen 272
— im Axon 111
—, Brownsche Molekular-Bewegung 264
—, Chemismus 265
— im Conus 111, 263
—, Elektronendichtigkeit und Lipofuscin-Bildung 270
—, elektronenmikroskopische Untersuchungen 265
— im Ektoplasma 233
—, Feinbau 265
—, Fermenteiweiße in 265
—, Form 263
—, Fürstsche Ringe und 263
— bei funktioneller Belastung 264
—, funktioneller Zusammenhang mit Golgi-Körpern 265
— in Gestalt von Einzelgranula 263
— — — von Kettengranula 263
—, Globuli 264
—, Golgi-Apparat und 263, 265
—, Golgi-Präsubstanz 265
—, histochemische Untersuchung 263
—, integrierende Zellbestandteile 263
—, Janusgrünfärbung 265
—, Kohlenhydrate 265
—, Länge 263
—, Lage 265
—, Lipoid-Albumin-Komplex in 263
—, Lipoidgranula im Verhältnis zu 263
—, Lipofuscin-Bildung aus 270
—, Lipoproteine 265
— und Mikrosomen 266
— in Neuroblasten 111, 263
— in Neuraleistenzellen 263
— und osmiophile Körper 256
— im Perikaryon 111
—, Perjodsäure-Leukofuchsin-Reaktion 265

Mitochondrien im Phasenkontrastmikroskop 264
— in Pseudodendriten 264
— der Satelliten 300
— der Spinalganglienzelle 79
—, stäbchenförmige 265
—, Stoffwechselfunktion 263, 264
—, Ultrazentrifugierung 265
—, Vergrößerung 264
—, Vermehrung 264
—, Verteilung in der Spinalganglienzelle 264
—, vital-färbbare mit Janusgrün 265
—, Zusammenlagerung zu Neurofibrillen 263
—, Zusammensetzung 263
Mitosen 197, 214, 229, 232, 247, 261
— in Spinalganglien Neugeborener 359
Mitosestop durch Genschädigung 107
,,Modalidad fenestrada'' 332
,,— perforada'' 332
Modifizierte Ependymzellen 22
Moleküle, verklumpte 272
Mollusken 9, 21
Mononeurale Innervation 192
— Reflexbögen 192
Morphologische Auffassung der Synapse 297
Motoneurone der *Invertebraten* 26
Motorische Kerne der Hirnnerven III, IV und VI 36
— Qualität 17
— Vorderwurzelnerven ohne Schwannsche Scheiden 59
Mucoprotein in Ganglienzellen 314
—, Sulfatierung des 315
—, Vermehrung bei Senilität 326
,,Multangular cells'' 206
,,Multanguläre'' (Zellen), Auftreten nach verschiedenen Verfahren 207
— und ,,pseudomultipolare'' Zellen 359
— Zellen 196, 321, 350
— —, Entstehung 213
— —, Identifizierungsmethoden 351
— —, Nachweis der 212
— Zellformen 207
Multiple Sklerose 330
— Spinalganglien 61
,,Multipolare'' (Zellen) 331
—, atypische 333
—, Deiters-ähnliche 334
— vom Gestaltungstyp des Sympathicus 333

,,Multipolare'', ,,Reizformen'' 333
— Zellen mit ,,multipolarer'' Funktion 351
— — des Nucleus mesencephalicus nervi trigemini 35
— — in der Spinalganglienkapsel 321
Multipolarisation 113
Murmeltier 226
Muskeldefekte, Tigrolyse im Spinalganglion
—, Zelluntergang im Spinalganglion 243
Muskelfasern in Ganglien 17
Muskellähmung nach Durchschneidung der vorderen Wurzel 150
Muskeln, dynamische 160
— in mononeuraler Verbindung mit Hautsinnesorganen 191
Muskelnerven 242
—, segmentale der *Anneliden* 19
Muskelsensibilität 33
— der Orbita 132
Muskelspindeln 242, 349, 358
—, Innervation der 159
—, intrafusale Muskelfasern der 167
— in der Zunge 132
Musculus sternocleidomastoideus 131
— trapezius 131
Muskulatur, Kohlenhydratkonzentration 315
Mutterstück der Gewebekultur 110, 113
Myelencephalon 191
Myelin 57, 285
Myelinfiguren 7, 10, 281
Myelinkugeln 313
Myelocele 97, 98
Myelogenese 81
Myelomalacie 330
Myelotropie 12
Myoseptum 19
Myotome 28, 46, 102
Myxine 19
— *glutinosa* 194
Myxinoidea 19

Nabelbildung einer Zelle im Spinalganglion 306
Nachreifung von Reservezellen 177
,,Nadi-Reaktion'' nach GRÄFF 317
NAGEOTTES Theorie der Kollateralregeneration 346
— — und Kulturversuche 347
— — und Transplantationsversuche 347

Nager 145, 156, 201, 316
Narbenbildung 298
Narkose, Membrantheorie der 274, 278
Narkosetod, Spinalganglienzelle bei 258
Nebenganglion 138
— des N. facialis 125
Nebenkernkörperchen 223, 226
— s. auch Corpus paranucleolare
— s. auch Nebennucleolus
Nebenneurit 201
Nebennierenmarkzellen, Golgi-Apparat in 300
Nebennucleolus 222, 225
Nebenzellen, neurogene 85
Necturus 218, 263
Negativ des Golgi-Apparates 305, 306
Nekrobiosestadium mit grober Lappung 340
NEMILOFFS ,,Markscheidenzellen'' 284
— Sternformen 285
Neonatus, Zelltypen 242
Neoplasmata, paraganglionäre 301
Nephrektomie, Zelldegeneration nach 243
Nereies 21
,,nerf de conjugaison'' 118
,, — radiculaire'' 118
Nerv, Nerven, afferente mit dünneren Fasern 159
—, Durchtrennung eines ,,rein motorischen'' 242
—, motorische 150
—, propriozeptive Neurone der segmentalen 183
—, Regeneration 352
—, rhabdomyotische 186
—, Segmentüberlagerung der sensiblen 156
—, sensible 150
Nervenendigungen, freie 22
—, — sensible 19
Nervenfasern, afferente Natur der ,,durchtretenden'' 164
—, animalische 159
—, auswachsende Kollateralen 346
—, degenerationsresistente, im distalen Stumpf 186
—, Dicke der afferenten 160
—, — — cerebrospinalen 159
—, — — intraneural-autonomen 160
—, — — motorischen 159, 160
—, — — parasympathisch-efferenten 160
—, — — sensiblen 159
—, — — sympathischen 160
—, — — vegetativen 159

Nervenfasern, dickere 159
—, dünnere 159
—, ,,durchtretende'' 152, 156, 164
—, efferente 153
—, — Natur der ,,durchtretenden'' 164
—, embryonale, ohne Markscheide 347
—, Endoneuralscheide 305
—, Entdeckung der 7
—, Erkenntnis des Zusammenhanges zwischen Ganglienzelle und 8
—, extrapyramidale 167
—, Funktion und Struktur 160
—, Gesamtsumme der, in Verhältnis zur Spinalganglienzellzahl 163
—, Gitterfaserscheide 304
—, Henlesche Scheide 303
—, Kaliberklassen 160
—, kernführende Erweiterung der markhaltigen 284
—, Kollagenscheide 305
—, Lipoidhülle 153
—, Marchi-Stadium der Degeneration 153
—, markhaltige 153, 160
—, marklose 153, 159, 160, 290
—, Morphologie und Funktion 160
—, Netzbildung im Spinalganglion 177
—, nichtsegmentierte 153
—, ,,periaxonäre Glia'' der zentralen 295
—, pinselförmige Aufteilung 186
— im polarisierten Licht 313
—, pseudoefferente 155
—, Scheiden der 15
—, segmentierte 284
— in Spinalganglien 139
—, spinalparasympathische 155
—, Struktur und Funktion 160
—, trophische für Gelenke 154
—, — für Haut 154
—, — für Knochen 154
—, — für Skeletmuskeln 154
—, unsegmentierte 290
—, vegetative 159
—, Verzweigungsmodus 186
—, viscerosensible 154
—, Zahl der markhaltigen 162
—, — der marklosen 162
—, — unreifer 162
—, zentrifugale 154
Nervenfaserbildung, Kettentheorie der 111
Nervenfasergeflecht, diffuses, im Ganglion 345
Nervenfaserzahlen der Hinterwurzeln 326

Nervenfaserzahlen, Rechts-Links-Unterschiede 163
—, Verringerung im Alter 326
,,Nervenflüssigkeit'' 11, 281
Nervengruppe, Asymmetrie der spinooccipitalen 164
Nerveninhalt, geronnener 10
Nervenknoten 2, 4
Nervenläsion und primäre Degeneration 171
—, Vermehrung der Faserkörbe nach peripherer 346
,,Nervenmark'' 281
—, Hüllzell-Lagen und 294
—, Ursprung des 10
Nervennaht 352
Nervenregeneration, heterogene 190
Nervenschlingen, epilemmnale 132
Nervensystem, Altersinvolution des peripheren, sensiblen 327
—, Bauplantheorie des vegetativen 165
—, unabhängige Entwicklung des peripheren, sensiblen 96
—, Generation des sensiblen 30, 309
—, ,,normale Pathologie'' 325, 326
—, peripheres, bei Rhachischisis 98
—, ,,Plastizität'' des 181
—, Primäranlagen des 98
—, protoplastisches 186
—, transitorisches 38
—, transneurale Degeneration im afferenten 180
—, Urmasse des 8
—, Ursprung des vegetativen 91
—, vegetatives, und Erregbarkeit der sensiblen Zellen 297
—, Wurzelplan des vegetativen 167
—, zentrales, bei Rhachischisis 98
Nervenwurzel im engeren Sinn 115
Nervenzelle mit drei Ausläufern 328
—, bipolare, Empfindlichkeit gegen Chinin 354
—, —, — gegen Salicylate 354
—, Bipolarität der sensiblen 9
—, kernchromatinreiche 244
—, Kern-Kernkörperchen-Relation der pseudounipolaren 232
—, Kohlenhydratreserven 233
—, markhaltige 288

Nervenzelle, markhaltige, konstantes Vorkommen in den Ganglien nervi VIII 288
—, Membran der 274
—, Nissl-substanzarme 244
—, pathologischer Reizzustand 336
—, Produktion einer „antimitosigenea stustancia" 296
—, „propriospinale" 159
—, pseudomultipolare im Ganglion semilunare 355
—, Roncoronische Fibrillen 219
—, sensible in der Radix anterior 158
—, Speicherung in 324
—, Stoffwechsel in vitro 112
—, Typisierung der sensiblen nach dem Nissl-Bild 237
—, Überproliferation in vitro 112
—, Vorkommen markhaltiger 283
—, Wucherung der Amphicyten bei letaler Schädigung der 296
—, zentrale 8
Nervenzellerregbarkeit, Beeinflussung 297
Nervenzellfunktions-Morphologie, Klärung der 236
Nervenzellkerne im Spinalganglion 226
Nervöse Struktur, plasmatische Kontinuität 305
Nervus abducens 35
— —, propriozeptive Leitung im 132
— —, sensible Neurone im Stamm des 132, 133
— accessorius 70, 71, 113, 130, 191
— —, Anastomosen mit C_{2-4} 131
— —, Anschluß an den Fasciculus cuneatus 130
— —, Austritt der Fila radicularia aus dem Rükkenmark 130
— —, Beziehung zu Vorder- und Hinterwurzeln 130
— —, Degeneration von Zellen nach Durchschneidung 131
— —, Durchtrennung des 156
— —, elektrische Reizung des proximalen Stumpfes 131
— —, Fehlen der Ransonschen Schmerzfasern 131
— —, Fila radicularia 130

Nervus accessorius, Kaliber der markhaltigen Fasern des 131
— —, Proprioreceptoren im 130
— —, pseudounipolare Einzelzellen im 130
— —, sensible Ganglien am 130
— —, regelrechte Spinalganglien am 130
— —, Wurzelganglion des 71
— —, Zusammensetzung des 131
— —, Zusammentritt mit C_1 130
— cochlearis 68, 70
— coeliacus 163
— collector 131
— conjugationis 118
— facialis 56, 191
— —, aberrante Zellgruppen im 125
— —, Blutversorgung 135
— —, epineurale Faserzüge 125
— —, Fasern vom Ganglion petrosum 126
— —, Ganglienanlage des 67
— —, Lateralganglion 56
— —, Nebenganglion 125
— —, perineurale Faserzüge 125
— —, Sensibilität des 125
— —, sensible Fasern des 125
— —, Versorgungsgebiete des 125
— —, Wurzelganglion des 125
— glossopharyngeus 55, 70, 126, 191
— —, aberrante Ganglien vom 126
— —, Ganglien des 72
— —, sensible Innervation der Meningen 126
— —, somatosensible Zellen 243
— —, Verschmelzung von Wurzel- und Stammganglien des 72
— —, viscerosensible Fasern im 168
— —, Wurzelganglion des 70
— hypoglossus 71, 113, 131
— —, dorsale Wurzel 132
— —, Durchschneidung 131
— —, extrakraniale sensible Fasern 132
— —, Funktion 131
— —, Ganglienanlage des 72, 73
— — und Kopfproblem 131
— —, Proprioreceptivität für die Zunge 243
— —, pseudounipolare Zellen des 132

Nervus hypoglossus, sensible Innervation der Meningen 132
— —, sensible Wurzel 132
— —, Wurzelganglion 132
— —, Zugehörigkeit des Ganglion oticum zum 132
— intercostalis 63
— intermedius 70, 125
— —, viscerosensible Fasern im 168
— ischiadicus, Chronaxie-Werte im 169
— —, Durchtrennung des Muskelastes 183
— —, faradische Reizung 264
— —, Rhizotomia posterior am 180
— laryngicus cranialis 128, 129
— — superior, spinalganglienähnliches Knötchen am 128
— mandibularis 23, 34, 147
— —, Schmerzfasern im 179
— —, Zellen des — im Ganglion semilunare 148
— mastocatorius 123
— —, aberrante sensible Zellen im 133
— maxillaris 147, 149, 154
— —, ramus recurrens 124
— —, Schmerzfasern im 179
— —, Zellen des — im Ganglion semilunare 149
— maxillo-mandibularis der Vertebraten 19
— mesencephalicus 57
— occipitalis 131
— oculomotorius 24, 41
— —, Durchschneidung des 35
— —, bipolare Neuroblasten 57
— —, propriozeptive Leitung im 132
— —, Reste einer dorsalen Wurzel 133
— —, sensible Neurone im Stamm des 132, 133
— —, Wurzelglienanlage des 57
— olfactorius 23, 41
— ophthalmicus 19, 67, 147, 149
— —, Ganglion portionis minoris des 194
— —, Nebenganglion des 124
— —, portio minor 124
— —, profundus 24
— —, Schmerzfasern im 179
— —, vegetative Ganglien am 123
— —, Zellen des — im Ganglion semilunare 148

Nervus pelvicus, viscerosensible Fasern im 168
— petrosus superficialis maior 124, 125
— phrenicus, Degeneration nach Durchschneidung des 183
— —, viscerosensible Fasern im 168
— —, sensible Innervation durch den 169
— radicularis 118, 119, 120, 159
— —, Entzündung bei Infektionskrankheiten 120
— —, — bei Lues 120
— —, — bei Tonsillitis 120
— —, — bei Tumoren 120
— —, Markscheidenzerfall bei Landryscher Paralyse 120
— —, Meningealscheide des 118
— —, perifasciculäre Scheiden des 118
— saphenus 154
— spinalis 115, 118
— —, Epineurium des 118
— — meningei 151, 156
— —, perineurium des 118
— splanchnicus, Durchtrennung 168
— —, viscerosensible Fasern im 168
— statoacusticus 56, 78, 125
— —, aberrante Ganglien 125
— —, Ganglien des 195
— —, Ganglienanlage des 67
— —, Mitbeteiligung bei Hickscher Krankheit 333
— — und Pseudounipolarisation 78
— —, transneurale Degeneration im System des 180
— —, Verästelungen des 126
— terminalis 1, 23, 26
— —, Wurzelganglion des 7
— thalamicus 57
— thoracicus longus 191
— trigeminus 17, 24, 65, 78, 124, 132
— —, 1. Ast des 138
— —, Aufbau der Radix spinalis descendens des 179
— —, Durchschneidung der absteigenden Wurzel 158
— —, Durchtrennung des 156
— —, kurze Fasern im 197
— —, Faserteilung 186

Nervus trigeminus, Ganglion olfactorium des 23
— —, Innervation des Ausbreitungsgebietes 168
— —, Mittelhirnkern des 31
— —, nucleus accessorius 30, 33
— —, nucleus radicis mesencephalicae 30, 33
— —, pars triangularis 122
— —, portio major 123
— —, — minor 123
— —, motorica 31
— —, Radix descendens 30
— —, großes Schema vom 32
— —, Schmerzfasern im 179
— —, Vasodilatatoren des Gesichtes im 166
— —, viscerosensible Fasern im 168
— trochlearis 31
— —, propriozeptive Leitung im 132
— —, sensibler Anteil des 57
— —, sensible Neurone im Stamm des 133
— —, sensible Zellen im 132
— tympanicus 126
— vagosympathicus 128
— vagus 55, 70, 95, 126, 130
— —, aberranter Sympathicus 242
— —, akzessorische Ganglien 128
— —, Durchtrennung des 173
— —, efferenter Anteil des 126
— —, Empfindlichkeit der sensiblen Zellen des 359
— —, Fasern vom Ganglion petrosum 126
— —, Faseraustausch mit dem Sympathicus 129
— —, Ganglien des parasympathischen Teiles 129
— —, Ganglienleiste des 96
— —, Hauptstamm des 180
— —, intracraniale sensible Fasern 132
— —, Nebenbündel 180
— —, Paraganglien im 301
— —, paraganglionäre Bildungen 300
— —, parasympathische Funktion 126
— —, parasympathische Ganglien 129, 130
— —, plexus pulmonalis 129
— —, Schmerzfasern im 179
— —, Seitenverschiedenheit des 164
— —, rein sensible Ganglien 130

Nervus vagus, sensible Innervation der Meningen 126
— — thoracicus 130
— —, Übernahme der Funktion des präganglionären zentralen Neurons durch periphere sensible Fasern des 191
— —, viscerosensible Fasern im 168
— —, Wurzelbündel 127
— —, Wurzelganglien des 70
— —, Zellaustausch mit dem Sympathicus 127
— —, Große Zelltypen im 200
— —, Zellzahl der parasympathischen Ganglien des 129
— —, Zusammenfassung über die Ganglien des 130
— vertebralis 95
— vestibularis 68, 70, 144
— —, Zellen von spindelförmig-bipolarem Typ im Hauptganglion des 144
— vomero-nasalis 1, 23, 27
Nerz 226
Netzapparat 251
—, s. auch Golgi-Apparat
—, Gestalt 252
Netzstrukturen im Karyoplasma 228
—, Methoden der Darstellung 253
—, Realität der 253
Netzwerk, polares 293
Neubildungen von Zellausläufern 334
Neubildungsvorgang, Kugelphänomen des 341
Neugeborener, Pigmentgehalt der Spinalganglienzellen 267
—, Zellen mit Endknospen 349
,,neural crest" 41
— ridge" 40
Neuralanlage 46
—, Explantation 105
—, Hypertrophie 105
—, präsumptive 98
—, im Somitenstadium 105
—, im Stadium des Kopffortsatzes 105
—, im Stadium des Primitivstreifens 105
—, transplantierte 104
—, Verkleinerung 105
Neuralderivate 105
Neuralepithelzellen, prädeterminierte 106
Neuralfalten, Schluß der 107
Neuralganglion 45

Neuralgien 117, 120
Neuralleiste 38, 39, 44, 50, 59, 70, 91, 96
—, Derivat des frühen Ektoderms 60
—, Exstirpation der 99
—, Indukt des Urdarmdaches 98
—, Induktion der 109
—, irreversible Determination der Einzelzelle der 99
—, postbranchiale 55
—, präsumptive 98
—, primäre Anlagezellen der 46
—, prospektive Potenzen der Zellen der 99
—, sekundärer Organisator der Entwicklung des Hörbläschens 103
—, Transplantation eines Stückes 103
—, Unabhängigkeit der 41, 52
Neuralleistenbildung 165
Neuralleistenmaterial 37, 98
—, Determination des 98
—, präsumptives 44
—, prospektive Bedeutung 98
—, — Potenz 98
Neuralleistentheorie 96
Neuralleistenzellen 53, 105, 113
—, Beeinflussung des Schicksals der 110
—, Differenzierungsphase 90
—, indifferente 74
—, induktiv-formative Wirkung der Somiten auf die 100
—, Mitochondrien in primitiven 263
—, Teilungsfähigkeit 90
—, Vermehrungsfähigkeit durch Mitosen 90
—, Vermehrungsphase 90
—, verspätet vom Neuralrohr ausgeschwärmte 61
—, Wachstumsphase 90
Neuralplatte 109
—, Überpflanzung 103
Neuralrinne 37, 49
Neuralrohr 16, 37, 40, 45, 49, 53, 56, 57, 60, 91, 96
—, Austauschtransplantation zwischen *Triton*- und *Bombinator*-Neurulae 103
—, Bodenplatte des 99
—, chimärisches 103
—, Entwicklung der coccygealen Spinalganglien aus dem 56
—, Indukt des medianen Urdarmdaches 98
—, Implantation des 100
—, ventrolaterale Ausbuchtung des 57

Neuralrohr, Verpflanzung auf Allantois 103
—, unregelmäßiges 106
Neuralrohranlage 73
Neuralrohrdach 46
Neuralrohrzellen, ventrale 57
Neurektomie, sekundäre Degeneration nach 169
Neurencytium 181, 305
Neurencytiumtheorie 77
Neurilemm 15
—, markhaltiges 276
Neurilemma 276, 304
Neurit, Neuriten 9, 26
—, Aufknäuelung 202
—, auswachsende 106
—, Endverzweigungen der efferenten 152
— mit Initialschlinge im Spinalganglion 333
—, knäuelartige Bildungen 329
— an multipolaren Elementen 329
—, regenerierende, von Vorderwurzeln einwachsend in Hinterwurzeln 152
—, regressive Veränderungen am proximalen 172
— der Spinalganglienzelle 151
—, T-förmige Teilung 202
—, Y-förmige Teilung 202
— mit zwei Wurzeln im Spinalganglion 333
—, Zweige des — einer Spinalganglienzelle 178
Neuritis, interstitielle 120
Neuroblasten 24, 59, 77, 195, 263
—, allmähliche Differenzierung 85
—, apolare, primitive 74, 84
—, Auswanderung im Kulturmedium 110
—, bandförmige Fasern in vitro 110
—, basophile Cytoplasmaeinschlüsse in 84
—, erste Bildung eines Fortsatzes 84
—, bipolare Form der 16, 74, 77
—, — in vitro 111
—, chemische Differenzierung 87
—, induzierte Differenzierung der 100
— in akuter Differenzierungsphase 349
—, frühe Differenzierungsphase der 74
—, späte Differenzierungsphase 77
—, Entwicklung der Phosphatase-Aktivität 90
—, periphere Entwicklung 74

Neuroblasten, zentrale Entwicklung 74
—, Fasern der zentralen 111
—, Fermentgehalt 90
—, „frühreife" 87
—, frühzeitiges Verschieben 96
— in der Gewebekultur 81
—, Golgi-Systeme in 257
—, granulafreies Ektoplasma der 111
—, granuliertes Plasma 111
—, homogenes Plasma 111
—, „intraepitheliale" 52
—, Kernsekretion in 88
—, mineralienarmes Plasma 322
—, mineralienreiche Kerne 322
—, Mitochondrien 84, 111, 263
—, Mitosestop der 107
—, mitotische Teilung in vitro 113
—, multipolare 78
—, Neutralrot-speichernde 111
—, Nissl-Schollen im 85
—, Nucleotidgehalt der 87
— des Nucleus mesencephalicus N. V 86
—, Phase der akuten Differenzierung der 74
—, — der beginnenden Differenzierung 88
—, — der intensiven Differenzierung 88
—, — der typischen Tigroidbildung 88
—, — des Wachstums 88
—, prädeterminierte 106
—, primitive 83
—, protoplasmareiche 74
—, Pseudopodien in vitro 110, 113
—, reife 262
—, „retardierte" 87, 199
—, regelrechte 74
—, Regenerationsfähigkeit 88
—, Ribonucleinsäuren im Cytoplasma der 84
—, Schädigung durch UV-Strahlung 89
—, Selbstdifferenzierung der peripheren, sensiblen 110
—, Selbstdifferenzierungsfähigkeit 100, 113
—, spindelförmige 74
—, tripolare 78
—, Umbildung der bipolaren in pseudounipolare 77
—, undifferenzierte 113
—, unipolare 197
—, UV-Absorption 88
—, Verhalten nach Exstirpation einer Extremitätenknospe 106
—, Vermehrungsphase der 88
—, Wanderung undifferenzierter in vitro 113

Neuroblasten, Zahl der 106
—, Zellpol 84
—, zentrale 38, 57
—, —, Differenzierung 61
—, Zugrundegehen in der Embryonalperiode 325
—, zugrundegehende 78
Neuroblastenfortsätze der sensiblen Neuren 62
Neuroblastenkerne, Basophilie 91
—, Lage 78
Neuroblastenstadium 105
Neuroblastenteilung 199
Neuroblastentheorie der Retziusschen Zellen 197
Neurocyten im Lumbalganglion 76
—, pseudounipolare 78
Neuroepithelzellen 37
Neurofibrillen 13, 234, 244, 253, 305
—, erste versilberbare 88
—, fadenförmige Proteinkomplexe als Grundlage der 273
—, früheste Angaben über 271
—, frühester Nachweis 84
—, Grundlage der 273
—, hyperplastische im Senium 326
—, metaplasmatische Natur 272
— nach OsO$_4$-Fixation 235
—, plasmatische Kontinuität der 181
—, postmortale Bildungen 234
— nach Silberimprägnation 235
—, Stäbchen als Grundlage der versilberbaren 272
—, Theorie als der „leitenden Substanz" 271
—, Vereinigung aus „Elementarorganismen" 263
— in vitro 112
—, Zusammenlagerung der Mitochondrien zu 263
Neurofibromatose-Knötchen, Ganglienzellen in 355
neurogene Ektodermareale 55
Neurohistopathologie 343
Neurokeratinfäden 275, 277
—, Artefakt 308
Neurokeratingerüst, pericelluläres 285
Neurokeratinnetzwerk an markhaltigen Nervenfasern 285
— — Perikarya 285
Neurokeratinreste, Phosphatasen in den — der Markscheide 321
Neurolyse 264
Neurolemmschlauch, Bolas im 348

Neurom 352
Neuron, Neurone, Abhängigkeit der Größe des Perikaryons 183
—, Abhängigkeit der Zahl der 101
—, aplastische 105
—, Asche von der Kernmembran 322
—, — vom Nucleolus 322
—, — vom Plasma 322
—, — vom Tigroid 322
—, atypische 189, 333
—, — in vitro 111
—, — und vegetative Zellen 328
—, äußere Gestalt des sensiblen 348
—, Axon = leitender Teil 340
—, Bedingungen für das Auftreten vascularisierter 310
—, Bildung der somatosensiblen 52
—, — der viscerosensiblen 52
—, bipolare und Markscheiden 81
—, Capillaren in gefensterten 336
—, Crus commune = Bestandteil des trophischen Teiles 340
—, Cytogenese der sensiblen 73
—, darmmotorische 151
—, Defektbildung der Scheide 304
—, definitive 56
—, differenzierte 106
—, dorsal-efferente 152, 153, 187
—, ektodermale Scheide 304
—, „embryonale" 349
—, Endigung efferenter — im Spinalganglion 173
—, Entdifferenzierung in vitro 113
—, epikritisch-sensible 182
—, Fenster im Cytoplasma sensibler 336
—, — an schnell gereiften 338
—, Fermenteiweißkörnchen im sensiblen 319
—, Fibrillen im peripheren Fortsatz 271
—, — im zentralen Fortsatz 271
—, mit freier Endigung im Epithel 24
—, funktionell bipolare 188
—, funktionelle Einheit von Amphicyten und 297
—, gangliopetale 186
—, geminopolare Zwischenstufe der 78
—, Gesamtzahl der sensiblen 150

Neurone, Gitterfaserscheide 304
—, Glutathiongehalt 314
—, Größe der Zellkörper und Funktion 183
—, Größenwachstum des 81
—, Häufigkeit vegetativefferenter, in sensiblen Ganglien 242
—, hyperplastische 105
—, hypoplastische 105
—, intrazentrale 152
—, Kaliber der Faser eines sensiblen 160
—, Kern-Plasma-Relation sensibler 232
—, Kernstoffwechsel der großen 222
—, — der kleinen 222
—, klassische peripher-sensible 188
—, kollagenfaserige Hülle 305
—, kollateralfreie, efferente 152
—, sensibles, Kollateralenbildungsfähigkeit 347
— im Kulturversuch 113
—, Lage der Perikarya der viscero-sensiblen 169
—, Leitungsrichtung des 152
—, Lokalisation der zentralen efferenten 172
—, markhaltige 281
—, Markhüllen um Perikarya aller opposito-bipolardineuritischen 283
—, multanguläre 143
—, multiple Aufsplitterung sensibler 186
—, multipolare 140
—, —, sympathische 327
—, Nachweis der Membran bei verschiedenen Typen der 274
—, Nebenfasern der 112
—, Normogenese 113
—, nutritive Zentren der viscerosensiblen 168
— des Octavus 56
—, Perikarya der somatosensiblen 185
—, — der viscerosensiblen 185
—, Perikaryon = trophischer Teil 340
—, — des II. 297
—, Phosphatasenachweis an sensiblen 321
—, plasmatische Kontinuität der 305
—, Polarität der Leitungsrichtung 151
—, polysynaptische im Spinalganglion 188
—, proprioceptive 183, 242
—, pseudounipolare 111, 137, 188
—, — und Markscheide 81

Neuron, Neurone, receptorische 23
—, Regenerationsfähigkeit des sensiblen 347
—, regressive Veränderungen in Abhängigkeit von der Kern-Plasma-Relation 177
—, „reife" 349
—, Restitutionsfähigkeit der sensiblen 300
— als „romantisches Kunstprodukt" 343
—, „seitlich ansetzende" 297
—, semipermeable Membran 291
—, Senkung der Chronaxie der somatosensiblen 187
—, sensible 177
—, —, Differenzierungsphase 73
—, —, Teilungsphase 73
—, —, Wachstumsphase 73
—, somatochrome 247
—, somatosensible 170, 182
—, spezifischer Wachstumsstillstand 81
—, Stoffwechselwerte 311
—, sympathische, Abstammung pericellulärer Faserknäuel 342
—, tiefensensibles 242
—, Trennung von multangulären 350
—, — multipolaren 350
—, — pseudomultipolaren 350
—, Trypanblau-Speicherung in „dunklen" 324
—, — in „hellen" 324
— vom Typ A_1, Lage im Spinalganglion 188
— vom Typ A_2 183
— —, Lage im Spinalganglion 188
— vom Typ A_3, Lage im Spinalganglion 188
— vom Typ B, Fortsätze des 185
— —, Lage im Spinalganglion 188
— —, Nachweis durch Degenerationsversuche 185
— —, Nachweis durch vitale Methylenblaufärbung 185
— vom Typ C, Lage im Spinalganglion 188
— —, Nachweis 185
— —, Zahl 185
— vom Typ D 187
— —, s. auch Dogielsche Zellen
— —, s. auch Relaiszellen
— —, Fortsätze 185, 186

Neuron, Neurone, vom Typ D, Lage im Spinalganglion 188
— —, Nachweis 185, 186
— vom Typ E 186
— s. auch Ehrlich-Ramón y Cajalsches Neuron
— —, Endigung 186
— —, funktionelle Typen 187
— —, klinische Bedeutung 187
— —, Methylenblaufärbung 186
— —, Nachweis 186
— —, Zahl 187
— vom Typ F 187
— s. auch „durchtretendes" efferentes Neuron
— s. auch v. Lenkossék-Ramón y Cajalsches Neuron
— —, Beweis der Existenz 187
— —, Zahl 187
— vom Typ G 187
— —, Existenz 187
— —, Funktion 187
— —, Zahl 187
— vom Typ H_1 187, 188
— vom Typ H_2 188
— s. auch Friedländer-Krausesches Neuron
— vom Typ H und dislozierte Spinalganglienzellen 188
— —, Fortsätze 188
— —, Funktion 188
— —, Lage des Perikaryons 188
— —, Nachweis 188
— —, Zahl 188
— —, zweite Glieder einer bineuronalen viscerosensiblen Bahn 188
—, Typen nach Nissl-Schollen-Anordnung 239
—, — der schaltungsunterschiedlichen 239
—, Umstimmung sensibler durch das vegetative Nervensystem 169
—, unipolare im 4. Spinalganglion 163
—, — im Spinalganglion 155
—, vasodilatatorische Fasern efferenter 151
—, vegetative 60, 186, 351
—, — und atypische Elemente 328
—, Vejassche 172
—, verlagerte vegetative 350
—, Verschaltung viscero- und somatosensibler 186
—, verzweigungslose efferente 152
— der Viscerosensibilität 167

Neuron, Neurone, viscerosensible 182, 186, 239, 242
—, — im Spinalganglion 151
—, Vitalität der sensiblen 300
— in vitro, pseudomultipolare Reizform der 112
— —, Stoffwechsel der 112
— —, Zellteilung der 112
—, Wachstumsphase der 77
—, Zahl der definitiven 106
—, — der sensiblen und Hautflächeneinheit 150
—, Zeichen erhöhter Aktivität 349
—, zuführende Faser des I. 297
—, Zunahme der sensiblen 150
—, zweites des parasympathischen Vagusanteiles 129
Neuronengröße, Abhängigkeit von der Körperoberfläche 81
—, relative 198
—, Zahl der akzessorischen Fortsätze und 336
Neuronenlehre 305
— und Degeneration 181
Neuronentheorie 217
— und Degenerationsversuche 180
Neuronenzahl 106
Neuronkette, tätige 297
—, viscerosensible 185
Neuronolyse 352
Neuronophagen 296, 298, 326, 332, 353
Neuronophagie 108, 176, 178, 299, 306, 307, 310, 359
—, partielle 176
„neurono-neurogliale Symbiose" 295
Neuronsumme der linken Körperhälfte 165
— der rechten Körperhälfte 165
Neurontypen der sensiblen Ganglien 181
Neuronuntergang, Lückenfüllung 296
Neuronvermehrung, postnatale 199
Neuronverschmelzung 177
Neuroplasma 304
—, Eindringen von Satelliten 353
—, fadenförmige Proteinkomplexe im 273
—, Grenzmembran 338
—, Kanalapparat 305
—, Kapselfortsätze im 305
—, Kapselnetze im 305
—, kolloidchemischer Zustand im Alter 325
—, Membran zwischen Satelliten und 298
—, Satelliten-Plasmafortsätze im 307

Neuroplasma, Speicherung 324
—, Stoffabgabe der Satelliten ins 296
—, Tingierbarkeit mit Kernfarbstoffen 204
—, Überführung in Gel-Zustand durch Gifte 264
Neuro-Rhizotomie, kombinierte 177
Neurosomen I 263
— II 263
Neurosynthese 352
Neurotomia peripherica 171
Neurotomie 149, 153, 154, 162, 175, 176, 332, 359
—, Degeneration der sekundären Sinneszellen nach 180
—, — zentripetaler sympathischer Zellen im Spinalganglion nach 174
— direkt am Ganglion 177
—, irreversible Schädigung nach 176
—, letale Degeneration nach 349
—, periphere 172
—, Regeneration bei Überkappung des Stumpfes 178
—, Satelliten nach 353
—, sekundäre Degeneration nach 169
—, Tigrolysen nach 354
—, Tigrolyseerscheinungen nach 248
—, Überkappung der distalen Ganglienstümpfe nach 178
—, Verhalten der Chondriokonten nach 264
—, vollständige Degeneration nach 176
—, Zellveränderung nach peripherer 352
Neurotropismus der Spinalganglioblasten 100
Neurula 55, 99, 103
—, Austausch zwischen *Triton*- und *Bombinator*- 103
Neutralrot, Färbung geschädigter Neurone in vitro mit 112
—, vitale Darstellung der Lipochondrien 265
Neutralrotgranula 254, 255, 256
— in der Spinalganglienzelle 79
—, Supravitalfärbung 259
Neutralrot-Vacuolen 84
Neuweltaffen 115, 116
Nickhaut 191
Nicotin-Abusus, hyperplastische Faserkörbe nach 342
Niere, Hauptvasomotorenzentrum der 243

Niere, Vasomotorik der 177
Nierennerven, Harnmenge nach Durchschneidung der 243
—, Harnqualität nach Durchscheidung der 243
—, Zelldegenerationen nach Durchschneidung der 243
Nilblausulfatgranula 256
Nissls Äquivalentbegriff 251
Nisslsches Äquivalentbild 248
Nissl-Bild 193, 317
—, Beeinflussung durch starke Ströme 244
— in efferenten und afferenten Elementen 242
—, Einteilungsschema nach dem 238
—, Fällungsexperimente 248
—, Fällungsmuster 248
—, feine Verschiebungen 358
—, Fixation und 248
—, funktionelle Schwankungen 244
—, Korrelation des normalen — mit normaler Funktion 178
—, p_H-Wert 248
— der Spinalganglienzellen 205
—, Tabelle der Typen 239
—, Typen nach dem 238
—, Typisierung der sensiblen Nervenzelle nach dem 237
Nissl-Färbung 209
Nissl-freie Zone 238
Nisslsche Funktionszustände 212
Nissl-Granula 84, 352
— s. auch Nissl-Substanz
— in ,,dunklen" Zellen 250
Nissl-Material, granuläres 266
Nissl-Methode 354
—, Darstellung von Nucleolareinschlüssen mit der 217
Nissl-Schollen 84, 86, 96, 112, 139, 178, 235, 247, 253, 260
— s. auch Nissl-Substanz
— s. auch Tigroid
—, Artefakte 248
—, Aufbau aus Primärgranula 251
—, Elektronenundurchlässigkeit 250
—, Herabsetzung der Chromophilie durch Hungern 245
—, Koagulation der chromatischen Substanz zu 235
—, lichtmikroskopische Sichtbarkeit nach postmortaler Veränderung 248
—, Sichtbarkeit im Phasenkontrast 251
—, vitale Existenz 205, 248, 251
—, — Präexistenz 248

Nissl-Schollen-Anordnung 241
Nissl-Schollen-Systematik 237
Nissl-Substanz 84, 217, 233, 264
—, Ansammlung am Zentrifugalpol der Zelle 249
—, acidophiles Protein 249
—, basophile Chromatinsubstanz 249
—, basophiles Protein 249
—, Eisen in der 244
—, eisenhaltige 319
—, elektronenmikroskopische Beobachtungen 249, 265
—, Feulgen-Reaktion 245
— in jugendlichen Zellen 326
— und Kernsekretion 244
—, Komponenten der 84, 249
—, native Darstellung 250
— nach Neurotomie 175
—, Pepsinverdauung der 84
—, Phosphor in der 244
—, Produkt der Kerntätigkeit 245
—, Schwund der 175
— in senilen Zellen 326
—, spezifisches Gewicht 245, 249
—, staubförmige 355
— nach Ultrazentrifugierung 248
—, UV-Absorptionsmessung 245
—, vitale Methylenblaufärbung 248
Nissl-Typen A—G 239
— der Ganglienzellen in der motorischen Trigeminuswurzel 243
— im Ganglion ciliare 243
— — jugulare 243
— — nervi XII 243
— — nodosum 243
— — semilunare 241
— im Nucleus mesencephalicus nervi V 243
—, Tabelle der 239
Nomenklatur der Pigmente 268
,,normale Pathologie" 330, 336, 343
Noxe, Noxen 353
—, alimentäre 332, 333
—, Reaktion der Ganglienzelle auf 336
—, toxische 332, 333
Nuclearsekretion 219
Nucleinsäuren 89
— und osmiophile Körper 256
—, Verhältnis zu Proteinen 246
Nucleolardurchschnittsgröße 232
Nucleolareinschlüsse, Darstellung mit der Nissl-Methode 217
Nucleolargenese, embryonale 225

Nucleolargrößen, Maxima der 231
Nucleolarmembran 225
— nach Mikroveraschung 322
„nucleolar satellite" 226
Nucleolarsatelliten 226
— s. auch Corpus paranucleolare
Nucleolarsekretion 219
Nucleolarvolumen, Vergrößerung bei Arbeit 219
„Nucleole" und Nucleolus 15
Nucléoles noyaux 220
— nucléiniens 221
— plasmatiques 220
Nucleololus 15, 217
— s. auch Korn des Keimfleckes
— s. auch „Nucleole"
— s. auch Schrönsches Körperchen
—, argentaffine Körner 217
—, vacuoläre Natur des 217
Nucleolus, Nucleoli 15, 216, 217, 225, 289, 353
— s. auch „Keimfleck"
— s. auch Kernkörperchen
—, achromatische Grundsubstanz 220, 225
—, — Membran 219
—, acidophile Körner im 217
—, — Scholle im 225
—, acidophiler 218, 223
—, akzessorischer 357
—, —, Bedeutung des 225
—, anisotrope Asche des 322
—, argentaffine Körner im 217
—, Arginin im 247
—, Asche 322
— während Atrophie 353
—, Austritt ins Cytoplasma 219
—, — durch die Kernmembran 219
—, Basichromatin 225
—, Basichromatin-Natur 218
—, basische Proteine im 217
—, Basophilie 217
—, basophile Bröckel im 217
—, — Grundmasse 217
—, — Hülle 218
—, — Körner 220
—, — Scholle 225
—, „basophiler" 222, 223, 224
—, —, s. auch Karyosoma
—, Blochmann-Färbung 219
—, Carminfärbung 216
—, Chromatinbestandteile im 218
—, Chromatingehalt 218, 221
—, chromatische Durchtränkung 225
—, „cuerpo accesorio" 225
— während Degeneration 353
—, Desoxyribonucleinsäure im 247

Nucleolus, Nucleoli, „echte" 220
—, Einschlußkörperchen im 217
—, Eisen im 218
—, elektronenmikroskopische Beobachtung 228
—, „falsche" 220
—, bei Färbung mit Safranin-Fuchsin-Methylgrün 217
—, Feulgen-positiv 85
—, Feulgensche Nuclealreaktion 218
—, Fuchsinophilie 217
—, funktionelle Veränderungen am 219
—, geschichteter 217
—, geschwollene, als Altersveränderung 326
—, Granula im 219
—, Heterochromatin am 228
—, Histidin 247
—, Histochemie der 218
—, histochemische Forschung am 227
—, histonreiches Nucleoprotein im 227
—, Hyperfunktion 353
—, Hypertrophie 353
—, immigrierte Perinucleolen im 217
—, Karyosoma 221
—, kinetisches Chromatin im 218
—, Körnerreif 222
—, Lachesche Krone 220
—, Levische Perinuclearschollen 218, 220
—, Maximalreaktion 353
—, mehrere in einem Kern 217
—, Mineralienreichtum 322
— mit Nucleololus 218
—, Nucleotide und 247
—, Oberfläche des 218
—, Oxychromatin im 218, 225
—, Oxydasegranula 319
—, oxyphiler 223, 224
—, oxyphiles Zentrum 218
—, Pentosenucleotide und 228
—, perinucleoläre Körnchen 222
—, Perinucleolen 220
—, Phosphor im 218
—, Pigmentbildung und 225
—, pikrophiler 224
—, Plasmosoma 221
— im polarisierten Licht 210
—, Produktion des Basi-Chromatins 228
—, Proteine im 217
—, Quelle der Ribonucleinsäuren 228
—, reversible Schwankungen 221
—, Ribonucleinsäure 226, 247
—, rhythmische Pulsation 225

Nucleolus, Nucleoli, saure Proteine 217
—, Schichtenbau 218
—, Schichtung des 225
— einer Spinalganglienzelle 226
—, Steuerfunktion für Pentosenucleotidbildung 228
—, Steuerzentrum der Nucleotidproduktion 247
—, Stofftransport vom — ins Cytoplasma 219
—, Stoffwechselaktivität 218
—, Tigroidbildung 247
—, Thymonucleinsäure 218
—, Tryptophan 247
—, Tyrosin im 247
—, Übertritt ins Karyoplasma 219
—, Ultrazentrifugierung 219
—, unscharf begrenzte — als Altersveränderung 326
—, Untersuchung im Ultramikroskop 219
—, Untersuchung im UV-Licht 219
—, UV-Extinktionsmaximum für Ribonucleinsäuren im 228
—, Vacuolen im 217
—, Vervielfachung 222
—, Vervierfachungswachstum 231
—, vitale Existenz 219
—, Wachstum des 231
—, — in rhythmischen Verdoppelungsschritten 231
—, Zahl der 217
— der Zellen im Paraganglion nodosum nervi vagi 301
—, Zentralkörperchen als Ausschleusungsprodukte des 259
Nucleolus-Kern-Relation 229
Nucleoproteidregeneration 247
Nucleoproteine 228
Nucleotide 91
—, Schwankung mit dem Zellvolumen 246
Nucleotidgehalt 87
Nucleotidproduktion, Nucleolus als Steuerzentrum der 247
Nürnberger Sammelband, V. COITER 4
Nucleus 15
— accessorius nervi trigemini 30
— centrodorsalis spinothalamicus 183
— cochlearis 125
— cuneatus 159
— dorsalis 183
— intermediolateralis, Austritt von Fasern 166

Sachverzeichnis.

Nucleus intermediomedialis 179, 183
— intratrigeminalis 33, 36, 37
„— magnocellularis" 316
— masticatorius 34
— mesencephalicus nervi trigemini 1, 35, 38, 86,123,132,188
— — — —, Bolas 339
— — — —, Entwicklung 37
— — — —, Fensterapparat 339
— — — —, Glykogen in den Zellen des 316
— — — —, Nebennucleoli im 225
— — — —, Nissl-Typen im 243
— — — —, Polysaccharide 316
— — — —, propriozeptive Funktion 243
— — — —, Zelltypen im 239
— motorius nervi trigemini 34
— niger, Auftreten von Pigment im 268
— —, dunkel-schwarzbraunes Pigment im 268
— —, Melanin im 268
— oculomotorius 37
— olivae 34
— paratrigeminalis 36
— proprius cornus posterioris 179
— radicis mesencephalicae nervi trigemini 30
— trochlearis 37
„Nucleus-pulposus-Hernien" 117

O_2-Diffusion 311
O_2-Druck 311
O_2-Empfindlichkeit der Ganglienzelle und Capillarisierung 310
O_2-Mangel, experimenteller 359
Oberflächenleitung, Theorie der 271
Oberflächenmembran 275
Oberflächenvergrößerung durch Bola-Bildung 336
— durch Fensterbildung 336
— durch Glomerula 203
—, Paraphytenbildung als adäquater Modus der 340
„Occipitalparasympathicus" 167
Occipital-Segmente 73
Occipitospinalganglion 7
Ochse 261, 321, 322
Ochsenfrosch 163
Octavus-Ganglien 49, 144
— s. auch Ganglien nervi VIII, Ganglien nervi statoacustici

Octavus-Ganglien nach Salicylat-Vergiftung 354
—, Volumenkonstanz der Zellen im 199
Octavus-Ganglienzellen, Fehlen der Satelliten an 295
Octavus-System, transneurale Degeneration im 180
Odontoblasten 44
Ösen im Perikaryon 349
Oesophagus 191
—, Verhalten nach Durchtrennung des Nervus vagus 173
Ohr, Sensibilität für das äußere 243
Ohranlage und ihre Ganglien 51
Ohrbläschen 49, 56
Ohrbläschenepithel 67
Ohrblase, Entstehung der 15
Ohrgefäße 191
Ohrkapsel 124
Ohrmuschelreflex 247
Ohrmuschel, sensible Innervation 125
Ohrplakode 67
Ohrregion 49
Okensche Wirbeltheorie des Schädels 44
Oligochaete 21
Oligodendroglia, „ganglionäre" 295
—, Homologie mit periaxonärer Glia 295
—, — der Satelliten mit „pericellulärer" 295
—, — der Schwannschen Zellen mit „periaxonärer" 295
—, Neuronophagie 296
—, periaxonäre der zentralen Nervenfaser 295
—, „pericelluläre" der zentralen Zellen 295
— -Typ IV, Homologie mit Schwannschen Zellen 294
Ontogenese der sensiblen Ganglien 39
Ophthalmicus-Ganglion 51
Opossum 81, 125, 127, 131
Oppositopole 194
Opticussystem 1
Orbita 132
Orthagoriscus 200
Orthagoriscus mola 198, 339
Os sacrum 115
Osmierbare Körper 256
Osmierung 194
—, prolongierte 205
Osmiophile Granula in „dunklen" Zellen 235
— Körnchen, circumnucleäre Anordnung 83
— —, Größe der 83

Osmiophile Körnchen, Identität der Neutralrotgranula mit 86
— —, polare Anordnung 83
— —, zirkuläre Anordnung 83
— Körper 251, 256
— — s. auch Golgi-Apparat
— —, Abstammung des osmiophilen Teils des Externums 256
— —, Agglutination 256
— —, Arbeitsphase 256
— —, Bestandteile der 256
— —, chemischer Zustand 256
— — am Conus originis 234
— —, Externum 256
— —, Funktionswechsel 256
— — im Sinne HIRSCHS 256
— —, homogener Rest 256
— —, Internum 256
— —, Konsistenz 256
— —, Lipoide 256
— —, Mineralien 256
— —, optische Dichte 256
— —, Phosphatide in 256
— —, physikalischer Zustand 256
— —, Proteine in 256
— —, Ribonucleinsäure in 256
— —, ringförmige, in sensiblen Zellen 252
— —, spezifisches Gewicht 256
— — in Spinalganglien, Perikarya 253
— —, Strukturwechsel 256
— —, Überimprägnation 256
— —, Vacuolen 256
— —, Verminderung bei Beri-Beri 258
— Körperchen, Mikroveraschung der 255
— — nach schonender Osmierung 255
— Substanzen in der Spinalganglienzelle 83
— Zellen 204
Osmiophilie nicht degenerierter Nervenfasern 153
— der „dunklen" Zellen 203
— des Perikaryons bei Ermüdung 236
Osmiumdioxydhydrat-Einlagerung, gerichtete 288
Osteomalacie 332
Otolithen 142
Oxychromatin 221
— im Nucleolus 218
Oxychromatinmenge und Kerngröße 229
Oxydasegranula 266
— der Spinalganglienzelle 318
Oxydasen im Ganglion semilunare 317, 318

Oxydasen, labile 31
— der Spinalganglienzelle 316
—, stabile 317
Oxynucleolus 222
— s. auch Plasmosoma

Papagei 222, 223
Papilla circumvallata 132
— foliata 132
Paraganglien 60
—, chromaffine 55
— im Ganglion nodosum 301
—, Golgi-Apparat der chromaffinen 83
— im N. vagus 301
—, nichtchromierbare 300
— des Parasympathicus 302
— des parasympathischen Systems 300
Paraganglienzellen, chromaffine 302
—, sympathische 302
Paragangliome 301
Paraganglion caroticum 72, 300
— am Ganglion nodosum 72
— nodosum, Abstammung des 72
— —, Anlage des 72
— — vagi 301, 302
— — —, Bau 301
— — —, Topographie 301
— — —, Variabilität 301
— — —, Vascularisation 301
— — —, Zellen 301
— — —, Zellkerne 301
— — —, Zelltypen 301
Paraganglionäre Bildungen im N. vagus 300
„paranuclear body" 226
— s. auch Corpus paranucleolare
Paraphyten 33, 336, 348, 351
— im adulten Status 336
—, Embryonalentwicklung 338
—, Fehlen in der Kindheit 336
— im Ganglion semilunare 336
—, Gestalt 340
—, „Henkel"-Gestalt 340
— im Kleinhirn 347
—, Kollateralregenerate 347
—, pathologische Natur 337
—, Pseudodendriten 351
— im Rückenmark 347
— an runden Zellen 321
—, Vorkommen während der Embryonalentwicklung 337
Paraphytenbildung 25, 296, 336, 359
— als adäquater Modus der Oberflächenvergrößerung 340
—, autonome Regenerationsvorgänge 340
—, Bolas 340

Paraphytenbildung während Dauerwachstums 340
— in Dorsalzellen 339, 340
—, Fehlen bei multipolaren Ganglienzellen 338
— und Kern-Plasma-Relation 352
—, Lappen 338
—, proliferativer Prozeß 349
—, regenerativer Versuch 349
—, Stoffwechseltheorie der 336
Paraphytentheorie von LEVI 338
Paraphytenvorkommen als Funktion des Körperwachstums 336
„paraphytes", Leitungsfunktion 347
Parapodialganglien 19
Parapodialnerv, medianer, sensibler 19
Parasympathicus 24, 165
—, Austritt von Fasern in allen Segmenten 166
—, Entwicklung des 95
—, Ganglien nervi vagi 129
—, Paraganglien des 302
—, segmentaler 166
Parasympathische Funktion nervi vagi 126
— Kopfganglien 25
— Schaltzellen 53
— Vagusganglien 129
Parenchymuntergang und Faserkörbe 345
Pars triangularis ganglii trigemini 147
— — nervi trigemini 67, 121, 122
Partial-Tigrolyse, fleckförmige 358
Passer 143
— s. auch Sperling
Passer domesticus 199, 218
PAS-Reaktion, Darstellung der multangulären Elemente 316
Pathologie 359
—, „normale" 330, 336
—, — des Nervensystems 325, 326
Pathologische Erscheinungen 349
Pellicula, Grenzmembran als 274
Pelobates fuscus 164
Pemphigus 359
Pentosenucleinsäure-Konzentration 88
Pentosenucleoprotein, Trockensubstanz an Zellorten mit 269
Pentosenucleotidbildung, Steuerfunktion des Nucleolus für die 228

Perca 28
Perca fluviatilis 38
Perforationen, Mitbeteiligung der Satelliten bei Ausbildung der 336
„Periaxonäre Glia", Homologie mit Oligodendroglia 295
— Oligodendroglia", Homologie mit Schwannschen Zellen 295
— — der zentralen Nervenfaser 295
„Pericelluläre Oligodendroglia" Homologie mit Satelliten 295
— — der zentralen Zellen 295
Perikaryon, Perikarya
—, atypische sensibler Ganglien 327
—, aufgelöste 352
—, bipolare 327
—, — im Ganglion ciliare 25
—, Fortpflanzung der Depolarisationswelle auf das sensible 280
—, echte unipolare im Ganglion ciliare 25
—, Einschleusung von „Tropfen" aus den Satelliten in 296
—, Endoneuralscheide 305
—, Enzymaktivität 322
—, Fensterung 349
—, große 352
—, Kaplan-Färbung markhaltiger 284
—, kleine 352
—, Kollagenfaserscheide 305
—, multipolare im Ganglion ciliare 25
—, Phosphatasen 321
—, pseudounipolare 327
—, — im Ganglion ciliare 25
—, Relation zwischen stoffwechselaktiver Oberfläche und Volumen 363
—, Satellit am kleinen bipolaren 295
—, forcierter Stoffaustausch von Satelliten zum 307
—, Stoffwechselfunktionsphasen 322
— der sensiblen Spinalganglienzelle 193
—, unipolare im Ganglion ciliare 25
—, Verwandlung im Alter 326
Perineurales Mesenchym 51
Perineuralscheide der Primärfaserbündel 303
Perineurium 135, 145, 305
— nervi facialis 125
— nervi spinalis 118
Perinucleärer Schollenrest 352

Perinucleäre tigroidfreie Zone 239
Perinucleärschicht der Kernmembran 215
Perinucleolen 220, 222
—, Immigration in den Nucleolus 217
Perisphäre 260
„periphere Glia" 294
„Peripherie" 106, 110, 113, 177
—, Kerngröße und Wachstum der 232
— nervi vagi, linke 165
— —, rechte 165
—, Tumoren als 106
„Perisomatische Glia", Homologie mit Astrocyten 294, 295
Peritonaeum parietale, viscerosensible Innervation des 169
Perjodsäure-Leukofuchsin, positive Reaktion der Kissschen Polygonalzellen 316
—, — — der multangulären Elemente 316
—, — Substanzen 314
— -Reaktion der „dunklen" Zellen 317
— -Reaktion der „hellen" Zellen 317
— -Reaktion an Mitochondrien 265
Permeabilität des Plasmalemms für Ionen 274
Peroxydaseaktivität, Zusammenhänge zwischen Tigroid und 319
Peroxydasegranula an der Kernmembran 319
— und Tigroid 319
Peroxydasen, Fe-Gehalt 319
— in Spinalganglienzellen 319
Peroxydasekonzentration in Satelliten 319
Petromyzon 14, 19, 27, 41, 78, 116, 124, 137, 161, 194, 202, 204, 205, 263, 305
— marinus 198
— planeri 260
Pferd 14, 25, 123, 128, 132, 154, 155, 161, 203, 204, 224, 267, 296, 330, 336, 341, 354
Phasen der Kollateral-Regeneration 349
Phasengrenze, Kernmembran als 215
Phasenkontrast, Untersuchung der Mitochondrien 264
—, vitale Betrachtung des Binnennetzes im 255
Phasenkontrastmikroskop, Untersuchung der Fibrillen 272

Phasenkontrastmikroskop, Untersuchung der Kernmembran im 216
Pharynx, propriozeptive Neurone für den 127
Phenolasen, labile 317
Phenylalanin, UV-Absorption 246
Phenyloxyfluorone 210
Phosphatasen in Achsenzylindern 321
—, Aktivität der sauren 322
—, alkalische 90, 321, 322
—, — im Ganglion semilunare 323
— in der Endoneuralscheide 321
— in Ganglienzellen 321
— im interstitiellen Bindegewebe 321
—, Nachweis an Neuronen 321
— in Neurokeratinresten der Markscheiden 321
— in Perikarya 321
— in Satelliten 321
—, saure 90, 321, 322
—, — im Ganglion semilunare 323
—, — im Lipofuscin 271
—, Uneinheitlichkeit der Verteilung der alkalischen 322
— bei Vitamin B-Mangel 321
— — -Substitution 321
Phosphataseaktivität 90
—, Verteilung auf verschiedene Zellgrößenklassen 322
Phosphatase-Färbung zur Identifizierung multangulärer Zellen 351
Phosphatide 211, 213, 235
— s. auch cyanochrome Lipoide
— im Ganglion semilunare 353
— des Grundplasmas 233
—, pericelluläre Hüllstruktur 285
— in Mikrosomen 266
— und osmiophile Körper 256
— im Plasmalemm 274
— in Plastosomen 265
Phosphor im Nucleolus 218
Photoreceptoren 21, 23
Phrenicusstumpf, distaler 191
Phylogenie des peripheren sensiblen Neurons 20, 22
Phylogenese 26
Phylogenetische Gedanken zur Plakodentheorie 53
Physikalische Schädigungen, Faserkörbe nach 345
Physiologische Auffassung der Synapse 297

„Physiologische Degeneration" 326
— —, Ersatz für 327
„physiologischer Tod" 325
Pia mater 118
— —, sensible Nervenfasern der 38
— —, syphilitische Entzündung der 117
— —, Versorgung von der vorderen Wurzel 157
Pigment, Pigmente 35, 116, 267
—, Auftreten der 268
—, — im Locus coeruleus 268
—, — im Nucleus niger 268
—, Bedeutung? 359
—, dunkles 268
—, — s. auch Melanin
—, dunkel-schwarzbraunes 267
—, — im Locus coeruleus 267
—, — im Nucleus niger 267
—, — im Vaguskern 267
—, Emissionspektren 269
—, Nomenklatur der 268
—, gelbes, Absorption 269
—, helles 268
—, hellgelbes 267, 268
—, — s. auch Lipofuscin
—, — in Spinalganglien 267
—, — im Sympathicus 267
—, Mikroveraschung 269
—, Mineralienkonzentration im 269
—, organische Stickstoffbasen im gelben 269
—, Osmiophobie des dunklen 268
—, — des hellgelben 268
—, Proteine im gelben 269
—, Ribonucleaseverdauung und gelbes 269
—, Trockensubstanz an Zellorten mit 269
—, Untersuchung des gelben mit cytochemischen Methoden 269
Pigmentation, Abhängigkeit vom Lebensalter 269
— als Altersveränderung 325
—, „Alterszunahme" 271
—, Dichte der 269
— der Leber bei Cirrhose 271
— bei Hepatitis 271
— bei Verfettung 271
—, pathologischer Vorgang 269
—, Schwankungen bei einem Individuum 271
— der Spinalganglienzellen 201
Pigmentationsgrad, Altersabhängigkeit 267
Pigmentationsverhältnisse in der Leber 271

Pigmentbildung, Altersveränderung 325
— im dorsalen Vaguskern 268
—, Fettmetamorphose 325
— und Nucleolus 225
— in sensiblen Ganglien 268
Pigment-Eigenfarbe 267
Pigmenteinlagerungen 32
Pigmentflecke 8
Pigmentgehalt der Spinalganglienzelle 267
Pigmentgranula, Abgrenzung gegen Golgi-Körper 267
—, Bildung 270
—, Brownsche Molekularbewegung 270
—, Verhalten zu Anilinfarbstoffen 267
—, Verhalten zu Fettfarbstoffen 267
—, Zunahme im Alter 269
Pigmentierung, Zunahme als Altersveränderung 269
Pigmentsorten 268
Pigmentzellen 44, 60
Piloarrektion, Hemmung der 166
Plakoden 47, 59, 96, 99
—, definitive 49
—, Determination der 49
—, dorsolaterale 54, 55
—, epibranchiale 51, 54, 55, 60
—, irreversible Determination der 99
— im Kopfgebiet 53
—, prälabyrinthäre 52
—, präotische 56
—, postlabyrinthäre 52
—, suprabranchiale 51
— des Trigeminus 53
— der Vagusgruppe 51
Plakodenbegriff, Definition 54
Plakodenbeteiligung 54
— bei der Ganglienentwicklung 53
Plakodenektoderm 56
Plakodenentstehung der Kopfganglien 52
Plakoden-Ganglien 55
Plakodenmaterial 50, 67
Plakodenproblem 55
Plakodenreihen, ungleichwertige 48
Plakodentheorie 50, 52
—, phylogenetische Gedanken zur 53
Plasma 110
—, achromatisches 253
—, Asche 322
Plasmaacidophilie, Anstieg der 245
Plasmabrücken 111
Plasmafortsätze der Satelliten 294
Plasmahomogenisierung als Altersveränderung 326

Plasmal 270, 297
Plasmalemm, Plasmalemma 209, 216, 273
— s. auch Grenzmembran
— s. auch Zellmembran
—, Aufbau 274
—, Capillaren am 311
—, Dicke des 274
—, elektronenmikroskopische Demonstration 273
—, funktionelle Wandlungen 298
— einer Ganglienzelle 277
—, grenzflächenaktive Moleküle 274
—, Lipoidtheorie der Membran 274
—, Membrantheorien 273
—, Permeabilität für Ionen 274
—, Phosphatide 274
—, polarisationsoptische Demonstration 273
—, Polarität 274
—, Semipermeabilität 273
— der sensiblen Ganglienzelle 273
—, strukturelle Wandlungen 298
—, Ultrastruktur 290
—, vervielfachtes 285
—, Zwitterionen im 274
Plasmalöcher, periphere 338
Plasmalreaktion, Satelliten 297
Plasmaschichtung, konzentrische 272
Plasmaschwellung, funktionelle 236
,,Plasmasektor'' (s. auch ,,Sektoreneffekt'') 210
Plasmasphäre 260
Plasmazellen im Ganglion V 149
Plasmosoma 220, 222, 225
,,Plastizität des Nervensystems'' 181
Plastosomen 262, 264
— s. auch Mitochondrien
— im Achsenzylinder 265
— im Conus 265
—, elektronenmikroskopische Untersuchung 264
—, Fermenteiweiße in 265
—, hohe Elektronendichtigkeit 264
—, Phosphatide in 265
Plastosomenschwund bei Zelldegeneration 264
Platten, hexagonale 15
,,Platzhalter'', Satelliten als 298
Plenksche Gitterfaserscheide 304
Pleuronectiden 27, 31
Plexus brachialis 232

Plexus brachialis, totale Entfernung des 156
— cervicalis 166
— ganglioformis 7
— — Meckeli 127
— — — s. auch Ganglion nodosum
— myentericus 129
— lumbosacralis 180
— nodosus 127, 147
— — s. auch Ganglion nodosum
— pulmonalis vagi, Verbindungen mit dem Sympathicus 129
— tympanicus 126
Plurivacuoläre Zelle 357
Polarglia 293
Polarisationsmikroskopische Untersuchung des Ganglion semilunare 313
— — markhaltiger Zellen 281
— — pericellulärer Hüllstrukturen 285
— — des Trophospongiums 307, 308
Polarisationsoptische Befunde an der Markscheide 276
— Demonstration des Plasmalemms 273
— Effekt, Aufhebung durch Alkohol 281
Polarisiertes Licht 212
— —, Untersuchung im 210
Polarität 274
,,Polarkerne'' 234
Pole bipolarer Zellen und Tigroid 237
Polkappe 282
Polkegel 233, 234, 282
— s. auch Conus (originis)
—, Aufgliederung zum ,,Delta'' durch penetrierende Gefäße 309
—, Capillarpenetrationen 309
— markhaltiger Zellen 283
Poliomyelitis 359
Polychäten 19, 20
Polygonale Zellen, Nachweis der 212
Polymorphe Zellen in sensiblen Ganglien 204
Polyneuritis alkoholica 330, 336
Polynucleotide vom Ribosetyp, UV-Absorption 246
Polysaccharide, Auflösung durch Diastase 316
—, — durch polyvalentes Enzymgemisch 316
—, — durch Speichel 316
—, intracelluläre 316
— im Nucleus mesencephalicus nervi trigemini 316

Polytome Kollateralabgabe 26
Polytomie 186, 334
—, Bestätigung der — der Spinalganglienzellfortsätze durch Degenerationsexperimente 178
—, Beweis der 178
—, intrazentrale 178
— des Neuriten 162
Porentheorie der Grenzmembran 274
Porenweite der Grenzmembran 274
Proteinnetze, Reste von Grenzmembranen 285
Portio major nervi trigemini 123
— minor nervi ophthalmici 124
— — — trigemini 123
— motorica nervi trigemini 31
Postanale Wurzel bei *Branchiostoma* 28
Postbranchiale Neuralleiste 55
Postcerebrum 26
Postotische Kopfganglienleiste, Ausschaltung der 55
Präotisches Kiemennervengebiet 125
— Plakode 56
Präriehund 168
Präsomitenmesoderm 100
Präsubstanz, homogene, und osmiophile Körper 256
Präsumptive Epidermis 44, 98
— Hirnregion 98
— Medullaranlage 44
— Neuranlage 98
— Neuralleiste 98
Präsumptives Neuralleistenmaterial 44
Primäranlagen, Schicksal der 60
Primärbrücken, ventrale 57
Primäre Anlagezellen der Neuralleiste 46
— Chemoreceptoren 23
— „Reizung" 241
— Sinneszellen 21, 22
Primärfaserbündel, Perineuralscheide der 303
Primärfluorescenz des Lipofuscins 270
Primärgranula, präformierte, und Tigroid 248
Primaten 115, 127, 128, 179, 226, 347
Primitive Kopfnervenwurzeln 56
— Reflexbogen bei *Amblystoma* 30
— Sinnesganglienzelle 21
Primitivfasern 8
„Primitivlinie" 49
„Primogenitur" KOHN 59

Pristiurus 40
Processus costotransversarius 127
Proliferationszonen der Kopfganglienleiste 50
„proliferative Prozesse", Zeichen erhöhter Aktivität 349
„prolongement cylindraxil" 26
Pronephrosregion 28
Proneuroblasten 74
—, Golgi-System in 257
—, indifferente 106
—, Kino-Chromatin in 218
—, Zellteilungen 327
Proportionalität von Ganglienzellgröße und Körpergröße 198
„propriospinale Zellen" 159
Propriozeptive Funktion der Kaumuskeln 33, 35
Propriozeptivität 242
— für die Kaumuskulatur 123
— des N. abducens 132
— des N. oculomotorius 132
— des N. trochlearis 132
— für die Zunge 243
— der Zungenmuskulatur 131
Propriozeptoren 150
— bei *Branchiostoma* 28
—, Fasern in der Vorderwurzel 156
— im N. accessorius 130
—, Segmentüberlagerung der 157
— der Zunge im N. hypoglossus 132
— — im N. lingualis 132
Prosencephalon 49
Prospektive Bedeutung des Neuralleistenmaterials 98
— Ganglien 60
— Potenz des Neuralleistenmaterials 98
Proteine, Baustoffe der Membranen 277
— im gelben Pigment 269
—, isoelektrische Zone nach Formolfixation 235
—, Menge im Cytoplasma 311
—, — im Kern 311
—, Mikrosomen 266
— in osmiophilen Körpern 256
—, Verhältnis zu Nucleinsäuren 246
Proteinfilamente 272
— des Endoplasmareticulums 251
Proteinfolien 215
— der Kernmembran 216
Proteinfolientextur, Kernmembran 215
Proteinlamina der Kernmembran 215

Protein-Membranen, lamelläre, des Endoplasmareticulums 251
Proteinstrukturen, tangentiale 272
Proteinsynthese 112
Protoplasma, Zähnelung 327
Protoplasmaalteration 343
Protoplasmakanälchen, periphere 338
Protoplast, Protoplasten 276
—, äußere körnchenfreie Zone 232
—, Bildung plumper Keulen 349
—, Differenz im physikochemischen und topochemischen Aufbau 322
—, geschrumpfte 352
—, grobe Lappung 340
—, sehr große 336
—, hyperchromatische 352
—, hyperpigmentierte 352
—, innere granuläre Zone 232
—, Lipoidscheide 277
—, Schrumpfung 213
—, schwach basophiler 237
—, Schwellung 213
— der Spinalganglienzelle 211, 232
—, Striae zwischen Satelliten und 276
—, zerklüftete 352
Protopterus 27, 38, 48
—, *annectens* 138, 139, 207
—, Ganglienzellen im N. terminalis 7
Prototypus sensitivus 193, 327, 331, 348
— —, Nebenformen 327
— — der Spinalganglienzelle 341
—, Zellmembran 278
Protozoen 112
Protuberanzen des Kernes 244
Proximale Hinterwurzelpartie 51
Prozesse, proliferative, Zeichen erhöhter Aktivität 349
Psammomkörner 122
— im Plexus radicularis 123
Pseudemys 263
Pseudodendrit, Pseudodendriten 108, 110, 196, 201, 332, 335
—, dendritenähnliche Paraphyten 351
—, fruchtlose Regenerate 347
—, Mitochondrien 264
— von Zellen im Ganglion semilunare 334
Pseudodendritenbildung 110
—, regenerativer Versuch 349
Pseudokollaterale 201

Pseudomultipolare (Zellen) 25, 196
— und „multanguläre" Zellen 359
—, Reizform der Neurone 112
— Zellen, Kern-Plasma-Relation 352
Pseudomultipolarität, reversible 107, 109
Pseudopodien der Neuroblasten in vitro 113
Pseudopodienbildung von Neuroblasten in vitro 110
Pseudorabies 359
Pseudoreflex 154
„Pseudounipolare", atypische Neurone 196
Pseudounipolare Neurone 24
— Spinalganglienzellen 182
— große Perikarya 182
— mittelgroße Perikarya 182
—, „pseudomultipolar" 351
Pseudounipolarisation 71, 73, 77, 78
—, Arbeitsleistung durch 340
—, Mechanismus der 78
— in vitro 111
Pseudounipolarität 193
Pseudotrigeminusneuralgie 123, 168
Pterine, Emissionsspektren 269
Pubertät und Zellgröße der Spinalganglienzellen 200
Pulmonaten 21
Pulpanervenfasern, Kaliberklassen 355
Purinringe, UV-Absorption 246
Purkinje-Zellen, Lipophobie 268
Pyknomorphie 236
Pyknosen der Kerne in senilen Zellen 217
— als Altersveränderung 326
Pyramidenkreuzung 131
Pyrenophor 193
Pyrimidinringe, UV-Absorption 246
Pyromen 109

De Quatrefagessche Zellen 19
Querschnittslähmung 158
Querschnittstrennung des Rückenmarkes 349

Rabies 330, 359
Radicotomie s. Rhizotomie
radiculäre Schmerzen 117
„Radiculitis, interstitielle" 120
Radien der Sphäre 260, 261
Radiogramm, Absorptionsveränderung im 314
— nach Lipoidextraktion 314

Radiogramm nach Ribonuclease-Verdauung 314
— einer Spinalganglienzelle 314
Radius vector HEIDENHAINS 260
Radix anterior 17, 119, 156, 158
— — s. auch Radix ventralis
— — s. auch Vorderwurzel
— —, präganglionäre vegetative Fasern aus der 165
— descendens nervi trigemini 30
— dorsalis 9, 61, 81, 116, 117, 119, 140, 152, 154, 180
— — s. auch hintere Wurzel
— — s. auch Hinterwurzel
— — s. auch Radix posterior
— —, Darmkontraktionen nach Reizung der 151
— —, Durchschneidung der 180
— —, zentrifugale Fasern in der 152
— —, Zusammensetzung aus Fila radicularia 114
— motorica nervi trigemini 122
— — — —, Einzelzellen in 239
— nervi trigemini 120, 121
— — —, Verhalten der Hirnhäute 121
— posterior (Radices posteriores) 17, 119, 156
— —, Ausbildung der 61
— —, Beziehung der Zellen vom Degenerationstyp C zur 176
— —, Reizung des distalen Stumpfes 151
— spinalis descendens nervi trigemini, Aufbau der 179
— ventralis 6, 81, 114, 116, 119, 140, 152, 180
— —, Durchschneidung der 180
Raja 9, 10, 283
— *batis* 28
RAMÓN y CAJALS Einteilungsprinzip 331
Ramus, alveolaris mandibulae, Neurotomie 354
— communicantes 6, 95, 165, 186
— — albi 92, 95, 166
— — —, afferente Fasern im 168
— — —, Durchtrennung 242
— cervicalis, Durchschneidung der — bei Pseudotrigeminusneuralgie 168

Ramus, Rami communicantes, gemischte 166
— — und Grenzstrangneuroblasten 93
— — griseus 166
— — im Halsbereich 166
— — im Lumbalbereich 166
— —, periphere Ausläufer von Zellen des Spinalganglions im 167
— — im Sacralbereich 166
— — im Thoraxbereich 166
— —, typische markhaltige Fasern in 166
— —, Zellen im Spinalganglion 166
— dorsalis arteriae vertebralis 133
— nervi spinalis 63
— lumbalis arteriae iliolumbalis 133
— medullae spinalis arteriae intercostalis 133
— — — — lumbalis 133
— musculi stapedii nervi facialis 125
— petrosus arteriae meningicae mediae 133
— pharyngicus arteriae pharyngicae ascendens 133
— recurrens nervi maxillaris 124
— spinalis arteriae vertebralis, ramulus medius 134
— — — —, — posterior 134
Rana 12, 13, 27, 59, 234, 263
— *esculenta* 139, 152, 199, 286, 322
— *pipiens* 34, 49, 51, 140
— —, Metamorphose 34
— *temporaria* 139, 152, 252, 278, 316
Randschleier der Rückenmarksanlage 61
Randschollen 356
Randschollenbildung 355
Randschollenkranz 76, 112, 207, 238, 239, 353
Randwurzeln, ventrale von C_4 und Th_2 157
Randzellen 27
Ransonsche Schmerzfasern 131
Ranvierscher Schnürring 137, 185, 283
— —, Lage in Bezug zum Perikaryon 283
— — und T-förmige Teilung des Neuriten 203
— Segment, Mittelstück 283
— System, Grenzen des 283
„— T" 13, 281
— Zellen 136

Raphe des Neuralrohres 41
Ratte 13, 49, 78, 81, 107, 108, 109, 111, 112, 131, 132, 150, 161, 162, 168, 176, 178, 179, 186, 200, 205, 208, 209, 217, 225, 226, 228, 229, 248, 249, 252, 254, 255, 257, 261, 262, 263, 264, 265, 269, 270, 276, 283, 292, 300, 304, 307, 308, 322, 326, 348
Rattenembryonen 49
Raubersches Ganglion 115
Reaktion der Ganglienzelle auf Noxen 336
—, „unspezifische" — der Spinalganglienzellen 359
Receptor bei *Evertebraten* 21
— der vegetativen Peripherie 168
—, viscerosensibler 167
— der Zungenmuskulatur, Degeneration 131
receptorische Neurone 23
Receptorentypen 26
Rechtshändigkeit 165
„Rechts-Links-Problem" 164, 165
Rechts-Links-Symmetrie 243
Rechts-Links-Unterschiede 164
Recklinghausensche Krankheit 355
„recurrent sensation" 156
„Recurrente Sensibilität" 156
Redlich-Obersteinsche Stelle 117
— Zone 117
Reflexbögen 105
—, bineuronale 191
—, künstliche 192
—, mononeurale 192
—, primitive bei *Amblystoma* 30
—, Schema der spinalen 181
—, sensibler Schenkel 105
—, trineuronale 191
Reflexkollaterale 181
— zum Vorderhorn 178, 183
Refraktärperiode des motorischen Neurons 190
— des sensiblen Neurons 190
Refraktärzeit 190, 288
Regelklasse 232
Regenerabilität, akzessorische Fortsätze als Zeichen hoher 336
Regenerate, neurotrope 348
—, fruchtlose, irritierter Zellen 347
„régénération collatérale" 346
Regeneration, Bedeutung der Diplosomata 262
— vom Faserende 347
—, Faserkörbe als Überschußbildungen bei 346
—, heterogene 192

Regeneration der Hinterstrangbahn 348
— als eine Kollaterale 347
— von einer Kollateralen 347
— der epikritischen Leitungsbahn 182
— der protopathischen Leitungsbahn 182
— von *Urodelen*schwänzen 56
—, Vermehrung der Bola-Paraphyten bei 341
Regenerationsexperimente 166
Regenerationsfähigkeit 349
— des sensiblen Neurons 347
— und UV-Absorption 88
Regenerationsphase nach Traumen 349
Regenerationsrate 352
Regenerationsversuche und Ganglienfunktion 190
Regenwurm 21, 142
Regio juxta fissuralis 348
Reichsche π-Granula 300
Reifezeichen, frühe Lipofuscineinlagerung als 325
— der Spinalganglienzelle 222
Reissnersche Zellen 27
„Reitende Glia" 294
„Reize", definierte 351
Reizeffekt, antidromer 151
Reizformen der Ganglienzelle 333
— im Ganglion semilunare 336
— heterogene Natur der 351
— mit Kollateral-Regeneraten 349
— von Nervenzellen 336
— der Spinalganglienzellen 350
Reizqualität, adäquate 183
Reizung, primäre 172
—, Veränderungen der Satelliten bei elektrischer 290
—, Vermehrung der Bola-Paraphyten bei inadäquater 341
Reizwirkung „antidrome" 151
Reizzustände, Amphicyten während vagaler 296
—, pathologische der Nervenzellen 336
Rekondensation der ins Mesenchym ausgeschwärmten Neuralleistenzellen zu Ganglienanlagen 53
— von Zellen zur Ganglienanlage 51
Relaissystem, urtümliches 37
Relaiszelle(n) 25, 161, 162, 168, 170, 176, 177, 185, 188, 239, 242, 327, 350
— s. auch Dogiels Typ II
— s. auch Neurone Typ D
— s. auch Spinalganglienzelle Typ D

Relaiszelle(n) und atypische Elemente 328, 329
— als Deiters-ähnliche Multipolare 334
—, Entdeckung der 173
—, Faserknäuel 341
—, Formen der Ausläufer 170
—, Identität mit dem Typ von Deiters 333
—, polytome Verzweigung 341
—, Polytomie 334
—, Seriendichotomie der 334
—, Synapsenproblem 359
—, synaptische Funktion 278
—, Verzweigung der Fortsätze 185, 186
Relaiszellenfrage 280
Relaiszellenproblem 334, 351
Relaiszellensystem 36
— von Dogiel 37
Remaksche Fasern 347
„renflements nerveux" 3
Repigmentation 271
Reptilien 38, 93, 95, 116, 123, 198, 205, 238, 253, 259, 283, 252
Reservezellen im Spinalganglion 177
Restchromatin 176
Restdrucksensibilität im Trigeminusgebiet 158
Restitution 352
Restitutionsfähigkeit 353
— der sensiblen Neurone 300
Restknötchen 298, 299, 302, 343, 352
— nach Thyroxinzufuhr 358
Restkörperchen 175
Restsensibilität 157, 158
—, Leitung über den Grenzstrang 157
Resttigroid, Verklumpung 244
Reticuloendothel-Elemente in sensiblen Ganglien 295
Reticulumtheorie des Nervensystems 111
Retina, Zwillingszellen in der 202
Retziussche Zellen 197, 232
— —, Neuroblastentheorie der 197
Reversibilität der pseudounipolaren Zelle ⇄ multipolare Reizform 348
Rhachischisis 98, 99
Rhesus 25, 113, 131, 153, 159, 165, 167, 178, 179, 180, 186, 226, 263
Rhizotomia, Rhizotomie 150, 151, 152, 153, 159, 171, 177, 192, 332
— anterior 157, 159, 171
— —, Degeneration der multipolaren Vorderhornzellen nach 159

Rhizotomia anterior,
　Degeneration ovoider
　Elemente nach 159
—, Degeneration des Hinterwurzelstumpfes bei 172
— dorsalis, Bolas nach 348
—, Faserverhalten nach 173
—, Frühveränderungen nach 176
—, Knäuel nach 344
—, kombinierte 157
—, partielle 160
— posterior 157, 171
— —, partielle Atrophie im Weiß des Rückenmarkes nach 178
— —, Degeneration nach 178
— —, degenerierende Fasern in der Radix ventralis nach 156
— —, Schmerzausschaltung durch 156
— —, Vorderhornzelldegeneration nach 180
—, proximal vom Ganglion jugulare 173
—, Restitution nach 176
—, Zelldegenerationen in Spinalganglien nach 171
—, Tigrolyseerscheinungen nach 248
Rhombencephalon 44, 50
Rhombomerie 44
rhythmisches Verdoppelungswachstum 229
Ribonuclease 90
—, Extraktion von Spinalganglien mit 246
Ribonuclease-Verdauung, Radiogramm nach 314
— der Spinalganglienzelle 311
—, Verhalten des gelben Pigments 269
Ribonucleinsäure 112
— im Cytoplasma der Neuroblasten 84
— im Kern 228
— im Kernkörperchen 228
— in der Kernmembran 228
—, Mikrosomen 266
— im Nucleolus 226, 247
— in osmiophilen Körpern 256
— in Spinalganglien 246
— im Tigroid 247
—, UV-Extinktionswerte 228
Richterscher perifasciculärer Raum 119
Riechepithel, intraepitheliale Ganglien im 23
Riechplakode 54
Riechschleimhaut 23
Riechzellen 21, 23
—, Tigroid 23
Riesenfische 336

Riesengliazellen 25
Riesenmicellen 272
,,Riesenneurone" 340
Riesensynapsen der afferenten Hinterwurzelfasern 179
Riesenzellen, dorsale des Rückenmarkes von Petromyzon 27
—, pseudounipolare, im Ganglion semilunare 355
— im rostralen Rückenmarksdrittel bei Ctenolabrus 31
Rind 13, 25, 63, 73, 84, 123, 128, 131, 132, 163, 196, 203, 209, 210, 214, 237, 249, 250, 266, 267, 269, 270, 276, 277, 312, 316, 317, 318, 319, 320, 321, 323, 328, 333, 334, 336, 338, 351
Ringe, perisomatische 293
Ringzonen, Anordnung des Tigroids in 239
—, perinucleäre tigroidfreie 237
RNS, s. auch Ribonucleinsäure 84
Rochen 220
Rodentia, Rodentier 117, 199, 226
Röntgenabsorption durch Spinalganglienzellen 311, 312
Röntgenmikroradiographie der Spinalganglienzelle 311
Röntgenmikrospektrographie pigmentierter Zellorte 269
Röntgenschädigung, ovarielle 107
Rohon-Beardsche Zellen 14, 19, 27
Roncoronische Fibrillen 219
Rongalitweiß zur Identifizierung multangulärer Zellen 351
rostrale Kopfganglienleiste 49
Rotationsellipsoide 288
Rubaschkinsches Ganglion 23
,,rudiments of posterior roots" 40
Rückenmark 28, 44, 137
—, Austritt der Fila radicularia Nervi accessorii 130
—, Bolas im 347
—, Burdachscher Strang 180
—, caudaler Abschnitt 56
—, Cellulae intermediae 180
—, Clarkesche Säule 180
—, Doppelbildung des 98
—, Hinterhorn 180
—, Gollscher Strang 180
—, Graue Substanz 180
—, Lissauersche Randzone 179
—, Paraphyten im 347
—, parasympathische Fasern aus S_{2-4} 165

Rückenmark, partielle Atrophie nach Rhizotomia posterior 178
—, präganglionäre vegetative Fasern aus Thorakal- und Lumbalsegmenten (L_1, L_2) 165
—, Querschnittstrennung 349
—, Regenerate im 348
—, Seitenhorn 179
—, Verzweigung der Hinterwurzelfasern im 178
—, — des Spinalganglienzellfortsatzes im 178
—, Vorderhorn 180
Rückenmarksanlage 45
—, dorsalgerichtete Massenzunahme der 63
—, Randschleier der 61
—, Verdoppelung der 97
Rückenmarksdurchtrennung, totale 158
Rückenmarksgrau 167, 180
Rückenmarksneurone, trophische Beeinflussung durch Spinalganglienzellen 180
Rückenmarksverdoppelung 100
Rückenmarksvorderwurzeln 45
Rückenmarkswurzeln 4, 28, 159
—, Lage beim Erwachsenen 114
—, — beim Neugeborenen 114
—, — während der Pubertät 114
—, Trennung bei Branchiostoma 116
—, Verschmelzungsstelle beider 118
Rückenmarkszellen, Glutathionreaktion 314
Rückresorption gespeicherter Farbstoffgranula 325
Rumpf, caudaler Abschnitt 56
—, drei Liniensysteme am 49
Rumpfganglien, Segmentation der sensiblen 101
Rumpfganglienleiste 45, 49, 52, 60, 73, 99
—, Mesektoderm der 91
Rumpfmuskulatur, Denervation der 192
Rumpfnervensystem, sensibles 99
Rumpfneuralleiste, Exstirpation der 99
Rumpfsegmente 150
,,runde Zellen" mit Paraphyten 321

Sacculus 67, 69
Saccus vasculosus 22
Sacralganglien, abweichende Entwicklung der 60
—, Lage der 114

Säuger, Säugetiere 13, 16, 32, 35, 39, 41, 51, 52, 57, 59, 63, 64, 70, 73, 93, 115, 116, 124, 125, 126, 127, 129, 130, 131, 132, 135, 143, 144, 145, 149, 151, 156, 161, 162, 163, 169, 170, 187, 196, 198, 200, 214, 221, 225, 253, 259, 260, 261, 263, 281, 283, 296, 305, 322, 329, 330, 340, 352, 353
— mit festgelegter Maximalgröße, transitorische Lappung des Protoplasmas 340
—, große 338
—, höhere 199
—, langschwänzige 115
—, niedere 199
Säuger-Sympathicus 24
Säugetiere s. Säuger
Säurefuchsin 209
Safranin-Fuchsin-Methylgrün-Färbung, Nucleolus bei 217
—, Nissl-Substanz bei 217
,,Saftkanälchen" von HOLMGREN 255
Safträume in Kapselfortsätzen 305
Salamandra 200, 214, 252, 267,
— *maculosa* 199, 322
Salicylvergiftung, chronische, Vacuolisierung nach 354
—, —, Zelluntergang nach 354
—, Kernreaktion nach 354
—, Octavus-Ganglion nach 354
—, Satellitenreaktion nach 354
—, Tigrolyse nach 354
Salmo 27, 48, 59
Satelliten 14, 19, 25, 28, 76, 96, 116, 234, 276, 290, 303, 304
—, Synonyma 290, 303
— s. auch Hüllzellen
— s. auch Mantelzellen usw.
—, Abstammung 57
—, — vom äußeren Keimblatt 290
—, äquatoriale 293
—, aktivierte 326
—, Alarmreaktion der 307
—, Altersveränderungen 326
—, Bedeutung der 295
—, Bernsteinsäuredehydrogenase 321
—, bipolare 293
—, Centriolen der 300
— am Conus 300
—, Darstellung 291
—, Dichte der 292
—, Dynamik der 298
—, Eindringen ins Neuroplasma 353

Satelliten, Einschleusung von ,,Tropfen" aus — in Perikarya 296
—, ektodermale Genese 290
—, elektronenmikroskopische Untersuchungen 292, 298
— im ,,endokapsulären Raum" 290
—, Erregungsüberleitung 297
—, extracelluläre Lage 338
—, Faserknäuel in Ansammlungen gewucherter 343
—, — außerhalb der 341
—, Fehlen 295
—, Fibrillenkörbe an 342
—, forcierter Stoffaustausch von — zum Perikaryon 307
—, ,,Fortsätze" 300
—, Funktion 296
—, Gestalt der 291
—, gewucherte 332
—, Gleichsetzung zwischen zentraler Glia und 292
—, Gliofibrillen 294
—, Golgi-Apparat 300
—, große 207
—, Homologie mit Astroglia 294, 295
—, — mit pericellulärer Oligodendroglia 295
—, Induktionsfähigkeit 285
—, Innervation durch Faserkörbe 342
—, ,,interstitielle Drüse" 295
—, intracelluläre Lage 338
—, Kernschwellung 356
— am kleinen bipolaren Perikaryon 295
— der Kopfganglien 59
—, Lipofuscin in 271
—, Lipofuscinbildung 300
—, Lipoidmembran zwischen Spinalganglienzelle und 292
—, Lipoidscheide zwischen Protoplast und 277
—, Lückenfüllung nach Neuronuntergang 296
—, Membran zwischen Neuroplasma und 298
—, Membranen von 292
—, Methylenblaufärbung 285
—, Mitbeteiligung bei Ausbildung der Perforationen 336
—, — bei der Fortsatzbildung 335
—, Mitochondrien 300
—, modifizierte 326
—, multipolare 293
—, Myelin 285
—, ,,neurono-neurogliale Symbiose" 295

Satelliten als Neuronophagen 296
— nach Neurotomie 353
— bei Oxydasereaktion 318
—, partiell-syncytiale Strukturen 291
— in peripheren Protoplasmakanälchen 338
—, Peroxydasekonzentration 319
—, Phosphatasen in 321, 322
—, Pigment in 267
—, plakodaler Ursprung der 56
—, Plasmafortsätze 294
—, — im Neuroplasma 307
—, plasmatische Eigenschaften 292
—, als ,,Platzhalter" 298
—, polare 293
—, — Lage des Golgi-Apparates 300
—, positive Plasmalreaktion 297
—, protoplasmatische 298, 299
—, — Symbiose zwischen Ganglienzelle und 291
—, — Verbindung zwischen 291
—, Protoplasten der 291
—, Reaktion der 352
—, ,,Schleier"-Bildung 293
—, ,,Schutzzellen" 296
—, ,,Schwesterzellen" der Spinalganglienzellen 296
—, Speicherung in 324
—, Sphäre der 300
—, Stammzellen der 77
—, sternförmige 298
—, Stoffabgabe ins Neuroplasma 296
—, Stoffwechselhilfsleistung der 285
—, Striae zwischen Protoplast und 276
—, Syncytium mit dem Perikaryon 291
—, Syndesmien 291
—, Trennung vom Neuroplasma 293, 294
—, trophische Funktion 295, 298
—, Trypanblauspeicherung 324
—, Typen der äquatorialen 293
—, — der polaren 293
—, Ultrazentrifugierung 292
—, Unterformen 293
— nach dem Untergang der Ganglienzelle 298
—, unipolare 293
—, Veränderung bei elektrischer Reizung 290
—, Vergleich mit ovariellem Follikelepithel 296
—, Verhalten bei Speicherung 325

Satelliten, Vermehrung der 199
—, — zu peripheren Neurophagen 298
— als Vermittler der Erregung 297
—, verzweigte 291
—, Viscosität 292
— in vitro 112
—, Wucherung 352
—, — nach Neurotomie 173
—, Zahl der 291
—, Zellkern 292
Satellitenanordnung 291
Satellitenfortsätze, kanalisierte 307
Satellitenfunktion 290
—, Theorien 295
Satellitenhyperplasien 343
— und Faserkorbvermehrung 345
Satellitenkapsel, Zahl der Zellen in einer 201
—, Zellpaare in einer 201
Satellitenkapselbildung 77
Satellitenmembran 9, 276
Satellitenplasma 292
—, Bläschen als Ausdruck des Stofftransportes 296
—, elektronenmikroskopische Untersuchung 296
—, Fetttropfen 296
Satellitenreaktion nach Chininvergiftung 354
— nach Salicylatvergiftung 354
Satellitensyncytium 291
Satellitenzellen 290
—, Form 290
—, Goldbedampfung 216
—, Kern 277
—, „Striae" zwischen 307
Satellitenzellkapsel 84, 144, 304
Satellitenzellkerne, Größe 229
Satellitenzellkörper, geschwollene 355
Sauerstoffsättigung der Spinalganglienzellen 204
Sauerstoffversorgung 26
— der Dorsalzellen 310
Sauropsiden 25, 38, 46, 126, 130, 225, 256, 284
—, Spinalganglien der 143
Scapha, sensible Innervation 125
Schädelbasis, Horizontalschnitt durch die 67
Schädelgrube, hintere 120
—, mittlere 120
Schaf 12, 13, 14, 63, 73, 125, 128, 296, 333, 337, 338
Schaltneurone 177
Schaltzellen, parasympathische 53
Schaltzentren vegetativer Efferenz 189

Scheide, Defektbildung der — des Neurons 304
—, ektodermale 304
—, mesodermale 304
Scheidenzellen 30, 59, 60
—, ektodermale Genese der 57
—, elektronenmikroskopische Untersuchung 294
Schichtenbau der Nucleoli 218
Schilddrüsenhormon 34
Schildkröten 13, 49, 143, 144, 161, 184, 200
Schimpanse 359
Schizotripanum Cruzi 112
Schlackentheorie des Lipofuscins 269
Schlangen 38
Schlemmsches Ganglion 115
„Schlingenterritorien" 343
Schlundtasche 54
Schlundtaschenentoderm 54
Schlundtaschenexstirpation 54
Schluß des Neuralrohres 40
Schmerz, Förderung 188
—, Hemmung 188
Schmerzausschaltung durch Ganglienresektion 120
— durch Hinterwurzelresektion 120
— durch partielle Rhizotomie 160
— durch Rhizotomia posterior 156
Schmerzempfindung nach Rhizotomia posterior 157
Schmerzfasern 154, 160, 162
— im Hauptstamm nervi vagi 180
—, marklose 159, 176
— im N. mandibularis 179
— im N. maxillaris 179
— im N. ophthalmicus 179
— im N. trigeminus 179
—, „parasympathische" 169
—, „sympathische" 169
Schmerzförderer 187
Schmerzförderung 186
Schmerzfreiheit, völlige, nach Rhizotomia posterior 157
Schmerzhemmung 186
Schmerzleitung 179
—, efferente Fasern der 169
— durch Vorderwurzelfasern 156
Schmerzneurone 197
—, intrasympathische 168
Schmerzreaktion bei Reizung der durchtrennten Vorderwurzel 156
Schmerzsinn, Neurone für den 183
Schmerzsynapsen im Spinalganglion 168
Schnauzepithel der *Ratte* 78
Schneckenepithel 15

Schnürring, Lage des zellnahesten 283, 284
Schollenkoagulation 249
„Schrönscher Körper" 15, 217
Schrumpfung, Chromophilie, durch künstliche 236
Schrumpfungsartefakte 206
Schrumpfungsbereitschaft „dunkler" Zellen 206
„Schutzzellen" 296
Schwalbe 214
SCHWALBES Ganglion 24
„Schwannoide Glia" 295
— „Gliocyten" 294
Schwannsche Scheide 15, 276, 304
— — um akzidentelle Fortsätze 347
— —, Grenze zur Glia 120
— —, Grenze zwischen Glia und 117
— Zellen 55, 57, 58, 96, 111, 293, 294, 300, 304
— —, Entstehung der 15
— —, Grundlage der Terplanschen Knötchen 343
— — der Hirnnerven 59
— —, Homologie mit Oligodendroglia-Typ IV 294
— —, — mit periaxonärer Oligodendroglia 295
— —, Induktionsfähigkeit 285
— —, Methylenblaufärbung 285
— —, Myelin 285
— —, Penetration ins Axoplasma 294
— —, Stoffwechselhilfsleistung der 285
— —, Ursprung der 56
Schwanz, Kollateralinnervation des 116
—, Regeneration des 201
— von *Säugern* 116
Schwanzganglien der *Schildkröte* 184
Schwanzsegmente, hypoplastische 144
Schwanzspitze 60
Schwefelsäuregruppen in Granula der Spinalganglienzelle 315
Schwein 13, 50, 51, 53, 54, 59, 63, 73, 116, 123, 128, 131, 132, 167, 199, 203, 218, 261, 270, 296, 338
Schweißdrüsenhemmung 153
Schweißhemmung 151
Schweißsekretion, Hemmung der 166
Schwellung, Chromophobie durch künstliche 236

„Schwesterzellen der Spinalganglienzellen" 296
Schwimmversuch, Schwankung des Nissl-Bildes nach 244
Scyllium 28, 40, 116
— *canicula* 40, 198
Scymnus lichia 280
„Secundogenitur" KOHN 59
Segmente 349
— 32 (Co_2) 57
— 33 (Co_3) 57
—, Abhängigkeit der Gangliengröße von 144
—, — der Zellgröße von 144
—, — der Zellzahl von 144
—, internodale 283
Segmentabhängigkeit der Typen von Spinalganglienzellen 197
Segmentation der Ganglienleiste 100
—, primäre 61
—, sekundäre 61
Segmentationsstörung 165
Segmentbegriff, Revision des 186
Segmentgliederung der Ganglienleiste 60
Segmentschema 167
Segmenttheorie des Kopfes 44
Segmentüberlagerung 165
— für Propriozeptoren 156
— für sensible Nerven 156
Segmentwert des III. Hirnnerven 41
Seitendifferenzen der Ganglienleiste 165
— der Teilungsraten der Stammzellen 165
Seitenhorn des Rückenmarkes 179
Seitenlinie, Anlage in zwei Generationen 49
Seitenlinienprimordia 51
Seitenlinienorgane 45
—, Homologa der 47
Seitenliniensystem 45, 54
Seitenstränge 183
Seitenunterschiede der Faserzahlen 163
— der Zellzahlen 163
Sekretbildung, Stadien bei Amphicyten 296
Sekretionsvermögen der Mantelzellen 296
„Sektoreneffekt" 209
Sekundäre Sinneszellen 19, 21, 24
— — bei *Wirbellosen* 22
Sekundärfluorescenz 210
— des Lipofuscins 270
Selachier 23, 27, 30, 45, 46, 52, 116, 124, 126, 137, 214, 283, 309

Selachier, Dorsalzellen bei 28
Semipermeable Membran der Zelle 278
Semipermeabilität des Plasmalemms 273
Seneszenz, Zellchromasie bei 235
Senile Zellen 235
Senilität 326
Senilitätsmerkmale 343
Senium 326, 327
—, Zunahme der akzessorischen Ausläufer 337
Sensibilität, Absinken im Alter 326
—, allgemeine somatische 55
—, — viscerale 55
—, Ausfall der epikritischen 169
— für das äußere Ohr 243
—, epikritische 160, 182
—, Leitung außerhalb der Spinalganglien 188
— des N. facialis 125
—, Neurone der protopathischen vom Typ A_2 183
—, protopathische 160, 182
—, „recurrente" 156
—, Schema der — eines Segmentes 182
—, somatische 182
—, spezifische viscerale 55
—, viscerale 182
Sensibilitätsverlust 333
„sensible akzessorische Hilfsbahn" 157
— Funktionsgruppe 25
— Ganglien des N. vagus 130
— —, Ontogenese der 39
— Hirnnerven 41, 48
— Innervation von Cellulae mastoideae 125
— — vom Gaumen 125
— — der Helix 125
— — vom Innenohr 125
— — vom Lobulus auris 125
— — vom Mittelohr 125
— — von der Ohrmuschel 125
— — der Scapha 125
— — der Tuba auditiva 125
— — der Wange 125
— — der Zunge 125
— Nervenfasern des N. abducens 35
— — des N. oculomotorius 35
— — des N. trochlearis 35
— — der Pia mater 38
— Qualität 17
sensibler Anteil des N. trochlearis 37
— des Nucleus oculomotorius 37
— — — trochlearis 37
„sensibles Ektoderm" 47

sensibilité recurrente 156
— — ou en retour 156
Septum, membranartiges, zwischen Vacuolen 357
Seriendichotomie 334
Serranus atrarius 48
Sexchromatin 227
— s. auch Corpus paranucleolare
Sexualdimorphismus der Spinalganglienzellkerne 90
Sherringtonsches Gesetz 165
Siegelringzellen 353, 357
Silberimprägnation 194
Silberpräparate zur Identifizierung multangulärer Zellen 351
Sinnesepithelien 144, 358
Sinnesganglienzelle 24
— des I. Hirnnerven 1
— des N. terminalis 1
— des N. vomero-nasalis 1
—, primitive 21
—, unipolare 21
Sinnesnerv 1
Sinnesnervenzellen, bipolare, mit freien Nervenendigungen 21
—, frei endigende, verzweigte 21
Sinnesorgane 54
— der Kiemenspalten 45
Sinneszellen, Degeneration der sekundären 180
—, intraependymale 22
—, primäre 21, 22
—, sekundäre 19, 21, 22, 24
—, — der Haut 96
Sinus cavernosus 121
— ganglii 147
— — semilunare 122
Sinusoide in Ganglien 149
Siredon 41
Skeletmuskelfasern in Ganglien 139
Sklerose, multiple 330
Sklerotom 114
Solea 27
— *impar* l1
Somatopleura 106
somatosensible Neurone 52
Somatosensibilität 182
—, Leitung der 169
Somatosensorik 55
Somiten 15, 41, 46, 49, 91, 99, 100, 110
—, Excision der 100
—, Größe der 100
—, Wirkung auf die Ganglien 100
—, — auf die Spinalganglioblastendifferenzierung 100
—, Zahl der 100
Somitenbildung, Auftreten der Mitochondrien vor 263

Somitendefizit 100
Somitenmaterial, präsumptives 101
Somitenmesenchym 91
Somitenmesoderm 100, 103
Sommer*frosch* 234
Spannungsreceptoren 38
Sphäroide Elemente, positiv anisotropes Verhalten von 288
Species mit „unbegrenztem" Wachstum 340
Speichel, Auflösbarkeit der Polysaccharide 316
Speicherung 324
— in Nervenzellen 324
— in Satelliten 324
—, Zeitenfolge 325
Spendermyotome 101
Sperling 144, 167, 214, 267, 273
— s. auch *Passer*
Spezifisches Gewicht vom Hyaloplasma 256
— — von Mikrosomen 256
— — von Mitochondrien 256
— — von osmiophilen Körpern 256
„Spezifität der Keimblätter" 39, 41
Sphäre 176, 259
—, Erklärung durch Diffusionsströme im Protoplasten 259
— in Kernsichelzellen 262
—, Radien der 260
— der Satelliten 300
Sphäriten, Verhalten der Lipofuscin-Granula wie positive 269
Sphäritstruktur der Kernmembran 313
Sphingomyelin 211
—, Eigenfluorescenz der Lipoide vom Typ des 270
— in Lipofuscingranula 270
Spinal-Cervical-Ganglion, erstes 73
Spinalganglien-Forschung, Hauptprobleme 359
Spinalganglion, Spinalganglien 1, 12, 16, 48, 58, 59, 73, 118, 230, 238, 242
—, aberrierende 61, 116
—, Absorptionsmessungen 246
—, Äquivalente 19
—, Aktivformen in 236
—, alkalische Phosphatase 321
—, von *Ammocoetes* 136
— bei Amyelie 96
—, Asymmetrie der 164
—, Aufbau des 177
—, Ausbildung bei *Wirbeltieren* 63
—, Bau und klinische Neurologie 189
— des Beinplexus 232

Spinalganglion, Spinalganglien, Beziehung zu den Meningen 117
—, — zum Sympathicus 92
—, Bilateralität der 99
—, Binnenzellen 176
—, bipolare Elemente in 77, 78, 195
—, — Zelle 328
—, Blutversorgung der 133
—, Bolas 333
— von *Branchiostoma* 18
— C_1 113, 232
— C_1–C_8, Blutversorgung 134
— C_2 113, 170
—, extravertebrale Lage 170
— C_2 bis L_3 113
— C_6 232
—, Capsula fibrosa der 118, 120, 135
—, caudale 56
—, cervicales 82
—, chemische Aufarbeitung 246
—, chimärische 103
—, Chondriosomen-Deformation in transplantierten 264
—, Chondriosomen-Verklumpung in transplantierten 264
—, Chromatolyse nach Nervendurchtrennung 242
— Co_3, Co_4 56
—, coccygeale 57, 73, 115
— bei *Cyclostomen* 136
—, Degenerationsforschung an 181
—, Differenzierung von Fasern mit Endlappen 338
—, Diphtherie der 359
—, Durchmesser 145
—, durchtretende Fasern 149, 152
—, Einteilung des Zellbestandes in Größenklassen 243
—, Eintritt der Arterien in die 135
—, Eiweißkristalle im Cytoplasma 273
—, Endigung aus der Peripherie kommender Fasern im 161
—, — efferenter Neurone im 173
—, der Neuriten von Neuronen des Types E und G innerhalb der 188
—, endoganglionäres Bindegewebe 145
—, endoplasmatisches Reticulum 308
—, Entdeckung der 4, 78

Spinalganglion, Spinalganglien, Entstehung aus Somiten 91
—, Entstehungsprinzip der 103
—, Entwicklung bei Myelocele 97
—, — bei Verdoppelung der Rückenmarksanlage 97
—, ependymhomologe Elemente in 197
—, Erregungswelle im 190
—, Erstbeschreibung der Läppchen 146
—, erste Abbildung der 6
—, erstes 7
—, Exstirpation des 171
—, extradurale 114
—, — Lage der 120
—, Extraktion mit Ribonuclease 246
— des Extremitätenplexus 139, 183
—, Fehlen der segmentalen 106
— vom *Frosch* und Kalkdrüse 141
—, *Frosch*, Übersichtsbild 140
—, funktionelle Bedeutung der 190
—, Gefäßversorgung einer Zellgruppe 310
—, Generationen der 29
—, Gestalt 145
—, geteilte 116
—, Glykogen 316
—, Größe der 110
—, große 105
—, — Zellen im Transplantat 108
—, Großzellenast 136
—, hellgelbes Pigment 267
—, Hinterwurzelfasern in 149
—, Hypoplasie bei Unterernährung 81
—, Innenzellen 140
—, intakte nach Neurotomie 172
—, „interstitielle Drüse" 295
—, irreguläre, akzessorische 100
—, Kausalität der bilateralen Anordnung der 99
—, — der segmentalen Anordnung der 99
—, Kerne 315
—, Kerngröße 231, 232
—, kleine 105
—, — Zellen im Transplantat 108
—, Kleinzellenast 136
—, Knotenform 145
—, komplizierter Aufbau durch efferente Hinterwurzelfasern 155
—, Konzentration der Ribonucleinsäuren in 246

Spinalganglion, Spinalganglien,
— Kugelform 145
—, Lage der 113
—, Längsdurchmesser 145
—, Läppchenanordnung 144
—, Läppchengliederung des 17, 145
— und Letalfaktoren 106
— L_1, L_2, Zelldegenerationen 243
—, lumbales 144
—, lumbosacrale 114
—, Lymphknötchen in 144
—, Markhüllen an bipolaren Elementen in 283
—, Mikroveraschung 322
—, multanguläre Elemente im 143
—, multiple 61
—, multipolare Elemente 143, 329
—, — — vom Sympathicus-Typ in 350
—, multipolare Zellen in 334
— bei Myelocele 98
—, Nabelbildung einer Zelle 306
—, Narkoseversuche 259
—, Nervenfasern im 177
— am Nervus accessorius 130
—, Netzbildung der Nervenfasern 177
—, Neurit mit Initialschlinge 333
—, — mit zwei Wurzeln 333
—, II. Neuron des Spinalparasympathicus im 205
—, neuronaler Aufbau 181
—, Neurone der Viscerosensibilität in 167
—, Neuronenzahl der 110
—, Nissl-Schollen 250
—, normale, segmentale 116
—, Nucleolen 315
—, nutritive Zentren der viscerosensiblen Neurone in 168
—, osmiophile Lipoide 276
—, Paarigkeit der 100
—, ,,parasympathische Schmerzfasern" in den sacralen 169
—, periphere Ausläufer von Zellen des — im Ramus communicans 167
—, — Wurzel 12
— von Petromyzon 137
— des Plexus brachialis 232
—, polysynaptische Neurone im 188
—, primitives Aufbauschema 161
—, Prozentgehalt an atypischen Zellen 333

Spinalganglion, Spinalganglien,
— Pseudodendriten mit Endkugeln 333
—, pseudomultipolare Zellen 333
—, Querdurchmesser 145
—, Regenerationskraft 353
—, retrograde Degeneration 117
—, Retziussche Zelle 333
— bei Rhachischisis 98
—, Ruhezellen in 236
—, runde Perikarya in 193
— S_1 114
—, sacrale 73
— der Säuger 144
—, saure Phosphatase 321
— der Sauropsiden 143
—, Schema des Feinbaues 175
—, — der Neuronschaltung in 162
—, — der Neuron-Typen 175
—, Schmerzsynapsen in 168
— im Schwanz von Urodelen und Reptilien 116
— im I. (und II. ?) Segment 38
—, segmentale Anordnung der 100
—, Segmentation 110
—, Segmentationsverhinderung der 103
— der Segmente 1—25 56
—, Segmentierung der 101, 102
—, sekundäre Segmentation 102
—, spender-typische Segmentation der 103
—, Spiralfasern in 140
—, Spodogramme von 322
—, ,,sympathische Schmerzfasern" 169
—, Synapsen 168, 173, 329
—, — der Vasomotorik in 177
—, synaptische Funktion der 188, 192
—, — Verbindungen zwischen Grenzstrangknoten und segmentalen 170
—, syncytialer Bau der 181
— Th_{13} (Hund) 177
— Th_{12}, Th_{13}, Zelldegenerationen 243
—, thorakale 146
—, Topographie bei Rückenmarksmißbildungen 98
—, Transplantationen 348
—, — reifer 107
— nach Transplantation 109
—, — transplantierte 264
—, Typen der Ganglienzellverteilung in 145
—, Übersichtsbild 194
—, Umschaltfunktion der 181

Spinalganglion, Spinalganglien,
— Umschaltung der viscerosensiblen Bahn 187
—, ungeklärte Fragen 359
—, unipolare Nervenzelle 328
—, — Zellen im 155
—, Ursachen für die Seitendifferenz der 165
—, Ursprung periphergerichteter Neuriten 161
—, vegetative Synapsen im 178
—, Veränderungen nach Ischiadicotomie 173
—, — nach Neurotomie 172
—, Verbindung zum Rückenmark 92
—, Verschmelzung mit dem Grenzstrangganglion bei Reptilien 95
—, versprengte Einzelzellen des Sympathicus in 143
—, Verzögerung der Erregungsleitung in 190
—, Vitamin C in 322
— der Vögel 143
— in der Vorderwurzel 116, 156
—, Zahl der funktionell unterschiedlichen Neurone in 289
—, — der postganglionären Neurone des Spinalparasympathicus in 164
—, — der Zellen vom Typ A_1 und A_2 183
— Zellarten in 205
—, Zelldegenerationen nach Rhizotomie 171
—, Zellen mit Dendriten 333
—, — der Hinterwurzelfasern in 166
—, — in der medialen Portion 167
—, — der Rami communicantes in 166
—, Zellgröße 139
—, Zellnester in 145
—, Zellüberschuß in 140, 161
—, Zelltypen in 193
—, 2 Zelltypen in — vom Frosch 349
—, Zelluntergang nach Neurotomie in 172
—, zentrale Ausläufer der 150
—, — Wurzel 12
—, zentripetale Fasern im Inneren der 174
—, — sympathische Zellen in 174
—, Zentrum für indirekte Erregbarkeit 192
—, Züchtung in vitro 110
—, Zusammenhang mit dem Grenzstrang 158
—, Zwillingszellen in 202

Spinalganglienachse, Lateralstellung der 63
Spinalganglienanlage, Bilateralität der 110
—, Einwachsen von Bindegewebe in die 61
—, Kernpyknosen in 107
—, frühe Metaphasen in 107
—, sekundäres Verwachsen mit der Sympathicusganglienanlage 143
— und Vorderwurzelfasern 63
—, Zelluntergang in 107
Spinalganglienausläufer 63
Spinalgangliendegeneration, endogene 333
Spinalgangliendifferenzierung, Beschleunigung der 103
Spinalganglienexplantation von höherem Differenzierungsgrad 110
— unreifen Materials 110
Spinalgangliengewebe in vitro 113
Spinalganglienleiste 49, 50
—, sekundäre Segmentation der 73
—, Vermehrungsphase der Zellen der 74
—, Zellen der 74
Spinalganglienkapsel, multipolare Zelle in der 321
Spinalganglienkultur 112
Spinalganglienneurone, intrazentrale Polytomie 178
—, Kollateralen von 154
—, pseudounipolare 177
Spinalganglienpaare, Zahl der Segmente und 116
Spinalgangliensystem 30
Spinalganglienzelle, Spinalganglienzellen 38, 78
—, aberrante 140
—, Abhängigkeit des Zellvolumens 183
—, Ableitungsserien von erregten 279
—, Absorption 311, 312
—, aglomerulärer Typ 202
—, Aktivformen nach elektrischer Reizung 236
—, Aldehydnachweis 315
—, alkalische Reaktion 204
—, Altersform 332
—, Altersveränderung 269
—, amöboide Auswanderung aus dem Neuralrohr 105
— bei Anencephalie 96
—, Apyknomorphie 236
—, „asynaptische" 278
—, atypische, Entdeckung 329
—, Aufstellung der Grundtypen 331

Spinalganglienzellen, Auftreten des Golgi-Apparates in 82
—, Ausbildung des Fensterapparates bei verschiedener Körpergröße 339
—, äußerste Grenze 275
—, Bernsteinsäuredehydrogenasegranula 322
—, Bindegewebsmembran 275
—, bipolare 110, 182, 195
—, Breite des Ektoplasmasaumes 232
—, Beziehungen vom Degenerationstyp a, b und c 176
—, Centrosomata 262
—, zwei Centriolen in 261
—, chemischer Aufbau 233
—, Chromasie 235
—, chromatische Substanz 235, 238
—, Chromatolyse 241
—, chromophile 102
—, — pyknomorphe 236
—, Chromophilie 236
—, — des Grundplasmas 238
—, chromophobe 102
—, — apyknomorphe 236
—, Chromophobie 236
—, Conus der pseudounipolaren 237
—, Crus commune 80, 190, 202
—, Cytochemie der embryonalen 82
—, Cytologie 193
—, Cytoplasmachemismus, Unterschiede 212
—, Cytoplasmadichte 204
—, Darstellungsmethoden 194
— im Degenerationsexperiment 174
—, Degenerationsmerkmale 325
—, degenerative Veränderungen nach Arsenikvergiftung 354
—, dichotomische Teilung des Neuriten einer 151
—, dislozierte, und Neurone vom Typ H 188
—, Dogiels Typ II 327
—, Dualismus „heller" und „dunkler" Zellen 205, 212
—, „dunkle" 203, 209, 212, 237
—, — Eiweißgranula 235
—, — kleine 235
—, —, Kolloidchemische Unterschiede gegenüber „hellen" 206
—, — „multanguläre" 209
—, — osmiophile Granula 235
—, — Perikarya 194
—, —, starke Osmiophilie 203
—, Durchmesser 81
—, Durchschnittsvolumen 198

Spinalganglienzellen, Durchtrennung der Ausläufer 241
—, ein Zentralkörperchen in der 260
—, Eindringen von Gliazellen bei Asphyxie 307
—, Einschlußfärbung 212
—, unbelebte Einschlüsse 273
—, Eiweißgehalt 311
—, ektodermale Kapsel 140
—, ektopische 140
—, Ektoplasma 232, 252
—, Ektoplasmamembran 275
—, elektrisierte 245
—, elektronendichte „dunkle" 235
—, elektronendurchlässige „helle" 235
—, elektronenoptische Untersuchung 209
—, Endoneuralscheiden 233
—, Endoplasma 232
—, extraganglionäre 12
—, Färbbarkeit mit Anthracenblau 208, 209
—, — mit basischen Farbstoffen 204
—, — mit Nissl-Farbstoffen 208, 209
—, — mit Säurefuchsin 208, 209
—, — mit sauren Farbstoffen 204
—, — mit Tintenblau BITN 208, 209
—, Faserkörbe an 152
—, Fermente 209, 316
— Fermenteiweiße 233
—, Festsubstanzen 233
—, fetale 76
—, Fette 233
—, fettgefüllte Vacuolen 326
—, fibrilläre Strukturen 235
—, Filamente 235
—, Fluorescenzfarbe 212
—, Fluorescenzhelligkeit 212
—, Form des Perikaryons und Funktion 189
—, Fortsätze der kleinen 179
—, — der pseudounipolaren 182
—, Fürstsche Ringe 251
—, Funktion der pseudounipolaren 182
—, funktionelle Volumenschwankungen der Perikarya von 213
—, Funktionszustände 205
—, Gangliosid-Speicherung 313
—, gefensterte 331
—, Gefriertrocknung 311
—, Gehalt des Grundplasmas an Phosphatiden 211

Spinalganglienzellen, Gehalt des Grundplasmas an Sphingomyelin 211
—, — an Ribonucleinsäure 246
—, — an Desoxyribonucleinsäure 246
—, gelappte Zellen mit Pyknosen 355
—, geminipole 194
—, genuine Typen der 212
—, Gesamtzahl der 162
—, glomerulärer Typ 202
—, Glutathionreaktion 314
—, Glykogenreaktion in — verschiedener Größenklassen 316
—, Golgi-Apparat 251
—, — in embryonalen 254
—, Granuladichte 204
—, granulierte Innenzone 232
—, Granulierung im Ultramikroskop 205
—, Grenzstrukturen 275
—, Größe der 149
—, — zur Zeit der Pubertät 200
—, Größenklassen 194
—, —, Degeneration bestimmter 243
—, Größenvariabilität der Perikarya 230
—, große, Funktion der 182, 183
—, Grundcytoplasma 205
—, Grundtyp der — der Wirbeltiere 137
—, ,,helle" 203, 209, 212
—, — und ,,dunkle" als Funktionszustände 205
—, — große 235
—, — Perikarya 194
—, histochemische Differenzen 235
—, Holmgren-Kanälchen 245, 306
—, Hund, Typ A 34
—, hyaline Außenzone 232
—, Hypertrophie 201
—, Infektion mit Protozoen in vitro 112
—, Initialglomerulum 202
—, intermediäre Varianten der 205
—, Involution 201
—, irreguläre Formen 209
—, Kaliber der Ausläufer im peripheren Ast 137
—, — — im zentralen Ast 137
—, Kanälchensystem 252
—, Kaplan-blaue 208
—, Kaplan-rote 208
—, vom Kater 227
—, vom Katzenweibchen 227
—, Kern der 76, 213

Spinalganglienzellen, Kern-Kernkörperchen-Relation 229
—, Kern-Plasma-Relation 229
—, Kernmembran und Ribonucleinsäuren 84
—, kleine, größere Anfälligkeit der 352
—, — Perikarya 183
—, kleiner Typ 176
—, kleinste, nach Grenzstrangexstirpation 177
—, knäuelartig gewundene Fasern um 341
—, Kolloidchemische Unterschiede des Cytoplasmas 209
—, Kontakt der Faserkörbe mit Dendriten der atypischen 341
—, Korbgeflechte um 169
—, Korrelation des normalen Nissl-Bildes mit normaler Funktion 178
—, krankhafte Formen 350
—, Merkmale 352
—, Kristall-Einschlüsse 273
—, kristallisierte Eiweißbausteine in 273
—, künstliche Schrumpfung 236
—, — Schwellung 236
—, labile Phenolasen in 317
—, letale Tigroidveränderungen 244
—, Lipofuscingranula 267
—, Lipoide 233
—, Lipoidextraktion 311
—, Lipoidgehalt 311
—, Lipoidmembran zwischen Satelliten und 292
—, Mark 280
—, Maximalvolumen 200
—, mehrkernige 213
—, Melanin in 268
—, Membran an unfixierten 277
—, Mengenverhältnis zwischen ,,hellen" und ,,dunklen" 204
—, mesodermale Kapsel 140, 275
—, Mikroveraschung 206
—, Mineralien 233
—, Mineralienverteilung 206
—, mineralische Bestandteile 322
—, Mitochondrien 79, 262, 263
Spinalganglienzellen, ,,multangulare" Formen 203, 207
—, multipolare 110, 189, 329
—, —, Ähnlichkeit mit sympathischen Zellen 329
—, —, als Funktionszustandsformen der sensiblen 349

Spinalganglienzellen, multipolarer Typ 116
—, Myelinfiguren 281
—, Nachreifung von Reservezellen 177
—, Nachweismethode für Phosphatide 266
—, Nachweis zweikerniger im Fluorescenzmikroskop 214
—, Namen der Scheiden 303
—, Neurofibrillen 235
—, Neutralrotgranula 79
—, Nissl-Bilder 237
—, Nissl-freie Zone 238
—, Nissl-Substanz in 237
—, nutritive Funktion 190
—, oppositobipolare 194
—, osmiophile Substanzen 83
—, Oxydasen 314
—, Oxydasegranula 318
—, paraplasmatische Einschlüsse 273
—, perinucleäre tigroidfreie Ringzone 238
—, periphere Glia 294
—, Peroxydasen 319
—, im Phasenkontrastmikroskop 251
—, Pigmentation 201
—, Pigmente 267
—, Pigmentgehalt beim Neugeborenen 267
—, pigmentierter Zellbestand 268
—, Plasmarest einer degenerierten 298
—, polygonale 203
—, polymorphe 204
—, positive Perjodsäure-Leukofuchsin-Reaktion der multangulären 316
—, ,,primäre Reizung" 241
—, Proteine 233
—, für die protopathische Sensibilität 183
—, protoplasmatische Veränderungen im Alter 326
—, Protoplasten 211, 232
—, von Protopterus 139
—, pseudomultipolare 108
—, pseudounipolare 110, 182, 189, 194
—, pseudounipolarer Typ 116
—, Pseudounipolarisation der bipolaren 108
—, Pyknomorphe 205, 236
—, Pyknomorphie 236
—, pyknotische Kerne in senilen 217
—, quantitative Morphologie 229
—, Randschollenkranz 76
—, Radiogramme 314
—, Regenerationsfähigkeit 108, 190

Spinalganglienzellen, reguläre 196
—, Reifezeichen der 222
—, Reifung der 201
—, Reizformen 350
—, 1:1-Relation zu den Wurzelfasern 164
—, relative Größe der 198
—, Reliefbild 216
—, Retraktion der zentralen Ausläufer zu einer Bola 349
—, rhythmisches Verdoppelungswachstum der Kerne der 232
—, Ribonucleaseverdauung 311
—, Röntgen-Mikroradiographie 311
—, Satelliten 76
—, — als „Schwesterzellen" der 296
—, Sauerstoffsättigung 204
—, Schrumpfung 236
—, Schwefelsäuregruppen in Granula der 315
—, Segmentabhängigkeit der Typen von 197
—, Segmentunterschiede der Größe von 149
—, „Sektoreneffekt" im Cytoplasma 209
—, senile 235
—, Stielfortsatz 190
—, Synapsen mit Neuronen des Sympathicus 168
—, synaptisches Fungieren 297
— von Tabikern, „centriolos baciloides" 261
—, T-förmige Teilung des Ausläufers der 13
—, — Verzweigungsstück 190
—, Tigroid 76
—, — in lebenden 248
—, Tigroidauflösung 241
—, Tigroidsubstanz 233
—, — der „dunklen" 206
—, — der „hellen" 206
—, Tigroidtyp 239
—, Tigrolyse 241
—, Typenbezeichnungen 331
—, Typ A_1 183, 184, 185
—, — A_2 184, 185
—, — A_3 185
—, — B 185, 192
—, — —, Fortsätze 185
—, — —, Funktion 185
—, — —, Nachweis 185
—, — —, Zahl 185
—, — C 185
—, — D 185, 192
—, — E 186, 187
—, — F 187
—, — G 187
—, — H 187, 188

Spinalganglienzellen, Typen nach Tigroidgehalt 238
—, Typenskala von DOGIEL 189
—, ultramikroskopisch sichtbare Granula in 267
— nach Ultrazentrifugierung 248
—, unipolare 172, 189
—, „unspezifische" Reaktion auf Noxen 359
—, Unterschiede in der Dichte 235
—, Untersuchung mit polarisiertem Licht 212
—, UV-Absorption 88, 246
—, — bedingt durch Phenylalanin 246
—, — — durch Purinringen in Polynucleotiden vom Ribosetyp 246
—, — — durch Pyrimidinringe in Polynucleotiden vom Ribosetyp 246
—, — — durch Tryptophan 246
—, — — durch Tyrosin 246
—, Variationen der Haupttypen 189
—, variierende Tigrolyseerscheinungen 248
—, vascularisierte 309
—, vegetative Funktion der „hellen" 324
—, Verdoppelungsgesetz 229
—, —, spezielle Formulierung 247
—, Verhältnis der Zahl zur Gesamtfasersumme 163
—, Versilberbarkeit in Abhängigkeit vom Alter 325
—, Verteilung der Mitochondrien 264
—, — der alkalischen Phosphatase in 90
—, — der sauren Phosphatase in 90
—, Verteilungsquoten nach dem Nissl-Bild 238
—, Verzweigungstyp 239
—, vitale Neutralrotfärbung 264
—, Volumenzuwachs der 200
—, Wanderung im Explantat 112
—, Wasser 233
—, Wirkung der Chloroformnarkose 258
—, Zahl der 199
—, — der Hüllen 303
—, — der Zellen links und rechts 164
—, Zahlenverhältnis zu Hinterwurzelfasern 161

Spinalganglienzellen, „Zahnradformen" 332
—, Zellmembranen der 209
—, zentraler Ausläufer in der Vorderwurzel 185
—, Zentralkörperchen 259
—, „Zentralvene" 308
—, zentralwärtiger trophischer Einfluß der 180
—, Zweige der Neuriten einer 178
—, zweikernige 200, 213
—, Zweikernigkeit der — in vitro 112
Spinalganglienzellausläufer, zentrale, im Cerebellum 347
—, —, in den Kleinhirnseitenstrangbahnen 347
—, —, Kollateralregenerate der 347
—, T-Teilung der 171
Spinalganglienzellfortsatz, absteigende Kollaterale des 178
—, aufsteigende Kollaterale des 178
—, Verzweigung im Rückenmark 178
Spinalganglienzellkerne 220, 221, 222, 223, 224
—, Geschlechtschromatin der 90
—, Nucleolarsatelliten in 225
—, Proportionalität der Oxy-Chromatinmenge zur Größe der 229
—, Sexualdimorphismus der 90
Spinalganglienzellkernvolumina 213
Spinalganglienzellkollateralen 178
Spinalganglienzellmembran, elektronenmikroskopische Untersuchung 277
—, Morphologie-Physiologie 279
Spinalganglienzelltypen, große, runde, helle 193
—, irreguläre, dunkle 193
—, kleinere, runde, dunkle 193
—, kleinste, dunkle 193
— bei Nissl-Färbung 240
— in versilberten Schnittpräparaten 189
Spinalganglienzellzahlen, Seitenunterschiede 163
Spinalganglioblasten 30, 89
—, s. auch Neuroblasten
—, Auswanderungsweg der — aus dem Neuralrohr 57
—, Fortsätze der 111
—, Golgi-Apparat 254, 300
—, große Kerne 230

Spinalganglioblasten, Neurotropismus der 100
—, Regenerationsfähigkeit im Explantat 112
—, UV-Einwirkung auf 112
—, UV-Strahlenschädigung der 89
— der ventralen Neuralrohrhälfte 57
Spinalganglioblastendifferenzierung 106
Spinalnerv 60, 61, 94
—, Beziehung der Zellen vom Degenerationstyp a und b zum 176
—, Folgen der Durchtrennung des 172
—, Fortsätze der 78
—, Hinterwurzeln bei Anencephalie 96
—, „marklose" Fasern im 159
—, Neuriten aus dem Nucleus intermediolateralis im 166
—, Ramus dorsalis 65
—, — ventralis 65
—, Seitenhornneuroblastenfortsätze im 93
—, Spinalganglioblastenfortsätze im 93
—, Vereinigung der Wurzeln 63
—, Vorderhornneuroblastenfortsätze im 93
—, Zahl beim *Menschen* 113
Spinalnervenfasern 93, 95
Spinalnervenganglien 32
Spinalnervenpaare 113
—, kranialstes 113
Spinalnervenwurzel, dorsale 41
—, durchtrennte, dorsale 109
—, hintere 19
— und sensible Hirnnerven 44
—, Zellen vom Typ A$_3$ in 188
Spinalparalyse, spastische 195, 359
„Spinalparasympathicus" 153, 154, 166, 173, 242, 358
—, II. efferentes Neuron des 185, 197
—, erstes Neuron 187
—, II. Neuron 205
—, postganglionäre Fasern 164
—, — Neurone des 176
—, — — im Spinalganglion 164
—, präganglionäres Element 187
—, — Faser 164
Spinalsegmente, Beziehungen zu Sympathicus-Segmenten 165
Spinalsystem, Differenzierung des motorischen 358
—, — des sensiblen 358

Spinalwurzel 114
— s. auch Hinterwurzel
— s. auch Radix dorsalis
— s. auch Radix spinalis
— s. auch Radix ventralis
— s. auch Vorderwurzel
Spindelapparat 261
Spindelzellen 15
Spinooccipitalnerv 131
Spinooccipitalregion 72
Spinooccipitalsegment 113
—, Ontogenese des 132
Spiralfasern der Grenzstrangneurone 329
— im Spinalganglion 140
— im Sympathicus 140
Spiralfortsätze 12
Spirocyten 294
Spodogramme von Spinalganglien 322
Spongioblasten 77, 106
„Spongioplasma", neuronales 305
Spontandegenerationen 153
Sprossung, kollaterale, nach Traumen 349
—, terminale, nach Traumen 349
Squalus 9
Sr^{++}-Salze 142
Stachelschwein 168
Stäbchen, fuchsinophile 263
Stäbchenperikarya der Netzhaut, Kernvolumina der 232
Stammganglien 48, 55, 73
Stammganglienanlage, nervi glossopharyngici 72
—, — vagi 72
Stammganglienanteil des Ganglion geniculi 70
Stammhirn 44
Stammreihe, phylogenetische der pseudounipolaren Ganglienzelle 21
Stammzellen der Satelliten 77
—, Seitendifferenz der 165
—, Teilungsraten der 165
Stato-Akustik 21
Stellreflex, vestibulärer 70
Sternformen NEMILOFFs 285
Stichochrome „dunkle" Zellen 206
Stickstoffbasen, organische, im gelben Pigment 269
Stiel der unipolaren Elemente 9
Stielfortsatz der Spinalganglienzelle 190
—, H-, T-, X-, Y-förmige Teilung 137
— = Ursprungsfortsatz 25
Stier 261
Stinktier 226

Stoffaustausch, forcierter von Satelliten zum Perikaryon 307
—, Membrantheorie 278
Stofftransport durch das Satellitenplasma 296
Stoffwechselfunktionsphasen, Unterschiede der Enzymaktivität bei 322
Stoffwechselhilfsleistung durch Satelliten 285
— durch Schwannsche Zellen 285
Stoffwechsellage, Zunahme der akzessorischen Ausläufer bei angespannter 337
Stoffwechseltheorie der Paraphytenbildung 336
Stoffwechselwerte der Neurone 311
Strahlenschädigungen der Neuroblasten in vitro 89
„Striae" 308
— zwischen Satelliten und Protoplasten 276
— zwischen Satellitenzellen 307
Strickersches Experiment 152
Stromstärke-Reizzeit-Kurven der sensiblen Nerven 160
Strukturen, partiell-syncytiale 291
Strukturwandel des Tigroids 244
Stützgewebe 55
Stützzellen 58
Stummelschwänzigkeit 106
24 Std-Rhythmus 215
—, Zellchromasie 235
Subarachnoidalraum 118
—, Bolas im 348
Subcommissuralorgan 22
Suborbitalregion 49
„subcapsular cells" 290
— s. auch Satelliten
Substantia gelatinosa 154, 176, 179
— Rolandi 172, 348
„Substrat der synaptischen Besonderheiten" 297
Substanz, graue 17
—, weiße 17
Substanzen, osmiophile nichtgranuläre 326
Subungulaten 199
Succinodinitril 112, 113
Sudanorange, Färbung osmiophiler Membranen mit kolloidalem 276
Sulcus lateralis posterior medullae spinalis 114
Sulkinsche Granula 315
Summation, räumliche 154
supramedulläre Ganglienzellen 27

Supraorbitalregion 49
Symbiose, neurono-neurogliale 295
—, protoplasmatische zwischen Satelliten und Ganglienzelle 291
Symmetrie des peripheren Nervensystems 164
—, Rechts-, Links- 243
Sympathektomie 153
—, Fehlen der Degenerationsmerkmale an (Faser-) Knäuel nach 344
Sympathicoblasten 59, 94, 116
—, Ableitung aus dem Aortenendothel 91
—, Auswanderung aus der Ganglienleiste 91
—, — aus dem Neuralrohr 91
— in der Ganglienleiste 92
Sympathicospinalganglionäre Synapsen 344
Sympathicus 23, 91, 165, 206
— aberranter im Vagus 242
—, Einzelzellen im Ganglion nodosum 130
—, Fasern von Perikarya aus dem 172
— und Ganglion geniculi 125
—, hellgelbes Pigment 267
—, heterotope Wurzelzellen des 161
—, Innervation der Hüllzellen durch den 295
—, Melanin in Zellen des 268
—, multipolare Zellen vom Gestaltungstyp des 333
—, peripherer 153
—, Pigmente in den Ganglien 268
—, Pigmentgranula 268
—, postganglionärer 191
—, präganglionäre Fasern 166
—, sensible Leitung durch den 169
—, Synapsen zwischen Spinalganglienzellen und den Neuronen des 168
—, Variationsbreite der multipolaren Zellform des 168
—, versprengte Einzelzellen des — im Spinalganglion 143
Sympathicus-Elemente 332
Sympathicus-Fasern, präganglionäre aus den Halssegmenten 95
—, — aus dem Plexus cervicalis zum Ganglion cervicale superius 166
Sympathicusganglien 41
—, Blutversorgung der 149
—, tetrapolare Nervenzelle 328
Sympathicusganglienanlage, sekundäres Verwachsen der Spinalganglienanlage mit der 143
Sympathicus-Genese 91
Sympathicus-Kausalgie 123
Sympathicus-Neurone 9
—, Verhalten bei Vitalfärbung 324
Sympathicus-Segment, Beziehung zu Spinalsegmenten 165
Sympathicus-Stammzellen 92
Sympathicus-Typ, multipolare Elemente vom 350
Sympathicuszellen, dislozierte 189
—, echte multipolare Verzweigung 206
— beim Frosch 24
—, versprengte im Ganglion nodosum 196
—, — multipolare 186
— der Vögel 143
Sympathicus-Zelltyp, motorischer 168
—, sensibler 168
—, verschiedenartige Funktion der 168
Sympathische Fasern, Ursprung der 9
Synapsen 298
— im Hinterhorn 179
— der afferenten Hinterwurzelneurone 179
—, direkte Membran 297
— zwischen Grenzstrangsystem und sensiblen Zellen 341
—, Interpretation der Faserkörbe als 342
—, intracelluläre 297
—, intraspinalganglionäre 190, 344
—, intrazentrale — der Neurone vom Typ H 188
—, kelchartige 24
—, künstliche 191
—, Membrantheorie der 274, 278
—, morphologische Auffassung 297
—, multiple im Ganglioninneren 189
—, neugebildete 192
— zwischen Neuronen des Sympathicus und Spinalganglienzellen 168
—, physiologische Auffassung 297
—, polarisierte 154
— zwischen Relaiszellen und Perikarya des ,,Prototypus sensitivus" 341
—, Schema der dreiteiligen 297
—, — nach Kornmüller 296
— im sensiblen Ganglion 154
Synapsen zwischen I. sensiblen Neuron und zentralen Perikarya 180
— in Spinalganglien 168, 173, 188
—, Spinalganglienzelle mit 329
— zwischen Spinalganglienzellen Typ I und II 341
—, Substrat der 297
—, sympathico-spinalganglionäre 344
—, Theorie der 297
— der Vasomotorik 177
—, vegetative im Spinalganglion 178
— im Vorderhorn 179
Synapsenfunktion der Faserkörbe 346
Synapsenproblem 359
Synapsensubstanz 297
Synapsenvorstellungen der Morphologie 297
— der Physiologie 297
synaptisches Fungieren der Spinalganglienzellen 297
synaptische Verzögerung 190
Synaptologie 278
Syncytialstruktur 111
Syncytium 74
—, Amphicyten 292
—, transitorisches 111
Syndesmien 291
Syngnathus abaster 198
Syphilis, spezifische Entzündung der Pia mater 117
Systema nervosum vegetativum 130
Systematik der atypischen Zellen 331
— der Degenerationsformen 352
Systeme höherer Ordnung durch Verknüpfung mittels Faserkörben 342

T-förmige Fortsatzteilung 25
— Teilung des Neuriten 34
— Verzweigungsstück der Spinalganglienzelle 190
T-Teilung des Spinalganglienzellauslaufers 171
Tabes 117, 153, 157, 187, 330, 359
—, ,,centriolos baciloides" 261
—, Degenerationen bei 348
—, dorsale Wurzeln bei 346
— dorsalis, Hinterwurzel bei 173, 331
—, Pathohistologie der 173
—, Restknötchen 296
—, Spinalganglienzellen 296
—, Hinterstrangdegeneration und 174

Sachverzeichnis.

Tabes und Hinterwurzeldegeneration 173
— incipiens 173, 352
—, Veränderungen der Hinterwurzeln 173
—, — der sensiblen Ganglien 352
—, — der peripheren sensiblen Nerven 173
—, — der Spinalganglienzellen 173
Tabes-Genese 117
Tabiker, vacuolisierte Zellen bei 352
Tages-Rhythmus 215
Tastfasern, Kaliber der 160
Tastsinn 182
Taube 13, 24, 31, 84, 143, 185, 186, 189, 214, 217, 226, 238, 252, 263, 267, 321, 329
— s. auch *Columba*
Tay-Sachs-Schaffersche Idiotie 313
Tectum mesencephali 37
— opticum 30
Teilungsfähigkeit der Spinalganglienzelle, Auftreten von Tigroid und mitotische 244
Teilungsrate der Neuroblasten 34
Teilungsspindel 84
Teleostier 27, 48, 124, 230, 304, 309, 329
Telodendra, zentrale des sensiblen Neurons 192
Temperaturerhöhung der Haut 151
Temperatursenkung im betr. Dermatom nach Rhizotomie 151
Temperatursinn 179
—, Neurone für den 183
Tentakeln bei *Actinien* 21
— bei *Pulmonaten* 21
Tentorium cerebelli 122
Terminaisons en grappe 132
Terminologie der atypischen sensiblen Zelle 351
Terplansche Knötchen 343
Testudo 205
— *calcarata* 340
— *graeca* 12, 184, 252, 263
— —, Zelltypen bei 340
— *nigrita* 340
Tetrapolare Zwillingszelle 11
Tetrodon lagocephalus 27, 310
Thalamus 36, 57
Thalamus-Zentrum für protopathische Sensibilität 182
Theorien der Markbildung 285
— der Neurofibrillen als „leitende Substanz" 271

Theorien von der Oberflächenleitung 271
— der Satellitenfunktion 295
— der Synapse 297
Thorakalsegmente 114
—, präganglionäre vegetative Fasern aus 165
—, Verlauf der Wurzeln der oberen 114
Thoraxganglienleiste 55
Thoraxquerschnitt 65
Thoraxsegment 43, 63
— eines menschlichen Embryos 62
Thymus 54
Thyroxinzufuhr, Degenerationen in Spinalganglien nach 358
Tiefensensibilität 21, 182
—, Versorgung von der vorderen Wurzel 157
Tiefensinnesorgane 358
Tiere 49
—, ältere 336
—, bilateral-symmetrische 57
—, große 333
—, kleine 336
—, mittlerer Körpergröße 336
Tigroid 84, 112, 178, 207, 235, 300, 305, 319
— s. auch Nissl-Substanz
—, Alteration nach Neurotomie 175
—, Anreicherung an penetrierenden Gefäßen 309
—, Arginin 247
—, Artefakt 248
—, Asche 247
—, Basophilie 217
—, Bildung 247
—, „Cytochromatin" 247
— in Dendriten 329
—, Desoxyribonucleinsäure 247
—, diffus verteiltes 239
— in „dunklen" Zellen 206
—, einheitliche Substanz 244
—, eisenoxydhaltige Asche des 322
—, Entdeckungsgeschichte 235
—, Fehlen im Achsenzylinder 244
—, Fuchsinophilie 217
—, funktionelle Morphologie 244
—, — Veränderungen 235
— und Golgi-Körper 257
—, halbflüssiger Zustand 249
— in „hellen" Zellen 206
—, Histidin 247
—, isoelektrischer Punkt 269
—, Isolator für Neurofibrillen 244
—, Kernchromatin der Proneuroblasten 244

Tigroid und Kern-Plasma-Relation 247
—, kompakte Strukturierung 249
—, lamellenähnliche Anordnung 251
—, Nachweis im Ultramikroskop 248
—, Ribonucleinsäure 247
— in den Riechzellen 23
— in Ringzonen 239
—, semifluide Konsistenz 249
—, spezifisches Gewicht 234
—, Strukturwandel 244
—, Topochemie 311
—, Tryptophan 247
—, Tyrosin 247
—, Ultrazentrifugierung 249
—, verbackenes 357
—, Wanderung 236
—, „Wellenbildung" 358
—, Zusammenhänge zwischen Peroxydaseaktivität und 319
Tigroidalteration, leichte nach leichten Schäden 359
Tigroidanordnung 237
Tigroidanordnungsmuster 236
Tigroidauflösung 241
Tigroidbildung, 3. Variation einer proportional rhythmisch-verdoppelnden Modifikation des Wachstums 247
Tigroidfreie Zellorte, Speicherung von Lipofuscingranula 269
Tigroidgehalt 238
Tigroidkörper in „hellen" Zellen 249
Tigroidkonzentration, Abfall der 247
Tigroidproduktion, Nucleolus und 247
Tigroid-Reaktion auf Traumen 358
Tigroid-Regeneration 319
Tigroidschollen 91, 237, 239, 255
—, Zusammentritt aus präformierten Primärgranula 248
Tigroidschollenentstehung durch Koagulation einer fluid-dispersen Phase 248
Tigroid-„Stippchen"-Zellen 340
Tigroidsubstanz, Ableitung 244
—, Auftreten 244
—, Brechungsindex 244
—, Diffusion vom Kern ins Cytoplasma 244
— und Fähigkeit zur mitotischen Teilung 244

Tigroidsubstanz, Gleichsetzung mit Ergastoplasma 247
—, Nucleoproteide in der 244
—, Regeneration 246
—, Veränderung der Färbbarkeit 244
Tigroidtyp 239
Tigroidveränderungen, letale 244
— durch Stromeinfluß 245
Tigroidverbrauch während der Funktion 246
— während der Ermüdung 246
Tigroid-Verminderung als Altersveränderung 326
Tigrolyse 172, 177, 178, 241, 307, 343
—, Abläufe 353
— nach Chininvergiftung 354
— nach Elektro-Trauma 355
—, feinkörnige 175
—, fleckförmige Partial- 358
—, grobschollige 175
— und Kern-Plasma-Relation 352
—, leichtere 176
— nach Neurotomie 162
— — des Ramus alveolaris mandibulae 354
—, partielle 352
— nach Rhizotomie 175
— nach Salicylat-Vergiftung 354
— durch schwere Noxen 359
—, spindelig-grobschollige 175
—, subtotale nach Trauma 358
—, transitorische 108
— nach Trauma 352
—, totale nach Trauma 358
—, Zeitabhängigkeit der 175
Tigrolyseerscheinungen, variierende, Erklärung 248
—, — nach Neurotomie 248
—, — nach Rhizotomie 248
Tigrolyseformen der kleinen Zelle 352
Tintenblau BITN 209
T-Neurone 194
Tonsillitis, Entzündung des N. radicularis bei 120
Topochemie der Kohlenhydrate 316
— des Tigroids 311
Topographie der Spinalganglien, individuelle, segmentale Variabilität 120
— des Wurzelnerven 118
Torpedo 13, 40, 41, 57, 186, 260, 281
— *marmorata* 9, 11, 281
— *ocellata* 20
Toxoplasma 112
Trabantenvermehrung 296

Trabantzellen 290
— s. auch Satelliten
Tracheenäste, penetrierende im Ganglioplasma bei Heuschrecken 310
Tractus spinotectalis 183
— spinothalamicus 187, 183
— sulcomarginalis ascendens 182
— vestibularis descendens, Verbindung des 179
Trägermechanismus, Prinzip 274
—, Theorie 274
Trägermoleküle der Grenzmembran 274
Tränendrüse 154
Traktotomie, intrazentrale 157
„transient ganglion cells" 28
Transitorische Anlagen sensibler Ganglien des III. und IV. Hirnnerven 57
— Existenz von Oculomotorius- und Trochlearis-Ganglienanlagen 37
— Nervensystem 38
— „Primitiv-Linien" 49
transneurale Degeneration 159
Transplantation 107
—, Faserkörbe nach 345
— von Spinalganglien 348
Transplantationsexperimente, wichtigstes Ergebnis der 109
Transplantationsversuche und NAGEOTTEs Theorie 347
Trauma, Tigroid-Reaktion 358
—, pathologische Zellformen nach 332
Trichotomie 186
Trigeminusäste, Epineurium der 121
Trigeminusfasern, Schmerz- 148
—, Temperatur- 148
—, Tastsinnes- 148
Trigeminusganglien 124, 210
—, s. auch Ganglion semilunare
—, „gefensterte" Zellen 319
Trigeminus-Ganglien-Anlage 42
Trigeminusgebiet, Reizung des 65
„Trigeminusgruppe" bei *Selachiern* 124
Trigeminuskern, mesencephaler 34
Trigeminus-Leiste oder mesencephale Ganglienleiste 64
Trigeminusneuralgie 125, 148, 168, 355
Trigeminusplakode 53, 54, 63, 64
Trigeminuswurzel 10
—, Nissl-Typ der Ganglienzellen in der motorischen 243

Triton 27, 30, 40, 48, 98, 99, 101, 102, 103, 214, 322
— *alpestris* 52
— *cristatus* 139
Triturus 225
Trockensubstanz pentosenucleoproteinhaltiger Zellorte 269
— pigmentierter Zellorte 269
Trophische Fasern für die Gelenke 154
— — für die Haut 154
— — für die Knochen 154
— — für die Skeletmuskeln 154
— Funktion der Satelliten 295
Trophospongien, Trophospongium 252, 255, 305, 309
— s. auch Kanalapparat
—, Ausbildung bei Asphyxie 307
—, Fluorescenzmikroskopische Untersuchung 307, 308
— in geschädigten Zellen 307
—, Hypothese und Paraphytenbildung 338
—, Identität mit dem Golgi-Apparat 307
—, kompaktes 253
— und Lymphgefäße 306
—, polarisationsmikroskopische Untersuchung des 307, 308
—, Realität des 307, 308
—, trophische Bedeutung der soliden 306
—, unvollständig dargestelltes Gefäßsystem 308
Tropidonotus 200
— *natrix* 252
Tropismus, zum Zentralorgan gerichteter — = neurotrop 348
Truncus costocervicalis 134
— sympathicus 92, 94
—, Entwicklungsschema bei des *Maus* 94
— — und Ganglion petrosum 126
— —, interganglionäre Konnektive des 95
— thyreocervicalis 134
Truthahn 24, 25
Trypanblauspeicherung in „dunklen" Neuronen 324
— in Satelliten 324
Tryptophan 88
— im Karyoplasma 247
— im Nucleolus 247
— im Tigroid 247
—, UV-Absorption 246
Tuba auditiva, sensible Innervation 125
„tubes nerveux en T" 13

"tumor agent" 106
Tumoren 359
—, "aktive" 106
—, Entzündung des N. radicularis bei 120
—, Faserkörbe bei 345
— als "Peripherie" 106
Tumorimplantation 106
Tumormetastasen 348
Tümmler 116
tumeurs synoviales 2
Tunica arachnoidalis externa 118
— — imperfecta 118
— — der Fila radicularia 135
— nervi radicularis communis 118, 119, 135
Tunicata 18
Turgescenz des Cytoplasmas 236
Tuscheinjektion in den Liquor 118
Typen von HUBER 331
— nach dem Nissl-Bild 238
Typenbezeichnungen der Spinalganglienzellen 331
Typenskala von DOGIEL 189, 239
— nach Nissl-Schollen-Anordnung 239
— von RAMÓN Y CAJAL 239
— schaltungsunterschiedlicher Neurone 239
Typensystem CLARKS 242
Tyrosin 88
— im Nucleolus 247
— im Karyoplasma 247
— im Tigroid 247
—, UV-Absorption 246

Überbein 2, 3
— und Ganglion bei GALEN 3
Überimprägnation osmiophiler Körper 256
Überschußbildungen 349
Überschußregenerate, Bolas als 341
Ultramikroskop 205, 215
—, Untersuchung des Nucleolus im 219
Ultramikroskopische Untersuchungen sensibler Zellen 328
Ultrazentrifuge, Untersuchung der Kernmembran 215
—, Lipochondrien 265
—, Mitochondrien 265
Ultrazentrifugierung, Beweis des halbflüssigen Zustandes des Tigroids durch 249
— des Nucleolus 219
—, Dislozierung der Fibrillen durch 272
—, Nissl-Substanz nach 248

Ultrazentrifugierung, Satelliten 292
—, Spinalganglienzellen nach 248
Umgebungsfaktoren 110
Umschaltfunktion des Spinalganglion 188
Unabhängigkeit der Neuralleiste 52
— — vom Zentralnervensystem 41
Ungulaten 117
Unipolare Sinnesganglienzellen 21
— Zellen im Nucl. mesencephalicus Nervi trigemini 34
Unipolarisation 80
Unterlagerungsversuch 98
Urdarmdach 109
—, Induktionswirkung des 98
—, laterales 98
—, mediales 98
Urdarmdachbezirke 98
Urmasse des Nervensystems 8
Urmund 103
Urmundbereich, dorsaler 101
Urmundzone, laterale 101
Urodelen 27, 28, 56, 105, 116
Urogenitalorgane, doppelte sensible Innervation der 169
Uromastix 127, 184, 205
Ursegment 1 84
Ursegmente 110
—, Fehlen der 100
Ursprung der Spinalganglien 39
Ursprungsfortsatz = "Stielfortsatz" 25
Ursprungskegel s. Conus (originis)
Ursprungszellen der durchtretenden Fasern 152
Utriculus 67, 69
UV-Absorption 112
— der Ganglienzellen nach Belastung 246, 247
— durch Phenylalanin 246
— durch Purinringe 246
— durch Pyrimidinringe 246
— der Spinalganglienzellen 88
— durch Tryptophan 246
— durch Tyrosin 246
UV-Absorptionsmessungen an Spinalganglienzellen 246
UV-Aufnahmen lebender Spinalganglienzellen 248
UV-Einwirkung auf Spinalganglioblasten (s. auch Strahlenschädigung) 112
UV-Erregung, Sekundär-Fluorescenz nach 210
UV-Extinktionswerte, Gradient der — für Ribonucleinsäuren 228
UV-Licht, Untersuchung der Kernmembran im 215

UV-Licht, Untersuchung des Nucleolus im 218

Vacuolen 35
—, Fehlen der — in *Reptilien*ganglien 352
—, fettgefüllte 326
—, große, in großer Ganglienzelle des Ganglion semilunare 353
— in Hüllzellen 294
—, lipoidhaltige Membranen der 353
— im Nucleolus 217
—, Plasmabrücke mit Nissl-Substanz in 356
Vacuolenbildung 32
vacuolige Degeneration der Spinalnervenzelle 174
Vacuolisation 359
—, Zeichen irreversibler Kernschädigung 349
Vacuolisierung, Grade der 353
Vacuolisierte Zellen 352
Vacuom-Granula 255
Vagale Reizzustände, Amphicyten während 296
Vago-Sympathicus-Anastomose 192
Vagotomie, Folgen am Ganglion nodosum 173
—, Zahl der "Kugelzellen" im Ganglion nodosum nach 341
Vagus, Abstammung des Paraganglion nodosum des 302
— s. auch Nervus vagus
—, Beziehung zum Grenzstrang 165
—, Grenzstrangelemente 333
—, parasympathischer Anteil 302
Vagus-Asymmetrie 164
—, Kausalität der 165
Vagus-Endorgane 191
Vagusfasern, regenerierte 192
Vagusganglien 217
—, atypische Zellen der 336
—, Cytotopographie 242
—, Fensterzellen in 336
—, große Ganglienzellen ohne Glomerula in 202
—, Mastzellen in 149
—, multipolare Elemente in sensiblen 350
—, parasympathische 129
—, Prozentzahl der gefensterten Zellen 333
—, Relaiszellen in den 185
Vagusganglienleiste, Exstirpation der 55
Vagusganglienzelle, pseudomultipolare, Endkugelserien an 334

Vagusgruppe 50
—, parasympathische Anteile der 96
Vaguskerne, dunkel-schwarzbraunes Pigment in 267
—, Pigmentbildung im dorsalen 268
Vagusleiste 65, 70
Vagus-Paraganglien 72
Vagus-Peripherie, linke 165
— rechte 165
Vagusstämmchen, Knötchen paraganglionärer Zellen in 301
Vagusstumpf, Reizung des distalen 173
—, — des proximalen 173
Valvula cerebelli 31
Varianten, intermediäre 205
Vasa serosa 309
Vascularisation sensibler Ganglienzellen 308
Vascularisierte Ganglienzellen 27
Vasoconstrictoren, Synapsen der 177
Vasodilatation 151
— durch Hinterwurzelreizung 153
Vasodilatatoren 166
—, Synapsen der 177
Vasomotorenzentrum der Niere 243
Vasomotorik der Niere 177
—, Synapsen der 177
Vater-Pacinische Körperchen, degenerative Veränderungen 168
— —, modifizierte 132
— — in den Mesenterien 168
— — im Pankreas 168
— Lamellenkörperchen 242
Vegetatives Nervensystem und Erregbarkeit der sensiblen Zellen 297
— —, Gaskell-Langleysche Bauplantheorie 165
Vegetative Neurone 60, 351
— Zellen, Ascorbinsäure 322
Vejassches Neuron 172
Vejas-Nisslsches Neuron 185
Ventrale Neuralrohrhälfte 60
— Neuralrohrzellen 57
— Primärbrücken 57
— Zellbrücke 57
Ventrolaterale Ausbuchtung des Neuralrohres 57
,,Verbackenes'' Tigroid 357
Verbrauch der Proteine 247
— der Ribonucleinsäuren 247
Verdoppelungsgesetz 229
—, spezielle Formulierung für Spinalganglienzellen 247
Verlustrate, wahre 352
Vermehrungsphase 88

Versilberbarkeit der Spinalganglienzellen in Abhängigkeit vom Alter 325
Vertaubung 333
Vertebraten 9, 18, 21, 22, 24, 27, 38, 48, 53, 64, 78, 126, 138, 195, 199, 201, 204, 234, 252, 253, 263, 272, 283, 305, 311
—, Deszendenzreihe der höheren 53
—, höhere 12, 182, 262
—, niedere 30, 128, 202, 207, 214
—, tetrapode 78
— mit verzögertem Körperwachstum 339
Vespertilio murinus 131
— *noctula* 261
Vestibulärer Stellreflex 70
,,Viertes Keimblatt'' 44
Viscera, doppelte sensible Innervation der 169
Viscerale Ganglienanteile 52
Visceralknorpel 44, 55, 60
Visceromotorik 143
Viscerosensibilität 30, 169, 182
—, bineuronale Bahn 188
—, Leitungswege der 167
—, Neurone der 167
—, Schema für die Leitung der 170
Viscerosensible Bahn 187
— —, I. Glied 187
— —, mittleres Glied 187
— —, Umschaltung im Grenzstrangganglion 187
— —, Umschaltung im Spinalganglion 187
— Neurone 52
Viscosität, hohe — der Satelliten 292
Vitalfärbung 323
— mit Diaminblau 324
— mit Diaminschwarz 324
—, Grenzmembran und 274
— mit Lithioncarmin 324
— Phasen der 324
— mit radioaktivem Dijodfluorescein 325
—, Sympathicus-Neurone 324
Vitalfarbstoffe, anodische 324
—, saure 324
Vitalfluorochrome 325
Vitalmikroskop, Untersuchungen an Membranen mit dem 279
Vitalität der sensiblen Neurone 300
Vitamin B-Mangel, Phosphatasen bei 321
— -Substitution und Phosphatasen 321
Vitamin C im Spinalganglion 322

Vögel 9, 23, 38, 41, 52, 59, 63, 116, 130, 143, 144, 145, 156, 173, 187, 201, 203, 214, 217, 253, 267, 340, 342
*Vogel*embryonen 41
Volumen, durchschnittliches — der Spinalganglienzellen 198
— der Spinalganglienzellkerne 213
Volumina, Absinken der — sensibler Zellen 326
Volumkonstanz der Octavus-Ganglienzellen 199
Volumenschwankungen, funktionelle, der Ganglienzellen 213
—, — des Kernes 214
Volumverlust sensibler Perikarya 200
Volumenverminderung der Ganglienzellen 200
Vorderhorn 154, 183
—, dorsolateraler Anteil 152
—, Perikaryon der ,,durchtretenden Fasern'' im 173
—, Reflexkollaterale zum 178
—, Synapsen im 179
—, transneurale Degeneration nach Zerstörung des I. sensiblen Neurons 180
Vorderhornsystem 358
Vorderhornzellen 179
—, Degeneration der 174
—, — der multipolaren 159
—, Endigung afferenter Hinterstrangfasern an großen ipsilateralen 178
—, Golgi-Apparat 258
—, Membran der 276
—, Schwankung des Nissl-Bildes 244
—, Untergang nach Rhizotomia anterior 180
Vorderhornzelldegeneration, antegrad-transneurale 180
Vorderseitenstrang-Durchtrennung 157
Vorderwurzel 17, 114, 118, 188
— s. auch Radix ventralis
—, Anastomose zwischen Hinterwurzel und 151
— bei *Branchiostoma* 28
—, Beziehung zum Nervus accessorius 12
—, nichtdegenerierte Fasern im distalen Stumpf der 158
— degenerierende Fasern nach Rhizotomia posterior 156
—, dicke Fasern in der 167
—, Durchschneidung der 150
—, durchschnittene 158
—, Eintritt von Fasern aus dem Spinalganglion durch die 156

Vorderwurzel, elektrische Reizung der 105
—, Faseranalysen an der 167
—, Fasern der 174
—, — der Neurone vom Typ H_2 in den 188
—, — von Organen der Tiefensensibilität in der 157
—, — von der Pia in der 157
—, — der Propriozeptoren in der 156
—, feine Fasern in der 167
—, motorische Funktion der 150
— bei Petromyzon 116
—, vereinzelte Zellen in der 137
—, Verhältnis der dicken zu den dünnen Fasern in verschiedenen Segmenten 167
—, Reizung des distalen Stumpfes 156
—, — der durchtrennten 156
—, sensible Zellen in der 158
—, Spinalganglien innerhalb der 116
—, Spinalganglienzellen in der 156
—, zentraler Fortsatz der Spinalganglienzelle A_3 in der 185
Vorderwurzelanlage 59
Vorderwurzelentladung 154
Vorderwurzelfasern 63
—, Markscheide der 81
—, nutritive Zentren der sensiblen 157
—, recurrente, sensible 156
—, Schmerzleitung durch 156
—, Zahl der 150
Vorderwurzelnerven ohne Schwannsche Scheiden 59
Vorderwurzelsensibilität 156, 158
Vorderwurzelstumpf, Reizung des 158
„Vorderwurzelzellen" 59, 156
—, Neuriten regenerierender — in Hinterwurzeln 152
— (SCHÄFER) 116

Wachstum und relative Neurongröße 198
—, Species mit „unbegrenztem" 340
—, und Tigroidbildung 247
—, Verdoppelungs- 231
—, Vervierfachungs- 231
Wachstumsendkeule 74
Wachstumskeule, S. Mayersche 346, 347
Wachstumsphase der Neurone 77
— der Perikarya 325

Wachstumsreiz, Fehlen des 348
Wachstumsrelation 201
Wachstumsrichtung, Bestimmung nach dem Prinzip des geringsten Widerstandes 349
Wachstumsstadien gefensterter Zellen 337
Wachstumsstillstand, neuronenspezifischer 81
„Wachstumsversuch" (STREETER) 73
Wagnersche Büschel 186
Wallersche Degeneration 16, 170, 259, 348
— — und Golgi-Netz 257
— —, Grundexperimente zur 171
— — oder sekundäre Degeneration 172
— —, Zeitabhängigkeit 172
Wallersches Degenerationsgesetz 117, 170, 171
— Gesetz 173, 174
Wange, sensible Innervation 125
Wanderung des Tigroids 236
Wanderzellen zwischen Hüllzellen 294
Warmblüter 214, 283, 311
Waschbär 226
Wasserblau-Pikrinsäure-Safranin O-Färbung für den Nucleolus 219
Weinsteinsäure-Kresylechtviolett, Färbung der Ganglienzelle mit 212
Weinsteinsäure-Thionin, Färbung von Ganglienzellen mit 212
Weiße Substanz des Rückenmarkes 59
Weiterentwicklung der Ganglienleiste 60
Wellenbildung des Tigroids 358
van Wijke-Onodisches Ganglion 24
Winterfrosch 234
Wirbelanlagen, Wachstum der 114
Wirbelgelenke, Subluxation 117
— Arthrose der 117
Wirbelkanal 114
Wirbellose 25, 212, 272, 273, 274, 276, 297, 306, 356
Wirbeltheorie des Schädels 44
Wirbeltiere 19, 21, 24, 26, 38, 45, 60, 63, 93, 125, 137, 150, 152, 178, 186, 217, 255, 260, 261, 267, 274, 283, 325, 332, 339, 352
—, höhere 136, 161, 194
—, tetrapode 193
Wirbeltierklassen 116, 135, 195

Wirkstoffe, Freiwerden bei „physiologischer Degeneration" 326
Wucherung des interstitiellen Bindegewebes 352
—, nervöse, aus dem Ganglion nodosum 345
— der Satelliten 352
Würmer 9
Wurzeln, dorsale, dünne Fortsätze in 346
—, —, bei Tabes 346
—, hintere 12
—, periphere des Spinalganglions 12
—, Qualitäten der sensiblen 150
—, vordere 12
—, zentrale des Spinalganglions 12
Wurzelaplasie des Ganglion semilunare 96
Wurzelbündel im Cavum leptomeningicum 118
— im Cavum subarachnoidale 118
— des Nervus vagus 127
Wurzeldegeneration, hereditäre dorsale 333
Wurzeldurchschneidung 151
—, Hinterstrangbahn nach 348
Wurzelfäserchen, primitive 61
Wurzelfasern 17
—, Anreicherung parasympathischer — in S_{2-4} 167
— aus V_1 und V_{2+3} 65
—, marklose 163
—, 1:1-Relation zu den Spinalganglienzellen 164
Wurzelfaserung des Ganglion semilunare 148
Wurzelganglion, Wurzelganglien 7, 45, 48, 49, 55, 73
— des N. accessorius 71
— nervi facialis 125
— des N. glossopharyngeus 70
— Nervi hypoglossi 132
— des N. vagus 55, 70
— der Spinooccipitalregion 72
— des Trigeminus 10
— und „vordere Afferenz" 159
Wurzelganglienanlage des N. oculomotorius 57
Wurzelganglienanteil des Ganglion geniculi 70
Wurzelganglienzellen, Tigroid 237
Wurzelkompression 117
Wurzelläsionen 348
Wurzelnerv, Topographie des 118
Wurzelvermischung 63
Wurzelzellen, heterotope sympathische 161
—, sympathische, in sensiblen Ganglien 161

31*

Xenopus laevis 316

Zähne 35
—, Aufbohren der 335
Zahnextraktion, Reaktion im Ganglion semilunare 359
—, totale, Chromatolyse im Ganglion semilunare nach 354
Zahninnervation, epikritische 355
—, protopathische 355
„Zahnradformen" der Alterszellen 332
Zamea viridis 259
Zeitfaktor 98
Zeitfolge der Speicherung 325
Zellachse 9
Zellaktivität, Folgen der 236
Zellanhänge, zusätzliche 336
Zellausläufer, Neubildungen 334
Zellaustausch nervi vagi mit dem Sympathicus 127
Zellauswanderung aus dem Neuralrohr 59
— vom rostralen Ohrbläschenpol 53
Zellballen 145
Zellblasen in menschlichen Spinalganglien 8
Zellbrücken, dorsale 57
— zwischen prospektiven Ganglien 60
—, ventrale 57
Zellchromasie, Veränderungen der 235
Zelldegeneration, Plastosomenschwund 264
Zelldurchmesser 88
Zellemigration, postlarval 56
Zellen, Absinken der Volumina sensibler 326
—, apolare 12
—, Ascorbinsäure in vegetativen 322
—, atypische 327
—, — Elemente und multangulare 328
—, —, Mitochondrien 264
—, —, und Relaiszellen 329
—, —, sensible, Terminologie 351
—, —, der Vagusganglien 336
—, bipolare 332
—, —, im Grenzstrang 334
—, Dogiels Typ II 331
—, „dunkle" 209
— mit Endknospen beim Neugeborenen 349
—, Entdeckung markhaltiger 281
—, Ersatz für degenerierende 340

Zellen, Existenz markhaltiger 281
—, Fehlen der Golgi-Substanz in irreversibel geschädigten 257
—, fruchtlose Regenerate irritierter 347
—, gefensterte 330, 331
—, —, Gehalt im Ganglion nodosum 322
—, —, multanguläre 270
—, —, bei Polyneuritis alkoholica 336
—, —, Typ von Daae 331
—, —, Wachstumsstadien 337
—, Grenzstrukturen an großen pseudounipolaren 280
—, — an kleinen „dunklen" pseudounipolaren 280
—, große ellipsoide, Doppelbrechung 288
—, — helle 238
—, — — und Phosphatase 322
—, — pseudounipolare 331
—, „gryochrome" 237
—, „helle" 209
—, hellgelbes Pigment in corticalen 267
—, „karyochrome" 237
—, Kern-Plasma-Relation der pseudounipolaren 352
—, kleine „dunkle", und Phosphatase 322
—, —, helle 238
—, — pseudounipolare 331
—, Lappenbildung überlebender sensibler 328
—, markhaltige 280
—, — pseudounipolare, mit Myelinfiguren 281
—, Markscheide bei bipolaren 304
—, mehrkernige 213
—, „Membran" aus perisomatischen 291
—, motorische vom Deitersschen Typ 311
—, „multanguläre" 326, 327, 333
—, — und atypische Elemente 328
—, — und „pseudomultipolare" 359
—, multipolare, Auswüchse 347
—, — im Spinalganglion 334
—, — vegetative 333
—, ontogenetische Frühform 353
—, pericelluläre Oligodendroglia der zentralen 295
—, Perjodsäure-Leukofuchsin-Reaktion der „dunklen" 317
—, — der „hellen" 317

Zellen, phylogenetische Frühform 353
—, plurivacuoläre 357
—, Pole der bipolaren 237
—, polygonale 327
—, polymorphe 326
—, Prozentzahl atypischer — im Spinalganglion 333
—, — der gefensterten in Vagusganglien 333
—, „pseudomultipolare" und „multanguläre" 359
—, pseudounipolare im Grenzstrang 334
—, Schwellung des Achsenzylinders bei Degeneration der 347
—, „somatochrome" 237
—, sympathische, Ähnlichkeit „multipolarer" mit 329
—, Synapsen zwischen Grenzstrangsystem und sensiblen 341
—, Systematik der atypischen 331
—, tigroidarme als ontogenetische Frühform 353
—, — als phylogenetische Frühform 353
—, Trennung efferenter und afferenter — nach dem Nissl-Bild 242
—, Trophospongien in geschädigten 307
—, überlebende, sensible, Reaktion auf mechanischen Druck 328
—, ultramikroskopische Untersuchungen überlebender sensibler 328
—, UV-Aufnahme lebender 248
— mit Vacuolen im Ganglion semilunare 334
—, vacuolisierte 329, 352
—, —, bei Tabikern 352
—, zerrissene 332
—, Zunahme atypischer — im Alter 332
—, — — während pathologischer Zustände 332
Zellersatz 327
Zell-Faser-Proporz 164
Zell-Faser-Relation 162
Zellformen, pathologische, nach Traumen 332
—, Zunahme abnormer 326
Zellgröße, Abhängigkeit der 183, 184
—, — vom Segment 144
— und Axonbildung 198
— bei einzelnen Tierarten 198

Zellgröße und Länge der Fortsätze 184
—, Proportionalität von —, und Faserdicke 242
Zellgrößenklassen und Phosphatase-Aktivität 322
Zellgrößentypen, Lage in Ganglien 197
Zellgruppen, subcapsuläre 74
Zellhaut, Lipoproteidmembran 274
Zellkerne, Deformation 352
—, Eiweiße 311
—, Eosinophilie nach Bleiacetatfixierung 217
—, exzentrische Verlagerung 215
—, Fehlen der Bernsteinsäuredehydrogenase im 319
—, Größe 213
—, Kristalle im 273
—, Lappung 352
—, Lipoidgehalt 311
—, Regelklasse 229
— der Spinalganglienzelle 213
—, Zahl 213
Zellknoten, gliomähnlicher 299
Zellkonstanz in Spinalganglien 199, 200
Zellmembran 209, 234
— s. auch Plasmalemm
— der Amphicyten 291
—, Dicke der 276
—, Doppelbrechung der 212
—, Existenz der 278
—, Funktion 278
—, Goldbedampfung 216
— und Golgi-Apparat 252
—, Metallbeschattung 275
—, Morphologie 274
—, primäre Bernsteinsäuredehydrogenase-Aktivität 319, 321
—, ultramikroskopische Untersuchung 275
—, Widerstand gegen chemische Reagentien 275
— bei Zwillingsneuronen 214
Zellmittelpunkt, O_2-Diffusion 311
Zellnester, gemeinsame Endoneuralscheide 305
— im Spinalganglion 145
Zelloberfläche 251
—, Fibrillenkörbe 342
—, Vergrößerung durch Dendriten 338
Zellorganellen, elektronenoptische Abbildung 209
Zellorte, pigmentierte, Röntgenmikrospektrographie 269
Zellpigment, Zunahme als Altersveränderung 326

Zellpol 283
—, Schwannsche Zellen am 294
Zellrand 275
Zellschädigung, Zeichen irreversibler 349
Zellscheide, Markscheidennatur 285
—, mesodermale 303
Zellschwellung 358
Zellspielarten im Spinalganglion 189
Zellteilungen 218, 327
— bei Neugeborenen 327
—, postnatale, und Zweikernigkeit 214
— in vitro 112
—, Zentralkörperchen, Organellen der 259
— und Zwillingsneurone 202
Zelltod 353
—, regressive Metamorphose 245
Zelltypen, bipolare 32
— beim Neonatus 242
— nach RAMÓN Y CAJAL 331
Zellüberhang 163
Zellüberschuß 140, 162
— im Spinalganglion 161
Zellveränderungen, regressive, bei jugendlichen Individuen 325
Zellverjüngung 353
Zellvolumen und Funktionszustand 213
—, Schwankung der Nucleotide mit dem 246
Zellwanderung, asymmetrische 165
Zellzahl in aberrierenden Ganglien 116
—, Abhängigkeit der — vom Segment 144
— in akzessorischen Ganglien 116
— der Spinalganglien, Rechts-Links-Unterschiede 164
Zentrale Neuroblasten 38, 57
Zentralfaserstrang 140, 145
Zentralkörperchen 259
— s. auch Centriolen, Centrosomata, Diplosomata
—, Artefakte 259
—, Ausschleusungsprodukte des Nucleolus 259
— während des Embryonalstadiums 259
—, Lage 260
—, Organellen der Zellteilung 259
Zentralkörperchenpaar 260
Zentralnervensystem, Bolas im 339
—, „Ersatz" des 191

Zentralnervensystem, „Fensterapparate" im 339
—, Unabhängigkeit künstlicher Reflexbögen vom 192
„Zentralvene" 308
— in Ganglienzellen 150
Zentrifugalpol bei Ultrazentrifugierung 219
Zentripetalpol bei Ultrazentrifugierung 219
Ziege 128, 226, 293, 329
Ziehensches Binnenbahnsystem 183
Ziesel 50, 51
Zinnoberinjektion in den Liquor 118
„Zolle basophile" 226
— — s. auch Corpus paranucleolare 226
Zona intermedia 153
Zoster 17, 125, 153, 174, 359
Zunge, Ganglienzellen in der 132
—, Geschmacksknospen der 191
—, Proprioezeptivität 243
—, sensible Innervation 125
Zungenmuskulatur, Muskelspindeln in der 132
—, Proprioezeptivität der 131
Zwergganglien 165
Zweikernige Zellen 214
Zweikernigkeit 213
— der Mantelzellen 300
— und postnatale Zellteilung 214
— der Spinalganglienzelle 200
„Zwillinge" 214
—, gemeinsame Endoneuralscheide 305
—, mesodermale Kapsel der 295
—, tetrapolare 137
Zwillingsneurone 137, 140, 214
—, „feinste Septimente" zwischen 202
Zwillingszellen 11, 144, 201, 202
—, dunkler Typ 202
—, heller Typ 202
—, unterteilende Zellmembranen 202
Zwillingszellpaar beim Neugeborenen 202
Zwischenhirn-Mittelhirn-Grenze 57
Zwischenhirnkerne, intracelluläre Capillarschlingen in Perikarya der 310
Zwischenmembranen 356
Zwischenrinne 40
„Zwischenstrang" 39, 40, 46
Zwitterionen 211
— im Plasmalemm 274

MIX
Papier aus verantwortungsvollen Quellen
Paper from responsible sources
FSC® C105338

If you have any concerns about our products,
you can contact us on
ProductSafety@springernature.com

In case Publisher is established outside the EU,
the EU authorized representative is:
**Springer Nature Customer Service Center GmbH
Europaplatz 3, 69115 Heidelberg, Germany**

Printed by Libri Plureos GmbH
in Hamburg, Germany